矫形外科原则

Principles of Deformity Correction

原　　著　Dror Paley

编辑助理　J. E. Herzenberg

主　　译　陈　坚

译　　者　邢　丹　臧建成

北京大学医学出版社

JIAOXING WAIKE YUANZE（XIUDINGBAN）

图书在版编目（CIP）数据

矫形外科原则：修订版 /（美）德罗·佩利
（Dror Paley）原著；陈坚主译 . —北京：北京大学医
医学出版社，2023.10
  书名原文：Principles of Deformity Correction
  ISBN 978-7-5659-2969-4

  Ⅰ. ①矫… Ⅱ. ①德… ②陈… Ⅲ. ①矫形外科学
Ⅳ. ① R687

中国国家版本馆 CIP 数据核字（2023）第 162057 号

北京市版权局著作权合同登记号：图字：01-2023-2820
First published in English under the title

Principles of Deformity Correction & Principles of Deformity Correction: Exercise Workbook

by Dror Paley

Copyright © Springer-Verlag Berlin Heidelberg, 2002

Copyright © Springer-Verlag Berlin Heidelberg, 2003

This edition has been translated and published under licence from

Springer-Verlag GmbH, part of Springer Nature.

Simplified Chinese translation Copyright © 2023 by Peking University Medical Press.

All Rights Reserved.

矫形外科原则（修订版）

主　　译：陈　坚
出版发行：北京大学医学出版社
地　　址：（100191）北京市海淀区学院路 38 号　北京大学医学部院内
电　　话：发行部 010-82802230；图书邮购 010-82802495
网　　址：http://www.pumpress.com.cn
E-mail：booksale@bjmu.edu.cn
印　　刷：北京信彩瑞禾印刷厂
经　　销：新华书店
责任编辑：冯智勇　　责任校对：靳新强　　责任印制：李　啸
开　　本：889 mm×1194 mm　1/16　印张：54.5　字数：1500 千字
版　　次：2023 年 10 月第 1 版　2023 年 10 月第 1 次印刷
书　　号：ISBN 978-7-5659-2969-4
定　　价：498.00 元

版权所有，违者必究
（凡属质量问题请与本社发行部联系退换）

著者简介

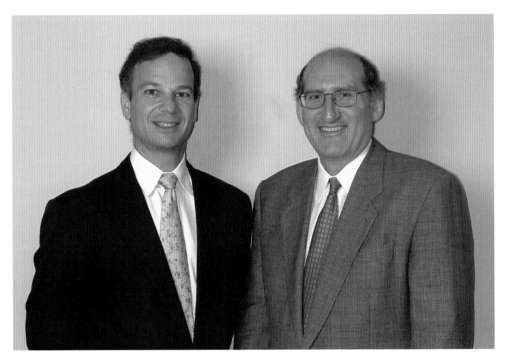

Drs. Dror Paley, MD，FRCSC 和 John E. Herzenberg，MD，FRCSC

Dror Paley 于 1956 年出生于以色列的 Tel Aviv，1960 年移居北美。青少年时期在加拿大渥太华度过。他于 1979 年毕业于多伦多大学医学院，1980 年在 Baltimore 的 Johns Hopkins 医院完成外科实习医生的培训，1985 年在多伦多大学医院完成骨科住院医师的培训。在完成多伦多 Sunnybrook 医院的手外科和创伤外科研修和 AOA-COA 北美旅行研修之后，他在意大利和苏联度过了 6 个月的时间，学习肢体延长和重建技术，之后在多伦多儿童医院完成小儿矫形外科的研修，从此便开始他的肢体延长和矫形外科历程。1987 年 11 月，他与 Victor Frankel 医师

共同组织了 Ilizarov 技术的第一次国际会议，在美国首次引入 Gavril Abramovich Ilizarov 教授的经验。同月，Paley 医师成为马里兰大学骨科部门的一员，在以后 3 年的工作中形成了本书的众多原始概念。1991 年，他与 John E. Herzenburg 医师和 Kevin Tetsworth 医师合作，共同创建了位于 Baltimore 的马里兰肢体延长与重建国际中心。

1989 年，Paley 医师发起并创建了 ASAMI-北美肢体延长和重建学会，并担任这个新兴专业学会的首任主席。首届 ASAMI 会议与第 1 届 Baltimore 肢体矫形课程同时举行。本书在第 11 届 Baltimore 肢体矫形会议上首发，并成为这个

1

国际公认课程的教材。Paley 医师积极参与肢体重建的教学，足迹遍及全世界（目前已超过 50 个国家），并且掌握了 6 种语言（英语、希伯来语、法语、意大利语、西班牙语和俄语）。

由于对矫形外科做出的突出贡献，1990 年马里兰州政府授予 Paley 医师当地最高荣誉。他还获得 1979 年的德语系国家骨科学会的临床生物力学 Pauwels 勋章，但是他自己最珍爱的奖励是多次赢得的骨科住院医师教学奖。Paley 医师是马里兰大学的骨科教授，在 2001 年 6 月以前他还担任小儿矫形外科主任。他发表了多篇专业论文，同时主持编写了数本专著，并参加了多个章节的编写。他认为《矫形外科原则》是他毕生的研究课题，也是他最重要的学术成果。2001 年 7 月 1 日，在 Baltimore 的 Sinai 医院，Paley 医师和 Herzenburg 医师、Michael Mont 医师、Janet Coway 医师共同成立了 Rubin 高级骨科研究院，Paley 医师是这个新建骨科中心的主任，同时兼任肢体延长国际中心主任。

Paley 医师与 Wendy Schelew 共同组成家庭，并养育了 3 个孩子（Benjamin、Jonathan 和 Aviva）。他的业余爱好包括健身、滑雪、潜水、自行车运动和历史研究。

John E. Herzenburg 于 1955 年出生于马萨诸塞州的 Springfield，15 岁时就读于以色列 Kibbutz Kfar Blum 的高中。在波士顿大学学习医学，在纽约的 Albert Einstein-Montefiore 医院完成了外科实习医生的培训。1985 年，在 Duke 大学完成了骨科住院医师的培训，在此处他受到导师和主任 J. Leonard Goldner 的影响，专注于小儿骨科。

Herzenburg 医师在多伦多儿童医院完成了儿童骨科的研修，并初次结识了 Paley 医师。他在 Ann Arbor 的密歇根大学与 Robert Hensinger 共事 5 年，旅行到意大利、苏联和 Baltimore 学习肢体重建技术，并开始同 Paley 医师积极合作，最终共同创建了肢体重建外科中心。1991 年，Herzenburg 医师、Paley 医师和 Tetsworth 医师共同创建了马里兰肢体延长与重建国际中心，并成为马里兰大学的全职成员。

Herzenburg 医师各地游学，开展 Ilizarov 技术和畸形术前计划的 CORA 方法的教学工作。他是北美 ASAMI 的主席，还主动加入彩虹行动和微笑行动志愿者的行列，每年参加中美洲和南美洲的巡诊活动，他获得了北美 AOA-COA 和 ABC 旅行研究组织的奖励。他在儿童骨科的许多领域内发表了多篇专业论文，并且是马里兰大学的骨科学教授，还是 Sinai 医院肢体延长国际中心的兼职主任。

Herzenburg 医师与 Merrill Chaus 共同组成家庭，并养育了 3 个孩子（Alexandra、Danielle 和 Brittany）。他的业余爱好是健身和圣经研究。

合著者

非常感谢本书各个章节的合著者，没有他们的无私援助，本书不会如此圆满。这些合著者入选的原因是他们在矫形领域内的创新观念和贡献。下面罗列出他们的名字、章节和题目。为了保证本书内容的统一，我对某些章节进行了改编，充实了内容，以便更好地反映这些作者的思想。尤其要感谢我的合伙人 John E. Herzenburg，除了担任本书中 2 个章节的作者之外，他还帮助我概括和延伸了本书中的许多相关概念。John 是本书中文字和图片的内容编辑，承担了艰巨的工作，使得本书中的内容更加简练，条理清晰。

Dror Paley
MD，FRCSC

Anil Bhave, PT
康复和步态实验室主任
肢体延长国际中心
Sinai 医院
Baltimore，MD
第 21 章：有关步态的考虑

Jim Gage，MD
医学主任，Gillette 儿童医院
St. Paul，MN
骨科教授
Minnesota 大学
Minneaplis，MN
第 22 章：有关动力性畸形和杠杆力臂的考虑

John E. Herzenburg，MD，FRCSC
骨科教授，Maryland 大学医学院
兼职主任，肢体延长国际中心
Sinai 医院
Baltimore，MD
第 9 章：旋转和成角 - 旋转畸形
第 12 章：六轴畸形分析与矫形
第 20 章：有关生长骨骺板的考虑

Michael Mont，MD
兼职主任，关节保留和置换中心，Sinai 医院
Baltimore，MD
第 23 章：TKR 和 THR 相关的对线异常

Michael Schwartz，PHD
生物工程研究室主任
Gillette 儿童医院
St. Paul，MN
骨科助理教授
Minnesota 大学
Minneaplis，MN
第 22 章：有关动力性畸形和杠杆力臂的考虑

Shawn C. Standard，MD
小儿骨科医师
肢体延长国际中心
Sinai 医院
Baltimore，MD
第 12 章：六轴畸形分析与矫形

J. Charles Tayler，MD
骨科医师
Memphis，TN
第 12 章：六轴畸形分析与矫形

Kevin Tetsworth，MD
骨科主任，Rockhampon 医院
Rockhampon，澳大利亚
第 13 章：对线异常的后果

高级编辑
Dori Kelly，MA

医学绘图专家
Joy Marlow，MA
Mary Goldsborough，MA
Stacy Lund，MA

多媒体专家
Mark Chrisman，BS

Dror Paley 修订版序

我从臧建成医生处知悉，拙作《矫形外科原则》（*Principles of Deformity Correction*）由北京大学人民医院骨关节中心陈坚教授组织翻译，并将于近期内修订再版，对此我倍感高兴，并为受邀作序而深表荣幸。

中国已经在肢体延长和畸形矫正领域内开展了大量卓越的工作，我也有幸多次参加中国的学术会议并对相关主题发表演讲。在此，我要特别提及尊敬的秦泗河教授，他是我的同行，并且是国际 Ilizarov 技术研究与应用学会中国部（ASAMI China）的主席，他对中国的矫形外科的建立起到了重要的领导作用，在他的努力下，北京已经成为 2024 世界肢体延长与重建大会（6th Combined Congress of ASAMI-BR & ILLRS）的主办城市。我被告知《矫形外科原则》中文版对于肢体重建在中国的发展发挥了重要作用。

自 1741 年以来，畸形一直是骨科手术的核心，Nicholas Andry 对骨科一词的定义：骨科学，即矫正儿童的形态（orthopaedics: straightening children），就充分反映了这一点。畸形是创伤、生长障碍、感染和神经肌肉疾病等多种骨科疾病的最终结果，关节炎也因其所引发的畸形而备受关注。然而，自 20 世纪 70~80 年代起，关节置换和运动医学逐渐占据了骨科手术的主流，畸形的解读和治疗迅速失去了核心地位。同时，由于对脊髓灰质炎和结核病等许多致残性疾病的有效防治，治疗这些肢体畸形疾病的大量知识逐渐被遗忘，对截骨手术的关注度不断降低，医疗产业和培训将更多的精力集中在创伤和关节成形方

面，而非截骨方面。正是 Ilizarov 技术的出现和引入，使畸形矫正手术得到复兴，并掀开了新篇章——通过缓慢矫正可治疗极重度的畸形，而且使用外固定技术可获得很高的准确性。1981 年，来自莱科、贝加莫和米兰的意大利学者们将 Ilizarov 技术引入西欧；1987 年，我将该技术引入了加拿大和美国，使其首次登临北美洲。在引入 Ilizarov 技术之前的年代，畸形矫正手术的主要方法是通过闭合楔形截骨和内固定进行一期矫正。我曾被告知如下原则：通过股骨远端内翻截骨来矫正膝关节外翻畸形，通过胫骨近端外翻截骨来矫正膝关节内翻畸形。但是，由于缺乏一个基于几何学原理的客观标准来指导手术医生，截骨的矫正程度往往随心所欲，对于严重畸形，经常采用截肢治疗。

自 1987 年初引入 Ilizarov 器械，采用铰链矫正成角畸形，上述局面截然改变。当时我在多伦多儿童医院（Hospital for Sick Children in Toronto）工作，在最初使用 Ilizarov 器械的时候，我力图将铰链放置于畸形的顶点，这对于位于骨干的畸形很容易实现，原因是畸形顶点非常明确。对于干骺端畸形，俄罗斯医生总是把铰链放在干骺端的环上，在我看来，铰链的放置点不应总是处于同一水平，所以努力找出与干骺端畸形顶点相对应的几何点，手术时尽可能远离关节面很有必要。对于骨干畸形，可以用骨干中线来描述骨的轴线，我将上、下骨干中线的交点命名为成角旋转中心（center of rotation of angulation, CORA），针对该点放置铰链。然而，对于干骺

端畸形，我仍然无法确定干骺端骨段的中线。我于数年前（1983 年）曾经阅读过 Ken Krakow 关于关节走行方向的文章，文中详细讨论了股骨下段和胫骨上段的关节走行方向，我很快意识到可以利用关节走行方向角得出干骺端骨段的轴线，以上便是术前计划 CORA 法的由来。在此后的 2 年里，我在数百张 X 线片上验证了该方法，并复习文献中和我们自己的研究结果，最终确定了在冠状面和矢状面上髋关节、膝关节和踝关节的关节走行方向角的平均值。随后，根据骨骼的名称（股骨、胫骨）、方向（前方、后方、内侧和外侧）和水平（近端与远端），我对各个角度进行了细化命名，这种简洁易记的命名方法至今仍在骨科界广泛使用。通过这些角度，可以最终确定膝关节外翻畸形是来源于股骨远端还是胫骨近端，同时，根据所测量的关节走行方向角（胫骨内侧角和股骨外侧角）的度数与正常值相对比，这是选择在股骨还是在胫骨矫正畸形的客观依据。1992 年，我首次公开发表了术前计划 CORA 法，并于 2001 年将相关成果汇总为 *Principles of Deformity Correction* 一书出版。如今，该命名法已在全球范围内被广泛接受，并且是描述关节走行角度的标准方法，CORA 也成为众所周知的概念。畸形相关知识的传播工作正在稳步推进，但是，相对于如此重要的概念却远未达到预期。这应引发我们的思考：这些有关畸形的概念和知识为什么会落后，为什么没有得到更多的普及和传播呢？

我认为，这种现象应主要归咎于外固定器的使用。首先，在有其他选择的情况下，几乎所有外科医生都会远离使用外固定器，而畸形与外固定一直是紧密联系的两个概念，很多骨科医生都认为，只要不使用外固定，就无须掌握畸形矫正的知识和原则。骨科医生的主流都热衷于关节置换和运动医学，而对于畸形矫正和截骨手术则兴趣索然，"环球同此凉热"，只不过程度不同而已。首先，畸形矫正具有较多的并发症，需要更长的术后随访过程，并且需要比施行关节置换手术掌握更多的知识，因此导致了畸形矫正和截骨术对骨科医生的吸引力远不及关节置换术。其次，关节置换领域所获得的资金支持显著多于其他骨科领域，关节置换的假体比截骨术的内植物得到更多的产业支持，从而驱使关节置换术比畸形截骨术具有更大的吸引力。最后，在住院医师培训期间缺乏畸形矫正手术的教学加剧了医师持续缺乏对该领域的兴趣。为了改变这种状况，未来需要加强对住院医师在畸形矫正和截骨术方面的培训和教育。为了实现这一目标，关节置换、运动医学、足踝外科、创伤骨科以及小儿骨科等各专业的骨科医生都需要了解这些概念和原则在他们各自的领域中具有同样重要的应用价值，并通过他们向实习医生和医学生们推广和传授畸形矫正原则。理解并掌握畸形矫正原则应该成为骨科基础教学的组成部分和必修课。如果我们只给感兴趣的人传授，那将无异于老生常谈，无法促使其广为流传。

基于此因，本书中文版的修订再版对于重申和强调上述矫形原则具有重要意义，不仅是针对矫形外科医生，而且是对于所有骨科医生。

最后，再次感谢陈坚教授对于本书翻译、修订、再版做出的巨大贡献。

Dror Paley
Paley 骨科和脊柱研究所主任
美国佛罗里达州西棕榈滩

原著序

何谓天才？天才就是具有分析繁琐复杂问题，并且能够用简单易懂的方式加以解释的能力。据此标准，本书可谓是天才之作。

在过去的 20 年中，骨科领域内最引人注目的进展发生在矫形外科领域内。自从 Nicholas Andry 以来，畸形的治疗一直是矫形外科医师所面临的任务和挑战，许多才华横溢的人在该领域内作出了不懈努力，其中最突出的是 Friedrich Pauwel 和 Gavril Ilizarov。Ilizarov 医师发明了肢体延长和矫正畸形的新方法，再次激发了人们对该领域的兴趣，并进一步推动了其发展。在 Dror Paley 医师编写的这本书中，这些星星之火已经形成燎原之势。

Paley 医师在矫形外科领域有许多创新，其中不可不提及命名法，以及按关节走行方向进行的分类。在此之前，矫形外科的名词和定义繁琐复杂，犹如天书一般，令人迷惑不解。Paley 医师发明的命名法将名词标准化，几乎不需要记忆，并以国际公认的系统为基础，已经广为接受，成为矫形外科领域的通用语言，本书将详细叙述这些概念。

本书中所概括的原则和概念，并非是能够在一朝一夕内就可以发现和领悟的，它反映了 Paley 医师参加畸形矫正临床工作 14 年以来的思想演变过程。其他书籍通常是以技术为中心，具有兴起和衰落的阶段，而本书以原则为中心，因此能够经受时间的考验。

由 Paley 医师和 Herzenberg 医师所创建的位于 Baltimore 的肢体延长与重建中心，不仅是本书形成的摇篮，也是该领域内学者心中的圣地。研修者来自世界各地，亲临现场倾听这些矫形大师的教诲。以这种方式，我首次接触到机械轴和解剖轴术前计划的 CORA 方法。由于对这个领域具有共同的兴趣，我们两个单位之间建立了长期合作关系。目前，我们的德国中心常规使用这些原则矫正畸形，我和他人设计的多种矫形的新装置都是源于 CORA 原则。

Paley 医师的矫形课程遍及全世界，推广了本书中所倡导的术前计划方法和原则。每年举办的 Baltimore 肢体矫形课程以本书和配套练习册为蓝本。书中每个章节都是该课程的具体内容。配套练习册在这些课程中已经过多年使用。

本书将成为理解、诊断和治疗下肢畸形的圣经，对此我深信不疑。

Joachim Pfeil
Wiesbaden，Germany

原著前言

根据我的推断，本书将成为经典之作，尽管是大胆的预测，但是并非姑妄之言。原因是本书并非论述处于不断变化之中最新的手术方法，或者是关于某种疾病的知识。本书介绍的是一种放之四海而皆准的畸形分析系统，适用于过去、现在和将来的截骨手术的技术和固定物。只需要回想医学院校的学习经历，我们耗费心血研读的教科书有许多现在已经成为"历史的兴趣"，《Grant 解剖学图谱》可能是从医学生时代到目前为止，我仍然在使用的唯一一本教科书。我还预测 Paley 医师的《矫形外科原则》将成为长期畅销书，因为治疗骨骼畸形是我们专业的核心内容，事实上，我们专业的名称——矫形外科（orthopaedics），是由 Nicholas Andry 于 1741 年由两个希腊单词组合而成的：orthos（意思是弄直）和 paedis（意思是儿童），意味着其目标是"教导防止和矫正儿童畸形的各种方法"（引自 Mercer Rang 的《矫形外科文选》）。

自从 260 年前 Andry 的文章之后，在理解、分析和量化表达各种类型的肢体畸形方面进展甚微。我们很少能够超越矫形外科医师变成真正的艺术大师（或者雕塑大师），而后者不需要详细的术前计划，就可以完美地施行截骨矫形术，但是对于我们这些庸庸之辈来说，要取得圆满的艺术和美学结果几乎是非分之想。我们经常使用目测，在某个部位施行楔形矫形，然后对着存在欠缺的 X 线片，文过饰非地说，"还可以"，或者"还会重塑"。事实上，许多著名的矫形外科医师，如 Friedrich Pauwels 和 Maurice Mueller，都曾试图提高术前计划的精确性。尽管我们已经接受培训，要求使用钢板螺钉准确地将骨折片复位固定，以及在髋关节截骨术前精密计划和使用模板测量，但目前我们仍然缺乏普遍适用于下肢畸形的计划系统，能够全面考虑到整个肢体，包括考虑相邻关节的代偿和杠杆力臂。这个统一的或者普遍适用的系统，可运用于各个年龄段和多种病理异常，覆盖成人和儿童矫形外科领域。

在过去 10 年中我十分荣幸能够与 Dror Paley 医师共事，我们彼此非常熟悉了解，因此本人能够通过特殊的视角，观察 CORA 方法的发展过程，并且作为共同发起人、合著者为此提供帮助。Dror Paley 医师对于骨科畸形具有超人的洞察力和理解力，更为重要的是，他具有独特的能力来处理和整合这些信息，使得下里巴人也能理解阳春白雪。我们努力促使该方法既有实用性，又有可教性，虽然学习并不困难，但是仍然需要下功夫，不断进行实践演练。本方法的技术含量不高：工具只需要 1 支铅笔、1 把直尺和 1 个量角器。在过去的 10 年中，每年举办的 Baltimore 肢体畸形课程，我们都在努力提高教学能力。本书中采用的许多图片就是在该课程中使用的，病例分析和示意图都是从我们自己的病例中选择的，是我们所治疗畸形的典型代表。在这一点上，我们衷心感谢我们的病人，他们带来典型和非典型的问题供我们研究和图解。

有趣的是，在开始时，畸形分析的 CORA 方法仅仅是试图对 Ilizarov 装置建立某些感觉，当矫形外科医师将该方法引入加拿大和美国后，

Dror Paley 医师努力理解 Ilizarov 铰链的概念，而且正是铰链，使 Ilizarov 外固定器在调节畸形矫形方面显示出超凡的能力。在早期经验中，他观察到某些继发性畸形来源于铰链和 CORA 的位置不吻合，在努力探寻更加精确确定 Ilizarov 铰链水平的过程中，他推导出本书中机械轴和解剖轴术前计划的 CORA 方法。

他迅速认识到 CORA 概念和截骨术原则并非单纯适用于 Ilizarov 装置，而是可以推而广之，普遍运用于任何畸形矫正方法之中。事实上，通过 CORA 方法可以理解和计划从髋关节到足部的整个下肢畸形的矫形手术。本书的基本原则是，首先对畸形进行分析、理解和量化表达，然后开始计划手术的方式方法，无论选择何种固定类型（钢板、固定棒或者外固定器），有关畸形分析和术前计划的基本原则不变。如果不遵循这些原则，轻则引起对线不佳，重则引起比原发畸形更难矫正的继发畸形。最后，手术医师决定使用最熟练的固定装置。但是术前计划作为第一个步骤必不可少，并且益处多多。第 11 章的讨论涉及选择固定物的新观念，随着新型装置不断面世，将来最有可能需要进行更新修订，但是在本书主要内容中所包含的原则和概念来源于简单的几何学，将保持恒定不变。

CORA 方法是否会被未来技术所取代？我们的回答是否定的。即使是计算机辅助的六轴畸形矫正的数学模型（见第 12 章），前提条件仍然是医师准确地理解、分析和量化表达放射片上的畸形，因此我们认为在 CORA 方法与这种精确的畸形矫正方法之间，是拾遗补缺的互补关系，而非互相竞争的关系。

本书是否已经达到登峰造极的地步？很显然不是。CORA 方法仍处于发展之中，在上肢、脊柱、骨盆，甚至于颌面部畸形矫正方面仍有很大的应用空间。我们欢迎读者的评论、批评和反馈，这有助于我们在将来的版本之中加以改进。

John E. Herzenberg
巴尔的摩，马里兰州

隐藏在本书和 CORA 方法背后的故事

我第一次接触到矫形外科的时候，还是个医学生，正在学习物理检查。我面对的患者存在严重跛行，我当时认为是因臀中肌减弱，现在我认识到是明显的 Trendelenburg 步态。1977年是我对骨科手术产生兴趣的转折点，我开始阅读 Rene Caillet（《关节的生物力学》）和 I. A. Kapandji（《关节生理学》）等人的著作。即使对于医学生，这些著作中的人体力学也通俗易懂。在《矫形外科原则》中，我希望也能够深入浅出地讨论有关畸形分析和治疗问题。

我对于在多伦多大学做骨科住院医师期间的许多良师益友表示万分感谢，是他们激发了我对骨科学的兴趣。Robert Salter 教授苏格拉底式的教学方式，为我们确定了学习的基础；从 Mt. Sinai 医院的 Alan Gross 医师处，我第一次聆听到下肢机械轴的概念以及髋关节和膝关节截骨术前计划的重要性，他经常引用 Renato Bombelli 的《髋关节骨关节炎：分型和病因学》（Springer-Verlag 出版社，1983）一书中"截骨术作为最终疗法的地位"章节，以及 Paul Maquet 的《膝关节的生物力学：运用于骨关节炎的病因学和外科治疗》（Springer-Verlag 出版社，1984），这激发了我阅读这些有关髋关节和膝关节生物力学书籍的兴致；David MacIntosh 医师和 Ian Harrington 医师教给我胫骨高位截骨术和对线的概念，但是他们的观点又互相矛盾；Harrington 医师的论著《肌肉骨骼系统损伤的生物力学》（Williams & Wilkins 出版社，1982），以及经常被误解的有关胫骨高位截骨术的论文［*JBJS* 1983,65（2）：247-259.］，对

我理解专业概念产生了巨大的影响；Marvin Tile 医师、Joseph Schatzker 医师、Robert McMurtry 医师和 James Kellam 医师都教导我要以普遍原则，而不是以特定手术技术的方式来思考问题。矫形外科中的原则如同物理学定理一样，永恒不变，而特定的手术和技术则存在兴衰成败周期。

在小儿矫形外科中存在种类繁多的复杂畸形，有许多可以影响骨骼的生长和发育。在多伦多儿童医院我的老师们（Norris Carroll 医师、Colin Moseley 医师、Mercer Rang 医师、Walter Bobechko 医师、Robert Gillespie 医师和 Robert Salter 医师）带领我首次接触和理解骨生长骺板和儿童骨骼。在住院医师和研究生期间，他们对我进行培训，为我向儿童骨科中许多公认的实践和观念提出挑战打下了基础。其中最大的支持来自 Norris Carroll 医师，他总是对我充满信心，不吝时间和耐心教我缜密的手术技术，并且在我沮丧的时候鼓励我。

我对两位小儿矫形外科编辑老师的支持表示感谢，Lynn Staheli 医师和 Mihran Tachdjian 医师是《儿童骨科杂志》（*Journal of Pediatric Orthopedics*）的编辑，在 1988 年他们曾邀请我撰写有关现代肢体延长技术的文章（*JPO* 1988,8:73-92.），最近又约请我编写有关 21 世纪畸形矫正的编者按（*JPO* 2000, 20:279-281.），这些文章有助于介绍和提高《矫形外科原则》的知名度。自 1988 年以来，Tachdjian 医师邀请我加入他主办的国际著名的儿童骨科讲习课程，并将我的畸形术前计划方法编入他主编的教科书（《儿童骨科学》，1990；

《儿童骨科手术学图谱》，1994）。Charles Price 医师主管上述儿童骨科课程，他将通过 CORA 方法进行畸形术前计划作为新课程的重要专题。

1983 年 11 月，当时我正在多伦多当第三年住院医师，结识了客座教授 Renato Bombelli。Bombelli 医师是 Friedrich Pauwels 的学生，与 Maquet 是同龄人，后者也是 Friedrich Pauwels 的学生。通读他们的文章，我开始明白复杂繁琐的关节力学可以缩减成为简单的原则。在多伦多的时候，Bombelli 医师曾经简短即席评论过 Ilizarov 方法，诱发了我对这个北美洲一无所知领域的兴趣。在 1985 年完成住院医师培训后，我拜访了意大利的 Maurizio Catagni 医师，学习有关 Ilizarov 方法的更多知识。第二年我把家搬到欧洲，在意大利和苏联度过了 6 个月的时间，研究学习使用外固定器进行肢体重建。我知道了畸形可以发生于多个平面上，铰链可以作为矫正轴；我了解到在分析畸形时，不仅有成角畸形，而且有移位、旋转和长度畸形；我还学会了畸形可以逐步或者即时矫正，实际上矫正成角畸形的度数没有限制。在苏联期间，我三次访问基辅（Kurgan），衷心感谢 Gavril Abramovich Ilizarov 教授给予我在他的学院内学习的机会。尽管我从 Ilizarov 医师的讲课、文章和书籍中获益匪浅，他留给我最深刻的印象还是在他给患者做检查的时候。物理检查是我在多伦多训练时的重点技能课程，每年由 Alan Graham Aply 先生主讲。通过学习俄语使我简化了学习过程，我不需要通过翻译，可以直接与苏联医生们交流。在基辅有许多人参与对我的教育，其中的一些值得一一罗列：Igor Kataev 教给我铰链和斜面畸形的原则；Kataev 虽不是医生，但他掌管 Ilizarov 学院的专利办公室；Vladimir Shevtsov 是 Ilizarov 的继承者，他回答我不敢向 Ilizarov 提问的问题，而且直截了当，从不避重就轻；Victor Makushin 对于评估不愈合具有不可思议的临床能力，但是他仅凭直觉，与我在多伦多从 Tile 和其他医师那里学到的苏格拉底式方法正好相反；Arnold

Popkov 是肢体延长的大师，他走中间道路，通过回答我的问题带领我学习，当我找到正确答案时表示确认。其他人也私下给予我许多帮助，Yaakov Odesky 就是最好的例子，目前他已移居以色列，是他允许我参观以前西方人无法看的治疗。最后，是 Galena Dyachkova 毫无保留地帮助我理解牵伸的基本知识，尤其是关于软组织方面的知识。

与在苏联学习的艰难历程相反，意大利则呈现出开放的气息。由 Lecco 的 Roberto Cattaneo、Maurizio Catagni 和 Angelo Villa，Bergamo 的 Fabio Argnani，以及 Milan 的 Antonio Bianchi-Maiocchi 组成的团队，友好、真诚、热情地欢迎我，竭尽全力地帮助我学习，我将永远感谢他们。在这些杰出的教师中，Catagni 医师对我目前理解畸形的贡献最大，他对畸形具有天然的直觉，在他头脑中所进行的 CORA 分析计算，与我在纸上所列出的几乎一模一样。本书的目标就是将 Catagni 医师的本能直觉，改变成为客观的 CORA 方法，所有人都能够按部就班地施行。在所有细节敲定之前，发生了一件更为重要的事情：当我从意大利和苏联归国之后，于 1987 年在多伦多开始了儿童骨科的研修生涯，我阅读了 Ken Krackkow 医师的文章（*Adv Orthop Surg* 1983,7:69.），这把我引入了关节走行方向角的概念之中，这也是对线异常试验发展过程中的转折点。

我在这些基础上创建和发展了 CORA 方法。Ilizarov 装置中铰链的定位，干骺端畸形位于环的下方，骨干畸形位于顶点，并不是在所有干骺端畸形中铰链与环的距离相同。对于骨干畸形，画出 2 条骨干中线，将铰链确定在 2 条线交点的位置；在干骺端，因无法画出干骺端节段的骨干中线，直到 1988 年 3 月我仍然对这个问题百思不得其解。采用踝上截骨术治疗踝关节内翻，在安放铰链时，关节线围绕关节外侧骨皮质明显倾斜，而截骨部位远远位于近端。我不是将铰链安放在胫骨远端环的近端，而是将铰链安放在环的远端，并认识到这是一个并列关节铰链结构（见第 11 章），令我感兴趣的是，矫正截骨部位时出现成角和移位。截骨术原则与 CORA 方法一起诞生了。在以后的 2 年中，根据我选择治疗的最大范围的临床病例，以及具有同样兴趣的同事们的思想，发展了本书的基本概念。最突出的有：来自加利福尼亚的 Stuart Green 是我的亲密伙伴，尤其当存在创伤后畸形时，我们共同揭开了成角平面和移位之间的神秘关系；我有幸能够结识 Kevin Tetsworth 医师，他具有超常的数学知识，从 1989 年到 1990 年跟随我进行研修，1990 年我们发表了对线异常的测量和 CORA 方法的最初版本，尽管那时还另有其名（*Clin Orthop* 280:48-64;65-71）；来自日本大阪（Osaka）的 Natsuo Yasui 医师合成了 CORA 方法这个名词，并保留至今。

编写一本有关畸形矫正书籍的念头，最初萌发于 1991 年，是在与 Darlene Cooke 讨论之后，她当时是 Williams & Wilkins 出版社的图书编辑。第一届 Baltimore 肢体畸形课程的教学大纲作为本书的纲要。该课程始于 1989 年，每年举办一期，一直持续到现在。该课程的成功促使我添加更多的材料，并增添课程参加者的某些创新观念。Cooke 女士以为完成本书将会遥遥无期，原因是我是一个完美主义者，每年会陆续不断地添加新材料，从多种意义上来说，她是对的，而且本书并不完善，仍旧有数个概念需要进一步澄清，并需要不断充实本书的内容。例如：J. Charles Taylor 医师提出的六轴畸形矫正概念，以及 James Gage 医师提出的杠杆力臂畸形概念。1998 年我和 Williams & Wilkins 出版社共同决定停止本书的出版项目，失去 Cooke 女士作为本书的编辑，也就失去了完成本书的外在动力，我发现编写本书耗费的 10 年心血白白浪费了。我做出决定，以我们自己的力量完成本书，然后再寻找出版社。在我们内部出版小组的帮助下，其中有高级编辑 Dori Kelly、医学插图作者 Joy Marlowe 和多媒体专家 Mark Chrisman，一切成为现实。寻找新的出版社提到议事日程上来

了，但是说到容易做到难，我无法让一家美国出版公司认同我对这本书重要性的看法，最后来自德国 Wiesbaden 的 Joachim Pfeil 医师挽救了本项目。他是我的朋友和同事，多年来致力于在欧洲推广 CORA 方法，并且是其中一篇文章的德语共同执笔人。2000 年 4 月他把我介绍给 Gabriele Schroeder，一位 Springer-Verlag 出版社（位于海德堡）的高级医学编辑。在 Springer-Verlag 出版社的热情支持下，本书终于得以付梓。

在这段历史中，我还必须对其他一些人表达我的感谢。第一位是 John E. Herzenburg 医师，没有他协助编辑，本书将无缘面世。从 1985 年到 1986 年我们在多伦多共同研修以来，John E. Herzenburg 医师一直是我的同事兼朋友，尽管身处两地，我们仍然保持联系和协作。在 1991 年后 John E. Herzenburg 医师移居马里兰州，来帮助实现我们的共同理想——创立和发展肢体延长与畸形矫正中心，马里兰肢体延长与重建中心（MCLLR）诞生了。Herzenburg 医师的可贵支持在于 10 余年来他一直是我思想的传播者，在他的鼓励下，我不断努力简化我提出的概念，使其具有可教学性和可操作性。他还是肢体畸形课程的联合主席以及医疗工作中忠实的合伙人，我们两人之间经常无法分辨谁是某个主意的提出者，因此，本书不仅是我工作的见证，也是他工作的见证。第二位是 Anil Bhave PT，Bhave 先生负责我们的步态实验室，从 1992 年起成为临床研究的协调人，在我理解步态和动力性畸形方面提供了无与伦比的帮助。MCLLR 的其他工作人员也为本书的出版提供了帮助，Kernan 医院和骨科同仁在过去的 14 年中给予我巨大的支持，并为我的工作提供优良的环境，我发自内心地感激他们。

最后，我要感谢我的妻子 Wendy Schelew 和我们的孩子 Benjamin、Jonathan 和 Aviva，他们多年来在我身后默默给予支持，容忍我一心一意地埋头完成本项目。本书是他们的耐心、爱和支持的见证。本书也献给我的父母。我的母亲是

一位教师，从她身上我继承了远大的志向、对生命科学的热爱和教学的技能；我的父亲是我人生的楷模，但是他没能亲眼目睹本书。他在 38 岁时（当时我 10 岁）完成 PhD 学位，成为一位冶金学机械工程师，在加拿大的渥太华从事科研工作，直到 54 岁死于癌症。我父亲会讲 9 种语言，并引导我对许多领域产生兴趣，最重要的是他教会我批判性思考，他生长在离基辅约 100 英里的地方，可惜他未能目睹我完成住院医师培训、结婚成家、学习俄语，以及本书的出版，我将本书奉献给他以示纪念。

Dror Paley
巴尔的摩，马里兰州

本书常用英文缩写的中英文对照表

ACA angulation correction axis 成角矫正轴

ACL anterior cruciate ligament 前交叉韧带

ADTA anterior distal tibial angle 胫骨远端前方角

aJCD anatomic axis to joint center distance 解剖轴到关节中心的距离

aJCR anatomic axis: joint center ratio 解剖轴与关节中心的比率

aJED anatomic axis to joint edge distance 解剖轴到关节缘的距离

aJER anatomic axis: joint edge ratio 解剖轴与关节缘的比率

AL anterolateral 前外

aLDFA anatomic lateral distal femoral angle 解剖轴的股骨远端外侧角

AM anteromedial 前内

AMA anatomic-mechanical angle 解剖轴 - 机械轴夹角

AP anteroposterior view 前后位

ANSA anterior neck shaft angle 前方颈干角

aPPTA anatomic posterior proximal tibial angle 解剖轴的胫骨近端后方角

ASIS anterosuperior iliac spine 髂前上棘

a–t angulation-translation 成角 - 移位

CORA center of rotation of angulation 成角旋转中心

DAA distal anatomic axis 远端解剖轴

DMA distal mechanical axis 远端机械轴

FAN fixator-assisted nailing 外固定器辅助的髓内针技术

FFD fixed flexion deformity 固定性屈曲畸形

GRV ground reaction vector 地面反作用力矢量

HE hyperextension 过伸

HTO high tibial osteotomy 胫骨高位截骨术

IMN intramedullary nail 髓内针

JLCA joint line convergence angle 关节线夹角

LAT lateral view 侧位

lBL longitudinal bisector line 纵向等分线

LCOA lateral compartment osteoarthritis 外侧间室骨关节炎

LDTA lateral distal tibial angle 胫骨远端外侧角

LLD limb length discrepancy 肢体不等长

LON lengthening over nail 髓内针延长技术

LPFA lateral proximal femoral angle 股骨近端外侧角

MAD mechanical axis deviation 机械轴偏向

MAT malalignment test 对线异常试验

MCL medial collateral ligament 内侧副韧带

MCOA medial compartment osteoarthritis 内侧间室骨关节炎

mLDFA mechanical lateral distal femoral angle 机械轴的股骨远端外侧角

mLPFA mechanical lateral proximal femoral angle 机械轴的股骨近端外侧角

mMDFA mechanical medial distal femoral angle 机械轴的股骨远端内侧角

MM medial malleolus 内踝

mMPFA mechanical medial proximal femoral angle 机械轴的股骨近端内侧角

MNSA medial neck shaft angle 内侧颈干角

MOT malorientation test 走行方向异常试验

MPTA medial proximal tibial angle 胫骨近端内侧角

MTPJ metatarsophalangeal joint 跖趾关节

NSA neck shaft angle 颈干角

15

PAA　proximal anatomic axis　近端解剖轴

PDFA　posterior distal femoral angle　股骨远端后方角

PL　posteriolateral　后外

PM　posteriomedial　后内

PMA　proximal mechanical axis　近端机械轴

PPFA　posterior proximal femoral angle　股骨近端后方角

PPTA　posterior proximal tibial angle　胫骨近端后方角

SA　surface area　表面积

SCFE　slipped capital femoral epiphysis　股骨头骨骺滑脱

SD　standard deviation　标准差

tBL　transverse bisector line　横向等分线

TFA　thigh-foot axis　小腿 - 足部轴

THR　total hip replacement　全髋关节置换术

TKR　total knee replacement 全膝关节置换术

WBF　weight-bearing force　负重力量

目　录

第1章　下肢的正常对线和关节走行方向

为了理解下肢畸形，首先必须理解和确定正常对线的参数和范围。当临床医生检查患者时，或者当外科医生施行骨与关节手术时，股骨、胫骨、髋关节、膝关节和踝关节的实际解剖非常重要。为了更好地理解对线和关节走行方向，复杂的骨与关节三维形态可以简化为基本线条图，类似于儿童所用的棒线图，来代表人体（图1-1）。

此外，为了提供参照线，这些线条应该分别代表冠状面、矢状面或者横截面等解剖平面。在空间中有2种方法可以作出直线：其一是连接2个点；其二是通过某点与另一条直线呈特定的角度，可以作一直线。本书中术前计划以及骨与关节模式图中的所有直线都无外乎出自这两种方法（图1-2）。

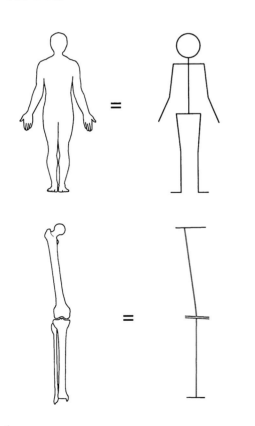

图 1-1

轴线。采用棒线图表示人体的复杂三维图像。同理，轴线和关节线分别用于描述下肢骨骼和关节的对线和关节走行方向。

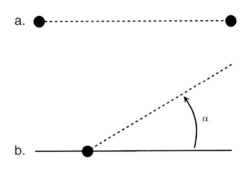

图 1-2　a，b

在空间中有2种方法作出一条直线。

a　连接2个点。

b　经过某点作一直线，使之与另一条直线呈特定的角度。

骨骼的机械轴和解剖轴

每根长管状骨都有机械轴和解剖轴（图1-3）。骨骼机械轴的定义是连接近侧关节和远侧关节中点的直线，骨骼解剖轴是骨干的中线。无论在冠状面上还是在矢状面上，机械轴永远是连接2个关节中点的直线。解剖轴在冠状面上可以是直线，在矢状面上可以是弧线，例如股骨就是

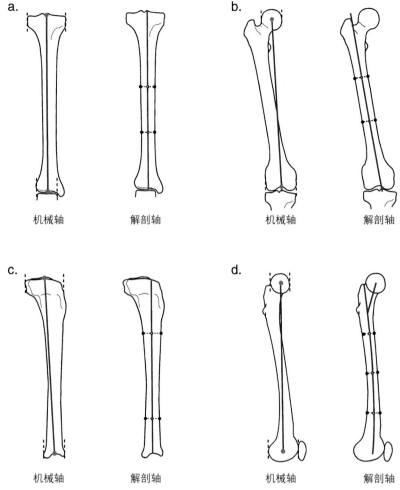

a.　机械轴　　解剖轴
b.　机械轴　　解剖轴
c.　机械轴　　解剖轴
d.　机械轴　　解剖轴

图 1-3　a ~ d

骨骼的机械轴和解剖轴。机械轴就是从近端关节中心到远端关节中心的连线，由于机械轴总是从一个关节中心到另一个关节中心，故永远是直线，因此无论在冠状面上还是在矢状面上，股骨和胫骨的机械轴均是直线。长骨的解剖轴就是骨干中线，在平直的骨骼中（a,c），解剖轴沿笔直的骨干中线走行；在带弧度的骨骼中（b,d），沿弧形的骨干中线走行。可以将骨干中线向两端延伸，这样解剖轴可以扩展到骨骼的干骺端和相邻的关节。

如此，据此，股骨髓内针（IMN）的设计在矢状面上带有弧度。而胫骨解剖轴在额状面和矢状面上均为直线（图 1-3）。轴线的概念可运用于骨骼的任何纵轴投影之中。为了方便实际运用，我们只涉及 2 个解剖平面：额状面和矢状面。相应的放射学投影分别为前后位（AP）片和侧位（LAT）片。

冠状面上的胫骨机械轴和解剖轴互相平行，相距只有数毫米，因此胫骨的解剖轴 - 机械轴夹角（AMA）为 0°（图 1-4a）。股骨的机械轴和解剖轴有所差别，并在远端相交（图 1-4b），股骨的正常 AMA 为 7° ±2°。

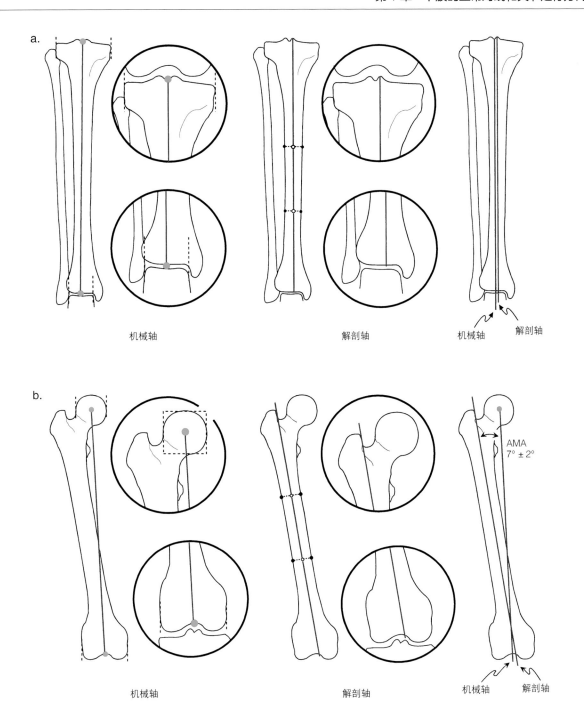

机械轴　　　　　　　　解剖轴　　　　机械轴　解剖轴

机械轴　　　　　　　　解剖轴　　　　机械轴　解剖轴

图 1-4　a，b

a　胫骨机械轴和解剖轴互相平行，但是并不相同，解剖轴略偏于机械轴的内侧，因此胫骨机械轴实际上位于胫骨骨干中线的略外侧；相反，解剖轴并未通过膝关节中心，其与膝关节线相交于内侧胫骨棘附近。

b　股骨机械轴和解剖轴互不平行，股骨解剖轴与关节线通常相交于膝关节中心内侧 1 cm 处，位于内侧胫骨棘附近。当向近端延伸时，通常在紧邻大粗隆内侧骨皮质处通过梨状窝，股骨机械轴和解剖轴之间的夹角（AMA）为 7°±2°。

a.

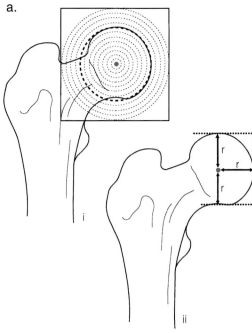

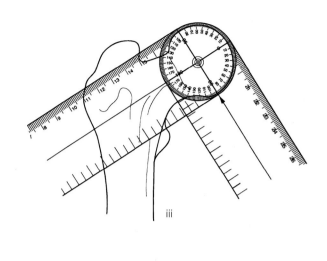

b.

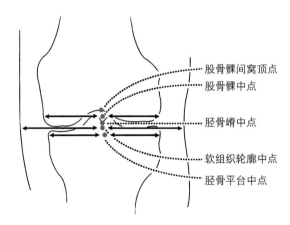

股骨髁间窝顶点

股骨髁中点

胫骨嵴中点

软组织轮廓中点

胫骨平台中点

c.

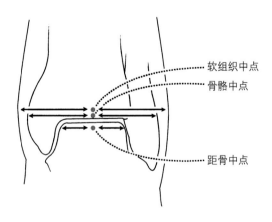

软组织中点

骨骼中点

距骨中点

图 1-5　a ~ c

关节的中心点

如上所述，机械轴通过关节的中心点，由于大多数情况下只需要考虑冠状面上的机械轴，因此只需要确定额状面上的髋关节、膝关节和踝关节的中心点（图 1-5）。Moreland 等（1987）研究了上述 3 个关节的中心点。

髋关节的中心点位于圆形股骨头的中点，最好采用 Mose 圆来确定股骨头的中心点，实际上我们使用量角器的中心来确定该点（图 1-5a）。

Moreland 等（1987）评价确定膝关节中心点的各种不同几何学方法，证明采用以下方法结果几乎相同：股骨髁间窝的顶点，胫骨髁间棘的中点，膝关节周围软组织的中点，或者胫骨平台的中点（图 1-5b）。在确定膝关节中心点时，采用股骨髁间窝顶点和胫骨髁间棘中点最为方便快捷，无须测量骨组织或者软组织的宽度。

与之相似，在确定踝关节中心点时，测量距骨宽度的中点，在胫骨远端平面测量胫骨和腓骨宽度的中点，或者软组织轮廓宽度的中点，结果相同（图 1-5c）。选择距骨宽度的中点和胫骨远端宽度的中点是最方便的方法。

◀ 图 1-5　a ~ c

a　股骨头中心点最好采用 Mose 圆来确定（i）。假如没有 Mose 圆，测量股骨头的纵径，并将其等分为两部分，以该距离从股骨头内侧缘测量，股骨头中心点位于股骨头内侧缘相距该纵径 1/2 处（ii）。实际上，我们可以使用量角器的圆形部分来确定该点（iii）。r：半径。

b　膝关节线的中点可以是胫骨平台连线上的胫骨嵴中点，也可以是股骨关节面髁间窝的顶点。这两个点与股骨远端股骨髁的中点，以及胫骨近端胫骨平台的中点无显著差别（改良于 Moreland 等 1987）。

c　通过测量胫骨远端平面处的外踝内侧关节面和内踝外侧关节面的中点，可以确定踝关节线的中点。临床上测量距骨宽度的中点和踝部的中点也可得到同样的点（改良于 Moreland 等 1987）。

关节走行方向线

在一个特定平面或者投影上，可以用一条直线来代表关节的走行方向，被称为"关节走行方向线"（图 1-6）。

踝关节

对于踝关节，可以采用位于胫骨远端的软骨下骨线或者距骨穹隆的软骨下骨线，作出经过胫骨远端软骨下骨的直线，确定踝关节在冠状面上的走行方向线（图 1-6a）。作连接胫骨后唇远点和胫骨前唇远点的连线，可以确定踝关节在矢状面上的走行方向线（图 1-6b）。

膝关节

在冠状面上，作一直线连接内外侧胫骨平台的平面或者凹面软骨下骨线，可以确定胫骨近端的膝关节走行方向线（图 1-6c）；作内外侧股骨髁弧形最远点的切线，可以确定股骨远端的膝关节走行方向线（图 1-6d）。在矢状面上，沿胫骨平台的软骨下骨线作直线，可以确定胫骨近端的关节走行方向线（图 1-6e）；在矢状面上，股骨远端的关节面形状为圆形，连接股骨髁与股骨干

图 1-6　a ~ h　▶

a　冠状面踝关节走行方向线。连接踝关节胫骨远端两端的连线。

b　矢状面踝关节走行方向线。连接踝关节前后唇两端的连线。

c　冠状面胫骨近端膝关节走行方向线。连接胫骨平台凹面软骨下骨线上两点的连线。

d　冠状面股骨远端膝关节走行方向线。作内外侧股骨髁圆弧形最突起处的切线。

e　矢状面胫骨近端膝关节走行方向线。沿软骨下骨的平坦部分作一直线。

f　矢状面股骨远端膝关节走行方向线。连接股骨髁与干骺端相交的两点，对于儿童作生长骺板前后止点的连线。

g　冠状面股骨颈线。从股骨头中心点到股骨颈最狭窄部分的骨干中点作连线。

h　冠状面髋关节走行方向线。从股骨大粗隆近端顶点到股骨头中心点作连线。

a.

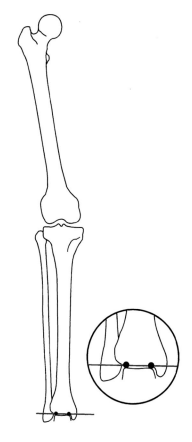

b.

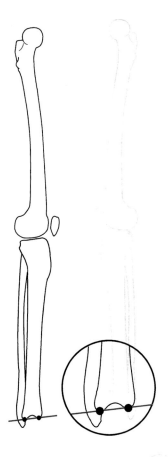

c.

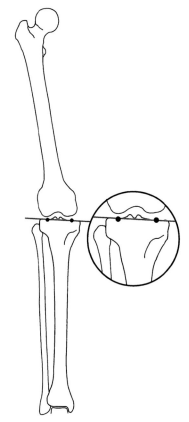

d.

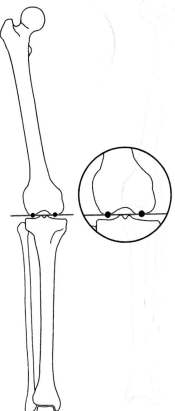

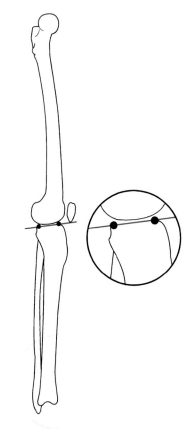

e.

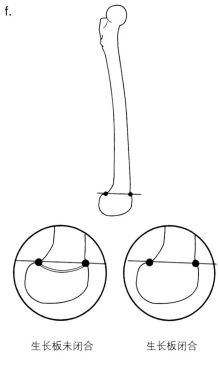

f.

生长板未闭合   生长板闭合

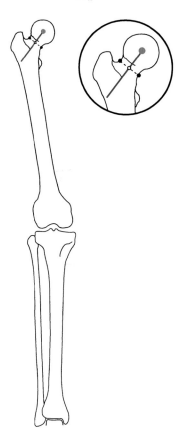

g.

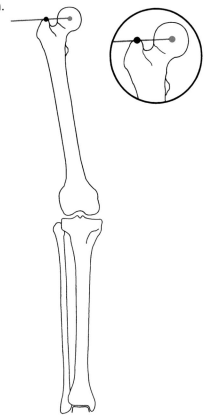

h.

图 1-6 a ~ h

前后方相交点，作出的直线即为股骨远端关节走行方向线，对于儿童仅需连接生长骺板的前点和后点（图1-6f）。Blumensaat线可视为代表髁间窝的直线，可代替作为矢状面上股骨远端的关节走行线，对于评估继发于生长停滞问题的矢状面畸形具有特殊的用途。

髋关节

由于股骨头为圆形，因此需要利用股骨颈或者大粗隆作直线来确定髋关节在额状面上的走行方向线（图1-6g）。大粗隆顶点的水平与股骨头中心具有功能性和发育性联系，同样，股骨颈与股骨干和股骨头具有发育性联系。大粗隆近端顶点与股骨头中心的连线为冠状面上髋关节的走行方向线，股骨颈的骨干中线也可以代表髋关节的关节走行方向线（图1-6h），后者可采用股骨头中心作为第1点，股骨颈骨干中点作为第2点而画出。

关节走行方向角和命名法

冠状面上和矢状面上的关节线相对于机械轴和解剖轴成特定的方向，为了方便交流，对这些夹角的命名具有重要意义。在多种出版物中，不同的作者已对这些关节走行方向角提出多种命名法（Chao等1994；Cooke等1987，1994；Krackow等1983；Moreland等1987）。文献中采用的命名法缺乏统一标准，给交流和比较增添了困难。我们认为上述各位作者所采用的命名法容易混淆，不易记忆，难于被接受使用。本书中所采用的命名法记忆简便，至少不需要死记硬背（Paley等1994）。

在冠状面和矢状面上，分别作出髋关节、膝关节和踝关节的关节线，关节线与机械轴或者与解剖轴之间的夹角均称为"关节走行方向角"。测量的命名原则是：关节走行方向与机械轴之间的夹角命名为m，与解剖轴之间的夹角则为a；与轴线的内侧成角为M，与轴线的外侧成角为L，与轴线的前方成角为A，与轴线的后方成角为P；

骨骼（股骨[F]或者胫骨[T]）的近端或远端关节走行方向线角分别为P和D。据此，机械轴的股骨远端外侧角（mLDFA）也就是在冠状面上股骨机械轴线与股骨膝关节线的外侧夹角；同理，解剖轴的股骨远端外侧角（aLDFA）就是在冠状面上股骨解剖轴和股骨膝关节线的外侧夹角。矢状面上的夹角同样也能便捷地命名，例如解剖轴的胫骨近端后方角（aPPTA）就是在矢状面上胫骨解剖轴线和胫骨关节线的后方夹角。

图1-7所示冠状面（图1-7a和b）和矢状面（图1-7c）上机械轴和解剖轴与关节走行方向夹角的命名法，上述每条轴线和关节走行方向线相交

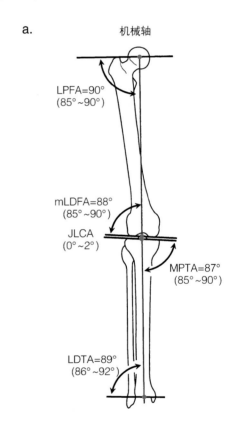

a. 机械轴

LPFA=90°
(85°~90°)

mLDFA=88°
(85°~90°)

JLCA
(0°~2°)

MPTA=87°
(85°~90°)

LDTA=89°
(86°~92°)

图1-7　a～e

a 冠状面上关节走行方向角命名法，相对于机械轴的正常值。

b 冠状面上关节走行方向角命名法，相对于解剖轴的正常值。MNSA：内侧NSA。

c 矢状面上关节走行方向角命名法，相对于解剖轴的正常值。aPPFA：股骨近段解剖轴后方角；aADTA：胫骨远端解剖轴前方角。

d 解剖轴线与关节的交点。冠状面JCDs。

e 解剖轴线与关节的交点。矢状面JERs。

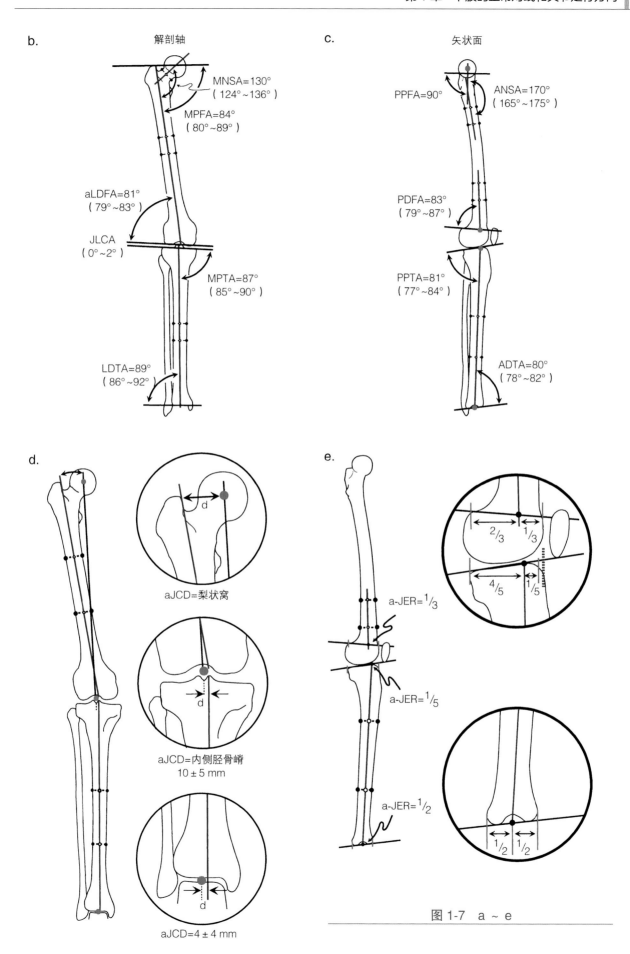

b.　解剖轴

MNSA=130°
（124°~136°）

MPFA=84°
（80°~89°）

aLDFA=81°
（79°~83°）

JLCA
（0°~2°）

MPTA=87°
（85°~90°）

LDTA=89°
（86°~92°）

c.　矢状面

PPFA=90°

ANSA=170°
（165°~175°）

PDFA=83°
（79°~87°）

PPTA=81°
（77°~84°）

ADTA=80°
（78°~82°）

d.

aJCD=梨状窝

aJCD=内侧胫骨嵴
10±5 mm

aJCD=4±4 mm

e.

a-JER=$\frac{1}{3}$

a-JER=$\frac{1}{5}$

a-JER=$\frac{1}{2}$

$\frac{2}{3}$　$\frac{1}{3}$

$\frac{4}{5}$　$\frac{1}{5}$

$\frac{1}{2}$　$\frac{1}{2}$

图 1-7　a~e

形成2个交角，可以分别采用本命名法命名。例如，机械轴的股骨远端内侧角（mMDFA）和械轴的股骨远端外侧角（mLDFA）互为余角（两者相加为180°），尽管这2个角中的每个角均能用于命名膝关节走行方向线与股骨机械轴之间的夹角，本书中只采用mLDFA（图1-7a），本书中所使用的角度值通常小于90°（mLDFA正常值=87°，mMDFA=93°）。假如关节走行角恰好为90°，例如机械轴的股骨近端外侧角（mLPFA）和机械轴的近端股骨内侧角（mMPFA），本书中采用外侧角作为标准角。当关节走行方向角明显提示与机械轴或者解剖轴相关，可以省略前缀m或者a。例如，由于在矢状面上很少使用机械轴，因此矢状面关节走行方向角通常意味着相对于解剖轴的夹角，由于已经暗指解剖轴，因此可以省略前缀m或者a。由于胫骨的机械轴和解剖轴互相平行，无论相对于机械轴还是解剖轴，胫骨近端内侧角（MPTA）和胫骨远端外侧角（LDTA）的数值相同，因此是否使用前缀m或者a无关紧要。最后，常规使用LPFA描述髋关节走行方向线相对于机械轴的夹角，使用MPFA描述髋关节走行方向线相对于解剖轴的夹角，也可省略前缀m或者a。因此，只有在论及LDFA时才必须使用前缀m或者a，mLDFA和aLDFA在正常情况下均小于90°，并且数值不同。因此，必须使用前缀指明所涉及的LDFA。

同一关节相对的关节线之间所形成的角度称为"关节线相交角（JLCA）"（图1-7a和b）。在正常膝关节和踝关节中，这些线通常互相平行。

两个骨干的中点定义为解剖轴线，解剖轴线与关节线的相交点几乎是恒定的，并且对理解正常解剖对线和矫正畸形的术前计划均有重要意义。解剖轴线与关节线的交点可以用相对于关节线中心或者关节的某一边缘之间的距离来描述。在冠状面上，关节线与解剖轴线的交点和关节中点之间的距离被称为"解剖轴到关节中心的距离（aJCD）"（图1-7d）；在矢状面上，解剖轴线与关节线的交点和关节前缘之间的距离被称为"解

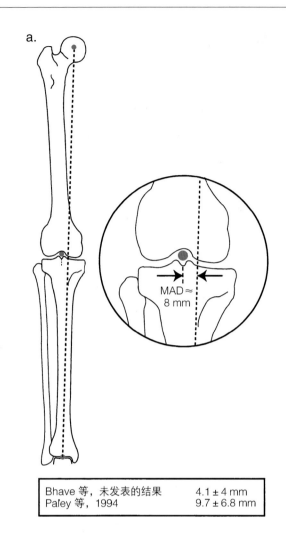

a.

MAD ≈ 8 mm

Bhave 等，未发表的结果	4.1 ± 4 mm
Paley 等，1994	9.7 ± 6.8 mm

剖轴到关节缘的距离（aJED）"，"解剖轴与关节边缘的比率（aJER）"为aJED和整个关节宽度之间的比率。同理，"解剖轴与关节中心的比率（aJCR）"为aJCD和整个关节宽度之间的比率。图1-7中显示了其正常值及其范围（图1-7e）。

机械轴和机械轴偏向（MAD）

近期有数篇文献关注下肢诸关节之间的正常关系（Chao等1994；Cooke等1987，1994；Hsu等1990；Moreland等1987；Paley等1994）。在冠状面上评估下肢时，必须考虑2个方面：关节对线和关节走行方向（Paley和Tetsworth1992；Paley等1990）。对线是指髋关节、膝关节和踝关节共享一条直线（图1-8a）。关节走行方向是指每个关节面相对于肢体各个节段（胫骨和股

b.

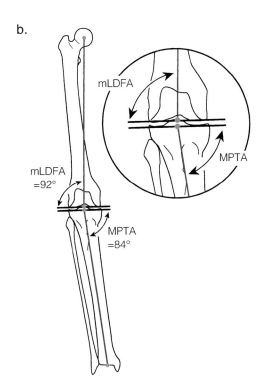

c.

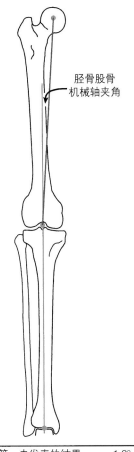

胫骨股骨
机械轴夹角

Bhave 等，未发表的结果	1.3° ± 1.3°
Chao 等，1994	1.2° ± 2.2°
Cook 等，1994	1° ± 2.8°
Hsu 等，1990	1.2° ± 2.2°
Moreland 等，1987	1.3° ± 2°

d.

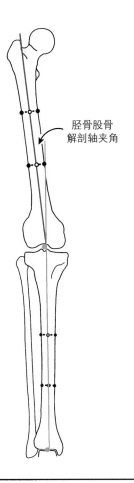

胫骨股骨
解剖轴夹角

| Bhave 等，未发表的结果 | 6.85° ± 1.4° |

图 1-8 a ~ d

a MAD 是机械轴到膝关节线中心之间的垂直距离。下肢冠状面机械轴为从股骨头中心到踝关节胫骨远端中心点的直线。正常机械轴在膝关节线中点内侧 8±7 mm 处通过。

b 当股骨和胫骨的机械轴分别与膝关节线所形成的夹角（LDFA 和 / 或 MPTA）超出正常范围（正常值 =87.5° ±2°）时，膝关节线存在关节走行方向异常。

c 胫骨股骨机械轴对线是指股骨和胫骨机械轴之间的关系（正常值 = 内翻 1.3°）。

d 胫骨股骨解剖轴对线是指股骨和胫骨解剖轴之间的关系。

骨）轴线的位置（图 1-8b）。最好使用单个片盒，能够包容整个下肢，摄取站立位前后位全长 X 线片（在第 3 章中详述），来判断对线和关节走行方向，同时还可测量机械轴偏向（MAD）。

在冠状面上，通过股骨头中心到踝关节胫骨远端的直线被称为"下肢机械轴线"（图 1-8a）。根据该定义，当膝关节中心远离该直线时就存在对线异常。一般认为，在对线正常时，尽管机械轴通过膝关节中心，但是事实上股骨头中心至踝关节中心的连线通常在膝关节中心的稍偏内侧处经过。Moreland 等（1987）检查测量 25 例正常男性志愿者的双侧下肢站立位全长前后位片，发现髋关节、膝关节和踝关节的中点近似于在一条直线上，胫骨和股骨机械轴之间的夹角（胫股角）为内翻 1.3° ±2°（图 1-8c）。经常需要测量的是胫骨和股骨解剖轴夹角，其值通常约为外翻 6°（图 1-8d）。Hsu 等（1990）分析了 120 例各年龄段正常志愿者的下肢站立位全长前后位片，机械轴通常在膝关节中心的稍偏内侧处通过，测量该组的胫骨股骨机械轴夹角为内翻 1.2° ±2°。在对 50 例大于 65 岁无症状的法国妇女研究中（Glimet 等 1979），测得胫骨股骨机械轴夹角为 0°。最近 Bhave 等（结果未发表）研究了一组 30 例大于 60 岁的成年人，下肢无创伤、手术、关节融合或疼痛的病史和证据，测得胫骨股骨机械轴夹角为 1.3° ±1.3°。

冠状面机械轴线与膝关节中心之间的距离就是 MAD，需要指明位于内侧还是位于外侧，内侧和外侧 MAD 分别反映内翻或者外翻对线不良。在对不同年龄成人患者的 25 个膝关节回顾性研究中，MAD 正常值为内侧 9.7 ± 6.8 mm（Paley 等 1994）（图 1-8d）。在最近的一项前瞻性研究中，参加者大于 60 岁，下肢正常，膝关节无任何病理异常的证据，测得 MAD 值为 4.1 ± 4 mm（Bhave 等，结果未发表）。

髋关节的走行方向

髋关节走行方向的测量以往采用颈干角（NSA），正常 NSA 为 125° ~ 131°。在尸体股骨解剖学研究中，Yoshioka 等（1987）测定成年男性 NSA 正常值约为 129°（图 1-9）。Paley 和 Tetsworth（1992）描述从大粗隆顶端到股骨头中点的连线作为冠状面髋关节走行方向，Chao 等（1994）在 127 例正常志愿者的站立位全长 X 线片上测量了 LPFA，当时称为"股骨近端水平走行方向角"，并按照年龄和性别进行分组比较研究，在女性组中，该线与股骨机械轴之间的关系在各年龄段中无显著变化，年轻女性组测得值为 91.5° ±4.6°，老年女性组为 92.7° ±4.9°；在男性组中，证实该线与股骨机械轴之间的关系具有年龄相关倾向，随年龄增长内翻逐渐增加，年轻男性组测得值为 89.2° ±5.0°，老年男性组为 94.6° ±5.5°。我院资料（Paley 等 1994）的样本数较小，包括 25 例无症状成年人，测得股骨近端关节走行方向为 89.9° ±5.2°。在我院的另一个研究中（Bhave 等，结果未发表），测量无症状和关节病变的老年人（>60 岁）的 LPFA 为 89.4° ±4.8°。基于上述观测，我们认为 LPFA 正常值为 89.9° ±5.2°（Paley 和 Teysworth 1992；Paley 等 1990，1994）（图 1-10）。

膝关节的走行方向

关于膝关节的走行方向，Chao 等（1994）认为在正常情况下股骨远端关节面相对于股骨机械轴存在轻度外翻，测量值为 88.1° ±3.2°。我们的资料（Paley 等 1994）也证实该结果，股骨远端相对于股骨机械轴处于轻度外翻位（mLDFA=87.8° ±1.6°）。Cooke 等（1987,1994）将患者固定于 QUESTAR 架内，试图改善放射学

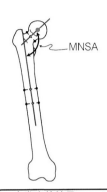

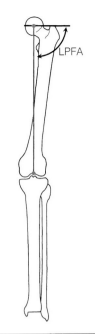

Bhave 等，未发表的结果	122° ± 2.6°
Paley 等，1994	129.7° ± 6.2°
Yoshioka 等，1987	129°

图 1-9

冠状面髋关节走行方向。不同作者的 **MNSA** 值（平均值 ± 标准差）。

Bhave 等，未发表的结果	89.4° ± 4.8°
Chao 等，1994	94.6° ± 5.5°
Paley 等，1994	89.9° ± 5.2°

图 1-10

冠状面髋关节走行方向。不同作者的 **LPFA** 值（平均值 ± 标准差）。

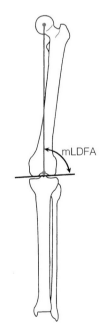

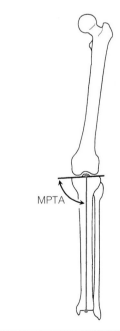

Bhave 等，未发表的结果	88.1° ± 1.5°
Chao 等，1994	88.1° ± 3.2°
Cooke 等，1994	86° ± 2.1°
Paley 等，1994	87.8° ± 1.6°

图 1-11

冠状面股骨远端膝关节走行方向。不同作者的 **mLDFA**（平均值 ± 标准差）。

Bhave 等，未发表的结果	88.3° ± 2°
Chao 等，1994	87.5° ± 2.6°
Cooke 等，1994	86.7° ± 2.3°
Paley 等，1994	87.2° ± 1.5°

图 1-12

冠状面胫骨近端膝关节走行方向。不同作者的 **MPTA**（平均值 ± 标准差）。

技术的可重复性，摄取膝关节和髋关节的放射片，79 例无症状年轻人的股骨远端走行方向的测量值为外翻 86°±2.1°。在对无症状老年人的研究中（Bhave 等，结果未发表），LDFA 值为 88.1°±1.5°。基于上述研究，我们认为 mLDFA 正常值为 87.5°±2.5°（Paley 等 1994）（图 1-11）。

关于胫骨近端关节线走行方向，Chao 等（1994）再次将他们的资料按照年龄和性别进行分组研究，发现老年男性组和年轻男性组之间存在显著差异，在所有各组中胫骨近端走行方向相对于胫骨机械轴存在轻度内翻（87.2°±2.1°），在女性组中，无年龄差异；无症状年轻男性组（MPTA=82.2°±2.9°）比无症状老年男性组（87.5°±2.6°）的内翻程度稍大，这些数据提示某些内翻角度较大的年轻男性以后会出现症状，发展成为退行性关节病从而"退出"无症状老年男性组。既往无创伤或手术史、无膝关节病变或者疼痛证据的老年人下肢对线资料支持该假说。在研究 50 例无症状老年法国女性（Glimet 等 1979）后，发现该组的胫骨股骨机械角为 0°，而不是正常人群中存在的轻度内翻。我们的另一个研究（Bhave 等，结果未发表）发现大于 60 岁患者的 MPTA 为 88.3°±2°。Cooke 等（1994）采用体位支架摄片，复习结果发现 MPTA 为 86.7°±2.3°。在我们的资料中（Paley 等 1994）MPTA 为内翻 87.2°±1.5°。在 Moreland 等（1987）的资料中 MPTA 为内翻 87.2°±1.5°，均验证了这些结果。基于这些观察，我们认为正常的 MPTA 为 87°±2.5°（Paley 等 1994）（图 1-12）。

测定膝关节走行方向与直角相差约 3°，因此股骨远端关节线存在轻度外翻，胫骨相对于胫骨近端关节线存在轻度内翻（按照惯例，我们总是将远端部分相对于近端部分来描述下肢畸形）（Krackow 1983；Moreland 等 1987；Paley 等 1990，1994）。在行走时，双足沿着同一条直线交替向前，下肢倾斜（内收）于垂直面大约 3°（Saunders 等 1953）（图 1-13）。Krackow（1983）报告下肢这种 3° 的内翻位置能够在步态中使膝关

节与地面保持有利的平行走行方向（图 1-13a），在双足处于站立位时，双足与骨盆等宽，胫骨垂直于水平地面，膝关节线相对于垂线呈 3° 的外翻（图 1-13b）。

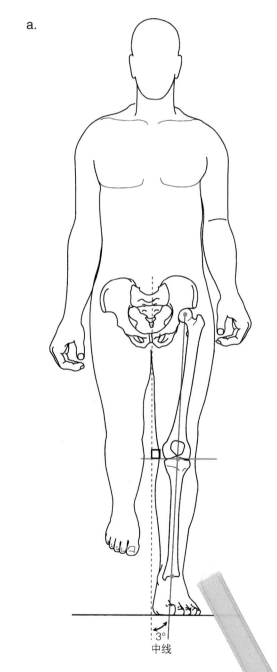

a.

图 1-13　a

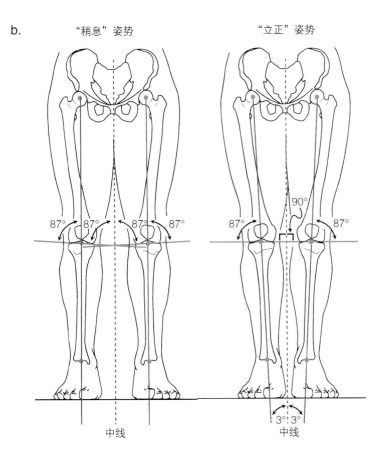

图 1-13　a，b

a　在行走过程中，肢体处于"立正"的姿势，与地面倾斜 3°。因此，在行走中膝关节线平行于地面。

b　双足分开与骨盆同宽（"稍息"姿势）和双足并拢（"立正"姿势）时，下肢相对于地面的站立位对线会发生改变。当双足分开时，膝关节线倾斜于地面 3°，机械轴垂直于地面；当双足并拢时，膝关节线平行于地面，机械轴倾斜于地面 3°。

有数位作者的研究涉及矢状面上胫骨近端的走行方向。Meister 等（1998）报告在矢状面上胫骨近端的后倾角为 10.7°±1.8°（PPTA=79.7°±1.8°）。Chui 等（2000）发表了 25 对中国人尸体胫骨的放射学研究报告，测得 PPTA 为 78.5°。Matsuda 等（1999）采用 MRI 分别测量内外侧胫骨平台相对于胫骨解剖轴的 PPTA，报告内侧胫骨平台的 PPTA 为 79.3°±5°，外侧胫骨平台的 PPTA 为 82°±4°。在我们的研究中（Bhave 等，结果未发表），正常志愿者的 PPTA 为 80.4°±1.6°（图 1-14）。

以往从未采用我们所描述的股骨远端关节线来研究矢状面上股骨远端膝关节走行方向线。在我们的研究中，正常志愿者的股骨远端后方角（PDFA）的正常值为 83.1°±3.6°（图 1-15）。

Bhave 等（结果未发表）研究了 Blumensaat 线的走行方向，测得 Blumensaat 线角为 32°±2.6°（图 1-16）。

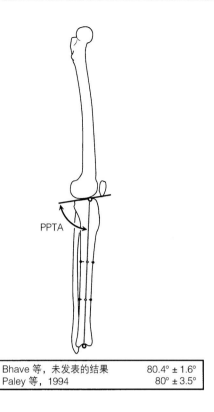

| Bhave 等，未发表的结果 | 80.4° ± 1.6° |
| Paley 等，1994 | 80° ± 3.5° |

图 1-14

矢状面胫骨近端膝关节走行方向。不同作者的 PPTA 值（平均值 ± 标准差）。

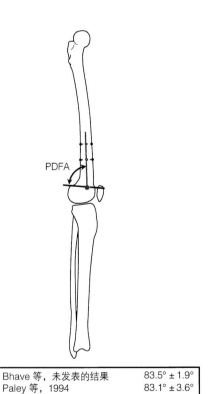

| Bhave 等，未发表的结果 | 83.5° ± 1.9° |
| Paley 等，1994 | 83.1° ± 3.6° |

图 1-15

矢状面股骨远端膝关节走行方向。不同作者的 PDFA 值（平均值 ± 标准差）。

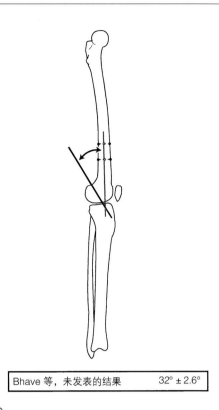

| Bhave 等，未发表的结果 | 32° ± 2.6° |

图 1-16

矢状面股骨远端走行方向。图示股骨远端解剖轴与 Blumensaat 线所形成的夹角。

踝关节的走行方向

Moreland 等（1987）报告踝关节处于轻度外翻位（89.8° ±2.7°）。我们的资料（Paley 等 1994）同样也证实存在轻度外翻（LDTA=88.6° ±3.8°），类似于 Chao 等（1994）所报告的资料（87.1° ±3.3°）。这种关系差异很大，已发现可高达外翻8°（Moreland 等 1987），但是这些差异部分可归因于实验设计方面的原因，因为在大多数实验中，是在髌骨处于向前位，以膝关节为中心摄取放射片，然后读取该角度，没有考虑足部的旋转。Inman（1976）测量 107 例尸体标本，报告平均踝关节走行方向与 LDTA 相同，为 86.7° ±3.2°，极差为 80° ~ 92°。基于这些测量，我们认为正常 LDTA 为 89° ±3°（Paley 和 Tetsworth 1992；Paley 等

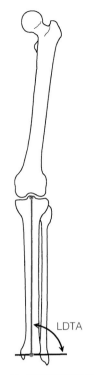

Bhave 等，未发表的结果	88.7° ± 2.7°
Chao 等，1994	87.1° ± 3.3°
Inman，1991	87° ± 2.7°
Paley 等，1994	88.6° ± 3.8°

图 1-17

额状面踝关节走行方向。不同作者的 LDTA 值（平均值 ± 标准差）。

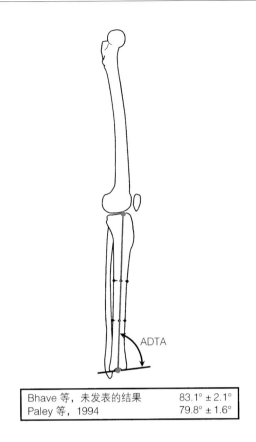

| Bhave 等，未发表的结果 | 83.1° ± 2.1° |
| Paley 等，1994 | 79.8° ± 1.6° |

图 1-18

矢状面踝关节走行方向。不同作者的 ADTA 值（平均值 ± 标准差）。

1994）（图 1-17），在实际操作中，采用垂直于胫骨干的直线作为踝关节走行方向线较为方便。

最后，正常情况下矢状面上踝关节走行方向描述为胫骨远端前倾（图 1-18），在我们的研究中，其值为 79.8° ± 1.6°（Paley 等 1994），以及 83.1° ± 2.1°（Bhave 等，未发表的结果）。

参考文献

Chao EY, Neluheni EV, Hsu RW, Paley D (1994) Biomechanics of malalignment. Orthop Clin North Am 25:379–386

Chiu KY, Zhang SD, Zhang GH (2000) Posterior slope of tibial plateau in Chinese. J Arthroplasty 15:224–227

Cooke TD, Li J, Scudamore RA (1994) Radiographic assessment of bony contributions to knee deformity. Orthop Clin North Am 25:387–393

Cooke TD, Siu D, Fisher B (1987)The use of standardized radiographs to identify the deformities associated with osteoar-thritis. In: Noble J, Galasko CSB (eds) Recent developments in orthopaedic surgery. Manchester University Press, Manchester

Glimet T, Masse JP, Ryckewaert A (1979) Radiologic study of painless knees in 50 women more than 65 years old: I. Frontal teleradiography in an upright position [in French]. Rev Rhum Mal Osteoartic 46:589–592

Hsu RW, Himeno S, Coventry MB, Chao EY (1990) Normal axial alignment of the lower extremity and load-bearing distribution at the knee. Clin Orthop 255:215–227

Inman VT (1976) The joints of the ankle. Williams & Wilkins, Baltimore

Krackow KA (1983) Approaches to planning lower extremity alignment for total knee arthroplasty and osteotomy about the knee. Adv Orthop Surg 7:69–88

Matsuda S, Miura H, Nagamine R, Urabe K, Ikenoue T, Okazaki K, Iwamoto Y (1999) Posterior tibial slope in the normal and varus knee. Am J Knee Surg 12:165–168

Meister K, Talley MC, Horodyski MB, Indelicato PA, Hartzel JS, Batts J (1998) Caudal slope of the tibia and its relationship to noncontact injuries to the ACL. Am J Knee Surg 11:217–219

Moreland JR, Bassett LW, Hanker GJ (1987) Radiographic analysis of the axial alignment of the lower extremity. J Bone Joint Surg Am 69:745–749

Paley D, Tetsworth K (1992)Mechanical axis deviation of the lower limbs: Preoperative planning of uniapical angular deformities of the tibia or femur. Clin Orthop 280:48–64

Paley D, Chaudray M, Pirone AM, Lentz P, Kautz D (1990) Treatment of malunions and mal-nonunions of the femur and tibia by detailed preoperative planning and the Ilizarov techniques. Orthop Clin North Am 21:667–691

Paley D, Herzenberg JE, Tetsworth K, McKie J, Bhave A (1994) Deformity planning for frontal and sagittal plane corrective osteotomies. Orthop Clin North Am 25:425–465

Yoshioka Y, Siu D, Cooke TD (1987) The anatomy and functional axes of the femur. J Bone Joint Surg Am 69:873–880

第2章 冠状面对线异常和关节走行方向异常

对线异常

对线异常是指在冠状面上髋关节、膝关节和踝关节失去直线关系。因此，只要 MAD 超出正常范围，就存在髋关节、膝关节和踝关节的对线异常（见图 1-9）。在冠状面上 MAD 异常可来源于 4 个解剖因素（图 2-1）：（a）冠状面股骨畸形；（b）冠状面胫骨畸形；（c）冠状面膝关节松弛，包括半脱位或脱位；（d）股骨髁或者胫骨髁缺损。这些原因还可进一步分为来源于骨性、骨间组织以及股骨髁和胫骨平台。

我们设计了对线异常试验（MAT）来确定 MAD 的来源（Paley 和 Tetsworth 1992），相对于胫骨和股骨机械轴，冠状面膝关节线走行方向已经确定（MPTA 和 mLDFA）（Paley 等 1994）。当 mLDFA 和 MPTA 小于 85° 和大于 90° 时，认为存在异常，确定股骨和（或）胫骨是 MAD 的来源（图 2-1a 和 d）。

在站立位时，冠状面上股骨和胫骨膝关节线应该几乎平行，相差不超过 3°（Paley 等 1994），股骨和胫骨关节线的交角称为关节线夹角（JLCA），JLCA 大于 3° 为异常，提示或源于韧带松弛，松弛侧引起关节间隙变宽；或源于软骨高度的丢失，形成 MAD（图 2-1b 和 e）。对线异常的骨间因素来源于胫骨相对股骨发生内侧或者外侧半脱位（图 2-1b 和 e），在正常情况下，胫骨平台中点和股骨髁中点相距不超过 3 mm。

股骨和胫骨关节线实际上是由 2 条短线相连接而成的，分别代表内、外侧股骨髁和胫骨髁（平台）。假如在内、外侧髁的连线上出现台阶或者成角，说明是由于髁的因素导致 MAD（图 2-1c 和 f）。

可以在放射片上直接进行 MAT 检测，不必将骨骼的轮廓拓印于纸上，使用削尖的放射片标记铅笔要优于蜡笔，后者所标记的线条粗重且去除困难，铅笔画出的线条纤细，使用乙醇易于去除（图 2-2a）。需要使用一把直尺或者另一张 X 线片的边缘，帮助画出直线（图 2-2b）。在画线之前，最好标记需要相连的关节中心点（例如：股骨头中心和膝关节中心）。

使用清晰的塑料量角器或者分度规来测量角度，量角器比分度规更加精确、可靠，廉价或者"馈赠"的分度规常常制作粗糙，精度（±2°）存在问题。

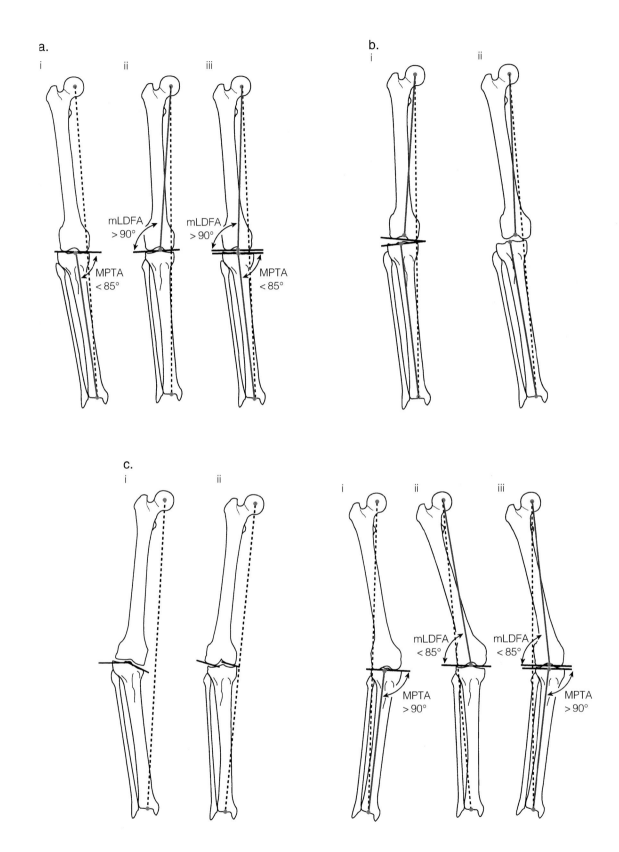

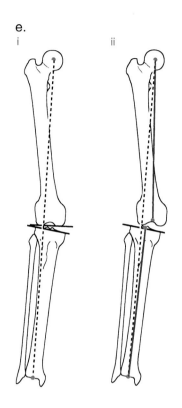

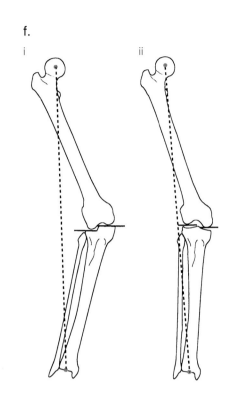

图 2-1　a ~ f

MAT 是确定 MAD 来源的检测方法，图例显示各种原因引起的内侧 MAD（内翻对线异常，a ~ c）和外侧 MAD（外翻对线异常，d ~ f）。

a　骨性对线异常。i，胫骨内翻畸形：MPTA ＜ 85°；ii，股骨内翻畸形：LDFA ＞ 90°；iii，混合性股骨和胫骨内翻畸形：LDFA ＞ 90°，同时 MPTA ＜ 85°。

b　骨间对线异常（股骨和胫骨正常）。i，外侧关节松弛和 / 或软骨丢失：JCLA ＞ 2°；ii，内翻 JCLA ＞ 2°，同时合并外侧半脱位。

c　髁性对线异常。i，内侧胫骨平台压缩或者走行方向异常（股骨正常）；ii，内侧股骨髁压缩或者走行方向异常（胫骨正常）。

d　骨性对线异常。i，胫骨外翻畸形：MPTA ＞ 90°（股骨正常）；ii，股骨外翻畸形：LDFA ＜ 85°（胫骨正常）；iii，混合性股骨和胫骨外翻畸形：MPTA ＞ 90°，同时 LDFA ＜ 85°。

e　骨间对线异常（股骨和胫骨正常）。i，内侧关节松弛和 / 或外侧软骨丢失：JCLA ＞ 2°；ii，外翻 JCLA ＞ 2°，同时合并外侧半脱位。

f　髁性对线异常。i，外侧胫骨平台压缩或者走行方向异常（股骨正常）；ii，外侧股骨髁压缩或者走行方向异常（胫骨正常）。

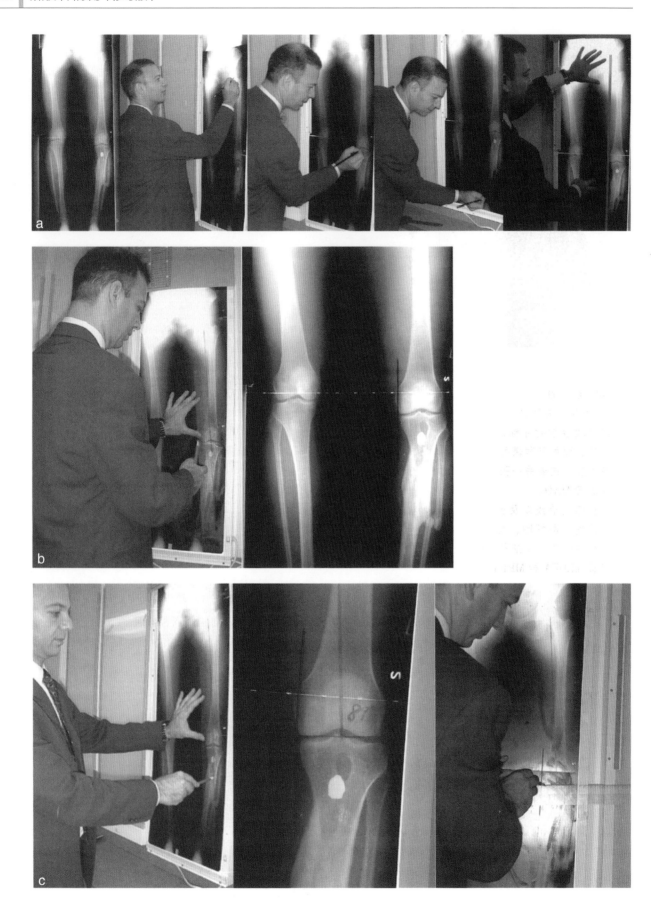

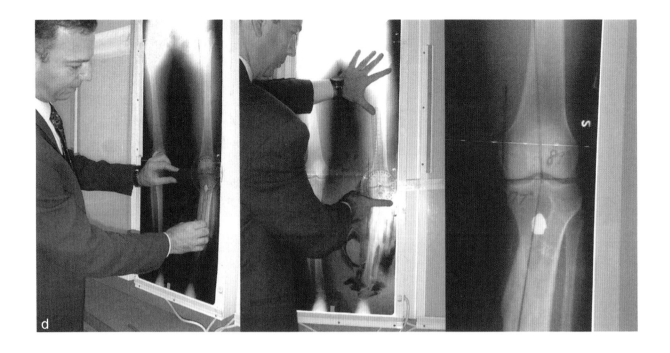

图2-2　a～d

照片显示作者使用铅笔在全长放射片上施行 MAT。

a　使用软性放射片标记铅笔在全长放射片上标记髋关节、膝关节和踝关节的中心点。

b　使用直尺或者另一张 X 线片的边缘画出机械轴线，并测量 MAD。

c　画出膝关节线以及股骨和胫骨机械轴线，需要时可使用乙醇擦除，待乙醇蒸发后（否则会划伤放射片的乳剂）可在同一部位再次画线。

d　测量 mLDFA 和 MPTA。

对线异常试验（MAT）

步骤 0：测量 MAD

画出髋关节、膝关节和踝关节的中心点（图 2-3a），从股骨头中心到踝关节中心作一直线（下肢机械轴），标记该线与膝关节线的交点，该交点与膝关节中心的垂直距离即为 MAD，应该提示 MAD 的方向（位于膝关节中心的内侧还是外侧）。MAD 的正常均值为内侧 8±7 mm。

步骤 1：测量 mLDFA

画出股骨远端关节走行方向线（图 2-3b），从髋关节中心到股骨膝关节线上的膝关节中心点作直线（股骨机械轴），测量两线之间的 mLDFA，假如 mLDFA 超出正常范围（85°～90°），提示股骨参与形成 MAD。

步骤 2：测量 MPTA

画出胫骨近端关节走行方向线（图 2-3c），从踝关节中心点到胫骨膝关节线上的膝关节中心点作直线，测量两线之间的 MPTA。假如 MPTA 超出正常范围（85°～90°），提示胫骨参与形成 MAD。

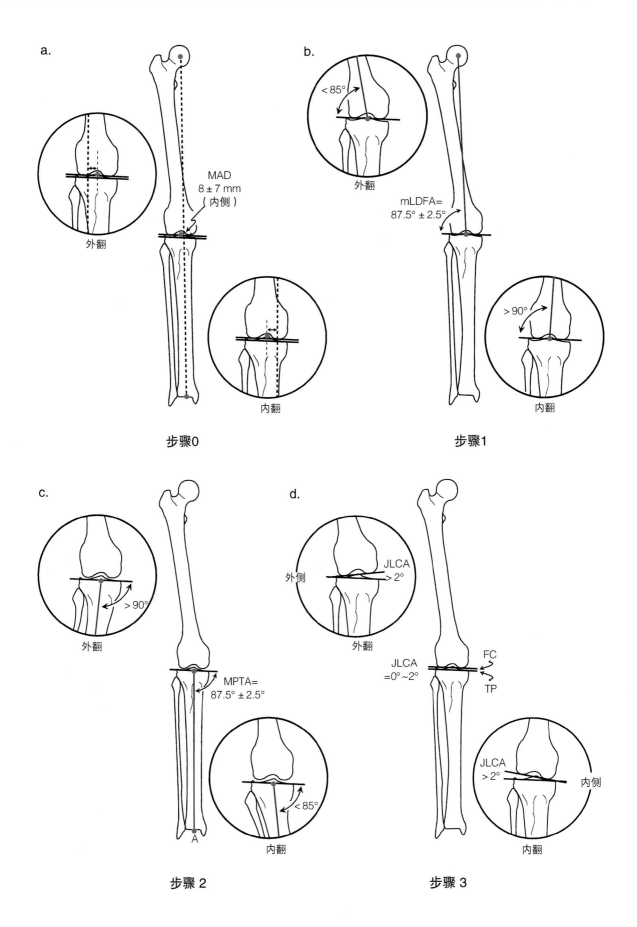

a.

外翻

MAD
8 ± 7 mm
（内侧）

内翻

步骤0

b.

< 85°

外翻

mLDFA=
87.5° ± 2.5°

> 90°

内翻

步骤1

c.

> 90°

外翻

MPTA=
87.5° ± 2.5°

A

< 85°

内翻

步骤 2

d.

外侧

JLCA
> 2°

外翻

JLCA
=0°~2°

FC

TP

JLCA
> 2°

内侧

内翻

步骤 3

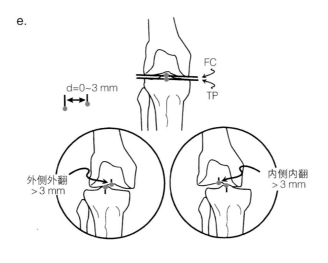

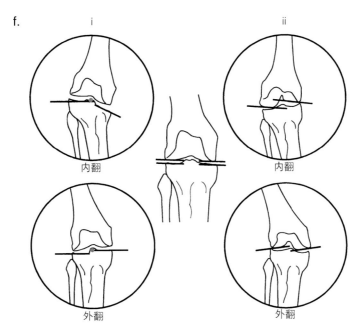

图 2-3　a ~ f

MAT。

a　步骤 0：测量 MAD。正常范围是位于关节中心的内侧 1 ~ 15 mm，MAD 偏向内侧大于 15 mm 认为存在内翻，MAD 位于外侧认为存在外翻（见小图）。

b　步骤 1：测量 LDFA。正常范围为 85° ~ 90°，LDFA 小于 85° 意味着股骨畸形是外侧 MAD（外翻）的原因；LDFA 大于 90° 意味着股骨畸形是内侧 MAD（内翻）的原因。

c　步骤 2：测量 MPTA。正常范围为 85° ~ 90°，MPTA 大于 90° 意味着胫骨畸形是外侧 MAD（外翻）的原因；MPTA 小于 85° 意味着胫骨畸形是内侧 MAD（内翻）的原因。

d　步骤 3：测量 JLCA。正常范围为 0° ~ 2°，相交于关节线的内侧。JLCA 相交于内侧，并且角度大于 2°，意味着外侧韧带 - 关节囊松弛或者内侧软骨丢失是内

侧 MAD（内翻）的原因；JLCA 在外侧相交意味着内侧韧带 - 关节囊松弛或者外侧软骨丢失是外侧 MAD（外翻）的原因。FC：股骨髁；TP：胫骨平台。

e　附录 1。比较股骨和胫骨关节线中点的位置，应该相距小于 3 mm。假如胫骨关节线中点相交于股骨关节线中点的外侧或者内侧 3 mm 以上，说明膝关节半脱位分别是引起外侧或者内侧 MAD 的原因。d：距离。

f　附录 2。i，比较内侧和外侧胫骨平台的关节线，应该位于同一直线上。假如外侧胫骨平台出现成角或者压缩，成为外侧 MAD（外翻）的原因；假如内侧胫骨平台出现成角或者压缩，成为内侧 MAD（内翻）的原因。ii，比较内侧和外侧股骨髁的切线，应该位于同一直线上。假如外侧股骨髁形态过小，或者出现成角，或者压缩，成为外侧 MAD（外翻）的原因；假如内侧股骨髁形态过小，或者出现成角，或者压缩，成为内侧 MAD（内翻）的原因。

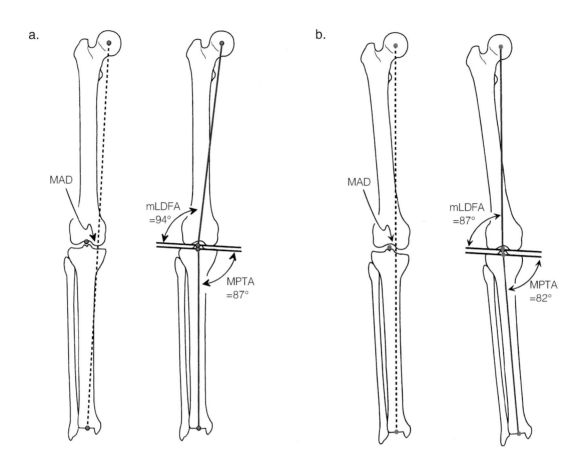

步骤 3：测量 JLCA

测量股骨与胫骨膝关节线之间的 JLCA（图 2-3d），对于较小的角度（<5°），可采用 Cobb 法（Cobb 1948）测量 JLCA。关节线的交点分别描述为内翻的相交点位于内侧，而外翻的相交点位于外侧。正常情况下膝关节线几乎平行，夹角小于 2°，夹角大于 2°认为是 MAD 的来源。应比较患者负重位和非负重位放射片上的 JLCA 值，区分关节线相交是由于软骨高度丢失，还是由于韧带松弛（见第 13 章），还可采用应力位摄片（见第 3、14 和 16 章）。

附录 1：排除膝关节半脱位

比较股骨和胫骨的膝关节走行线的中点（图 2-3e）。在正常情况下，两者相距应该在 3 mm 之内，假如股骨和胫骨膝关节走行方向线的中点相距超过 3 mm，说明存在冠状面膝关节半脱位，并参与形成 MAD。

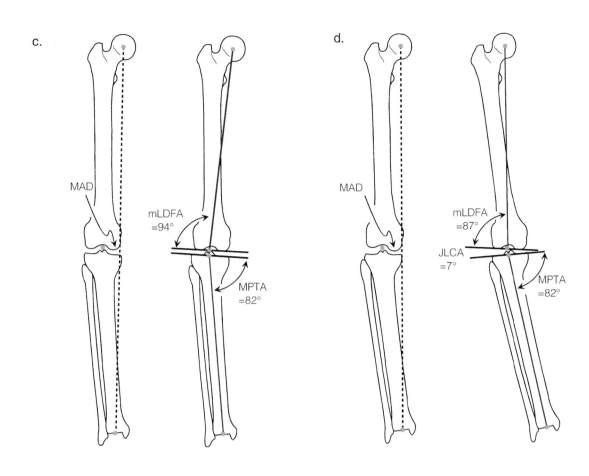

附录 2：排除髁性对线异常

假如内、外侧胫骨平台关节线不相平行，分别画出最适合于每侧平台的关节线（图 2-3f）。假如存在明显差别，胫骨关节线不一致是形成 MAD 的原因之一。对于股骨髁膝关节线可进行类似的测量，由于股骨髁为圆形，出现台阶或者压缩并不明显，但是总是能够作一直线与内外侧股骨髁的弧形顶点相切。因此，内、外股骨髁关节面存在相对的改变，或者双侧股骨髁走行方向存在相对改变，常常被误认为整个股骨远端走行方向异常。

图 2-4 举例说明 MAT 的使用方法，需要着重强调的是 MAT 只能确定所测量的 MAD 是来源于骨骼或者关节，并不能够确定畸形水平是位于股骨还是胫骨，将在第 4 章中讨论如何精确地确定畸形水平。同时还要注意 MAT 并不能够确定任何矢状面畸形。

图 2-4　a ~ d

举例说明内侧 MAD 的 MAT 测量

a　内侧 MAD，mLDFA=94°，MPTA=87°，JLCA=0°：由于股骨畸形产生对线异常。

b　内侧 MAD，mLDFA=87°，MPTA=82°，JLCA=0°：由于胫骨畸形产生对线异常。

c　内侧 MAD，mLDFA=94°，MPTA=82°，JLCA=0°：由于股骨和胫骨畸形产生对线异常。

d　内侧 MAD，mLDFA=87°，MPTA=82°，JLCA=7°：由于胫骨畸形同时合并外侧副韧带松弛产生对线异常。

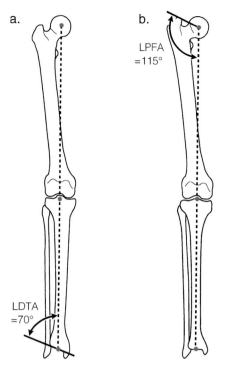

图 2-5　a, b

a　位于胫骨远端水平及其周围的踝关节走行方向异常不产生 MAD。

b　位于股骨头水平及其周围的髋关节走行方向异常不产生 MAD。

踝关节和髋关节走行方向异常

膝关节走行方向异常会导致 MAD，因此 MAT 也是膝关节走行方向异常的检测方法（MOT）。但是踝关节和髋关节走行方向异常通常只引起轻度 MAD，或者不引起 MAD（图 2-5）。其原因是畸形的顶点位于或者接近下肢机械轴的末端（踝关节和髋关节的中心点），所以 MAT 对于确定踝关节和髋关节周围的胫骨和股骨畸形并不可靠。为了判断踝关节或髋关节走行方向相对于胫骨或股骨机械轴的方向是否正常，需要分别对这些关节施行 MOT 检测。

冠状面上踝关节和髋关节的走行方向

踝关节和髋关节线相对于机械轴和解剖轴的

正常走行方向，已经在第 1 章中详细讨论，下面再次简短复习。冠状面踝关节走行方向线与胫骨机械轴和解剖轴的夹角相同（图 2-6 和图 2-7），LDTA 的正常值为 89°±3°（图 2-6a）。

由大粗隆 - 股骨头线（髋关节走行方向线）与机械轴所形成的夹角（LPFA）平均为 90°±5°，与解剖轴所形成的夹角（MPFA）平均为 84°±5°。由股骨颈线和股骨干中线所形成的夹角为 MNSA，MNSA 的正常平均值为 130°±5°（图 2-6a）。

当胫骨存在畸形时，应该相对于胫骨干远端部分的机械轴或者解剖轴施行 MOT 测量，而不是相对于整个畸形胫骨的机械轴进行测量（图 2-7）。同理，当股骨存在畸形时，应该相对于股骨干近端部分的机械轴或者解剖轴检测髋关节的走行方向（图 2-8），而不是相对于整个畸形股骨的机械轴进行测量。这方面内容将在第 4 章中详细讨论。

踝关节的 MOT

病例分析：MPTA 正常，无骨干畸形（图 2-7），画出踝关节走行方向线和胫骨机械轴线，测量 LDTA。假如 LDTA 超出 89°±3° 的正常范围，说明踝关节走行方向线相对于胫骨机械轴存在走行方向异常；画出踝关节走行方向线和胫骨骨干中线，测量 LDTA，假如 LDTA 超出 89°±3° 的正常范围，说明踝关节走行方向线相对于胫骨解剖轴存在走行方向异常。

病例分析：MPTA 异常，存在骨干畸形（图 2-7），画出踝关节走行方向线，从踝关节中心作胫骨远端骨干的平行线，即为胫骨远端的机械轴线，测量 LDTA。假如 LDTA 超出正常范围，说明踝关节线相对于胫骨远端机械轴线存在走行方向异常（见第 4 章）；画出踝关节走行方向线和胫骨远端骨干中线，测量 LDTA，假如 LDTA 超出正常范围，说明踝关节走行方向线相对于胫骨远端解剖轴线存在走行方向异常。

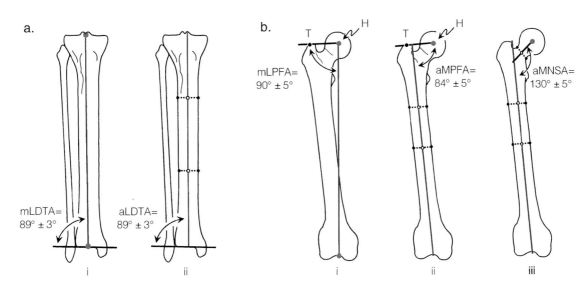

图 2-6　a，b

a　正常踝关节走行方向线与胫骨机械轴（i）和解剖轴（ii）之间的夹角均为 89°±3°。

b　从大粗隆顶点（T）到股骨头中心（H）可以测量髋关节的正常走行方向。机械轴线（i）和解剖轴线（ii）分别所形成的 mLPFA=90°±5°，aMPFA=84°±5°，股骨颈轴线和股骨解剖轴线之间的夹角为 MNSA（iii），其值为 130°±5°。

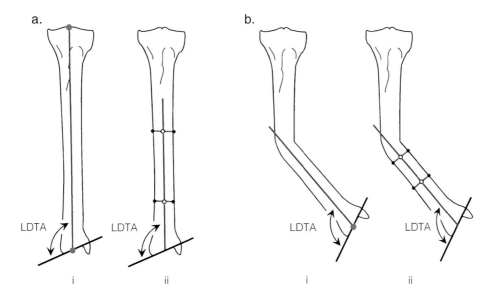

图 2-7　a，b

踝关节 MOT

a　MPTA 正常，无骨干畸形（见正文）。i，使用机械轴；ii，使用解剖轴。

b　MPTA 异常，存在骨干畸形（见正文）。i，使用机械轴；ii，使用解剖轴。

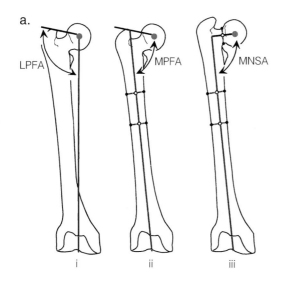

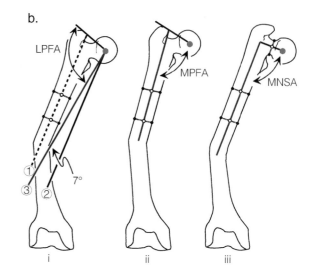

髋关节的 MOT

病例分析：LDFA 正常，无骨干畸形（图 2-8），画出髋关节走行方向线和股骨机械轴线，测量 LPFA。假如 LPFA 超出 90°±5° 的正常范围，说明髋关节走行方向线相对于股骨机械轴存在走行方向异常；画出股骨骨干中线，测量 MPFA，假如 MPFA 超出 84°±5° 的正常范围，说明髋关节走行方向线相对于股骨解剖轴存在走行方向异常；画出股骨颈中线和股骨骨干中线，测量 MNSA，假如 MNSA 超出 130°±6° 的正常范围，说明股骨头和股骨颈相对于股骨解剖轴存在走行方向异常。

病例分析：MPTA 异常，存在骨干畸形（图 2-8），画出髋关节走行方向线，从股骨头中心作股骨干中线的平行线，由于正常 AMA 为 7°，从股骨头中心分别作与上述直线夹角为 7° 的直线，即为股骨近端的机械轴线（详细内容见第 4 章），测量 LPFA。假如 LPFA 超出正常范围，说明髋关节线相对于股骨近端机械轴线存在走行方向异常；画出股骨颈中线和股骨干中线，测量 MNSA，假如 MNSA 超出 130°±6° 的正常范围，说明股骨头和股骨颈相对于股骨近端解剖轴存在走行方向异常。

图 2-8　a，b

髋关节 MOT

a　LPFA 正常，无骨干畸形（见正文）。i，使用机械轴；ii，使用解剖轴；iii，使用 NSA。

b　LPFA 异常，存在骨干畸形（见正文）。i，使用机械轴；ii，使用解剖轴；iii，使用 NSA。

参考文献

Cobb JR (1948) Outline for the study of scoliosis in instructional course lectures: the American Academy of Orthopaedic Surgeons, vol 5. JW Edwards, Ann Arbor

Paley D, Herzenberg JE, Tetsworth K, McKie J, Bhave A (1994) Deformity planning for frontal and sagittal plane corrective osteotomies. Orthop Clin North Am 25:425–465

Paley D, Tetsworth K (1992) Mechanical axis deviation of the lower limbs: Preoperative planning of uniapical angular deformities of the tibia or femur. Clin Orthop 280:48–64

第 3 章　下肢畸形的放射学评估

膝关节

　　下肢放射学检查有 2 个互相垂直的参考平面：冠状面，也就是前后位片；矢状面，也就是侧位片。在摄取标准膝关节前后位片时，膝关节面向前方（髌骨位于股骨髁的中央），膝关节向前的平面相当于冠状面。对于站立位放射学检查，放射科技术员通常要求患者双足并拢，处于"立正"的姿势，假如患者存在胫骨外旋或者内旋，这样的姿势会引起髌骨位置偏向内侧或者偏向外侧（图 3-1 和图 3-2）。纠正方法是将髌骨指向前方，不必顾及足部的位置。为了达到该目的，用示指和拇指触摸髌骨，旋转足部，直至髌骨指向前方（图 3-2）。放射片能够证实位置正确，显示髌骨位于内、外侧股骨髁的中央（图 3-1b）。

　　当髌骨存在固定性半脱位或者脱位时，该方法会出现错误。在膝关节完全伸直时，髌骨通常位于内、外侧股骨髁中央，即使髌骨不稳定的患者也是如此。但是，股骨远端存在严重外翻畸形的患者，在膝关节完全伸直时经常出现髌骨外侧半脱位（图 3-3a 和 b），对于这些病例，不能利用髌骨来确定膝关节向前的位置。由于膝关节向前的冠状面几乎与膝关节的屈曲-伸展轴平面相同，后者可用作下肢冠状面定位（Hollister 等 1993），下肢的定位应该保持膝关节的屈曲-伸展轴平面垂直于射线束（与胶片平行）（图 3-3c 和 d）。膝关节的屈伸轴平面相对于冠状面大约外旋 3°，股骨的旋转差别不超过 5° 并不会明显改变关节的走行方向角度（Wright 等 1991）。因

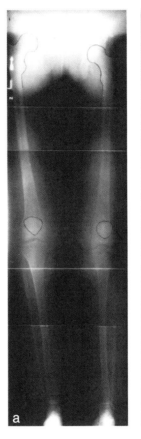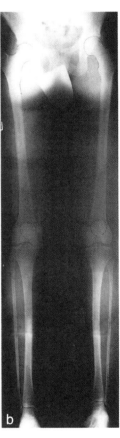

图 3-1　a，b

a　患者处于双足向前站立状态下，摄取冠状面全长片，由于胫骨存在内旋，左侧髌骨偏于股骨髁的外侧。在摄取该放射片时，双下肢不等长，并且没有摆正骨盆。

b　对于同一患者，将左下肢内旋，使髌骨位于内、外侧股骨髁的中央，左足下加垫以平衡骨盆，然后再次摄片。

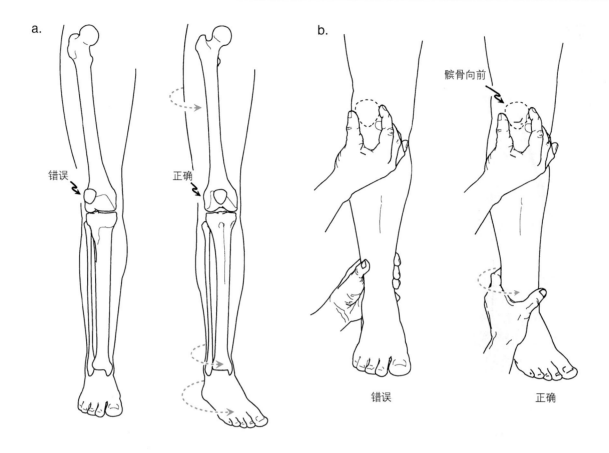

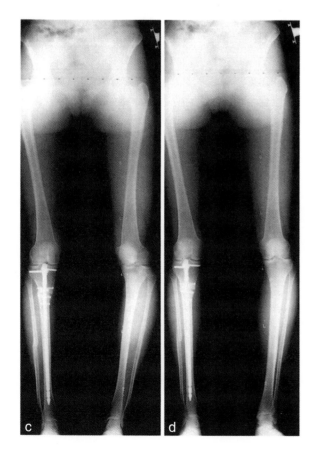

图 3-2 a ~ d

a 图示中患者下肢存在胫骨内旋，当足部指向前方时，髌骨面向外侧；当髌骨指向前方时，足部指向内侧。

b 标准的膝关节前后位的定位方法，用示指和拇指固定髌骨，将足部内旋或者外旋，直至髌骨指向前方。

c 双足指向前方时的全长前后位片。左侧髌骨指向内侧，右侧髌骨位于中央，双侧踝关节看上去相同，左侧存在胫骨外旋，右侧通过去旋转截骨术已经得到矫正。

d 髌骨指向前方时的全长前后位片（c 图的同一患者）。双侧膝关节看上去相同，但是踝关节存在差别。由于胫骨存在外旋，右足指向外侧，本片为膝关节向前位，是评估膝关节对线的正确体位，c 图中的放射片（踝关节向前，双足指向前方）显示股骨远端似乎存在外翻，而本放射片显示股骨远端不存在畸形。

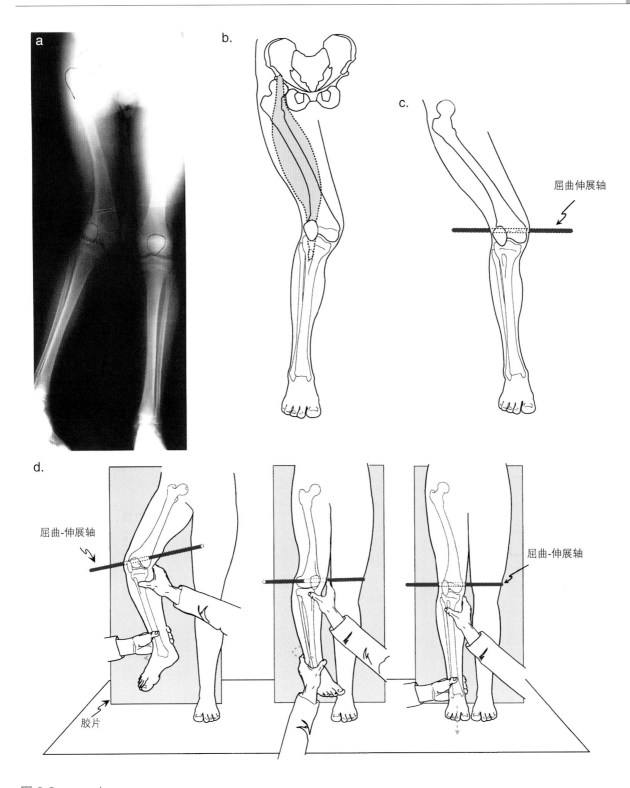

图 3-3　a ~ d

a　股骨和胫骨的全长前后位片，股骨远端存在重度外翻畸形。注意即使在膝关节处于完全伸直位，髌骨仍存在外侧半脱位。

b　图解 a 图中的髌骨外侧半脱位，严重外翻畸形引起股四头肌髌腱装置发生外侧移位。

c, d　根据膝关节的屈曲 - 伸展轴，并且不考虑髌骨的位置，可以将下肢放置于标准的前后位。当下肢处于该位置时，X 线束垂直于膝关节屈曲 - 伸展轴，膝关节轴平行于 X 线片盒。

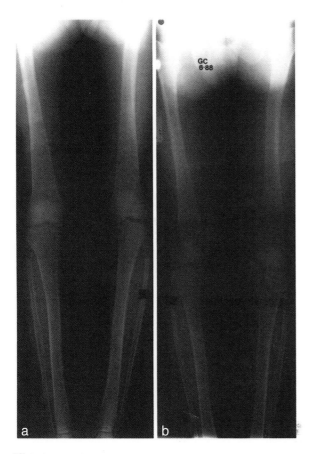

图 3-4　a，b

对于大多数成年人的下肢来说 3 英尺（1 m）胶片通常太短，或者是髋关节（a）及踝关节（b）无法包括在内。

此，无论是在真正的冠状面，还是垂直于膝关节屈曲轴，进行摄片，所测得的角度大致相同。在近期的尸体研究中（Wright 等 1991）发现采用髌骨确定膝关节向前的位置，精确性在 5° 之内。

为了研究冠状面上的对线，最好摄取站立位全长前后位片，在一张长片中能够同时观察到髋关节、膝关节和踝关节（图 3-1）。大多数儿童适用于 3 英尺（1 米）的胶片，但是对于大多数成年人，髋关节无法包括在内（图 3-4），因此需要 51 英寸（1.3 米）长的片盒（Global Imaging，Baltimore，MD）（图 3-5），该尺寸的胶片和片盒通常用于血管造影。假如无法获得 51 英寸片盒，可以将 2 ~ 3 个标准尺寸片盒叠加，这仅仅是权宜之计，因其会在胶片上残留间隙（片盒金属边缘的宽度），必须按照正确的对线相连，并保持胶片之间适当的空隙。

替代方法为分别摄取 2 张胶片：一张包括胫骨，另一张包括股骨（图 3-6a 和 b），髌骨必须按照上述方法定位。尽管无法在独立的股骨和胫骨放射片上测量 MAD，但仍可施行 MAT，分别从胫骨和股骨放射片上测量 MPTA 和 mLDFA。在手术室中无法摄取站立位全长片时，该方法尤为有用。正确的方法是：在摄取股骨片时，射线束应该以膝关节为中心，以便能够正确测量 LDFA；在摄取胫骨片时，射线束中心应该以膝关节为中心，以便测量 MPTA。为了确保射线束能够覆盖骨骼的全长，需要将射线发生器斜角放置。

在摄取全长片时，球管必须与胶片相距 10 英尺（305 cm）（图 3-5），10 英尺投照距离在 51 英寸（130 cm）片盒上的放大率为 4% ~ 5%，而近距离投照在 17 英寸（43 cm）片盒上的放大率为 10% ~ 20%，射线距离较长所产生的视差变形较小。将一个放大标记放置于肢体的矢状轴中间，可以精确地测出放大倍数，我们使用 3 cm 金属球。

部分患者存在膝关节韧带松弛，或者某个间室软骨丢失，记录负重对力线的影响十分重

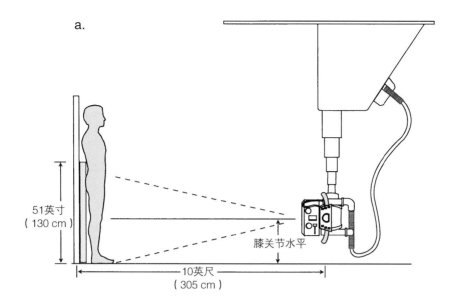

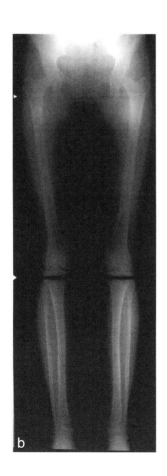

图 3-5　a，b

a　患者双足站立于长片盒前，摄取站立位前后位片，球管相距 10 英尺（305 cm），片盒必须足够长，能够包容双侧髋关节、膝关节和踝关节，该法的放大率通常约为 5%，X 线束应该以膝关节为中心。

b　站立位全长前后位片。

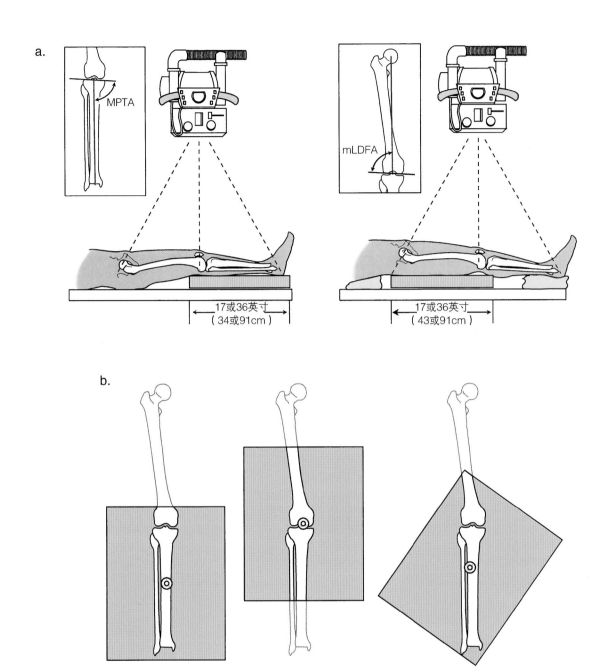

图 3-6　a，b

在手术室以及其他无法摄取全长站立位片的情况下，对胫骨和股骨单独摄片（a）仍旧能够测量 MPTA 和 mLDFA。放射片必须包括上下关节，胶片可以多种方向放置，以便包容最大的检查区域（b）。

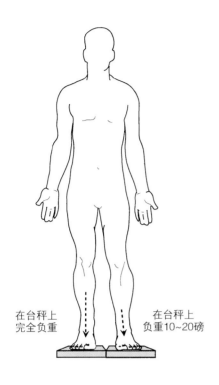

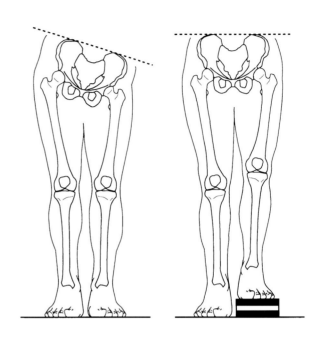

图 3-7

在摄取单腿站立位片时，为了避免出现失去平衡、移动以及倒向负重侧等问题，在非负重侧足底放置台秤，受力 10～20 磅以保持平衡。

图 3-8

LLD 患者应该在短缩侧加垫，消除 LLD 的代偿机制，避免影响力线和长度的测量。

要，此时应摄取单腿站立位片。对于大多数患者使用单侧肢体很难保持平衡和静立，而且理想的状态是模拟行走时单腿站立时的放射片，此时重心位于髋关节的内侧。方便有效的办法是在足下放置台秤，告知患者将全部体重施加于一侧，另一侧只受力 20～30 磅（10～15 kg），并保持平衡（图 3-7），此时单腿"不负重"，大部分体重施加于检查侧下肢。然后对侧重复上述相同的程序。

假如存在下肢不等长（LLD），用垫块抬高短缩侧肢体，调整到大约相等的高度（图 3-1 和图 3-8），可以防止患者利用代偿机制。例如对侧膝关节屈曲，同侧踝关节下垂、骨盆倾斜和脊柱侧弯等方法来补偿 LLD，这些代偿机制可以引起下肢载荷失衡，进而影响放射片上力线和肢体长度的测量。摆正骨盆还可以更加精确地测量髋臼的覆盖。

当存在膝关节松弛时，内翻和外翻应力位片（图 3-9、图 3-10 和图 3-11）能够提供帮助（见第 11 章和第 13 章）。在摄应力位片时，令患者取仰卧位，最好使用透视机监视射线束与胫骨平台平行，当胫骨近端存在矢状面畸形时，透视监视尤为重要，应力位片应该与仰卧位膝关节前后位片相比较。假如膝关节存在屈曲挛缩，最好使用后前位片，而不使用前后位片，以便观察股骨远端的关节走行方向。

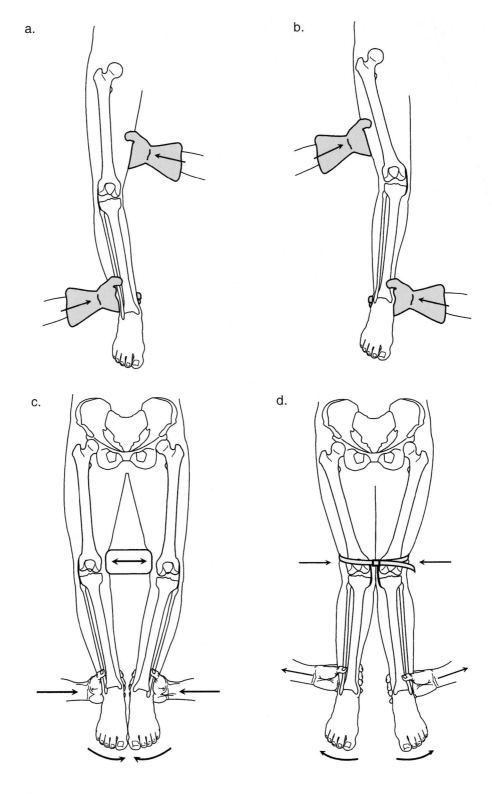

图 3-9　a ~ d

内翻和外翻应力位 X 线摄片技术

a　使用铅手套，双手单腿施加内翻应力方法。

b　使用铅手套，双手单腿施加外翻应力方法。

c　使用支撑垫，双侧施加内翻应力方法。

d　使用捆绑带，双侧施加外翻应力方法。在双侧应力位片中，使用支撑垫或者捆绑带作为支撑物，与双手法相比，施加于膝关节的力量更加均匀，更加持续，使用双侧支撑技术还可减少医务人员的放射线暴露。

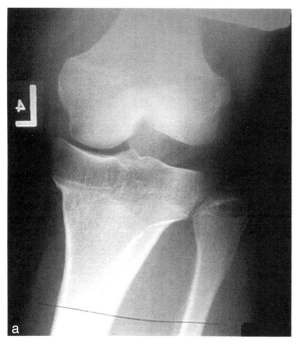

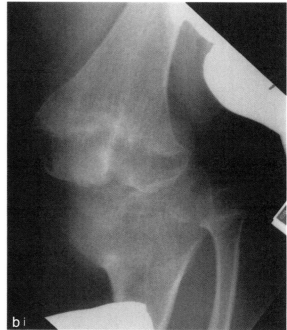

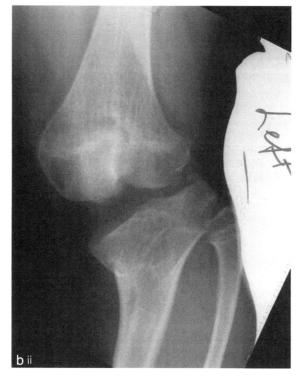

图 3-10　a，b

a　膝关节的双手内翻应力位片显示外侧副韧带松弛。

b　膝关节的双手外翻应力位片显示内侧副韧带松弛。i，射线未与关节面相切。ii，射线与关节面相切。

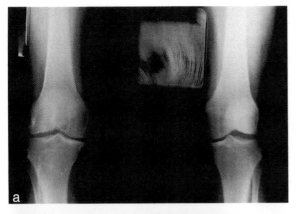
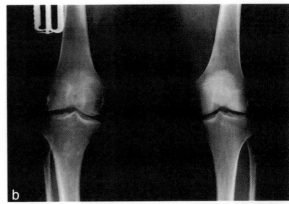
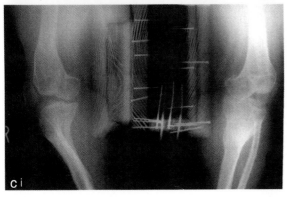
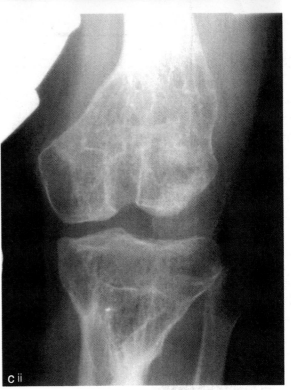

图 3-11　a ~ c

a　使用木块作为支撑物，内翻应力下膝关节前后
　位片。

b　在大腿使用捆绑带作为支撑物，外翻应力下膝关
　节前后位片。

c　双侧内翻应力下膝关节前后位片。i，使用木块作
　为支撑物，由于膝关节外旋，施加内翻应力引起
　膝关节屈曲；ii，正确控制膝关节旋转，能够更
　好地观察关节的内翻程度。

踝关节和髋关节

　　当不存在扭转畸形时，可以在膝关节向前的
前后位片上测量冠状面踝关节或者髋关节走行方
向；假如存在旋转畸形，需要分别摄取踝关节向
前位片和髋关节向前位片。踝关节向前位片就是
足部指向前方的胫骨片（图 3-12）；髋关节向前
位片就是髋关节处于旋转中立位的股骨片，此时
髋关节处于内旋和外旋活动范围的中间状态（图
3-13）。当踝关节或者髋关节周围存在畸形时，
即使不是旋转对线异常，也应该分别摄取踝关节

和髋关节向前位片，射线投照应该以所研究的关
节为中心，胶片长度必须足够，投照距离必须充
分，才能确保在一张放射片内包容完整的骨组
织。有关术语有：包括胫骨和股骨的膝关节前后
位片（图 3-14a 和 b）；包括胫骨的踝关节前后位
片（图 3-14c）；包括股骨的髋关节前后位片（图
3-14d）。

　　在后足和踝关节畸形中，重要的是评估跟
骨相对于胫骨的对线。在站立位足部和胫骨侧
位片中评估矢状面上胫骨、距骨和跟骨的对线并
不困难。与之相反，冠状面上前足诸骨会遮挡跟

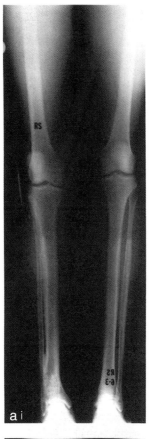
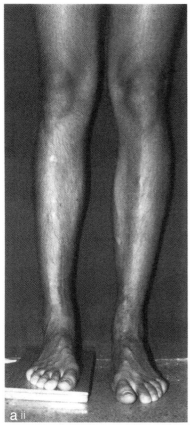
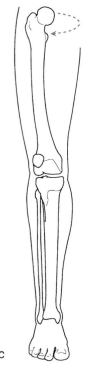
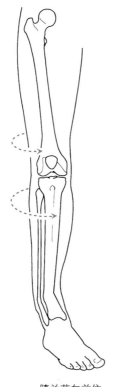

踝关节向前位　　　　　　　　　膝关节向前位

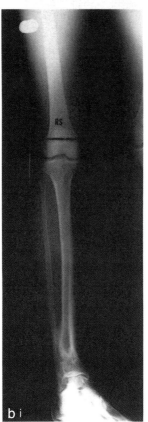
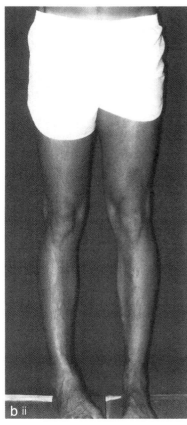

图 3-12　a ~ c

a　踝关节向前的胫骨前后位片（ i ）和照片
　　（ ii ），显示胫骨远端平直，由于存在胫骨
　　内旋畸形，髌骨处于外旋位。

b　膝关节向前的胫骨前后位片（ i ）和照片
　　（ ii ），显示胫骨远端存在内翻畸形，髌骨
　　位于内外侧股骨髁的中央。

c　该病例的示意图，显示踝关节向前位
　　（ 左 ）和膝关节向前位（ 右 ）。

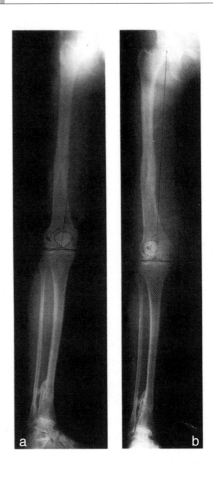

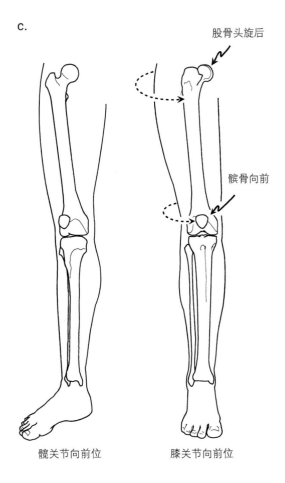

图 3-13　a ~ c

a　髌骨向前时的股骨前后位片显示存在股骨内翻畸形（mLDFA=96°），由于股骨存在后倾（外旋畸形），股骨颈似乎短缩。

b　髋关节向前时的股骨前后位片显示存在不同程度的股骨内翻畸形（mLDFA=92°），由于存在股骨外旋，髌骨处于外旋位。由于髋关节处于中立位，股骨颈长度显示正常。

c　图解显示股骨外旋畸形病例的髋关节向前位和膝关节向前位片。

骨的影像，有数种方法可以显示跟骨体相对于胫骨的放射学投影。过度穿透的踝关节前后位片可以显示跟骨的轮廓，尤其适用于儿童（Cobey 1976）。对于成年人，足部诸骨的重叠会遮挡跟骨的影像，为了显示跟骨，射线必须与胫骨和足部形成一定的角度，射线呈 45° 能够产生标准"轴位"片。假如用短片摄取轴位片，只能显示跟骨和距下关节，重叠的足部诸骨通常会遮挡踝关节和胫骨远端。假如使用较长的片盒［17 英寸（43 cm）］摄取轴位片，能够将胫骨干投影于胶片上，在正常情况下，该长片中跟骨轴线与胫骨干中线平行，并位于其外侧 5 ~ 10 mm 处（图 3-15）。在摄取"纵轴"片时，足部与胫骨呈 90°，射线与胫骨呈 45°（图 3-16），患者取仰卧位（图 3-16a）或者站立位（图 3-16b），因此能够在手术室使用，在踝关节或者距下关节融合术中判定对线情况。假如存在胫骨扭转，摄取纵轴位片时应与跟骨成直线，而不是膝关节。旋转下

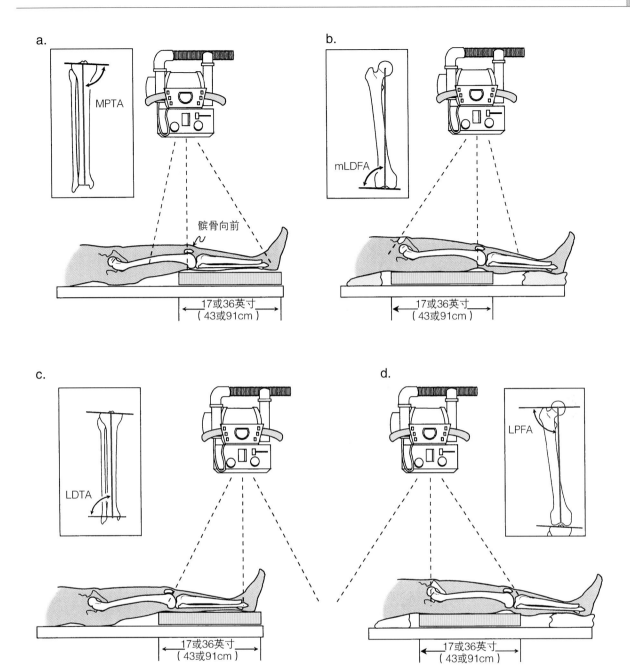

图 3-14 a ~ h

a 包括胫骨的膝关节前后位片: X 射线束的投照中心位于膝关节, 包括整个胫骨。

b 包括股骨的膝关节前后位片: X 射线束的投照中心位于膝关节, 包括整个股骨。

c 包括胫骨的踝关节前后位片: X 射线束的投照中心位于踝关节, 包括整个胫骨。

d 包括股骨的髋关节前后位片: X 射线束的投照中心位于髋关节, 包括整个股骨。

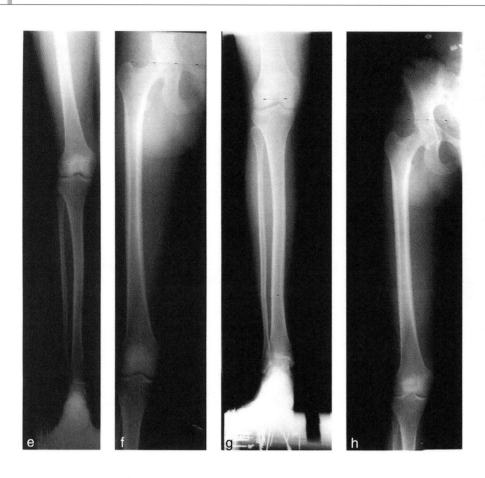

肢使射线与跟骨体成一直线，在大多数情况下，此时踝关节处于向前的位置，当存在严重内翻或者外翻畸形时，摄片时射线应该与跟骨成一条直线，而不是胫骨。足部应该直立于片盒，胫骨与之倾斜。

笔者于最近提出了新方法，用于评估冠状面跟骨相对于胫骨的对线（Saltzman 和 el-Khoury 1995），在该方法中射线与水平面只倾斜20°，片盒与垂线也倾斜20°（图3-17），与纵轴片相比，摄片时更加接近水平面，因此能够更好地反映站立位时跟骨相对于胫骨的对线情况，但是在手术室使用时存在困难。该放射片不仅能够显示跟骨和胫骨，而且能够清楚地显示踝关节，因此能够判断跟骨、距骨和胫骨互相之间的对线状况。

图 3-14 a ~ h ▲

e 放射片：包括胫骨的膝关节前后位片。
f 放射片：包括股骨的膝关节前后位片。
g 放射片：包括胫骨的踝关节前后位片。
h 放射片：包括股骨的髋关节前后位片。

图 3-16 a，b ▶

患者取仰卧位（a）或者站立位（b）时均能摄取跟骨轴位片。足部必须与胫骨呈90°，X射线束必须与胶片和足部均呈45°，胶片必须足够长，能够包含胫骨和足跟，跟骨必须垂直于胫骨，射线束必须与跟骨在一条直线上。

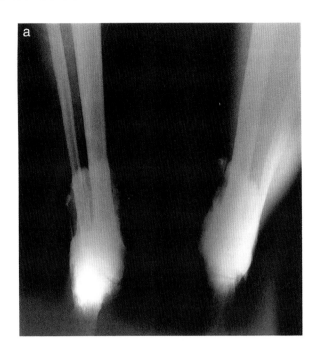
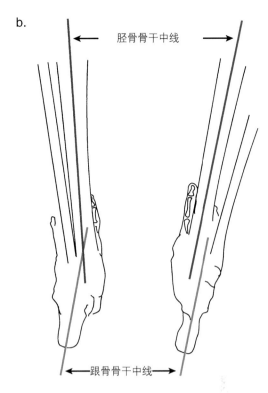

图 3-15　a, b

a　双侧足跟的轴位片, 显示一侧 (右) 对线正常, 另一侧 (左) 存在外翻, 可以清晰地观察到跟骨体和胫骨骨干, 并测量它们之间的对线情况。足部与踝关节重叠, 该区域变白。

b　a 图病例的示意图, 标明轴线。在无畸形侧, 跟骨体的骨干中线位于胫骨干中线的外侧, 并与之平行; 在畸形侧, 上述 2 条线互相外翻成角。

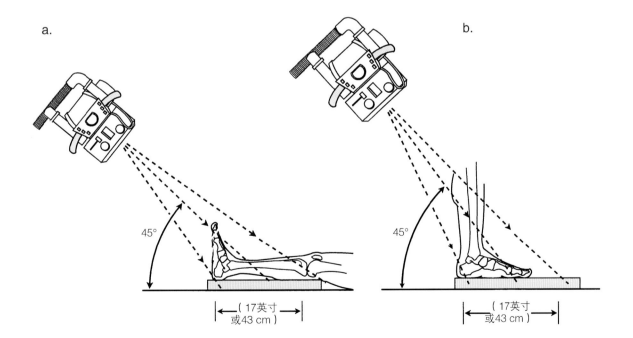

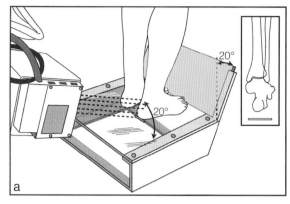

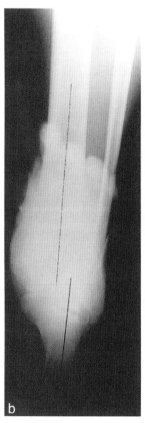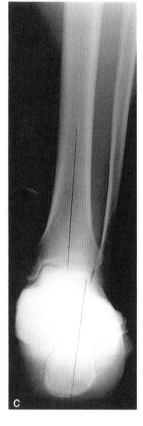

矢状面的放射学检查

膝关节

在摄取标准的膝关节前后位片时，膝关节朝向前方，而标准膝关节侧位片与该片方向呈90°。垂直于膝关节向前位（髌骨位于内、外侧股骨髁的中央）所摄取的放射片，双侧股骨髁后方部分并不重叠（图 3-18a）。在与膝关节屈曲和伸展轴相一致时，摄取的膝关节侧位片中股骨髁完全重叠（图 3-18b），膝关节旋转轴相对于膝关节向前平面外旋3°～5°（Hollister 等 1993），膝关节旋转轴垂直于股骨机械轴，因此偏斜于膝关节线3°（图 3-18c）。

由于膝关节的负重功能位接近于完全伸直，因此分析最大伸直状态下股骨与胫骨之间的关系具有重要意义。膝关节处于完全伸直位的全长侧位片（图 3-18a、b 和 d）的摄片位置应该与膝关节向前位成90°，用于评估矢状面胫骨相对于股骨的对线。全长侧位片应该包括股骨和胫骨全长，以及髋关节、膝关节和踝关节。为了能够在侧位片上观察到髋关节，必须旋转骨盆移出视野（图 3-18e），摄片距离也应该是 10 英尺（3 米）。通过全长侧位片可以观察髋关节、膝关节和踝关节在站立相末期的对线，还可用于评估股骨前弓，从近端和远端骨干中线的交点处测量，正常股骨前弓不超过5°～10°。

图 3-17　a ~ c

a 轴位片的替代方法，站立位，胶片倾斜放置（改良自 Saltzman 和 el-Khoury 1995）。

b 轴位片显示后足对线，片中通常能够观察到距下关节。

c b 图患者足部 Saltzman 位片。与同足的轴位片相比，跟骨缩短，该片的优点是能够同时显示踝关节、跟骨和胫骨，还能观察到距下关节。

图 3-18　a ~ e

a 与膝关节向前位（标准前后位）垂直的膝关节侧位片，显示双侧股骨髁的后方部分不重叠。

b 当膝关节处于3°～5°外旋位时摄取侧位片，双侧股骨髁重叠，该侧位片与膝关节屈曲-伸展轴在同一条直线上。

c 膝关节屈曲-伸展轴在冠状面上（i）、矢状面上（ii）和横截面上（iii）的走行方向（修改自 Hollister 等 1993）。在前后位片和侧位片上测量该轴与骨骼之间的角度值（平均值±标准差）如下：角 A，84°±2.4°；角 B，88°±1.2°；角 C，89°±2.1°；角 D，4.3°±1.0°；角 E，85°±3.5°。

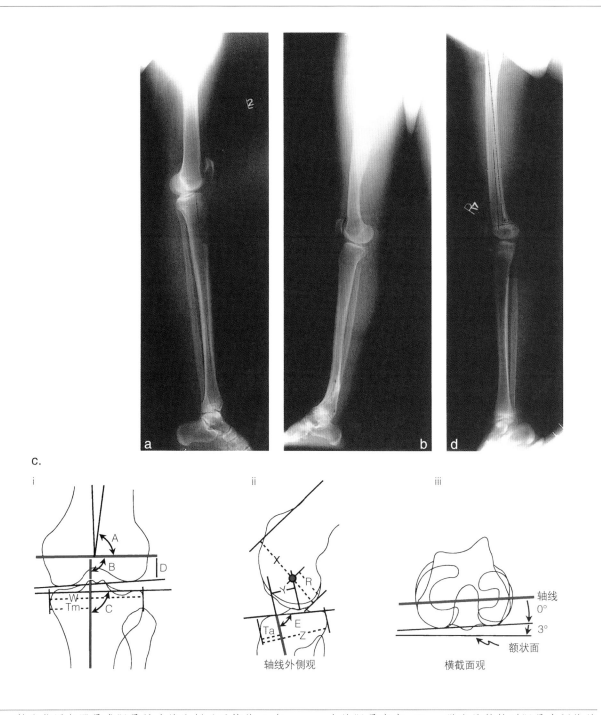

c.

i　　　　　　　　　ii　　　　　　　　　iii

轴线外侧观　　　　　横截面观

轴线位置与股骨或胫骨尺寸的比例（平均值 ± 标准差）如下：前后位片上胫骨轴所处部位的百分比（Tm/W），47.5±4.1；轴线侧位片上胫骨轴所处部位的百分比（Ta/Z），31.8±10.6；轴间距离与胫骨平台宽度的百分比（Y/W），31.6±12.3；轴线侧位片上股骨轴所处部位的百分比（R/X），35.3±5.1。i，轴线平行于胶片时摄取前后位片上的轴线示意图。A，屈曲 - 伸展轴与股骨干的夹角；B，屈曲 - 伸展轴与在前后位平面上纵向旋转轴的夹角；C，纵向旋转轴与胫骨平台的夹角；D，屈曲 - 伸展轴与关节面之间的距离；W，前后位片

上的胫骨宽度；Tm，纵向旋转轴到胫骨内侧缘的距离。ii，X 射线平行于屈曲 - 伸展轴时摄取侧位片上的轴线示意图。E，在轴线侧位片上纵向旋转轴与胫骨平台的夹角；X，股骨干前缘与内侧股骨髁后缘之间的距离；R，屈曲 - 伸展轴与内侧股骨髁后缘之间的距离；Y，两轴之间的垂直距离；Z，前后位片上胫骨前后径；Ta，胫骨前缘到纵向旋转轴的距离。

d　膝关节处于完全伸直位摄取的全长侧位片，可以评估矢状面上胫骨相对于股骨的对线。

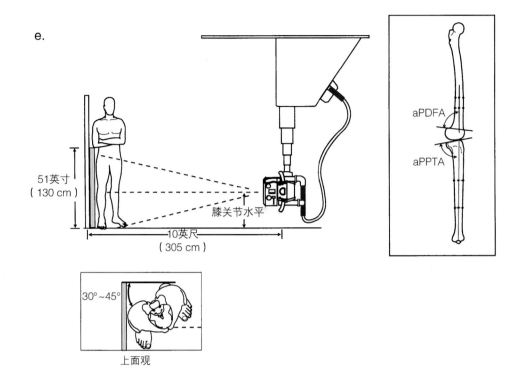

e.

51英寸
（130 cm）

膝关节水平

10英尺
（305 cm）

30°~45°

上面观

aPDFA

aPPTA

图 3-18 a ~ e

e 摄取全长侧位片时，所检查侧下肢处于侧位，膝
关节保持完全伸直，为了显示股骨近端，骨盆向
后方旋转 30°~50°，但是检查侧膝关节避免旋转。

　　由于股骨存在前弓，股骨远端关节走行方向
必须相对于股骨远端骨干中线测量（图 3-18d），
因此，除非存在股骨近端或者中段畸形，在膝关
节处于完全伸直位时，对股骨中远端摄片，已
能满足需要（图 3-19b i）。摄片时片盒放置于双
侧膝关节的中间，该法的优点之一在于无须旋转
骨盆避开视野，双足站立比较符合生理状态（图
3-19b ii）。另一个优点是不需要移动患者，因此在
摄取真正垂直于前后位片时，操作更加方便容易。

　　分别摄取股骨与胫骨侧位片，能够分别评价
股骨和胫骨。假如对侧无畸形，在畸形的术前计
划时，可使用对侧放射片作为模板进行比较。当
股骨和胫骨分别摄片时，重要的是确定射线的中
心点，为了更好地评估胫骨近端或者股骨远端的
关节走行方向，应该以膝关节为中心。为了更好
地评估踝关节或者髋关节的关节走行方向，应该
以这些关节为中心。我们对于这些放射片使用不
同术语：包括胫骨的膝关节侧位片（图 3-19a），
包括股骨的膝关节侧位片（图 3-19b），包括胫骨
的踝关节侧位片（图 3-19c），包括股骨的髋关节
侧位片（图 3-19d），前半部分说明放射片需要包
含的内容，后半部分说明放射线的中心点。

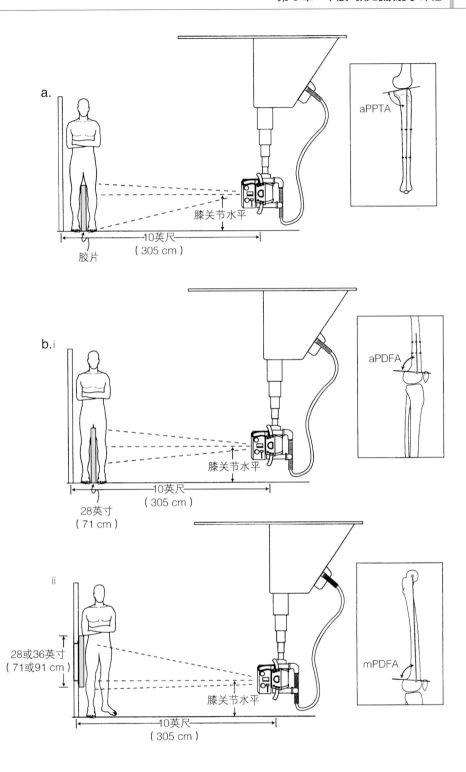

图 3-19　a ~ h

a　包括胫骨的膝关节侧位片：X 射线的投照中心位　　b　包括股骨的膝关节侧位片：X 射线的投照中心位于
　于膝关节，包括整个胫骨。　　　　　　　　　　　　　膝关节，包括股骨远侧半（ⅰ）或者整个股骨（ⅱ）。

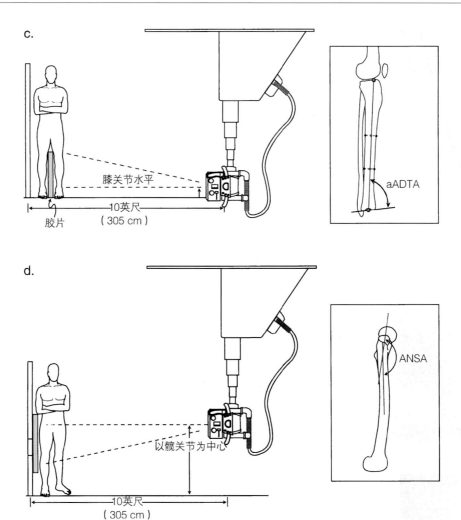

c.

膝关节水平

aADTA

胶片

10英尺
（305 cm）

d.

以髋关节为中心

ANSA

10英尺
（305 cm）

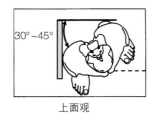

30°~45°

上面观

图 3-19 a ~ h

c 包括胫骨的踝关节侧位片：X 射线的投照中心位
于踝关节，包括整个胫骨。

d 包括股骨的髋关节侧位片：X 射线的投照中心位
于髋关节，包括整个股骨。

e 放射片：包括胫骨的膝关节侧位片。

f 放射片：包括股骨的膝关节侧位片。

g 放射片：包括胫骨的踝关节侧位片。

h 放射片：包括股骨的髋关节侧位片。

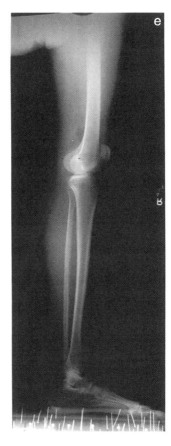

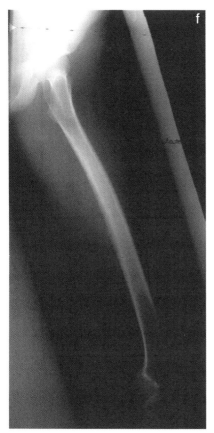

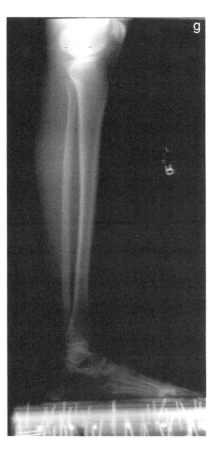

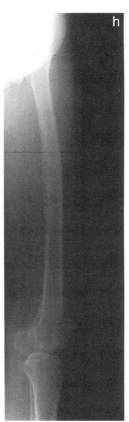

踝关节

出于功能考虑，在摄取足部侧位片时足部应处于负重位直立位（足底与胫骨干呈 90°），足底应该放置于可透射线的平板上，足底软组织伸展，可视为直线（图 3-20）。在标准的踝穴侧位片上外踝和内踝互相重叠（图 3-20），此时足部需要内旋约 10°。其他侧位片需要垂直于足外侧缘（图 3-20a）。最后，正常情况下，在垂直于膝关节向前位片中足部偏向外侧 5°～ 10°（图 3-18a 和 d）。在研究胫骨远端关节走行方向时，最准确的放射片为内、外踝互相重叠，这样就垂直于踝关节的踝穴正位片。垂直于足外侧缘的侧位片和垂直于正常膝关节向前位的侧位片彼此相似，此时外踝位于内踝后方。

当后足存在畸形时，足部应模拟直立位的位置，足底挤压在可透射线的平板上，尽可能接近于直立位，放射片应以足部为中心，并包括胫骨和足部（图 3-21）。该放射片称为模拟负重位包括胫骨的足部侧位片（图 3-21）。

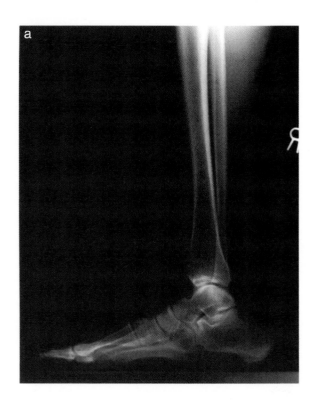

图 3-20　a ～ c

a　包括胫骨的站立位足侧位片：显示在站立状态下足部与胫骨之间的关系。足底紧压在可透射线的平板上，应该可以观察到足的距面，外踝位于内踝的后方。

b　X 射线束与足的外侧缘垂直。

c　标准的踝关节侧位片，包括胫骨，内外踝互相重叠。

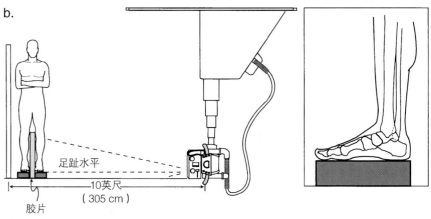

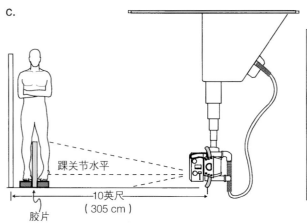

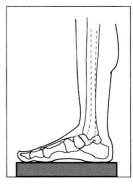

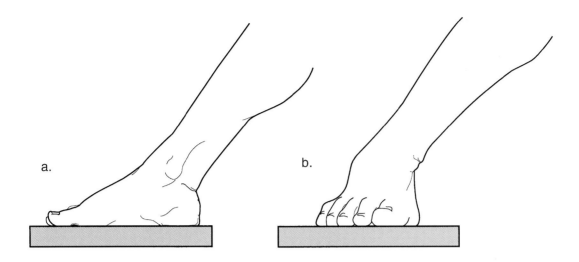

图 3-21　a ~ c

a，b　假如存在足下垂（a）或者内翻（b）畸形，足
　　　应放置于平板上，模拟站立的姿势，摄取足部
　　　穿床位的侧位片。
c　模拟负重位，包括胫骨的足部侧位片。足部马蹄
　　内翻畸形，踝关节融合术畸形愈合，放置于平板
　　上所摄取的放射片。

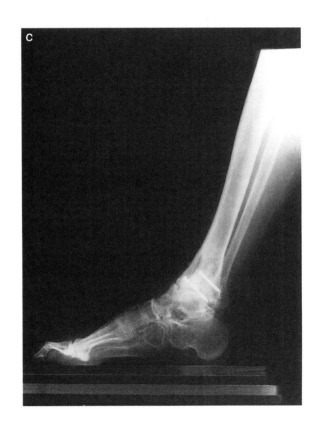

髋关节

　　股骨近端和髋关节的矢状面评估应该包括髋
关节的穿床位（cross-table）侧位片（图 3-22a 和
b），摄片时垂直于膝关节向前位或者髋关节向前
位，重要的是明确该放射片的目的。在需要观察
股骨颈以远的股骨近端骨干畸形时，股骨近端的
穿床位侧位片的射线束垂直于股骨干（图 3-23a
和 b）；在需要观察股骨颈和股骨头之间畸形时，

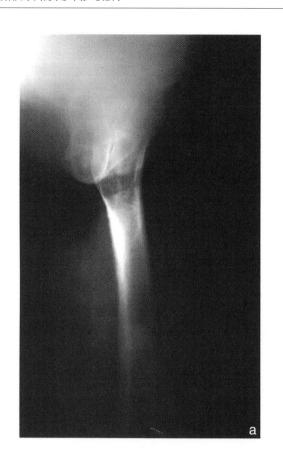

图 3-22 a，b
a 髋关节的穿床侧位片。
b 射线束的投照方向垂直于股骨颈。

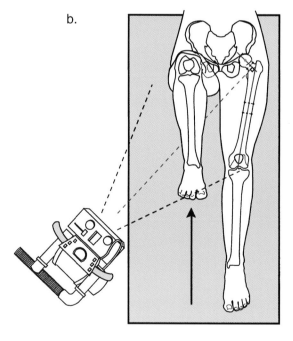

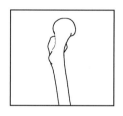

髋关节的穿床侧位片射线束垂直于股骨颈（图 3-23a 和 b）。由于股骨颈轴线通常并不位于冠状面上，应该内旋或者外旋髋关节，使股骨颈处于中立位，此时摄取前后位片提供标准的股骨颈和股骨头前后位片，垂直于标准的股骨颈前后位片摄片就是穿床位侧位片，此时髋关节处于 0° 位，球管倾向于水平面约 45°［确切地说，应该

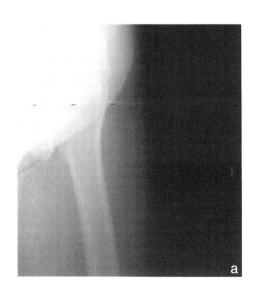

图 3-23　a，b

a　近端股骨的穿床侧位片。

b　射线束的投照方向垂直于近端股骨颈的骨干。

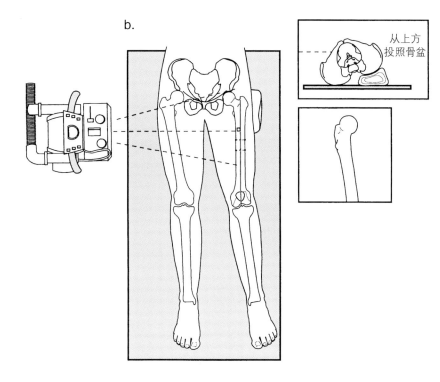

从上方
投照骨盆

测量 NSA 与标准前后位片的距离，射线束与股骨颈走行方向呈 90°（NSA 与水平面呈 180°）]。摄取标准的股骨颈侧位片的其他方法是髋关节屈曲 90°，大腿外展 45°，使股骨颈位于冠状面上，在该体位时摄取前后位片能够提供标准的股骨颈侧位片（Sugioka 1978）（图 3-24a），屈曲使 NSA 由冠状面转入横截面。假设正常 NSA 为 135°，外展 45° 会使股骨颈垂直于横截面，可以按照正常的髋关节前后位片上 NSA 调整该片，NSA 越大，所需要的外展就越大，股骨颈才能取得水平位。在评估股骨头与股骨颈之间的畸形时，例如观察股骨头骨骺滑脱和股骨头缺血坏死，该片尤为有用（图 3-24B）。

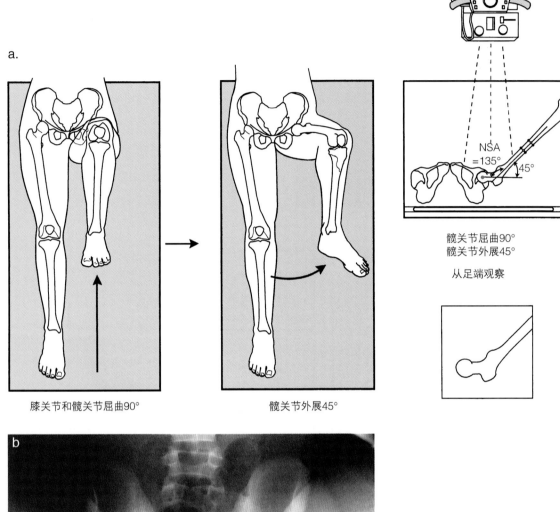

髋关节屈曲90°
髋关节外展45°

从足端观察

膝关节和髋关节屈曲90°　　　　髋关节外展45°

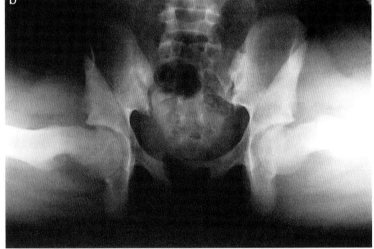

图 3-24　a，b

a　为了评价股骨颈与股骨头之间的关系，股骨屈曲　　b　双侧股骨头骨骺滑脱的 Sugioka 位片。
　　90°，并且外展 45°。假如 NSA 为 135°，此时股骨
　　颈处于水平位（Sugioka 位片）。髋关节的外展度
　　数取决于 NSA 的度数。

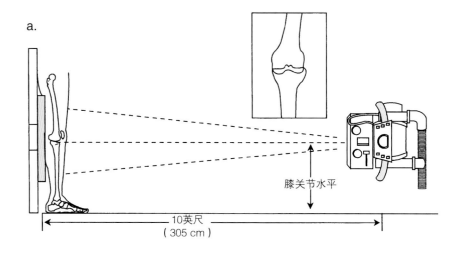

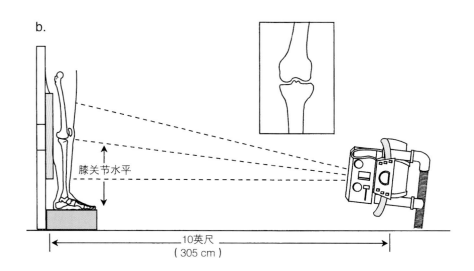

其他平面存在畸形成分时的放射学检查方法

当存在矢状面畸形成分时，采用常规方法摄取的前后位片会出现畸变（图 3-25a）。为了正确评估关节走行方向，应按照矢状面成角的度数偏斜摄片（图 3-25b 和 c）。例如，假如 PPTA 为 50° 并产生 30° 的膝关节屈曲挛缩畸形，在摄取胫骨前后位片时，射线束应以膝关节为中心，从前方 - 近端向后方 - 远端方向倾斜 30°，放射片应该包括整个长度的胫骨。

当存在冠状面畸形成分时，采用常规方法所摄取的侧位片会出现畸变（图 3-26a）。为了正确

图 3-25　a ~ d

a　当膝关节存在矢状面对线异常时，采用常规技术确定体位和射线束投照中心无法成功摄取站立位前后位片。在本例中，由于存在股骨远端前弓和胫骨近端后弓畸形，使得关节轴线偏移出 X 射线束的中心，导致在膝关节片上无法清楚地观察到股骨和胫骨的软骨下骨关节面，无法用于标记和测量关节线和各种角度。

b　此时，必须改变技术，将射线束朝向上方，与关节面相切，所形成的膝关节片显示远近端关节面的影像。

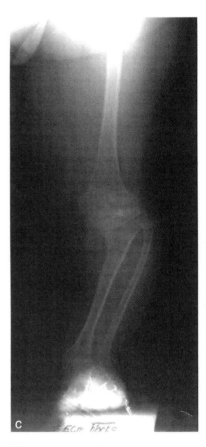
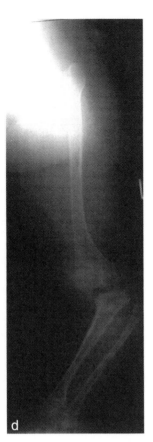

图 3-25　a ~ d

c　a 图的临床实例。膝关节面互相重叠，几乎无法
　　用于标记关节面。

d　c 图中显示的同一病例，X 射线束的投照方向与膝
　　关节面相切，可以轻易准确地勾画出股骨远端和
　　胫骨近端的关节线。

评估关节的走行方向，应按照冠状面成角的度数偏斜摄片（图 3-26b 和 c）。例如，假如 mLDFA 为 70° 并产生 20° 的膝关节外翻畸形，在摄取股骨侧位放射片时，射线束应以膝关节为中心，从外侧 - 近端向内侧 - 远端方向倾斜 20°，放射片至少应该包括股骨的远端一半部分。

图 3-26　a ~ d　▶

a　当膝关节存在冠状面对线异常时，采用常规技术确定体位和确定射线束投照中心无法成功摄取侧位片。在本例中，存在股骨远端外翻和胫骨近端内翻畸形，使得关节轴线偏移出 X 射线束的中心。导致在膝关节片上无法清楚地观察到股骨和胫骨的软骨下骨关节面，无法用于标记和测量关节线和各种角度。

b　此时，必须改变技术，将射线束朝向下方，与关节面相切，所形成的膝关节片显示远近端关节面的影像。

c　a 图的临床实例。膝关节面互相重叠，使得几乎无法标记关节面和测量 PPTA 或 PDFA。

d　c 图中显示的同一病例，X 射线束的投照方向与膝关节面相切，可以轻易地观察到股骨远端和胫骨近端的关节线，并进行标记，然后能够测量 PPTA 和 PDFA。在摄取这些放射片时，需要在影像增强器或者透视机下摆放肢体的位置。

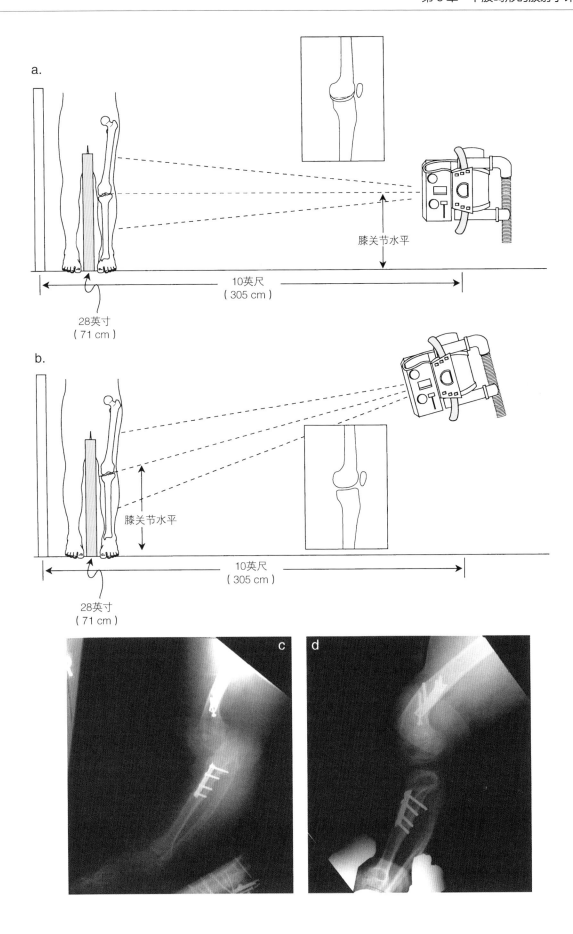

参考文献

Cobey JC (1976) Posterior roentgenogram of the foot. Clin Orthop 118:202–207

Hollister AM, Jatana S, Singh AK, Sullivan WW, Lupichuk AG (1993) The axes of rotation of the knee. Clin Orthop 290:259–268

Saltzman CL, el-Khoury GY (1995) The hindfoot alignment view. Foot Ankle Int 16:572–576

Sugioka Y (1978) Transtrochanteric anterior rotational osteotomy of the femoral head in the treatment of osteonecrosis affecting the hip: a new osteotomy operation. Clin Orthop 130:191–201

Wright JG, Treble N, Feinstein AR (1991) Measurement of lower limb alignment using long radiographs. J Bone Joint Surg Br 73:721–723

第4章 冠状面机械轴和解剖轴计划

股骨或者胫骨的成角畸形不仅是指骨组织本身，而且包括轴线出现成角畸形（图 4-1）。为了方便理解这个概念，可以设想一下笔直的骨组织是如何出现成角畸形的，当骨骼发生断裂并出现成角时，骨骼的机械轴和解剖轴也被分为近端和远端两个部分，这些轴线的近端和远端部分相交形成角度，近端轴线和远端轴线的交点被称为"成角旋转中心（CORA）"；近端骨节段的轴线被称为"近端机械轴（PMA）"或者"近端解剖轴（PAA）"；远端骨节段的轴线被称为"远端机械轴（DMA）"或者"远端解剖轴（DAA）"。这些轴线可在骨组织任何水平上发生断裂，取决于骨骼断裂后成角的水平，以及取决于发生骨骼成角的点。因此无论其长短，每个骨骼节段都有自己的机械轴线和解剖轴线。

当骨组织存在畸形时，画出 PMA 或 PAA 以及 DMA 或 DAA，在其交点处可以确定 CORA，并测量角度值。当存在骨干畸形时，通过画出骨干中线，可以容易地确定解剖轴；当存在干骺端或者关节周围畸形时，可以在 CORA 的骨干侧，而不是在关节侧，画出骨干中线（图 4-2a）。为了画出近关节段的轴线，可以参考关节线，假如已知解剖轴和关节线的正常交点和角度，可以画出近关节段的解剖轴线，该概念是解剖轴计划中确定 CORA 的基石，将会在本章中详细讨论。

可采用类似的策略画出股骨或者胫骨近端和远端的机械轴（图 4-2b）。已知机械轴经过关节中点，只需要知道机械轴相对于关节的走行方向，即可画出机械轴。假如已知机械轴相对于这些标志的正确角度，可以参考相对于相邻的骨干中线或者关节走行方向线的机械轴线走行方向。该概念是机械轴术前计划中确定 CORA 的基石，将会在本章中详细讨论。

机械轴计划

关节的中点永远位于股骨或者胫骨 PMA 线或者 DMA 线上，因此只需要知道参考角度就可以画出股骨或胫骨的近端或者远端的机械轴。相对于参考线就可以画出参考角，有两条可用的参考线：关节走行方向线和骨干中线。膝关节的关节走行方向角（mLDFA 和 MPTA）变化很小；在踝关节和髋关节，关节走行方向角（LDFA 和 LPFA）变化则大得多。因此，在膝关节周围选择参考线时，最好选择膝关节走行方向线；在踝关节和髋关节周围选择参考线时，最好选择相邻的骨干中线。但是，当畸形顶点接近踝关节或髋关节时，无法得到相邻的骨干中线，此时必须参考踝关节或者髋关节的走行方向线；只有在畸形顶点接近踝关节或者髋关节时，才能选择相应的踝关节或者髋关节的走行方向线作为参考线。

所使用的参考角由所选择的参考线决定。当选择关节走行方向线作为参考线时，假如对侧的关节走行方向角为正常，可取而用之；假如为不正常或者无法得到，可使用正常平均关节走行方向角代替；由于纠正 MAD 是治疗的目标之一，可采用正常同侧 mLDFA 来画出同侧 MPTA；反之亦然。

当使用相邻的骨干中线作为参考线时，使用

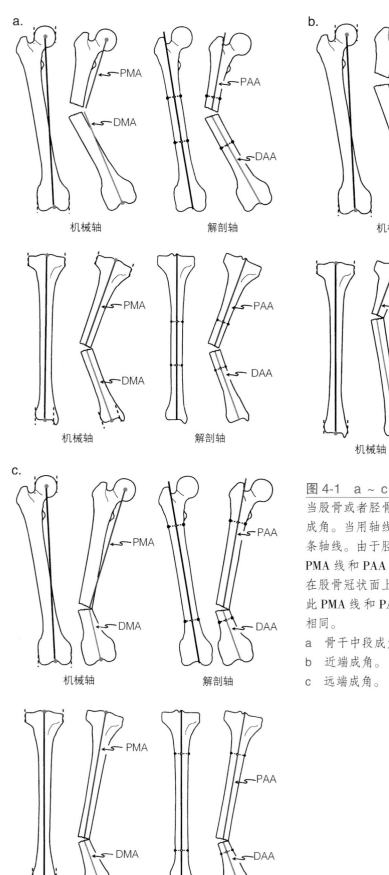

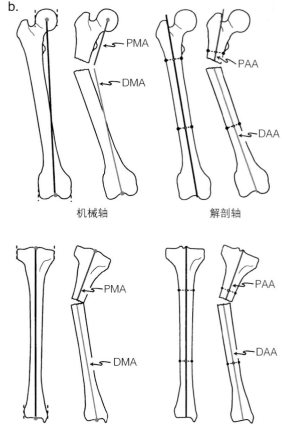

图 4-1 a ~ c

当股骨或者胫骨存在成角畸形时，其轴线也同时出现成角。当用轴线来代表骨骼时，会出现近端和远端两条轴线。由于胫骨的机械轴和解剖轴几乎相同，因此 PMA 线和 PAA 线与 DMA 线和 DAA 线也几乎相同；在股骨冠状面上，由于机械轴和解剖轴并不相同，因此 PMA 线和 PAA 线与 DMA 线和 DAA 线分别也不相同。

a   骨干中段成角。

b   近端成角。

c   远端成角。

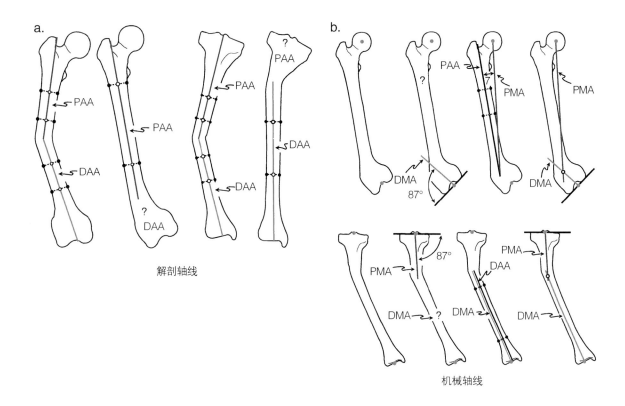

图 4-2　a，b

a　解剖轴线沿骨干中线走行。当股骨干或者胫骨干
　　存在畸形时，连接两个骨干中点，能够画出 PAA
　　和 DAA 线。在干骺端，骨干中线并不与解剖轴线
　　相一致，因此需要寻找确定干骺端或者关节周围
　　部分解剖轴的方法，以下详细展开讨论，称为解
　　剖轴计划。

b　机械轴线从关节中心到关节中心走行。当骨骼存
　　在畸形时，需要两个点或者一个点加上一个角度
　　才能分段画出所需要的 PMA 线和 DMA 线，可以
　　参考关节线或者骨干中线。例如，股骨 DMA 线可
　　以参考股骨远端关节线；股骨 PMA 线可以参考股
　　骨 PAA 线；胫骨 PMA 线可以参考胫骨近端关节
　　线；胫骨 DMA 线可以参考 DAA 线。以下将详细
　　展开讨论，称为机械轴计划。

AMA 作为参考角。在正常情况下，胫骨的骨干中
线与机械轴平行（AMA=0°）；股骨的这两条线互
相成角在 7°±2° 之内，此时最好选择正常对侧的
AMA，而不是选择正常平均角度作为参考角。

解剖轴计划

　　解剖轴由骨干中线确定。当骨干存在成角畸
形时，CORA 两侧的近端和远端骨干中线可用于
确定 CORA 的水平。众所周知，这是畸形矫正
计划的标准方法。当 CORA 位于或者接近干骺
端时，在干骺端无法准确画出骨干中线，此时需
要参考线和参考角，才能画出干骺端、骨干或者
关节部分的解剖轴线。

　　在机械轴计划中，近端或者远端轴线的参
考点就是关节中心点。解剖轴与关节走行方向
线的交点并非位于关节中心点，每个关节都有特
定的交点，在冠状面计划中，以与关节中心线的
距离描述；在矢状面计划中，以与关节前缘的距
离描述。每个人的 aJCD 互不相同，部分原因是
关节的大小有差别，aJCR 是 aJCD 与关节宽度的

比率，由于 aJCR 与关节宽度相对独立，因此较 aJCD 变化要小。由于这种变化特点，只要有可能，就应该获取正常侧的 aJCD；假如双侧均存在异常，aJCD 可依据正常平均值。

确定参照点后，根据参考角度，相对于关节走行方向线，可以画出解剖轴。假如对侧正常，可取对侧作为参考角；假如对侧也不正常，可取正常平均值。

解剖轴计划的第一步是画出所有骨干节段的骨干中线，即使与骨骼的轮廓线相一致，仍旧会存在相对于解剖轴的关节走行方向异常。因此，在进行解剖轴计划时，必须在解剖轴两端都施行关节的 MOT，避免遗漏骨干中线没有改变的骨端畸形。

通过冠状面机械轴和解剖轴计划确定 CORA 的具体步骤

在进行机械轴计划之前，必须在双侧下肢的冠状面放射片上施行 MAT，确定是否存在 MAD。假如存在，确定是何来源。该步骤称为步骤 0，目的在于提醒应该在术前计划开始前完成此步骤，也就是在冠状面畸形的胫骨和股骨机械轴和解剖轴计划之前进行。

步骤 0：MAT

画出双侧下肢的机械轴，并测量 MAD，测量双侧 mLDFA、MPTA 和 JLCA，确定畸形侧 MAD 的来源，并确定对侧是否正常。假如确定对侧正常，其角度和距离可用作畸形侧的模板。

第一部分：胫骨畸形的 CORA 方法

胫骨畸形的机械轴计划

按照下列步骤直接在全长片上作图。

步骤 1

画出胫骨近端机械轴线（图 4-3）。

A. 同侧 mLDFA 正常：假如 MAT 表明股骨不是引起 MAD 的原因，可以将机械轴线向远端延伸，通过膝关节中心，成为胫骨近端机械轴线。本步骤假定股骨远端关节线和胫骨近端关节线接近平行（JLCA<2°）。假如并非如此，必须改变计划方法（见第 14 章）。

B. 同侧 mLDFA 异常，对侧 MPTA 正常：假如同侧股骨是引起 MAD 的原因，其机械轴线不能作为畸形胫骨的 PMA。假如对侧 MPTA 正常，可作为"模板角"使用。从膝关节中心出发，相对于胫骨平台关节线，以模板角的度数，可以画出畸形侧的胫骨近端机械轴线。

C. 同侧 mLDFA 和对侧 MPTA 均为异常：假如同侧股骨是引起 MAD 的原因，同时对侧 MPTA 也为异常，两者均无法用于画出畸形胫骨的 PMA，可用 MPTA 的正常平均值 87° 来代替。从膝关节中心出发，与胫骨平台关节线呈 87°，可以画出 PMA。

步骤 2

画出胫骨远端机械轴线，施行踝关节的 MOT（图 4-4）。

A. 胫骨远端骨干正常：假如胫骨远端无明显畸形，可以从踝关节线的中心出发，作平行于胫骨干的平行线，即为胫骨远端机械轴线（胫骨干的中线是其解剖轴，胫骨的机械轴和解剖轴互相平行）。尽管似乎不存在胫骨远端畸形，画出 DMA 线后，仍应施行踝关节的 MOT，因此需要画出踝关节胫骨远端线，并且测量 LDTA，证实其正常（由于 LDTA 具有较大的正常变化范围，尤其存在有轻度外翻倾向，最好参考骨干中线，而不是踝关节的走行方向线，画出 DMA）。

B. 胫骨远端存在畸形，对侧 LDTA 正常：对于胫骨远端畸形的病例，无畸形的远端骨干长度不足，无法画出骨干中线作为参照线，此时可以参考踝关节走行方向线。假如对侧 LDTA 正常，可作为模板角。从踝关节中心出发，相对于踝关节线，以模板角的度数作直线，并向近端延

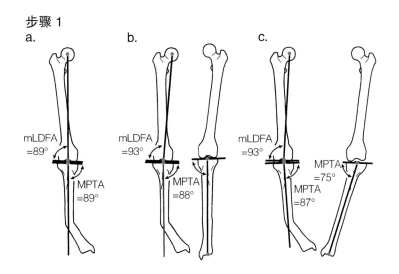

图 4-3　a ~ c

胫骨机械轴计划。步骤 1：画出胫骨的 PMA 线。

a　假如同侧股骨 mLDFA 正常，将机械轴向远端延
　　伸，成为胫骨近端机械轴。

b　假如同侧 mLDFA 异常，但是对侧 MPTA 正常，采
　　用对侧的 MPTA，画出胫骨近端机械轴。

c　假如同侧 mLDFA 和对侧 MPTA 均异常，MPTA 采
　　用正常值（87°）。

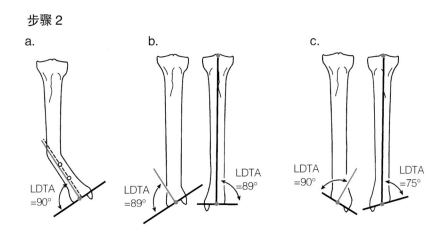

图 4-4　a ~ c

胫骨机械轴计划。步骤 2：画出胫骨远端机械轴，施
行踝关节的 MOT。

a　从胫骨远端中点作直线，使其平行于胫骨干（平
　　行于骨干中线解剖轴），测量踝关节胫骨远端线到
　　该直线的 LDTA。

b　假如胫骨远端骨干到畸形的距离极短，无法精确
　　画出平行线，对侧 LDTA 在正常范围内，可用来
　　确定胫骨远端机械轴的方向。

c　假如畸形水平位于极远端，并且对侧 LDTA 超出
　　正常范围，使用正常值 90° 确定 DMA 线的方向。

步骤 3
a.

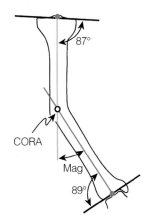

b.
i

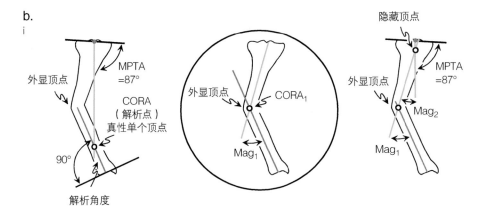

ii

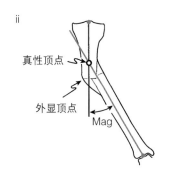

图 4-5　a ~ c

胫骨机械轴计划。步骤 3：确定是单顶点还是多顶点的成角畸形：标记 CORA，测量其度数。

a　PMA 线和 DMA 线的交点就是 CORA，测量近端和远端轴线之间的成角度数（Mag）。CORA 与外显成角的顶点相一致，膝关节和踝关节分别与近端和远端轴线保持正常方向，因此属于单顶点成角畸形。

b　假如 CORA 不在外显成角的顶点之上，表明存在 1 个以上的成角顶点（i），或者存在移位畸形（ii）。对于前者，需要画出代表胫骨中段机械轴的第三条线，从位于外显顶点的远端轴线出发，平行于胫骨作第三条线，标记 2 个 CORA，测量 2 个畸形的成角度数。

c　假如 DMA 线和踝关节胫骨远端线之间的角度（LDTA）超出正常范围，表明在踝关节水平存在另外的 CORA。取对侧的 LDTA 值画出胫骨远端轴线；假如对侧 LDTA 也为异常，取正常平均值 90°，画出胫骨远端轴线（第三条轴线），测量胫骨远端轴线和胫骨远端机械轴之间的成角度数。

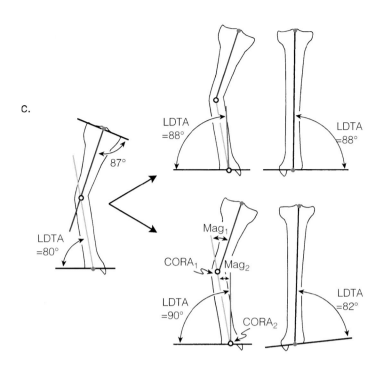

伸，即为胫骨远端机械轴线。

C. 胫骨远端存在畸形，对侧 LDTA 异常：对于胫骨远端畸形的病例，假如对侧 LDTA 异常或者无法测得，可使用 LDTA 的正常平均值 90°。从踝关节中心出发，与踝关节线呈 90°，可以画出胫骨远端机械轴。

步骤 3

确定是单顶点还是多顶点成角畸形：标记 CORA，并测量其度数（图 4-5）。

A. CORA 与外显畸形的水平相一致：假如近端轴线和 DMA 线的交点位于外显成角畸形水平，表明是单顶点 CORA，标记该点并测量其度数。

B. CORA 与外显畸形的水平不一致：假如 CORA 与外显畸形的水平不一致，表明存在第二个成角顶点，或者存在移位畸形。移位畸形通常较为明显，将在第 8 章中讨论。当存在第二个成角顶点时，必须画出代表中段机械轴的第三条线。该轴线的画法：从轴线通过外显顶点处出发，作平行于骨干中线的第三条线，向两端延

伸，穿过近端轴线和 DMA 线，形成 2 个 CORA，一个与外显顶点相一致，另一个为隐藏顶点。分别测量 2 个 CORA 的成角度数。

C. CORA 与外显畸形的水平相一致，同侧 LDTA 异常：假如 CORA 与外显畸形的水平相一致，但是 DMA 和踝关节线之间的 LDTA 异常，表明存在第二个成角畸形，引起踝关节走行方向异常。应该测量对侧 LDTA，假如为正常，其值可作为模板角，从踝关节线中心出发，以模板角的度数画出第三条线；假如对侧 LDTA 异常，采用正常平均值 90°，踝关节中点是第二个 CORA 的水平。分别测量 2 个 CORA 的成角度数。

尽管在初学时，这种按部就班的方法似乎很复杂，其实每个步骤都很简单，遵循下列顺序，便于记忆。**步骤 1**：膝关节段的机械轴；**步骤 2**：踝关节段的机械轴以及踝关节的 MOT；**步骤 3**：决定单顶点还是多顶点的成角畸形，假如为后者，画出第三条轴线，标记 CORA，测量成角的度数。股骨机械轴计划也可采用同样的步骤顺序。图 4-6~ 图 4-14 举例说明胫骨机械轴计划。

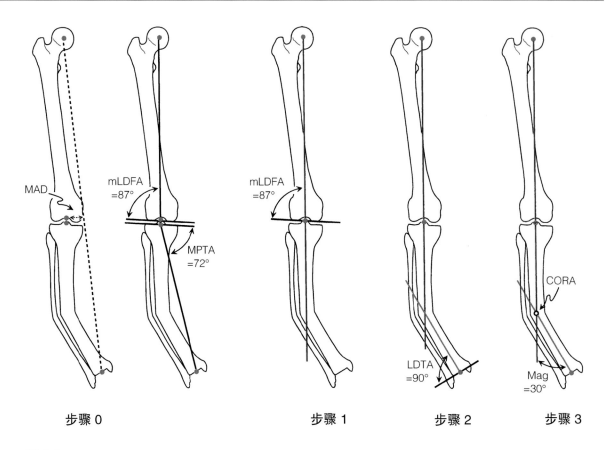

步骤 0   步骤 1   步骤 2   步骤 3

图 4-6

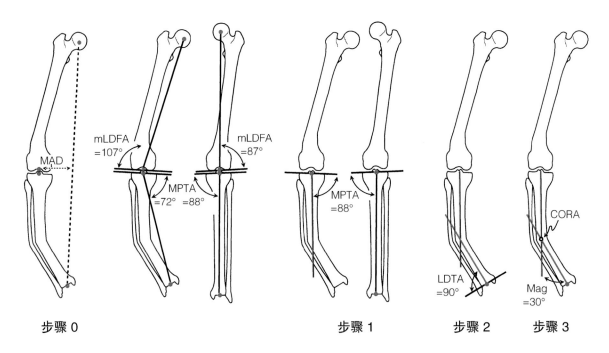

步骤 0   步骤 1   步骤 2   步骤 3

图 4-7

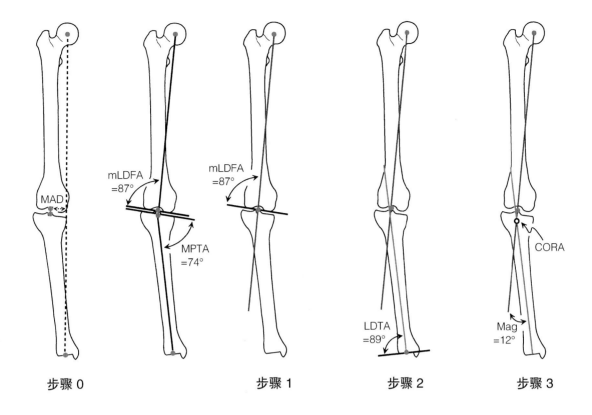

步骤 0　　　　　　　　　　　　步骤 1　　　　　　　步骤 2　　　　　　步骤 3

图 4-6

胫骨机械轴计划。步骤 0：MAT。单纯由胫骨畸形引起内侧 MAD，MPTA=72°。步骤 1：PMA。mLDFA 值为 87°，属于正常，JLCA 小于 2°，因此可以将股骨机械轴向远端延伸，作为胫骨近端机械轴。步骤 2：DMA 和 MOT。从踝关节中心出发，平行于胫骨干作直线，即为 DMA 线，LDTA 正常。步骤 3：CORA 和成角度数。在 PMA 线和 DMA 线的交点处标记 CORA，骨干成角度数为 30°。

图 4-7

胫骨机械轴计划。除了伴随存在同侧股骨畸形之外，胫骨畸形与图 4-6 所示的实例相同。步骤 0：MAT。由胫骨和股骨畸形共同引起内侧 MAD。步骤 1：PMA。同侧 mLDFA 值为 107°，属于异常，但是对侧 MPTA 正常，从膝关节中心出发，以对侧 MPTA 值 88° 作为模板角，画出胫骨近端机械轴线。步骤 2：DMA 和 MOT。从踝关节中心出发，平行于胫骨干作直线，即为 DMA 线，LDTA 正常。步骤 3：CORA 和成角度数。在 PMA 线和 DMA 线的交点处标记 CORA，胫骨干成角度数为 30°。

图 4-8 ▲

胫骨机械轴计划。步骤 0：MAT。单纯由胫骨畸形引起内侧 MAD，MPTA=74°。步骤 1：PMA。mLDFA 值为 87°，属于正常，JLCA 互相平行，因此可以将股骨机械轴向远端延伸，作为胫骨近端机械轴。步骤 2：DMA 和 MOT。从踝关节中心出发，平行于胫骨干作直线，即为 DMA 线，LDTA 正常。步骤 3：CORA 和成角度数。在 PMA 线和 DMA 线的交点处标记 CORA，干骺端成角度数为 12°。

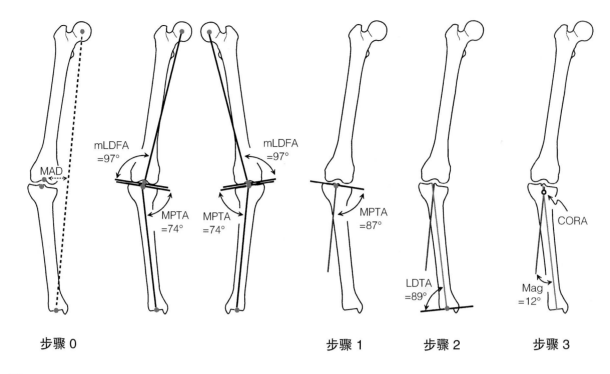

图 4-9

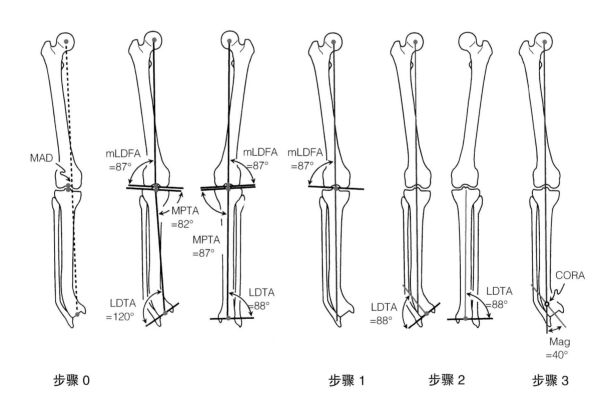

图 4-10

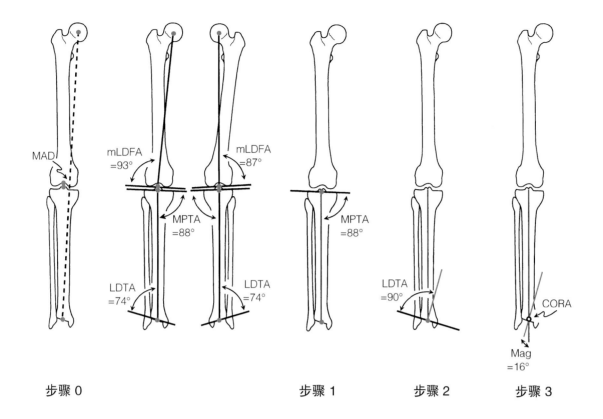

步骤 0　　　　　　　　　　步骤 1　　步骤 2　　步骤 3

图 4-9

胫骨机械轴计划。除了伴随存在同侧股骨畸形和对侧胫骨畸形之外，胫骨畸形与前例相同。步骤 0：MAT。由胫骨和股骨畸形共同引起内侧 MAD。步骤 1：PMA。同侧 mLDFA 值为 97°，对侧 MPTA 值为 74°，均为异常，从膝关节中心出发，以 MPTA 的正常平均值 87°作直线，画出胫骨近端机械轴。步骤 2：DMA 和 MOT。从踝关节中心出发，平行于胫骨干作直线，即为 DMA 线，LDTA 正常。步骤 3：CORA 和成角度数。在 PMA 线和 DMA 线的交点处标记 CORA，胫骨干骺端成角度数为 12°。

图 4-10

胫骨机械轴计划。步骤 0：MAT。单纯由胫骨畸形引起内侧 MAD，MPTA=87°。步骤 1：PMA。mLDFA 值为 87°，属于正常，JLCA 为 0°，因此可以将股骨机械轴向远端延伸，作为胫骨近端机械轴。步骤 2：DMA 和 MOT。畸形位于极远端，胫骨远端部分长度不足，无法确定 DMA 线的方向。对侧 LDTA 正常。从踝关节中心出发，以对侧 LDTA 值 88°作为模板角作直线，即为 DMA 线。步骤 3：CORA 和成角度数。在 PMA 线和 DMA 线的交点处标记 CORA，远端干骺端成角度数为 40°。

图 4-11　▲

胫骨机械轴计划。步骤 0：MAT。单纯由股骨畸形引起内侧 MAD，踝关节的 MOT 异常，LDTA=74°。步骤 1：PMA。同侧 LDFA 值为 93°，属于异常，但是对侧 MPTA 正常，从膝关节中心出发，以对侧 MPTA 值 88°作为模板角作直线，即为胫骨近端机械轴。步骤 2：DMA 和 MOT。畸形位于极远端，胫骨远端部分长度不足，无法确定 DMA 线的方向。对侧 LDTA 值为 74°，属于异常，从踝关节中心出发，以 LDTA 正常平均值 90°作直线，即为 DMA 线。步骤 3：CORA 和成角度数。在 PMA 线和 DMA 线的交点处标记 CORA，远端干骺端成角度数为 16°。

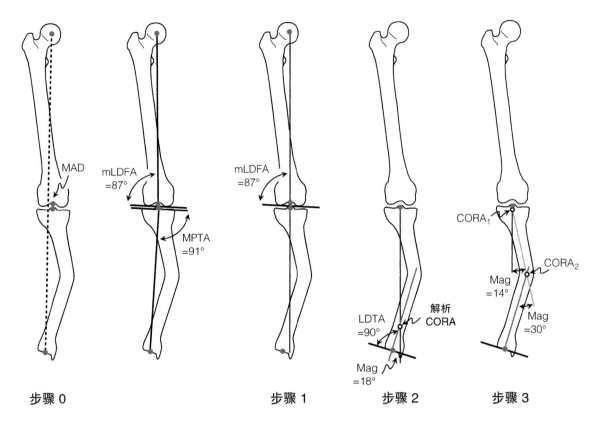

图 4-12

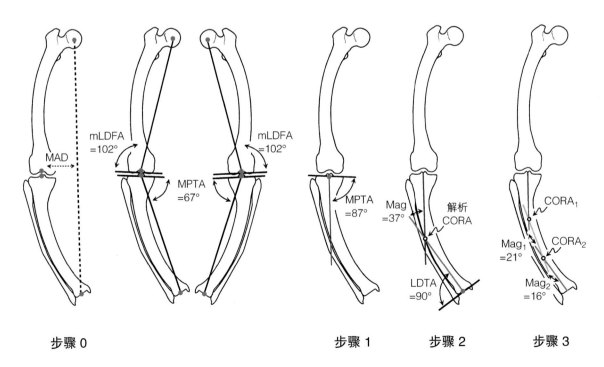

图 4-13

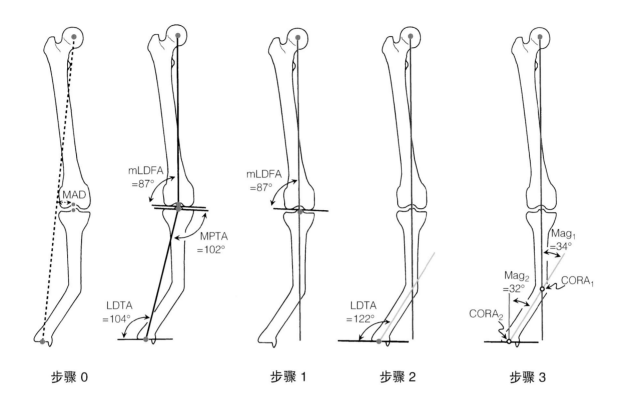

步骤 0　　　　　　　　　步骤 1　　　　　步骤 2　　　　　步骤 3

◀ 图 4-12

胫骨机械轴计划。步骤 0：MAT。单纯由胫骨畸形引起 MAD 位于稍偏外侧。步骤 1：PMA。mLDFA 值为 87° 属于正常，JLCA 为 0°，因此可以将股骨机械轴向远端延伸，作为胫骨近端机械轴。步骤 2：DMA 和 MOT。从踝关节中心出发，平行于胫骨干作直线，即为 DMA 线，LDTA 正常。步骤 3：CORA、成角度数和中段轴线。在 PMA 线和 DMA 线的交点处标记 CORA，CORA 位于外观无畸形的胫骨远端水平，提示存在多顶点成角畸形。从外显骨干外翻畸形水平出发，平行于远端骨干的解剖轴，画出中段（第三条）机械轴线，中段轴线与 PMA 线和 DMA 线的交点，就是多顶点畸形的 2 个 CORA（真性顶点 CORA），测量 2 个水平的成角度数（近端成角度数 =14°，远端成角度数 =30°）。

◀ 图 4-13

胫骨机械轴计划。步骤 0：MAT。由胫骨和股骨畸形共同引起内侧 MAD。步骤 1：PMA。同侧 mLDFA 值为 102°，对侧 MPTA 值为 67°，均为异常，从膝关节中心出发，以 MPTA 的正常平均值 87° 作直线，画出胫骨近端机械轴。步骤 2：DMA 和 MOT。从踝关节中心出发，平行于胫骨干作直线，即为 DMA 线，LDTA 正

图 4-14 ▲

胫骨机械轴计划。步骤 0：MAT。单纯由胫骨畸形引起 MAD 位于外侧，MPTA=102°。步骤 1：PMA。mLDFA 值为 87°，属于正常，JLCA 为 0°，因此可以将股骨机械轴向远端延伸，作为胫骨近端机械轴。步骤 2：DMA 和 MOT。从踝关节中心出发，平行于胫骨干作直线，即为 DMA 线，LDTA=122°。步骤 3：CORA 和成角度数。CORA 与外显畸形的水平相一致，在 PMA 线和 DMA 线的交点处进行标记，骨干畸形的成角度数为 34°。踝关节的 MOT 异常，提示在踝关节存在第二个成角畸形顶点，因此从踝关节线中心出发，作第三条轴线，由于对侧 LDTA 值为 80°，属于异常，采用 LDTA 的正常平均值 90°，测量第三条轴线和胫骨远端机械轴线之间的踝关节水平的成角度数。

常。步骤 3：CORA 和成角度数。在 PMA 线和 DMA 线的交点处标记 CORA，交点位于骨干的外侧（解析点 CORA，成角度数 =37°），因此为多顶点成角畸形，画出能够代表中段骨干的第三条机械轴线（中段线），标记该中段线与 PMA 线和 DMA 线的交点，就是近端和远端的 CORA，其成角度数分别为 21° 和 16°。

步骤 1

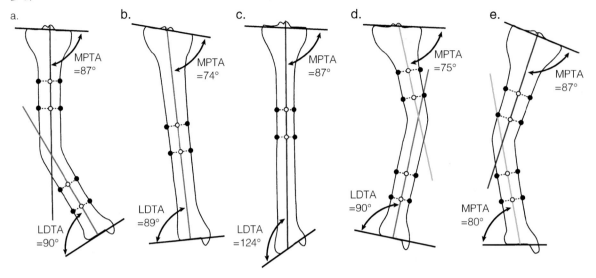

图 4-15　a～e

胫骨解剖轴计划。步骤 1：画出骨干中线代表胫骨干。在图中 5 个实例中（a～e），每个节段的骨干中线就是该节段骨组织的解剖轴线，施行 MOT，画出近端和远端关节的走行方向线，相对于相邻的骨干中线节段，测量 MPTA 和 LDTA。

胫骨畸形的解剖轴计划

　　胫骨的解剖轴计划最主要用于胫骨干畸形。由于胫骨的机械轴和解剖轴无显著区别，术前计划的方法也相差不大，主要区别在于先画出骨干中线，以及在每条骨干中线的关节端施行 MOT。尽管其起始点稍有差别，对于胫骨机械轴和解剖轴，MPTA 值和 ADTA 值相同。

步骤 1

A. 画出骨干中线代表胫骨干，每个节段的骨干中线为该节段骨组织的解剖轴线（图 4-15）。

B. 在最近端和最远端的骨干中线与膝关节线和踝关节线之间，分别施行 MOT（MPTA 和 LDTA）。

步骤 2

确定 MPTA 和 LDTA 是否正常。假如存在异常，参考异常走行的关节线，画出附加解剖轴线（图 4-16）。

A. 1. 假如 MPTA 正常，不存在其他的近端 CORA 或者解剖轴线。

2. 假如 MPTA 异常，参考膝关节走行方向线画出解剖轴线。假如能够得到对侧正常值，可作为参考点。对于成年人，也可从内侧胫骨嵴顶点画出该直线。假如能够得到对侧 MPTA 正常值，可作为模板角；假如无法得到对侧 MPTA 值或者为异常，可用 MPTA 正常平均值 87°代替。

B. 1. 假如 LDTA 正常，不存在其他的远端 CORA。

2. 假如 LDTA 异常，参考踝关节走行方向线画出解剖轴线。假如能够得到对侧 LDTA 正常值，可作为参考点。对于成年人，也可在踝关节中点内侧 4 mm 处画出该直线。假如能够得到对侧 LDTA 正常值，可作为模板角；假如无法得到对侧 LDTA 值或者为异常，可用 LDTA 正常平均值 90°代替。

步骤 2

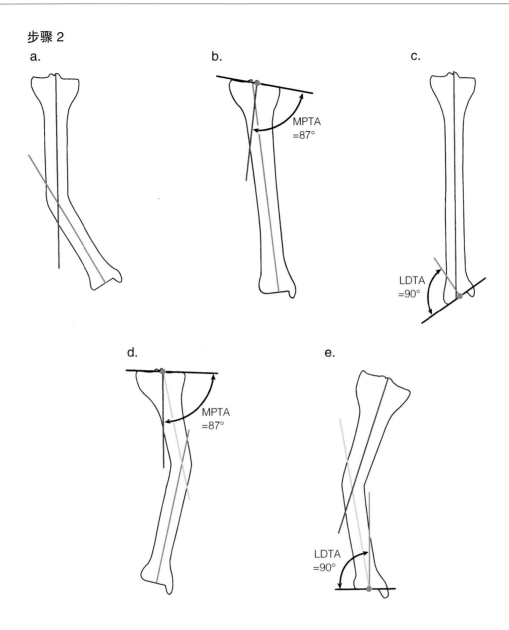

图 4-16　a ~ e

胫骨解剖轴计划（与图 4-15 中所示的 5 个实例相同）。步骤 2：确定 MPTA 和 LDTA 是否正常。

a, c, e　假如 MPTA 正常，不存在其他的近端 CORA 或者解剖轴线。

b, d　假如 MPTA 异常，参考膝关节走行方向线，画出解剖轴线。假如能够得到对侧 MPTA 正常值，可以作为参照点。对于成年人，从内侧胫骨嵴的顶点出发，画出该直线。假如能够得到对侧 MPTA 正常值，其可作为模板角；假如无法得到对侧 MPTA 值或者异常，可采用 MPTA 的正常平均值 87° 代替。相对于胫骨最远端的骨干中线测量 LDTA。

a, b, d　假如 LDTA 正常，不存在其他的远端 CORA。

c, e　假如 LDTA 异常，参考踝关节走行方向线，画出解剖轴线。假如能够得到对侧正常值，可以作为参照点。对于成年人，从踝关节中点内侧 4 mm 处出发，画出该直线。假如能够得到对侧 LDTA 正常值，其可作为模板角；假如对侧 LDTA 无法得到或者异常，可采用 LDTA 的正常平均值 90° 代替。

步骤 3

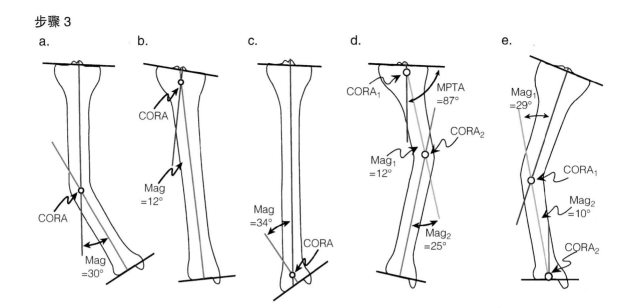

图 4-17 a ~ e

胫骨解剖轴计划（与图 4-15 和图 4-16 中所示的 5 个
实例相同）。步骤 3：确定是单顶点（a，b，c）还是多
顶点（d，e）成角畸形，标记 CORA，并测量度数。

步骤 3

确定是单顶点还是多顶点成角畸形：标记
CORA，并测量度数（图 4-17）。

　　A. 假如只能够画出 1 对解剖轴线，那么只
　　　　存在 1 个 CORA 和 1 个度数。

　　B. 每增加 1 条解剖轴线，就会增加 1 个
　　　　CORA 和 1 个度数。

解剖轴计划较机械轴计划简单。由于其起始
点位于内侧胫骨嵴和踝关节内侧 4 mm 处，变异
很大，并容易受到胫骨旋转的影响，因此精确性
较差。机械轴计划受胫骨扭转的影响较小。当使
用髓内针行内固定时，解剖轴计划具有特殊的用
途，因为骨髓腔中心与骨干中线相一致。解剖轴
计划主要用于创伤后畸形，因为治疗目标是恢复
创伤前的对线，而不是矫正早已存在的膝关节或
者踝关节走行方向异常。

第二部分：股骨畸形的 CORA 方法

股骨畸形的机械轴计划

　　股骨机械轴计划的步骤与胫骨机械轴计划基
本相同，但是存在两个明显不同之处。首先，胫
骨计划的近端轴线来源于膝关节，而股骨计划的
远端轴线来源于膝关节，因此股骨计划的第一步
是画出真正的 DMA 线；其次，胫骨计划的 AMA
为 0°；而股骨计划的 AMA 约为 7°。因此，尽管
操作步骤相同，股骨计划步骤 2 似乎直观性较差
并且复杂。

　　在施行 MAT 之后，直接在放射片上进行以
下步骤。

步骤 1

画出 DMA 线（图 4-18）。

　　A. 同侧 MPTA 正常：假如经 MAT 证实胫
　　　　骨不是引起 MAD 的原因，并且 JLCA
　　　　为 0°，可将胫骨机械轴向近端延伸，经
　　　　过膝关节线中心，成为股骨远端机械
　　　　轴线。

　　B. 同侧 MPTA 异常，对侧 mLDFA 正常：
　　　　假如同侧胫骨是引起 MAD 的原因，不应
　　　　该使用其机械轴作为畸形股骨的 DMA。

步骤 1

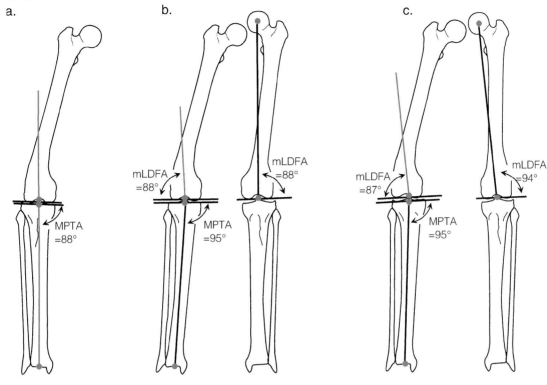

图 4-18 a ~ c

股骨机械轴计划。步骤 1：通过膝关节中心画出股骨 DMA 线。

a 假如同侧 MPTA 在正常范围之内，并且 JLCA 为 0°，可以将胫骨机械轴线向近端延伸。

b 假如同侧 MPTA 超出正常范围，而对侧 mLDFA 在正常范围之内，可使用之。

c 假如同侧 MPTA 和对侧 mLDFA 均超出正常范围，选择 mLDFA 的正常平均值 87°。

假如对侧 mLDFA 正常，可作为模板角使用。从膝关节中心出发，相对于股骨髁线，以模板角的度数，画出畸形侧股骨远端机械轴。

C. 同侧 MPTA 和对侧 mLDF 均为异常：假如同侧胫骨是引起 MAD 的原因，同时对侧股骨的 mLDFA 异常，都不能用于畸形侧股骨 DMA 的作图，用 mLDFA 的正常平均值 87° 代替。经过膝关节线中心，与膝关节线呈 87° 角，画出 DMA。

步骤 2

画出股骨近端机械轴线，并且施行髋关节的 MOT（图 4-19）。

A. 近端股骨干正常，对侧 mLDFA 正常：假如股骨近端无明显的畸形，股骨近端机械轴线可以作为股骨近端骨干中线的参考物。假如对侧股骨的 mLDFA 正常，测量正常侧股骨的 AMA。使用该角作为模板角，首先画出畸形侧股骨近端骨干中线（第一条线）；然后从股骨头中心作第二条线，使其平行于该骨干中线；最后，从股骨头中心出发，相对于第二条线，以模板 AMA 作第三条线，即为股骨近端机械轴。为了防止遗漏股骨近端存在的畸形，在画出 PMA 线之后，施行髋关节的 MOT。

B. 对侧 mLDF 异常：假如对侧股骨也存在畸形，其 AMA 无法用作模板角，采用股骨 AMA 的正常平均值 7°，余下的操作步骤与上述步骤 2A 中相同，只不过使用 AMA 正常值代替模板角。

步骤 2

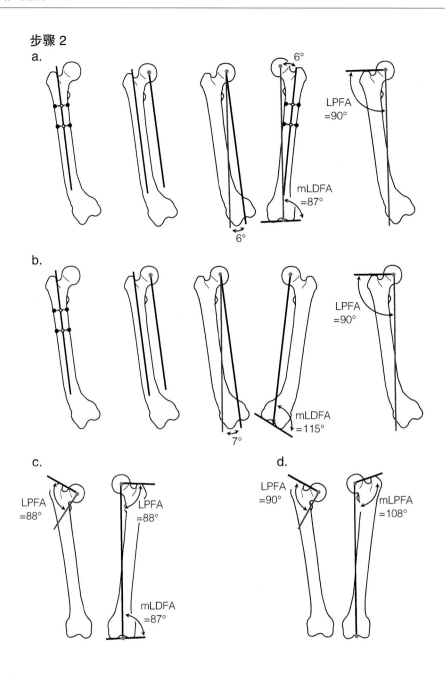

图 4-19　a～d

股骨机械轴计划。步骤 2：画出股骨近端机械轴线，并施行髋关节的 MOT。

a　画出股骨近端骨干中线（第一条线），然后通过股骨头中心作平行线（第二条线）。假如对侧 mLDFA 在正常范围内，以对侧 AMA 间的角度关系，画出 PMA 线。从股骨头中心出发，以模板 AMA，在第二条线的外侧，画出第三条线（红色）。从大转子顶点到股骨头中心作直线，测量 LPFA。

b　假如对侧股骨 mLDFA 超出正常范围，以 AMA 的正常平均值 7°，画出 PMA 线，然后测量 LPFA。

c　假如畸形过于靠近近端，无法画出近端骨干中线（第一条线），使用对侧 LPFA 作为模板角（假如在正常范围内），画出 PMA 线。

d　假如畸形过于靠近近端，并且对侧 LPFA 超出正常范围，以 mLPFA 的正常平均值 90°，画出股骨的 PMA 线。

步骤3
a.

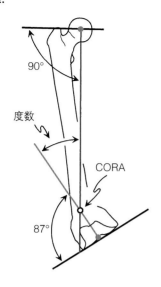

图 4-20　a ~ c

股骨机械轴计划。步骤 3：确定是单顶点还是多顶点成角畸形，标记 CORA，并且测量度数。

a 在 PMA 线和 DMA 线的交点处标记 CORA，并测量 2 条线之间的夹角，CORA 与外显畸形顶点水平相一致，轴线走行方向与髋关节和踝关节的走行方向线关系正常。

b 假如 CORA 不在外显畸形顶点，说明存在 1 个以上的成角畸形顶点（i），或者存在移位畸形（ii）。对于前者，画出反映中段股骨干机械轴的中段机械轴线。首先，使用中段骨干中线标记出骨干顶点的水平，然后相对于该水平在 PMA 上标记出一点，该点就是一个 CORA。从该点开始，与股骨中段的骨干中线呈 7°（AMA 的正常平均值；假如对侧 AMA 正常，并能够得到，而且数值不同于平均值，应加以使用，避免使用正常平均值），画出中段机械轴线。该线与 DMA 线的交点处就是第二个 CORA。测量每个 CORA 的度数。

步骤 3
b.
i

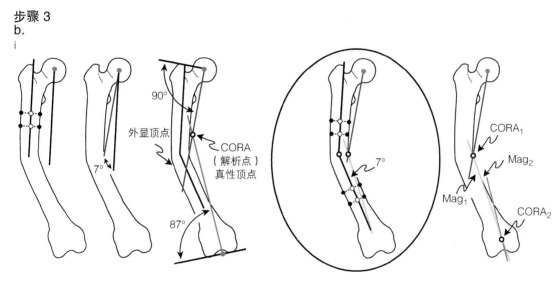

ii

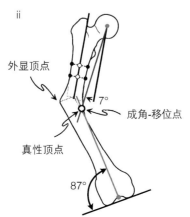

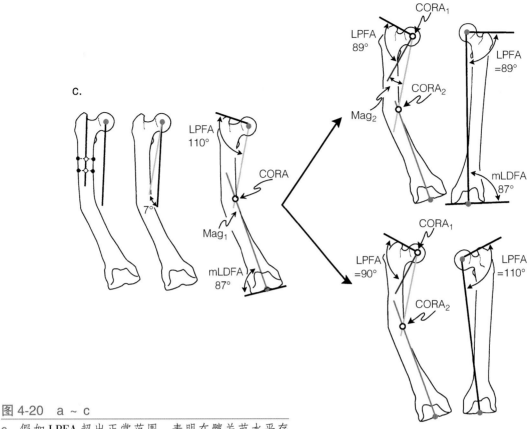

图 4-20　a ~ c

c　假如 LPFA 超出正常范围，表明在髋关节水平存在另外一个 CORA。以对侧的 LPFA，画出髋关节轴线（右上）。假如对侧 LPFA 异常，以 LPFA 的正常值 90°，画出髋关节轴线（右下），测量度数。

C. 股骨近端畸形，对侧 LPFA 正常：对于股骨近端存在畸形的病例，无畸形的股骨干长度不足，无法画出骨干中线作为参考线，此时可以参考髋关节走行方向线。假如对侧 LPFA 正常，可作为模板角，从髋关节中心出发，相对于髋关节线，以模板角的度数，作直线并向远端延伸，即为股骨近端机械轴线。

D. 股骨近端畸形，对侧 LPFA 异常：对于股骨近端存在畸形的病例，假如对侧 LPFA 异常或者无法得到，可使用 LPFA 的正常平均值 90°。从髋关节中心出发，与髋关节线成 90°，画出股骨近端机械轴线。

步骤 3

决定是单顶点还是多顶点成角畸形：标记CORA，并测量度数（图 4-20）。

A. CORA 与外显畸形的水平相一致：假如近端轴线和 DMA 线的交点与成角畸形的外显水平相一致，标记为单个 CORA，并测量该点的成角度数。

B. CORA 与外显畸形的水平不相一致：假如 CORA 与外显畸形的水平不相一致，表明可能存在第二个成角畸形顶点或者存在移位畸形。移位畸形通常很明显，将在第 8 章中讨论。当存在第二个成角畸形顶点时，必须画出代表中段机械轴的第三条轴线。该轴线的画法：从通过外显顶点水平的轴线上外显顶点出发，使用与前述步骤中相同的 AMA，参考骨干中线，画出第三条线，向两端延伸与 PMA 和 DMA 相交，产生 2 个 CORA，其中一个 CORA 与外显畸形的顶点相一致，另一个为隐藏顶点。分别测量 2 个 CORA 的成角度数。

步骤 1

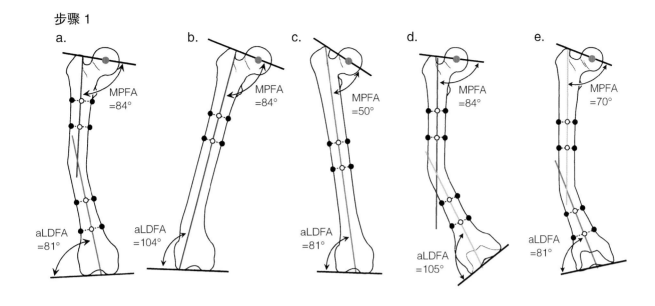

图 4-21　a ～ e
股骨解剖轴计划。步骤 1：画出骨干中线代表股骨干，每个骨干中线的节段就是该节段骨骼的解剖轴线。施行 MOT，画出近端和远端的关节走行方向线，相对于骨干中线的各个节段测量 MPFA 和 aLDFA。

C. CORA 与外显畸形水平相一致，同侧 LPFA 异常：假如 CORA 与外显成角畸形水平相一致，但是在上述步骤 2 中所测得的 LPFA 为异常，说明存在第二个成角畸形，引起髋关节走行方向异常。应该测量对侧 LPFA，假如其值正常，其值可充当模板角，从髋关节中心出发，以模板角的度数，画出第三条线；假如对侧 LPFA 也为异常，使用 LPFA 的正常平均值 90°。髋关节中心点就是第二个 CORA 的水平。分别测量 2 个 CORA 的成角度数。

股骨畸形的解剖轴计划

步骤 1

A. 画出骨干中线，代表股骨骨干。对于图中 5 个实例，每个骨干中线节段就是该节段骨的解剖轴线（图 4-21）。

B. 在最远端和最近端骨干中线与膝关节线和髋关节线之间分别施行 MOT（MPFA 和 aLDFA）。

步骤 2

确定 MPFA 和 aLDFA 是否正常，假如为异常，参考走行方向异常的关节线画出附加解剖轴线（图 4-22）。

A. 1. 假如 aLDFA 正常，表明无其他的远端 CORA 或者解剖轴线。

2. 假如 aLDFA 异常，参考膝关节走行方向线画出解剖轴线。假如能够得到对侧 aLDFA 的正常值，可将其作为参考点，或者对于成年人，从膝关节中心点内侧 1 cm 处出发，画出该解剖轴线。假如能够得到，可使用对侧正常的 aLDFA 作为模板角；假如对侧的 aLDFA 无法得到或者异常，可用 aLDFA 的正常平均值 81° 代替。

B. 1. 假如 MPFA 正常，说明无其他的近端 CORA。

2. 假如 MPFA 异常，参考髋关节走行方向线画出解剖轴线。假如能够得到对侧正常值，可作为参考点，或者对于成年人，通过梨状窝画出该直线。假如能够得到对侧 MPFA 正常值，可将

步骤 2

a.

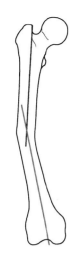

b.

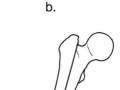
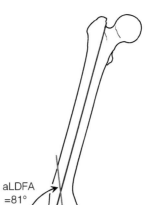

aLDFA
=81°

c.

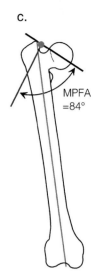

MPFA
=84°

d.

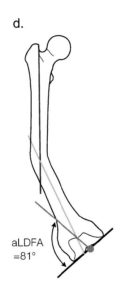

aLDFA
=81°

e.

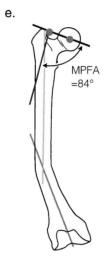

MPFA
=84°

图 4-22 a ~ e

股骨解剖轴计划（与图 4-21 中所示的 5 个实例相同）。步骤 2：确定 MPFA 和 aLDTA 是否正常。相对于股骨最远端的骨干中线测量 aLDTA。

a，c，e 假如 aLDTA 正常，说明不存在其他的远端CORA 或者解剖轴线。

b，d 假如 aLDTA 异常，参照膝关节走行方向线，画出解剖轴线。假如能够得到对侧 aLDTA 正常值，可作为参考点，或者对于成年人，从膝关节中心点内侧 1 cm 处出发，画出该直线。假如能够得到，可以将对侧 aLDTA 的正常值作为模板角；假如对侧 aLDTA 无法得到或者异常，可采用 aLDTA 的正常平均值 81° 代替。相对于股骨最近端的骨干中线测量 MPFA。

a，b，d 假如 MPFA 正常，说明不存在其他的近端CORA。

c，e 假如 MPFA 异常，参照髋关节走行方向线，画出解剖轴线。假如能够得到对侧正常值，可作为参考点，或者对于成年人，通过梨状窝画出该直线。假如能够得到对侧 MPFA 正常值，可作为模板角；假如无法得到对侧 MPFA 值或者异常，可以采用 MPFA 的正常平均值 84° 代替。

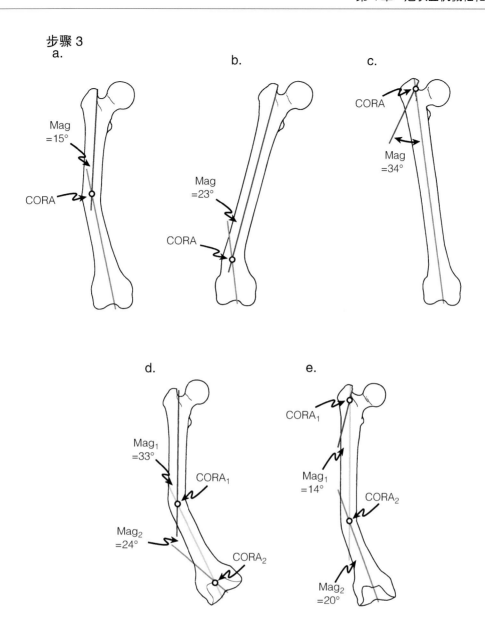

步骤 3

a.

Mag
=15°

CORA

b.

Mag
=23°

CORA

c.

CORA

Mag
=34°

d.

Mag₁
=33°

CORA₁

Mag₂
=24°

CORA₂

e.

CORA₁

Mag₁
=14°

CORA₂

Mag₂
=20°

将其作为模板角；假如对侧 MPFA 无法得到或者异常，可用 MPFA 正常平均值 84° 代替。

步骤 3

确定是单顶点还是多顶点成角畸形：标记 CORA，并且测量度数（图 4-23）。

A. 假如只能画出 1 对解剖轴线，说明只存在 1 个 CORA 和 1 个度数。

B. 每增加 1 条解剖轴线，将会增加 1 个 CORA 和 1 个度数。

图 4-23　a ~ e

股骨解剖轴计划（与图 4-21 和图 4-22 中所示的 5 个实例相同）。步骤 3：确定是单顶点还是多顶点成角畸形，标记 CORA，并且测量度数。

a，b，c　假如只能画出 1 对解剖轴线，说明只存在 1 个 CORA 和 1 个度数。

d，e　每增加 1 条解剖轴线，将会增加 1 个 CORA 和 1 个度数。

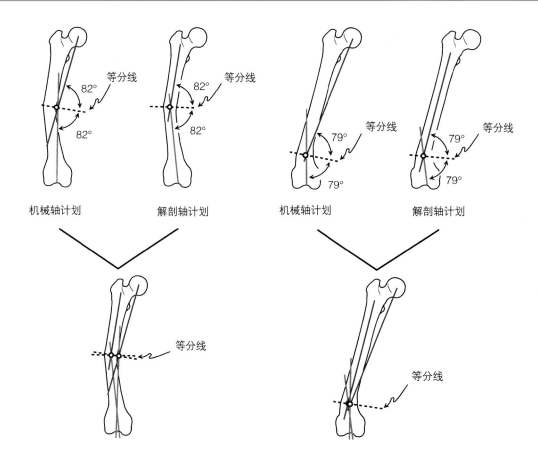

在股骨机械轴和解剖轴计划中所取得的CORA并非是同一个点，畸形的等分线才能够确定成角畸形的真实水平（见第5章），机械轴计划和解剖轴计划的等分线类似，但是并非完全相同，它们之间的差别很小（图4-24）。图4-25～图4-29举例说明了股骨畸形的机械轴计划和解剖轴计划。

图 4-24

使用解剖轴线或者使用机械轴线均可实施股骨畸形的术前计划。PAA 线和 PMA 线分别与 DAA 线和 DMA 线的交点所确定的 CORA 并不相同，决定畸形水平的是等分线，而不是单个 CORA（见第5章）。等分线相似，但是并不相同，在股骨远端相差甚微；而在股骨近端，CORA 相距最远。从解剖轴或者机械轴计划中得出的 CORA 很少出现失误。

图 4-26 ▶

股骨解剖轴计划。与图 4-25 中所示的畸形相同。步骤 1：骨干中线（解剖轴线）和 MOT。骨干中线和解剖轴线为同一条线，相对于这条线，MPFA 正常，aLDFA 异常。步骤 2：参考关节画出解剖轴线。由于 aLDFA 值为 81°，以对侧 aLDFA 和 aJCD 为模板，画出股骨远端解剖轴线，从膝关节中心内侧 12 mm 处出发，以 aLDFA 值 81°，画出股骨 DAA 线。步骤 3：CORA 和成角度数。远端干骺端成角度数为 22°。

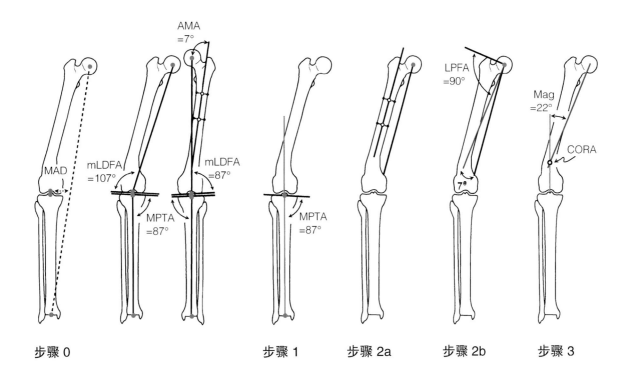

图 4-25

股骨机械轴计划。步骤 0：MAT。单纯由股骨畸形引起内侧 MAD。步骤 1：DMA。同侧 MPTA 和 JLCA 均正常，因此可以将胫骨机械轴向近端延伸，作为股骨远端机械轴。步骤 2：PMA 和 MOT。从股骨头中心出发，相对于骨干中线，以正常对侧 AMA=7° 角作直线，即为 PMA 线，LPFA 正常。步骤 3：CORA 和成角度数。远端干骺端成角度数为 22°。

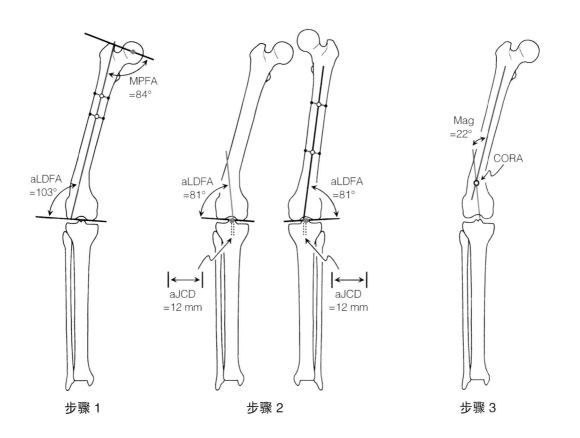

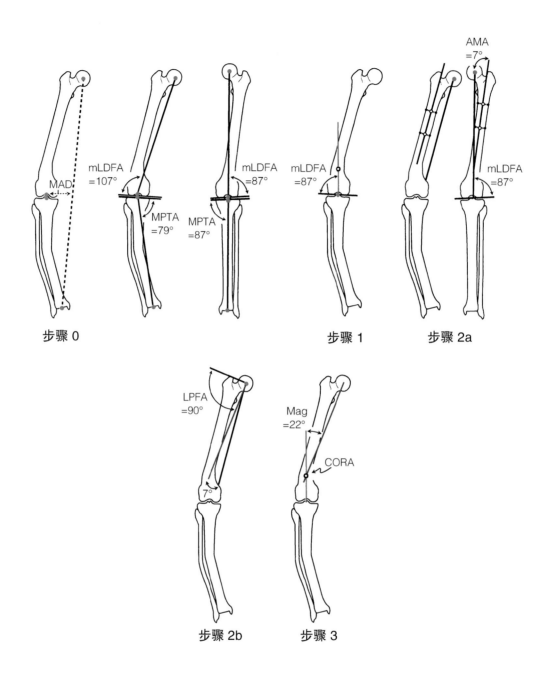

步骤 0　　　　　　　　步骤 1　　　步骤 2a

步骤 2b　　　步骤 3

图 4-27

股骨机械轴计划。股骨畸形与图 4-26 所示的相同，再加上同侧胫骨畸形。步骤 0：MAT。由胫骨和股骨畸形共同引起内侧 MAD。步骤 1：DMA。同侧 MPTA 值为 79°，属于异常，但是对侧 mLDFA 正常，因此从膝关节中心出发，以对侧 mLDFA 值 87° 作为模板角作直线，画出股骨远端机械轴。步骤 2：PMA 和 MOT。从股骨头中心出发，以对侧 AMA 正常值 7° 作为模板角，相对于骨干中线，画出 PMA 线，LPFA 正常。步骤 3：CORA 和成角度数。远端干骺端成角度数为 22°。

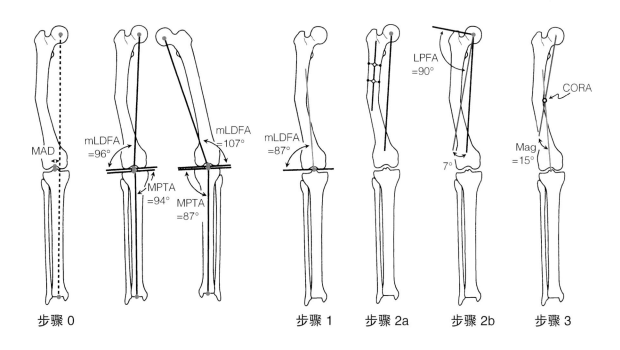

步骤 0　　　　　　　　　　步骤 1　步骤 2a　步骤 2b　步骤 3

图 4-28

股骨机械轴计划。步骤 0：MAT。由股骨和胫骨畸形共同引起 MAD，对侧股骨也存在畸形。步骤 1：DMA。MPTA 和对侧 mLDFA 均为异常，因此从膝关节中心出发，以 mLDFA 正常平均值 87°，可以画出股骨远端机械轴。步骤 2：PMA 和 MOT。由于对侧股骨也存在异常，从股骨头中心出发，以 AMA 的正常平均值 7°，相对于骨干中线，作 PMA 线，LPFA 正常。步骤 3：CORA 和成角度数。骨干成角度数为 15°。

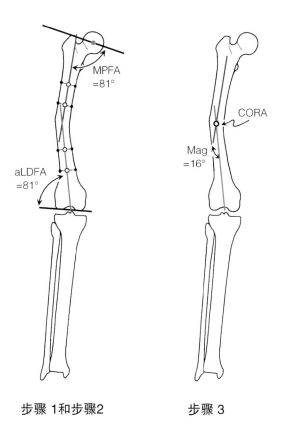

步骤 1和步骤2　　　　　步骤 3

图 4-29 ▶

股骨解剖轴计划。与图 4-28 中所示的股骨畸形相同，并伴有对侧股骨畸形。步骤 1：骨干中线（解剖轴线）和 MOT。画出两端的骨干中线即解剖轴线，相对于这些线，MPFA 和 aLDFA 均为正常。步骤 2：参考关节画出解剖轴线。由于 MPFA 和 aLDFA 均为正常，说明不存在其他畸形。步骤 3：CORA 和成角度数。骨干成角度数为 16°。

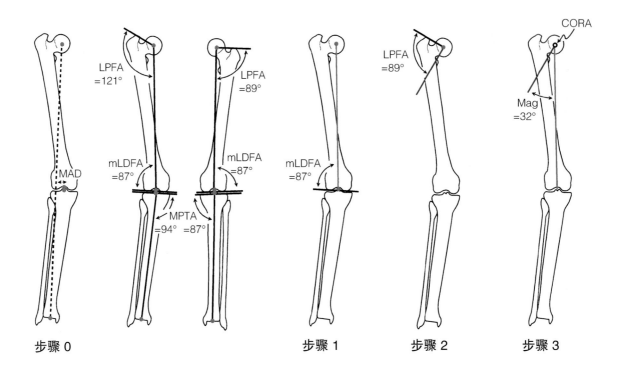

步骤 0　　　　　　　　　　　步骤 1　　　　步骤 2　　　　步骤 3

图 4-30

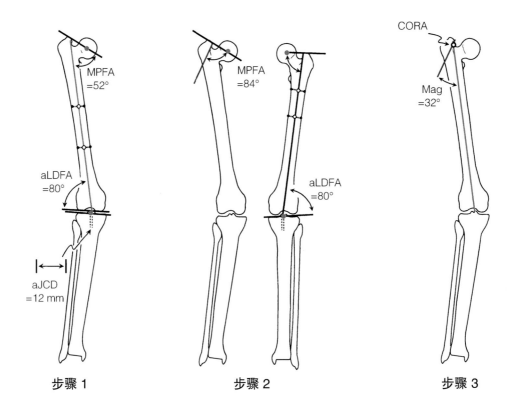

步骤 1　　　　　　步骤 2　　　　　　步骤 3

图 4-31

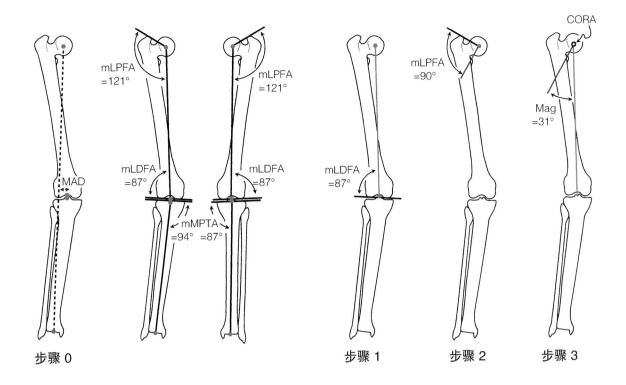

步骤 0　　　　　　　　　　　　步骤 1　　　步骤 2　　　步骤 3

◀　图 4-30

股骨机械轴计划。步骤 0：MAT。单纯由胫骨畸形引起 MAD，LPFA 异常，但是对 mLDFA 无显著影响。步骤 1：DMA。MPTA 为异常，但是对侧 mLDFA 正常，因此从膝关节中心出发，以对侧 mLDFA 值 87° 作为模板角，可以画出股骨远端机械轴。步骤 2：PMA 和 MOT。由于畸形位于近端，无法参考骨干中线画出 PMA 线，以对侧 LPFA 值 89° 作为模板角，画出 PMA 线。步骤 3：CORA 和成角度数。CORA 位于股骨头中心，近端干骺端成角度数为 32°。

图 4-32　▲

股骨机械轴计划。与图 4-31 中所示的股骨畸形相同。步骤 0：MAT。单纯由胫骨畸形引起 MAD，LPFA 异常，尽管髋关节畸形实际上对 mLDFA 无影响。步骤 1：DMA。同侧 MPTA 和对侧股骨均为异常，因此从膝关节中心出发，以 mLDFA 的正常平均值 87°，可以画出股骨远端机械轴。步骤 2：PMA 和 MOT。由于畸形位于近端，无法参照骨干中线画出 PMA 线。对侧 mLPFA 为异常，以 LPFA 的正常平均值 90°，画出 PMA 线。步骤 3：CORA 和成角度数。近端干骺端成角度数为 31°。

◀　图 4-31

股骨解剖轴计划。与图 4-30 中所示的畸形相同。步骤 1：骨干中线（解剖轴线）和 MOT。骨干中线和解剖轴线为同一条线，相对于这条线，aLDFA 正常，但是 MPFA 异常。步骤 2：参考关节画出解剖轴线。由于 MPFA 为 52°，以对侧 MPTA 正常值作为参照，从梨状窝出发，画出解剖轴线。步骤 3：CORA 和成角度数。髋关节成角度数为 32°。

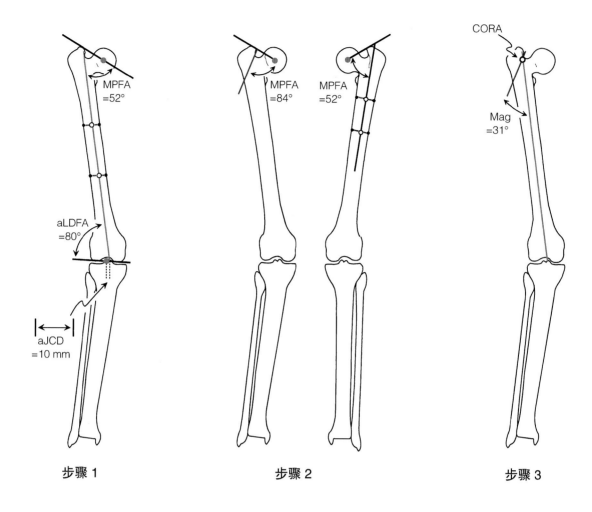

步骤 1   步骤 2   步骤 3

图 4-33

解剖轴计划。与图 4-32 中所示的股骨畸形相同，并伴有对侧股骨畸形。步骤 1：骨干中线（解剖轴线）和 MOT。骨干中线和解剖轴线为同一条线，相对于这条线，aLDFA 正常，但是 MPFA 异常；步骤 2：参考关节画出解剖轴线。由于同侧 MPFA 值为 52°，对侧 MPFA 值为 52°，均为异常。以 MPFA 的正常平均值 84°，从梨状窝出发，画出股骨 PAA 线。步骤 3：CORA 和成角度数。髋关节成角度数为 31°。

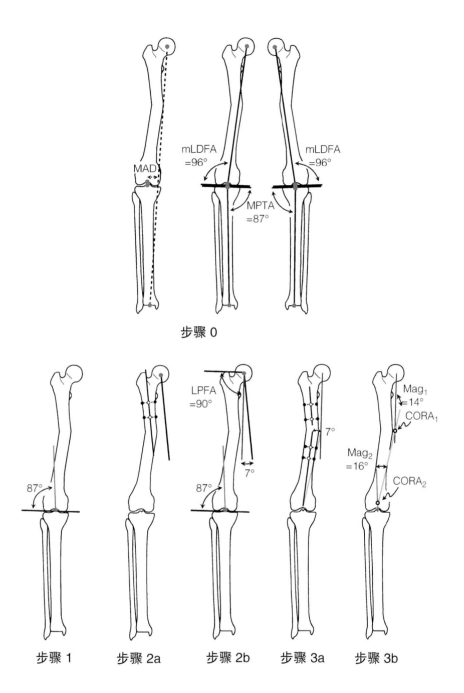

步骤 0

步骤 1   步骤 2a   步骤 2b   步骤 3a   步骤 3b

图 4-34

股骨机械轴计划。步骤 0：MAT。由股骨畸形引起 MAD，对侧股骨也存在畸形。步骤 1：DMA。MPTA 和 JLCA 均正常，因此，可以将胫骨近端机械轴延长，作为股骨远端机械轴。步骤 2：PMA 和 MOT。由于对侧股骨也为异常，从股骨头中心出发，相对于骨干中线，以 AMA 的正常平均值 7°，画出 PMA 线，LPFA 正常。步骤 3a：PMA 线和 DMA 线几乎平行，并且 相交于股骨外，存在明显的骨干外翻成角畸形，因此属于多顶点成角畸形。步骤 3b：CORA 和成角度数。从 PMA 线的外显成角顶点水平出发，参照相邻的股骨干中线，与这条相邻的线呈 7° 角，可以画出中段机械轴线。在该线与 PMA 线和 DMA 线的交点处分别标记 2 个 CORA，近端成角度数为 14°，远端成角度数为 16°。

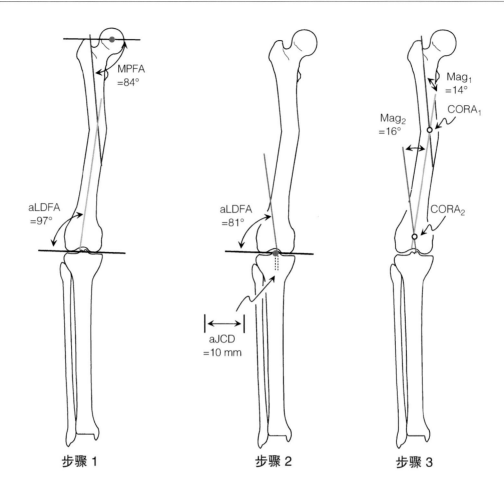

步骤 1　　　　　　　　步骤 2　　　　　　　　步骤 3

图 4-35

股骨解剖轴计划。与图 4-34 中所示的畸形相同。步骤 1：骨干中线（解剖轴线）和 MOT。存在 2 条骨干中线，相对于这 2 条线，MPFA 正常，但是 aLDFA 异常。步骤 2：参考关节画出解剖轴线。由于 aLDFA 值为 97°，以 aJCD 的正常平均值，从膝关节中心内侧 10 mm 处出发，以 aLDFA 的正常平均值 81°（对侧 aLDFA 异常），画出股骨远端解剖轴线。步骤 3：CORA 和成角度数。有 2 个 CORA（注意：与机械轴计划相比，股骨多顶点畸形的解剖轴计划相对容易）。近端成角度数为外翻 14°，远端成角度数为内翻 16°。

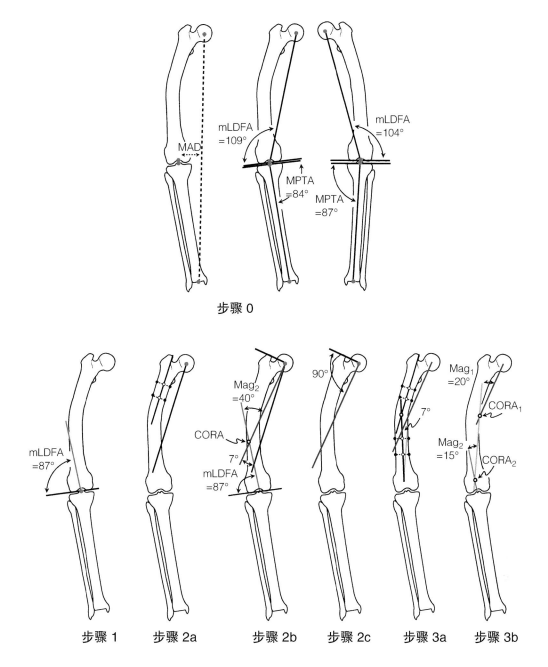

步骤 0

步骤 1　步骤 2a　步骤 2b　步骤 2c　步骤 3a　步骤 3b

图 4-36

股骨机械轴计划。步骤 0：MAT。由股骨和胫骨畸形共同引起 MAD，对侧股骨也存在畸形。步骤 1：DMA。MPTA 和对侧 mLDFA 均为异常，因此从膝关节中心出发，以 mLDFA 的正常平均值 87°，可以画出股骨远端机械轴。步骤 2a：PMA 和 MOT。由于对侧股骨也存在异常，从股骨头中心出发，参考骨干中线，以 AMA 的正常平均值 7° 作直线，画出 PMA 线，LPFA 正常。

步骤 2b：CORA 和成角度数。PMA 线和 DMA 线的交点（解析点 CORA，度数为 40°）位于股骨外侧，因此这是多顶点成角畸形。步骤 3a：画出最适合的中段骨干中线，相对于骨干中线，以 7° 角画出中段机械轴线。步骤 3b：CORA 和成角度数。在中段机械轴线与 PMA 线和 DMA 线的交点处分别标记 2 个 CORA，近端和远端 CORA 的成角度数分别为 20° 和 15°。

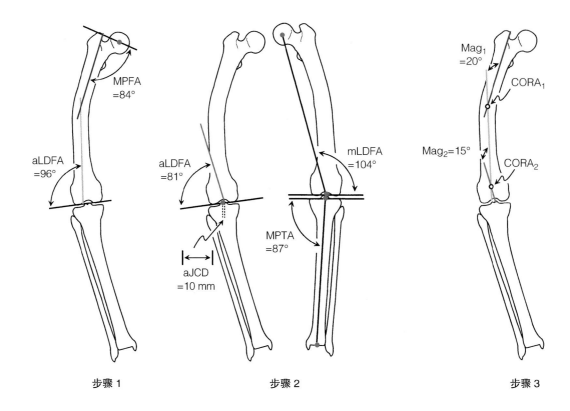

步骤 1　　　　　　　　　　步骤 2　　　　　　　　　　步骤 3

图 4-37

股骨解剖轴计划。与图 4-36 中所示的股骨畸形相同，伴有对侧股骨畸形。步骤 1：骨干中线（解剖轴线）和 MOT。存在 2 条骨干中线，相对于这 2 条线，MPFA 正常，但是 aLDFA 异常。步骤 2：参考关节画出解剖轴线和 DAA 线。由于对侧股骨也为异常，以 aJCD 的正常平均值 10 mm 和 aLDFA 的正常平均值 81°，画出股骨远端解剖轴。步骤 3：CORA 和成角度数。存在 2 个 CORA，近端和远端 CORA 的成角度数分别为 20° 和 15°。

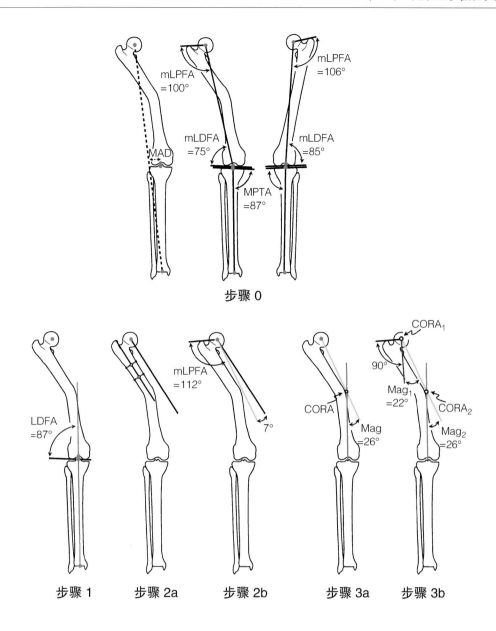

图 4-38

股骨机械轴计划。步骤 0：MAT。由股骨畸形引起 MAD，对侧股骨也存在畸形。步骤 1：DMA。同侧 MPTA 值为 87°，属于正常，JLCA 也为正常，因此可以将胫骨机械轴延伸，通过膝关节中心，成为股骨远端机械轴。步骤 2：PMA 和 MOT。由于对侧股骨也存在异常，从股骨头中心出发，相对于骨干中线，以 AMA 的正常平均值 7°，画出 PMA 线，mLPFA=112°。

步骤 3a：解析 CORA 和成角度数。CORA 与骨干外显外翻畸形的水平相一致，骨干畸形的度数为 26°。由于 mLPFA 异常，表明在髋关节处存在第二个 CORA。步骤 3b：CORA 和成角度数。由于对侧股骨也存在异常（mLPFA=106°），以 mLPFA 的正常平均值 90°，画出髋关节机械轴线，髋关节的畸形度数为 22°。

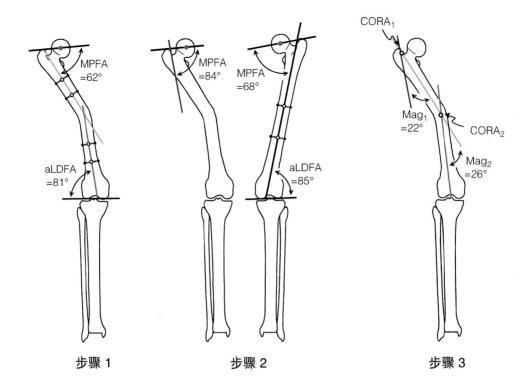

步骤 1　　　　　　　　步骤 2　　　　　　　　步骤 3

图 4-39

股骨解剖轴计划。与图 4-38 中所示的股骨畸形相同，伴有对侧股骨畸形。步骤 1：骨干中线（解剖轴线）和 MOT。存在 2 条骨干中线，相对于这 2 条线，aLDFA 正常，MPFA 异常。步骤 2：DAA。参考关节画出解剖轴线。由于 MPFA 值为 62°，以 MPFA 的正常平均值 81°（由于对侧 MPFA 也存在异常），画出股骨 PAA 线。步骤 3：CORA 和成角畸形的度数。由于存在 2 个 CORA，骨干畸形的度数是 26°，髋关节畸形的度数是 22°。

多顶点畸形

我们已经知道当 CORA 与外显成角畸形不相一致时，表明存在移位畸形，或者存在多顶点成角畸形。那么，当 CORA 位于骨外意味着什么呢？由于机械轴近端 1/2 ～ 2/3 部分，在正常情况下位于骨外，因此对于股骨畸形，在机械轴计划中，CORA 可能在骨外。在正常情况下，胫骨机械轴从不偏离骨，股骨和胫骨的解剖轴也从不偏离骨，因此，在股骨或者胫骨解剖轴计划中，或者在胫骨机械轴计划中，CORA 偏离骨，提示存在多顶点成角畸形。股骨远端的机械轴位于骨内，因此当股骨远端机械轴偏离骨时，提示存在多顶点畸形（图 4-40）。

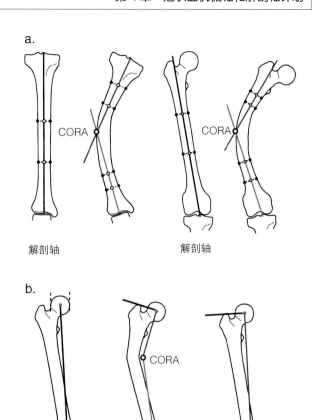

a. 解剖轴　　解剖轴

b. 机械轴

图 4-40　a，b

a　股骨和胫骨的解剖轴永远不会偏离骨的中心，因此，只要 CORA 偏离骨中心，就是多顶点畸形。

b　股骨机械轴一部分在骨内，一部分在骨外。在机械轴计划中，正常情况下，股骨近侧半畸形的 CORA 在骨外；在机械轴计划中，正常情况下，股骨远侧半畸形的 CORA 在骨内。任何 CORA 在骨外的股骨远端畸形表明可能存在多顶点畸形。

第 5 章　截骨术的概念和恢复冠状面对线

采用截骨术矫正成角畸形具有 2 种基本类型：（a）单纯矫正成角畸形的截骨术；（b）矫正成角畸形合并移位畸形的截骨术。单纯矫正成角畸形的截骨术的方法可以是开放楔形或者闭合楔形；矫正成角合并移位畸形的截骨术可以是线形截骨或者圆形（穹顶状）截骨。其他形状复杂的截骨术，如 V 形、L 形和 W 形等，被认为是特殊类型的截骨术，不在本章内容中讨论。

成角矫正轴（ACA）

采用截骨术矫正成角畸形可视为，围绕空间假想轴线，某个节段相对于另一个节段改变角度。施行矫正的轴线就是 ACA。假如 ACA 位于截骨线水平，在截骨部位围绕该轴线改变角度，会产生开放和（或）闭合楔形角度（图 5-1a 和 b）。假如 ACA 所处于的水平与截骨线不一致，骨端之间不仅会出现成角，而且会出现移位（图 5-1c）。假如 ACA 和截骨术的水平与 CORA 不一致，会引起继发性移位畸形（图 5-1d）。

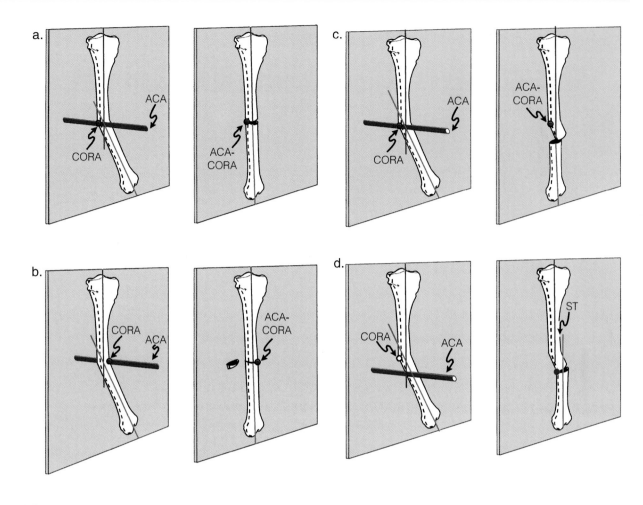

图 5-1 a～d

当 ACA（红色棒线）通过开放楔形 CORA（圆点）时，该点被称为 ACA-CORA（黑圈红心）。假如通过 ACA-CORA 行截骨术，在截骨部位产生单纯成角矫形。

a 开放楔形成角矫形。假如 ACA-CORA 位于凸侧骨皮质，出现开放楔形成角矫形。

b 闭合楔形成角矫形。假如 ACA-CORA 位于凹侧骨皮质，出现闭合楔形成角矫形。

c 截骨术与 CORA 的水平不一致，但是 ACA 通过 CORA（ACA-CORA）时，矫形会在截骨部位产生成角和移位。

d 当截骨平面和 ACA 处于相同水平上，但是与 CORA 的水平不同时。在纠正成角畸形之后，轴线变为互相平行，但是存在移位，尽管此时位于截骨部位的骨端改变角度，但是无移位发生。在非 CORA 的水平上进行成角矫形，将会产生继发性移位畸形。ST：继发性移位。

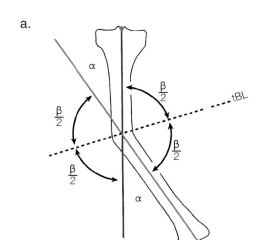

a.

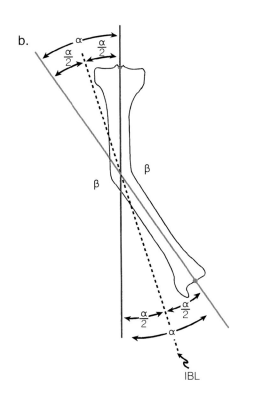

b.

图 5-2　a，b

轴线之间形成 2 个横向角（β）（a）和 2 个纵向角（α）（b）。等分线就是将角度分成 2 个相等部分的直线。

a　横向角 β 被 tBL 等分。

b　纵向角 α 被 lBL 等分，成角畸形的度数是纵向角的度数。

等分线

CORA 是骨骼近端轴和远端轴相交的水平，轴线以 CORA 为中心形成 4 个角，分别命名为近侧、远侧、内侧和外侧角。近侧角和远侧角相等，同理，内侧角和外侧角也相等。

将这些角分成相等 2 个部分的直线被称为"等分线"（图 5-2）。横向等分线（tBL）平分内侧角和外侧角；纵向等分线（lBL）平分近侧角和远侧角。tBL 和 lBL 总是相互垂直。

截骨术种类与等分线之间的关系

当 ACA 通过 CORA 时，DMA 线和 DAA 线分别相对于 PMA 线和 PAA 线围绕 ACA 旋转。骨骼的 PMA 线或 DMA 线和 PAA 线或 DAA 线将成为一条直线。只要 ACA 与成角畸形 tBL 上任何点相重合时，近端轴线和远端轴线恢复对线，成为一条直线。可以将 CORA 的概念再次表述为当通过 ACA 后，可以引导骨骼的轴线恢复对线的任何点。因此，位于 tBL 上的所有点都可认为是 CORA（图 5-3）。ACA 通过的 CORA 就是 ACA-CORA。假如 ACA-CORA 也在截骨线上，骨端就不会发生移位；假如 ACA-CORA 位于截骨线的凸侧骨皮质上，得到开放楔形矫形（图5-1a）；假如 ACA-CORA 位于截骨线的凹侧骨皮质上，得到闭合楔形矫形（图 5-1b）。

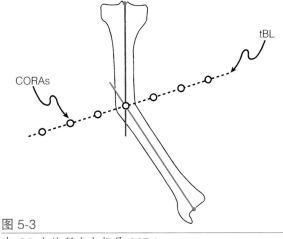

图 5-3

在 tBL 上的所有点都是 CORA。

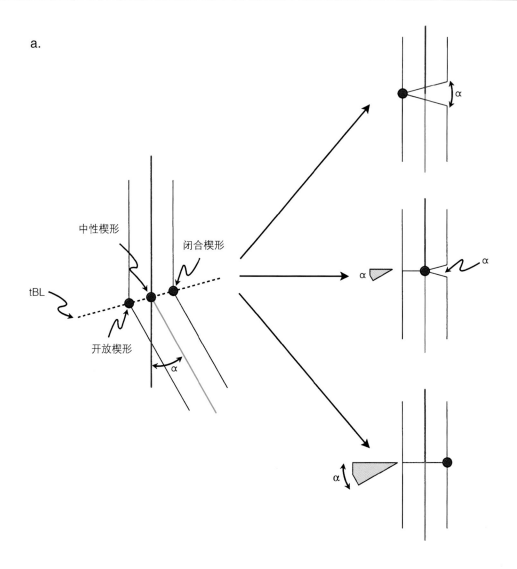

a.

假如截骨水平与 ACA-CORA 不一致，骨端将出现成角和移位，但是机械轴或者解剖轴的近端和远端部分仍旧会处于一条直线上（图 5-1c）（Paley 和 Tetsworth 1992a，1992b；Paley 等 1994）。

假如 ACA 位于在 tBL 上 CORA 的远端或者近端，无论截骨水平的位置如何，骨骼的轴线将发生移位（图 5-1d）。尽管轴线互相平行，但是不会成为一条直线。综上所述，无论截骨水平所处的位置如何，ACA 沿 tBL 移动将改变骨骼的长度，但不发生移位。ACA 沿 lBL 移动将引起骨骼的移位，但不会改变长度。本章将继续详细讨论这个概念。

截骨术原则

可以将以上所讨论的几何学原理总结成 3 条截骨术原则（图 5-4）（Paley 等 1994）。

截骨术原则 1

假如截骨线和 ACA 通过同一个 CORA，骨端将互相改变角度，而不发生移位（图 5-4a）。当纠正成角度数后，位于截骨水平近端和远端的骨骼轴线将处于一条直线上。

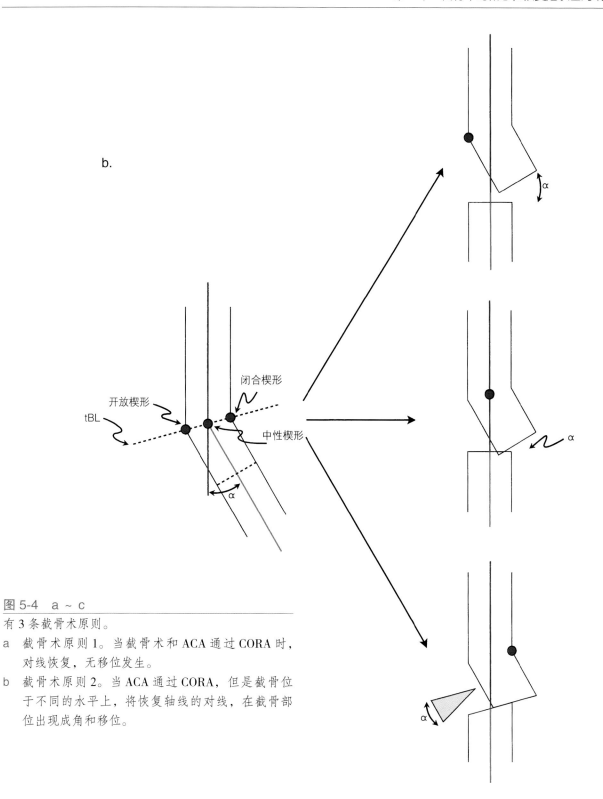

图 5-4　a ~ c

有 3 条截骨术原则。

a　截骨术原则 1。当截骨术和 ACA 通过 CORA 时，
　　对线恢复，无移位发生。

b　截骨术原则 2。当 ACA 通过 CORA，但是截骨位
　　于不同的水平上，将恢复轴线的对线，在截骨部
　　位出现成角和移位。

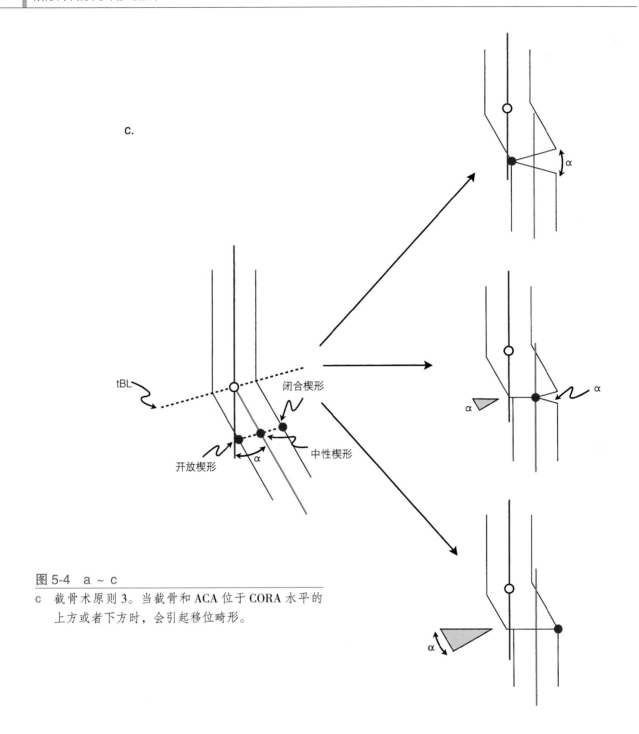

图 5-4　a ~ c

c　截骨术原则 3。当截骨和 ACA 位于 CORA 水平的
　　上方或者下方时，会引起移位畸形。

截骨术原则 2

当 ACA 通过 CORA，但是截骨处并未通过
该点时，位于截骨水平的骨端将出现相互成角
和移位（图 5-4b）。当矫正度数与成角度数相等
时，近端和远端轴线将完全恢复对线。

截骨术原则 3

当 ACA 未通过 CORA（位于 tBL 上的点）
时，矫正成角度数后，骨骼的近端轴和远端轴互
相平行，但是存在移位（图 5-4c）。

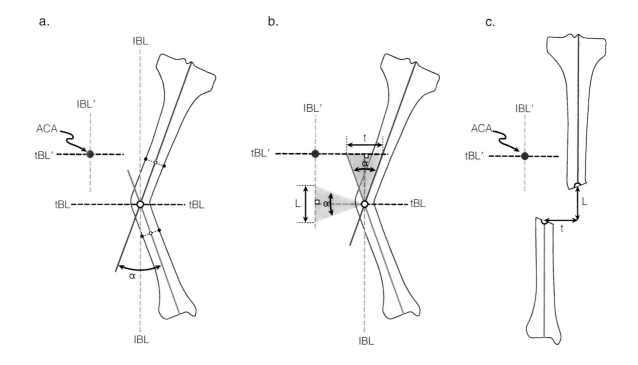

截骨线处的移位和长度改变

对于任何 ACA，可使用作图法来确定截骨线上各点的长度或移位的变化量。ACA 是图的起始点，图中互相垂直的轴线是以 ACA 为中心的，平行于 tBL 和 lBL 的直线（图 5-5），被称为 tBL′ 和 lBL′。tBL′ 近端的每个点将向一个方向移动；tBL′ 远端的每个点将向另一个方向移动。与之相似，lBL 凸侧的每个点将受到牵拉（延长），lBL 凹侧的每个点将受到压缩（短缩）。

图 5-5　a ~ c

a　通过 CORA（tBL，lBL）画出 tBL 和 lBL，成角畸形的度数为 α，ACA 位于 tBL 的近端和外侧，画出平行图，以 tBL′ 和 lBL′ 标明其轴线。

b　将 α 角从 CORA 向 tBL′ 和 lBL′ 延伸，L 是在 tBL′ 上所测得的角度线两边之间的距离，T 是在 lBL′ 上所测得的角度线两边之间的距离。

c　假如围绕 ACA 施行截骨术，骨端的延长距离为 L，移位距离为 t。

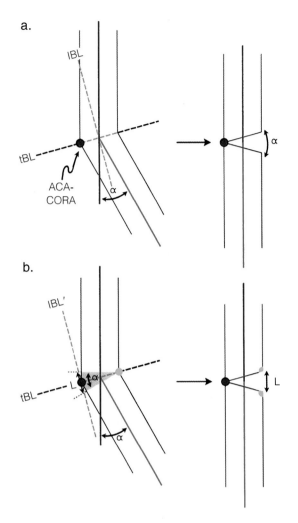

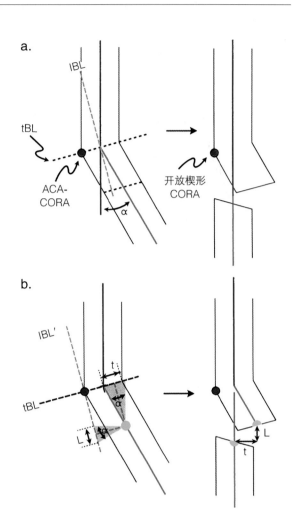

图 5-6 a，b

开放楔形截骨术。

a tBL 与凸侧骨皮质的交点被称为"开放楔形 CORA"。

b 截骨术的开口距离为 L。

图 5-7 a，b

成角 - 移位（a-t）开放楔形截骨术。

a ACA 通过开放楔形 CORA，但是截骨位于不同的水平上，完全恢复对线，但是骨端存在成角和移位。

b 骨端的延长距离为 L，移位距离为 t。

开放楔形截骨术

在 tBL 上，位于凸侧骨皮质的 ACA-CORA 被称为"开放楔形点"（图 5-6）。当截骨线通过该点时，凸侧骨皮质保持连续，将出现楔形骨缺损，其基底位于凹侧，最终的骨骼长度就是凸侧骨皮质的长度。ACA-CORA 凹侧的所有各点将被压缩，同时凸侧的所有各点将被牵拉。

假如截骨术位于开放楔形 CORA 的近端或者远端（图 5-7），但是围绕该 ACA-CORA 进行矫形，施行开放楔形矫形时，骨端将会移位。由于开放楔形的 CORA 比截骨线上最凸起处的骨皮质还要凸起，骨端不仅会出现楔形开口和移位，而且还发生分离移位。

闭合楔形截骨术

在等分线上，位于凹侧骨皮质的 CORA 被称为"闭合楔形点"（图 5-8）。假如截骨术和 ACA 均通过该点，会产生闭合楔形矫形。与开放楔形截骨术不同，闭合楔形截骨术需要去除骨组织，才能矫正成角畸形，在截骨处形成骨对骨

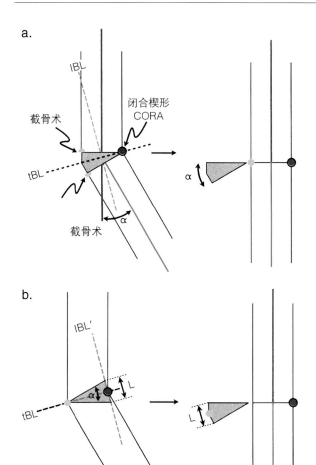

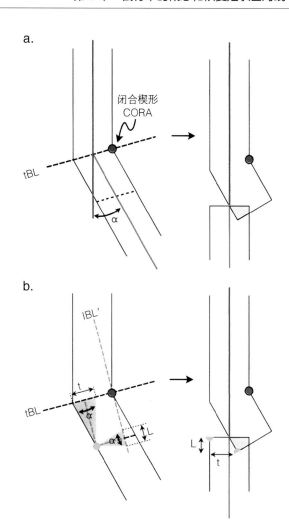

图 5-8　a，b
闭合楔形截骨术。
a　tBL 与凹侧骨皮质的交点被称为"闭合楔形 CORA"。
b　所去除楔形的宽度等于距离 L。

图 5-9　a，b
a　ACA 通过闭合楔形 CORA，但是截骨术位于不同的水平上，完全恢复对线，但是骨端存在成角和移位。
b　所去除楔形的宽度等于距离 L，凹侧的延长长度为 L，移位距离为 t。

的全面接触。与开放楔形相比，最终的骨骼长度出现短缩，与凹侧骨皮质的长度相等。lBL 凸侧的所有点，通过闭合楔形 CORA，将被压缩，同时该线凹侧的所有点将被牵拉。

　　假如截骨位于闭合楔形 ACA-CORA 的近端或者远端（图 5-9），行闭合楔形成角矫形后，骨端将会互相移位。截骨线上的某些点位于 lBL′凸侧，尽管施行闭合楔形截骨矫正，但其仍会被牵拉。

　　介于凹侧和凸侧骨皮质之间，并位于 tBL 上

的 CORA 被称为"中性楔形 CORA"（图 5-10）。假如截骨术和 ACA 通过该点，则会出现部分开放和部分闭合楔形截骨矫形。假如正好选择在骨干中点，凸侧去除的楔形宽度等于闭合楔形截骨处基底宽度的一半，最终的骨骼长度等于骨干中线的长度之和。位于 lBL 凸侧的所有各点均被压缩，位于 lBL 凹侧的所有各点均被牵拉。

　　假如截骨术位于中性楔形 ACA-CORA 的近端或者远端（图 5-11），施行部分闭合和部分开

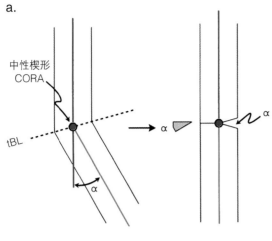

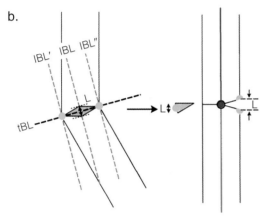

图 5-10　a，b

中性楔形截骨术。

a　PMA 线和 DMA 线的交点就是中性楔形 CORA，一半楔形截除，一半楔形开放。

b　所截除和开放楔形的宽度为 L。

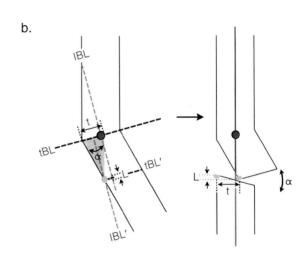

图 5-11　a，b

中性楔形 a-t 截骨术。

a　ACA 通过中性楔形 CORA，但是截骨位于不同的水平上，完全恢复对线，但是骨端存在成角和移位，一端骨皮质插入另一端骨髓腔内。

b　短缩的数量等于距离 L，移位的数量等于距离 t。

放楔形截骨矫形后，骨端将发生移位。在许多病例中，不必切除闭合楔形部分，因为一端的凸侧骨皮质将填入另一端的骨髓腔内。

在上述所有例子中，ACA 通过 tBL 上的 CORA。假如 ACA 不通过 CORA，将会产生移位畸形（图 5-12）。为了避免骨端发生移位，截骨线应通过 ACA-CORA，而不必考虑其倾斜度（图 5-13）。常见错误是通过 CORA 而不是 ACA-

CORA 施行截骨（例如：开放楔形 CORA 用于闭合楔形截骨术，或者闭合楔形 CORA 用于开放楔形截骨术）（图 5-14）。此时会产生某些移位畸形，在重度成角畸形中，会发生显著的移位。出现该错误的原因是等分线未能垂直于近端或者远端骨节段。因此，相对于近端或者远端骨节段垂直线观察时，可发现开放楔形 CORA 位于不同于闭合楔形 CORA 的水平上。

a.

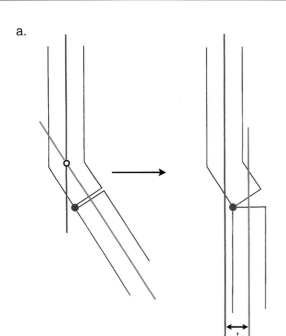

b.

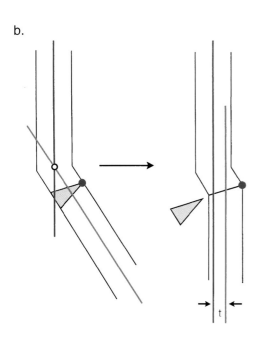

图 5-12　a，b

假如截骨水平与畸形等分线上 CORA 不一致，并且围绕截骨线上的某点矫正成角时，会产生移位畸形。开放楔形截骨术（a）的移位程度 t 要大于闭合楔形截骨术（b）。

a.

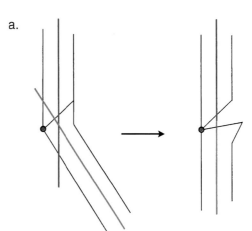

b.

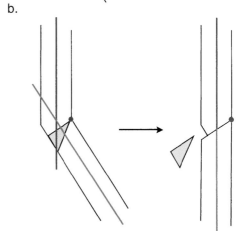

图 5-13　a，b

假如分别通过开放或者闭合楔形点施行开放（a）或者闭合（b）楔形截骨术，无论截骨的方向如何，都不会产生移位畸形。由于截骨部位存在倾斜，在开放楔形截骨时，凹侧产生骨突；在闭合楔形截骨时，产生骨缺损。

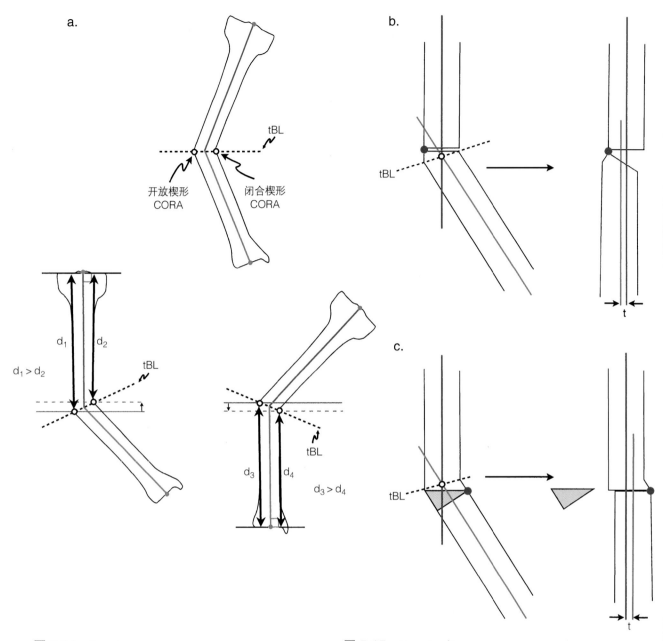

图 5-14　a ~ c

开放楔形和闭合楔形 CORA 与近端或者远端关节线的距离并不相同（a）。d：距离。因此，假如通过闭合楔形 CORA 行开放楔形截骨术（b），或者通过开放楔形 CORA 行闭合楔形截骨术（c），会产生轻度移位畸形。t：移位。

图 5-15　a ~ c　▶

a　圆形穹顶状截骨术的截骨线为圆形（圆柱形），CORA 位于圆形截骨线的圆心。对于每一个 CORA，可以采用不同的直径施行圆形截骨。其限制因素是截骨线上骨与骨的接触面积，圆心穹顶状截骨术的半径越大，移位越大，骨接触面积就越小，如果半径超过一定的范围，则无法操作（圆圈 3 和圆圈 4）。

b　假如穹顶状截骨术的中心轴与位于畸形等分线上的 CORA 不一致时，矫正畸形之后，会产生继发性轴线移位畸形（截骨术原则 3）。t：移位。

c　无论是施行闭合、中性还是开放楔形手术，都可以围绕 CORA 施行圆心穹顶状截骨术。如闭合、中央和开放楔形等直线形截骨术一样，相应的圆心穹顶状截骨术会引起骨骼长度发生相应改变。

a.

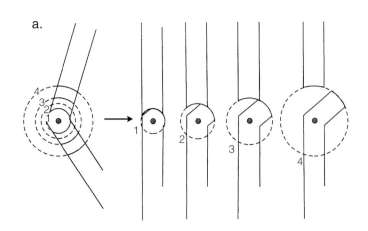

b.

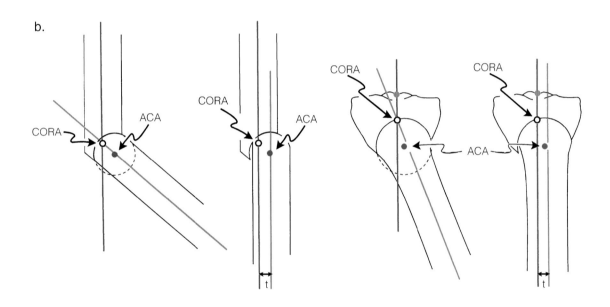

c.

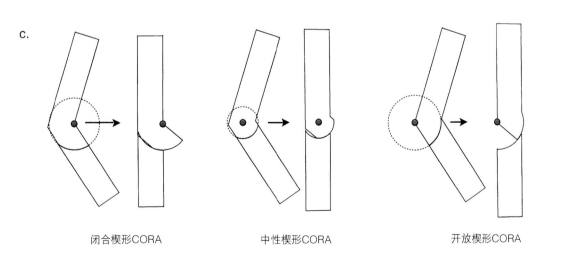

闭合楔形CORA　　　　　　　　中性楔形CORA　　　　　　　　开放楔形CORA

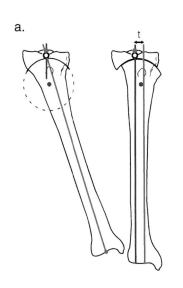 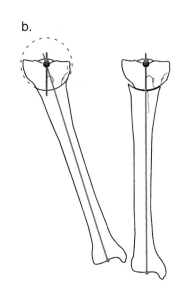

圆形穹顶状截骨术

除直线形截骨术之外，还有圆形穹顶状截骨术。在骨科领域之外，穹顶状是一种球面。我们所谓的穹顶状截骨术是在三维空间上施以圆柱形截骨（图 5-15）。"圆柱形截骨术"是比较精确的表述，但是由于"穹顶状截骨术"这一名称已广为流传，众所周知是圆柱形截骨，因此我们保持原名，不对名称进行修改。穹顶状截骨术的优点在于可调性、骨与骨的接触面积大以及稳定性好，其缺点是技术难度大以及无法同时进行旋转矫形。

穹顶状截骨术能够矫正成角畸形关键在于，2 个互相匹配的圆柱形骨端能够围绕圆柱体中央轴线相互旋转。穹顶状截骨术的 ACA 就是圆柱形截骨术的中央轴线。在二维图形上，圆柱形穹顶状截骨术表现为圆弧形，其中心轴就是圆心。假如穹顶状截骨术的 ACA 以 CORA 为中心，则可以完全恢复近端和远端轴线的对线，被称为"圆心穹顶状截骨术"（Paley 等 1994，1997）。由于穹顶状截骨术本身并不经过 CORA，截骨线上的骨端必然会发生成角和移位（截骨术原则 2），由于其外形为圆柱形，骨端在移位时能够保持最大的接触面积，随着圆形截骨术的半径加长，骨端之间的接触面积随之减小（图 5-15a）。

因为干骺端区域的骨骼直径最宽，因此最适用合实施该型截骨术。假如圆形切骨的中央轴线与成角畸形的 ACA-CORA 不相一致，则会引起近端和远端轴线发生移位（截骨术原则 3）（图 5-15b）。

可以设计圆心穹顶状截骨术，使其围绕开放、中央或者闭合楔形 CORA，矫正成角畸形（图 5-15c）。在进行开放楔形矫形时，不会完全丧失骨与骨的接触（截骨端无分离）；在进行闭合楔形矫形时，不必去除任何骨组织。

最著名的穹顶状截骨术是胫骨高位截骨术，由 Maquet（1976）推广，其凹面朝向远端，并位于胫骨结节的近端（图 5-16），常用于治疗胫骨的内外翻畸形。此时 CORA 接近关节线水平，故采用 Maquet 截骨术进行矫形会引起继发性移位畸形。从几何学观点出发，使用胫骨近端穹顶状截骨术，以 CORA 为中心，凹形面朝向近端，似乎更加正确，可以避免发生继发性移位畸形。

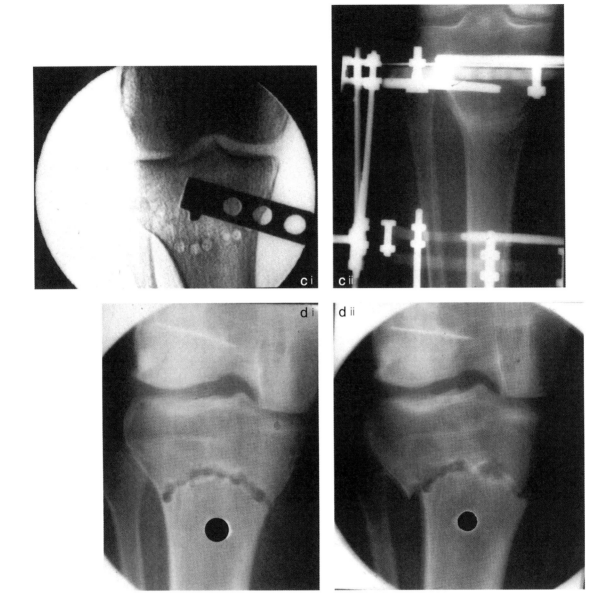

图 5-16　a ~ d

a　Maquet 穹顶状截骨术（凹面朝向远端）治疗胫骨
　　内翻畸形，穹顶状截骨术的顶点通过 CORA。尽
　　管穹顶状截骨术通过 CORA，但是圆形截骨术的
　　轴线位于 CORA 远端，截骨线处的骨端将向内侧
　　移位。由于发生移位畸形，完全矫正内翻畸形后，
　　会产生继发性内侧移位畸形（截骨术原则 3）。t:
　　移位。

b　对于该 CORA 的圆心穹顶状截骨术应该是凹面朝
　　向近端，图中显示轴线恢复对线，但是截骨处发
　　生成角和外侧移位畸形（截骨术原则 2）。

c　胫骨近端的中性圆心穹隆状截骨术（凹面朝向远
　　端）。i，圆心穹隆状截骨术的临床实例。CORA 钉
　　位于近端干骺端，以立方体上的第 2 个孔作为钻

孔导向器，钻出多个骨洞，然后用骨凿将其相连，
形成半圆形的截骨线。ii，与图 i 中所示病例类似。
在矫正外翻畸形之后，使用外固定支架，可观察
到圆心穹顶状截骨已愈合。

d　胫骨近端的 Maquet 穹顶状截骨术（凹面朝向远
　　端）。i，Maquet 穹顶状截骨术，ACA（黑点）位
　　于干骺端与骨干结合部水平。该病例的 CORA 位
　　置较高，位于干骺端，半圆形截骨线以位于远端
　　的点为中心，会使 ACA 远离 CORA，引起移位畸
　　形。ii，与图 i 中所示的同一病例，截骨术完成后，
　　注意出现移位畸形（截骨术原则 3）。为了取得满
　　意的对线，需要过度矫形。注意骨干中线向内侧
　　错位。

截骨水平和种类的临床选择

如何选择截骨水平和种类可根据畸形的几何形态、固定物类型、截骨线周围的骨骼以及关节或韧带 - 肌腱止点，软组织覆盖条件，骨骼的质量，以及其他临床因素。截骨术原则上只考虑畸形的几何形态，并不考虑临床特点。忽视截骨术原则会产生继发性畸形或者残留畸形（图 5-17 到图 5-24）。其严重程度取决于成角畸形的矫正度数以及从等分线 CORA 到 ACA 的距离。

许多情况下，所形成的继发畸形并无临床意义。在充分理解截骨术原则和畸形的几何形态基础上，接受轻度继发畸形，以及使用熟悉的手术技术和器械，是简单安全的万全之计。权衡利弊后作出抉择，接受继发畸形，不足为奇。只有当手术医生对截骨术平面和畸形的几何形态之间关系缺乏认识或者理解时，才会觉得无法接受。在正确分析畸形的几何形态、截骨术原则和相关的临床因素之后，才能作出正确的截骨决定。

总而言之，在矫正每个畸形时，需要考虑三个几何学变量：（a）CORA，（b）ACA 和（c）截骨水平（图 5-25）。只有 CORA 是成角畸形的内在几何学特性，CORA 沿 tBL 改变只能改变矫形的类型（开放、闭合或者中性型）。最理想的状态是 ACA 通过 CORA，可以避免产生继发性畸形。对手术医生来说，控制 ACA 并非如纸上谈兵那样容易。ACA 与截骨术的水平和种类、抵抗矫形的软组织铰链以及与所用内固定器械密切相关。与之相反，截骨水平完全受手术医生的控制，选择截骨水平和种类取决于骨骼和软组织的解剖学和生物学特性以及固定的技术和种类。由手术医生所选择的截骨水平，手术医生部分能够决定的 ACA，以及畸形几何形态内在的 CORA，最终共同决定所取得的矫形结果。假如这三种变量控制理想，矫正成角畸形时，就不会发生继发性畸形。假如这三种变量处理不利，则会形成继发性畸形。

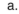
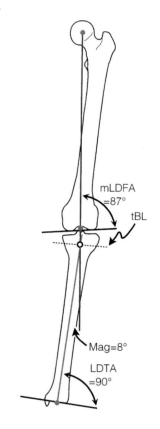

a.

mLDFA =87°

tBL

Mag=8°

LDTA =90°

图 5-17　a ~ d

a　胫骨畸形计划和截骨术：胫骨近端 8° 的内翻畸形。

b　开放楔形截骨术的操作顺序：i，截骨线通过 ACA-CORA：成角矫形 8°，无 MAD，解剖轴对线好，踝关节和膝关节走行方向线正常。ii，截骨线位于 CORA 远端，ACA 位于截骨线上：成角矫形 8°，残留内侧 MAD，胫骨远端解剖轴向内侧移位，踝关节和膝关节走行方向轻度改变。t，移位。iii，截骨线位于 CORA 远端，ACA 位于截骨线上：成角矫形 11°（过度矫形 3°），无 MAD，胫骨远端解剖轴发生外翻和外侧移位，踝关节走行方向异常

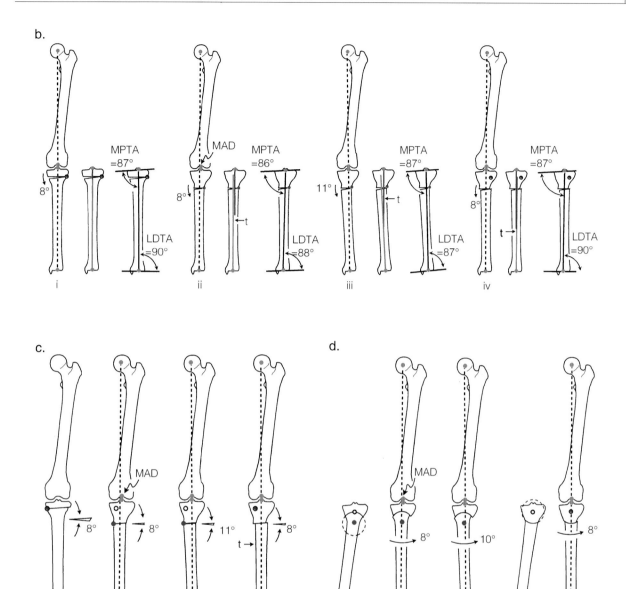

（外翻），膝关节走行方向正常。iv，截骨线位于 CORA 远端，ACA 通过 CORA：成角矫形 8°，无 MAD，胫骨远端解剖轴对线正常（由于截骨术的水平和移位出现骨突），踝关节和膝关节走行方向正常。

c 闭合楔形截骨术的操作顺序：与开放楔形截骨术顺序（i，ii，iii，iv）相同，采用等分线上的闭合楔形点。

d 穹顶状截骨术的操作顺序。由于在穹顶状截骨术中，无截骨线通过 ACA-ROCA，因此无第 i 部分；ii 和 iii，穹顶的顶点通过 CORA，中心位于 CORA 远端，因此矫形 8° 后仍残留 MAD，需要矫形 10°（过度矫形 2°）才能消除 MAD。对于解剖轴、踝关节与膝关节走行方向的影响，穹顶状截骨术与开放和闭合楔形截骨术顺序在第 ii 和 iii 部分中起到相同的作用。iv，圆心穹顶状截骨术：CORA 与圆形截骨术的中心相一致，矫形 8° 后消除 MAD，解剖轴、膝关节和踝关节走行方向正常。

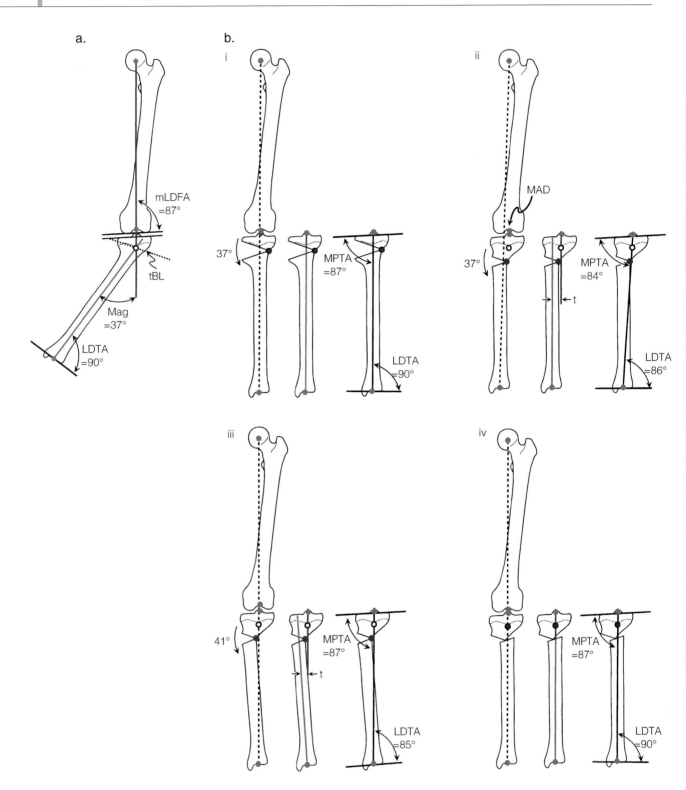

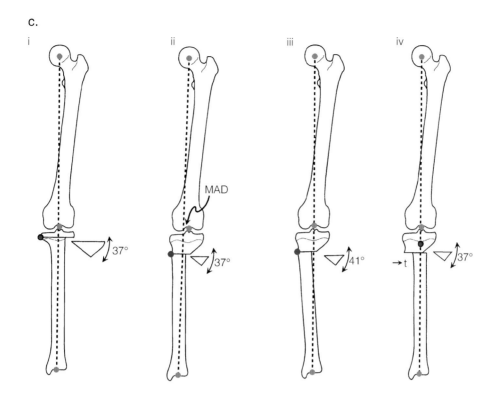

图 5-18　a ~ k

a　胫骨畸形计划和截骨术：胫骨近端 37° 内翻畸形。

b　开放楔形截骨术的操作顺序。i，截骨线通过 ACA-CORA：成角矫形 37°，无 MAD，解剖轴线对线好，踝关节和膝关节走行方向线正常。ii，截骨线位于 CORA 远端，ACA 位于截骨线上：成角矫形 37°，残留内侧 MAD，胫骨远端解剖轴向内侧移位，踝关节和膝关节走行方向轻度改变。t，移位。iii，截骨线位于 CORA 远端，ACA 位于截骨线上：成角矫形 41°（过度矫形 4°），无 MAD，胫骨远端解

剖轴发生外翻和外侧移位，踝关节走行方向异常（外翻），膝关节走行方向正常。iv，截骨线位于 CORA 远端，ACA 通过 CORA：成角矫形 37°，无 MAD，胫骨远端解剖轴对线正常（由于截骨术的水平和移位出现骨突），踝关节和膝关节走行方向正常。

c　闭合楔形截骨术操作顺序：与开放楔形截骨术顺序（i，ii，iii，iv）相同，采用等分线上的闭合楔形点。

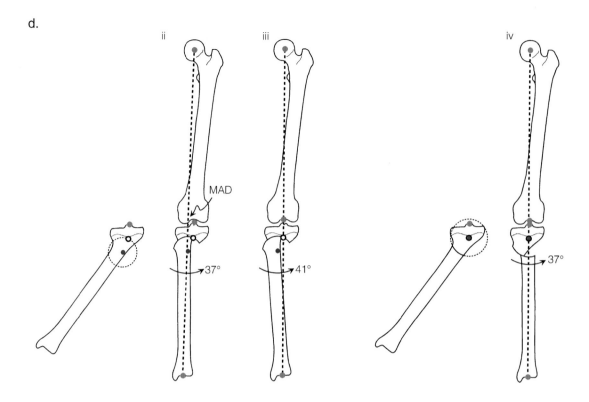

图 5-18   a ~ k

d 穹顶状截骨术操作顺序。由于在穹顶状截骨术中，无截骨线通过 ACA-ROCA 的概念，因此无第 i 部分；ii 和 iii，穹顶的顶点通过 CORA，中心位于 CORA 远端，因此矫形 37° 仍残留 MAD，需要矫形 41°（过度矫形 4°）才能消除 MAD。对于解剖轴、踝关节与膝关节走行方向的影响，穹顶状截骨术与开放和闭合楔形截骨术顺序在第 ii 和 iii 部分中起到相同的作用。iv，圆心穹顶状截骨术：CORA 与圆形截骨线的中心相一致，矫形 37° 后消除 MAD，解剖轴、膝关节和踝关节走行方向正常。

e 截骨术原则 1 的临床实例，开放楔形截骨术。i，站立位全长放射片显示轻度内侧 MAD（膝内翻）。ii，轻度膝内翻，mLDFA 为 88°，MPTA 为 83°，按照以下顺序画出术前计划线：由于 mLDFA 正常，将股骨机械轴线向远端延伸，代表胫骨 PMA 线（红线），从踝关节中心出发，画出胫骨 DMA 线，平行于胫骨骨干，向近端延伸（蓝线），得出的 CORA 位于胫骨结节水平，测量为 6°。iii，术中拍摄放射片，确认矫正情况。使用 Puddu 钢板固定开放楔形截骨部位。外侧骨皮质作为 ACA，由

于与 CORA 水平相一致，本病例遵循截骨术原则 1，完全恢复截骨部位的对线，无继发性移位。在术中放射片上测得 MPTA 为 89°，然后安装最后 2 个近端螺钉。iv，术后站立位全长放射片显示下肢机械轴线恰好通过膝关节中心。

f 截骨术原则 3 的临床实例，闭合楔形截骨术。17 岁女性患者的放射片，既往行双侧截骨术治疗 Blount 病畸形，在左侧，截骨术位于 CORA 的远端，ACA 在截骨水平上（闭合楔形），残留左下肢内侧 MAD 以及胫骨的明显内侧移位畸形；在右侧，由于胫骨过度矫形，对 ACA 位于 CORA 远端进行补偿，因此无 MAD，但是由于过度矫形，患者残留踝关节走行方向异常，存在过度外翻。双下肢显示截骨术原则 3 的误区，本病例告诫我们不能轻易行截骨术。

g 截骨术原则 3 的另一个临床实例，横向延长截骨术治疗 Blount 病。截骨术位于 CORA 远端，ACA 位于截骨线上，为了恢复机械轴对线，需要过度矫形，该过度矫形引起踝关节走行方向异常，出现外翻畸形。

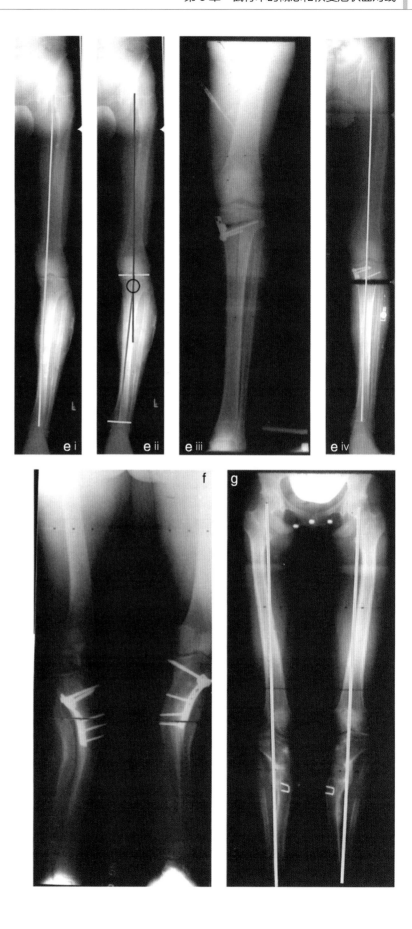

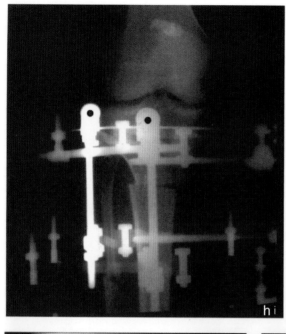
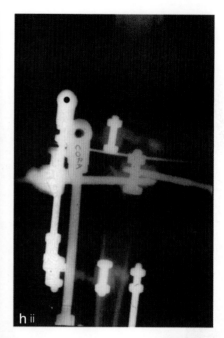
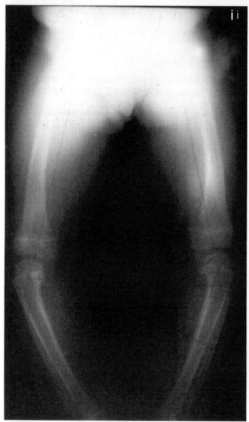
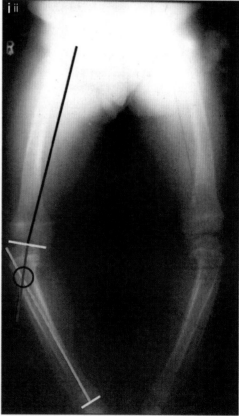

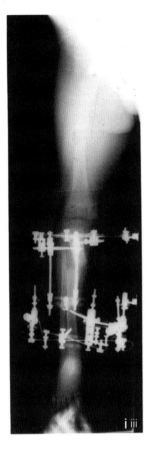

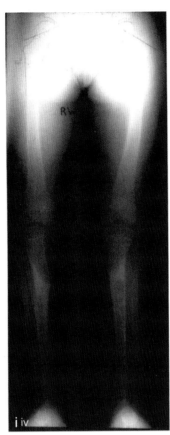

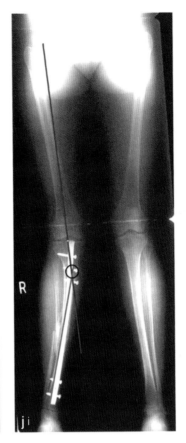

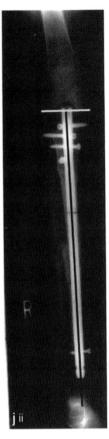

图 5-18　a ~ k

h　截骨术原则 2 的临床实例，横行截骨术。i，成年患者，膝关节内侧间室早期骨关节炎，施行胫骨近端截骨术即时矫正轻度胫骨内翻畸形，CORA 位于干骺端，通过 Ilizarov 装置的铰链（黑点）确定 ACA，截骨线位于 CORA 远端，在截骨水平必然产生移位，因此截骨术原则 2 将铰链放置在环上方，此内容将在第 11 章中讨论。ii，Blount 病的儿童患者，行逐渐延长和成角矫形，同图 i 中所示的病例，CORA 位于干骺端，截骨线位于远端，通过干骺端和骨干结合部，ACA 位于铰链处（黑点）及环的上方（该技术的具体细节见第 11 章），注意新生骨部位发生移位，同时伴有成角。

i　截骨术原则 2 的临床实例，横行截骨术。i，双侧 Blount 病患者，4 岁时的放射片，除存在明显的胫骨内翻之外，还存在股骨远端内翻，也会引起内侧 MAD。ii，术前计划。mLDFA 为 95°，故不能将轴线延伸充当胫骨近端机械轴，因此画出 90° 线作为胫骨 PMA。从踝关节中心出发，与胫骨干相平行，画一条直线（蓝线）并延伸，就是远端 DMA 线。

CORA 位于干骺端上部，测得度数为 38°。iii，使用 Ilizarov 装置行逐步矫形，术后查站立位全长片。注意截骨水平处存在移位（截骨术原则 2）。残留内侧 MAD，继发于未被纠正的股骨内翻，在二期可以采用半骺板骑缝钉或者截骨术加以矫正。iv，随访时的站立位全长片，显示双侧胫骨截骨处的移位发生重塑。

j　截骨术原则 2 的临床实例，圆心穹顶状截骨术。i，胫骨骨折畸形愈合。mLDFA 为 85°，因此可以将股骨机械轴向远端延伸，充当胫骨 PMA 线。从踝关节中心出发，平行于胫骨干作直线，并向近端延伸，作为胫骨 DMA 线。CORA 位于原发骨折的水平，成角畸形的度数为 17°。由于即时将外翻矫正为内翻，有引起腓总神经牵拉损伤的风险，行腓总神经减压以及经皮前方间室筋膜切开术（见第 10 章）。ii，采用外固定器辅助髓内针（FAN）技术（在第 11 章中详述）再次穿入髓内针，施行闭合性圆心穹顶状截骨术，术后复查放射片，最终测量 MPTA 为 88°。

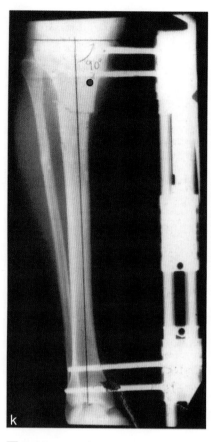

k

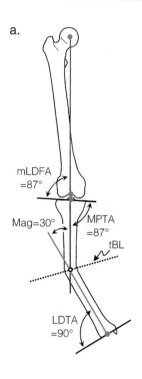

a.

图 5-18　a ~ k

k　闭合楔形圆心穹顶状截骨术治疗胫骨内翻。CORA
　　钉放置于接近近端内侧的骨皮质处，并非位于骨
　　骼中心，目的是产生闭合楔形作用。测量 MPTA
　　为 90°，然后打入 IMN 固定，拆除临时外固定器
　　（FAN 技术，在第 11 章中论述），也可保留外固定
　　支架，直到骨愈合。

图 5-19　a ~ e

a　胫骨畸形计划和截骨术考虑：胫骨中段骨干 30° 内
　　翻畸形。

b　开放楔形截骨术操作顺序。i，截骨线通过 ACA-
　　CORA：成角矫形 30°，无 MAD，解剖轴对线好，
　　踝关节和膝关节走行方向线正常。ii，截骨线位于
　　CORA 近端，ACA 位于截骨线上：成角矫形 30°，
　　残留内侧 MAD，胫骨远端解剖轴向外侧移位，踝
　　关节和膝关节走行方向轻度改变。t，移位。iii，
　　截骨线位于 CORA 近端，ACA 位于截骨线上：成
　　角矫形 24°（矫形不足 6°），无 MAD，胫骨远端解
　　剖轴发生内翻和外侧移位，踝关节走行方向异常
　　（内翻），膝关节走行方向正常。iv，截骨线位于
　　CORA 近端，ACA 通过 CORA：成角矫形 30°，无
　　MAD，胫骨远端解剖轴对线正常（由于截骨术的
　　水平和移位出现骨突），踝关节和膝关节走行方向
　　正常。附录：注意解剖轴的移位方向以及所产生的
　　踝关节和 MAD 的异常方向，图 5-19 i 和 ii 所示
　　的方向与图 5-18 i 和 ii 中的不同，其原因是图 5-19
　　中所示的截骨术位于 CORA 近端，而图 5-18 中所
　　示的截骨术位于 CORA 远端。当所选择的截骨术
　　水平与 CORA 水平不一致时，离膝关节越近，消除
　　MAD 所需要的矫形度数就越小（矫形不足）；离膝
　　关节越远，需要的矫形度数就越大（过度矫形）。

b.

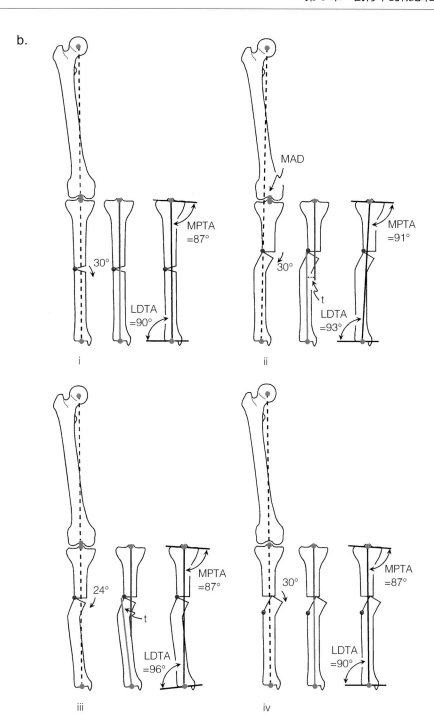

c.

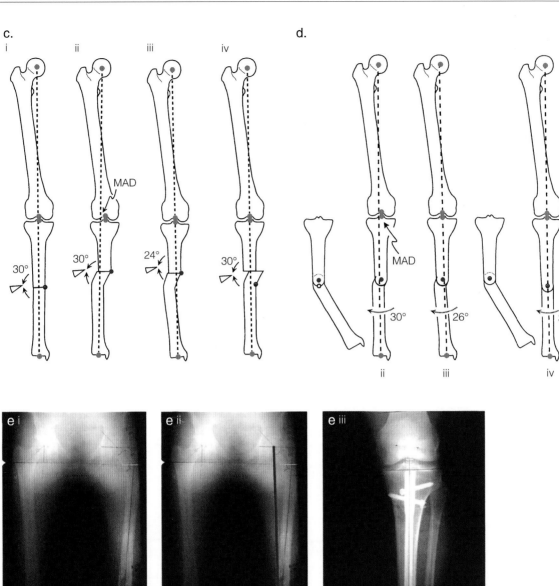

d.

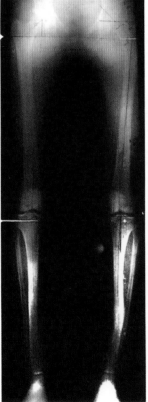

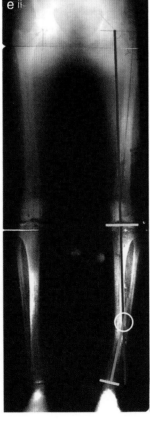

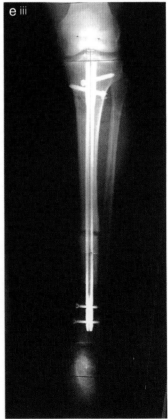

图 5-19　a ~ e

c　闭合楔形截骨术操作顺序。与开放楔形截骨术顺序（i，ii，iii，iv）相同，采用等分线上的闭合楔形点。

d　穹顶状截骨术操作顺序。由于在穹顶状截骨术中，无截骨线通过 ACA-ROCA 的概念，因此无第 i 部分；ii 和 iii，穹顶的顶点通过 CORA，中心位于 CORA 近端，因此矫形 30° 产生 MAD，只需要矫形 26°（矫形不足 4°）就能消除 MAD。对于解剖轴、踝关节与膝关节走行方向的影响，穹顶状截骨术与开放和闭合楔形截骨术顺序在第 ii 和 iii 部分中起到相同的作用。iv，圆心穹顶状截骨术：CORA 与圆形截骨线的圆心相一致，矫形 37° 后消除 MAD，解剖轴、膝关节和踝关节走行方向正常。

e　截骨术原则 1 的临床实例，开放楔形截骨术。i，胫骨骨不连，伴有内翻畸形。ii，mLDFA 正常，因此可以将股骨机械轴向远端延伸，充当胫骨的 PMA 线（红线），从踝关节中心出发，平行于胫骨干，并向近端延伸，画出胫骨 DMA 线（蓝线），畸形度数为 6°。iii，采用牵伸开放楔形截骨术和 IMN 技术，矫正 12° 内翻畸形，腓骨保持完整，所以胫骨内侧和外侧骨皮质均有开口，ACA 在腓骨上，位于凸侧骨皮质的外侧。

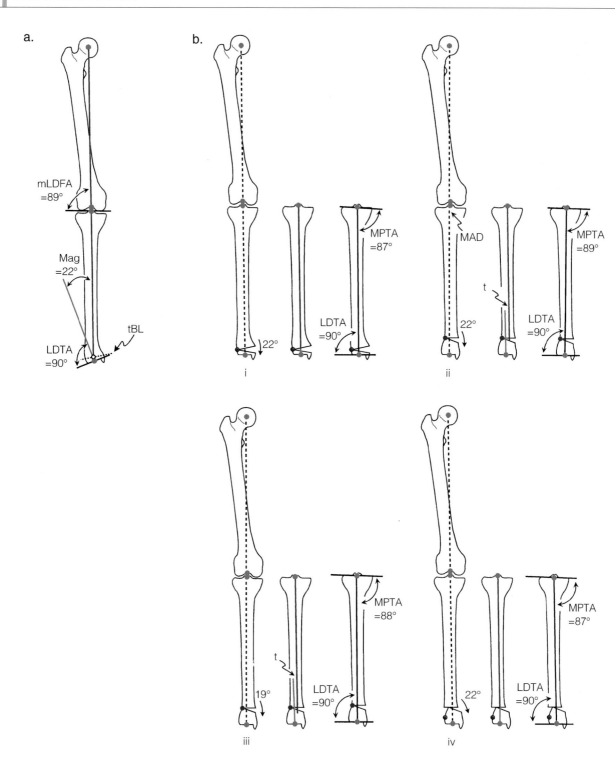

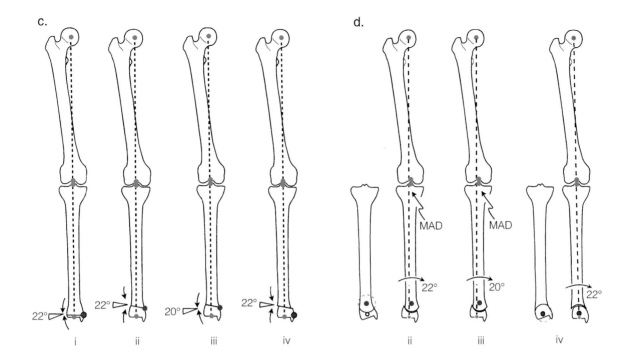

图 5-20 a ~ d

a 胫骨畸形计划和截骨术考虑：胫骨远端 22° 成角畸形。

b 开放楔形截骨术操作顺序。i，截骨线通过 ACA-CORA：成角矫形 22°，无 MAD，解剖轴对线好，踝关节和膝关节走行方向线正常。ii，截骨线位于 CORA 近端，ACA 位于截骨线上：成角矫形 22°，残留外侧 MAD，胫骨远端解剖轴向外侧移位，踝关节和膝关节走行方向轻度改变。t，移位。iii，截骨线位于 CORA 近端，ACA 位于截骨线上：成角矫形 19°（矫形不足 3°），轻度 MAD，胫骨远端解剖轴发生内翻和外侧移位，踝关节走行方向正常，膝关节走行方向轻度异常。iv，截骨线位于 CORA 远端，ACA 通过 CORA：成角矫形 22°，无 MAD，胫骨远端解剖轴对线正常（由于截骨术的水平和移位出现骨突），踝关节和膝关节走行方向正常。附录：图 ii 显示成角矫形等于畸形的度数。由于无原始 MAD，图 iii 显示矫形度数是恢复踝关节与 LDTA 成 90° 的对线所需要的度数。

c 闭合楔形截骨术操作顺序。与开放楔形截骨术顺序（i，ii，iii，iv）相同，采用等分线上的闭合楔形点。

d 穹顶状截骨术操作顺序：由于在穹顶状截骨术中，无截骨线通过 ACA-ROCA 的概念，因此无第 i 部分；ii 和 iii，穹顶的顶点通过 CORA，中心位于 CORA 近端，因此矫形 22° 产生 MAD，膝关节走行方向异常，LDTA 过度矫正（踝关节走行方向）（ii），只需要矫形 20°（矫形不足 2°）就可以使踝关节走行方向与 LDTA 成 90°（iii），同时产生 MAD 和膝关节走行方向异常。iv，圆心穹顶状截骨术：CORA 与圆形截骨线的中心相一致，矫形 22° 后消除 MAD，解剖轴、膝关节和踝关节走行方向正常。

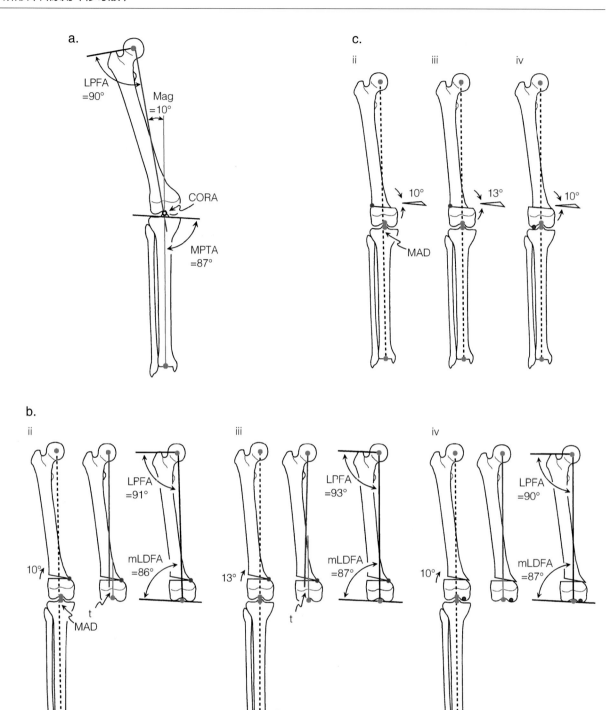

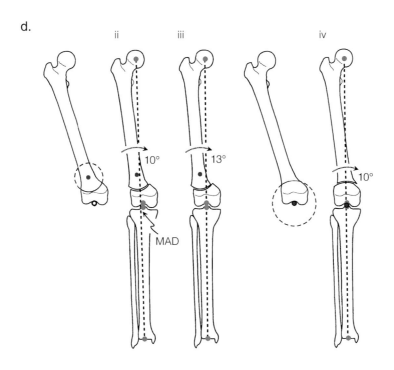

图 5-21　a～d

a　股骨畸形计划和截骨术考虑：股骨远端 10° 外翻畸形，CORA 位于膝关节水平。

b　开放楔形截骨术操作顺序。i，由于 CORA 位于关节水平，截骨无法位于 CORA 水平。ii，截骨线位于 CORA 近端，ACA 位于截骨线上：成角矫形 10°，残留内侧 MAD，股骨远端解剖轴向内侧移位，髋关节和膝关节走行方向轻度异常。t，移位。iii，截骨线位于 CORA 近端，ACA 位于截骨线上：成角矫形 13°（过度矫形 3°），无 MAD，股骨远端解剖轴出现内翻和外侧移位，髋关节走行方向异常（内翻）。iv，截骨线位于 CORA 近端，ACA 通过 CORA：成角矫形 10°，无 MAD，股骨远端解剖轴对线正常（由于截骨术的水平和移位出现骨突），踝关节和膝关节走行方向正常。

c　闭合楔形截骨术操作顺序。与开放楔形截骨术顺序（i，ii，iii，iv）相同，采用等分线上的闭合楔形点。

d　穹顶状截骨术操作顺序。由于在穹顶状截骨术中，无截骨线通过 ACA-ROCA 的概念，因此无第 i 部分；ii 和 iii，穹顶的顶点尽可能接近 CORA，中心位于 CORA 近端，因此矫形 10° 产生 MAD，需要矫形 13°（过度矫形 3°）才能消除 MAD。对于解剖轴、踝关节与膝关节走行方向的影响，穹顶状截骨术与开放和闭合楔形截骨术顺序在第 ii 和 iii 部分中起到相同的作用。iv，圆心穹顶状截骨术：CORA 与圆形截骨线的中心相一致，矫形 10° 后消除 MAD，解剖轴、膝关节和踝关节走行方向正常。

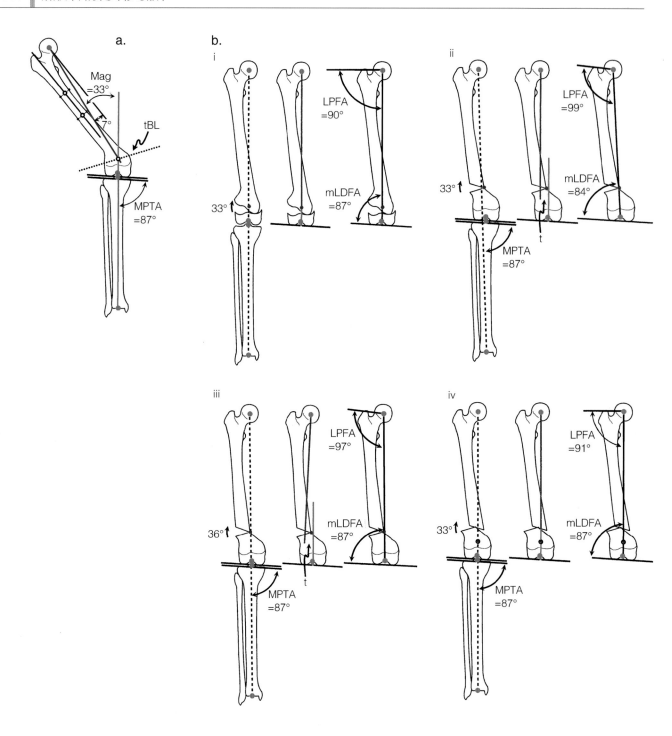

图 5-22　a ~ j

a　股骨畸形计划和截骨术考虑：股骨远端 33° 外翻畸形，CORA 位于远端干骺端的水平。

b　开放楔形截骨术操作顺序。i，在 CORA 的水平，经儿童生长骺板施行截骨术，经成人干骺端施行关节内截骨：开放楔形矫形 20°，无 MAD，解剖轴正常，髋关节和膝关节走行方向正常。ii，截骨术线位于 CORA 近端，ACA 位于截骨术水平：成角矫形 33°，残留内侧 MAD，股骨远端解剖轴向内侧移位，髋关节和膝关节走行方向轻度异常。t，移位。iii，截骨线位于 CORA 近端，ACA 位于截骨术水平：成角矫形 36°（过度矫形 3°），无 MAD，股骨远端解剖轴出现内翻和内侧移位，髋关节走行方向异常（内翻）。iv，截骨线位于 CORA 近端，ACA 通过 CORA：成角矫形 33°，无 MAD，股骨远端解剖轴对线正常（由于截骨术的水平和移位出现骨突），踝关节和膝关节走行方向正常。

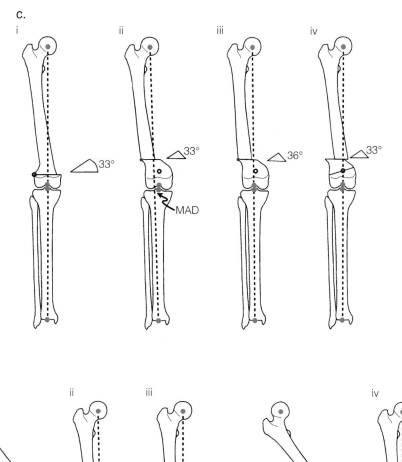

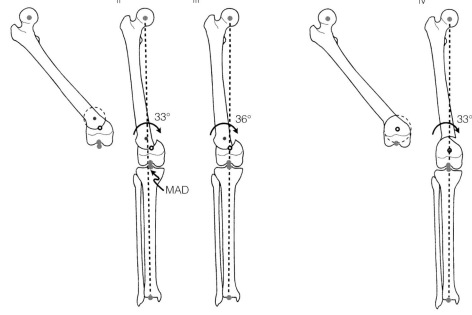

c 闭合楔形截骨术的操作顺序。与开放楔形截骨术
   顺序（i，ii，iii，iv）相同，采用等分线上的闭合
   楔形点。

d 穹顶状截骨术的操作顺序。由于在穹顶状截骨术
   中，无截骨线通过 ACA-ROCA 的概念，因此无第
   i 部分；ii 和 iii，穹顶的顶点通过 CORA，中心位
   于 CORA 近端，因此矫形 33° 产生 MAD，需要矫
   形 36°（过度矫形 3°）才能消除 MAD。对于解剖

轴、踝关节与膝关节走行方向的影响，穹顶状截
骨术与开放和闭合楔形截骨术顺序在第 ii 和 iii
部分中起到相同的作用。iv，圆心穹顶状截骨：
CORA 与圆形截骨线的中心相一致，矫形 33° 后
消除 MAD，解剖轴、膝关节和踝关节走行方向
正常。

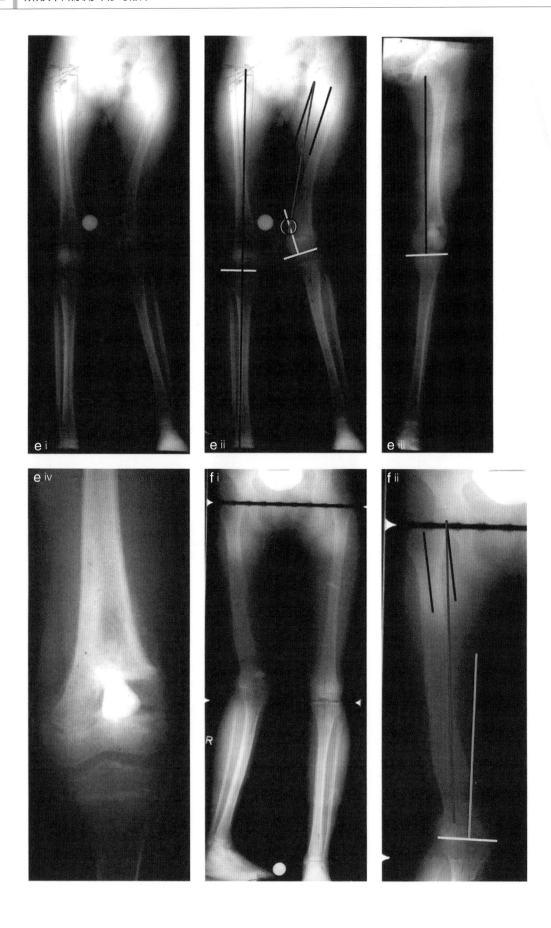

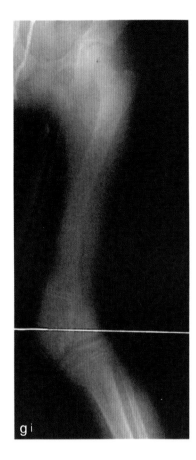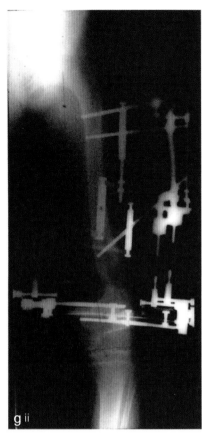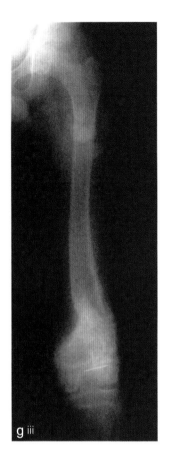

图 5-22 a ~ j

e 截骨术原则 1 的临床实例，横行延长截骨术。i，8 岁女性患者的放射片，继发于创伤后生长板停滞的关节周围外翻畸形。ii，术前计划。从膝关节中心出发，以 87° 画出 DMA 线。对于 PMA 线，我们取不同于正常侧的 AMA 角 7°，画出股骨上部的骨干中线，并通过股骨头中心，平行于该线画直线（短黑线）。从股骨头中心出发，与该平行线呈 7° 画直线（红线），即为股骨的 PMA 线。其交点（CORA）几乎位于生长骺板，测量度数为 30°。iii，行生长骺板牵拉并切除中外侧骨条，术后放射片显示，畸形处用一块骨水泥撑开，这时 mLDFA 为 87°（由于存在胫骨近端内翻畸形，故仍残留内翻畸形）。iv，生长骺板牵拉的近面观。ACA 是内侧软骨周围环，CORA 位于生长骺板的上方，由于 CORA、ACA 和截骨线几乎位于同一水平，故基本无移位畸形。

f 截骨术原则 3 的临床实例，继发性移位畸形（所谓

的高尔夫球棒股骨）。i，股骨近关节外翻畸形，在远端骨干和干骺端交界处既往采用内翻截骨术治疗，继发移位畸形，并残留外侧 MAD。ii，术前计划。与膝关节线（黄色）成 87° 画直线，即为 DMA 线（蓝色）。在近端画出骨干中线，经股骨头中点作该线的平行线，与该平行线呈 6° 作另一条直线（红色），就是近端机械轴，注意红线和蓝线几乎平行，提示存在移位畸形。画出第三线后能够显示多顶点畸形（将在本章的以后部分中加以讨论）。

g 截骨术原则 2 的临床实例，横行延长截骨术。i，16 岁男性患者的放射片，继发于创伤后生长停滞的股骨远端外翻畸形。ii，使用 Ilizarov 装置行逐步矫形和延长后的放射片。铰链点在环的下方，以提供必要的移位（由于在 CORA 的近端施行截骨术）。iii，愈合后的放射片。尽管在截骨部位存在移位，但整个股骨的机械轴得到纠正。

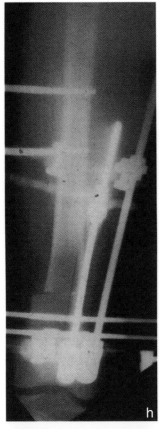
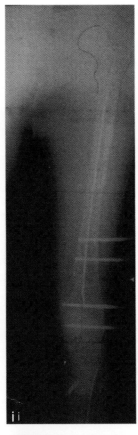
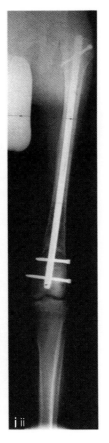
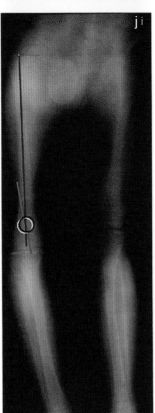
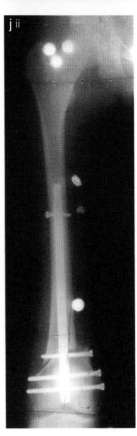

图 5-22　a ~ j

h　即时矫正股骨远端的外翻畸形。CORA 和 ACA 位于铰链的水平，铰链位于环的下方，接近关节线。截骨线位于不同的水平，因此截骨线显示存在成角和移位。

i　截骨术原则 2 的临床实例，圆形穹顶状截骨术。i，继发于创伤后生长板停滞的股骨远端外翻畸形，开放圆心穹顶状截骨术，使用单侧外固定器临时固定。ii，使用 FAN 技术（见第 11 章）永久固定后的放射片。股骨的机械轴和整个下肢的机械轴恢复正常。

j　截骨术原则 2 的临床实例，闭合圆形穹顶状截骨术。i，16 岁男性患者的放射片，髂板融合术后股骨远端部分生长板停滞，引起内翻畸形，mLDFA 为 95°。按解剖轴计划，从内侧胫骨棘出发，以 81° 画出 DAA 线，画出骨干中线作为 PAA 线，畸形度数为 10°，CORA 位于远端干骺端的水平，使用 MOT 检查 PAA 线，确定在髋关节不存在第二个畸形。ii，使用逆行髓内针和闭合圆心穹顶状截骨术的 FAN 技术实施矫形，术后放射片，mLDFA 矫正到 90°。

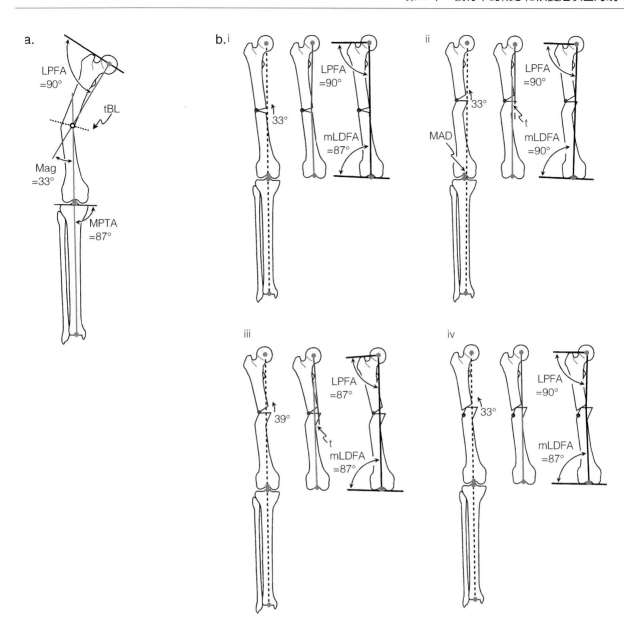

图 5-23　a ~ f

a　股骨畸形计划和截骨术：股骨中段 33° 内翻畸形。

b　开放楔形截骨术的操作顺序。i，截骨线通过 ACA-
　CORA：成角矫形 30°，无 MAD，解剖轴对线正常，
　髋关节和膝关节走行方向正常。ii，截骨线位于
　CORA 近端，ACA 位于截骨水平：成角矫形 33°，
　残留内侧 MAD，股骨远端解剖轴向外侧移位，髋
　关节和膝关节走行方向异常。t，移位。iii，截骨

线位于 CORA 近端，ACA 位于截骨水平：成角矫
形 39°（过度矫形 6°），无 MAD，股骨远端解剖轴
出现外翻和外侧移位，膝关节走行方向正常，髋
关节存在外翻。iv，截骨线位于 CORA 近端，ACA
通过 CORA：成角矫形 33°，无 MAD，股骨远端
解剖轴对线正常（由于截骨线的水平和移位出现
骨性突起），踝关节和膝关节走行方向正常。

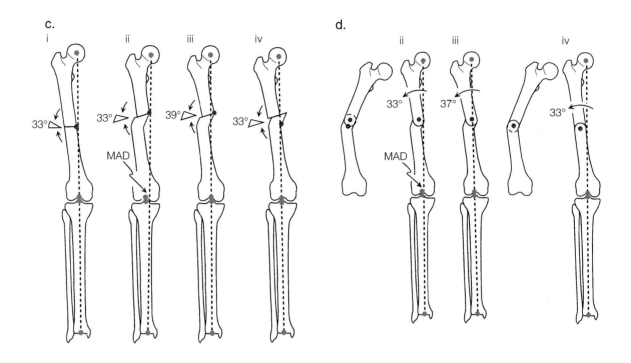

图 5-23　a ~ f

c 闭合楔形截骨术的操作顺序。与开放楔形顺序（i，ii，iii，iv）相同，采用等分线上的闭合楔形点。

d 穹顶状截骨术的操作顺序。由于穹顶状截骨术中，无截骨线通过 ACA-ROCA 的概念，因此无第 i 部分；ii 和 iii，穹顶的顶点通过 CORA，中点位于 CORA 近端，因此矫形 33° 产生 MAD，需要矫形 37°（过度矫形 4°）才能消除 MAD。对于解剖轴、踝关节与膝关节走行方向的影响，穹顶状截骨术与开放和闭合楔形截骨术顺序在第 ii 和 iii 部分中起相同作用。iv，圆心穹顶状截骨术：CORA 与圆形截骨线的中心相一致，矫形 33° 后消除 MAD，解剖轴、膝关节和踝关节走行方向正常。

e 截骨术原则 1 的临床实例，采用逐步开放楔形截骨术。i，患者男性，30 岁，增生性不愈合内翻位强直的放射片。ii，在机械轴计划中，以 87° 角画出股骨 DMA 线。由于近端节段太短，无法使用骨干中线作为参照线，故以 LPFA 88° 画出 PMA 线，CORA 位于不愈合水平。注意 CORA 位于骨骼的内侧，这并非失误，在该水平处机械轴线正常位于股骨干的内侧。iii，在采用开放楔形截骨术和延长逐步矫形后，完全恢复股骨对线。

f 截骨术原则 1 的临床实例，开放楔形截骨术。i，股骨内翻位畸形愈合，伴有中段 CORA 的放射片。ii，在解剖轴计划中，画出 2 个节段的骨干中线。膝关节和髋关节的走行方向正常。iii，放射片显示使用髓内针技术的开放楔形截骨术。

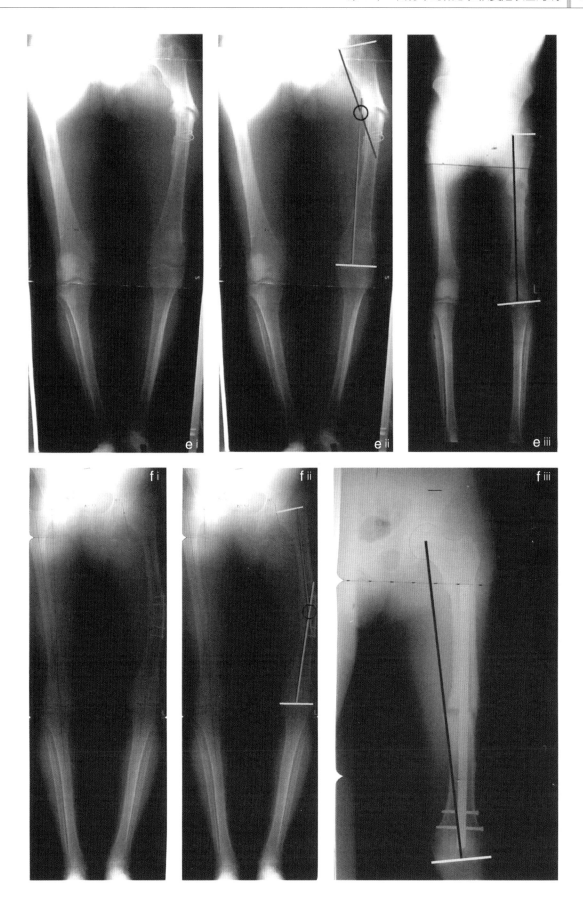

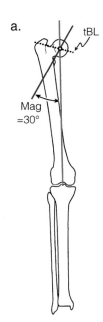

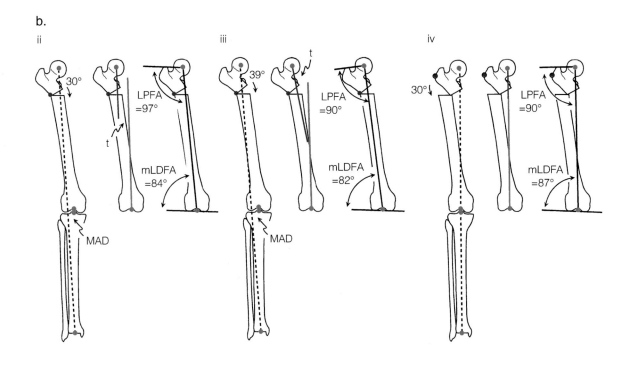

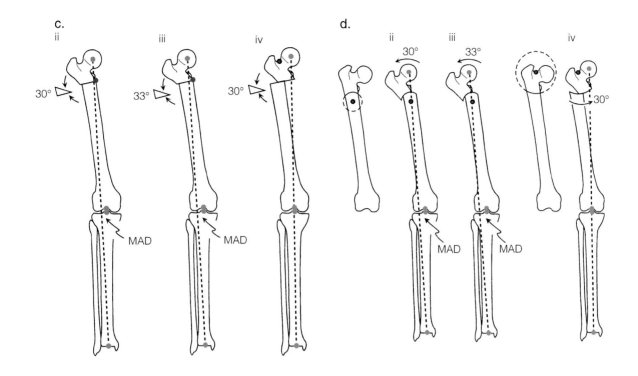

图 5-24 a ~ d

a 股骨畸形计划和截骨术：股骨近端 28° 内翻畸形。

b 开放楔形截骨术操作顺序。i，无法通过 CORA 行截骨术。ii，截骨线位于 CORA 远端，ACA 位于截骨水平：成角矫形 30°，残留外侧 MAD，股骨远端解剖轴向内侧移位，髋关节相对于膝关节的走行方向异常。iii，截骨线位于 CORA 远端，ACA 位于截骨水平：成角矫形 39°（过度矫形 9°），才能达到髋关节相对于 mLFTA 呈 90°，外侧 MAD，股骨远端解剖轴存在外翻和内侧移位，髋关节走行方向正常，膝关节走行方向异常（外翻）。iv，截骨线位于 CORA 近端，ACA 通过 CORA：成角矫形 30°，无 MAD，股骨远端解剖轴对线正常（由于截骨术的水平和移位出现骨突），踝关节和膝关节走行方向正常。

c 闭合楔形截骨术操作顺序。与开放楔形截骨术顺序（i，ii，iii，iv）相同，采用等分线上的闭合楔形点。

d 穹顶状截骨术操作顺序。由于在穹顶状截骨术中，无截骨线通过 ACA-ROCA 的概念，因此无第 i 部分；ii 和 iii，穹顶的顶点位于粗隆下区域，中心点位于 CORA 远端，矫形 30° 产生 MAD，并且在髋关节残留部分内翻。过度矫形到 33°，才能取得髋关节与 LPTA 呈 90°。对于解剖轴、踝关节与膝关节走行方向的影响，穹顶状截骨术与开放和闭合楔形截骨术顺序在第 ii 和 iii 部分中起相同作用。iv，圆心穹顶状截骨术：CORA 与圆形截骨线的圆心一致，矫形 30° 后消除 MAD，解剖轴、膝关节和踝关节走行方向正常。

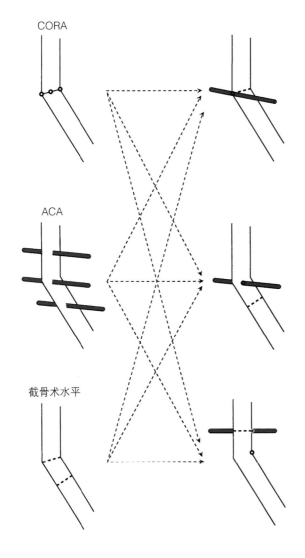

图 5-25

CORA 是畸形的几何学参数，ACA 部分受手术医生的控制，理想状态是垂直于畸形平面，并通过 CORA。截骨线可以通过 CORA 或者位于其他水平上，截骨线水平与 ACA 和 CORA 之间的关系决定了矫形类型，并决定了是否会引起继发性畸形。

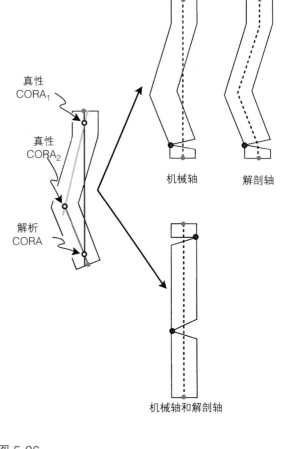

图 5-26

多顶点畸形，具有 1 个 CORA 和 2 个真性 CORA，对于该畸形有单处截骨和双处截骨两种解决方案。

多顶点截骨术的解决方案

多顶点畸形可采用单处或者多处截骨术进行矫正（图 5-26）。

单处截骨术解决方案

单处截骨术解决方案就是遵循截骨术原则，在 CORA 的解析点处矫正成角畸形。解析 CORA 点就是胫骨和股骨最近端和最远端轴线的交点。

A. 假如解析点 CORA 位于近端和远端关节线之间，施行单处截骨术，并矫正成角畸形，可以恢复 PMA 线和 DMA 线以及关节走行方向线的对线，这样会遗留多个水平的解剖轴成角畸形（图 5-27a）。

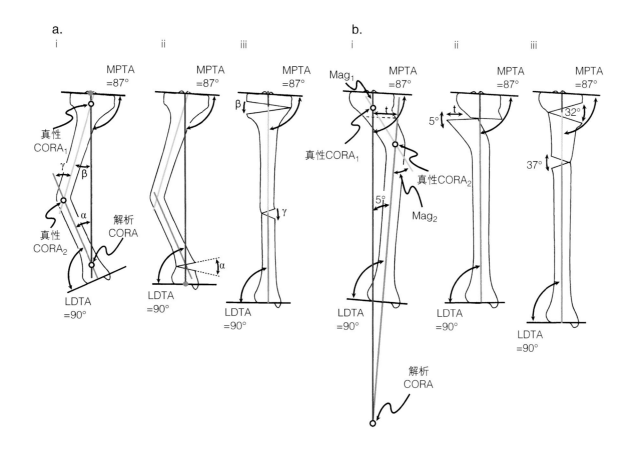

图 5-27　a ~ c

a　胫骨多顶点畸形。i，PMA 线和 DMA 线相交于踝
关节的近端。ii，在解析 CORA 水平的单处截骨方
案。iii，与真性 CORA 水平的双平面截骨术解决
方案相比较。

b　胫骨多顶点畸形。i，PMA 线和 DMA 线相交于踝
关节远端，超出骨组织的范围。主要畸形是移位
并伴有轻度成角畸形。ii，单处截骨的解决方案：
移位伴有成角。iii，与真性 CORA 水平的两个平
面截骨术的解决方案相比较。

c　胫骨多顶点畸形。i，PMA 线和 DMA 线互相平行，
不相交，属于移位畸形。ii，单处截骨的解决方案：
移位。iii，与真性 CORA 水平的两个平面截骨术
的解决方案相比较。

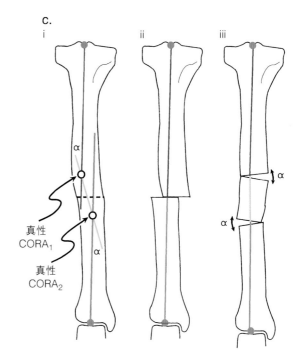

B. 假如解析点 CORA 位于关节线的近端或者远端，实施单处截骨，并矫正移位和成角畸形，可以恢复 PMA 线和 DMA 以及关节走行方向线的对线，这样会遗留多水平解剖轴成角和移位畸形（图 5-27b）。

C. 假如近端和远端轴线互相平行，但是存在移位，而不存在解析点 CORA，实施单处截骨，并矫正移位畸形，可以恢复 PMA 线和 DMA 以及关节走行方向线的对线，这样会遗留多平面解剖轴成角和移位畸形（图 5-27c）。

多处截骨术的解决方案

在步骤 3 中所确定的每个 CORA 处，分别施行截骨，可以调整中段轴线来改变 CORA 的水平和成角度数（正常情况下，指向近端或者远端关节线的机械轴线或者解剖轴线被称为近端或者远端轴线。近端和远端轴线之间的机械轴线被称为中段轴线）。位于解析 CORA 的成角度数等于多个 CORA 的成角度数之和（图 5-28）。当与成角畸形的方向相反时（如内翻和外翻），内翻为正角，外翻为负角。

解剖轴计划中的骨干中线或者在机械轴计划中根据骨干中线所画出的中段轴线，被认为是真性中段轴线。在近端和远端轴线与该真性中段轴线的交点处所形成的 CORA 被称为"真性 CORA"。围绕真性 CORA 施行多平面截骨矫正，可以完全恢复 PMA 线、DMA 线、PAA 线、DAA 线和关节走行方向的对线（图 5-27 和图 5-29a）。

假如改变中段轴线的方向，与近端和远端轴线的交点水平也会随之改变，这被称为"改变后 CORA"。假如在改变后 CORA 处施行截骨，依然能够完全恢复 PMA 线和 DMA 线以及关节走行方向线的对线。但是中段解剖轴线并不与 PAA 线和 DAA 线在一条直线上（图 5-29b）。

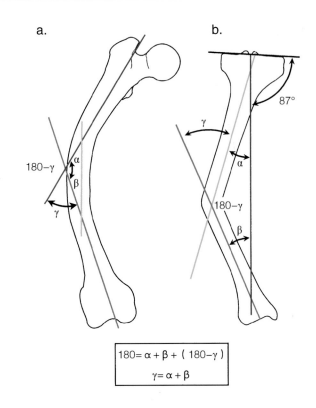

$$180 = \alpha + \beta + (180 - \gamma)$$
$$\gamma = \alpha + \beta$$

图 5-28　a，b

γ 是介于 PMA 线和 DMA 线之间的解析 CORA 角。α 和 β 是每个水平的成角度数，当考虑角度的正负性时，α+β＝γ。

a　股骨。

b　胫骨。

可采用单水平或者多水平截骨术的解决方案矫正多顶点成角畸形。在某些情况下，虽然单水平截骨术的解决方案在理论上可行，但不可能实现（图 5-30 到图 5-34）。

图 5-29　a，c

a　真性中段线。多平面截骨恢复机械轴和解剖轴的
　　对线。

b，c　能够改变中段线的方向。多平面截骨术能够恢
　　　复机械轴和关节走行方向线的对线，但是残留
　　　解剖轴的对线异常。改变第三条线的位置将移
　　　动 CORA 的水平。

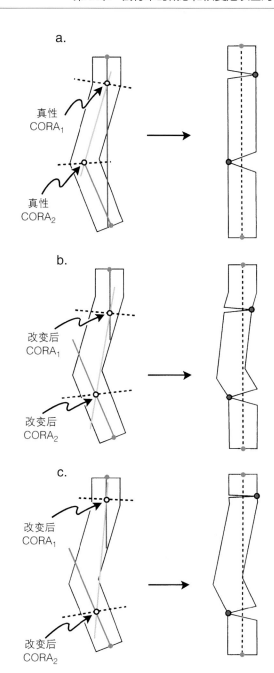

a.

真性
CORA$_1$

真性
CORA$_2$

b.

改变后
CORA$_1$

改变后
CORA$_2$

c.

改变后
CORA$_1$

改变后
CORA$_2$

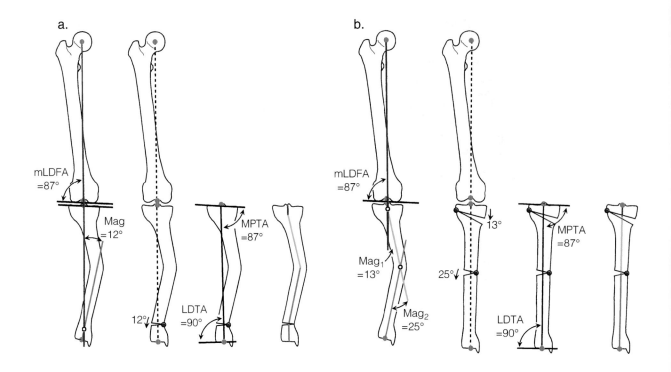

图 5-30 a～d

胫骨多顶点畸形。图示采用开放楔形的单处和多处截骨术解决方案，虽未显示闭合楔形和穹顶状的解决方案，但同样也适用，并对机械轴、解剖轴和关节走行方向产生相同的结果。

a 单处截骨术解决方案。PMA 线和 DMA 线相交于胫骨远端，并位于成角畸形的不明显水平（解析顶点 CORA），解析 CORA 的度数为 12°，在该水平施行截骨，成角矫形 12°，恢复机械轴对线，膝关节和踝关节的走行方向线恢复正常，解剖轴仍存在畸形。

b 多处截骨术解决方案。画出中段轴线，确定 2 个真性 CORA，近端 CORA 的度数为 18°，远端 CORA 为 25°，在近端和远端 CORA 处分别矫正畸形成角 18° 和 25°，恢复机械轴对线，膝关节和踝关节的走行方向线恢复正常，解剖轴完全恢复对线。

c 运用双平面截骨术治疗多顶点成角畸形的临床实例。i，患者男性，由 Streeter 发育不良引起先天性胫骨前外侧弓状畸形的放射片，可观察到明显内翻畸形。ii，术前计划。由于 mLDFA 为 85° 属于正常，可以将股骨的机械轴延伸，画出胫骨的 PMA 线（红线）；从踝关节中心出发，与胫骨干相

平行，向近端延伸，画出胫骨 DMA 线；这 2 条线相交于踝关节，因此可以画出代表中段机械轴线的第三条线（绿线），形成 2 个真性 CORA，一个位于近端干骺端，测量为外翻 10°，另一个位于骨干弓状畸形最明显处，测量为内翻 23°。iii，在近端行内翻截骨，在骨干施行外翻截骨，术后的结果显示，本例即为利用多顶点方案针对性解决多顶点问题的实例。

d 运用位于解析点的单水平截骨术治疗多顶点成角畸形的临床实例。i，男性患者，先天性胫骨后内侧弓状畸形的放射片。ii，术前计划。由于 mLDFA 为正常，可以将股骨机械轴延伸，画出胫骨 PMA 线（红线）。从踝关节中心出发，与胫骨干相平行，并向近端延伸，画出胫骨 DMA 线。这 2 条线相交于踝关节的上方，不在骨干明显畸形处。画出代表中段机械轴线的第三条线（绿线），出现 2 个真性 CORA，一个位于近端干骺端，另一个位于骨干明显弓状处。iii，在踝关节上方的解析 CORA 处行单平面矫形，术后放射片显示，MAD 和踝关节走行方向得到完全矫正，但是在胫骨内侧缘残留轻度的、不明显的弓状畸形。

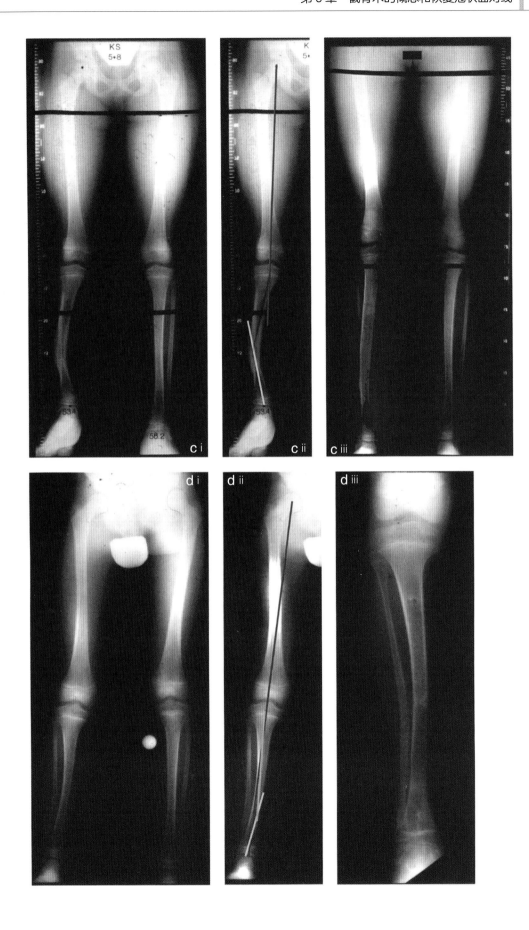

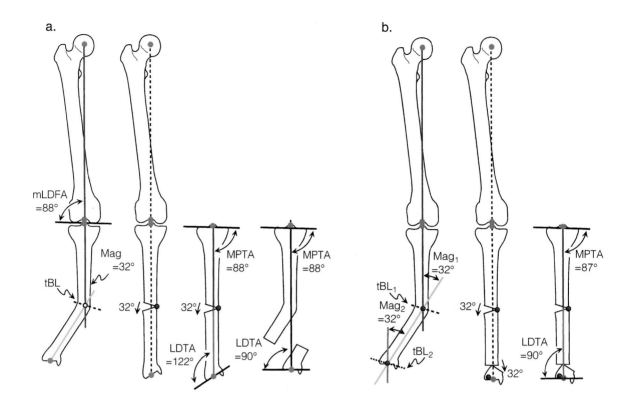

图 5-31　a ~ c

胫骨多顶点畸形。图示采用开放楔形单处和多处截骨术解决方案，虽未显示闭合楔形和穹顶状截骨术的解决方案，但同样也可适用，并对机械轴、解剖轴和关节走行方向产生相同的结果。

a　单处截骨解决方案。PMA 线和 DMA 线相交于骨干明显畸形水平，该畸形的度数为 32°，施行截骨，并对明显成角畸形进行 12° 的成角矫形，机械轴线得到恢复，膝关节走行方向正常，但是踝关节走行方向异常（LDTA=122°），处于内翻位。本解决方案未能解决踝关节内翻走行方向的异常，理论上应该避免使用，但是这种方法仍然是唯一

现实可行的截骨方案。向内侧移位的单处截骨并不可行，原因是任何单水平截骨需要的移位距离大，无法使截骨端保持接触（右图）。

b　多处截骨解决方案。PMA 线和 DMA 线相交于骨干明显畸形水平，该畸形的度数为 32°，踝关节相对于 DMA 线走行方向异常，因此在踝关节水平存在第 2 个 CORA，踝关节畸形的度数为 32°。分别围绕近端和远端 CORA 施行 2 个 32° 的截骨，恢复机械轴线，膝关节和踝关节走行方向恢复正常（LDTA=90°），踝关节相对于解剖轴的走行方向也无异常。

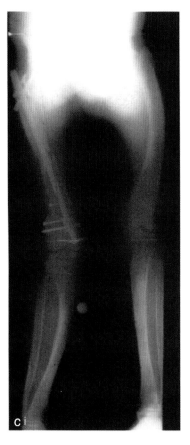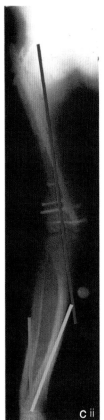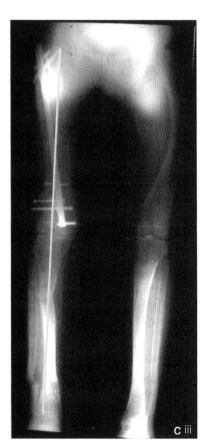

图 5-31　a ～ c

c　运用多顶点矫形治疗髁内翻的临床实例。i，患者
　　男性，25 岁，患有低磷性佝偻病，导致多顶点胫
　　骨弓状畸形，股骨已采用髓内针进行矫正，mLDFA
　　正常。ii，术前计划。由于 mLDFA 正常，可以将
　　该线（红色）向远端延伸，代表胫骨近端的机械
　　轴。从踝关节中心出发，向近端以 90° 角画出胫

骨 DMA 线（蓝色）。由于红线和蓝线并不在骨干
内相交，故存在多顶点畸形。因此，画出骨干中
线作为第三条线（绿色），形成近端 CORA（29°）
和远端 CORA（23°）。iii，胫骨行双平面矫形后的
结果，无 MAD 存在。

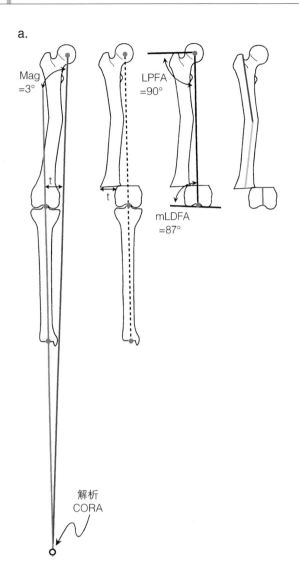

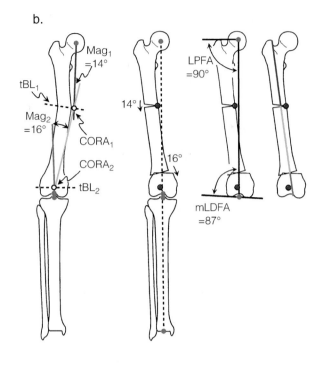

图 5-32　a，b

股骨多顶点畸形。图示采用开放楔形单处和多处截骨术的解决方案，虽未显示闭合楔形和穹顶状截骨术的解决方案，但同样也可适用，并对机械轴、解剖轴和关节走行方向产生相同的结果。

a 单处截骨解决方案：PMA 线和 DMA 线几乎平行，在接近踝关节处相交，畸形的主要成分是移位，小部分为成角。在每个平面矫正畸形的距离等于该平面轴线之间的距离。因此在远端施行截骨术，可以减小移位，而且由于远端骨骼的直径最宽，在矫正移位畸形后，可以保持最大的接触面积。髋关节和膝关节走行方向恢复正常，但是解剖轴存在畸形和台阶。

b 多处截骨解决方案。画出中段轴线确定 2 个 CORA，围绕近端和远端 CORA 施行 2 处截骨，矫形度数分别为 14° 和 16°，机械轴对线得到恢复，髋关节和膝关节的走行方向恢复正常，PAA 线和 DAA 线的对线得到恢复。

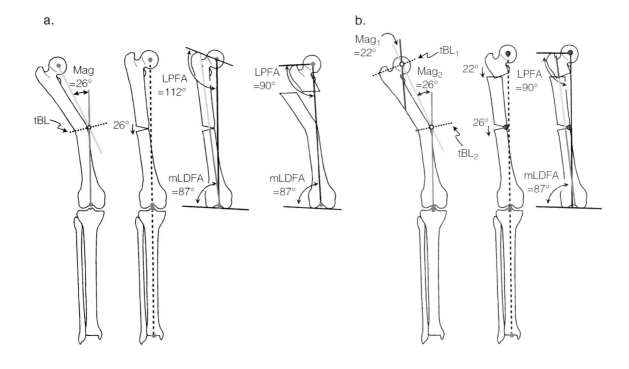

图 5-33　a ~ c

股骨多顶点畸形。图示采用开放楔形单处和多处截骨术的解决方案，虽未显示闭合楔形和穹顶状的解决方案，但同样也可适用，并对机械轴、解剖轴和关节走行方向产生相同的结果。

a　**单处截骨解决方案。**PMA 线和 DMA 线相交于骨干外翻畸形最明显的水平，围绕骨干 CORA 施行截骨，成角矫形度数为 26°，机械轴对线得到恢复，膝关节走行方向恢复正常，但是髋关节走行方向异常（LDTA=112°），髋关节处于内翻位。骨干内翻截骨未能解决髋关节内翻畸形，应该避免使用此方法。但是在本病例中，只行单处截骨术解决方案无法恢复髋关节和膝关节的对线，因为截骨端会失去接触。

b　**多处截骨解决方案。**PMA 线和 DMA 线相交于骨干外翻畸形最明显的水平，髋关节相对于 PMA 线走行方向异常（LPFA=112°），因此在髋关节水平存在 CORA，髋关节成角畸形的度数为 22°。围绕近端和远端 CORA 分别施行 2 处截骨，成角矫形分别为 22° 和 26°，机械轴线得到恢复，膝关节和髋关节走行方向恢复正常，恢复 PAA 线和 DAA 线的对线。

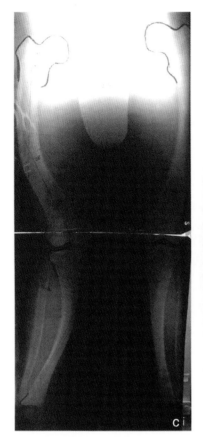
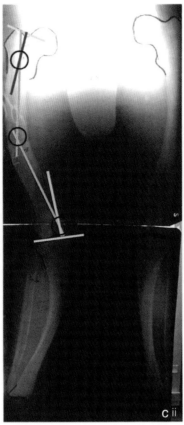
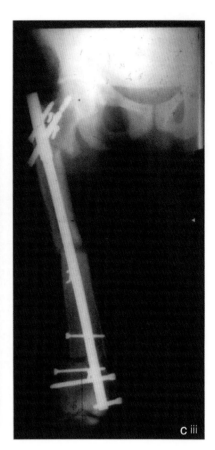

c i　　　　　　　　　c ii　　　　　　　　　c iii

图 5-33　a ~ c

c　多顶点畸形的临床实例，与 a 和 b 中显示的病例
　相似。i，年轻男性佝偻病患者（与图 5-31c 中所
　示的同一病例）的术前放射片，显示存在继发于
　佝偻病的右侧股骨多顶点畸形。存在髋内翻，伴
　有明显的骨干内翻畸形，以及股骨远端干骺端的
　明显外翻畸形。ii，术前计划。由于无法从对侧肢
　体得到正常值作为参考，因此采用人群正常平均
　值。由于使用 FAN 技术（见第 11 章）施行 IMN
　来矫正畸形，故选用解剖轴计划。首先，沿股骨

干较平直的节段画出 2 条骨干中线（绿线），从内
侧胫骨棘处出发，相对于膝关节线成 81°角，画出
DAA 线（蓝线），从梨状窝开始，相对于髋关节
参考线（从髋关节中心到大粗隆顶点的连线），以
aMPFA 值 83°，画出 PAA 线（红线），这些线相交
形成 3 个 CORA，近端 CORA 度数为 11°（内翻），
中段为 34°（内翻），远端为 10°（外翻）。iii，使用
FAN 技术（见第 11 章）行三重截骨，术后最
终测量 mLDFA 值为 85°。

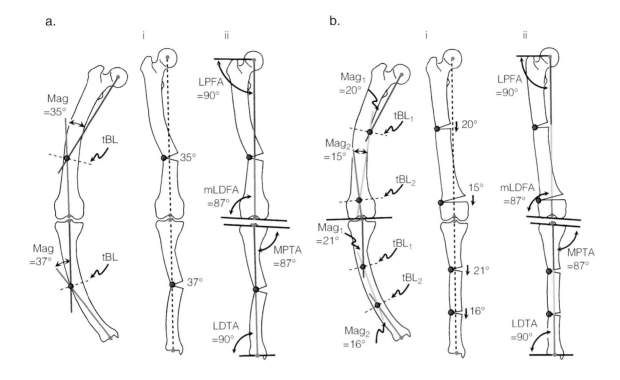

图 5-34　a ~ d

股骨和胫骨的多顶点畸形。图示采用开放楔形的单处
和多处截骨的解决方案。虽未显示闭合楔形和穹顶状
截骨的解决方案，但同样也可适用，并对机械轴、解
剖轴和关节走行方向产生相同的结果。

a　单处截骨解决方案。PMA 线和 DMA 线相交于股
　　骨干和胫骨干中心的外侧（解析顶点）。围绕股
　　骨的解析 CORA 处施行截骨，成角矫形 35°，围
　　绕胫骨的解析 CORA 处施行截骨，成角矫形 37°，
　　机械轴恢复对线，踝关节、膝关节和髋关节的走
　　行方向恢复正常，但是解剖轴仍存在畸形。

b　多处截骨解决方案。中段轴线确定在胫骨和股骨上
　　分别存在 2 个 CORA。沿近端和远端 CORA 分别施
　　行 2 处截骨，在股骨分别成角矫形 20° 和 15°，在
　　胫骨分别为 21° 和 16°，机械轴恢复对线，髋关节
　　和膝关节的走行方向恢复正常，解剖轴恢复对线。

c　运用单顶点截骨术治疗多顶点弓形畸形的临床实

例。i，患者女性，24 岁，佝偻病引起股骨和胫骨
弓状畸形的放射片。既往有胫骨截骨术史并存在
内固定物。ii，术后放射片显示尽管解剖轴存在明
显的畸形，机械轴和关节走行方向完全恢复对线。
iii，单顶点截骨术后的临床照片。大腿外观完全
正常，仔细观察小腿，几乎无法发现内侧的骨性
突起。

d　运用多顶点截骨术治疗多顶点弓状畸形的临床实
　　例。i，患者女性，20 岁，佝偻病引起股骨和胫骨
　　弓形畸形的放射片，多顶点股骨畸形的术前计划。
　　ii，施行股骨近端和远端截骨术，术后放射片显示
　　对线完全恢复，骨骼外观接近正常，胫骨也采用
　　双平面截骨术矫形。iii，术前的临床大体外观照
　　片。iv，术后双下肢的临床照片。在纠正弓状畸形
　　后，大腿和小腿的外观轮廓正常。

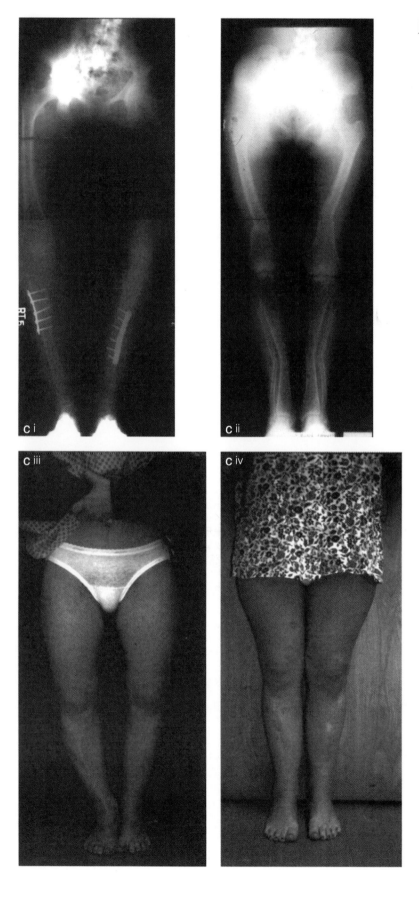

图 5-34 c

图 5-34 d

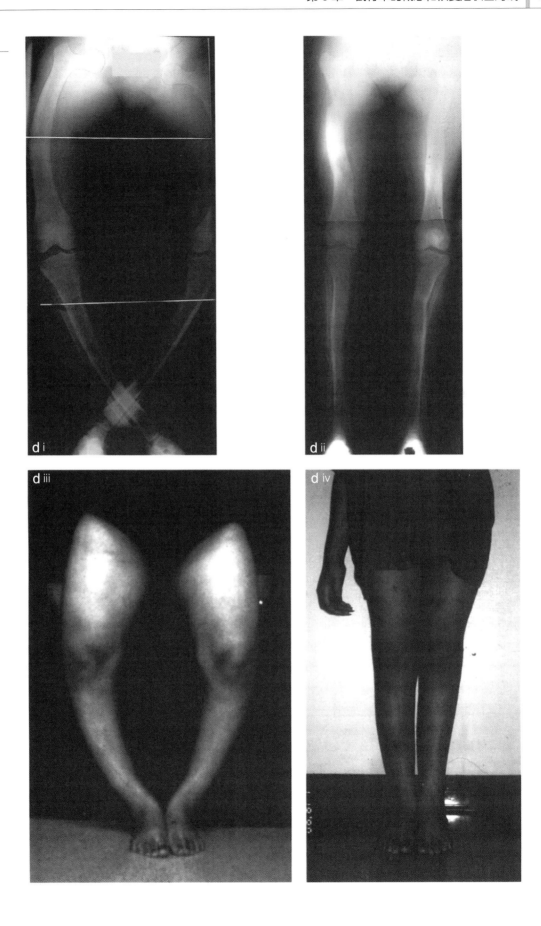

参考文献

Maquet P (1976) Valgus osteotomy for osteoarthritis of the knee. Clin Orthop 120:143–148

Paley D, Tetsworth K (1992a) Mechanical axis deviation of the lower limbs: Preoperative planning of uniapical angular deformities of the tibia or femur. Clin Orthop 280:48–64

Paley D, Tetsworth K (1992b) Mechanical axis deviation of the lower limbs: Preoperative planning of multiapical frontal plan angular and bowing deformities of the femur and tibia. Clin Orthop 280:65–71

Paley D, Herzenberg JE, Bor N (1997) Fixator-assisted nailing of femoral and tibial deformities. Tech Orthop 12:260–275

Paley D, Herzenberg JE, Tetsworth K, McKie J, Bhave A (1994) Deformity planning for frontal and sagittal plane corrective osteotomies. Orthop Clin North Am 25:425–465

第6章　矢状面畸形

矢状面上下肢的对线

对线异常的概念，在冠状面上与在矢状面上存在显著的区别。膝关节在冠状面上不具有功能性的活动范围，因此对于 MAD 不存在补偿性的活动范围；由于膝关节在矢状面上活动，矢状面上髋关节、膝关节和踝关节的对线随膝关节的运动和步态而发生改变。在分析冠状面上的对线时，考虑静力性因素即可，但是当评价矢状面上的对线时，必须考虑动力性因素。

连接髋关节旋转中心（股骨头中心）到踝关节旋转中心（在侧位放射片上约位于距骨外侧突的顶点）的直线，就是矢状面上下肢的机械轴。在膝关节处于完全伸直位时，在正常情况下，下肢机械轴通过膝关节旋转中心（在侧位放射片上约位于 Blumensaat 线与后方骨皮质交界处）的前方，这样可以使膝关节能够锁定于完全伸直位（图 6-1a），此时股四头肌得以松弛。假如由于存在畸形，矢状位机械轴无法位于膝关节旋转中心的前方，股四头肌必须持续做功，维持膝关节处于伸直位，这样会引起股四头肌疲劳；对于瘫痪的患者（如脊髓灰质炎、脊柱裂患者）矢状面机械轴前移是重要的步态代偿机制。

正常情况下，在膝关节屈曲约 5°～10°时，矢状面下肢关节的旋转中心（髋关节、膝关节和踝关节）在一条直线上（图 6-1b）。在正常步态周期中，膝关节伸展通常不需要超过 5°（Perry 1992；Krackow 等 1990），这意味着正常情况下限制膝关节在步态周期的终末期完全伸展的，并

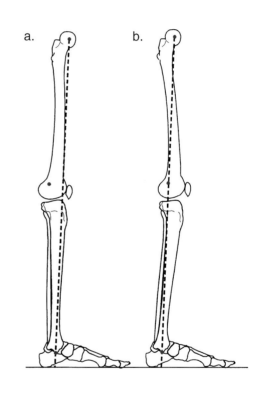

图 6-1　a，b

a　在膝关节处于完全伸直位时，矢状面下肢机械轴线从股骨头中心到踝关节旋转中心走行，经过膝关节旋转中心的前方。

b　当膝关节处于屈曲 5°位时，矢状面下肢机械轴线通过膝关节旋转中心。

非是关节囊韧带结构，而是腘绳肌的作用。因此，由股骨、胫骨或者膝关节的后弓畸形引起的膝关节过伸（HE），即使在体格检查时或者在站立时都有所表现。但是，这些表现通常并不出现于步态周期中。这将在第 17 章中作进一步讨论。

冠状面对线异常会对膝关节各个间室的载荷造成显著的影响。由于矢状面上股骨的轮廓为

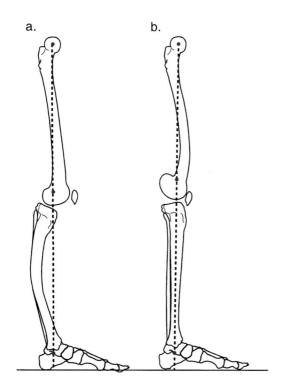

图 6-2 a，b

a 胫骨后弓畸形通过膝关节屈曲得到代偿。

b 股骨屈曲畸形通过膝关节过伸得到代偿。

圆形，因此通常不会像冠状面畸形一样，发生单间室过度载荷。但是，早期膝骨关节炎的病变主要发生在后方而不是在前方（Ansari 1992），其原因可能是当膝关节处于屈曲 15°～20°位时产生的载荷最大（Pollo 等 1994）。在需要长时间下跪的文化中，膝关节后方退行性病变非常常见（Ansari 1992）。

膝关节对线不良，发生在矢状面上较发生在冠状面上更容易耐受，原因在于矢状面上所有 3 个关节（髋关节、膝关节和踝关节）均会发生活动，因此能够代偿矢状面的对线异常（图 6-2）。对于后弓畸形尤其如此，对于前弓畸形部分如此。这将在第 17 章中进一步详细讨论。

矢状面对线不良的另一个原因是膝关节半脱位，矢状面上股骨髁前后径的中点与胫骨平台前后径的中点形成一条直线（图 6-3）。当矢状面胫骨平台前后径的中点相对于股骨发生向前或者后方移位时，分别代表存在前方或者后方半脱位。

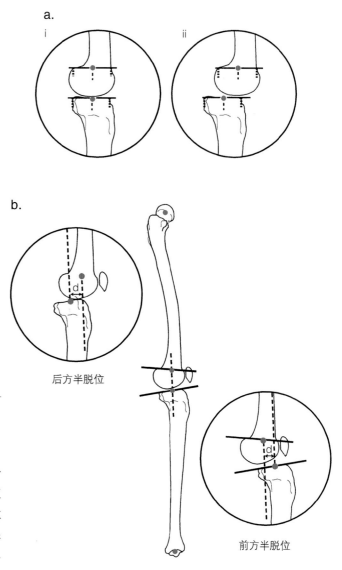

后方半脱位

前方半脱位

图 6-3 a，b

a 正常情况下，当膝关节处于完全伸直位时，矢状面上外侧股骨髁前后径的中点与胫骨平台前后径的中点处于一条直线上（i），当膝关节存在半脱位时，该对线出现中断（ii）。

b 膝关节半脱位是矢状面对线异常的结果，当中线间的距离（d）超过 3 mm 时，存在后方或者前方半脱位。

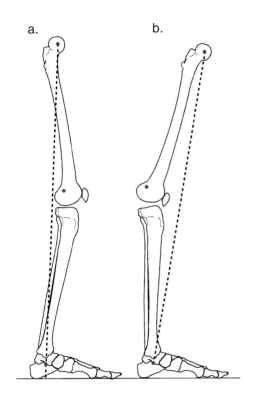

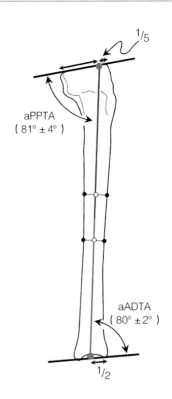

图 6-4　a，b

a　在膝关节处于最大伸直位的放射片上，当下肢机械轴不在膝关节旋转中心前方走行时，存在矢状面屈曲对线异常。

b　当胫骨和股骨的全长机械轴处于过伸位，并超过5°时（图中显示为 15°），存在伸直对线异常。

图 6-5

aPPTA 的正常值为 81°±4°，测量方法是矢状面上胫骨近端关节线和胫骨干中线之间的夹角。aADTA 的正常值为 80°±2°，测量方法是矢状面上胫骨干中线和胫骨远端关节线之间的夹角。

矢状面 MAT

　　冠状面 MAT 的目的是确定是否存在内侧或者外侧的 MAD，并且确定对线异常的来源。与之类似，矢状面 MAT 的重点是确定是否存在屈曲或者伸展对线不良。在膝关节处于完全伸直位时，矢状面机械轴不在膝关节旋转中心的前方，表明存在矢状面屈曲对线异常（图 6-4a）；当膝关节可被动过伸超过 5°时，表明存在矢状面伸展对线异常（图 6-4b）。

　　在确定是否存在屈曲对线异常时，需要膝关节处于完全伸直位的全长侧位片（见图 3-18）；在确定是否存在伸直对线异常时，需要股骨和胫骨处于过伸（HE）位的放射片。由于存在代偿性屈曲或者伸展的关节运动，尽管股骨或者胫骨存在畸形，也不会表现出伸展或者屈曲对线异常。因此，矢状面 MAD 极易产生误导，确定是否存在矢状面骨性畸形主要根据 MOT。

膝关节走行方向异常

　　在第 1 章中已描述了股骨远端和胫骨近端的正常走行方向，现复习如下：PPTA 的平均值为81°±4°，测量方法是矢状面骨干中线与胫骨近端关节线相交于平均 aJER 为关节线宽度的 1/5处（图 6-5）；PDFA 的正常平均值为 83°±4°，测量方法是与近端股骨关节线相交于平均 aJER为关节线宽度的 1/3 处（图 6-6），相对于相邻的

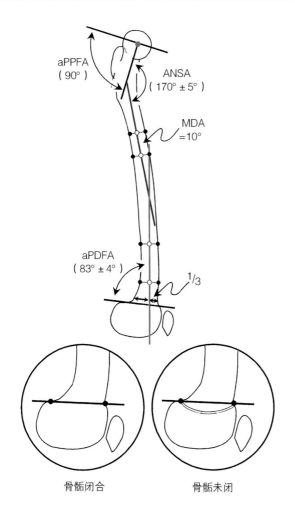

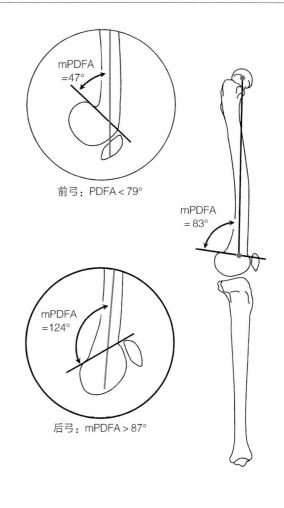

图 6-6

aPDFA 的正常值是 80°±2°，测量方法是矢状面上股骨远端关节线（见插图）和股骨远端骨干中线之间的夹角；aPPFA 的正常值是 90°，测量方法是股骨颈骨干中线和经过股骨头骺或骺线的直线之间的夹角；前方 NSA（ANSA）的正常值是 170°±5°，测量方法是矢状面上近端股骨干中线和股骨颈骨干中线之间的夹角；股骨近端和远端的骨干中线相交于骨干中部，正常中段骨干角（MDA）约为 10°。

图 6-7

采用从股骨头中心到 1/3 aJER 处的直线测量全长 mPDFA，如果小于 79°（图中显示为 47°）表明存在前弓畸形；如果大于 87°（图中显示为 124°），表明存在后弓畸形。

解剖轴线，测量股骨远端和胫骨近端的关节走行方向。假如骨干存在畸形，相对于相邻的骨干节段，PDFA 和 PPTA 可以为正常，但是分别对于整个股骨和胫骨存在异常，因此对于远端股骨和近端胫骨，分别独立计算 2 个 MOT。

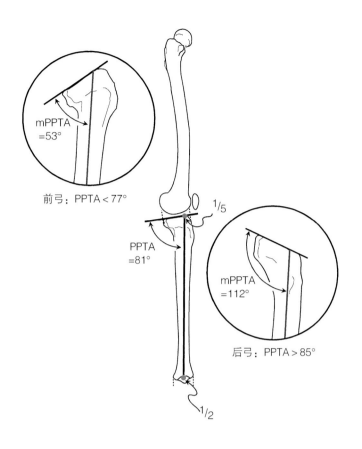

前弓：PPTA < 77°

mPPTA =53°

PPTA =81°

1/5

mPPTA =112°

后弓：PPTA > 85°

1/2

图 6-8

采用从踝关节中心到 1/5 aJER 处的直线测量全长 mPPTA，如果小于 77°（图中显示为 53°），表明存在胫骨前弓畸形；如果大于 85°（图中显示为 112°），表明存在胫骨后弓畸形。

矢状面上全长 MOT

矢状面的全长测量主要关注股骨远端和胫骨近端关节线的走行方向，分别相对于股骨或者胫骨机械轴线的变化关系。

从股骨头中心到 1/3 aJER 处画出改良的股骨机械轴线，相对于该线测量 PDFA（图 6-7）。

A. 如果 PDFA 小于 79°，说明存在股骨远端关节线的全长前弓畸形。

B. 如果 PDFA 大于 87°，说明存在股骨远端关节线的全长后弓畸形。

从踝关节中心到 1/5 aJER 处画出改良的胫骨机械轴线，相对于该线测量 PPTA（图 6-8）。

A. 如果 PPTA 小于 77°，说明存在胫骨近端关节线的全长前弓畸形。

B. 如果 PPTA 大于 85°，说明存在胫骨近端关节线的全长后弓畸形。

全长 MOT 用于评估某种特定畸形对关节走行方向的影响，用于描述在某特定骨骼中所有畸形的总和对某个特定关节走行线，以及引起关节走行方向异常的总效应（图 6-9）。

当膝关节处于完全伸直位时，股骨远端的前方骨皮质与胫骨近端的前方骨皮质，在正常情况下成一条直线（图 6-10a）。该线可作为膝关节完全伸直的最佳标志物，测量胫骨和股骨前方骨皮质线之间的角度，可以描述固定性屈曲畸形（FFD）或者膝关节过伸（HE）（图 6-10b）。

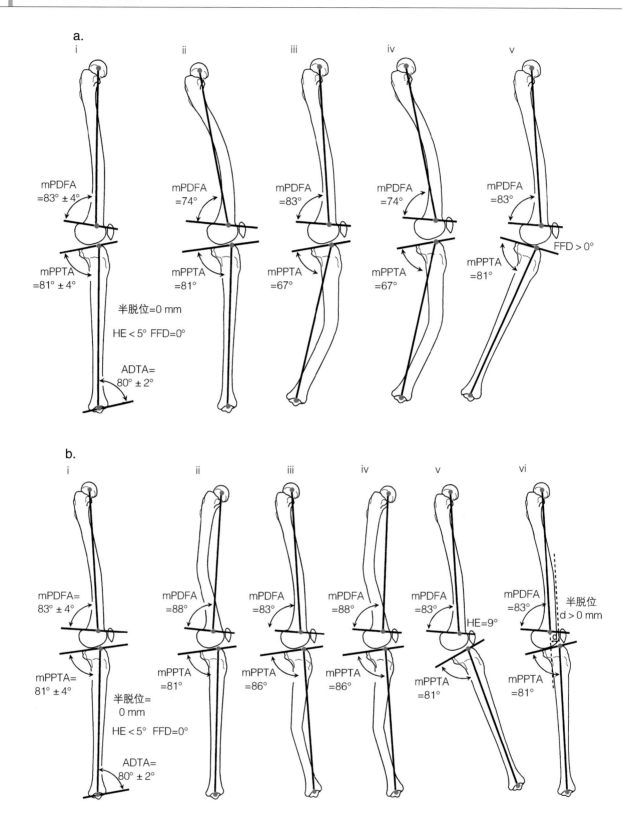

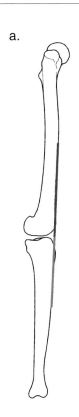

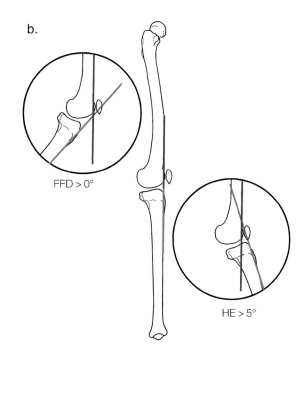

FFD > 0°

HE > 5°

◀　图 6-9　a，b

各种实例显示股骨和胫骨畸形的全长 MOT，均根据处于最大伸直位的放射片。

a　前弓（屈曲）。

b　反弓（伸展）。i，图示相对于关节线的股骨和胫骨的正常改良机械轴。ii，股骨畸形。iii，胫骨畸形。iv，股骨和胫骨混合畸形。v，膝关节屈曲挛缩；从 i 到 vi，同 a 图。vi，膝关节半脱位。

图 6-10　a，b

a　当膝关节处于屈曲 0°位时，胫骨近端的前方骨皮质线（蓝色）和股骨远端的前方骨皮质线（红色）成一条直线。

b　当膝关节处于最大伸直位时，如果前方骨皮质线相交处出现任何屈曲角度，表明存在屈曲畸形；如果相交处出现任何伸展角度，表明存在膝关节过伸，当过伸超过 5°表明存在过伸畸形。

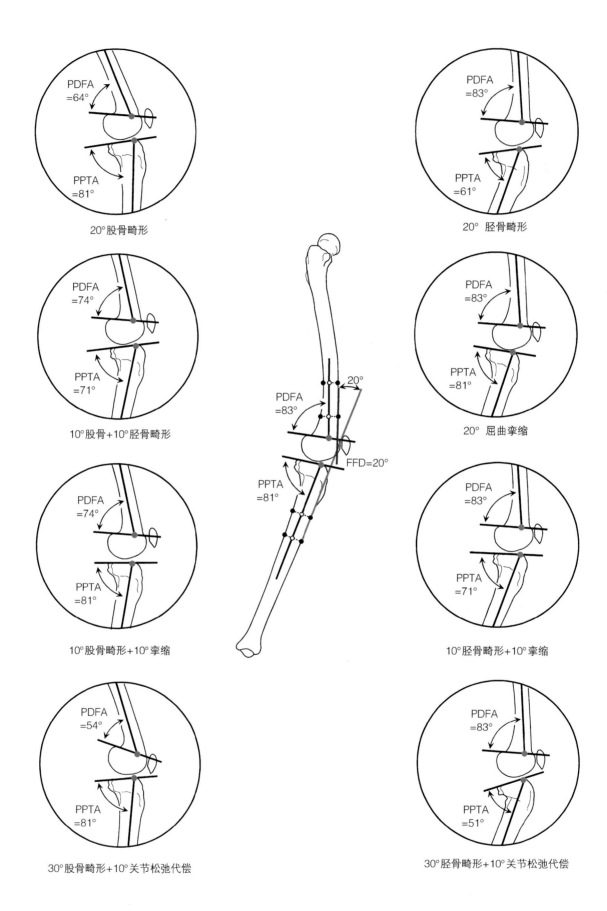

20°股骨畸形

20°胫骨畸形

PDFA=64°
PPTA=81°

PDFA=83°
PPTA=61°

10°股骨+10°胫骨畸形

20°屈曲挛缩

PDFA=74°
PPTA=71°

PDFA=83°
PPTA=81°

10°股骨畸形+10°挛缩

10°胫骨畸形+10°挛缩

PDFA=74°
PPTA=81°

PDFA=83°
PPTA=71°

30°股骨畸形+10°关节松弛代偿

30°胫骨畸形+10°关节松弛代偿

PDFA=54°
PPTA=81°

PDFA=83°
PPTA=51°

PDFA=83°
PPTA=81°
FFD=20°
20°

膝关节水平的矢状面 MOT（图 6-11）

步骤 1

在膝关节处于最大伸直位时，画出胫骨近端和股骨远端的前方骨皮质线，测量 2 条线之间的角度。

- A. 任何屈曲角度大于 0° 时认为存在屈曲畸形。
- B. 任何伸展角度大于 5° 时认为存在过伸畸形。

步骤 2

利用股骨远端骨干中线测量 PDFA，并且根据正常对侧 PDFA 值或者 PDFA 的正常平均值 83°，得出与所测得的 PDFA 值之差的绝对值，确定股骨远端关节走行方向异常的程度。

步骤 3

利用胫骨近端骨干中线测量 PPTA，并且根据正常对侧 PPTA 值或者 PPTA 的正常平均值 81°，得出与所测得的 PDFA 值之差的绝对值，决定胫骨近端关节走行方向异常的程度。

图 6-11

膝关节水平的矢状面 MOT。将屈曲畸形或者过伸畸形的数量与所发现的骨骼畸形的数量相比较，假如相符，骨骼畸形是屈曲畸形或者过伸畸形的单纯来源；假如存在股骨或者胫骨畸形，但是在屈曲畸形或过伸畸形和骨骼后弓或者前弓之间存在差异时，膝关节松弛或者挛缩可以代偿或者增加屈曲畸形或者过伸畸形。本图中展示了混合畸形问题的多个实例，所有结果中的 FFD 为 20°。

步骤 4

屈曲畸形

从步骤 1 得到的屈曲畸形中，分别减去和加上从步骤 2 和步骤 3 中得出的前弓畸形和后弓畸形的总和。

- A. 假如其差 =0，骨骼的前弓畸形是屈曲畸形的来源。
- B. 假如其差 >0，前弓畸形并非是屈曲畸形的全部原因，因此还存在膝关节屈曲挛缩。
- C. 假如其差 <0，前弓畸形要大于屈曲畸形，因此还存在膝关节过伸松弛。

过伸畸形

从步骤 1 得到的过伸畸形中，分别减去和加上从步骤 2 和步骤 3 中得出的后弓畸形和前弓畸形的总和。

- D. 假如其差 =0，后弓畸形是屈曲畸形的来源。
- E. 假如其差 >0，后弓畸形并非是屈曲畸形的全部原因，因此还存在膝关节过伸松弛。
- F. 假如其差 <0，后弓畸形要多于过伸畸形，因此还存在膝关节屈曲挛缩。

踝关节的全长矢状面 MOT（图 6-12）

从踝关节中心到 1/5 aJER 处画出改良的胫骨机械轴线，相对于该线测量 ADTA。

- A. 假如 ADTA 小于 78°，说明胫骨近端关节线存在全长后弓畸形。
- B. 假如 ADTA 大于 84°，说明胫骨近端关节线存在全长前弓畸形。

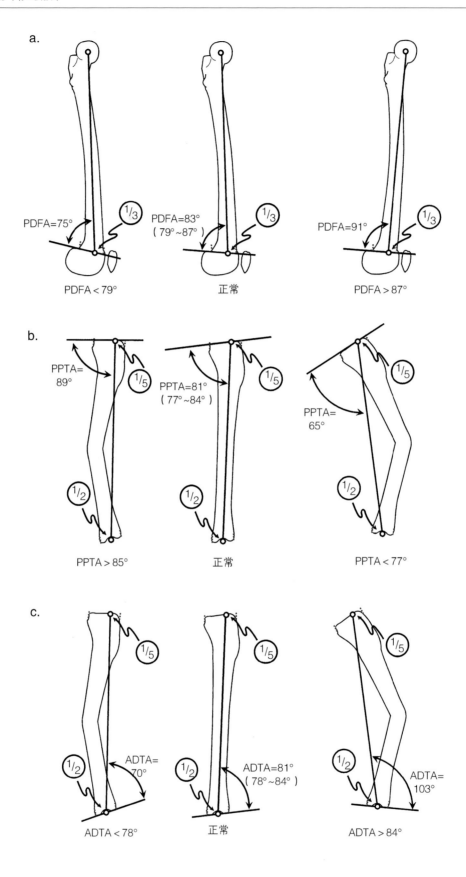

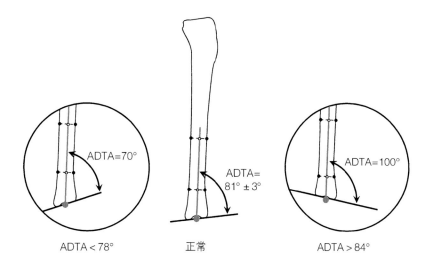

ADTA < 78°　　　正常　　　ADTA > 84°

◀ 图 6-12　a ~ c
膝关节和踝关节的全长矢状面 MOT，相对于改良的胫骨机械轴线测量 ADTA。
a　股骨远端的 MOT。
b　胫骨近端的 MOT。
c　胫骨远端的 MOT。

图 6-13　▲
踝关节水平的矢状面 MOT，相对于 DAA 线测量 ADTA。

踝关节的踝关节水平矢状面 MOT（图 6-13）

画出胫骨远端的骨干中线，测量 ADTA。假如 ADTA 小于 78° 或者大于 85°，提示相对于 DAA 线存在踝关节线走行方向异常。

胫骨畸形矫形的矢状面解剖轴计划（图 6-14）

步骤 1
画出代表胫骨干的骨干中线，每个节段代表该骨骼节段的解剖轴线，分别在最近端和最远端的骨干中线与膝关节线和踝关节线之间计算 MOT。

步骤 2
确定关节走行方向角是否正常（PPTA、ADTA）。
A. 1. 假如 PPTA 正常，无其他近端 CORA 或者解剖轴线。
　　2. 假如 PPTA 异常，参考膝关节走行方向线画出解剖轴线。如果可以，参考点可取自正常对侧，或者从 1/5 aJER 处出发；或采用正常对侧 PPTA 值作为模板角。假如对侧 PPTA 无法得到或者异常，可使用 PPTA 的正常平均值 81° 代替。

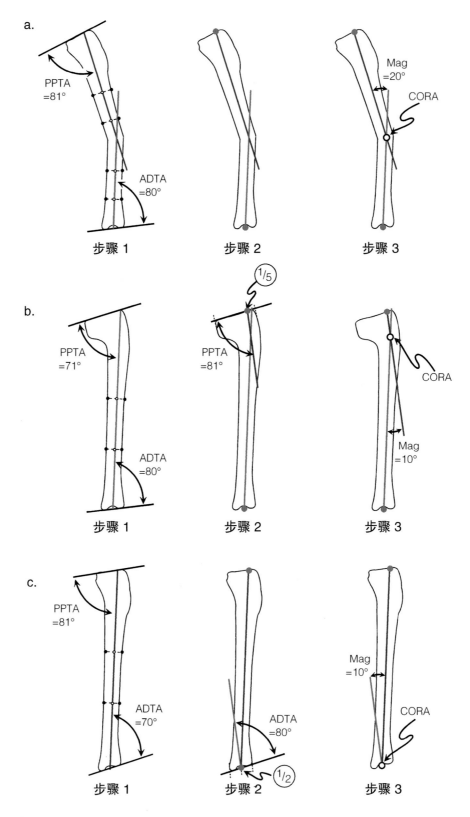

图 6-14　a ~ f

胫骨畸形矫形的矢状面解剖轴计划。

a　骨干中段畸形。

b　胫骨近端畸形。

c　胫骨远端畸形。

d　a 和 b 的混合畸形。

e　a 和 c 的混合畸形。

f　a、b 和 c 的混合畸形。

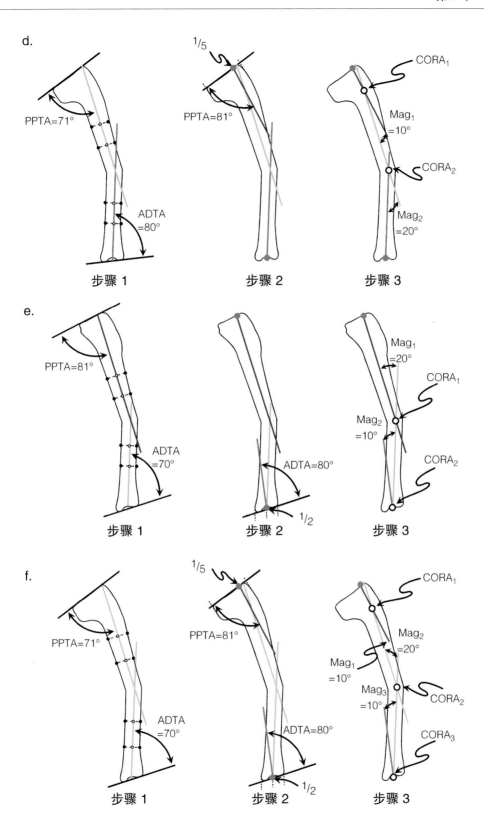

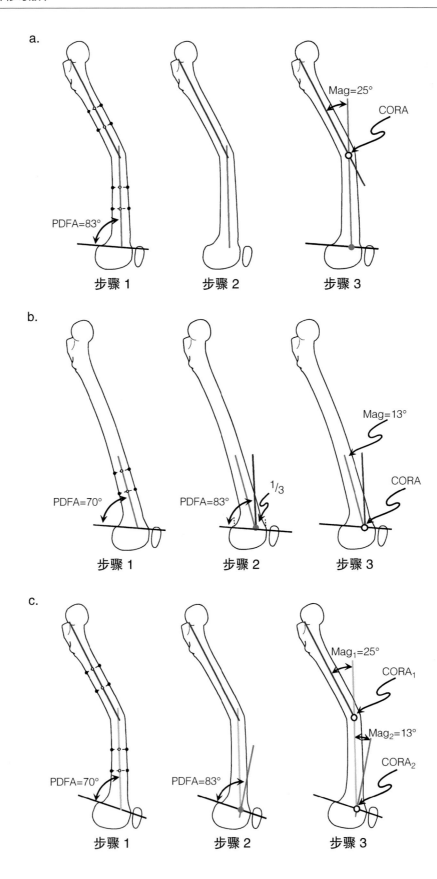

a.

步骤 1　　步骤 2　　步骤 3

b.

步骤 1　　步骤 2　　步骤 3

c.

步骤 1　　步骤 2　　步骤 3

B. 相对于最远端的胫骨干中线测量 ADTA。

1. 假如 ADTA 正常，提示无其他近端 CORA。

2. 假如 ADTA 异常，参考踝关节走行方向线画出解剖轴线。如果可以，参考点可取正常对侧，或者对于成年人，从关节中点画出该线；或采用正常对侧 ADTA 值作为模板角。假如对侧 ADTA 无法获得或者异常，可使用 ADTA 的正常平均值 80° 代替。

步骤 3

确定是单顶点还是多顶点成角畸形，标记 CORA 以及测量度数。

A. 假如只能画出 1 对解剖轴线，那么只存在 1 个 CORA 和 1 个角度。

B. 每额外增加 1 根解剖轴线，将额外增加 1 个 CORA 和 1 个角度。

股骨畸形矫形的矢状面解剖轴计划（图 6-15）

步骤 1

画出代表股骨干的骨干中线，每个节段代表该骨骼节段的解剖轴线。在远端骨干中线和膝关节线之间计算 MOT。

相对于股骨远端骨干中线测量 PDFA。

◀ 图 6-15　a ~ c

股骨畸形矫形的矢状面解剖轴计划。

a　骨干中段畸形。

b　股骨远端畸形。

c　a 和 b 的混合畸形。

步骤 2

确定关节走行方向角（PDFA）是否正常。

A. 假如 PDFA 正常，无其他远端 CORA 或者解剖轴线。

B. 假如 PDFA 异常，参考膝关节走行方向线画出解剖轴线。可将参考点取自正常对侧，或者对于成年人，从膝关节中点内侧 1 cm 处出发画出该线；或采用正常对侧 PDFA 值作为模板角。假如对侧 PDFA 无法获得或者异常，可使用 PDFA 的正常平均值 83° 代替。

步骤 3

确定是单顶点还是多顶点成角畸形，标记 CORA 以及测量度数。

A. 假如只能画出 1 对解剖轴线，那么只存在 1 个 CORA 和 1 个角度。

B. 每额外增加 1 根解剖轴线，将额外增加 1 个 CORA 和 1 个角度。

在本术前计划中并不考虑股骨近端畸形，其原因是当位置高于股骨颈时，可使用解剖轴线。股骨头走行方向与股骨颈之间的关系将在第 19 章中单独讨论。

矢状面截骨术

采用截骨术矫正矢状面畸形应该遵循截骨术原则（图 6-16 ~ 图 6-21）。有关膝关节、踝关节和髋关节的某些特殊截骨术，将在第 17 章、第 18 章和第 19 章中分别单独讨论。

a.

i	ii	iii	iv
正常侧	关节宽度 =正常侧， 对侧正常 PPTA/ADTA/PDFA	关节宽度 =正常侧， 对侧正常 ADTA/PDFA	无正常做比较

$$s \neq x$$
$$t = \frac{y}{x} s$$

$$d \neq b$$
$$c = \frac{a}{b} d$$

$$g \neq m$$
$$f = \frac{n}{m} g$$

◀ 图 6-16

在不同的临床病例中，通过确定矢状面 JER 画出起止点，施行 MOT 的方法。i，正常侧；ii，对侧关节的宽度与异常侧不同；iii，对侧关节的宽度与正常侧不同；iv，无法得到正常侧用于比较。

图 6-17　a ~ c　▶

胫骨中段 29° 畸形的截骨术解决方案。

a　开放楔形截骨；

b　闭合楔形截骨；

c　穹顶状截骨。i，截骨线通过 CORA，ACA 通过 CORA：近端和远端轴线完全恢复对线。t，移位。ii，截骨线不通过 CORA，ACA 位于截骨线上：近端和远端轴线移位。iii，截骨线与 CORA 不在同一水平上，ACA 通过 CORA：近端和远端轴线完全恢复对线，伴有截骨线的移位。

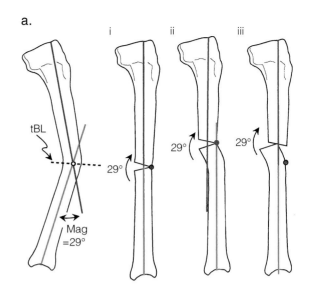

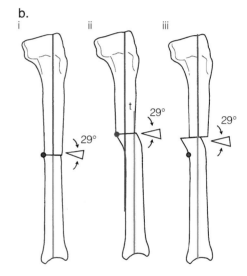

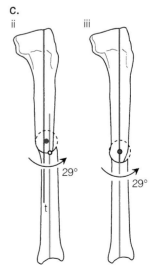

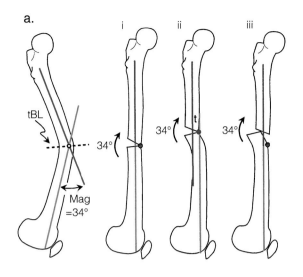

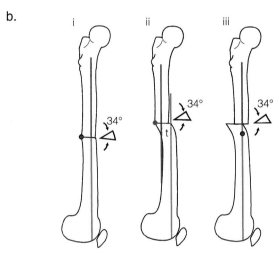

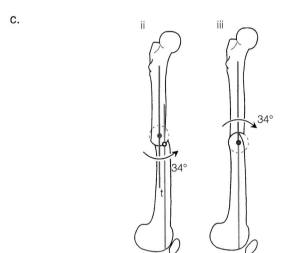

◄ 图 6-18 a ~ c

股骨干 34° 畸形的截骨术方案。

a 开放楔形截骨；

b 闭合楔形截骨；

c 穹顶状截骨。i，截骨线通过 CORA，ACA 通过 CORA：近端和远端轴线完全恢复对线。t，移位。ii，截骨线不通过 CORA，ACA 位于截骨线上：近端和远端轴线移位。iii，截骨线与 CORA 不在同一水平上，ACA 通过 CORA：近端和远端轴线完全恢复对线，伴有截骨线的移位。

图 6-19 a ~ c ▶

胫骨近端 18° 畸形的截骨术方案。

a 开放楔形截骨；

b 闭合楔形截骨；

c 穹顶状截骨。i，截骨线通过 CORA，ACA 通过 CORA：近端和远端轴线完全恢复对线。t，移位。ii，截骨线不通过 CORA，ACA 位于截骨线上：近端和远端轴线移位。iii，截骨线与 CORA 不在同一水平上，ACA 通过 CORA：近端和远端轴线完全恢复对线，伴有截骨线的移位。

图 6-20 a ~ c ▶

胫骨远端 32° 畸形的截骨术方案。

a 开放楔形截骨；

b 闭合楔形截骨；

c 穹顶状截骨。i，截骨线通过 CORA，ACA 通过 CORA：近端和远端轴线完全恢复对线。t，移位。ii，截骨线不通过 CORA，ACA 位于截骨线上：近端和远端轴线移位。iii，截骨线与 CORA 不在同一水平上，ACA 通过 CORA：近端和远端轴线完全恢复对线，伴有截骨线的移位。

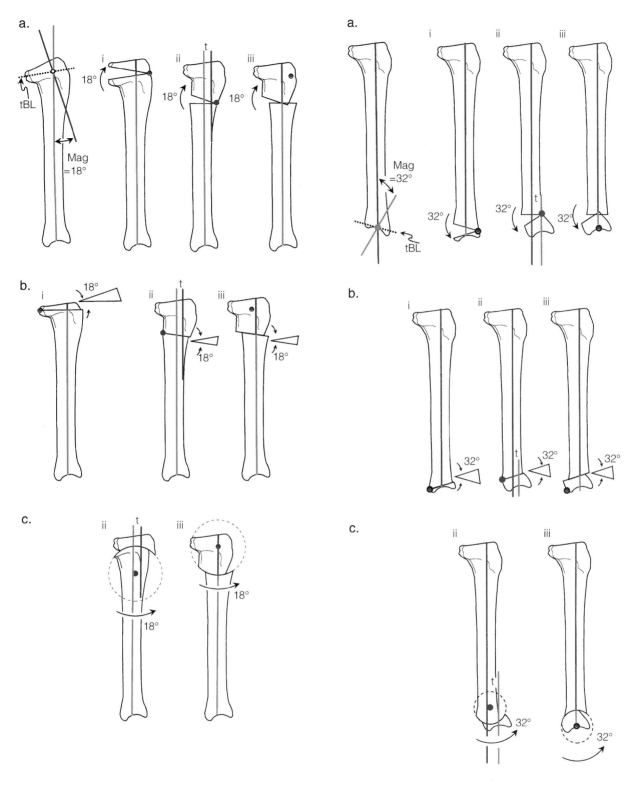

图 6-19　a-c

图 6-20　a-c

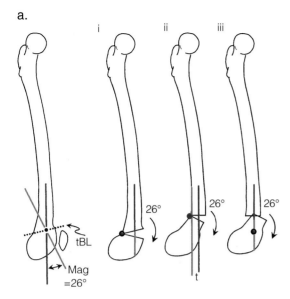

a.

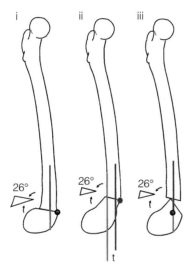

b.

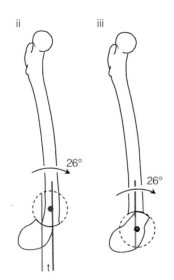

c.

图 6-21　a ～ c
股骨远端 26° 畸形的截骨术方案。

a　开放楔形截骨。

b　闭合楔形截骨。

c　穹顶状截骨。i，截骨线通过 CORA，ACA 通过 CORA：近端和远端轴线完全恢复对线。t，移位。ii，截骨线不通过 CORA，ACA 位于截骨线上：近端和远端轴线移位。iii，截骨线与 CORA 不在同一水平上，ACA 通过 CORA：近端和远端轴线完全恢复对线，伴有截骨线的移位。

参考文献

Ansari AM (1992) Osteoarthritis knee joint amongst squatters. Presented at the Pakistan Orthopedic Association, Lahore, November 21

Krackow KA, Pepe CL, Galloway EJ (1990) A mathematical analysis of the effect of flexion and rotation on apparent varus/valgus alignment at the knee. Orthopedics 13:861–868

Perry J (1992) Gait analysis: normal and pathological function. Thorofare, Slack

Pollo FE, Otis JC, Wickiewicz TL, Warren RF (1994) Biomechanical analysis of valgus bracing for the osteoarthritic knee. Presented at the North American Clinical Gait Lab Conference, Portland, April 9

第7章 斜面畸形

成角平面

成角畸形可发生在任何平面上，标准的参考平面有2个解剖平面：冠状面（额状面）和矢状面。标准的放射片也有前后位片和侧位片，分别反映这2个平面。当在前后位和侧位放射片上同时观察到单顶点成角畸形时，常被误称为双平面成角畸形，实际上是位于"斜面"（界于冠状面和矢状面之间）上的单平面成角畸形（图7-1）。

成角的"顶点方向"就是成角顶点指向的成角平面方向，对于每个成角平面，都存在2个可能的顶点方向（图7-2）。例如，当位于矢状面时，解剖平面畸形的顶点可以指向前方或者后方（分别为前弓或者后弓）；冠状面畸形的顶端方向可以指向顶点内侧或者外侧（分别为外翻或者内翻）。斜面成角畸形的顶端方向应将冠状面上和矢状面上的方向结合起来描述，并以矢状面上的方向叙述在先（例如前外、前内、后外或者后内），画图时将顶点方向标注于轴线上（图7-3）。

解剖平面成角畸形的度数可以在前后位或者侧位片上直接测量。存在斜面畸形的情况下，在理论上成角度数应该在斜面上测量。假如放射片能够与斜面绝对垂直，可以直接测量度数。若利用从前后位和侧位片上测得的成角度数，求出斜面上的真正成角度数需要采用平面三角函数公式计算。或者采用本书的作图方法，可以实现准确的估算。

从这2个互相垂直的放射片上所得到的成角度数，可以计算出畸形的真正平面和角度，运算过程只需要简单的平面三角函数公式（见附录1，推导过程），真正成角平面相对于冠状面的方向（度数）（pln）=arctan tan*lat*/tan*ap*；真正平面上的成角度数（obl）=arctan $\sqrt{\tan^2 ap + \tan^2 lat}$，obl 永远大于每个参考平面上的度数。基于这些计算，Bar 和 Breitfuss（1989）作出列线图表，Ilizarov（1992）作出表格，针对不同的 ap 和 lat 值可以确定 obl 和 pln 值，列线图表和表格可以避免繁杂的计算过程。

这些方法精确度高，但是需要列线图表和表格，或者需要公式和计算器，或者需要平面三角函数表。由于手头并不是总备有这些材料，常常无法进行斜面分析。为了在术前解读畸形，必须要确定斜面成角的平面、方向和度数。为了改变这种分析方法，方便使用，Paley（1990，1992）创造性地提出了一种简单又不失精确的方法。不需要死记硬背公式，不需要使用列线图表，不必查找制备完毕的图表，称之为图解法。

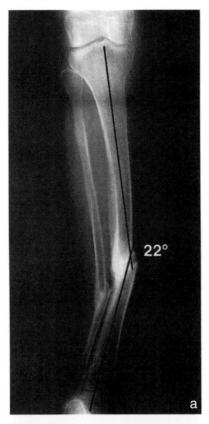

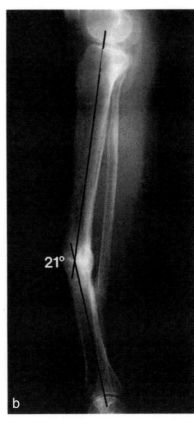

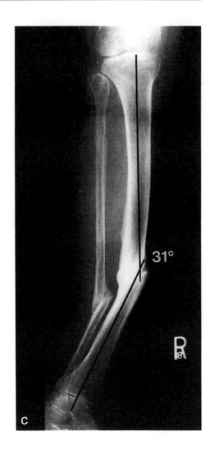

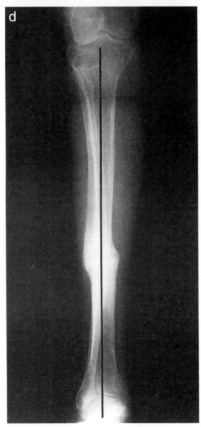

图 7-1 a ~ f

a, b 胫骨的斜面成角畸形。放射片显示成角畸形在前后位和侧位片上
投影的角度分别为 22° 和 21°，本例并不是双平面成角畸形，而是
单平面成角畸形，真正的成角平面界于冠状面和矢状面之间。

c 垂直于成角平面的斜位片显示最大成角（31°）。

d 射线与成角平面成一条直线的垂直斜位片显示无成角畸形。

e 箱形图显示骨骼的冠状面投影在一侧壁上（左），矢状面投影在另一
侧壁上（右），在中央，可观察到真正的畸形平面倾斜于冠状面。将
轴位观投影于底面，显示真正的畸形平面相对于冠状面和矢状面的
走行方向，画出轴位观并标记解剖方向（A，前方；P，后方；M，内
侧；L，外侧）。真正成角平面的走行方向，与冠状面（x 轴）呈 pln_F
45.5°，或者与矢状面（y 轴）呈 pln_S 44.5°。下方图例将上方图例放
大，并把页面的上方定为前方。斜面成角度数（a_{OBL}=31°）分别大于
额状面或者矢状面的度数（假如不采用图解法，而采用三角函数法，
得出的角度为 31°，平面走行方向为 45°，尽管三角函数法较精确，
但是图解法的结果非常近似，对于大多数临床运用而言，已足够精
确）。AM，前内侧。

f 由于本例是单平面成角畸形，可采用单处开放（上图）或者闭合（下
图）楔形截骨进行单轴矫形，ACA 标记于图中，垂直于成角平面
（PLN）。

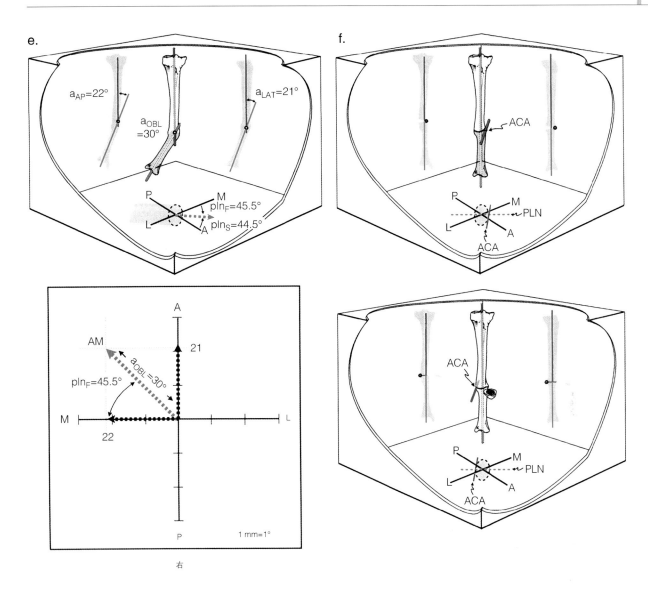

图 7-2

每个成角平面都可能存在 2 个顶点方向。本例在冠状面上，2 个可能的方向分别为外翻和内翻。

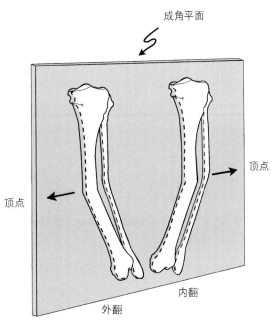

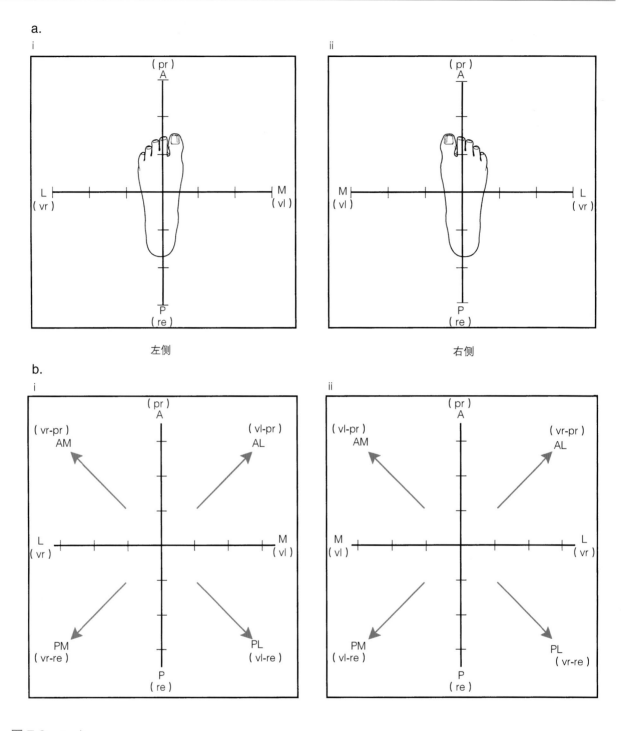

图 7-3　a，b

a　顶点方向的坐标图。画出左侧和右侧下肢的坐标图，该坐标图的画法和标记方法正如一个人低头看自己的足，前方位于坐标上方，后方位于下方，左右腿的内外侧互为镜像关系。pr，前弓；re，后弓；vr，内翻；vl，外翻。

b　坐标图的各个象限表示不同的成角斜面顶点：前内（AM）、前外（AL）、后内（PM）和后外（PL）。

坐标图解法

步骤 1（图 7-4a）

画出轴线互相垂直的坐标图，x 轴代表冠状面，y 轴代表矢状面，坐标图所在的平面代表横截面。

步骤 2（图 7-4b）

按照从上到下俯视自己肢体原则观察图像，在图中每根轴线的两端标记成角顶点的方向（A，前方；P，后方；M，内侧；L，外侧）。由于右侧和左侧肢体的内外侧成镜像关系，x 轴的标记右侧和左侧肢体不同，但是 y 轴的标记左右侧相同［内翻（vr）和外翻（vl）分别代表顶点位于内侧和外侧，后弓（re）和前弓（pr）分别代表顶点位于后方和前方］。

步骤 3（图 7-4c）

在前后位和侧位片上测量成角畸形的度数，按照 1 mm=1°，分别在 x 和 y 轴上标记，应该标记在参考轴末端上，并且与参考平面上成角顶点的方向保持一致。

步骤 4（图 7-4d）

从坐标图的零点（0，0）出发，向分别反映角度 ap 和 lat 的（x，y）轴上的坐标值（ap，lat）（已在前述步骤中标明）画直线，在该直线的末端（ap，lat）标明箭头。

步骤 5（图 7-5e）

测量步骤 4 中所作出的直线与 x 轴之间的夹角，该角度称为 pln_F，是 pln 方向相对于冠状面（x 轴）的近似值。测量步骤 4 中所作出直线的长度（mm），由于 1 mm=1°，该测量值是 obl 的近似值。最后，通过象限（AM，AL，PM，PL）或者通过轴线（A，P，M，L），描述该斜面畸形顶点的方向（OBL 线上的箭头）。

坐标图解方法是近似值，其依据是在 0°～45°范围内的正弦三角函数呈线性关系。假如我们从上述的三角函数公式中除去 tan，该公式就会变为 $\sqrt{ap^2+lat^2}$（勾股定理）和 arctan lat/ap，当角度小于 45°，arctan 公式需要乘以 50 才能得到近似值，因此该公式变为 50 lat/ap。

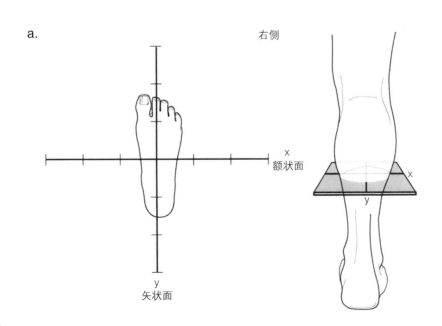

图 7-4　a～f
斜面畸形分析的坐标图解法
a　步骤 1。坐标的 x 轴代表冠状面，y 轴代表矢状面，按照图 7-3 中所述之法，以上方定位为前方画出坐标图，人面向前方，从后方向前方观察腿部，坐标图就像下肢的横截面。

b.

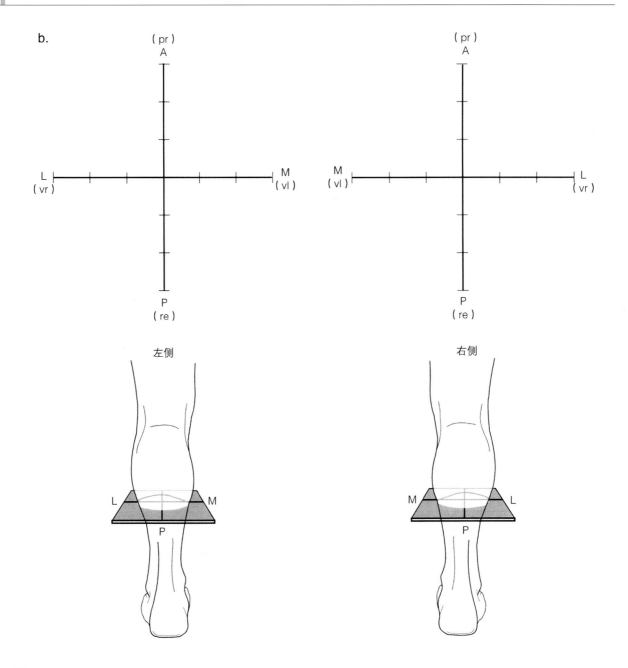

图 7-4　a ~ f

b　步骤 2。右图是左图的矢状面镜像，顶点方向标记在坐标轴上。

c　步骤 3。冠状面畸形度数标记在 x 轴上，矢状面成角度数标记在 y 轴上，度数的标记尺度为 1 mm=1°。图例显示，前后位片上的成角为 20°，并且顶点向外侧（内翻），侧位片上的成角为 25°，顶点向前方（前弓）。

d　步骤 4。成角斜面为连接坐标起点（0，0）到点（AP，LAT）=（20°，25°）的直线。

c.

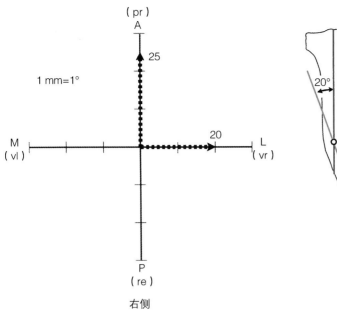

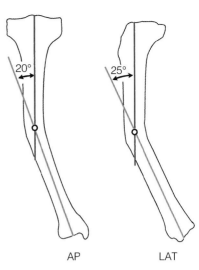

1 mm=1°

右侧

d.

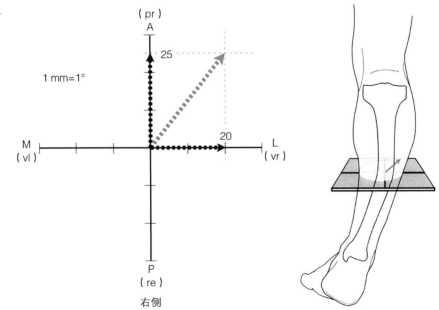

1 mm=1°

右侧

e.

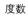

度数

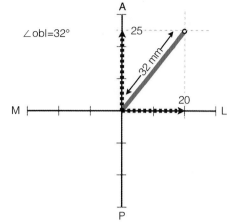

$\angle obl=32°$

平面

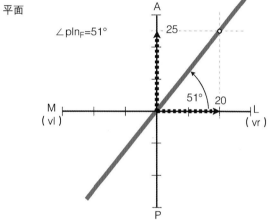

$\angle pln_F=51°$

方向

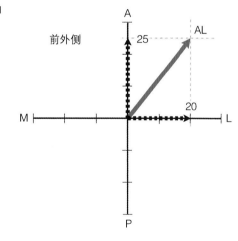

前外侧

1 mm=1°

(pr)

$\angle OBL=32°$

51°

右侧

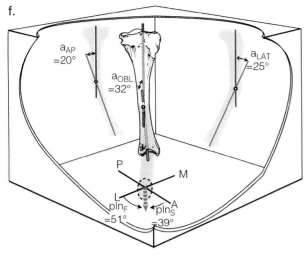

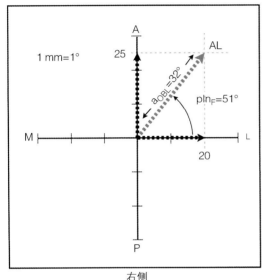

右侧

图 7-4　a ~ f

e　步骤 5。完成后的坐标图表示角度、平面走行方向
　　和斜面畸形的顶点方向（左侧框内）。斜面成角度
　　数为第三条线的长度（32 mm=32°）（上图）。相
　　对于冠状面成角斜面的走行方向（pln_F）可以在图
　　中测得（51°）（中图），成角顶点的方向由箭头表
　　示（下图）。
f　箱形图（上图）与坐标图解方法的最终结果（下
　　图）相比较。

坐标图解法的误差

坐标图解法是确定 obl 和 pln 角度的近似方法，三角函数法是精确方法（Taylor 1990）。因此，三角函数法的计算值和坐标图解法的测量值之间的差异就是坐标图解法的误差（附录 2）。如果前后位和侧位片的值均小于 45°，坐标图解法的误差范围在 4°之内；假如一个值小于 45°，另一个值小于 20°，误差范围在 2°之内；假如一个值小于 30°，另一个值小于 45°，误差范围在 3°之内。

三角基底方法

除坐标图解法和三角函数法之外，还有三角基底测量方法，该方法首先由 Ilizarov（1992）提出，与三角函数法一样精确，但是不需要计算三角函数。

步骤 1（图 7-5a）

射线束的方向垂直于骨干的纵轴，摄取前后位和侧位片，该骨干位于成角畸形顶点的近端或者远端。但是，在前后位和侧位片中，射线束必须垂直于同一个骨干（近端或者远端）。

步骤 2（图 7-5b）

在前后位和侧位片上，向其他骨干的方向，延长纵轴节段的解剖轴线。

步骤 3（图 7-5c）

从其他骨干上的相关点（通常是关节），做纵轴线的垂线。

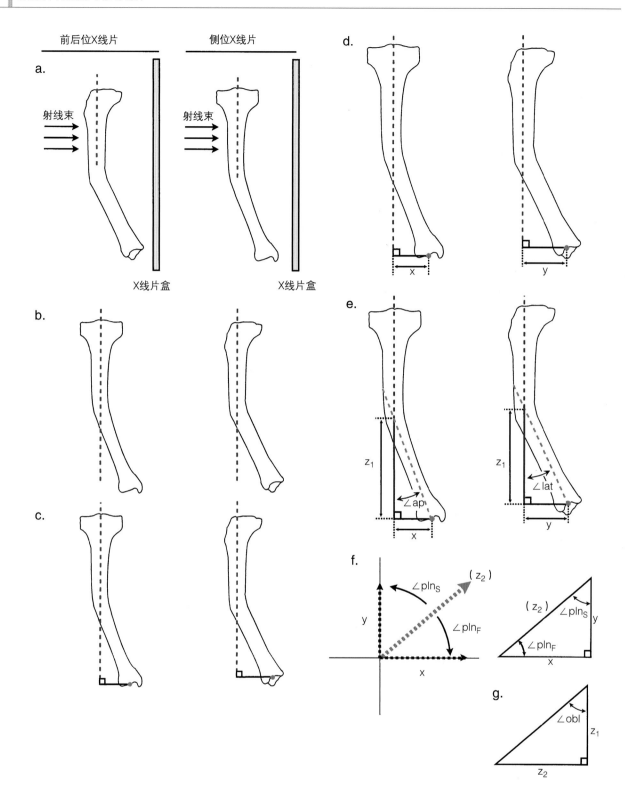

h.

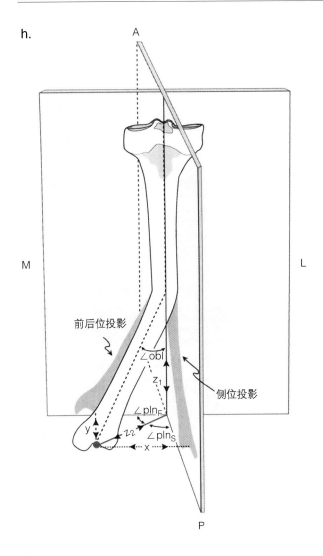

图 7-5　a ~ h

斜面分析的三角法

a　近端骨干平行于 X 线片盒，射线垂直于胫骨近端
　　骨干，分别摄前后位和侧位片。

b　将近端轴线向远端延伸。

c　在踝关节水平，做近端轴线的垂线。

d　从踝关节中心到近端轴线之间的距离，分别是前
　　后位和侧位片上的 x 和 y 值。

e　画出远端轴线，从成角顶点到远端垂线之间的距
　　离就是 z_1。

f　解析矢量线 z_2 就是 x 和 y 互呈 90° 所形成的最终矢
　　量长度。x 轴和 z_1 之间的夹角为 pln_F，y 轴和 z_2 之
　　间的夹角为 pln_S。

g　用 z_1 和 z_2 构成直角三角形，可以测量角度（obl）。

h　三维图示显示分析斜面畸形的三角法的基本原理。

步骤 4（图 7-5d）

从垂线与纵轴线的交点，到非纵轴节段上的
参考点，测量垂线的长度（相对于前后位或侧位
片，分别为 x 或 y）。

步骤 5（图 7-5e）

从放射片上成角畸形的顶点，到与垂线的交
点之间，测量纵轴线的长度（z_1）。

步骤 6（图 7-5f）

按照坐标图解法中所描述的相同方法，将
前后位和侧位片上的垂线 x 和 y 分别标绘于坐标
图的 x 轴和 y 轴上。这两条线的解析矢量提示相
对于冠状面（pln_F）和矢状面（pln_S）的斜面畸
形方向，从坐标图中可以直接测量解析矢量线 z_2
的数值。

步骤 7（图 7-5g）

在另一张坐标图中，标绘 z_1 和 z_2，互相垂
直，面对 z_2 的角度就是斜面成角畸形（obl）的
度数。尽管三角基底法远较坐标图解法精确，但
是存在重大缺陷，就是在前后位和侧位片上，射
线束必须垂直于近端或者远端的骨干。假如纵轴
节段并非位于纵轴位，会引起误差，并且与纵轴
线的偏差越大，误差就越大。由于控制射线束的
位置困难，因此无法预测误差因素。无论使用何
种方法确定 pln 和 obl，都有助于图解展示结果。

成角畸形的矫形轴线

由于 ACA 垂直于成角平面，因此内翻和外翻成角具有垂直于冠状面（即矢状面）的矫形轴（图 7-6a），前弓和后弓成角的矫形轴存在于冠状面上（图 7-6b）。

斜面畸形同样也有垂直于成角斜面的矫形轴（图 7-6c），从经过 CORA 的图上可以画出矫形轴线（图 7-7）。例如，开放楔形截骨术的 ACA 位于凸侧骨皮质上（图 7-7a），闭合楔形截骨术的 ACA 经过凹侧骨皮质（图 7-7b）。在作图时，在预期的截骨水平处画出骨干的横截面。在前后位片上测量该水平的骨干直径，并在 x 轴上标明；在侧位片上测量该水平的骨干直径，并在 y 轴上标明（图 7-7c）。然后在这些范围内画出骨干形状，延长表示成角平面的直线。在所预选的矫正类型的点（最凸起的边缘 = 开放楔形；最凹入的边缘 = 闭合楔形），垂直于该线画出矫正轴线。

这种方法能够显示截骨部位以及 ACA 经过处 CORA 的横截面解剖，有助于畸形矫正计划。在施行开放和闭合楔形截骨术时，确定截骨线在骨骼上的会聚点，也有重要用途。在使用外固定时，计划铰链的位置，也同样有用（见第 12 章）。在胫骨斜面畸形中，还可显示腓骨在 ACA 的牵开侧还是压缩侧（图 7-7d），对于决定是否行斜行或者横行腓骨截骨术非常重要。假如腓骨位于凹侧，在矫正时将受到牵伸；假如腓骨位于凸侧，在矫正时将会短缩。

图 7-6

ACA 垂直于成角平面。将表示成角平面的直线的垂线，在坐标图上标记为轴线。冠状面成角在矢状面上具有轴线（a），矢状面成角在冠状面上也有轴线（b）。斜面成角的轴线垂直于特定的斜面（c）。

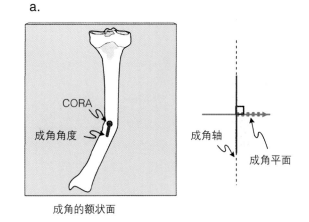

a.

成角的额状面

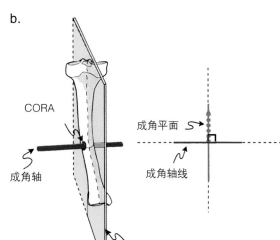

b.

成角的矢状面

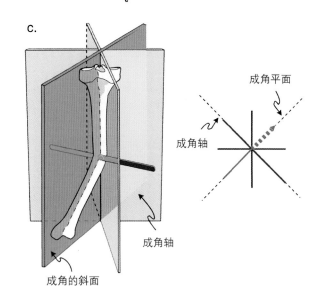

c.

成角的斜面

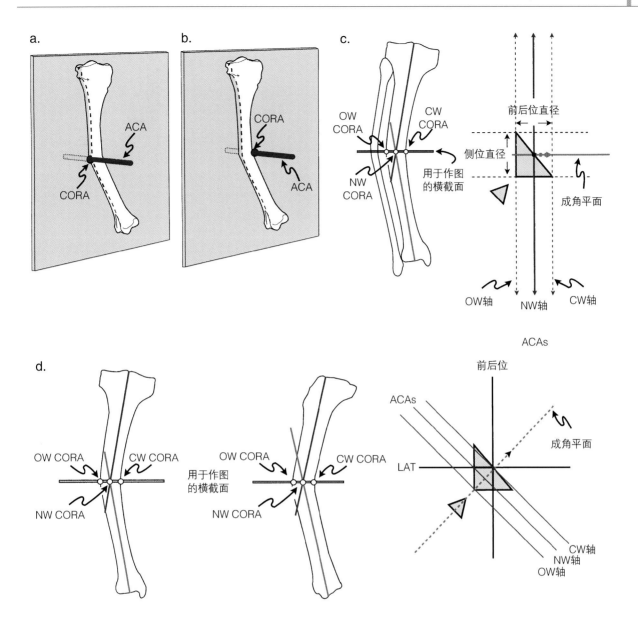

图 7-7　a ~ d

a 开放楔形 ACA，垂直于成角平面，在凸侧骨皮质处通过开放楔形的 CORA。

b 闭合楔形 ACA，在凹侧骨皮质处通过闭合楔形的 CORA。

c 在畸形顶点水平，添加骨干的横截面，可以画出 ACA。测量前后位和侧位片上胫骨直径的毫米数，可在图中标明胫骨的横截面，有助于了解骨骼在该水平的横截面形态（三角形、圆形、椭圆形）。

按照上述方法在图上标明成角平面，垂直于该平面标明 ACA，箭头提示成角顶点的方向，相对于箭头标记骨骼的凹侧和凸侧。垂直于畸形平面，与骨骼的最凹入和最凸起的边缘相切，画出开放楔形（OW）、中央楔形（NW）和闭合楔形（CW）的轴线。

d 将相同的横截面作图分析法运用于图 7-4 中显示的斜面畸形，ACA 垂直于成角平面。

斜面畸形并非只影响骨干区域，任何单水平的成角畸形，只要在冠状面和矢状面放射片上均有显示，就是斜面成角畸形，包括干骺端（图7-8）、关节周围，甚至关节内畸形。

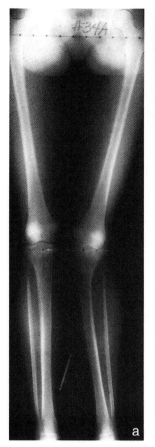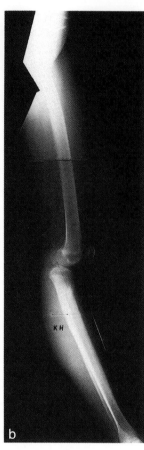

图 7-8　a ~ l

a, b　胫骨近端干骺端斜面畸形的前后位和侧位片，继发于部分生长停滞。前后位片上的成角度数为15°（外翻），侧位片上为45°（后弓）。

c　由于是左下肢，坐标图按照左侧标记，前后位度数15°顶点朝向内侧，侧位度数45°顶点朝向后方，分别标记在 x 和 y 轴上。

d　从坐标起始点（0，0）到点（15，45）作一条直线，从后方显示该下肢，也就是坐标图的方向是前方指向纸的上方。

c.

1 mm=1°

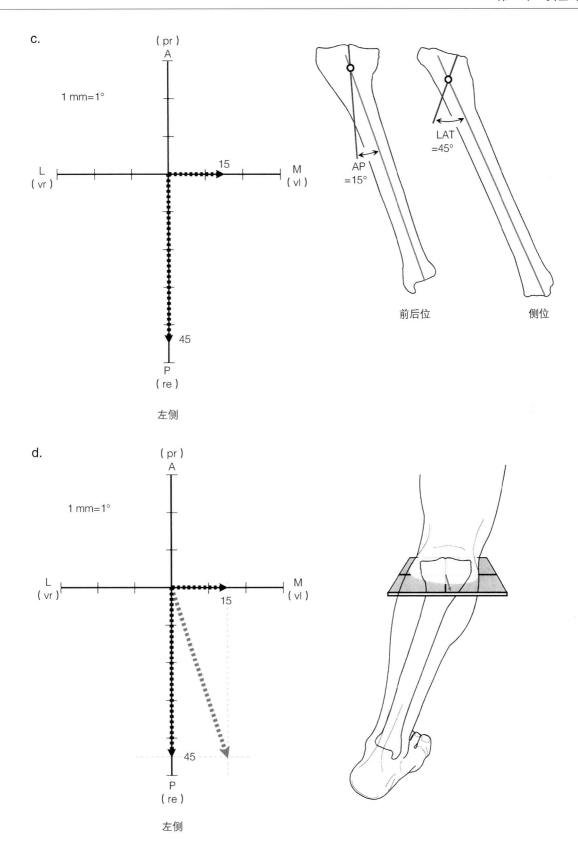

左侧

d.

1 mm=1°

左侧

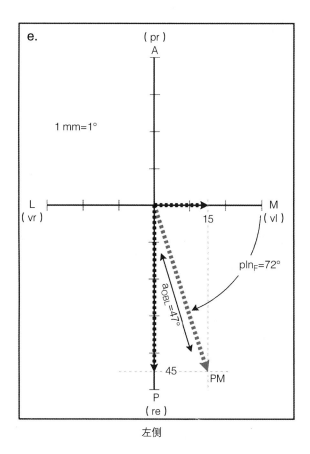

左侧

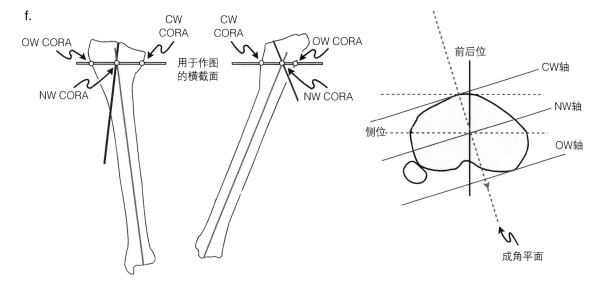

g.

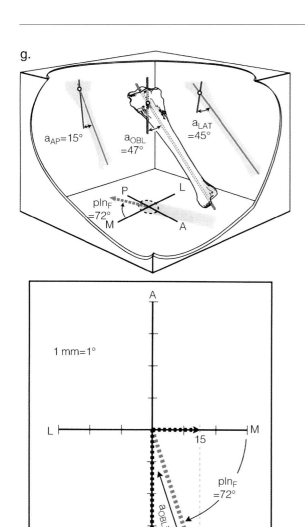

右侧

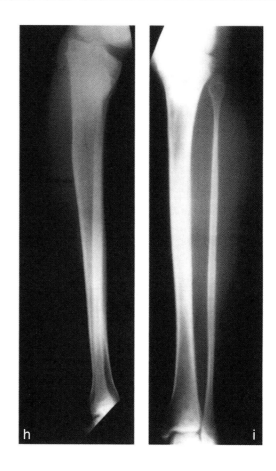

图 7-8　a ~ l

e　该直线的长度为 47 mm，也就是成角度数值（47°）。

f　在图上添加骨干的横截面，开放、中心和闭合楔形截骨的 ACA 均垂直于成角平面，开放和闭合楔形 ACA 与骨干横截面的凹侧和凸侧相切。

g　箱形图显示畸形的三维示意图，前后位和侧位投影在箱壁上（前后位，左；侧位，右）。在箱形图的底面和下图中的坐标图中，斜面成角度数为 47°。采用坐标图解法可以得出成角平面，相对于冠状面为 72°，相对于矢状面为 18°，其顶点朝向前外侧（AL）。采用三角函数法，成角平面相对于冠状面为 75°，其值为 46°。尽管斜面畸形分析的三角函数法较为精确，坐标图解法结果非常接近于计算值，对于大多数临床应用，已足够精确。

h, i　胫骨的斜位片显示最大（h）和最小（i）成角平面。

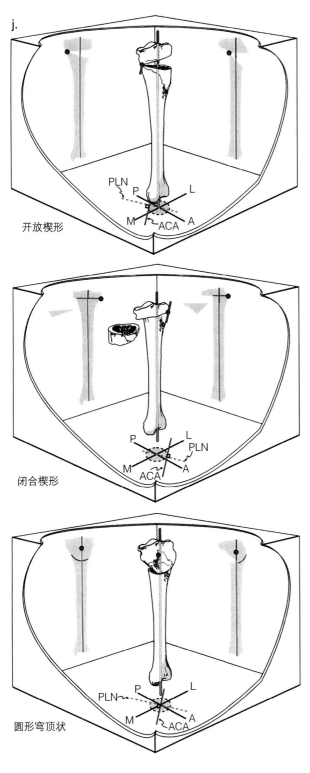

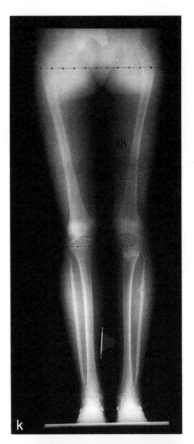

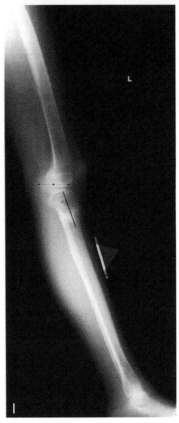

图 7-8　a～l

j　箱形图显示开放楔形、闭合楔形和圆形穹顶状斜面
　矫形。在前后位和侧位片上对线恢复正常，底面
　的坐标图显示相对于骨皮质和相对于参考平面的
　ACA 走行方向。

k，l　截骨矫形术后（采用 Ilizarov 装置）的前后位和
　　侧位片。

成角畸形的确定

总而言之，描绘成角畸形的特征需要 4 个参数：（a）CORA 的水平；（b）平面的走行方向；（c）顶点的方向；（d）度数。坐标图解法可以得出度数、平面走行方向和顶点方向，但是无法决定 CORA 水平。

附录 1

计算斜面畸形的度数和走行方向的三角函数等式的推导过程。相对于额状面的斜面走行方向以 α 表示。

附录 2

a. 计算斜面矫形度数（OBL）的三角函数公式，可近似地采用坐标图解法。采用坐标图解法得出斜面矫形数值，等于采用前后位和侧位片上的数值通过勾股定理得出的计算值。与此相似，计算斜面相对于冠状面（a）的走行方向的三角函数公式，可在坐标图解法中近似地表达为 $\tan^{-1}$LAT/AP。三角函数公式提供精确值，而坐标图解法提供近似值。标记采用坐标图解法得出的 α 和矫形斜面之间的误差。对于斜面矫形，当两个角度不超过 30° 时，误差小于 2°；当前后位片 =20°，侧位片 =45° 时，α 的最大误差值为 4°。

b. 斜面公式根据正切函数，0° ~ 45° 范围内，正切函数呈线性，因此，0° ~ 45° 坐标图解法的近似值误差极小。

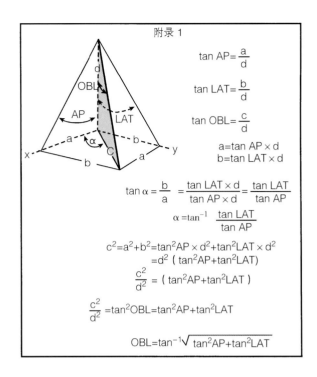

附录 1

$$\tan AP = \frac{a}{d}$$

$$\tan LAT = \frac{b}{d}$$

$$\tan OBL = \frac{c}{d}$$

$$a = \tan AP \times d$$
$$b = \tan LAT \times d$$

$$\tan \alpha = \frac{b}{a} = \frac{\tan LAT \times d}{\tan AP \times d} = \frac{\tan LAT}{\tan AP}$$

$$\alpha = \tan^{-1} \frac{\tan LAT}{\tan AP}$$

$$c^2 = a^2 + b^2 = \tan^2 AP \times d^2 + \tan^2 LAT \times d^2$$
$$= d^2 (\tan^2 AP + \tan^2 LAT)$$

$$\frac{c^2}{d^2} = (\tan^2 AP + \tan^2 LAT)$$

$$\frac{c^2}{d^2} = \tan^2 OBL = \tan^2 AP + \tan^2 LAT$$

$$OBL = \tan^{-1} \sqrt{\tan^2 AP + \tan^2 LAT}$$

参考文献

Bar HF, Breitfuss H (1989) Analysis of angular deformities on radiographs. J Bone Joint Surg Br 71:710–711

Ilizarov GA (1992) Transosseous osteosynthesis: theoretical and clinical aspects of the regeneration and growth of tissue. Springer Verlag, New York

Paley D (1992) Oblique plane deformity analysis. Bull Hosp Joint Dis 52:35–36

Paley D, Tetsworth KD (1993) Deformity correction by the Ilizarov technique. In: Chapman MW (ed) Operative orthopaedics, vol 1, 2nd edn. J.B. Lippincott, Philadelphia, pp 883–948

Paley D, Chaudray M, Pirone AM, Lentz P, Kautz D (1990) Treatment of malunions and mal-nonunions of the femur and tibia by detailed preoperative planning and the Ilizarov techniques. Orthop Clin North Am 21:667–691

Taylor JC (1990) Geometry of hinge placement. Tech Orthop 5:33–39

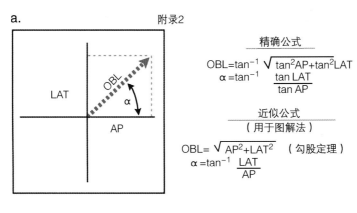

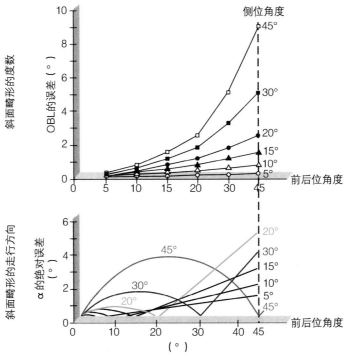

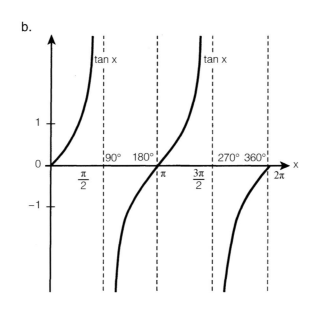

第8章 移位和成角 - 移位畸形

移位畸形

移位畸形就是发生位移的畸形，可继发于骨折和截骨术后。我们常规使用远端节段相对于近端节段的位移来描述移位畸形，该规则适用于上肢肱骨头和下肢股骨头以远的部分。脊柱部分的规则相反，以近端相对于远端来描述移位，脊柱的规则也适用于肱骨头和股骨头，将在有关股骨头骺板滑脱畸形的内容中单独讨论（见第19章）。

移位畸形以长度单位来测量。骨端移位引起骨骼接触丧失和软组织撕裂。与之相反，成角畸形引起软组织的牵拉延伸，但是保持骨端接触，因此移位畸形经常发生骨不连。当移位畸形大于该水平骨骼的直径时，骨端间接触完全丧失，此时承受外加的致畸力量、负重力量和肌肉的拉力都会引起骨端短缩。短缩就是在轴线方向上的移位。我们所说的移位，是垂直于骨骼纵轴的移位。短缩和移位经常同时发生，骨骼的重叠区域就是移位的水平。

与描述成角畸形一样，描述移位畸形同样也需要4个参数（图8-1）：（a）平面；（b）方向；（c）程度；（d）水平。移位畸形的平面也可

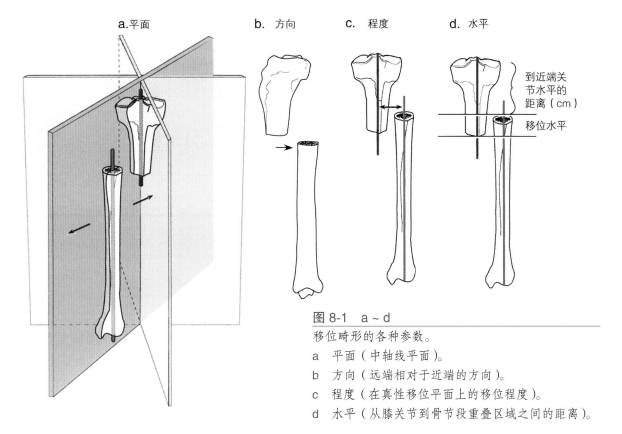

图 8-1　a～d

移位畸形的各种参数。

a　平面（中轴线平面）。

b　方向（远端相对于近端的方向）。

c　程度（在真性移位平面上的移位程度）。

d　水平（从膝关节到骨节段重叠区域之间的距离）。

分为解剖平面和斜面，解剖平面移位畸形的移位只能在前后位（AP）片或者侧位（LAT）片上观察到，但是斜面移位畸形的移位在前后位和侧位片均能观察到。移位畸形的走行方向相对于某个解剖平面进行描述。斜面移位畸形的走行方向可采用简单的三角函数公式计算，或者采用笔者前述的坐标图解法直接测量（图 8-2）。坐标图解法提供成角畸形的近似值，将同样的坐标图解法分析斜面移位畸形，可以得出准确值而非近似值。

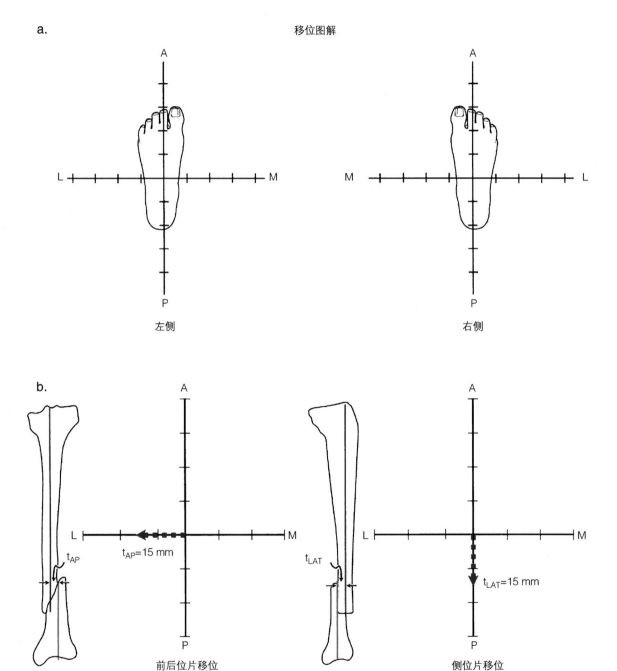

图 8-2　a~e

移位的坐标图解法。

a　移位坐标图的标记同成角畸形，内侧（M）、外侧（L）、前方（A）和后方（P）等方向代表远端相对于近端的移位方向。右侧下肢和左侧下肢的图像呈镜像关系。

b　左侧胫骨。图示冠状面外侧移位（15 mm）（左图）；图示矢状面后方移位（15 mm）（右图）。

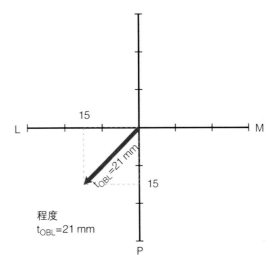

程度
t_{OBL}=21 mm

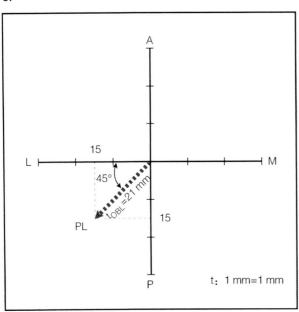

左侧

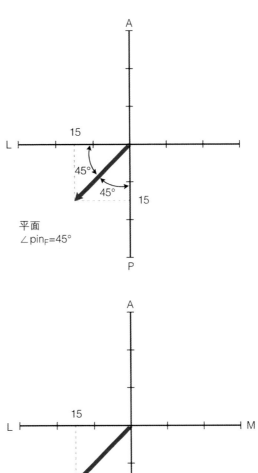

平面
$\angle pln_F$=45°

方向

图 8-2　a ~ e

c　斜面（OBL）坐标图显示移位畸形的程度、平面的
　走行方向（pln）和移位方向（左侧箱形图）。斜面
　移位的程度（21 mm）就是从坐标图起始点到点
　（-15，-15）之间的直线长度。假如按照坐标图上
　1 mm= 移位 1 mm 标绘，可以用毫米数直接测量
　移位程度，也就是在箱形图中（见 d 图）轴线投影
　的中轴线之间的距离。相对于冠状面或矢状面的移
　位平面就是上述矢量分别与 x 轴或者 y 轴之间的
　夹角（中图）。移位方向见线条末端的箭头提示，
　本例的方向为后外侧（PL）（下图）。

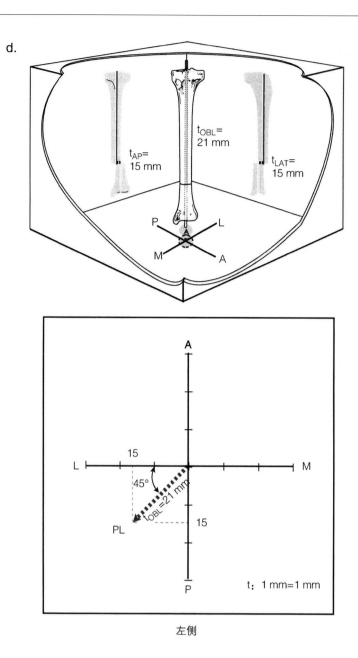

左侧

图 8-2　a～e

d　三维箱形图显示斜面（OBL）移位畸形。真正的畸形位于中央，由于移位方向是后外侧，又由于我们从前内侧向箱内观看，可以观察到骨节段在同一个斜面上重叠。左侧壁上是前后位投影；右侧壁上是侧位投影；底面上是轴位投影。轴位投影显示按照箱形图的比例所标绘的坐标图。相对于冠状面或者矢状面测量成角平面。

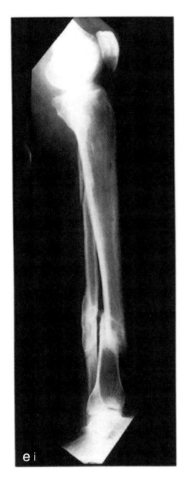 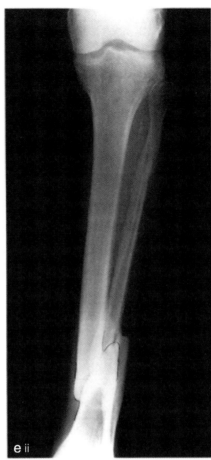 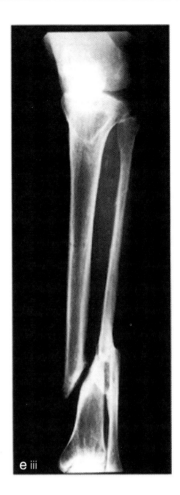

图 8-2　a ~ e

e　放射片显示移位畸形。i，前后位片显示外侧移位，
约有 50% 的重叠，似乎是畸形愈合。ii，侧位片
显示后方移位，约有 50% 的重叠，似乎是畸形愈
合。iii，斜位片显示最大移位，提示不愈合。

　　移位畸形的程度可以在骨端的相应点（中
心对中心 / 皮质对皮质）之间，以毫米为单位测
量。解剖平面的移位程度可以直接从前后位或者
侧位片上测量（图 8-2b），斜面移位的程度可以
采用从互相垂直的前后位和侧位片上测得的数

值，通过勾股定理计算得出，或者采用具有相同
精确性的图解法测量得出（图 8-2c 和 d）。

　　描述移位的方向必须遵循常规：远端相对
于近端的位置（图 8-2d），如同成角畸形，以
前方、后方、内侧和外侧移位来描述解剖平
面的移位方向，并将其结合来描述斜面畸形
［前内（AM）、前外（AL）、后内（PM）和后外
（PL）］。

　　移位畸形的水平以骨端互相移位的部位来
确定（见图 8-1），与因短缩所引起的重叠部位
一致。

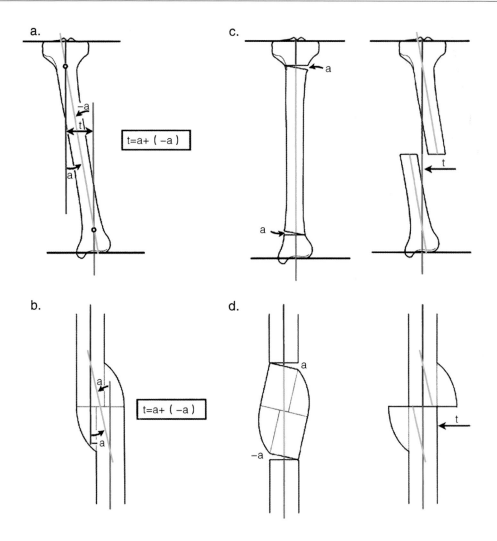

两个成角畸形等于一个移位畸形

在相同平面内，两个成角畸形处于不同的水平，方向相反，其净作用是移位畸形（图8-3），因此，每个移位畸形可以分解成为两个成角畸形。或者施行一次截骨术，然后进行移位矫形，或者施行两次截骨术，在每个水平上进行方向相反的成角矫形，可以矫正移位畸形。在后者的方案中，截骨水平的骨端之间不发生移位。

移位畸形对 MAD 的影响

众所周知，成角畸形能够引起 MAD，从而晚期引起膝关节发生退行性改变，但是通常会忽视移位畸形对 MAD 的影响。冠状面上股骨和（或）胫骨的移位畸形能够产生 MAD，且晚

图 8-3　a ~ d

a 在同一平面上的两个成角畸形（a），角度相等但是方向相反，产生的净作用为单处移位（t）畸形。

b 单水平移位畸形可以分解成为在同一平面上的两个成角畸形，方向相反，度数相同。

c, d 要矫正这些畸形，可以施行单处截骨术，进行骨端移位矫形，或者施行两个水平的截骨术，在每个水平进行成角矫形。

期引起膝关节发生退行性改变（图8-4）。胫骨的内外侧移位畸形分别会导致内侧和外侧 MAD，股骨的内、外侧移位畸形分别会引起外侧和内侧 MAD。为什么股骨和胫骨的移位方向相同，作用的方向却相反，原因是在股骨畸形中，股骨机械轴的股骨起始部位于移位水平的近端，而在胫骨畸形中，胫骨机械轴的起始处位于移位水平的远端。

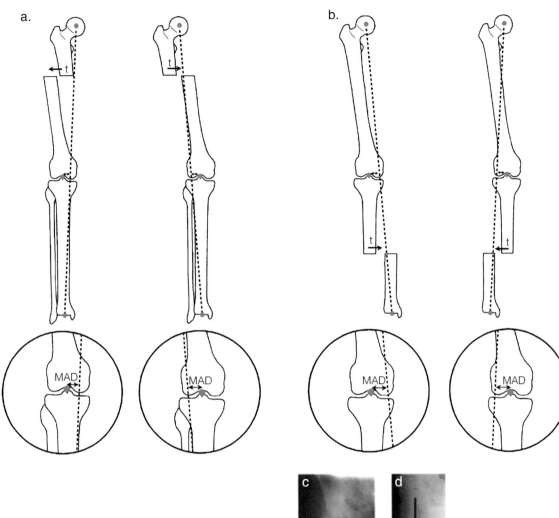

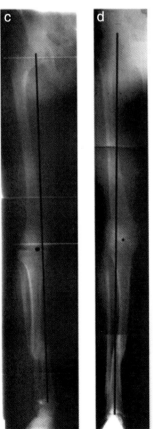

图 8-4　a ~ d

a　股骨的外侧和内侧移位分别引起内侧和外侧 MAD。
b　胫骨的内侧和外侧移位分别引起内侧和外侧 MAD。
c　由于胫骨远端的内侧移位畸形引起内侧 MAD。
d　由于胫骨的外侧移位畸形引起外侧 MAD。

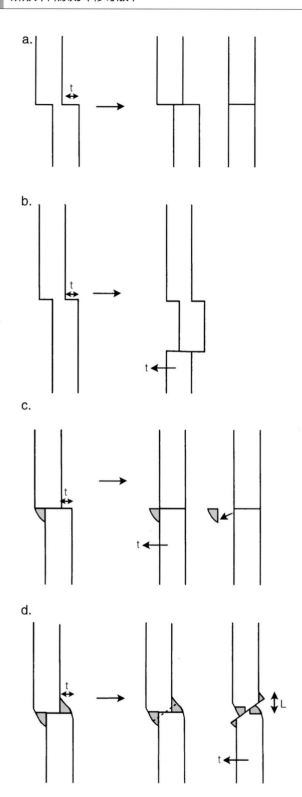

移位畸形的截骨矫形术

移位畸形如果不伴有成角畸形，可以采用横行或者斜行截骨术予以矫正（图8-5）。当不需要延长时，可采用横行截骨；假如需要延长，行斜行截骨，沿截骨线的斜线轴进行移位，达到延长的目的。横行截骨可以位于任何水平，最好选择在紧邻骨骼重叠区域的近端或者远端，这样能够在移位后保持最大的骨接触。假如在正常宽度的骨干处施行移位截骨术，移位的数量受限，原因是随着骨端移位的增加，骨与骨的接触减少。

在移位矫形中，斜行截骨可以增加长度，截骨的角度由所需要的延长和移位数量决定。限制因素是矫形部位骨接触的保留量，以及即时延长可能的数量。逐渐延长和矫形的限制较小，两者均受到所需要的延长数量、截骨术的种类和水平的限制。

矫正移位畸形还可以通过两个不同水平上的成角矫形（见图8-3），需要在不同水平上行两处截骨，每个水平的成角矫形方向相反。假如在矫形前，远端和近端轴线之间无成角畸形，只存在移位畸形，每个水平的成角矫形数量必须角度相同、方向相反，并且在同一平面内。

图8-5 a~d

移位截骨术。确定截骨平面部分取决于骨端和骨痂的形态。L，长度。
a 在以往骨折水平，无骨痂存在，行横行截骨。
b 不在以往骨折的水平，无骨痂存在，行横行截骨。
c 在以往骨折水平，去除骨痂，行横行截骨。
d 行斜行截骨，可以同时恢复长度和移位。

混合性成角和移位畸形

　　长骨的成角畸形常常伴有旋转、移位和长度改变等方面的畸形，移位畸形最常见于长骨的骨折、畸形愈合和不愈合（骨折相关畸形）。当成角和移位畸形同时存在时，应分别针对成角畸形和移位畸形分析畸形的平面、方向、水平和程度（Green 和 Gibbs 1994；Green 和 Green 1994；Paley 1993）。

　　当只有移位畸形、没有成角畸形时，由于轴线互相平行，近端和远端骨骼轴线之间的距离并不随移位畸形水平的改变而改变。当成角畸形和移位畸形同时存在时，由于轴线不平行，轴线之间的距离随水平不同而发生改变。在伴随有成角畸形时，测量移位畸形必须按照常规，对每个病例采用相同的方法进行测量。我们将移位距离定义为在远端节段的近端水平，从近端轴线到远端轴线之间的垂直距离（图 8-6a）。其他办法还有，选择在近端节段的远端水平，测量从远端轴线到近端轴线之间的垂直距离（图 8-6b）。两种方法一样，都能反映移位的最大和最小距离。笔者偏爱的方法显示在图 8-6a 中，因为移位畸形常伴有短缩，通常相对于近端节段轴线考虑短缩。在成角 - 移位（a-t）畸形的斜面畸形分析中，在前后位和侧位片上测量移位程度时，应在相同的水平，采用相同的方法。

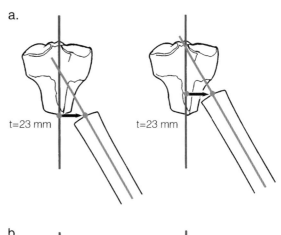

a.

t=23 mm　　　t=23 mm

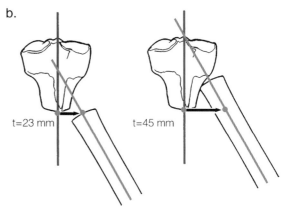

b.

t=23 mm　　　t=45 mm

图 8-6　a，b

存在成角畸形时，测量移位程度。

a　在远端节段的近端水平，测量从近端轴线到远端轴线之间的垂直距离，就是移位距离。

b　替代方法有，在近端节段的远端水平，测量从远端轴线到近端轴线之间的垂直距离。假如存在相对于近端节段轴线的短缩，由于相对于近端轴线的短缩数量并不随长度的改变而改变，第一种方法最为实用（见 a，左图）。假如采用第二种方法，无论是否存在短缩，所测得的移位数量存在差异。

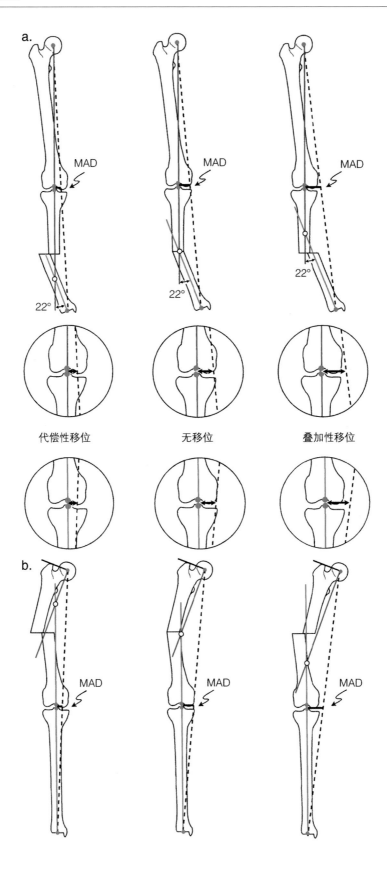

代偿性移位   无移位   叠加性移位

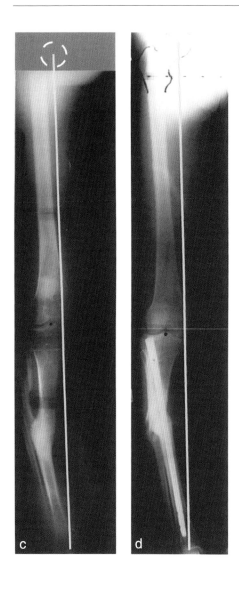

图 8-7　a～d

成角畸形和移位畸形都能影响 MAD，某些混合畸形
能够互相代偿，减小 MAD；而另一些混合畸形互相
叠加，增加 MAD。

a　在胫骨，向顶点方向的移位起代偿作用，远离成
　　角顶点的移位起叠加作用。

b　在股骨，向顶点方向的移位起叠加作用，远离成
　　角顶点的移位起代偿作用。

c　胫骨远端内翻成角和外侧移位畸形，放射片显示
　　冠状面上的成角和移位互相代偿。

d　图 c 中所示的类似病例，胫骨远端内翻成角和内
　　侧移位畸形，冠状面上的成角和移位互相叠加。

成角 - 移位畸形与 MAD

　　成角畸形和移位畸形都可影响 MAD，移位
畸形可以代偿或者叠加由成角畸形对 MAD 的影
响（图 8-7）。在胫骨，当移位方向与成角的顶点
相一致时，移位对 MAD 起代偿作用；当移位方
向与成角的顶点相反时，移位对 MAD 起叠加作
用。在股骨，当移位方向与成角的顶点一致时，
移位对 MAD 起叠加作用；当移位方向与成角的
顶点方向相反时，移位对 MAD 起代偿作用。

成角 - 移位畸形的图解分析

　　由于在创伤后畸形中，成角和移位常常互相
伴随，因此理解它们之间的空间（和特殊）关系
十分重要。即使同时存在成角和移位，也可以分
别分析。

　　混合有成角和移位的骨折畸形（畸形愈合、
不愈合和骨折）互相之间非常相似，在前后位片
上仔细分析成角平面、移位平面和 CORA 的水
平，并与侧位片相比较，可以区分和描绘不同类
型的混合性成角和移位畸形，可使用图解法描述
成角和移位平面之间的关系。

　　成角 - 移位畸形可以分为位于同一平面上和位
于不同平面上的成角和移位，然后根据成角和（或）
移位在解剖平面上还是在斜面上，进一步加以区分。

类型 1：成角和移位位于同一平面上

变异 1：解剖平面畸形

　　在该变异中（图 8-8），在某个解剖平面的
放射片上存在成角和移位，而在与其垂直的解剖
平面的放射片上无畸形存在（无畸形 = 既无成
角，又无移位）（例如：在前后位片上存在成角
和移位，但是在侧位片上无畸形存在；或者在前
后位片上无畸形存在，但是在侧位片上存在成角
和移位）。移位畸形将 CORA 水平移向骨折水平
的近端或者远端，该 CORA 被称为"成角 - 移位
点"，代表混合性成角 - 移位畸形的 CORA（真
性顶点），骨折水平是外显顶点。

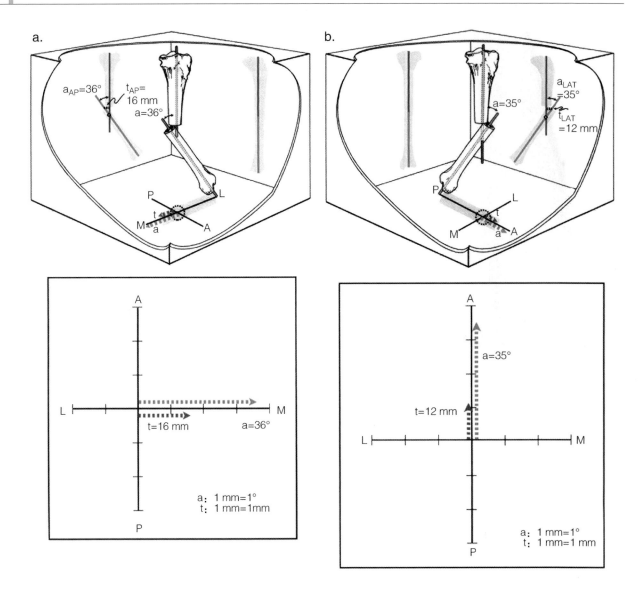

图 8-8　a ~ f

左侧胫骨畸形愈合的 2 个病例，图解在同一平面上的成角和移位。

a 该胫骨畸形愈合的成角和移位畸形均位于冠状面上，CORA 位于骨折部位的远侧。坐标图描绘成角和移位平面，在本病例位于 x 轴上。

b 该胫骨畸形愈合的成角和移位畸形均位于矢状面上，CORA 位于骨折部位的远侧。坐标图描绘成角和移位平面，在本病例位于 y 轴上。

c 成角和移位位于同一平面上的临床实例，成角和移位均位于冠状面，前后位片显示外翻成角和外侧移位畸形。

d 侧位片（与图 c 所示的同一病例）显示无成角和移位畸形存在。

e 成角和移位位于同一平面上的临床实例，成角和移位均位于矢状面，前后位片显示无成角和移位畸形存在。

f 侧位片（与图 e 所示的同一病例）显示后弓成角和后方移位畸形。

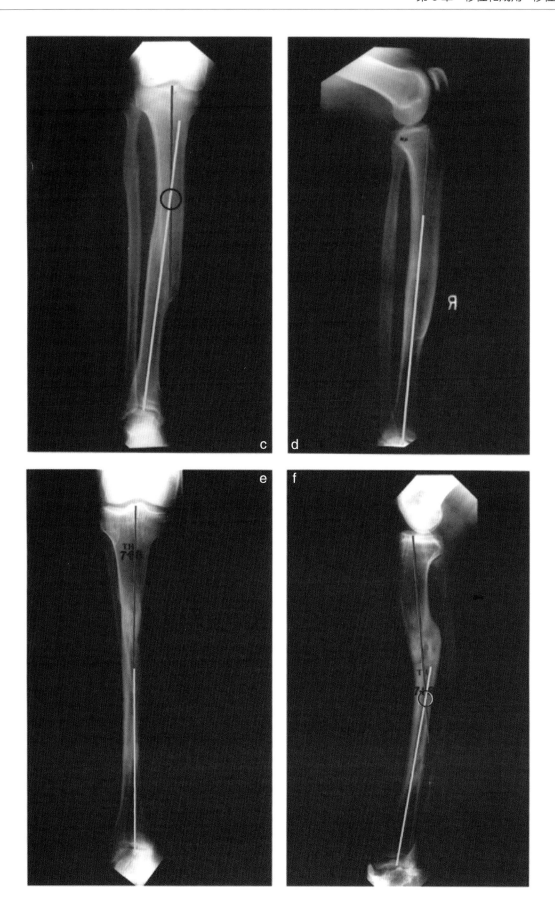

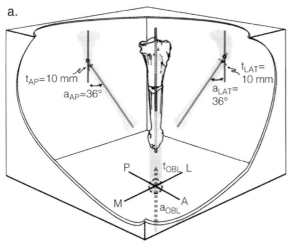

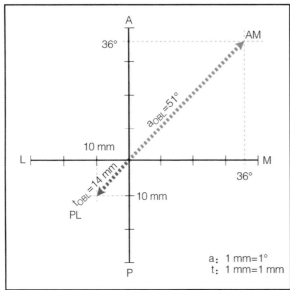

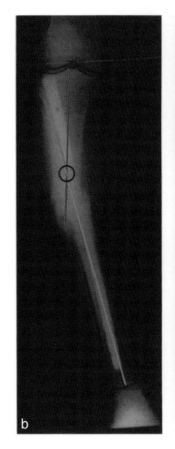

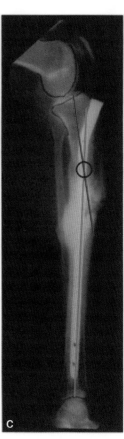

变异 2：斜面畸形

该变异（图 8-9）与变异 1 中所显示的畸形相同，只不过位于斜面上，因此在前后位和侧位片上均可观察到成角和移位。在前后位和侧位片上，CORA（成角 - 移位点）处于同一水平上，位于骨折水平的近端或者远端。采用坐标图解法标绘的成角和移位位于同一平面上。当垂直于畸形平面摄取斜位片时，将显示成角和移位，并且所测得的成角和移位的数量要大于在前后位和侧位片上所观察到的数量。CORA 的水平与前后位和侧位片上所观察到的水平相同。沿斜面方向摄取放射片显示无畸形存在。

图 8-9　a~c

左侧胫骨畸形愈合，图示位于同一平面上的成角和移位（斜面变异）。

a　成角和移位畸形均在同一平面上，在前后位和侧位片上均能观察到成角和移位，前后位和侧位片上 CORA 位于相同水平上，提示畸形位于同一平面上。采用坐标图解法描绘成角和移位平面，两者位于同一平面上，但是方向不同。

b　同一斜面上成角和移位的临床实例。前后位片显示存在内翻成角和内侧移位畸形。

c　侧位片（与图 b 所示的同一病例）显示存在前弓成角和后方移位畸形，CORA 位于同一平面上，位于骨折部位的近端。

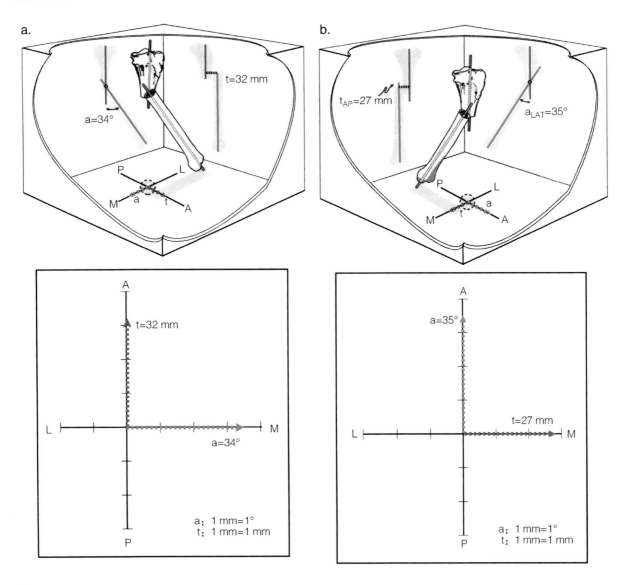

类型2：成角和移位位于不同平面上

变异1：解剖平面畸形，成角和移位夹角呈90°

在该变异中（图8-10），在某个解剖平面的放射片上存在成角，但是无移位存在；在另一个解剖平面的放射片上存在移位，但是无成角存在（例如：在前后位片上存在成角，在侧位片上存在移位［图8-10a］；或者在前后位片上存在移位，在侧位片上存在成角［图8-10b］）。CORA位于骨折水平。

图 8-10　a～f

左侧胫骨畸形愈合的2个病例，显示成角和移位位于不同平面上，两个平面均是解剖平面（例如：前后和侧方），并且互相垂直。成角位于其中一个解剖平面上，移位位于另一个解剖平面上。

a 左侧胫骨存在冠状面成角和矢状面移位，在冠状面上未观察到移位，同时在矢状面上未观察到成角，由于在成角平面上不存在移位，CORA位于骨折水平。坐标图描述成角和移位的平面，成角位于x轴上，移位位于y轴上，两线之间的夹角为90°。

b 另一个左侧胫骨畸形愈合病例，移位位于冠状面上，成角位于矢状面上，在冠状面上未观察到成角，同时在矢状面上未观察到移位。由于在成角平面上不存在移位，CORA位于骨折水平。坐标图描述成角和移位的平面，移位位于x轴上，成角位于y轴上，两线之间的夹角为90°。

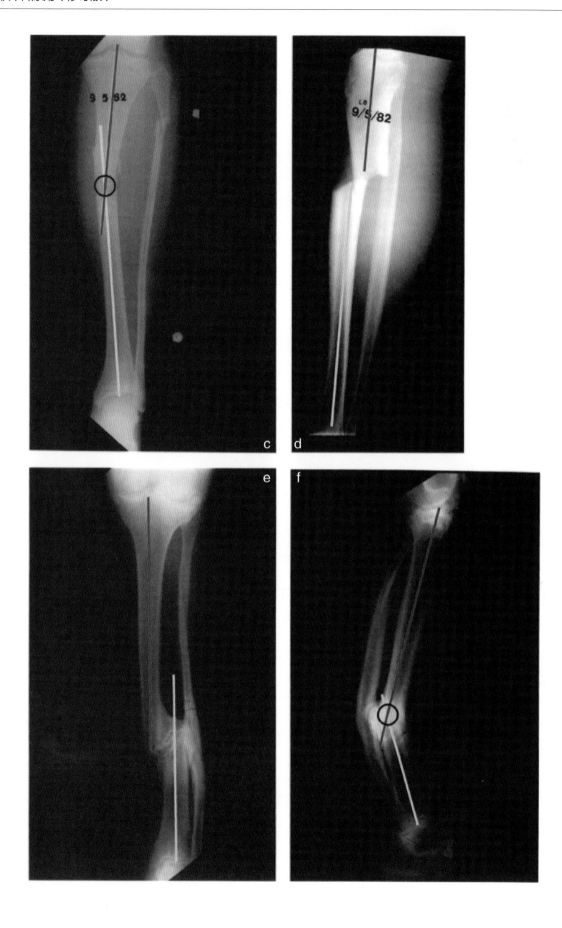

变异 2：斜面畸形，成角和移位夹角呈 90°

该变异（图 8-11）与变异 1 中所显示的畸形相同，只不过位于斜面上，在前后位和侧位片上均存在成角和移位。前后位片上的 CORA 与侧位片上的 CORA 处于不同的水平，一个 CORA 位于骨折线的近端，另一个位于骨折线的远端，成角平面与移位平面呈 90°。垂直于最大成角平面摄取放射片只存在成角，而不存在移位。与之相同，垂直于最大移位平面的斜位片只显示移位，而无成角存在。显示最大成角的斜位片上的 CORA 位于骨折水平。

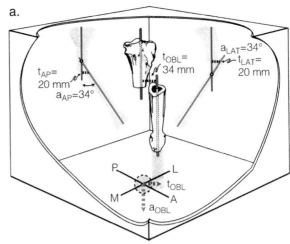

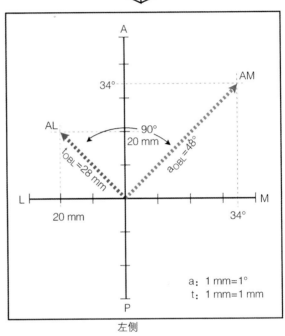

◀ **图 8-10　a ~ f**

c 在两个互相呈 90° 解剖平面上的成角和移位畸形的临床实例。前后位片显示外翻成角，冠状面无移位存在。

d 侧位片显示前方移位，矢状面不存在成角。

e 另一个实例，前后位片显示在冠状面上只存在外侧移位，不存在成角。

f 在矢状面上只能观察到后弓畸形，未能观察到移位畸形（与 e 图所示的同一病例）。值得注意的是，尽管缺乏冠状面成角畸形，单纯由于外侧移位引起外侧 MAD，该患者在伤后 30 年发展出现外侧间室骨性关节炎，说明无论是移位还是成角引起的 MAD，均可引起膝关节发生退行性改变。

图 8-11　a ~ i

左侧胫骨畸形愈合，显示成角和移位在不同的平面上，两种畸形均位于斜面上，为非解剖平面，但是互相垂直。

a 成角和移位位于不同的斜面上，前后位和侧位投影显示存在成角和移位，与图 8-7 中所示的内容相似，区别在于侧位上存在前方移位而不是后方移位。在前后位上 CORA 位于骨折近端，侧位上 CORA 位于骨折远端，CORA 位于不同平面上是成角和移位处在不同平面上的标志。坐标图描述成角和移位的平面，两条平面线位于斜面上，并成 90° 分开。

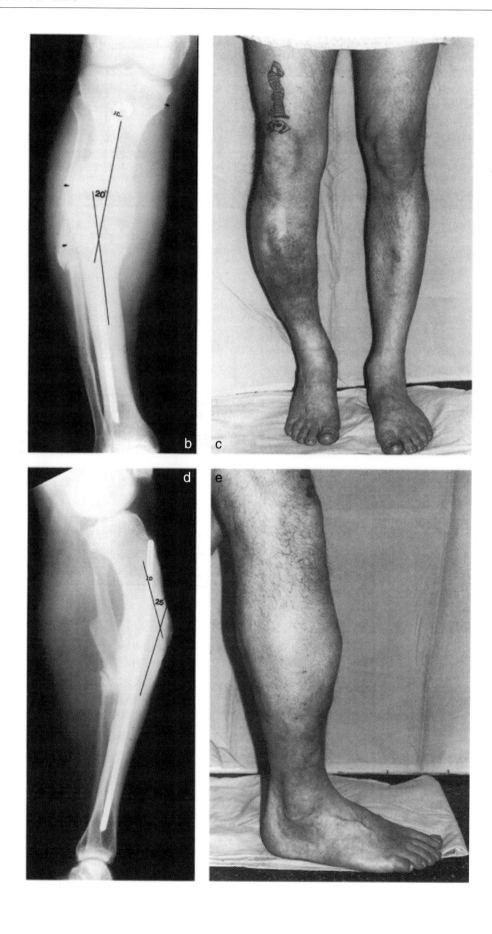

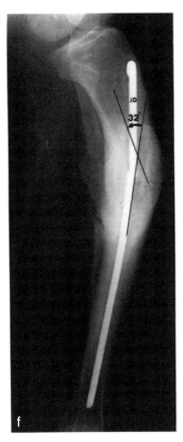
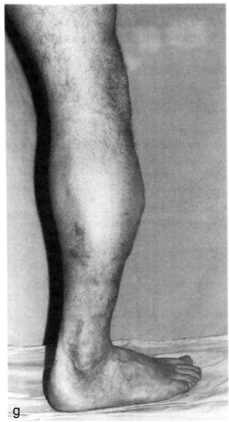
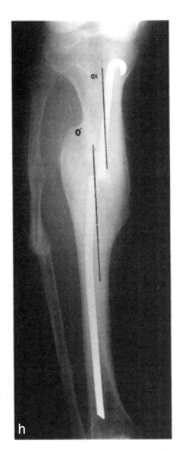
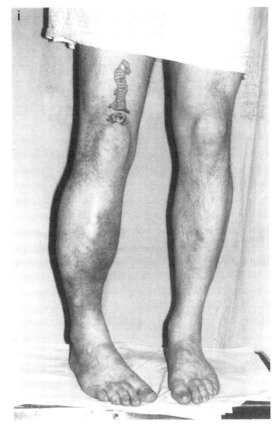

图 8-11 a ~ i

b 前后位片显示存在内翻成角（20°），并伴有外侧
   移位。

c 图 b 放射片病例的临床大体照片。

d 侧位片显示存在前弓成角（25°），以及后方移位
   （由于骨痂重塑，难以观察到移位）。

e 图 d 中放射片病例的临床大体照片。

f 该畸形的斜位片证实在最大成角畸形平面上，无移
   位存在。测得的斜面成角为 32°，要大于在前后位
   和侧位片上的成角度数（见图 7-4）。

g 图 f 中放射片病例的临床大体照片。

h 与图 f 中所示平面呈 90° 摄取斜位片，在最大移位
   平面上，无成角存在。

i 图 h 中放射片病例的临床大体照片。

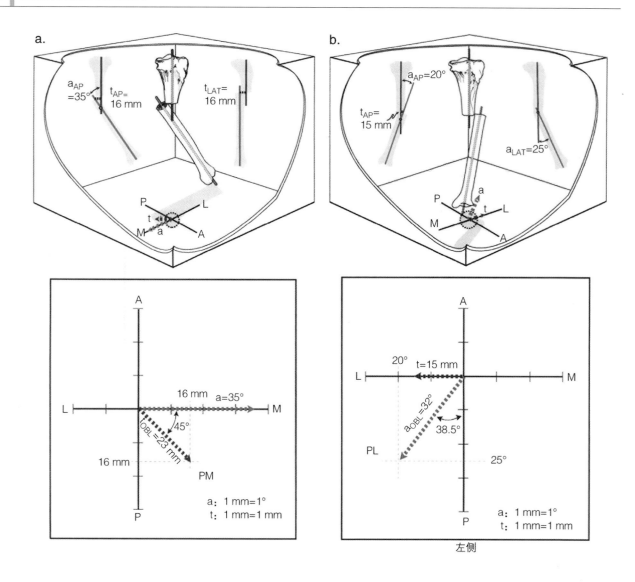

变异 3：一个解剖平面畸形和一个斜面畸形，成角和移位位于不同的平面上，夹角小于 90°

在该变异中（图 8-12），在一个解剖平面的放射片上（前后位或者侧位），能够同时观察到成角和移位，但是在另一个解剖平面放射片上，只能观察到成角或者移位（例如：在前后位片上同时存在成角和移位，而在侧位片上只有移位；或者在前后位片上只有成角，而在侧位片上同时存在成角和移位；或者在前后位片上同时存在成角和移位，而在侧位片上只有成角）。由于某种畸形成分（成角或者移位）出现在两个解剖平面的放射片上，故位于斜面上；另一种畸形成分

（成角或者移位）位于解剖平面上。在描绘坐标图时，每种成分的平面显示成角和移位位于不同平面上，但是夹角小于 90°。在斜面成分的平面上摄取斜位片，只能显示解剖平面的成分。垂直于斜面畸形摄取斜位片，将显示该成分的最大畸形，同时也能够显示其他畸形成分，但是要小于在解剖平面上的测量值。假如成角是解剖平面成分，其 CORA 将会显示在前后位或者侧位片上，位于畸形愈合的远端或者近端。假如成角是斜面成分，其 CORA 将会显示在最大移位放射片上，位于骨折的近端或者远端；在无移位的放射片上，位于骨折水平。

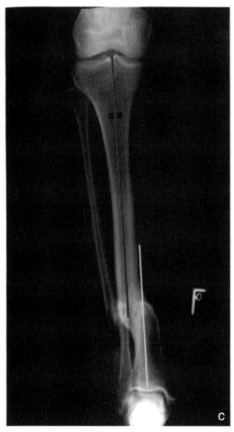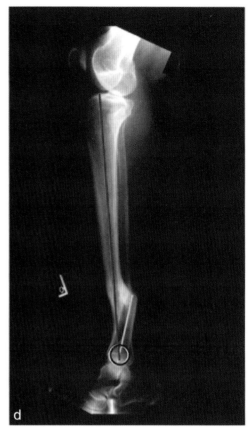

图 8-12　a～f

左侧胫骨畸形愈合的 2 个病例，显示成角和移位位于不同平面上，一个是解剖平面，另一个是斜面，并且夹角呈 90°。由于只有一种畸形位于解剖平面上，成角和移位夹角小于 90°。使用坐标图描绘成角和移位。平面线之一位于 x 轴或者 y 轴上，另一条位于斜面上，两条平面线之间的夹角小于 90°。

a　左侧胫骨畸形愈合，在前后位片上可观察到成角和移位，而在侧位片上只能观察到移位，无成角存在。

b　左侧胫骨畸形愈合的另一个病例，在前后位片上可观察到成角和移位，而在侧位片上只能观察到成角，无移位存在。

c　胫骨前后位片显示只存在冠状面内侧移位，无成角存在。

d　胫骨侧位片显示后弓成角和后方移位，因此移位畸形位于斜面上，同时成角畸形位于斜面上。

e　在另一个病例中，在前后位片上观察到内翻成角，伴有内侧移位。

f　在侧位片上存在前方移位，但是无成角存在，因此，成角平面位于冠状面上，移位平面位于斜面上，与前述病例正好相反。由于成角位于某个解剖平面上，移位位于某个斜面上，两种畸形位于不同的平面上，夹角小于 90°。

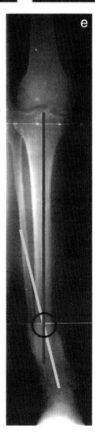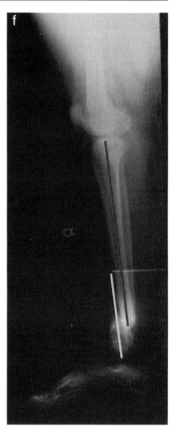

变异 4：斜面畸形，成角和移位夹角小于 90°

该变异（图 8-13）同变异 2 一样，在前后位或者侧位片上均能观察到成角和移位。确定所有畸形成分的平面，互不相同，但是夹角小于 90°。与变异 2 一样，前后位和侧位片上的 CORA 位于不同的水平，一个位于骨折水平的近端，另一个位于远端。由于两种畸形位于一个斜面上，由于斜面夹角小于 90°，需要 4 种不同的斜位片才能分别显示最大和最小的成角成分和移位成分。显示最大移位畸形的斜位片，同样也能够显示部分成角畸形，但是要小于斜面成角的真正度数。垂直于前述放射片摄取斜位片，显示无移位存在，但是存在成角。对于移位畸形来说，在成角畸形斜面及其垂直面上摄取放射片，显示的情况相同。因此，无法发现一个平面，其放射片投影既不存在成角，也不存在移位。

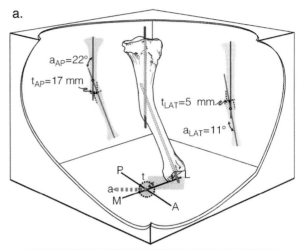

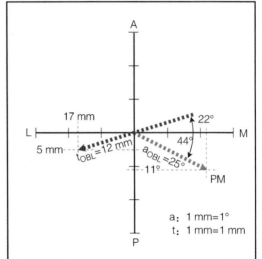

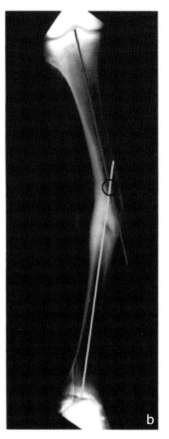
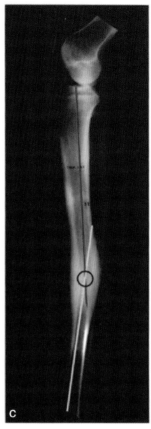
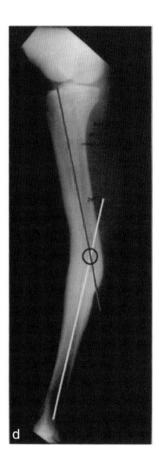

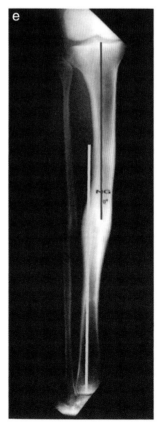

图 8-13　a ~ e

成角和移位位于不同平面上，均在斜面上，夹角小于 90°。

a　在前后位和侧位片上均能观察到成角和移位。每张放射片上的 CORA 位于不同的水平，提示成角和移位位于不同的平面上。坐标图描述成角和移位的平面。两条平面线位于斜面内，其夹角小于 90°。

b　位于不同斜面上夹角小于 90° 的成角和移位的临床实例。在前后位片上，存在外翻成角和外侧移位，CORA 位于骨折部位的近端。

c　在侧位片上，存在后弓成角和后方移位，CORA 位于骨折部位的远端。

d　斜位片显示最大的成角，并伴有部分残留的移位。

e　与图 d 显示的放射片呈 90° 的斜位片，显示无成角存在，但是存在部分移位。由于在两个斜位片上均能观察到某些移位，移位平面不可能与成角平面呈 90°。假如成角和移位平面夹角呈 90°，在最大成角平面上无移位存在。

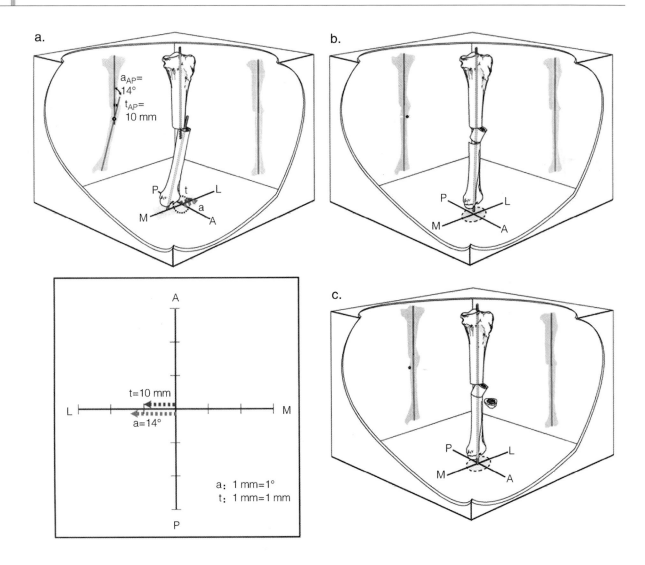

成角 - 移位畸形的截骨矫形术

当成角和移位同时存在时，矫形取决于每种畸形的程度和平面，以及这些平面的重要性。尽管一网打尽所有的畸形颇具吸引力，但是经过判断后，只矫正临床相关的那些畸形，更加容易和现实。例如：矢状面上的移位和成角远较冠状面畸形容易耐受，因此可能无须矫正。

图 8-14 a～e

位于同一平面上的成角和移位。在前后位片上可观察到成角和移位。坐标图描述成角和移位平面，位于同一平面上。

a 当成角和移位位于同一平面上，无论是在解剖平面上还是在斜面上，可以在成角 - 移位（a-t）CORA 水平施行截骨术，画出通过该点的等分线。

b 环绕开放楔形 CORA（开放楔形截骨术）可以矫正畸形，通过单处成角矫形可以矫正畸形。因未涉及骨折部位，因此由移位所产生的骨性突起保留在骨骼上。由于本病例的骨性突起位于胫骨外侧缘，被前方间室的肌肉覆盖，外观无法显示。

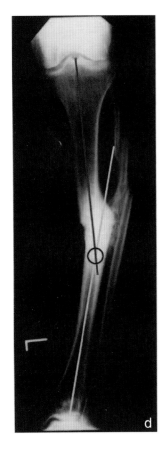
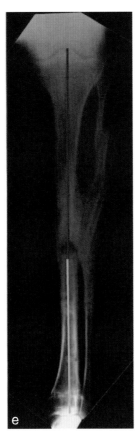

同一平面上的成角和移位的截骨矫形术

当成角和移位处于同一平面上时，截骨矫形术有两种策略：①在成角 - 移位（a-t）CORA 处施行截骨术；②在最大移位点处施行截骨术。

成角 - 移位 CORA 为近端和远端骨干轴线的交点，在该水平施行闭合或者开放截骨矫形术，通过单处截骨就可以同时矫正成角和移位（见图 8-14）；经过最大移位点施行截骨术，必须先矫正成角，然后矫正移位，或者先矫正移位，然后再矫正成角（图 8-15）。

在成角 - 移位 CORA 点施行截骨术可以避开既往骨折水平，该处的骨质通常存在硬化，血管分布稀少，假如为开放性骨折还可能存在陈旧性污染和（或）软组织覆盖质量差。成角 - 移位点通常是较安全的截骨水平，位于既往未受损伤的水平，软组织覆盖好，并且骨髓腔通畅。

通过成角 - 移位 CORA 画出等分线，在该水平可以施行开放、闭合或者中央成角矫形术。在不同水平上，进行直线或者圆形穹隆状截骨，需要在截骨部位进行成角移位矫形。

当成角和移位处于同一斜面上，可通过成角 - 移位点，采用与解剖平面畸形同样的方式，施行矫形术。经成角 - 移位水平行矫形术的主要缺点是，在既往骨折部位残留畸形愈合所形成的骨性突起，假如骨性突起位于胫骨内侧缘的皮下，会妨碍操作，并影响美观；假如骨性突起位于胫骨外侧缘，由于受到肌肉间室的覆盖而不明显。在成角 - 移位点行截骨术并不适合使用髓内固定，原因是在截骨水平和既往骨折水平之间的骨髓腔形成 Z 字形畸形。

假如患者十分关注消除骨性突起，或者术者希望采用髓内针（IMN），应该经过既往骨折部位，在最大移位水平，施行截骨术，在该水平同时矫正成角和移位。由于能够恢复骨髓腔的对线，髓内固定适用于该种截骨术。

图 8-14　a ~ e

c　环绕闭合楔形 CORA（闭合楔形截骨术）可以矫正畸形，通过单处成角矫形可以矫正畸形。因未涉及骨折部位，因此由移位畸形产生的骨性突起保留在骨骼上。由于本病例的骨性突起位于胫骨外侧缘，被前方间室的肌肉所覆盖，外观无法显示。

d　类似畸形的术前放射片。

e　在成角 - 移位（a-t）点采用开放楔形截骨术后的放射片（该病例采用 Ilizarov 装置治疗）。

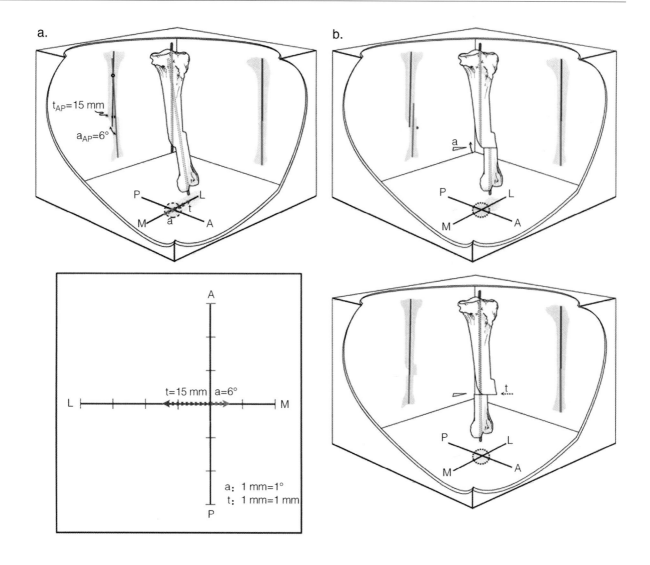

图 8-15   a ~ g

a   成角和移位处于同一平面上。当骨性突起位于胫骨内侧缘皮下时，非常显著。为了避免残留骨性突起，必须在原始骨折部位施行截骨术，内容包括矫正成角和移位，顺序随意。采用该种治疗方式无残留骨突。在即时矫形术中，最好先施行矫正移位，然后纠正成角；在逐步矫形术中，次序最好相反（见第 11 章）。

b   闭合楔形截骨术。先纠正成角，后纠正移位。

c   开放楔形截骨术。先纠正成角，后纠正移位。

d   开放楔形截骨术。先纠正移位，后纠正成角。

e   由于畸形愈合，在胫骨内侧缘产生骨性突起的临床实例。

f   该畸形的前后位片。

g   行矫形术后的放射片，内侧骨性突起得到消除（该病例采用 Ilizarov 装置治疗）。

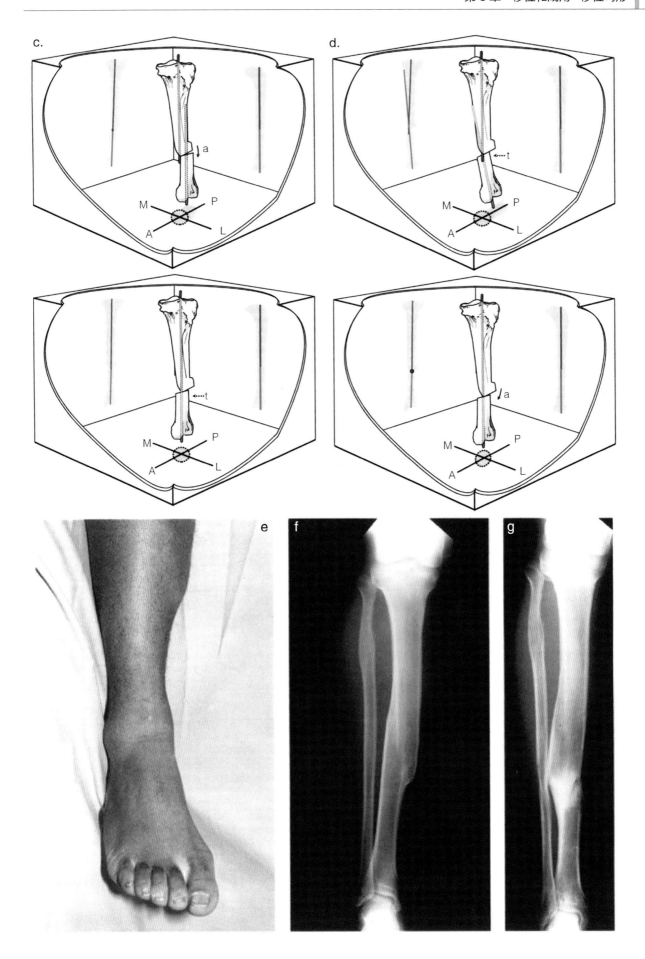

不同平面上的成角和移位的截骨矫形术

当成角和移位位于不同平面上时，可供考虑的治疗策略有 5 种：①只矫正主要的成角和 / 或移位成分，而忽略次要成分；②在冠状面成角 - 移位水平，施行单个截骨术，矫正斜面成角以及冠状面移位，并在同一水平矫正矢状面移位；③在矢状面成角 - 移位水平，施行单个截骨术，矫正斜面成角以及矢状面移位，并在同一水平矫正冠状面移位；④通过畸形愈合的部位矫正斜面成角和移位；⑤施行 2 个截骨术，一个位于冠状面成角 - 移位水平，另一个位于矢状面成角 - 移位水平。

策略 1

某些畸形被认为无显著意义，不必矫正（图 8-16）。无显著意义是指相对于发生平面的成角和 / 或移位的程度（例如：矢状面上轻度成角或者移位通常无功能意义；伴有代偿性移位的成角畸形，机械轴无明显移位，或者髋关节或踝关节相对于膝关节的对线无异常）。施行截骨术的目标是纠正最主要的畸形成分，同时接受无显著意义的成分。

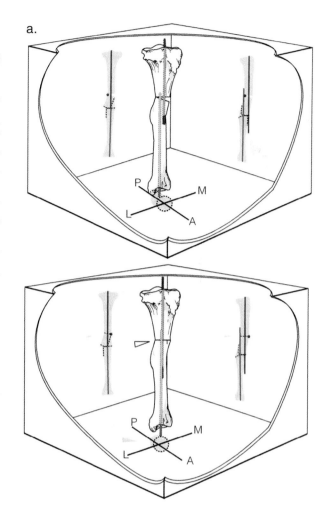

a.

图 8-16 a ~ g

a　图 8-13a 所示病例的截骨术解决方案。该病例的成角和移位位于不同的平面上，侧位片上的移位畸形被认为无临床意义。在前后位成角 - 移位 CORA 处施行斜面成角开放楔形截骨矫形术，前后位上的移位自动矫正；在侧位片上残留部分移位畸形，被认为无意义，因此不必矫正。

b，c　位于成角 - 移位点水平的逐步开放楔形截骨术（采用 Ilizarov 装置），由于施行斜面矫形术，因此在前后位（b）和侧位（c）片上可以观察到开放楔形。矫形并非属于双平面楔形，而是在斜面上的单平面楔形（该病例的术前放射片显示在图 8-13b 和 c 中）。

d，e　去除外固定支架的胫骨前后位（d）和侧位（e）放射片，可以清楚地观察到开放楔形截骨处有成熟的再生骨组织充填。

f　在站立位全长前后位片上可以观察到机械轴完全恢复对线。

g　在全长侧位片上，残留的移位畸形，无临床意义，可以接受。

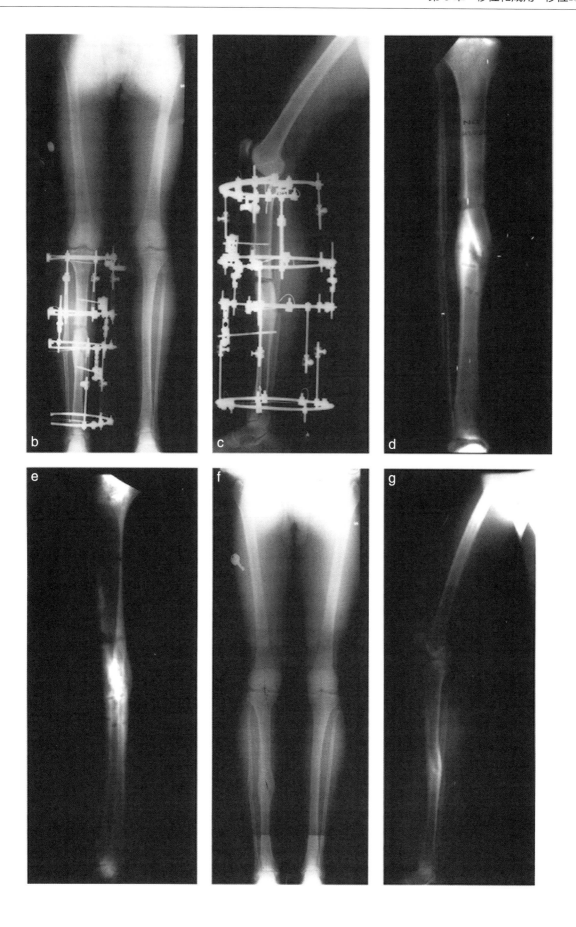

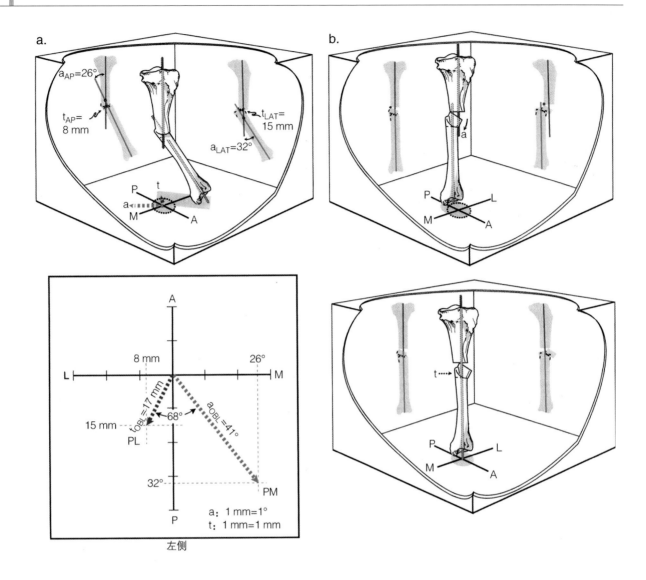

左侧

策略 2 和策略 3

选择冠状面（策略 2）和矢状面（策略 3）上成角 - 移位点作为原始畸形顶点，用于成角矫形（图 8-17）。在该截骨水平，冠状面和矢状面的成角畸形成分均可得到矫正。在一个解剖平面的成角 - 移位水平进行成角矫形具有一定优点，位于该解剖平面上的移位可以完全得到矫正。假如在冠状面成角 - 移位点矫正斜面成角畸形，在成角矫形的同时，还可消除前后位片上的移位畸形，但是在侧位片上仍残留移位畸形。假如该移位畸形并不显著，不必进一步矫形（策略 1）；假如该畸形非常明显，应在矢状面上施行截骨术矫正移位畸形。该类型截骨矫形术的限制因素是截骨部位骨与骨的接触面积。假如在矢状面成角 - 移位点施行斜面成角矫形，在成角矫形的同时，还可消除侧位片上的移位畸形，由于在前后位片上残留移位畸形，会形成 Z 字形畸形。

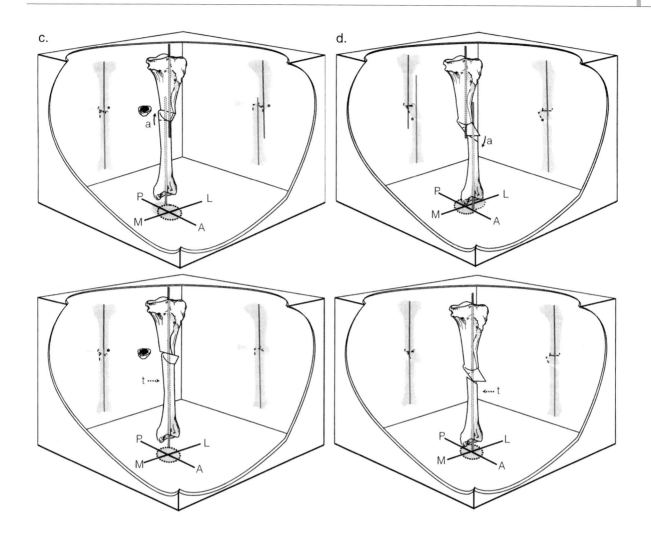

图 8-17　a ~ e

a　成角和移位位于不同斜面上，所有的畸形成分均
　　非常显著。

b　在前后位成角 - 移位 CORA 处施行开放楔形截骨
　　术，矫正该水平的斜面成角。在其他解剖平面
　　（侧位）上残留移位畸形，在该平面施行截骨部位
　　移位矫正，矫正残留的移位畸形。在骨组织上残
　　留 2 个骨性突起，一个位于原始骨折部位，另一
　　个位于截骨部位。只有在截骨部位需要矫正的残
　　留移位较小时，以及骨折部位的骨性突起在外观
　　上能够接受时，该策略才行之有效。

c　除采用闭合楔形技术之外，与 b 图相同。

d　在侧位成角 - 移位 CORA 处施行开放楔形截骨术，
　　矫正该水平的斜面成角畸形。在其他解剖平面
　　（前后位）上残留移位畸形，在该平面施行截骨部
　　位移位矫正，矫正残留的移位畸形。在骨组织上
　　残留 2 个骨性突起，一个位于原始骨折部位，另
　　一个位于截骨部位。只有在截骨部位需要矫正的
　　残留移位较小时，以及骨折部位的骨性突起在外
　　观上能够接受时，该策略才行之有效。

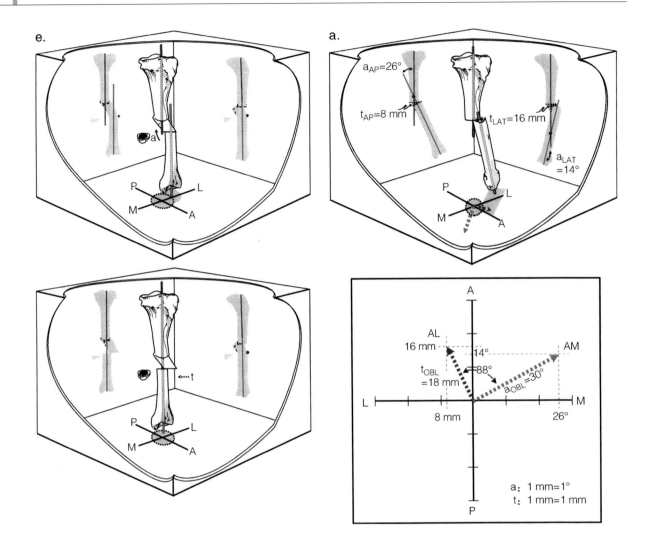

图 8-17　a ~ e
e　除采用闭合楔形技术之外，与 d 图相同。

策略 4

在第四种选择中（图 8-18），经过畸形愈合或者不愈合的部位矫正畸形，在各自平面上矫正成角和移位。由于经过原始骨折部位矫形，在恢复对线的同时，骨与骨之间具有良好的对位接触。理解成角和移位之间的关系是整复这些畸形的关键。

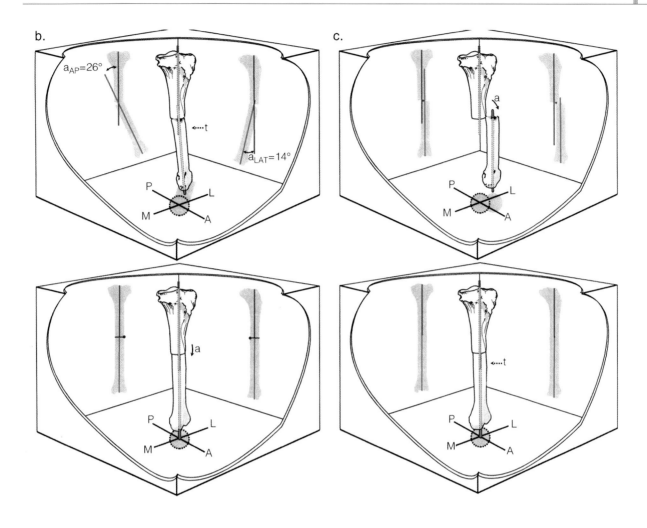

图 8-18　a ~ j

a　成角和移位均位于斜面上，夹角约为 90°。在本系列中，通过原始骨折部位施行矫形。

b　在其斜面上矫正成角，在其斜面上矫正移位，可以消除骨性突起，先矫正移位后矫正成角，这是最为实用的解决方法。

c　先矫正成角后矫正移位。

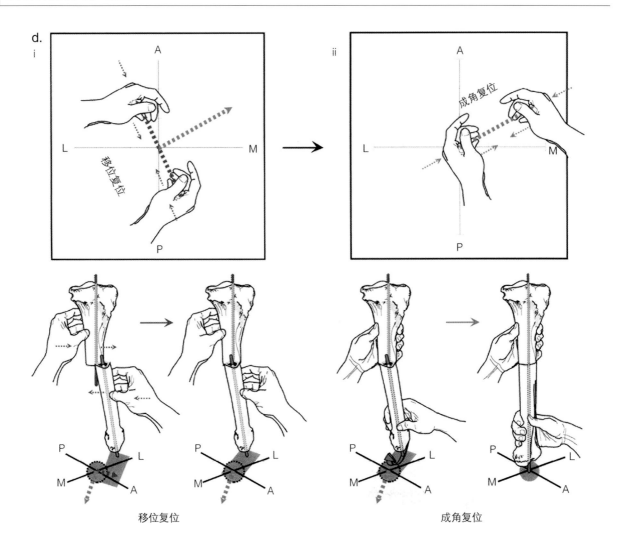

移位复位   成角复位

图 8-18   a ~ j

d 遵循 b 图中所采纳的同样策略，整复骨折：先纠
   正移位，后纠正成角。将双手沿移位平面放置，
   整复移位；然后双手在成角平面内操作，矫正
   成角。

e 骨不连，伴有 2 个不同斜面上的成角和移位，前
   后位片显示内翻成角合并外侧移位。

f 侧位片显示前弓成角合并后方移位，2 个 CORA 位
   于骨不连的相对侧。

g 对骨不连进行牵拉，恢复其长度，单独操作，矫
   正斜面上的成角。

h 图 g 的侧位片。

I 牵拉无法得到骨愈合。畸形几乎完全得到整复，采
   用 IMN 治疗骨不连，全面矫正畸形。最终取得骨
   连接。

j 图 i 的侧位片。在不同平面上矫正骨端的成角和移
   位，原始骨折部位最终完全恢复对线。

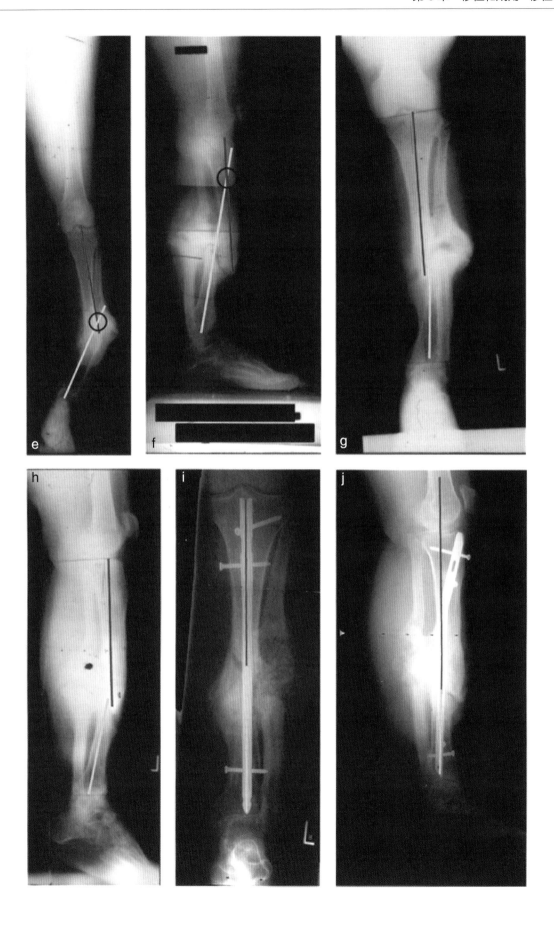

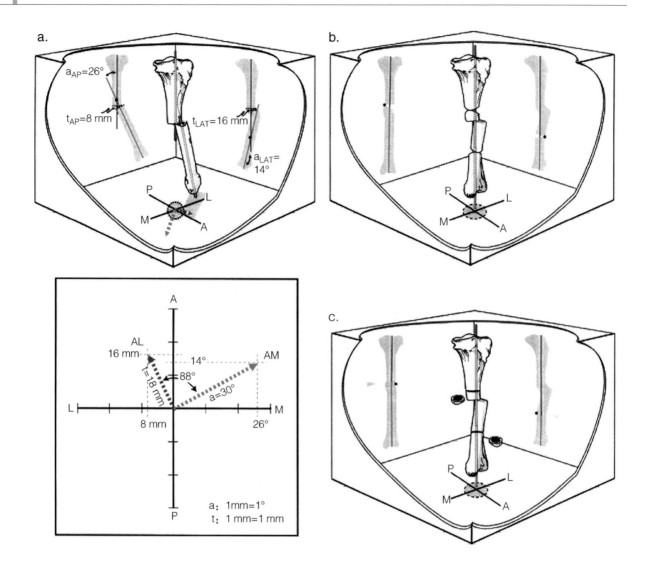

策略 5

在第五种选择中（图 8-19），可以在前后位和侧位片上观察到，成角和移位相交于两个水平，并被认为位于独立的水平。畸形属于双水平多平面成角畸形，成角矫形平面一个是冠状面，另一个是矢状面。

在通盘考虑所有选择的同时（策略 1、2、3 和 5），必须考虑到尽管准确地恢复对线，仍可能残留骨性突起。

图 8-19　a ~ c

a　成角和移位位于不同平面上（与图 8-18a 所示的病例相同），2 个 CORA 相距甚远。由于 2 个顶点之间的距离较远，需要使用 2 个截骨术来矫正畸形，一个位于前后位成角 - 移位 CORA 处，另一个位于侧位成角 - 移位 CORA 处。前者只能进行冠状面成角矫形，而后者只能进行矢状面成角矫形。将畸形作为双水平双平面成角畸形治疗（例如：2 个单个水平单平面成角畸形）。

b　开放楔形截骨术。

c　闭合楔形截骨术。仍残留畸形愈合的前内侧骨性突起。

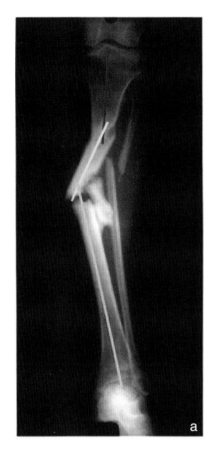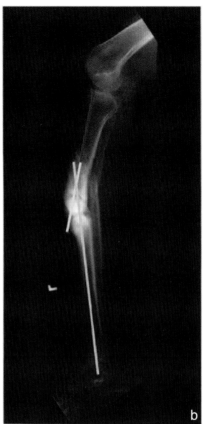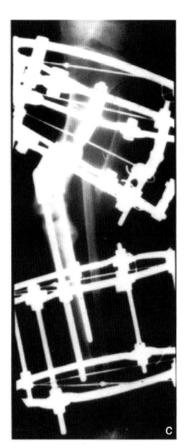

多水平骨折畸形

多水平骨折畸形也遵循同样的计划步骤，采用在第 4～8 章中所罗列的多顶点（图 8-20）或者单顶点（图 8-21）解决方案。

图 8-20　a～h

多节段骨折，近端畸形愈合，骨干处不愈合。

a　胫骨前后位片。近端畸形愈合显示内翻成角，无移位存在；骨干畸形愈合显示外翻成角和外侧移位。术前计划如图所示。

b　侧位片显示在近端骨折水平既无成角又无移位存在；骨干水平存在前弓畸形和后方移位。注意第二个骨折的 CORA 在前后位和侧位片上位于相同的平面。

c　采用 Ilizarov 外固定架治疗畸形的放射片，每个环垂直于每个节段的轴线。在第二个骨折水平可观察到斜面铰链。

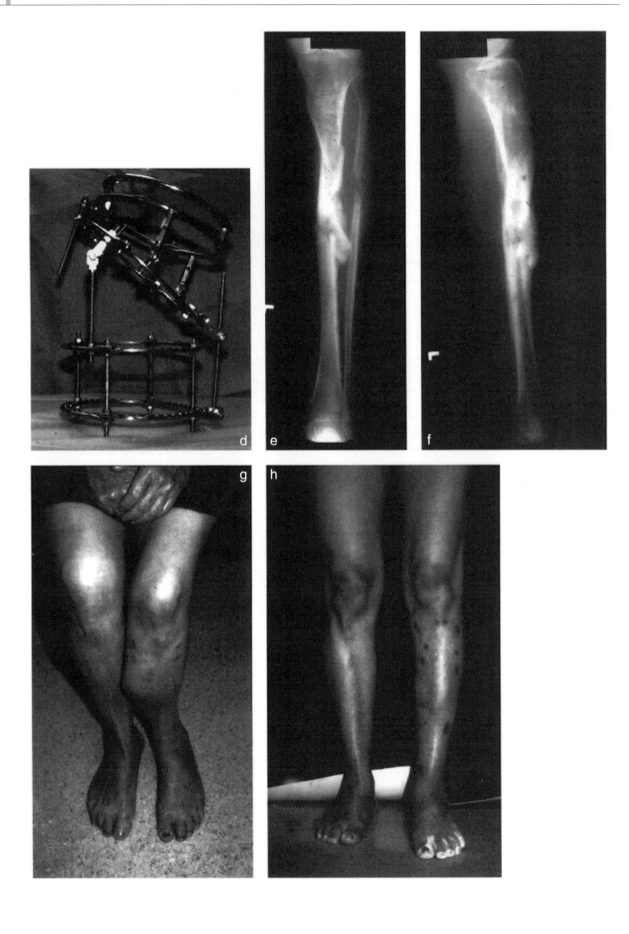

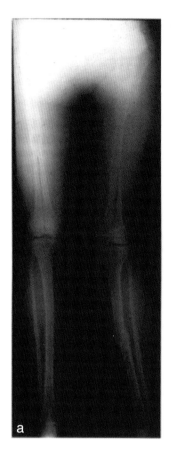
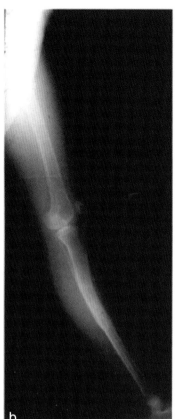
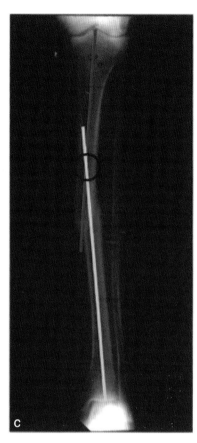

◀　图 8-20　a ~ h

d　根据畸形的术前分析，预先装配的 Ilizarov 外固定
　　架的临床大体照片。

e　截骨术愈合后的前后位片，成角和移位得到矫正。
　　在近端水平施行截骨和逐步矫形；在远端水平通
　　过过度增生的不愈合部位进行牵拉。

f　截骨术愈合后的侧位片，成角得到矫正，在远端水
　　平残留轻度后方移位。

g　术前临床大体照片显示胫骨皮下存在显著的骨性
　　突起，继发于成角和移位。

h　术后临床大体照片。下肢的外观变直，并消除了
　　骨性突起。

图 8-21　a ~ f

多节段骨折的畸形愈合。

a　站立位前后位全长片显示由于胫骨外翻畸形引起
　　外侧 MAD，mLDFA 正常。

b　全长侧位片显示后弓畸形。

c　在胫骨前后位片上画出术前计划线，显示在多节
　　段骨折的远端存在外翻成角和外侧移位。近端已
　　经愈合，并恢复解剖对线。由于存在移位畸形，
　　CORA 向近端移位。

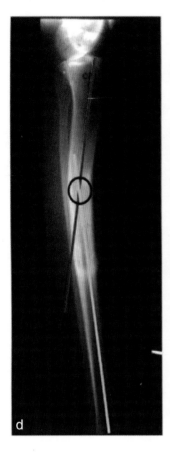
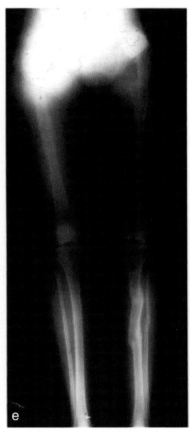
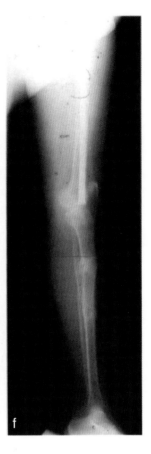

图 8-21　a ~ f

d 在胫骨侧位片上画出术前计划线，显示在多节段骨折的近侧端存在后弓畸形并已愈合，而在远侧端既无成角又无移位。在前后位和侧位片上CORA 均位于相同水平。

e 行单水平斜面开放楔形截骨术后的最终结果。机械轴得到矫正，由于截骨位于解析点而不是位于骨折水平，在胫骨内侧残留骨性突起。

f 最终的侧位片显示后弓畸形得到完全矫正。

参考文献

Green SA, Gibbs P (1994) The relationship of angulation to translation in fracture deformities. J Bone Joint Surg Am 76:390–397

Green SA, Green HD (1994) The influence of radiographic projection on the appearance of deformities. Orthop Clin North Am 25:467–475

Paley D, Tetsworth KD (1993) Deformity correction by the Ilizarov technique. In: Chapman MW (ed) Operative orthopaedics, vol 1, 2nd edn. J.B. Lippincott, Philadelphia, pp 883–948

第9章 旋转和成角-旋转畸形

旋转畸形的临床评价

旋转畸形就是环绕轴向或者在纵轴方向上的成角畸形。旋转畸形能够改变髋关节、膝关节和踝关节在参考平面上相互之间的走行方向。可以从临床和放射学的角度出发评估下肢的旋转畸形。

首先，观察步态中的足前进角。足前进角就是足的纵轴相对于前进方向之间的夹角。即使存在旋转畸形，由于存在代偿机制，足前进角仍可为正常。

通过观察足底纵轴方向相对于膝关节向前位置之间的关系可以评估胫骨扭转，评估时最好采用腿-足轴线。

纵轴就是骨干中线或者近端和远端关节中心的连线。从冠状面上观察，与解剖轴或者机械轴相一致（图9-1）。由于旋转轴与下肢机械轴平行，围绕胫骨解剖轴或者机械轴施行旋转截骨术并不会在冠状面形成MAD（图9-2a）。由于股骨解剖轴与下肢机械轴不相平行，并且不通过股骨头，围绕股骨解剖轴施行旋转截骨矫形术会产生MAD（图9-2b）。当股骨内旋或者外旋时，股骨头中心在冠状面上移向内侧或者外侧。围绕股骨机械轴施行旋转截骨矫形术并不会产生MAD（图9-2c和d）。但是，围绕机械轴施行股骨近端旋转截骨术会产生股骨干的明显移位，因此此法不可行（图9-2d）。股骨远端的机械轴和解剖轴互相交叉，并且该处骨骼的横截面最宽，环绕机械轴进行旋转截骨现实可行（图9-2c）。

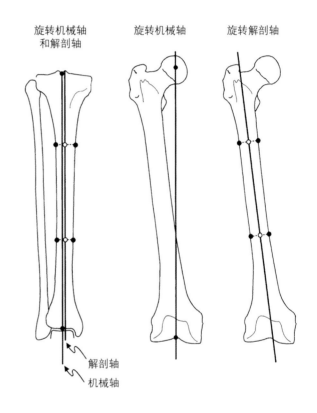

图 9-1

下肢的机械轴平行于或者等同于胫骨机械轴和解剖轴以及股骨机械轴，与股骨解剖轴不是同一根轴线。

按照常规，以远端关节相对于近端关节（内旋与外旋）描述旋转畸形方向，其程度以度数测量，最好通过物理检查测量旋转畸形（图9-3和图9-4）。正如Staheli等（1985）所描述的那样，行细致的下肢体格检查足以形成"扭转轮廓"，临床评估与放射学方法的精准度基本相同（Staheli等1985）。在平片上旋转畸形的放射学证据并不明显，但是可以采用轴向CT精确测量。在2个互相垂直平面的放射片（前后位和侧

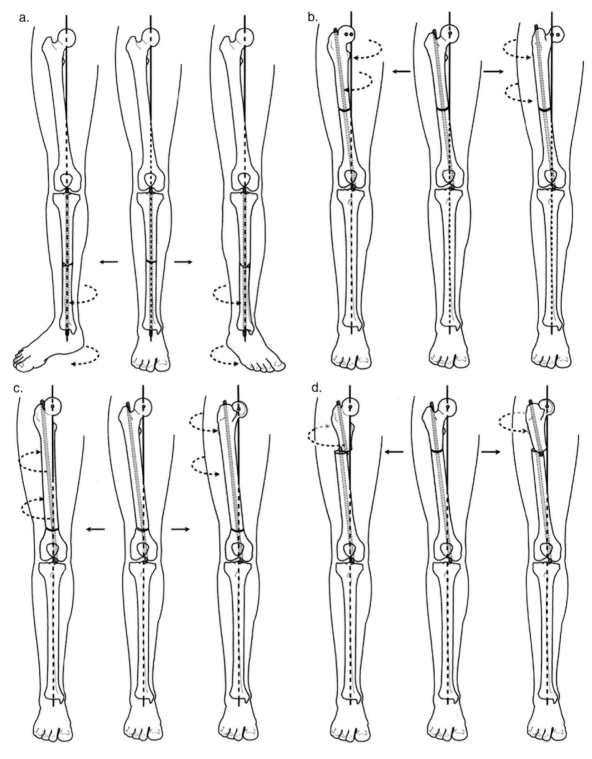

图 9-2　a～d

a　围绕胫骨解剖轴和机械轴的旋转截骨术。胫骨的旋转畸形可认为是围绕机械轴和解剖轴而发生，由于这 2 条轴线与骨干在相同直线上，旋转畸形并不引起对线异常。

b　围绕股骨解剖轴的旋转截骨术。由于股骨的解剖轴和机械轴存在很大差异，对于对线异常的影响也不同，围绕解剖轴的旋转截骨术可引起对线异常。

c　围绕机械轴的股骨远端旋转截骨术。围绕机械轴的旋转截骨术不会引起对线异常，只有在股骨远端围绕机械轴施行旋转截骨术时才是可行的，原因是该部位机械轴通过骨骼的中心。

d　围绕机械轴的股骨近端旋转截骨术。在股骨近端，机械轴线偏离骨骼中心甚远，假如围绕股骨近端机械轴进行矫形，骨端会发生错位（移位）。

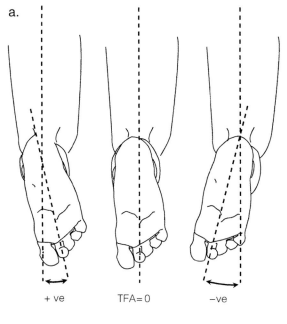

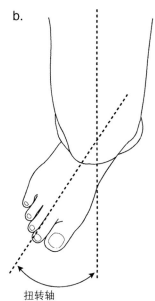

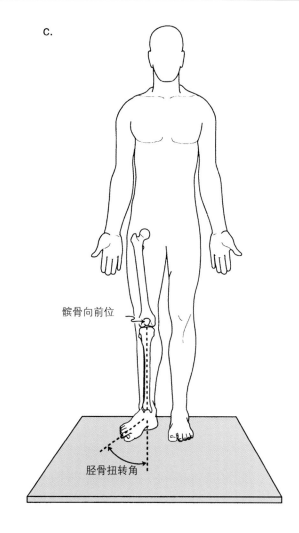

图 9-3　a ~ c

有 3 种方法可测量胫骨的扭转。

a　小腿 - 足部轴（thigh-foot axis，TFA）。患者取俯卧位，足部的轴线（连接足跟中点到第 2 趾的直线）投影于小腿的轴线，其间的夹角就是小腿 - 足部角，假如足尖指向外侧，为正角；假如足尖指向内侧，为负角。ve，扭转角。

b　患者取坐位，足部放置于地面上，观察者以膝关节屈曲轴的方向向下观察胫骨，相对于膝关节屈曲轴测量足部轴线的位置。

c　患者取站立位，髌骨指向前方，相对于髌骨朝向前方轴线测量足部在地面上的位置。

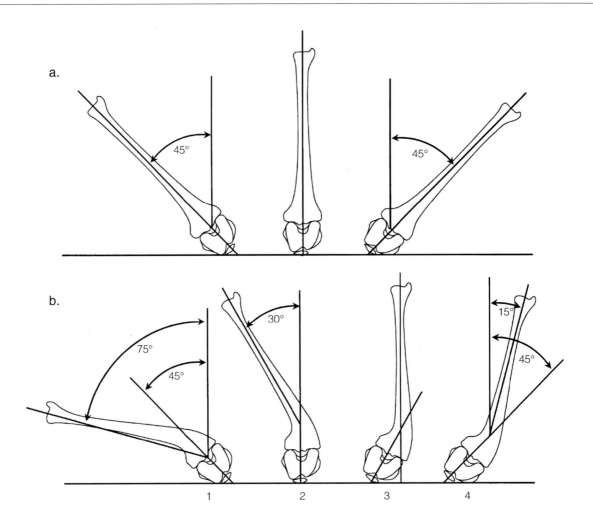

图 9-4　a，b

a　髋关节旋转的最精确测量方法是取俯卧位，当胫骨正常时，0°位就是小腿的垂直位，注意髌骨指向检查床，股骨髁呈水平位，向某个方向旋转就是内旋或者外旋，测量与0°位之间的度数。

b　在第2组图中，在胫骨存在30°外翻畸形时，进行相同的检查。假如用胫骨干来判断股骨的活动范围，会产生15°内旋（图中的4）和75°外旋（图中的1）的错误结果。选择0°位时必须髌骨指向下方，并且股骨处于水平位，然后才能够确定正确的股骨旋转范围（45°内旋到45°外旋）。

位）上，可采用数学方法来确定股骨颈和胫腓关节轴相对于膝关节冠状面的偏转（图9-5和图9-6）。在前后位和侧位片上测量股骨颈和股骨干之间的夹角，通过斜面分析法可确定这种偏转。采用在前后位和侧位片上内外踝尖之间的距离，通过斜面分析，可以计算出内外踝尖所处的平面相对额状面的偏转。重要的是踝关节和髋关节的前后位和侧位片必须垂直于髌骨向前位。

Staheli 等（1994，1995）采用CT技术测量500余个正常股骨和胫骨的扭转角，发现股骨前倾角为 24.1°±17.4°，胫骨外旋角为 34.85°±15.85°。

a.

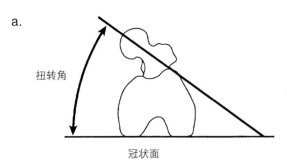

扭转角

冠状面

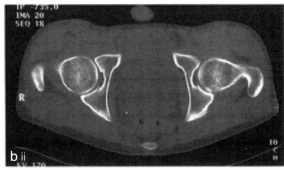

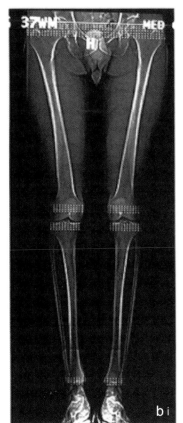

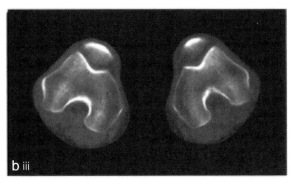

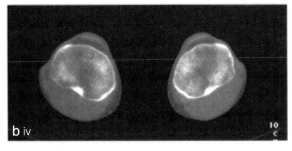

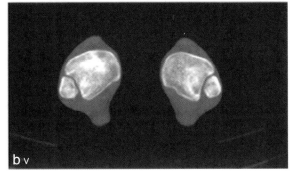

图 9-5　a ~ d

a　股骨颈扭转角定义为股骨颈轴线和冠状面之间的角度，后者也就是股骨髁后方平面。

b　股骨和胫骨的 CT 扫描显示扭转角。i，定位片，提示各个影像层面。ii，经过股骨颈的断层图像显示股骨颈的轴线。iii，经过股骨髁远端的断层图像显示膝关节轴线，用于计算股骨扭转角。iv，经过胫骨近端的断层图像显示膝关节轴线，用于计

算胫骨扭转角。v，经过胫骨远端的断层图像显示踝关节轴线，用于计算胫骨扭转角。vi，髋关节和膝关节的合成重叠图像，用于计算股骨扭转角。股骨前倾角在右侧为 24°，在左侧为 31°。vii，膝关节和踝关节的合成重叠图像，用于计算胫骨扭转角，标明并测量轴线，胫骨扭转角在右侧为外旋 62°，在左侧为外旋 54°。

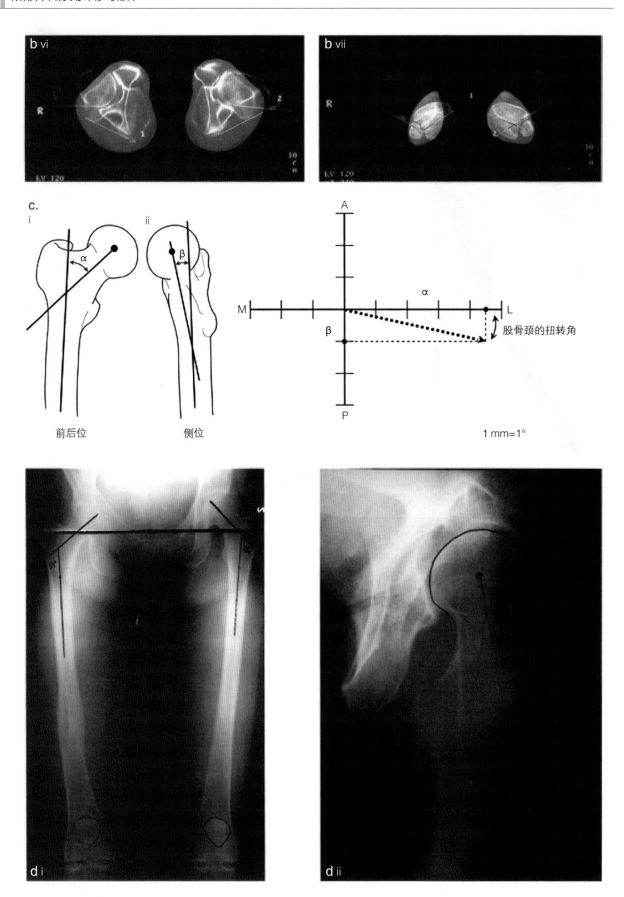

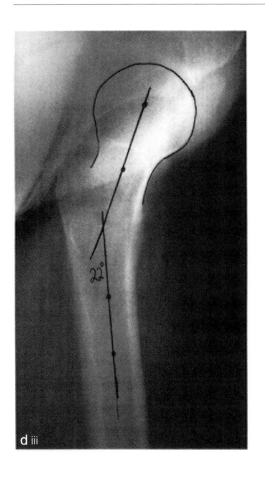

c　通过斜面分析中的坐标图解法或三角函数法可以计算扭转角。在每个斜面上股骨颈和股骨干形成不同的角度，该平面相对于冠状面的走行方向就是扭转角。髌骨向前位的髋关节前后位片（i）和侧位（穿床位）片（ii），在两次摄片之间不要移动下肢，摄取穿床位侧位片。在前后位放射片上测量内侧 NSA（α）的余角，在侧位片上测量前方 NSA（β）的余角，从这两个角度计算出斜面。其中一个角度具有重要的价值，最好采用三角函数方法来计算该平面。假如前方 NSA 较小（<20°），尤其是在内侧 NSA 的余角≤45° 时，坐标图解法仍比较精确。与正常对侧或者正常范围（前倾 5°~ 20°）比较扭转角。

d　斜面分析中计算股骨颈扭转角的放射片顺序。与图 3-13 所示为同一病例。NSA 的余角右侧为 54°，左侧为 46°，髌骨向前位是双侧髋关节前后位片（i）的参考标志，摄取侧位片时与髌骨向前位呈 90°。侧位片显示右侧 NSA 后倾 11°（ii），左侧 NSA 前倾 22°（iii）。

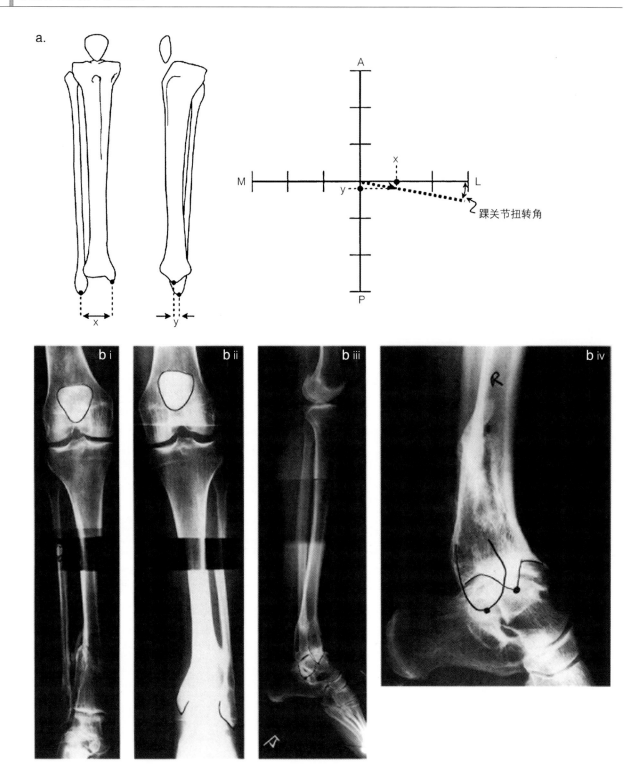

踝关节扭转角

◀　图 9-6　a，b

放射学胫骨扭转角分析。

a　内外踝平面的走行方向相对于冠状面的夹角就是
　　胫骨扭转角的度数。进行分析时，必须先摄取髌
　　骨处于向前位的踝关节前后位和侧位片，在前后
　　位和侧位片上测量双踝之间的距离，在斜面坐标
　　图上标绘其值，测量内外踝平面走行方向相对于 x
　　轴（冠状面）的夹角，将内外踝平面与正常对侧
　　或者正常范围（外旋 15° ±5°）相比较。

b　斜面分析中计算胫骨扭转角的放射学顺序，与图
　　3-13 和图 9-5d 所示为同一病例。当髌骨处于向前
　　位时，以踝关节为中心摄取踝关节前后位片，正
　　如图中拼接的膝关节放射片上显示的一样（i，右
　　侧；ii，左侧）。与髌骨向前位呈 90° 摄取踝关节
　　侧位片，如同在左侧侧位片所显示的膝关节侧面
　　影像所显示的那样（iii）。放大的右侧位片（iv）
　　显示如何标记放射片进行测量。

旋转畸形的截骨位置

对于成角和移位畸形，畸形位置是需要考虑的最重要因素之一，尽管轴向旋转畸形也是一种成角畸形，但是通常不考虑轴向旋转的畸形平面。临床上或者放射学上旋转畸形的位置并不明显，创伤后旋转畸形显然发生于骨折的位置，在创伤后或者医源性病例中，旋转畸形位置的放射学证据是位于骨折部位，或者截骨水平处，或者螺旋形骨折处，骨骼直径发生明显改变。在先天性和发育性畸形中，临床上可通过对肌肉和肌腱走行所造成的影响，来确定旋转畸形的位置。

例如，先天性短股骨畸形存在显著的外旋畸形，股四头肌相对于髋关节向前位处于外侧，但是相对于膝关节向前位处于前方，换句话说，股四头肌与膝关节保持正常关系，但是与髋关节的关系异常。在放射片上，当髋关节处于向前位时，小粗隆正常指向股骨头和股骨颈，因此，可以推断股骨旋转畸形的位置位于股四头肌股骨起始部的近端，但是位于小粗隆的远端。在采用截骨术纠正该旋转畸形时，应位于小粗隆的远端附近，这样可以将股四头肌与膝关节一起内旋，减小功能性 Q 角（界于股四头肌轴线和机械轴之间的角度）（图 9-7a）。该病例通过股骨远端截骨术进行去旋转，具有相反的作用，功能性 Q 角将增大，因此增加髌骨的外侧矢量（图 9-7a）。这样会引发软骨软化症和外侧半脱位。

存在股骨内旋（股骨前倾增加），股四头肌的位置和髌骨轨迹异常是决定行股骨近端还是股骨远端截骨术的关键。假如存在髌骨轨迹异常（经常与股骨远端外翻畸形并存），应该行股骨远端截骨术，这些病例在矫形前 Q 角增大，股四头肌位于膝关节的外侧，并位于髋关节的前方。股骨远端外旋截骨术通过股四头肌的牵拉，移动髌腱更加接近直线，将减少 Q 角（图 9-7b），这样将改善异常的髌骨轨迹。在其他股骨内旋的病例中，股四头肌相对于膝关节对线正常，相对于髋关节处于内旋，不存在异常的髌骨轨迹，应在近端施行截骨术（图 9-7b）。

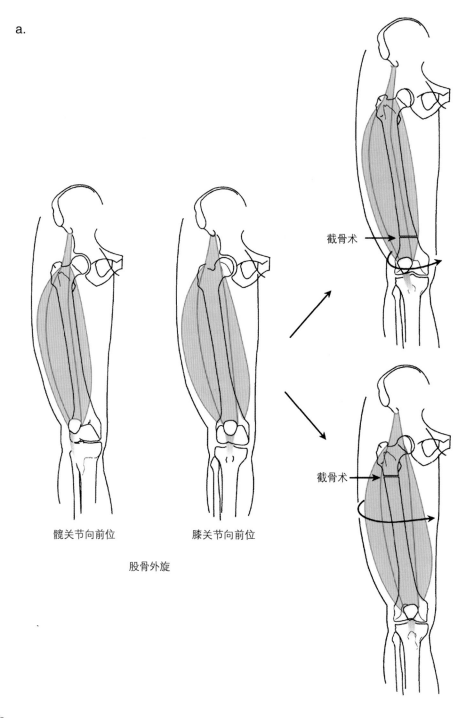

a.

髋关节向前位　　　　　膝关节向前位

股骨外旋

截骨术

截骨术

图 9-7　a，b

a 在先天性短股骨畸形中，通常存在明显的外旋畸形，除了股骨外旋之外，股四头肌相对于髋关节位于外侧。相对于膝关节的真正前后位，股四头肌位置正常。在步态中，膝关节与股四头肌一起处于外旋位。假如通过股骨近端截骨术（右下图）去除股骨的旋转，整个股四头肌与股骨一起内旋，Q 角减小，稳定髌股关节力学装置。假如通过股骨远端截骨术（右上图）去除股骨的旋转，当膝关节向内侧移位时，整个股四头肌肌腹保留在外侧，Q 角增大，使髌骨失去稳定性，最终导致髌骨向外侧半脱位。

b 股骨内旋畸形，髌骨外侧轨迹异常。通过股骨远端内翻外旋截骨术矫正畸形，同时矫正髌骨轨迹异常。假如不存在轨迹异常，可以在近端或者在远端施行截骨术。

b.

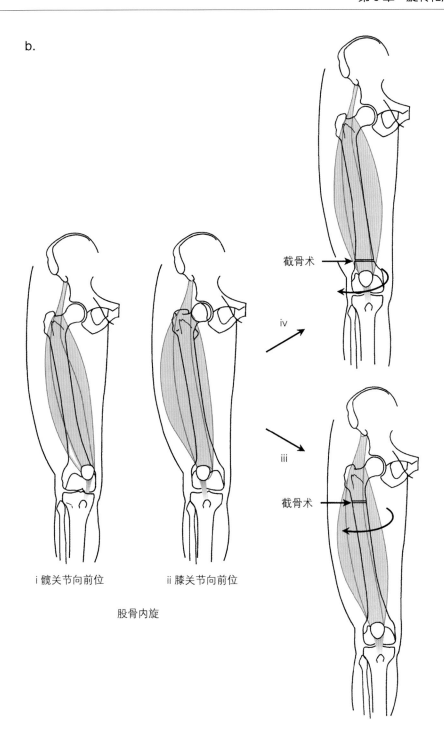

i 髋关节向前位　　　　ii 膝关节向前位

股骨内旋

截骨术

iv

iii

截骨术

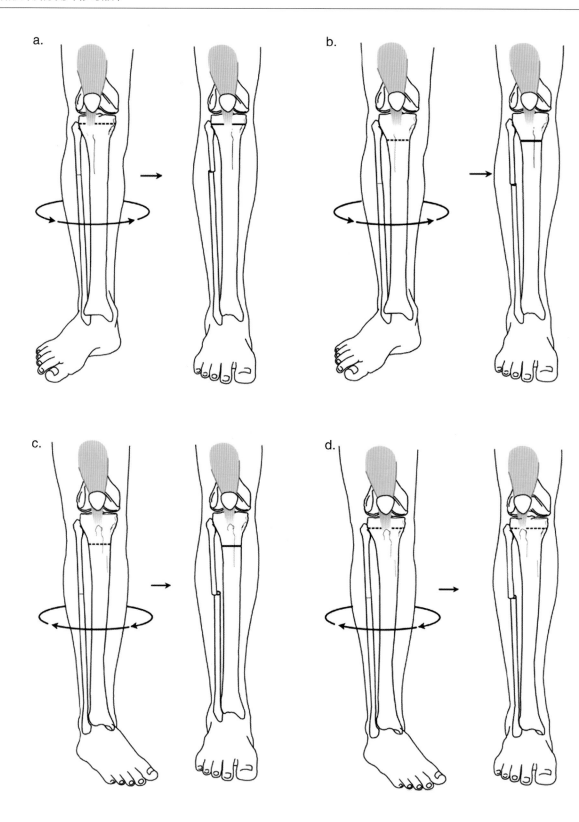

◀　图 9-8　a～d

胫骨旋转异常可以位于胫骨结节的近端或者远端。

a 胫骨外旋，伴有髌骨轨迹异常，Q 角变大，或者髌股关节不稳定，应该采用经胫骨结节近端的胫骨内旋截骨术来治疗，将髌腱止点转向内侧。

b 胫骨外旋，不伴有髌骨问题，应该采用经胫骨结节远端的截骨术治疗。

c 胫骨内旋应该采用经胫骨结节远端的截骨术治疗，避免形成髌骨轨迹异常。

d 经胫骨近端的外旋截骨术将引起髌股关节的轨迹异常，因此属于禁忌证。

在胫骨，重要的是鉴别旋转畸形是位于胫骨结节的近端还是远端（图 9-8）。假如旋转畸形位于胫骨结节的近端，髌腱止点较正常止点偏外或者偏内，最常见的情况是胫骨外旋畸形，伴有髌骨外侧轨迹异常、不稳定和 / 或软骨软化症。假如旋转畸形位于胫骨结节的近端，应在胫骨近端施行截骨术，同时改善髌骨轨迹问题；假如旋转畸形位于胫骨结节的远端，应该在胫骨结节远端施行截骨术，从而不影响髌股关节的机械力学。

在胫骨结节远端的非医源性或者创伤后扭转畸形中，不存在有助于确定旋转位置的标志，必须再次考虑功能性解剖。在胫骨结节的稍远端施行胫骨近端旋转截骨术，除了腓肠肌和腘肌之外，位于所有其他小腿肌肉的近端，因此胫骨近

端截骨术对肌肉功能的影响微乎其微。胫骨中段进行旋转获得位于前方和外侧肌肉间室肌腹水平的去旋转，其位于后方深层肌间室肌腹的近端，并且位于后方浅层肌肉间室肌肉 - 肌腱结合部的水平。对于胫骨截骨术的旋转位置需要重点考虑腓神经和胫后神经。近端去旋转比远端去旋转对腓总神经的影响更大，胫骨内旋会牵拉腓骨颈处的腓总神经，而理论上在外旋时会松弛腓神经（图 9-9a）。在外旋松弛腓神经的同时，还会扭曲位于前方和外侧肌间室间的筋膜间隔，从而影响腓深神经。因此，通过内旋截骨矫正胫骨近端外旋畸形具有损伤腓神经的风险（图 9-9a），原因就是牵拉损伤和绷紧前方肌间室的筋膜。外旋截骨也有可能损伤神经，原因是卡压于肌肉之间和绷紧前方肌间室隔膜。胫骨远端截骨损伤腓神经的风险较小（图 9-9b）。远端的外旋矫形会牵拉胫后神经和跗管的筋膜（图 9-9c），胫骨远端的旋转将卷曲肌间室内的肌腱，但是在旋转小于 45° 的情况下可能无功能意义。

在决定胫骨近端还是远端截骨时，还需要考虑截骨术后的轻度对线异常（未预期的错误）的作用。在接近膝关节处截骨比接近踝关节处截骨的影响更大，原因是膝关节周围的轻度成角比踝关节周围的轻度成角对 MAD 产生较大的影响，还会引起踝关节的走行方向异常。

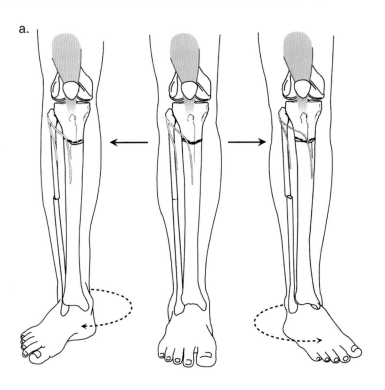

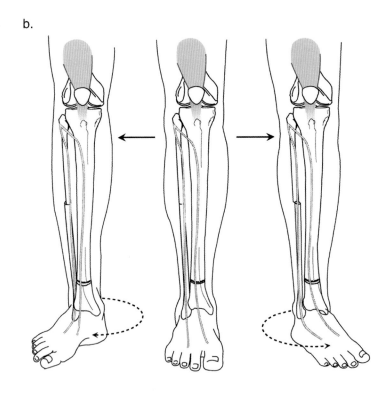

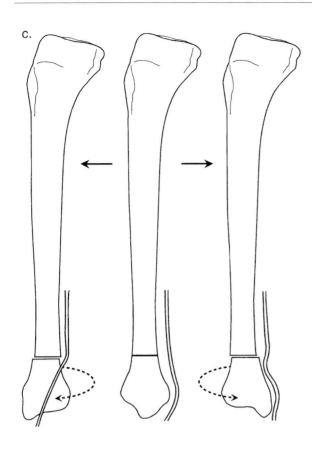

c.

图 9-9　a～c

a 当施行胫骨近端截骨术进行即时旋转矫形时，应考虑到对腓神经的影响。内旋牵拉腓神经，而外旋松弛腓神经。但是无论内旋还是外旋都会造成筋膜紧张，而腓神经深支在该筋膜下通过，因此松弛仅仅是误解。

b 胫骨远端去旋转并不会明显牵拉腓神经，因此对于腓神经，胫骨远端的内旋去旋转更为安全，因为不改变前方间室肌肉 - 肌腱单元的走行，近端去旋转更加符合生理学原理。

c 在远端去旋转中，外旋牵拉胫后神经和跗管的筋膜，内旋时上述组织得到松弛。

旋转畸形在冠状面上的术前计划

对于伴有成角的旋转畸形，矫形顺序显而易见：先矫正成角，然后矫正旋转，反之亦然。先矫正成角畸形，然后围绕骨干纵轴进行旋转，通常操作最为简便容易。股骨的机械轴和解剖轴截然不同，因此，围绕解剖轴与围绕机械轴旋转会产生不同的效应。假如首先将成角矫正到正常机械轴，然后围绕机械轴进行旋转仍然会保持对线。假如在股骨恢复对线后，围绕解剖轴进行旋转，会引起对线异常（见图 9-2b）。

只有在施行远端截骨术时，围绕机械轴进行即时去旋转才现实可行，因为此时机械轴通过截骨线。在股骨近端截骨术中，围绕机械轴进行旋转，将会使骨端产生互相脱位，因为此时机械轴位于远离截骨部位的内侧，因此围绕解剖轴矫正旋转畸形更加简便易行。这种旋转所引起的对线异常原因是股骨颈在冠状面上投影的长度改变，股骨颈内旋（后倾）对于中度旋转畸形（＜30°）会引起股骨颈在冠状面上明显延长；对于重度旋转畸形（＞30°）会引起股骨颈在冠状面上明显短缩；股骨颈外旋（前倾）对于任何角度的畸形，都会在冠状面上产生股骨颈明显短缩。由于机械轴计划以股骨头中心点作为起始点，确定 PMA 线，因此该起始点的空间位置发生显著改变，将会改变 CORA 的位置。假如不需要矫正旋转畸形，可相对于现存的股骨头位置施行机械轴计划；假如需要在纠正成角的同时，矫正旋转畸形，必须在机械轴计划中，考虑到矫形结束时股骨头中心的位置。

在解剖轴计划中，随着股骨的旋转，股骨解剖轴相对于股骨机械轴在冠状面上的关系发生明显改变，假如需要在纠正成角的同时，矫正旋转畸形，这种改变必须在术前计划中加以考虑。

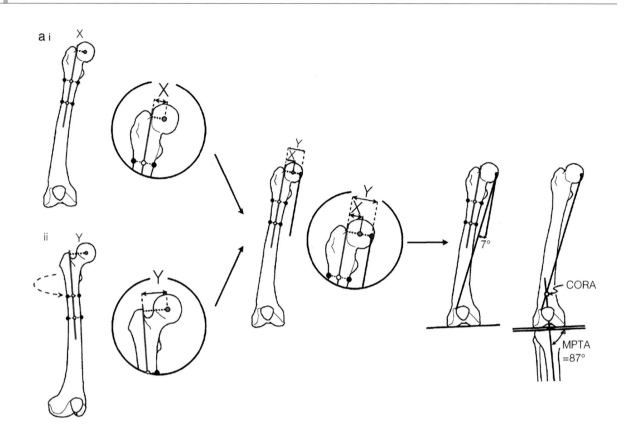

股骨机械轴计划的旋转因素

除了需要前述的髌骨向前位（所谓的"膝关节向前位"）股骨放射片之外，需要髋关节处于纠正旋转畸形后（髋关节中立位，所谓的"髋关节向前位"），包括髋关节的股骨放射片（图9-10）。

步骤 1

在髋关节向前位片上，测量从股骨头中心到股骨近端骨干中线之间的距离 X。

步骤 2

在膝关节向前位片上，相对于股骨干中线，以距离 X 标记股骨头中心，该股骨头中心可以位于膝关节向前位片上的股骨头中心的内侧或者外侧。

图 9-10　a~c

a　股骨扭转畸形的冠状面术前计划。必须先摄取髌骨向前位（i）和髋关节向前位（ii）的股骨X线片。在髌骨向前位片上（X）和髋关节向前位片上（Y），测量股骨近端骨干中线到股骨头中点之间的垂直距离。在髌骨向前位片上，从近端骨干中线以距离Y标记股骨头中心的新位置，通过该点画出解剖轴的平行线。然后按照前述的机械轴计划方法，进行余下步骤的操作。

b　截骨矫形术：外旋，然后外翻21°。

c　右侧股骨畸形的放射片，股骨的内旋和外翻畸形，与图a所示的病例类似。i，髌骨向前位片；ii，髋关节向前位片；iii，矫形后放射片。

步骤 3

除了采用新标记的股骨头中心之外，机械轴术前计划步骤2的剩余部分，所有操作步骤如前所述。

b.

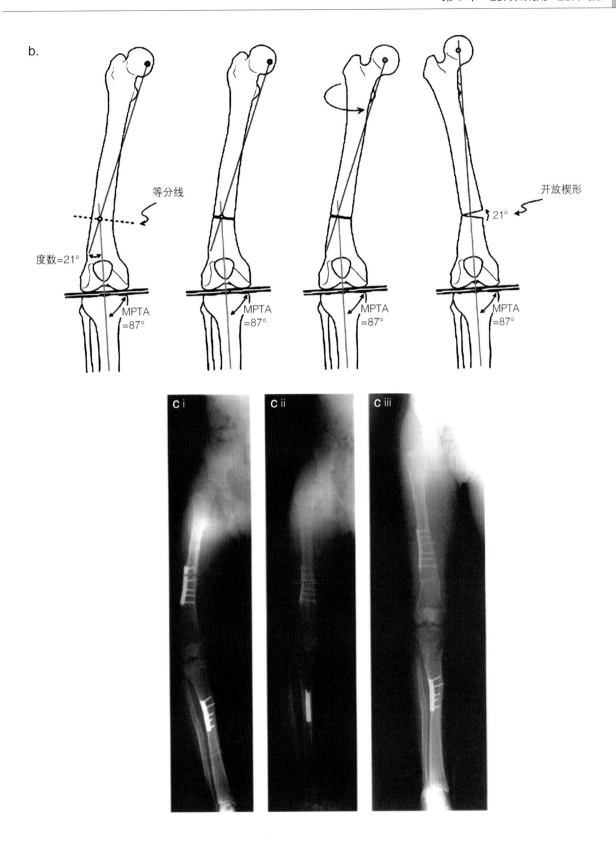

等分线

度数=21°

MPTA
=87°

MPTA
=87°

MPTA
=87°

开放楔形

21°

MPTA
=87°

c i   c ii   c iii

a.

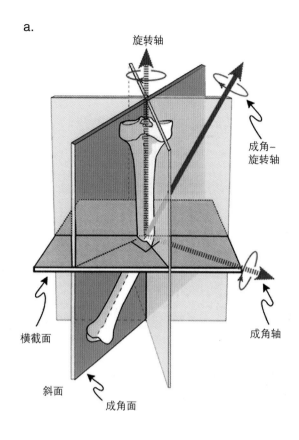

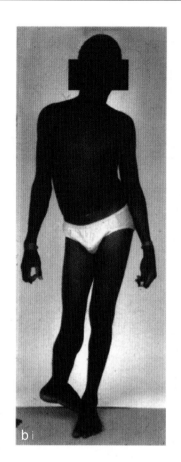

旋转畸形在冠状面上的解剖轴计划

由于解剖轴计划并不以股骨头中心作为起始点，因此只要去旋转计划的截骨术位于近端，就不会受到旋转畸形的明显影响。

混合性成角和旋转畸形

当旋转和成角畸形并存时，旋转轴线和成角轴线可以用两条不同的轴线分别描述，也可以用一条轴线来描述两种畸形（图9-11）。成角轴线位于横截面上，旋转轴线就是垂直于横截面的纵向轴。能够同时表示成角和旋转的轴线，倾斜于旋转畸形的纵向轴和成角畸形的横向轴之间，被描述成为偏向于成角轴线的纵向轴。该纵向偏斜轴线的方向可以采用三角函数公式计算，在角度小于45°时，可以采用简化的近似三角函数公式求出近似值，或者采用改良坐标图解法证实。

图9-11　a，b

a　成角畸形的轴线位于横截面上，旋转畸形的轴线是纵轴（也就是垂直于横截面）。成角和旋转的轴线可以整合成单根轴线，偏斜于纵轴方向走行。

b　围绕单根倾斜轴施行成角-移位（a-t）矫形的临床病例。i，患者的临床大体外观照片，化脓性感染引起胫骨近端生长停滞，伴有90°前弓成角畸形，110°胫骨内旋畸形，10 cm的LLD。ii，术前膝关节侧位片显示胫骨上段存在90°前弓畸形。iii，临床大体照片，显示术前踝关节处于向前位的下肢外观。iv，与图iii相片处于同样的体位摄取放射片。v，面对畸形平面（膝关节向前位）摄取的放射片，胫骨看上去似乎平直，由于胫骨存在旋转，踝关节似乎是侧位片。vi，胫骨近端和膝关节的前后位片显示胫骨末端重叠，原因是存在90°的前弓畸形。vii临床大体照片，显示Ilizarov

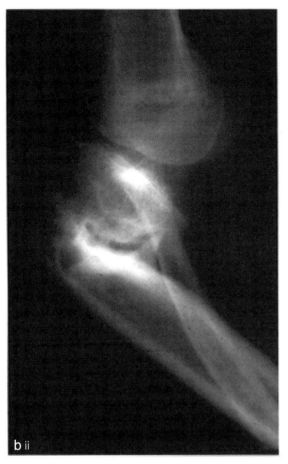

b ii

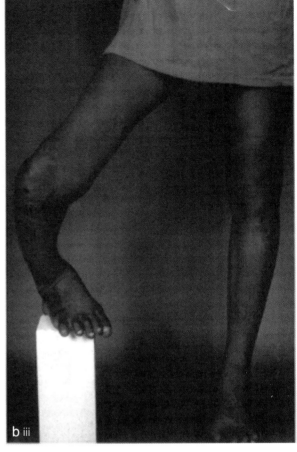

b iii

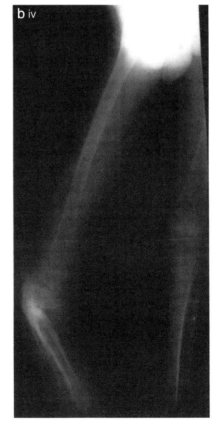

b iv

图 9-11　a，b

　　支架术后的最初外观，计划同时矫正成角和旋转。最近端的环垂直于胫骨近端，最远端的环垂直于胫骨远端，斜环的结构是环中套环（见第 11 章），成角 - 旋转轴垂直于斜环。注意膝关节面向前方，此时足部处于内旋 110°。viii，放射片显示通过斜行截骨术，施行牵拉的早期阶段。ix，矫形之后，仍带有支架的前后位临床照片，注意膝关节和踝关节均指向前方。x，矫形之后，仍带有支架的侧位临床照片。xi，矫正畸形，并延长 10 cm 后的最终前后位片。xii，最终的侧位片，存在轻度骨干前弓畸形。xiii，前后位片显示最终的临床结果。xiv，侧位片显示最终的临床结果。后来该患者成为竞技性铁人三项运动员。

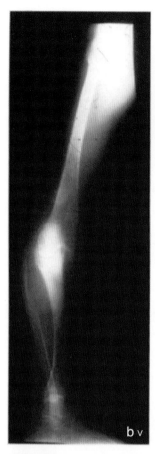

b v

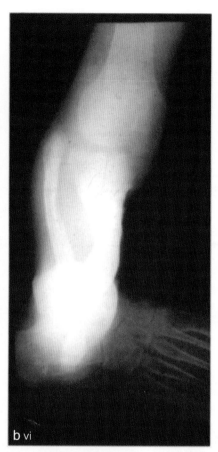

b vi

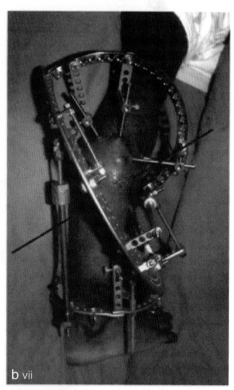

b vii

b viii

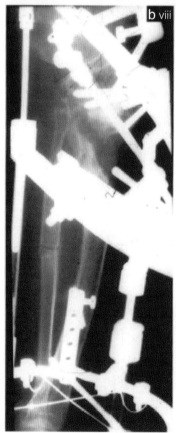

b ix

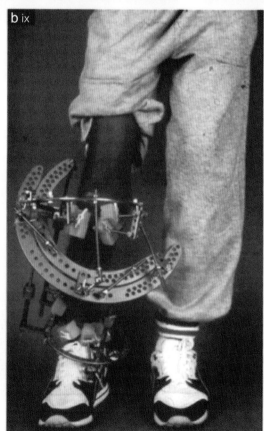

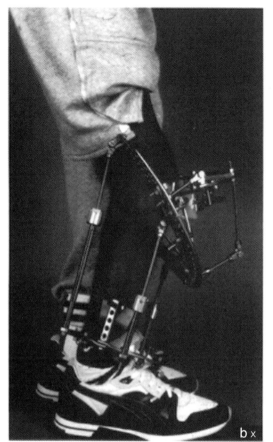
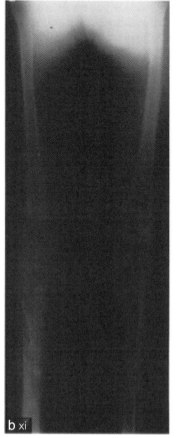
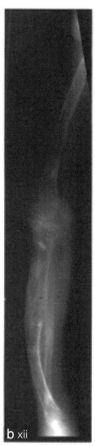
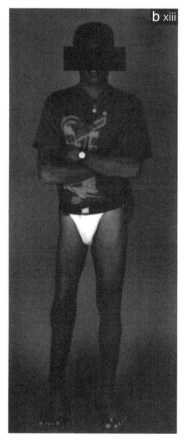
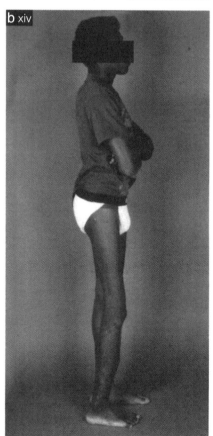

图 9-11　a，b

为了帮助理解概念，采用实际例子有助于解释倾斜轴的概念。领带就是一个有用的比喻（图9-12）。假如将领带在中部折叠，领带下半部分的背侧横行于胸前，就形成90°成角畸形和180°旋转畸形，折叠线就是倾斜轴。围绕该轴进行旋转将能够矫正成角和旋转畸形，因此成角-旋转畸形能够整合成为单根旋转轴。垂直于该轴可以施行截骨术，围绕该轴行旋转截骨术能够同时矫正成角和旋转，还能够保持倾斜截骨面之间的接触。

领带的比拟有助于将倾斜轴的概念具体化，但是领带是扁平形的，无法完全阐明倾斜截骨术的概念。倾斜截骨术采用香蕉作为比喻更加明了（和实用）。香蕉的弧度代表成角畸形，使用标记笔沿香蕉的一侧画出直线，代表假想的成角畸形（图9-13），互相交叉地插入牙签，分别代表"膝关节"轴和"踝关节"轴，使用尖刀以约45°的倾斜角带角度切割。插入牙签，使之与切割表面完全垂直，代表畸形的倾斜轴，截骨术的两个面围绕该轴进行旋转，能够同时矫正成角畸形和旋转畸形。考虑到有可能施行类似截骨术，计算纵轴倾斜截骨的精确方向是面临的挑战。

在以前有作者已经描述单处截骨的倾斜截骨术，能够围绕截骨面旋转，同时矫正成角畸形和旋转畸形（Johnson 1987；Kruse等1989；MacEwen和Shands 1967；Rab 1988；Sangeorzan等1989a，1989b；Waanders和Herzenberg 1992），手术的关键之处在于计算出适当的截骨位置和倾斜度。上述的某些方法缺乏数学精确性（Kruse等1989；MacEwen和Shands 1967；Rab 1988），最精确的数学计算方法由Sangeorzan等人提出（1989a，1989b），但是演算过程复杂困难，Waanders和Herzenberg（1992）简化了这些计算方法，能够确定旋转轴的位置，远端节段围绕该轴旋转，能够恢复与近端节段的对线。

在运用这些原则时，必须确定CORA的位置，避免产生继发性畸形，这已经在前几章中详细阐述。

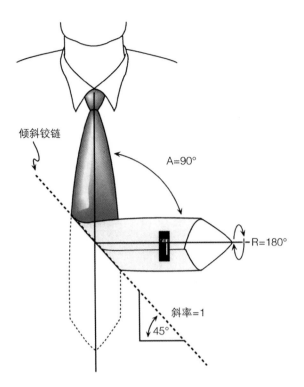

图 9-12

当领带以如图中所示的方式折叠时，相对于领带上部，领带下部折成 A=90°，旋转 R=180°。围绕45°纵向倾斜轴折叠领带，形成成角-旋转畸形。倾斜轴方向的计算公式如下：

方向 $=R/2=180/2=90°$

$$斜率 = \frac{\sin R/2}{\tan A/2} = \frac{\sin 180/2}{\tan 90/2} = \frac{\sin 90°}{\tan 45°} = \frac{1}{1} = 1$$

斜率为1的直线与水平面呈45°，因此倾斜角为45°。

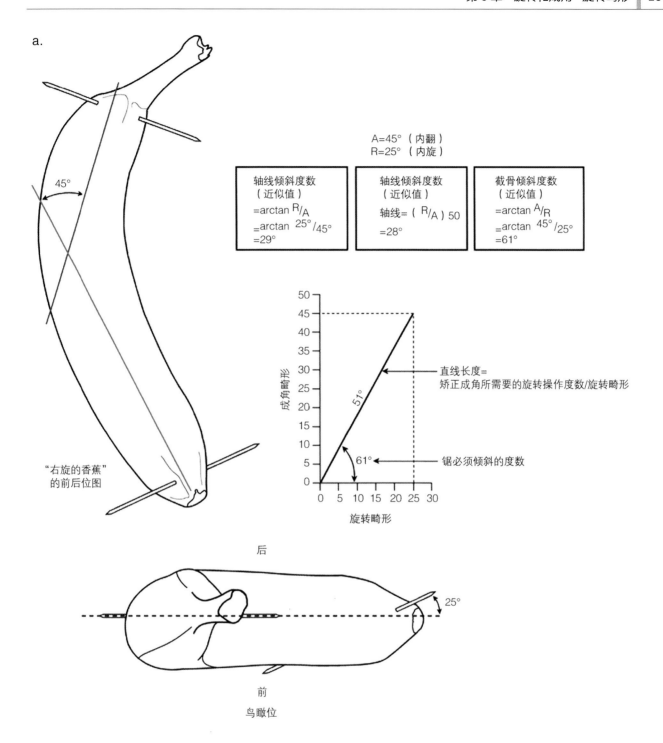

a.

A=45°（内翻）
R=25°（内旋）

轴线倾斜度数（近似值）	轴线倾斜度数（近似值）	截骨倾斜度数（近似值）
=arctan R/A	轴线=（R/A）50	=arctan A/R
=arctan 25°/45°	=28°	=arctan 45°/25°
=29°		=61°

直线长度=
矫正成角所需要的旋转操作度数/旋转畸形

锯必须倾斜的度数

"右旋的香蕉"
的前后位图

后

25°

前

鸟瞰位

图 9-13　a ~ c

a 用香蕉模拟右侧胫骨，存在 45° 内翻畸形，牙签分
别模拟膝关节轴和踝关节轴，安放的位置代表 25°
内旋畸形（胫骨内旋）。可以计算出施行单处旋
转 - 成角矫形术的截骨轴线，或者截骨的真正平
面（这两者总是互相垂直）。所示的公式代表精确

近似值，坐标图解法最为简便容易，不需要三角
函数的计算。在本例中，倾斜截骨术的角度与水
平面约呈 61°，直线的"长度"（51°）就是胫骨必
须旋转的真正角度。

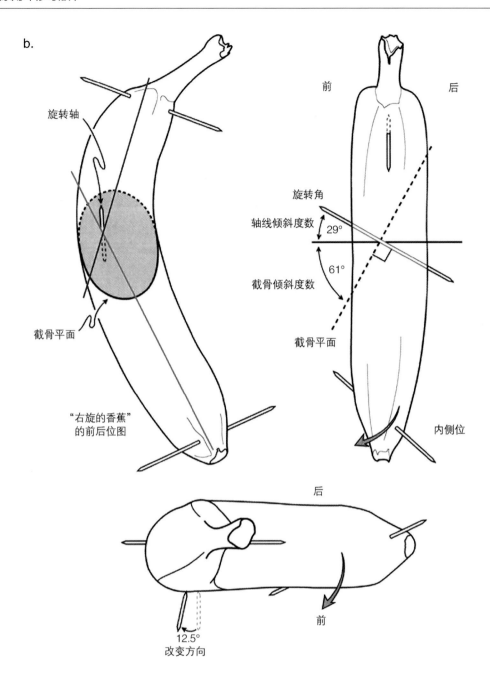

图 9-13　a~c

b　如图所示，倾斜截骨术与水平面呈61°，截骨术围绕旋转的倾斜轴并与之垂直，或者与水平面呈29°。图示在俯视下开始调整方向（R/2）。在本例中，首先锯片垂直于近端香蕉节段处，然后改变方向与水平面呈12.5°，接着锯转向下方（锯片向上方倾斜）61°。有关锯的方向（向上或向下）的规则在文中描述。

c　在围绕轴线施行截骨和旋转（如同坐标图解法中测算的那样，本例为51°）之后，香蕉在所有平面上恢复对线，45°冠状面畸形已去除，牙签所代表的旋转畸形已得到纠正。

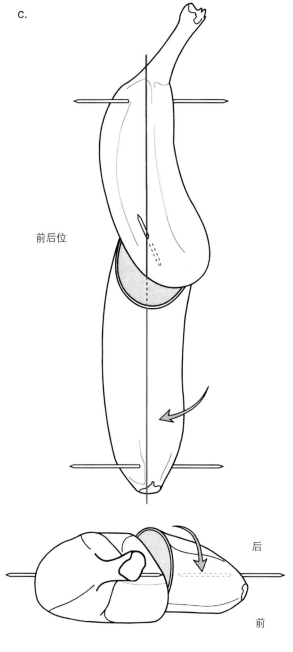

c.

前后位

鸟瞰位

后

前

倾斜轴的定位

步骤 1

分析畸形的成角成分，包括其位置（CORA 和等分线）、度数（A）、顶点方向和平面走行方向（图 9-14）。

步骤 2

采用临床或者放射学方法，测量旋转畸形（R）的度数和方向。

步骤 3

确定成角矫正轴的走行方向（垂直于成角平面）。

步骤 4

在横截面上改变成角轴线的走行方向，在与旋转异常的相反方向上改变轴线的走行方向 R/2。例如，在胫骨单纯冠状面成角畸形（成角轴线为前后方向）和 20° 内旋畸形，向外旋转轴线 R/2=20° /2=10°，轴线位于与矢状面呈 10° 的斜面上。

步骤 5

以在下列等式中所求得的数值，纵向倾斜该改变方向的轴线：

倾斜轴线角 $=\arctan \left[\sin (R/2)/\tan (A/2)\right]$

纵向倾斜的方向可以向上也可以向下，但是只有一个方向是正确的，下面是决定方向的有用规则。在步骤 4 之后，在与畸形相反方向上，旋转轴线 R/2 改变走行方向，此时，新轴线位于成角畸形的凸侧或者凹侧。如果位于凸侧，轴线应该向上，使其从前到后向下倾斜；假如位于凹侧，轴线应该向下，使其从前到后向上倾斜。注意该规则与截骨术倾斜的规则（见下节）正好相反。

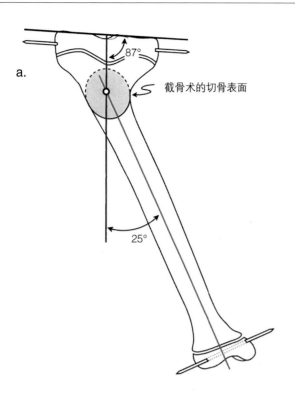

截骨术的切骨表面

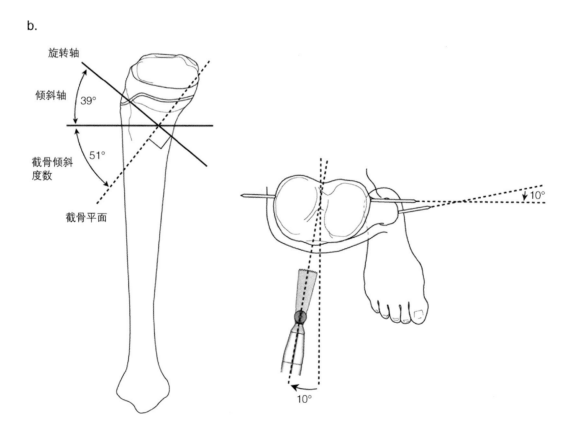

旋转轴

倾斜轴

截骨倾斜度数

截骨平面

图 9-14　a～c

a　右侧胫骨旋转畸形伴有 25° 内翻畸形。牙签模拟膝关节轴和踝关节轴，安放位置代表 20° 的内旋畸形（胫骨内侧扭转 10°）。可以计算出单处旋转–成角矫形术截骨的轴线，或者真正的截骨平面（这两者总是互相垂直）。所示的公式代表精确近似值，由于坐标图解法不需要三角函数计算，因此最为简便容易。在本例中，倾斜截骨的角度与水平面约成 51°，直线的长度（32°）就是胫骨需要旋转的真正数量。

b　显示倾斜截骨术与水平面呈 51°，截骨术围绕旋转的倾斜轴与其垂直，或者与水平面呈 39°。在俯视图上，标绘出最初的方向改变（R/2）。在本例中，首先锯片应该垂直于胫骨近端节段，然后改变方向与横截面呈 10°，接着锯转向下方（锯片向上方倾斜）51°。有关锯的方向（向上或向下）的规则在正文中描述。

c　在围绕轴线施行截骨和旋转（如同坐标图解法中测算的那样，本例为 32°）之后，胫骨在所有平面上均恢复对线，25° 冠状面畸形得到矫正，旋转畸形已去除。

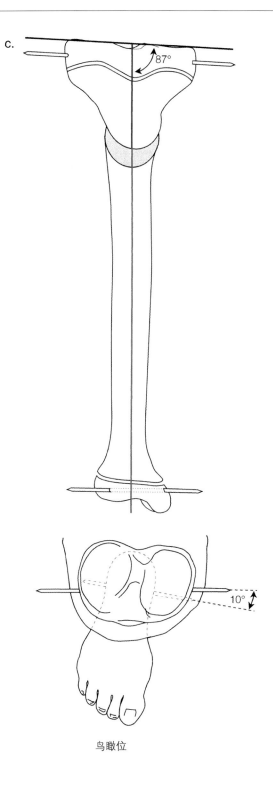

c.

鸟瞰位

对于轻度畸形：

倾斜角 = arctan［sin（R/2）/tan（A/2）］

可以近似地改为：arctan R/A，在成角畸形和旋转畸形小于 60° 时，近似值的误差小于 3°；在小于 45° 的范围内，arctan 函数可以近似地视为常数，因此，倾斜角的另一个近似值为（R/A）50°。

倾斜截骨术的定位

在同时施行成角和旋转矫形时，最实用的方法是直线截骨，如同在香蕉范例中显示的一样（见图 9-13），此时，计算锯片的倾斜角度最有用途，而不是旋转截骨术的理论轴线（在定义上，这两个角度互相垂直）。另一个选择是施行圆形穹顶状截骨术，此时，必须计算旋转截骨术的理论轴线，因为将其作为圆形穹顶切骨的起始方向。这些内容将在本章的以后部分讨论。在本节中，讨论在香蕉示例中所显示的简单倾斜截骨术的实用方法，围绕截骨术截骨平面进行旋转可以同时矫正成角和旋转畸形（图 9-13 到图 9-15）。遵循下列步骤可以直接计算出锯片的走行方向和倾斜途径。

步骤 1

分析畸形的成角成分，包括其位置（CORA 和等分线）、度数（A）、顶点方向和平面走行方向。

步骤 2

采用临床方法或者放射学方法，测量旋转畸形（R）的度数和方向。

步骤 3

确定成角矫正轴的走行方向（垂直于成角平面）。

步骤 4

在开始时锯片垂直于近端节段的纵轴，垂直于畸形平面。在与旋转畸形相反的方向上，在横截面上改变截骨术轴线方向 R/2。例如，胫骨的单

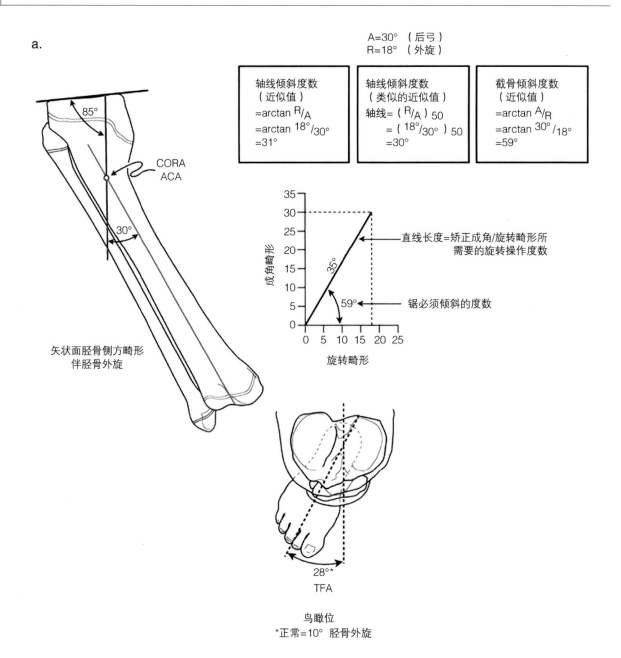

a.

A=30°（后弓）
R=18°（外旋）

轴线倾斜度数
（近似值）
=arctan $^R/_A$
=arctan 18°/30°
=31°

轴线倾斜度数
（类似的近似值）
轴线=（$^R/_A$）50
=（18°/30°）50
=30°

截骨倾斜度数
（近似值）
=arctan $^A/_R$
=arctan 30°/18°
=59°

直线长度=矫正成角/旋转畸形所
需要的旋转操作度数

锯必须倾斜的度数

矢状面胫骨侧方畸形
伴胫骨外旋

鸟瞰位
*正常=10° 胫骨外旋

图 9-15　a～c

a　左侧胫骨 30° 后弓畸形，伴有 18° 外旋畸形。小腿 - 足部轴（TFA）为 18°，假定胫骨外旋 10° 属于正常。可以计算出单处旋转 - 成角矫形的轴线，或者真正的截骨平面（这两者总是互相垂直）。所示的公式代表精确近似值，由于坐标图解法不需要三角函数计算，因此最为简便容易。在本例中，倾斜截骨角度与水平面约呈 59°，直线的长度就是胫骨需要旋转的真正数量（35°）。公式显示倾斜矫形的轴线为 30°～31°，并垂直于截骨术。倾斜截骨公式得出的结果（59°）与坐标图解法的结果（59°）相同。

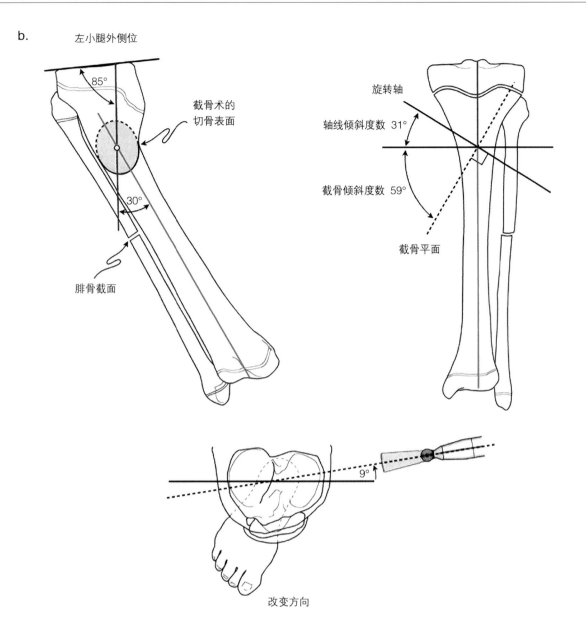

图 9-15　a ~ c

b　如图所示倾斜截骨术与水平面呈 59°，截骨术围绕旋转的倾斜轴与其垂直，或者与水平面倾斜呈 31°。在俯视图上，标绘出最初的方向改变（R/2）。在本例中，首先锯片应该垂直于胫骨近端节段的内侧，然后向后方改变方向（在胫骨远端必须旋转的方向上），与横截面呈 9°，接着锯转向下方（锯片向上方倾斜）59°。有关锯的方向（向上或向下）的规则在正文中描述。注意该截骨术会通过生长骺板，因此，锯应该再向远端移动，仍旧保持 59°，这样会产生移位畸形，将在图 9-16b 中加以解释。

c.

纯矢状面成角畸形（成角轴方向为内外方向）以及 18° 外旋畸形，锯片向内侧旋转 R/2=18° /2=9°，故锯位于与额状面成 10° 角的斜面上。

步骤 5

以在下列等式中得出的度数，垂直倾斜改变方向后的截骨锯片。

倾斜截骨角 = arctan $[\sin (A/2) / \tan (R/2)]$

注意计算倾斜截骨角的公式中是在前节中用于计算倾斜轴角公式中交换 A 和 R 位置，仍旧施行步骤 4 中的改变水平面方向操作，方向与旋转畸形相反。

垂直倾斜的方向可以向上也可以向下，但是只有一个方向是正确的。下列是决定方向的有用规则。在步骤 4 之后，在与畸形相反的方向上，改变锯片的方向 R/2，此时，新的锯片的路径位于成角畸形的凸侧或者凹侧。如果位于凸侧，降低锯柄，促使锯片向头侧倾斜；假如位于凹侧，提高锯柄，促使锯片指向尾侧。注意该规则与轴线倾斜规则（见上节）正好相反。

检查倾斜（垂直倾斜锯片）是否正确的其他操作方法就是观察矫形，观察远端节段的近侧尖端，并想象其在以矫正旋转畸形方向上旋转时如何影响成角畸形。由于该远端节段沿截骨表面进行旋转，所选择的倾斜将引起内翻或者外翻，这取决于结构形态。该项简单的测试将证实所选择

图 9-16　a，b

a　改变倾斜截骨术的 ACA。在本例中，黑圈中的红色点就是倾斜截骨术的 ACA-CORA，围绕该点旋转不会产生移位畸形（框图），然而，在 4 例中有 2 例，ACA 偏移到 CORA 的近端或者远端，引起香蕉轴线的移位。2 个香蕉节段沿截骨面滑动，恢复轴线的对线。在其他 2 个例子中，ACA 向内侧或者外侧偏移，这些 ACA 仍旧在 tBL 上，故未发生移位，但是存在开放楔形或者闭合楔形的效应。

b　胫骨旋转伴有内旋畸形。假如倾斜截骨术以 CORA 为中心，会损伤生长骺板。将截骨部位向远端移动，以保护生长骺板，但是会引起移位畸形。沿截骨面将胫骨远端节段向外侧滑动，可以矫正内侧移位，避免发生上述情况。

图 9-15　a～c

c　在围绕轴线施行截骨和旋转（如同坐标图解法中测算的那样，本例为 35°）之后，胫骨在所有平面上均恢复对线。30° 后弓畸形已去除，胫骨外旋畸形得到矫正。

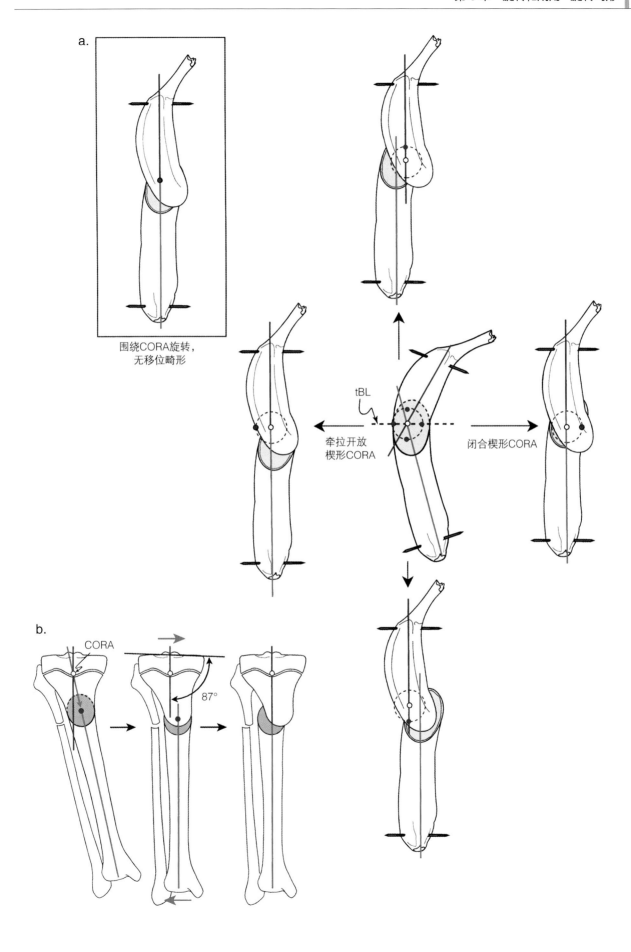

a.

围绕CORA旋转，
无移位畸形

tBL

牵拉开放
楔形CORA

闭合楔形CORA

b.

CORA

87°

的倾斜方向能够取得合适的成角矫形。

成角水平通常在横截面上加以考虑，为近端和远端骨骼轴线交点的等分线。垂直斜行截骨通过许多横截面水平，该截骨的 ACA 垂直于截骨平面，因此有许多可能的 ACA 可供选择，其取决于轴线通过截骨的确切位置。在前后位和侧位片可观察到，轴线与截骨平面的交界位置被认为是 ACA 的位置。假如与成角畸形等分线上的 CORA 相一致，不会引起继发性移位畸形；假如不在相同位置上，围绕该 ACA 矫形时会产生继发性移位畸形。由于垂直斜行截骨术呈斜行截骨，截骨的横截面为卵圆形或者椭圆形，因此即使截骨围绕经过切骨中心轴进行旋转，也是 2 个椭圆互相旋转，截骨的边缘会产生互相移位（图 9-16），但并非是前述的移位类型。假如 ACA 通过截骨，位于等分线上 CORA 的不同平面上，会发生近端和远端轴线的移位。由于纵向斜行截骨从近端到远端要延伸较大的范围，因此通常容易确保其通过等分线上的 CORA 水平。限制因素通常是在截骨部位保留的骨接触数量，取决于在截骨的末端进行矫正时的移位程度。有时无法直接以 CORA 为中心施行倾斜截骨术。例如，在 Blount 病的病例中，CORA 位于生长骺板水平，截骨术通常在其下的位置上施行，以免损伤生长骺板。在畸形的真正位置以下的位置上施行斜面截骨术，将引起移位畸形。该概念已在以前的章节中详细讨论。此时，解决移位畸形的最简便方法是沿倾斜截骨面，以相反于引起移位畸形的方向，将 2 个骨节段进行滑动。

倾斜圆形穹顶状截骨术

同时矫正旋转 - 成角畸形的其他方法，还有围绕倾斜轴施行纵向斜行穹顶状截骨术（图 9-17）。截骨面呈圆形，其中心为先前计算的倾斜轴，这与直线倾斜截骨不同，后者是垂直于倾斜轴。对于某些病例，直线倾斜截骨术中有穿透生长骺板或者关节的风险，斜行圆形穹顶状截骨术具有优势，此时圆形穹顶远离干骺端和关节的部位。

图 9-17 ▶

Blount 病畸形，胫骨的内翻和内旋畸形。垂直倾斜圆形穹顶状截骨术，CORA 位置相当高，假如采用直线倾斜截骨术截骨，需要通过生长骺板。以 ACA 通过 CORA 处为中心行圆形穹顶状截骨，围绕 CORA 进行截骨部位的旋转，同时矫正成角和旋转，并保持良好的骨接触，截骨不必经过生长骺板。计算 CORA 针的倾斜角度为 arctan R/A（见图 9-14a）。

临床病例

如图所示，斜行截骨术的临床病例，通过外固定逐步进行成角 - 旋转畸形的矫形（见图 9-11b），以及采用内固定进行即时成角 - 旋转畸形的矫形（图 9-18）。

图 9-18 a~f ▶

a Blount 病患者的站立位片，显示右侧下肢的内翻畸形。
b 侧位片，显示计划中的斜行截骨路径。
c 术中放射片，置入克氏针，作为锯的导向。

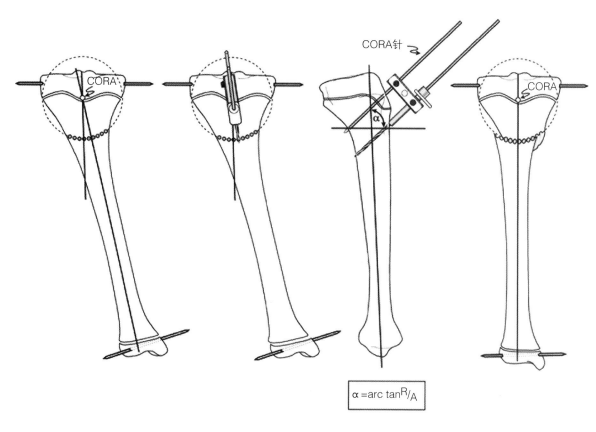

$$\alpha = \arctan{^R/_A}$$

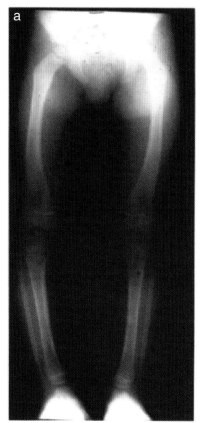

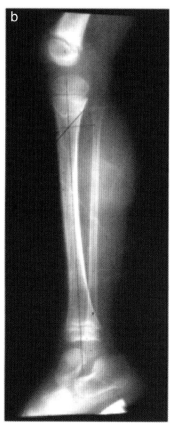

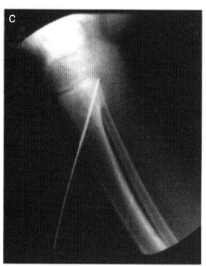

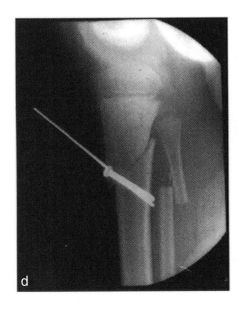
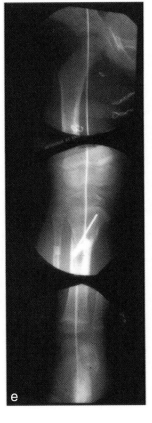
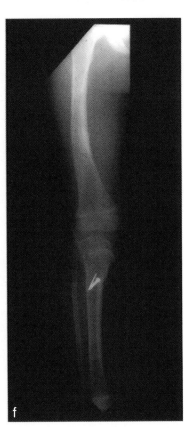

图 9-18   a ~ f

d   侧位片，截骨已完成，恢复对线，采用加压螺钉和克氏针固定，均垂直于截骨面。

e   术中放射片，使用导线从髋关节延伸到踝关节，检查整个下肢的 MAD。

f   术后全长片，显示矫形结果。

参考文献

Johnson EE (1987) Multiplane correctional osteotomy of the tibia for diaphyseal malunion. Clin Orthop 215:223–232

Kruse RW, Bowen JR, Heithoff S (1989) Oblique tibial osteotomy in the correction of tibial deformity in children. J Pediatr Orthop 9:476–482

MacEwen GD, Shands AR jr (1967) Oblique trochanteric osteotomy. J Bone Joint Surg Am 49:345–354

Paley D, Tetsworth K (1993) Deformity correction by the Ilizarov technique. In: Chapman MW (ed) Operative Orthopedics, 2nd edition. JB Lippincott, Philadelphia

Rab GR (1988) Oblique tibial osteotomy for Blount's disease (tibia vara). J Pediatr Orthop 8:715–720

Sangeorzan BP, Judd RP, Sangeorzan BJ (1989a) Mathematical analysis of single-cut osteotomy for complex long bone deformity. J Biomechanics 22:1271–1278

Sangeorzan BJ, Sangeorzan BP, Hansen ST, Judd RP (1989b) Mathematically directed single-cut osteotomy for correction of tibial malunion. Orthop Trauma 3:267–275

Staheli LT, Corbett M, Wyss C, King H (1985) Lower-extremity rotational problems in children: normal values to guide management. J Bone Joint Surg Am 67:39–47

Strecker W, Franzreb M, Pfeifer T, et al (1994) Computerised tomography measurement of torsion angle of the lower extremities. Unfallchirurg 97:609–613

Strecker W, Leppler P, Gebhard F, Kinzl L (1997) Length and torsion of the lower limb. J Bone Joint Surg Br 79:1019–1023

Waanders NA, Herzenberg JE (1992) The theoretical application of inclined hinges with the Ilizarov external fixator for simultaneous angulation and rotation correction. Bull Hosp Joint Dis 52:27–35

第 10 章　有关长度的考虑：畸形的逐步延长与即时延长

当两侧肢体的长度不相等时，或者在某个年龄阶段骨骼的长度偏离正常预期长度时，骨骼长度存在差异被认作是畸形。后者与身材矮小有关，或者与骨与骨之间或者肢体与脊柱之间比例失常有关。描述长度差异有 2 个参数：程度与方向。程度是指两侧肢体之间长度上的差异，相对于另一侧肢体，一侧肢体的长度出现延长或者短缩。当对侧肢体正常时，可供比较，分别测量正常侧和受累侧肢体的长度；当双侧肢体均受累时（例如肢根性或肢中性侏儒），与同年龄组人群的正常长度作比较，以及比较股骨与胫骨的比例［来自已发表的表格和生长图表（Anderso 等 1964，Aldegheri 和 Agostini 1993）］。

测量长度差异具有众多方法。大多数患者通过站立在垫块上可以显示出肢体不等长（LLD），患者取得双侧下肢长度相等时所需的高度，就是具有临床意义的 LLD 数量。长期存在 LLD 的某些患者会发展成为固定性脊柱侧弯和骨盆倾斜，完全矫正 LLD 会感到短缩侧过长，因此无论在临床上或放射学上所测得的真正 LLD 值是多少，这样的临床试验尤为重要。临床上测量下肢长度可采用皮尺测量（Hoppenfeld 1976）（图 10-1），标准方法为从髂前上棘（ASIS）到内踝尖（MM），两侧比较可得到真性 LLD。其他方法有测量脐或者剑突到 MM 的距离（图 10-2a）。假如从 AAIS 出发的测量值与从脐或者剑突出发的测量值存在差异，表明存在外显 LLD。当从 ASIS 出发测得的真性下肢长度无差异，但是从骨盆以上固定点，例如脐或者剑突出发，所测得长度存在差异，表明存在外显 LLD，其原因是存在固定性骨盆倾斜（图 10-2b）。固定性骨盆倾

斜可以来源于骨盆或者髋关节，髋关节的原因有髋关节内收或者外展挛缩以及髋关节畸形。

应该牢记临床测量值的精确度最好控制在 1 cm 之内。测量的金标准是放射学 LLD 测量值，有多种类型的放射片可用于测量下肢长度，最常用的种类是矫正放射片（使用长片或者短片，又称为扫描放射片）（图 10-3a 和 b）、远距离放射片（见图 3-1）和 CT 定位扫描片（图 10-3c）（Bell 和 Thompaon 1950；Green 等 1946；Tachdjian 1972）。矫正放射片包含 1 个放射片 3 次单独的曝光，分别以髋关节、膝关节和踝关节为中心，患者通常仰卧于长片或者短片上。矫正放射片的优点是放大率较小，原因是放射线在各个平面均以关节为中心，在短片上得到的影像无法提供有关对线的信息，在长片上得到的影像提供有关对线的扭曲信息。矫正放射片并未将足部高度的差异考虑在内。

远距离放射片将双侧下肢的整个长度在一张放射片上曝光。假如近距离曝光，放大率增大；假如 X 线放射源相离较远，放大率和放射线量大幅度降低。我们的摄片距离为 10 英尺（305 cm），以膝关节为中心（见图 3-5）。对于儿童，可使用 3 英尺（1 m）放射片盒，而对于成人需要 51 英寸（150 cm）放射片盒。患者的体位是关键，LLD 患者取站立位，患肢下加垫，高度约等于 LLD（见图 3-8），放射科技师测量垫块高度的毫米数，并在放射片上标记。尽管在投照距离为 10 英尺（305 cm）时，全长放射片的放大率约为 5%，由于垫块的高度是摄片前在实物上测量的真实尺寸，并未经过放大。在计算 LLD 时，从双侧股骨头最近端的点出发，测

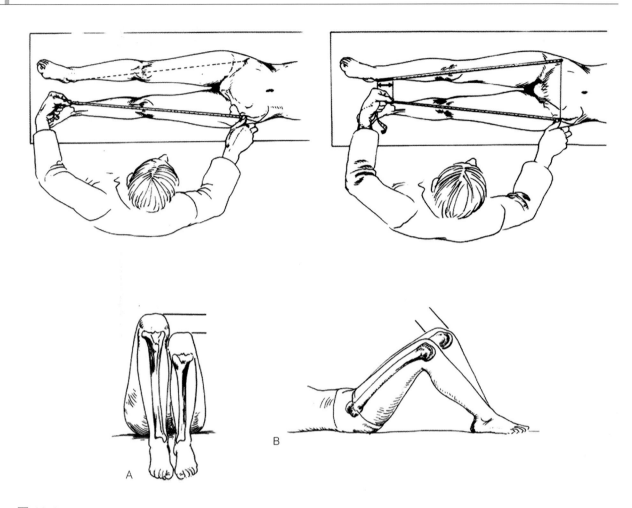

图 10-1

临床上使用皮尺测量 LLD。体表骨性标志是 ASIS 和 MM，最好从远侧开始触摸。双侧对比 ASIS 和 MM 之间的长度，当双侧存在差异时，认为存在真性 LLD。

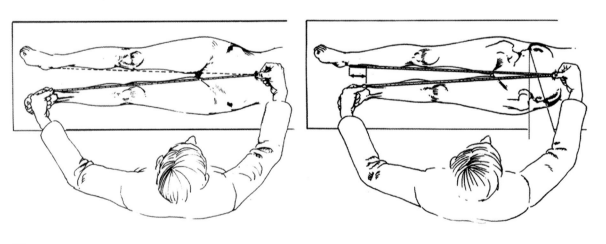

图 10-2

当剑突 -MM 之间的距离存在差异，而 ASIS-MM 之间的距离无差异时，说明存在外显 LLD，提示存在一侧髋关节内收或者外展畸形，或者其他原因引起的固定性骨盆倾斜。

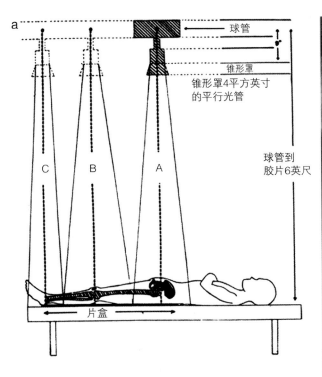

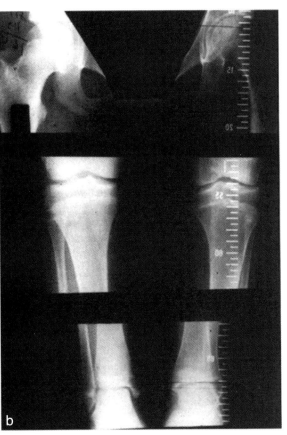

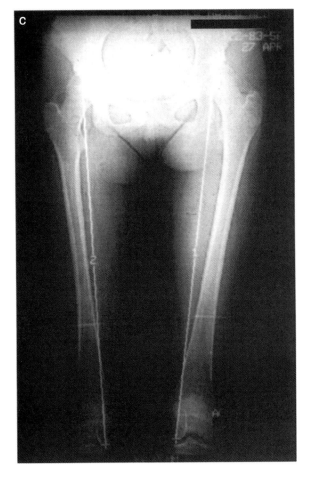

图 10-3　a，c

a　患者取仰卧位，摄取扫描放射片（矫正放射片），
　　一张放射底片分 3 次单独曝光，分别以髋关节、
　　膝关节和踝关节为中心。

b　扫描放射片。

c　股骨的 CT 定位片，可用于测量下肢长度。

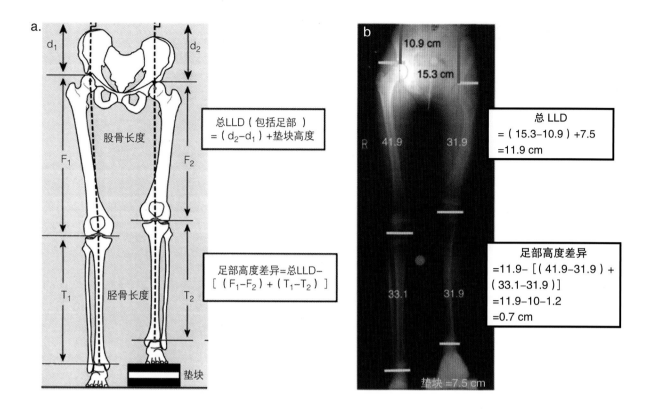

总LLD（包括足部）
= (d_2−d_1) + 垫块高度

足部高度差异=总LLD−
[(F_1−F_2) + (T_1−T_2)]

总 LLD
= (15.3−10.9) +7.5
=11.9 cm

足部高度差异
=11.9− [(41.9−31.9) +
(33.1−31.9)]
=11.9−10−1.2
=0.7 cm

图 10-4　a，b

a　图示在站立位全长片（远距离放射片）上测量LLD。分别标记每侧股骨和胫骨的长度，测量2个关节之间关节线中心的直线距离。测量从股骨头顶点到放射片上缘之间的距离，两侧的差异就是包括足部高度差异的总 LLD。

b　在放射片上显示如何进行测量。

量到放射片顶部的距离，或者到放射片横折线的距离（前提是放射片以平行的方式折叠）（图10-4）。从股骨头到放射片边缘之间距离的差异再加上垫块的真实高度就是双侧下肢长度的差异，只有从股骨头到放射片边缘距离的这部分测量值被放大，假如选择适当高度的垫块，差别应该小于 2 ~ 3 cm，放大率约为 5%，总误差为 5% × 30 mm=1.5 mm。改良的方法是令患者手握一管，管中含有不透 X 线的液体，如钡剂（Friberg 1983；Saleh 1992），管上系绳并手握使之下垂，在放射片上可观察到液柱两端的两个液平面，就能为测量股骨头之间的距离提供更加精确的水平线。远距离放射片方法的优点是在 LLD评估中能够包括足部高度的差异。

可以直接测量双侧股骨和胫骨得出每个特定骨骼长度的 LLD，从双侧总的 LLD 值中，除去双侧股骨和胫骨之间的差异，以及从股骨头到放射片边缘或者折线之间的差异，就是双侧足部高度的差异。

除足部的高度差异之外，骨盆高度也可影响LLD。所有前述的方法都只能从髋关节向下到踝关节或者足跟范围内测量 LLD。骨盆截骨术或者

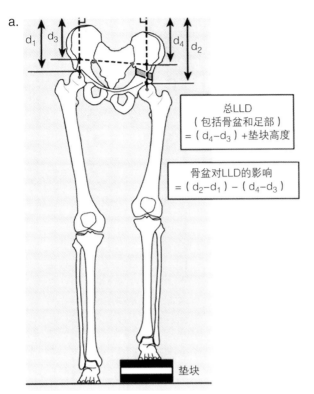

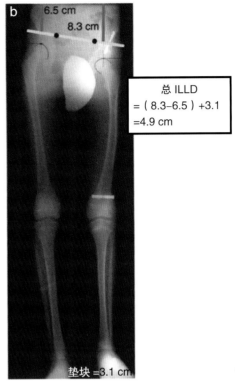

图 10-5　a，b

a 图示测量双侧骶髂关节连线，包括骨盆对 LDD 的影响。将该线向两端延长，从股骨头中心点向 X 线片上缘作垂线，测量两者之间的差异，可以得出包括骨盆和足部的 LLD。

b 在放射片上显示如何进行测量。

骨折能够增加或者减少真性下肢长度，为了在放射片上显示该影响因素，必须从骨盆的参考点开始测量，而不是从股骨头顶部开始测量。首先画出骨盆的水平线，该线应该位于髋关节的近端，通常可清楚地观察到双侧骶髂关节的下端，其他骨性标志有双侧髂骨孔，作一直线通过上述双侧骨性标志，并延长超过股骨头顶点的宽度。在股骨头上方，测量该线到放射片上缘或者折线之间的距离（图 10-5）。该距离加上患者站立时足下垫块的高度，可以计算出 LLD。即使存在髋关节脱位，或者因感染或手术失去股骨头也可使用该方法测量（尽管能够轻易观察到髂嵴的顶端和坐骨结节的基底部，依据这些骨性标志作出的骨盆水平线，但存在半骨盆发育不良时可靠性较差）。

　　膝关节的屈曲畸形为 LLD 的评估增添困难，需要在双侧膝关节处于相同屈曲位时摄取扫描放射片（图 10-6a）。其他方法有分别摄取双侧股骨和胫骨的全长侧位片（图 10-6b），应使用放大标记。已知髋关节和膝关节屈曲畸形的度数时，可以从扫描放射片上的测量值通过三角函数计算，求出下肢的真性长度（Amstutz 和 Sakai 1978）（图 10-7）。

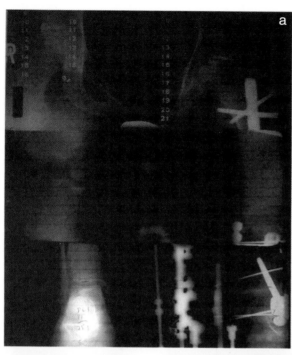

图 10-6　a，b

a　当膝关节存在屈曲畸形时，使膝关节处于相同的屈曲位，行扫描放射片，评估 LLD。

b　同一个膝关节屈曲畸形的患者，比较双侧胫骨和股骨的侧位放射片，片中带有直径为 3 cm 的放大标记球，用于评估 LLD。i，右侧胫骨；ii，左侧胫骨；iii，右侧股骨；iv，左侧股骨。

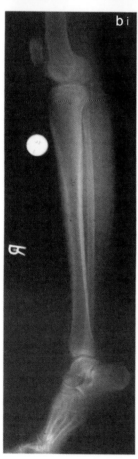

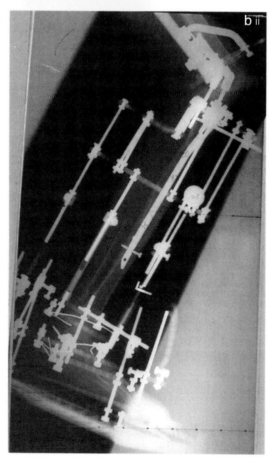

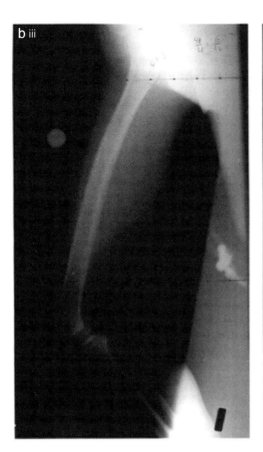

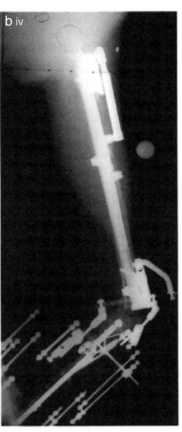

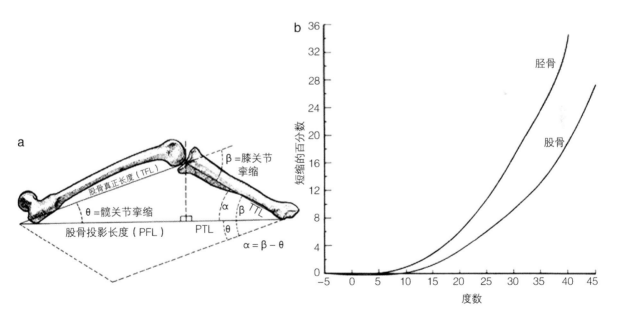

图 10-7　a，b

a　在存在膝关节屈曲挛缩畸形时，计算股骨和胫骨真实长度的 Amstutz 方法。股骨的真实长度等于（髋关节屈曲度数）的余弦 × 股骨（在扫描放射片上）的外显（投影）长度。胫骨长度等于（膝

关节最小髋关节屈曲角）的余弦 × 胫骨（在扫描放射片上）的外显（投影）长度。

b　通过膝关节屈曲挛缩角度，可以在本图表中，求出股骨或者胫骨外显短缩的百分数。

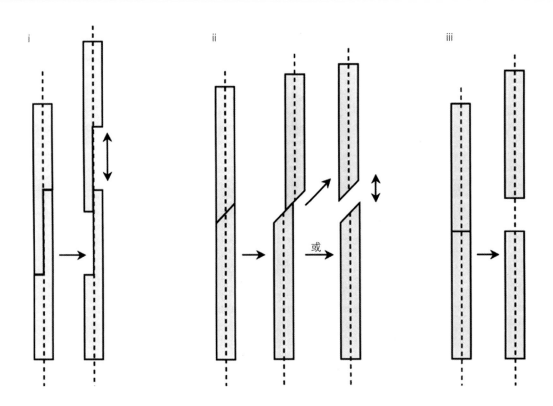

图 10-8

延长的方法。i，Z 形截骨术在分裂的骨端处保留皮质骨的接触。ii，斜行截骨术只有在骨端同时移位时才能保留皮质骨的接触。iii，横行截骨术在延长时失去骨皮质的接触。

为了追求身材比例均匀和高度而进行肢体延长已超出本章的范畴。有数种截骨术可用于肢体延长，包括台阶状截骨和斜行截骨（Simpson 等 1999）（图 10-8），这些截骨术偶尔会同时使用（Johnson 1994；Mast 1995；Sanders 等 1995）。某些即时延长会引发神经血管问题，因此通常不做推荐。在大多数情况下，推荐采用逐步延长方法。

成角矫形的长度考虑

本章的主题是讨论在成角畸形矫形中的长度变化。成角畸形通常最终会引起长度变化（图 10-9），必须在术前计划中加以考虑，并会影响到选择截骨术的种类。骨骼的机械学长度就是在机械轴上从近端关节的正常起点到远端关节的正常终点之间的直线距离。在冠状面上，位于关节中心；在矢状面上，则是指髋关节、膝关节和踝关节的正常旋转中心。骨骼的解剖长度，对于无畸形的骨骼，就是从骨骼一端到另一端的骨干中线长度；对于存在畸形的骨骼，就是各个节段解剖轴线长度的总和。在畸形的骨骼中，各个节段解剖轴线的长度取决于所选择的截骨矫形术的种类，在开放楔形矫形术中，为凸侧骨皮质长度的总和；在闭合性矫形术中，为凹侧骨皮质长度的总和；在中性楔形矫形术中，为各个节段骨干中线的总和。解剖长度的改变数量与楔形直接相关，等于楔形基底的一半。

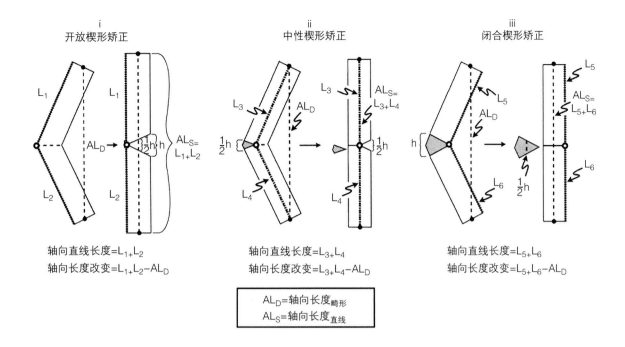

轴向直线长度=L_1+L_2
轴向长度改变=$L_1+L_2-AL_D$

轴向直线长度=L_3+L_4
轴向长度改变=$L_3+L_4-AL_D$

轴向直线长度=L_5+L_6
轴向长度改变=$L_5+L_6-AL_D$

AL_D=轴向长度$_{畸形}$
AL_S=轴向长度$_{直线}$

图 10-9

成角矫形时轴向长度的改变。i，开放楔形；ii，中性楔形；iii，闭合楔形。

从大粗隆顶点水平到膝关节线的解剖轴线长度，无论沿正常股骨内侧还是外侧骨皮质进行测量，与正常股骨机械轴线的长度基本相等。后者的测量方法是从股骨头中心到膝关节线中心。从畸形的术前放射片上，可以计算出在冠状面矫形后长度的增加，无须进行描画和剪切。矫形后下肢的机械学长度，对于开放楔形矫正，等于沿凸侧骨皮质的各个解剖轴线节段的长度之和；对于闭合楔形矫正，等于沿凹侧骨皮质的各个解剖轴线节段的长度之和；对于中性楔形矫正，为各个节段的骨干中线长度之和。各个节段的解剖轴线之和与术前机械学轴线长度之间的差别等于下肢长度的增加量（图 10-10）。

即时矫正成角畸形能够增加长度，同时会牵拉软组织，急性牵拉神经和血管可对神经和血管造成损伤。即时牵拉肌肉、肌腱和筋膜可引起关节外源性关节挛缩、关节活动范围受限和骨筋膜室综合征；急性牵拉韧带可限制矫形，或者引起关节压力增高；急性牵拉皮肤切口可引起瘢痕形成、牵拉痕迹和坏死，还可引起伤口裂开，或者容易引发切口感染。对软组织的牵拉是在截骨术计划中最值得关注的问题之一，尤其是在即时矫正成角畸形的时候。在即时矫正畸形的长度考虑中，不仅要对软组织进行总体考虑，而且要对各种类型的软组织进行针对性的特殊考虑。

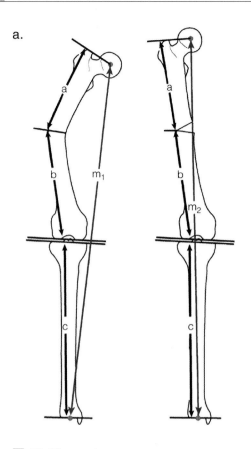

图 10-10 a，b

在开放楔形截骨术（a）和闭合楔形截骨术（b）中下肢长度的变化。下肢长度以矫正前的机械轴长度（m_1）表示，矫正后下肢长度以矫正后机械轴长度（m_2）表示。股骨和胫骨解剖轴长度的总和（a+b+c）等于 m_2。对于开放楔形矫形（a）沿凸侧骨皮质测量各节段的解剖长度；对于闭合楔形矫形（b）沿凹侧骨皮质测量各节段的解剖长度。

神经血管结构

对于即时矫正成角畸形，神经血管结构所能够耐受的矫形度数并不是一组固定的数值，与神经所必须承受的即时延长数量，以及神经与骨骼和软组织之间的解剖关系直接相关。在矫正成角畸形中，神经所承受的牵拉程度，随着从 ACA 的半径距离增加而成线性增加（图 10-11）。例如，假定腓骨颈到 ACA 的距离为 57 mm，在矫正内翻畸形时外翻每增加 1°，腓骨颈水平的腓神经牵拉加长约 1 mm，因此，矫形 10° 将牵拉

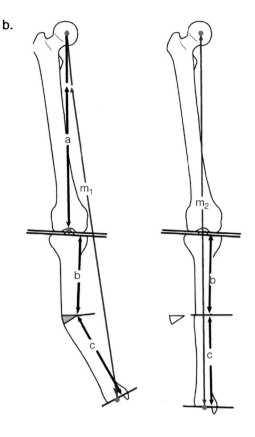

图 10-11 a，b ▶

骨骼长度的增加并不会引起在最重要结构（如神经、血管）水平的长度增加。

a 开放楔形截骨矫正胫骨近端的外翻畸形。胫骨楔形基底的开口距离是 $2\pi r\alpha/360$（$2\pi/360=1/57$），此处 r 为从开放楔形点到楔形基底距离的毫米数，α 为成角矫形的度数。因此，对于已知的成角畸形，楔形基底的长度越大，离开放楔形点的距离（半径）就越长。在本例中，r_1 为 37 mm，r_2 为 57 mm，胫骨楔形基底的长度（d_1）为 0.65α mm，在腓神经处的楔形基底的长度（d_2）为 α mm。假如 $\alpha=20°$，$d_1=13$ mm，$d_2=20$ mm，行 20° 开放楔形成角矫形，神经需要延长 20 mm。

b 在闭合楔形截骨术中，所切除的楔形基底的宽度也等于 $2\pi r\alpha/360$，此处 r 为从闭合楔形点到楔形基底的距离，α 为成角畸形的度数。因此，本例中闭合楔形基底的长度为 $r_1=37$ mm，$d_1=0.65\alpha$ mm，从畸形凸侧的闭合楔形点到腓神经的距离为 20 mm。尽管对胫骨施行闭合楔形截骨，对腓神经而言是接受开放楔形截骨，腓神经处的楔形基底的长度为 $d_2=0.35\alpha$ mm，因此，与上图的病例相同，$\alpha=20°$，$d_1=13$ mm，$d_2=7$ mm，尽管采用闭合楔形截骨术，腓神经仍需要延长 7 mm。

a.

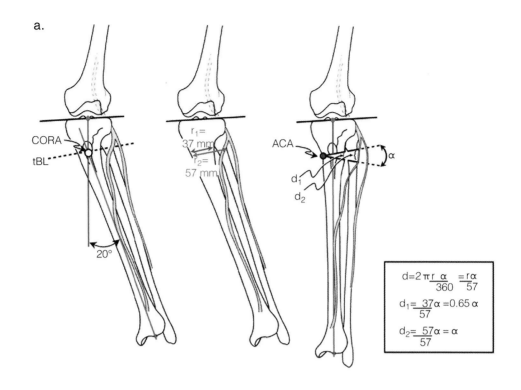

$$d = 2\pi r \frac{\alpha}{360} = \frac{r\alpha}{57}$$

$$d_1 = \frac{37}{57}\alpha = 0.65\alpha$$

$$d_2 = \frac{57}{57}\alpha = \alpha$$

b.

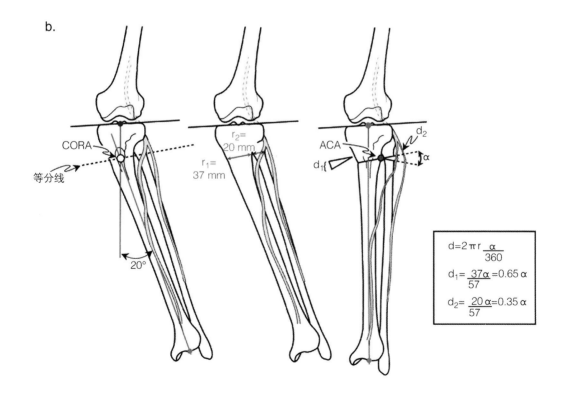

$$d = 2\pi r \frac{\alpha}{360}$$

$$d_1 = \frac{37\alpha}{57} = 0.65\alpha$$

$$d_2 = \frac{20\alpha}{57} = 0.35\alpha$$

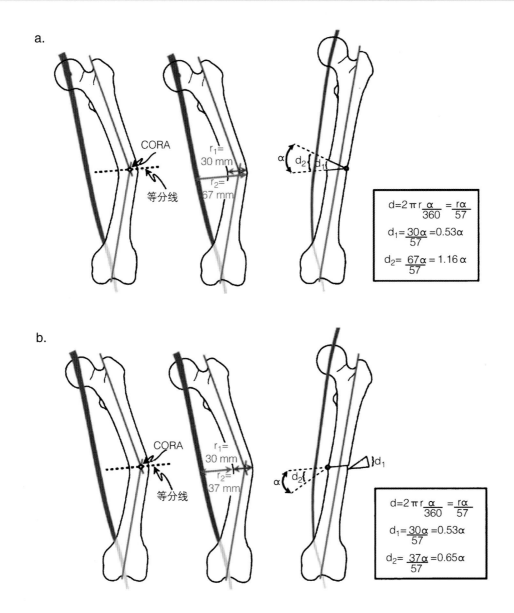

图中公式：
$$d=2\pi r\frac{\alpha}{360}=\frac{r\alpha}{57}$$
$$d_1=\frac{30\alpha}{57}=0.53\alpha$$
$$d_2=\frac{67\alpha}{57}=1.16\alpha$$

$$d=2\pi r\frac{\alpha}{360}=\frac{r\alpha}{57}$$
$$d_1=\frac{30\alpha}{57}=0.53\alpha$$
$$d_2=\frac{37\alpha}{57}=0.65\alpha$$

神经 10 mm。在矫正股骨重度内翻弓状畸形时，股动脉会受到显著牵拉（图 10-12），正常股骨从动脉到股骨内侧缘的距离并不大，但是在股骨存在弓状畸形时，该距离显著增加。

　　对即时矫形的耐受还取决于截骨术的位置。例如，在腓骨颈水平，腓神经承受的危险性最大，原因是在正常解剖中腓神经在该处受到束缚固定，因此，在胫骨近端从外翻向内翻行即时矫形时，经常引起腓神经损伤；而在胫骨远端行外翻到内翻矫形时，对腓神经几乎无影响；与之相反，在胫骨远端行从内翻到外翻即时矫形，会牵拉胫后神经；而在近端行内翻到外翻矫形，对胫后神经几乎无影响。

图 10-12　a，b

a　在开放楔形截骨术治疗股骨内翻畸形时，对股动脉的牵拉。股骨的楔形基底为 0.53α mm，位于股动脉处的楔形基底为 1.16α，股动脉延长长度超过骨骼延长长度的 2 倍。

b　在闭合楔形截骨术治疗股骨内翻畸形时，对股动脉的牵拉。股骨的闭合楔形基底为 0.53α mm，股动脉的开放楔形基底为 0.65α mm。

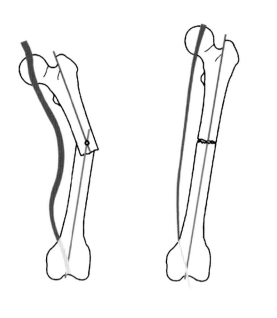

图 10-13

由于内翻成角或者骨端重叠引起股骨短缩，导致股动脉松弛（左图），矫正成角以及延长牵拉动脉恢复到原始长度，充分利用冗余的长度（右图）。

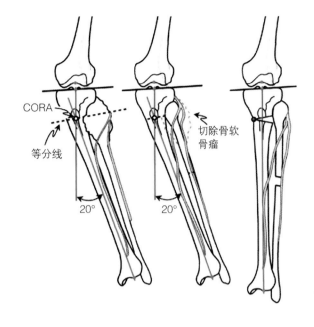

图 10-15

腓神经受到腓骨颈处骨软骨瘤的卡压，在截骨矫形术前，应先切除骨性卡压。

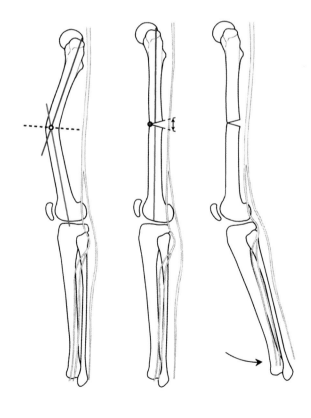

图 10-14

当矫正股骨前弓畸形时，坐骨神经受到牵拉（左图和中图），屈曲膝关节能够减轻牵拉（右图）。

真性或者获得性神经过长也可影响对即时矫正的耐受程度。例如，对于创伤后或者医源性成角畸形，术前软组织完全能够覆盖全长（图 10-13），相对于已经短缩的凸侧骨骼以及骨骼的解剖长度，软组织通常富余，牵拉到原始长度毫无困难。畸形持续的时间越长，由于存在适应和重塑，软组织的富余程度就会越小。相邻关节的活动，在某些方向上可松弛面临危险的神经血管结构，可用于减少截骨术后的神经张力（图 10-14）。在某些情况下，例如软骨发育不全时，天然就具有富余的神经血管结构（Lavini 等 1990）。某些情况可降低即时矫形的耐受度，例如瘢痕或者骨突。由于既往手术或者创伤史可以在神经血管周围形成瘢痕，会降低这些结构的顺从性或者增加卡压的可能性。骨软骨瘤可能束缚腓神经，偶尔会包括胫神经（图 10-15）。在施行成角矫形之前，尤其在腓骨颈的部位，只要有可能牵拉受到束缚的神经，必须预先切除。

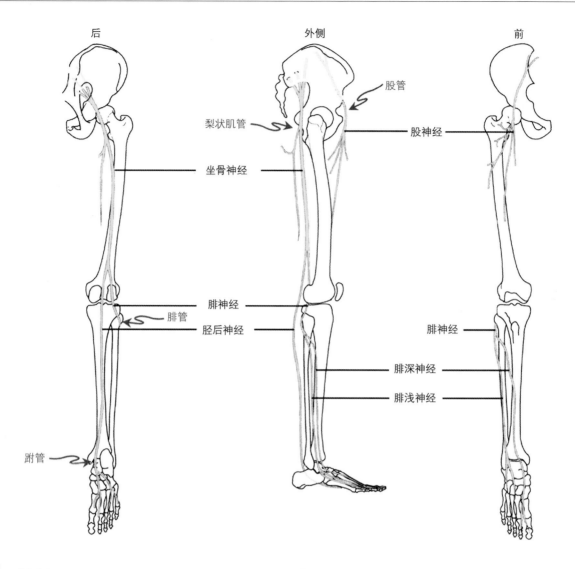

后　　　　　　　　外侧　　　　　　　　前

梨状肌管

股管

坐骨神经

股神经

腓神经

腓管

胫后神经

腓神经

腓深神经

腓浅神经

跗管

神经

在短时间内下肢长度发生改变时，即使延长位置远离束缚点，无论位于其近端或者远端，束缚最紧处的神经仍容易受到损伤（图 10-16）。在下肢中，腓总神经受到束缚最严重，主要束缚点位于腓骨颈远端，还有在坐骨神经近端的骶丛起始部。坐骨神经沿坐骨走行经过髋臼后方处，也束缚于骨面上，腓总神经部分在该区域位于最后方，胫骨神经部分位于前方紧贴骨面，然后在梨状肌下方通过，此处也是一个卡压点。腓总神经受到束缚，再加上位于膝关节水平的最外侧，因此在股骨和胫骨从外翻向内翻的即时矫形中容易受到牵拉损伤。腓浅神经从腓总神经中分出，继续直行；腓深神经围绕腓骨颈急剧改变方向，

图 10-16

下肢神经走行图显示冠状面和矢状面诸神经与关节的关系。束缚点包括：股神经位于股管处、坐骨神经位于骶孔处和坐骨切迹处、腓神经位于腓骨颈处以及胫后神经位于跗管处。

因此腓深神经较腓浅神经受到束缚的程度更重。腓深神经容易遭受损伤的另一个原因是还要通过另一个卡压点，位于腓深神经通过外侧间室和前方间室之间的筋膜（肌间隔）下方，当该筋膜拉紧时，向下压迫腓深神经，而不影响腓浅神经。胫骨近端和中段的旋转截骨术牵拉前方间室筋膜，促使隔膜紧张，因此内旋和外旋截骨术均可引起腓深神经麻痹；从外翻到内翻矫形也会牵拉该隔膜，此时腓深神经容易受到双重卡压，其分别位于腓骨颈和隔膜处。为了治疗或者预防，可以在腓骨颈处进行减压，切开腓管（图 10-17），此外还可向内侧延伸切口，横断界于前方间室和外侧间室之间的肌间膜；最后在必要时，经皮下纵行松解前方间室筋膜，在腓骨颈水平横行切开前方和外侧间室筋膜。屈曲膝关节可以松弛各个部分的坐骨神经（胫后神经和腓神经），因此在股骨从外翻到内翻即时矫形时，很少引起腓神经牵拉损伤，因为可屈曲膝关节，保护神经；与之相反，胫骨即时矫形无法通过膝关节屈曲保护神经，原因是松弛发生于腓骨颈束缚点的近端。与矫正后弓畸形一样，矫正胫骨近端和股骨远端的内翻畸形能够松弛腓神经；矫正股骨和胫骨的前弓畸形会牵拉坐骨神经及其分支（腓神经和胫神经）；股骨近端从内翻到外翻即时矫形会牵拉坐骨神经，因为坐骨神经在大腿近端位于内侧，屈髋时牵拉该神经，而伸髋时得到松弛。在踝关节，背屈牵拉神经的胫侧部分，而跖屈牵拉腓侧部分。胫后神经进入足部时在姆外展肌筋膜处受到束缚，大多数是跖外侧支，在受到牵拉或者肿胀时，整个胫神经可挤夹于跗管之内。在踝上或者踝关节区域即时矫正内翻或者马蹄畸形时，将牵拉胫后神经和跖神经；旋转截骨术将绷紧后方深部间室筋膜。为了治疗或者预防急性或亚急性跗管综合征，应该切开后方深部间室筋膜，将切口向远端延伸，在通过姆外展肌下方处松解跖外侧神经（图 10-18）。

当髋关节存在屈曲挛缩时，在需要即时矫正到伸直位时，或者在某些需要即时延长髂骨的骨盆截骨术中（例如，Salter 截骨术，尤其是 Salter 截骨术的 Millis-Hall 改良式），股神经有受到急性牵拉的风险。外旋髋关节增加牵拉的效应，内旋髋关节降低牵拉的效应；允许髋关节屈曲可降低牵拉损伤的风险，保持髋关节于伸直位可增加风险。因此在采用下肢 4 字位时，使髋关节处于外旋和伸展状态，利用杠杆原理行开放骨盆截骨术，神经将受到最大牵拉。股骨头前倾的患者（例如发育性髋关节发育不良）在达到最大外旋活动度时，髋关节几乎没有外旋，因此可以免受损伤。与之相反，髋关节后倾的患者（例如先天性短股骨畸形，伴有髋臼发育不良）由于在达到撬动髋臼的极度活动之前，其外旋活动度较大，具有较大的风险。

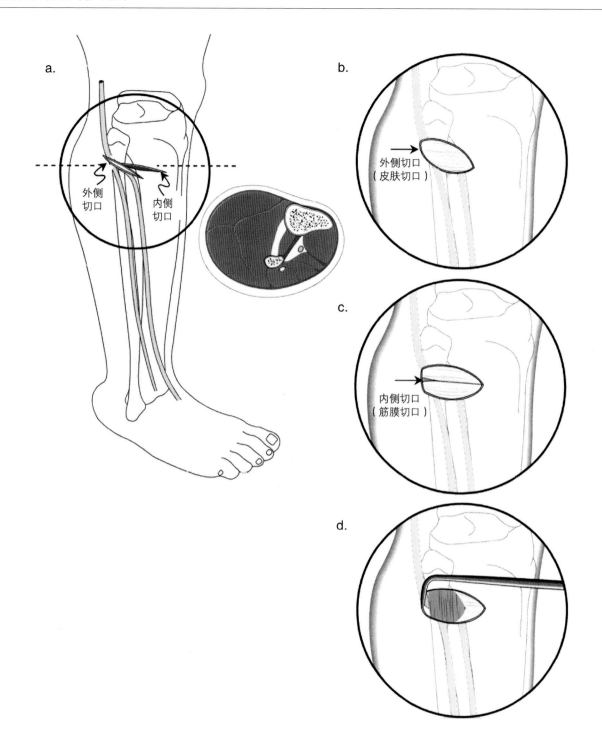

a.

外侧
切口

内侧
切口

b.

外侧切口
（皮肤切口）

c.

内侧切口
（筋膜切口）

d.

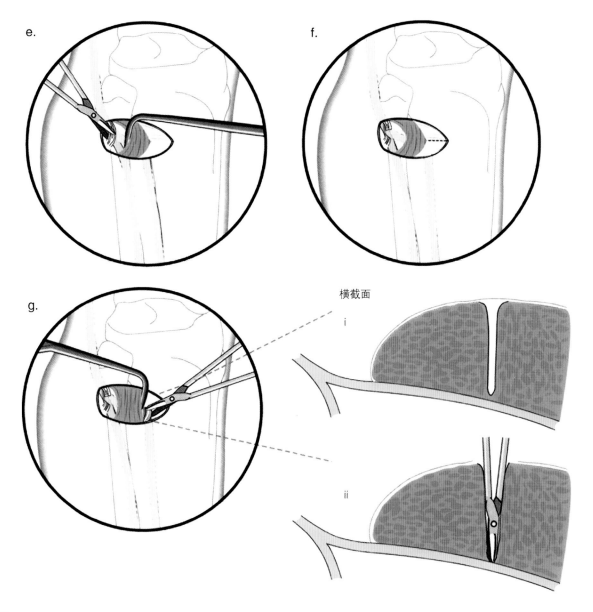

图 10-17　a ~ g

腓神经在两处容易受到卡压。第一个卡压点位于腓骨肌筋膜的入口处，在腓骨颈水平沿神经走行途径作短斜行切口（a），切开下肢浅筋膜（b），在深筋膜的外侧发现神经。在外侧间室筋膜处行横切口，通过前方间室筋膜（c），将腓神经牵向内侧，然后可以观察到神经下方的筋膜条束（d，e）。切断该条束，将腓总神经减压（e，f），腓神经的深支在前方和外侧间室之间的肌肉间隔膜的下方通过（g），该隔膜像铡刀一样位于神经的上方（g，i）。分离和切除该隔膜，可以得到减压（g，ii）。至此神经已得到完全减压。

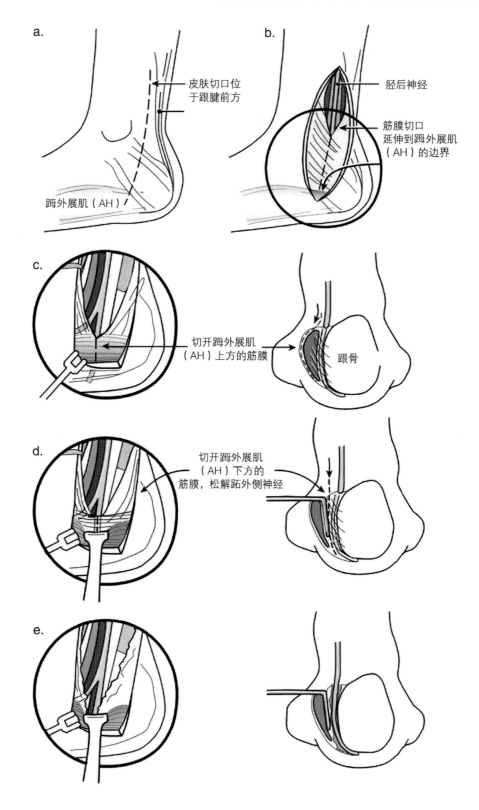

图 10-18　a ~ e

胫后神经也在两处容易受到卡压。第一处位于后方深层筋膜间室，第二处位于跗外展肌筋膜处，跖外侧神经最常受到挤夹。在神经减压时，作一长切口暴露浅筋膜（a），向上切开间室筋膜直到跗外展肌（b），切开跗外展肌外侧的筋膜（c），牵开肌肉（d），切开其下的筋膜（e）。

血管

由于在股骨近端 2/3 处，股血管（动脉和静脉）走行于股骨内侧，因此即时股骨外翻，或者髋关节外展，存在受到牵拉的风险（图 10-19）。在股骨远端，伸直位牵拉可危及股血管，而在股骨近端，屈曲位牵拉可受到损伤。在髋关节和膝关节伸展时，血管受到牵拉。在踝关节，背屈牵拉胫后动脉，而跖屈牵拉胫前动脉，踝关节的活动几乎不影响腓动脉。小腿具有三重血管，确保在小腿远端部分施行成角矫形时，单一方向的牵拉不会引起所有 3 支血管均受到伤害，只有在矫正重度成角畸形时，全面延长肢体（不仅仅位于凹侧）属于例外。

在施行某些即时矫形时，需要对束缚/挤夹区域进行预防性或者治疗性松解。典型的例子就是位于腓骨颈处的腓神经，以及位于跗管处的胫后神经。当施行即时矫形术，已知可能危及上述受到束缚的神经时，需要施行预防性松解。在即时矫形术已经引起神经牵拉损伤后，需要施行治疗性松解（Krackow 等 1993）。对于前者，松解有助于防止损伤，而对于后者，松解确保神经迅速恢复，并且在受损的神经在无法扩张的紧密空间内发生肿胀时，有助于防止神经再次受到挤压损伤。

肌肉、肌腱和筋膜

位于成角畸形凸侧的任何肌肉、肌腱或者筋膜结构，在成角矫形过程中将受到牵拉，可引起活动受限或者丧失关节活动度、肌腱固定的作用（如胫骨远端从前弓到后弓的矫形可能引起马蹄足畸形）或者筋膜紧张可引起筋膜间室综合征。需要施行预防性或者治疗性筋膜切除术。在胫骨近端和远端截骨术中，前方和后方深筋膜间室内容易出现上述情况。尽管预防性筋膜切除术通常经小切口在皮下施行，治疗性筋膜切除术需要长切口，并完全敞开，2 期闭合切口或者行皮肤移植。因此，在即时矫形术中存在任何问题，倾向

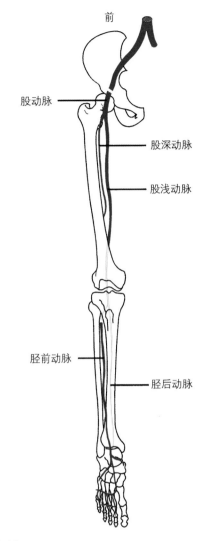

图 10-19

下肢的动脉走行图显示在冠状面和矢状面动脉与关节的关系。

于积极采用预防性筋膜切除术。由于大腿的容积较大，很少具有筋膜切除术的手术指征。在施行即时骨骼矫形术时，需要延长肌腱，不需要限制相邻关节的活动。

韧带

在韧带和关节之间行截骨术，根据成角矫形的类型，可以牵拉或者松弛韧带。假如韧带位于矫形的凸侧，矫形后松弛；假如位于矫形的凹侧，矫形后张力加大。假如对韧带的拉伸超过韧带松弛和应力张弛的能力，韧带或者会限制全面

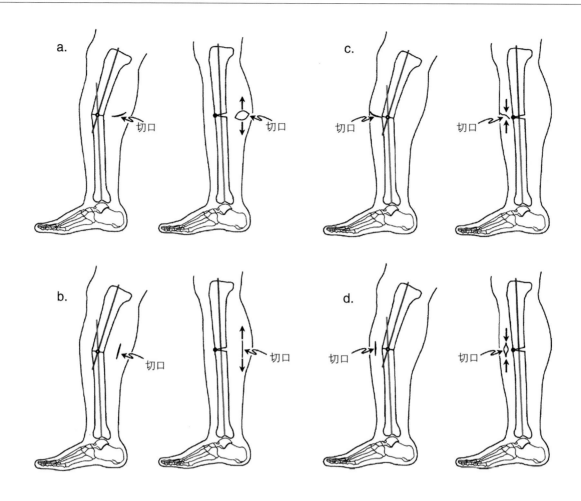

的成角矫形，或者会撕裂。假如进行逐渐拉伸，韧带能够延伸。指导恢复膝关节韧带张力的原则将在第 14 章中讨论。

皮肤

皮肤也可是即时成角矫形的限制因素，既往皮肤瘢痕可限制成角矫形，尤其是对于开放楔形截骨术。由于皮肤位于周缘，即使是在闭合楔形截骨术中，也是离 ACA 最远的结构。位于成角畸形凸侧的皮肤总是受到牵拉，所幸的是，在所有软组织中皮肤的弹性和回缩能力可能是最强的，通常能够耐受急性牵拉。因此，由于既往创伤、感染或者手术引起皮肤条件不佳的范围，或者皮肤静或动脉损伤的区域是成角矫形的限制因素。

图 10-20　a ~ d

a　在成角畸形凹侧的横切口。在矫形时，由于纵向张力将切口拉开。

b　在成角畸形凹侧的纵切口。在矫形时，由于纵向张力将切口闭合。

c　在畸形的凸侧，横切口能够减压。

d　在畸形的凸侧，由于短缩使得纵切口皱折裂开。

在矫正成角畸形时，手术医师需要仔细斟酌，取横切口还是取纵切口（图 10-20），切口处的张力可导致切口裂开和感染。因此，在成角畸形凹侧的横切口危险性大。由于纵向张力作用于纵切口上能够将皮肤缘对合，故纵切口的危险性明显减小，横切口承受纵向张力促使皮肤缘分开。短缩肢体将推挤纵切口，使其分开，闭合困难；短缩肢体推挤横切口的皮肤缘紧密对合。

参考文献

Aldegheri R, Agostini S (1993) A chart of anthropometric values. J Bone Joint Surg Br 75:86–88

Amstutz HC, Sakai DN (1978) Equalization of leg length. Clin Orthop 136:2–6

Anderson MS, Messner MB, Green WT (1964) Distribution of lengths of the normal femur and tibia in children from one to eighteen years of age. J Bone Joint Surg Am 46:1197–1202

Friberg O (1983) Clinical symptoms and biomechanics of lumbar spine and hip joint in leg length inequality. Spine 8:643–651

Green WT, Wyatt GM, Anderson M (1946) Orthoroentgenography as a method of measuring the bones of the lower extremities, J Bone Joint Surg 28:60

Hoppenfeld S (1976) Physical Examination of the Spine and Extremities. Appleton-Century-Crofts, New York

Johnson EE (1994) Acute lengthening of shortened lower extremities after malunion or non-union of a fracture. J Bone Joint Surg Am 76:379–389

Krackow KA, Maar DC, Mont MA, Caroll C IV (1993) Surgical decompression for peroneal nerve palsy after total knee arthroplasty. Clin Orthop 292:223–228

Lavini F, Renzi-Brivio L, de Bastiani G (1990) Psychologic, vascular, and physiologic aspects of lower limb lengthening in achondroplastics. Clin Orthop 250:138–142

Mast JW, Jakob R, Ganz R (1995) Planning and reduction technique in fracture surgery. Springer-Verlag, Berlin Heidelberg New York

Saleh (1992) [Note to publisher: We will need to supply this reference at proof stage.]

Sanders R, Anglen JO, Mark JB (1995) Oblique osteotomy for the correction of tibial malunion. J Bone Joint Surg Am 77:240–246

Simpson AH, Cole AS, Kenwright J (1999) Leg lengthening over an intramedullary nail. J Bone Joint Surg Br 81:1041–1045

Tachdjian MO (1972) Pediatric orthopedics. W.B. Saunders, Philadelphia

第 11 章　有关金属固定物和截骨术的考虑

本书的目的在于阐述畸形的矫正原则，到目前为止，我们已经全面讨论了畸形矫正计划中的CORA方法和原则，但是并未涉及任何特定的固定方法。选择金属固定物及技术可根据手术医师的意见，但是金属固定物的某些相关考量仍需要说明，这并不与本书的编写目的相悖。

金属固定物的选择

选择金属固定物取决于下列因素：患者的年龄，截骨的位置，截骨的数量，截骨的类型（经皮还是开放），即时还是逐步矫正，骨骼因素（直径、骨髓腔的开放程度、血液循环等），软组织因素（覆盖、血运等），关节因素（强直、关节内金属固定物、固定物的刺激等），以及手术医师对所运用的金属固定物及技术的熟悉程度。在发展中国家，是否有金属固定物可能是决定性因素，而且价格是关注的焦点。

在矫正大多数畸形时，可采用多种固定方法，CORA法术前计划的重要性在于它的原则可运用于大多数金属固定系统。失败的最主要原因并非源于选择金属固定物的种类，而是源于使用的方法。通常可选择的金属固定物的局限性决定了截骨位置和矫形类型，而不是基于矫形的位置和类型选择金属固定物。

患者的年龄

对于儿童患者，需要关注体格和骨骺。骨骼的直径和长度将限制植入物的尺寸，大于骨骼直径 1/3 的钉孔会显著降低骨骼的强度。无论在固定过程中，还是去除固定之后，会增加经钉孔骨折的风险。对于儿童和年轻患者，通常建议愈合后去除内固定，因为在理论上存在致癌性、应力遮挡、应力升高、延期取出会增加将来手术的困难等可能性。儿童骨骼愈合迅速，因此缩短固定时间，所以在许多情况下，对于儿童宁愿选择外固定系统，因为固定物保留时间短，无残留金属内固定物，外固定可以方便地避开骨骺，甚至可以跨越关节。儿童具有快速愈合能力，常不必使用坚强内固定。在某些病例中，可采用交叉克氏针和石膏完成固定。在大多数情况下，骨骺未闭合是使用髓内针（IMN）的禁忌证，经过梨状窝置入股骨髓内针有发生股骨头缺血性坏死的风险，在骨骺未闭合的青少年患者中应谨慎使用（Aation 等 1995）。

截骨术的类型

最常见的截骨术类型有闭合楔形截骨、开放楔形截骨、成角-移位（a-t）以及穹顶状截骨。本节内容是论述技术方面的某些考量，并不涉及适应证，后者有专文另外讨论。

闭合楔形截骨术

闭合楔形截骨术可能是最常用的截骨方法，原因是能够产生良好的骨与骨之间的接触和稳定性。闭合楔形截骨术通常采用内固定来获得稳定性，尤其是使用螺钉和钢板。由于必须去除骨质，通常选择开放直视下手术，而不是选择经皮手术。关键步骤是确定闭合楔形的CORA，避

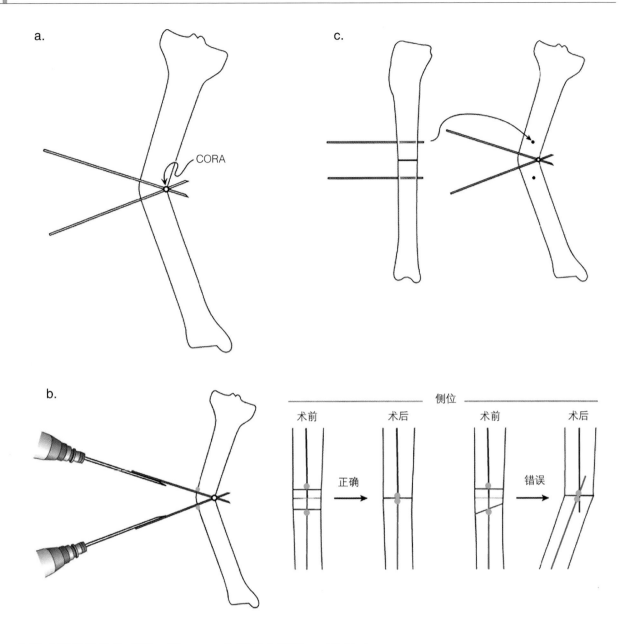

免形成继发性移位畸形。当 CORA 位于闭合楔形的顶端（截骨术原则 1）时，骨骼恢复对线，不产生继发性移位畸形；假如 CORA 位于截骨线的近端或者远端，如不处理骨端的对位，则会引起继发性移位（截骨术原则 3）。因此，如有意将截骨线远离 CORA 时，应该遵循截骨术原则 2，将骨端进行成角和移位矫形。

可将克氏针作为导针，标明计划中闭合楔形截骨的水平和方向（图 11-1a）。克氏针应该汇聚于闭合楔形的 CORA，还应该位于真性成角平面。可使用电锯或者骨凿进行截骨。每侧截骨时应垂直于长骨纵轴的各个侧面，这样更加可取也

图 11-1 a～c

a 为了标记闭合楔形，垂直于每个骨骼节段置入两根克氏针，分别位于截骨部位的近端和远端。

b 关键是保持锯片在成角平面上垂直于每个骨骼节段，同时平行于与成角相垂直的平面。假如截骨平面不与后者平行，去除楔形之后，将发生继发性畸形。

c 为了帮助在第 2 个平面上引导锯片，置入第 2 对克氏针，要求垂直于第 2 个平面上的骨骼。当第 2 个平面上不存在成角时，这两根克氏针互相平行。

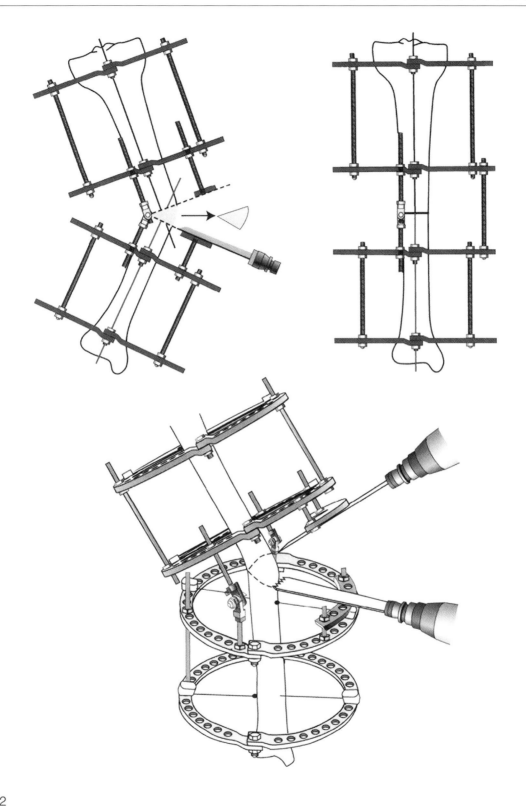

图 11-2

可使用 Ilizarov 装置，其带有闭合楔形铰链（铰链位于凹侧骨皮质）。由于位于铰链两侧的环垂直于相应的骨节段，环可作为锯的导向器，从每个中间的环上伸出一块平板，锯片紧贴在平板上。

更加方便。为了确保切除的骨骼符合矫形要求，需测量克氏针之间的夹角，应该与成角度数相一致。假如遵循截骨术原则1，应该保留凹侧骨皮质完整，在闭合楔形时将其折断；假如需要移动截骨线（截骨术原则2），需要将凹侧骨皮质移位。

可以徒手或者使用导向器截骨，最常见的难点在于如何预防发生其他平面的畸形，其原因是在闭合楔形截骨时两端不平行（图 11-1b）。为了保持骨端的接触，会在另一个平面上形成成角畸形。与之相反，假如限制在不同于上述截骨平面上进行矫形，除了某点之外，骨端不发生接触。闭合楔形技术的另一个缺点就是精准性差，尽管进行术前计划，甚至使用模板或者导向器，由于骨凿或者锯片的厚度、模板的误差以及金属固定物对骨端的压缩等原因，会在施行闭合楔形截骨术中引起误差（Krackow 1983）。

使用金属楔形片或者在可测量角度的导向器内置入斯氏针，可作为模板。当使用 Ilizarov 外固定架时，可用金属板来构造锯的导向装置（图 11-2）。固定器的使用方法是近端环平行于骨骼的近端部分，远端环平行于骨骼的远端部分。铰链以 CORA 为中心，金属板平行于近端环和远端环，可用于闭合楔形截骨术的近端和远端截骨。

可以将在闭合楔形截骨术中所切除的骨质粉碎，用于截骨部位周围的骨移植。在闭合楔形截骨术中进行分离操作时，通常需要保护骨膜，在凸侧的近端或者远端只需要对软组织进行有限分离，而在凹侧几乎不需要任何分离。

当闭合楔形矫形中需要进行移位矫形时，需要额外分离软组织，使骨端能够相对移动。假如凹侧的骨膜得到游离，移动骨端时不会撕裂骨膜。此时由于失去了骨和软组织铰链的优势，因此需要采用内固定或者外固定来增强稳定性。伴有移位矫形的即时闭合楔形矫形的次序是先行移位矫形，后行成角矫形（图 11-3a）。假如先进行成角矫形，骨骼和软组织的铰链将交锁，再移动骨端存在技术难度（图 11-3b）；假如先进行移位矫

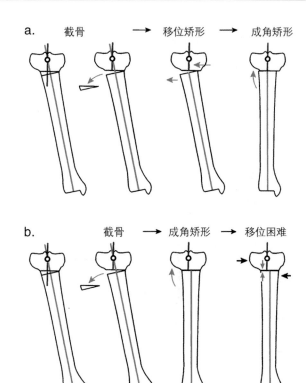

图 11-3　a，b

在与 CORA 不同的位置上施行闭合楔形矫形，截骨后应该进行成角和移位矫形，避免形成继发性移位畸形。

a　为了即时完成移位，应该在闭合楔形矫形之前施行移位矫形。

b　闭合楔形矫形会紧缩凹侧骨皮质上的骨膜，将骨端扣紧，闭合楔形矫形后移动骨端更为困难，最好在闭合楔形矫形前移动骨端。

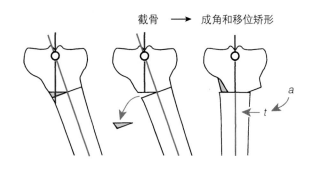

图 11-4

在移位的术前计划中，最好采用半闭合楔形（中性楔形）矫形伴有移位，其优于宽度全长的闭合楔形矫形。所去除的楔形骨块可用于植骨，植入因移位而在骨端所产生的台阶处。a，成角；t，移位。

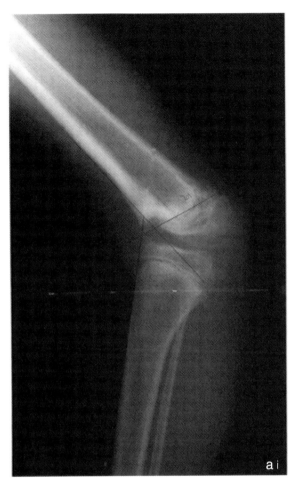
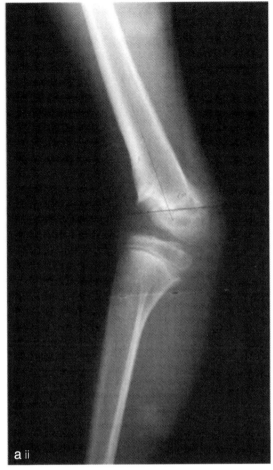

图 11-5　a～f

a　临床实例，股骨远端后弓畸形（PDFA=108°），伴有股四头肌伸膝装置的伸直位牵缩。骨骺畸形的 CORA 位于前方骨皮质与骨骺的交界处。i，最大伸展度数（HE=50°）。ii，最大屈曲度数（HE=30°）。

b　切除楔形骨块（24°），其基底向后方，前方骨皮质保持完整。

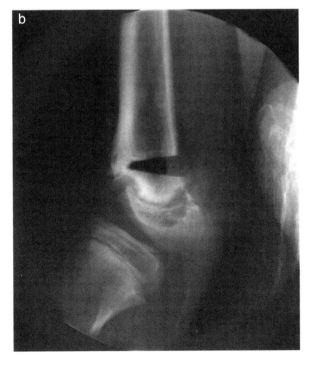

形，在骨端接触减少，软组织产生张力之前，可以移动骨端。闭合楔形技术与移位矫形相结合，可以减小所切除楔形的宽度，形成中性楔形伴移位（图 11-4）。切除的楔形宽度与闭合楔形移位后的骨接触区域相同。在中央楔形矫形加上移位时，所切除的半楔形骨块可用于填充移位后的凹侧缺损区。也可施行闭合楔形矫形，保留凸侧的骨皮质作为长期铰链，假如凹侧骨皮质保持完整，可使用骑缝钉或者张力带稳定截骨部位（图 11-5）。

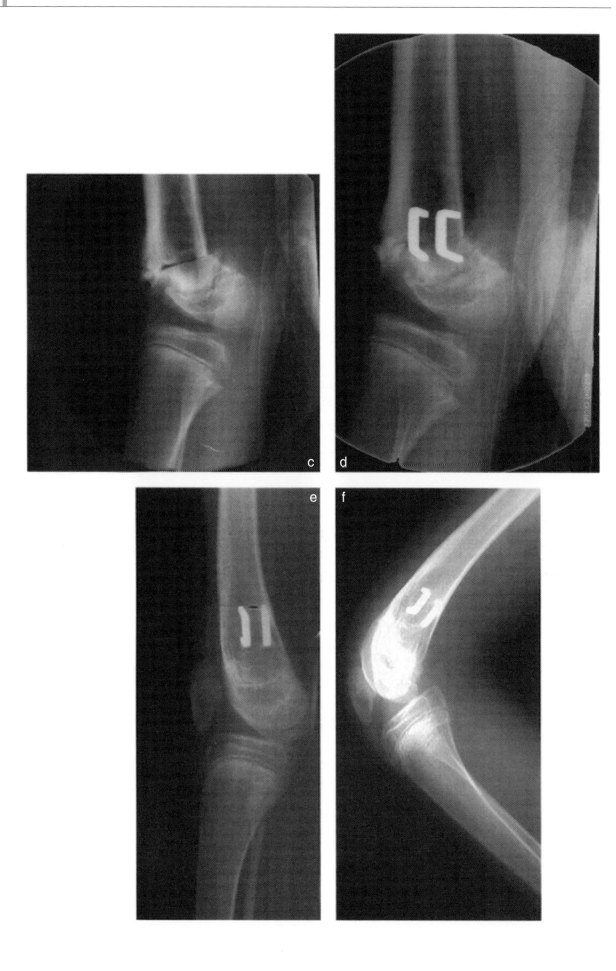

开放楔形截骨术

在施行开放楔形截骨术时，如同闭合楔形截骨术一样，必须确定和标记适当的 CORA。假如截骨位于 CORA 的位置，凸侧骨皮质作为 ACA。由于属于单平面直线形截骨，操作较为简单，从凹侧骨皮质向开放楔形 CORA 延伸。将凹侧骨膜向近端和远端剥离，防止在开放楔形矫形中撕裂。该技术在小型开放楔形截骨术中较为成功，对于大多数病例，完整保留凹侧的骨膜困难，相反，凸侧的骨膜和骨皮质均能得到保留。开放楔形截骨术的操作方法可以是经皮或者开放，对于前者，软组织剥离少。因此尽管丧失骨端接触，但是骨愈合能力强大，对于儿童尤其如此；当施行开放性截骨术时，应尽量减少剥离软组织。

由于骨端接触面积受到限制，开放楔形截骨术可面临骨愈合的问题，会发生不愈合或者愈合的横截面积过少。为了防止发生这些情况，应该考虑施行骨移植，尤其是位于骨干部位时以及成年人。无论采用内固定还是外固定，最好选用粉碎的自体松质骨进行移植。假如需要骨移植来提供结构性支撑，最好选用三面皮质骨的髂嵴或者腓骨进行移植。将来，骨移植替代物会起重要作用，可以避免骨移植。骨髓腔的"髓腔内容物"是移植骨的另一个良好来源，假如采用 IMN 固定，在开放楔形截骨之后进行扩髓，可将髓腔内容物放入开放楔形的缺损处。

在开放楔形矫形术中，为了防止骨接触面积减少，可选择 a-t 矫形术。在 a-t 方法中，一侧骨端置入另一侧骨端的髓腔内，发生骨愈合问题

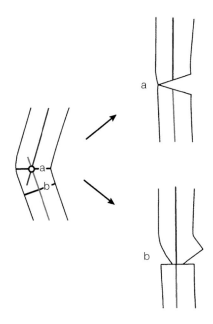

图 11-6

为了在开放楔形截骨部位改善骨接触面积，可以在与 CORA 不同的位置上施行截骨术，将骨端移位，使得一个节段的骨端位于另一节段的骨髓腔内。

的概率较小。当在 CORA 不同位置上进行截骨时，可以选择开放楔形截骨术的 a-t 类型。假如在 CORA 的位置上施行截骨，将会引起继发性移位畸形。因此，应该有意选择在 CORA 不同的位置上施行截骨，来改善骨接触（图 11-6）。开放楔形截骨的其他优点包括牵拉软组织较轻，不需要骨移植，增加稳定性，经皮或者开放截骨技术均适宜。假如使用锯作为工具，需要注意避免高温损伤骨端。

开放楔形矫形可以选择即时或者逐步矫形的方式，取决于所使用的金属固定物和畸形的严重程度。畸形越严重，在即时矫形中所受到的牵拉程度就越大，尤其是位于凸侧的神经血管结构的风险最大；当神经血管结构位于凹侧时，即时矫正的成角畸形度数要大于位于凸侧的状态（例如，在胫骨近端即时矫正内翻畸形要比即时矫正外翻畸形安全），开放楔形矫形对软组织的牵拉程度要大于闭合楔形矫形。

逐步矫形目前需要外固定装置，采用经过改良的内固定器材施行逐步矫形，在未来将成为

◀ 图 11-5 a~f

c 屈曲远端节段（24°），将楔形闭合。ACA 位于前方骨皮质。

d 由于前方骨皮质铰链完整，截骨处相对稳定，因此可使用类似骑缝钉的微型内固定，起到张力带的作用。

e 随访时的最大伸直位片。注意骑缝钉向近端移位，原因是股骨远端骨骺生长。

f 6 个月后采用 Judet 股四头肌成形术治疗伸膝挛缩，屈曲达 90°。

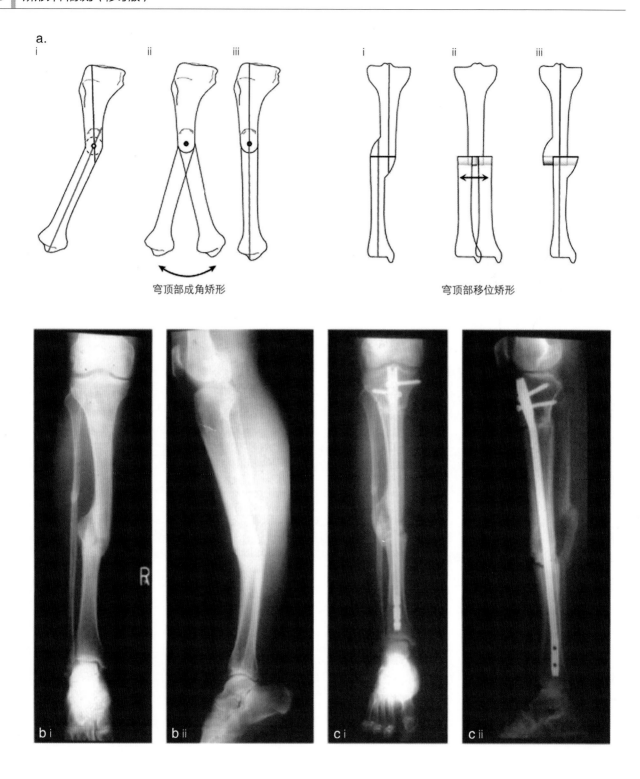

穹顶部成角矫形　　　　　　　　穹顶部移位矫形

图 11-7　a～c

a　圆形穹顶状截骨术可以同时矫正胫骨的后弓和外侧移位（ i、ii 和 iii），但是无法矫正轴向旋转畸形。

b　前后位（ i ）和侧位（ ii ）片分别显示外侧移位和后弓畸形愈合，同时存在内侧间室骨关节炎。

c　矢状面圆形穹顶状截骨术，即时矫正后弓和外侧移位之后的前后位（ i ）和侧位（ ii ）片。牵拉前方间室需要切开前方间室的筋膜。在胫骨近端还同时施行冠状面圆形穹顶状截骨，用于治疗内侧间室骨关节炎。最后采用 FAN 技术固定。

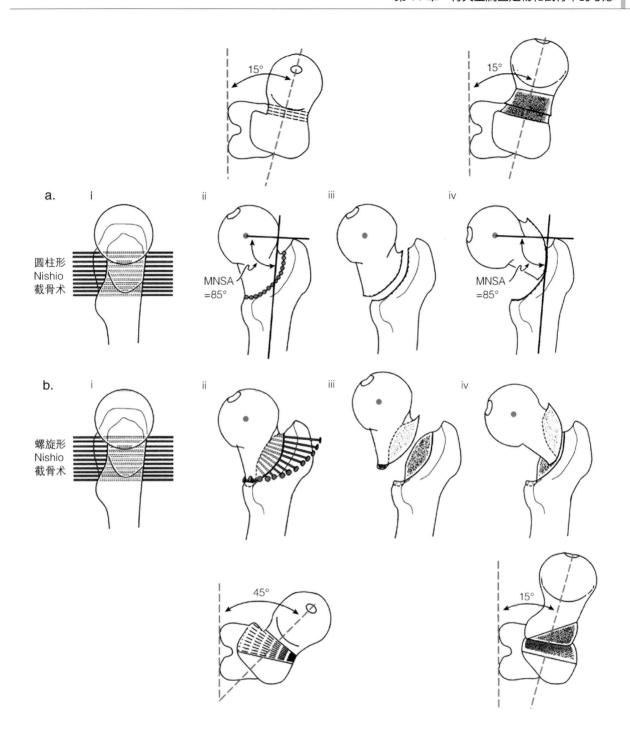

图 11-8　a，b

a　Nishio 穹顶状截骨术是一种位于股骨颈基底部的穹顶状截骨术，所有钻孔互相平行，并垂直于股骨表面（见第 19 章）。尽管极大地减小 NSA，MNSA 并未改变，实际上大粗隆向外侧移位，髋关节外展肌力臂增加（见第 19 章和第 22 章）。

b　当股骨存在前倾时，Nishio 螺旋形穹顶状截骨术能够进行内翻成角以及轴向外旋矫形。钻孔在横截面上成扇形分布，形成螺旋形。移动截骨面时，近端的远端截骨面与远端的近端截骨面相接触。

现实，而内固定和外固定都适用于即时矫形。逐步矫形比即时矫形更加精确（Tetsworth 和 Paley 1994），原因是使用了外固定装置，而不是因为矫形的方法。即时矫形也可以同样精确，尤其是在固定装置的辅助下操作时，楔形模板也可增加开放楔形截骨术的精准性（Scheffer 和 Peterson 1994）。

成角 - 移位截骨术

如前所述，可施行 a-t 截骨术，或者作为闭合楔形截骨，或者作为开放楔形截骨，非常实用，并应该遵循截骨术原则 2，运用在与 CORA 不同的位置上。假如在 CORA 位置上施行，会引起继发性移位畸形。

穹顶状截骨术

所谓的穹顶状截骨术的形态并不像穹顶，而是像拱门（穹顶是球面结构，而拱门是圆柱体结构），围绕圆柱体中央轴进行旋转，在该圆柱体的截骨端进行矫形。假如圆柱体截骨面的轴线与 CORA 不吻合，会引起继发性移位畸形。假如圆柱体截骨的轴线与 CORA 相一致，并遵循截骨术原则 2 进行矫形，轴线不会出现继发性移位，但是会出现骨端的成角和移位。穹顶状截骨术也是一种 a-t 截骨术，比直线截骨类型能够提供更多的骨接触面积，但是相对于直线截骨，穹顶状截骨具有众多困难。穹顶状截骨术有多种方法，对于直径较小的穹顶，例如位于跖骨，有特制的弧形锯和骨凿；在较大的骨骼中，需以圆形的方式钻取多个骨孔，并用骨凿将其连接，采用多个钻孔方法，可以制备任何半径的弧线，最好使用一个中心轴移点来指导钻孔，类似于使用圆规来画同心圆。假如中心轴移点与 CORA 相匹配，圆柱体截骨的轴线以 CORA 为中心，被称为"圆形穹顶状截骨术"。

穹顶状截骨术可围绕圆柱体截骨的轴线进行成角矫形；平行于圆柱体的壁进行移位（图 11-7）。无法矫正轴向旋转，是穹顶状截骨术的限制因素之一。穹顶状截骨术具有两种改进方法，可以同时矫正成角和旋转。第一种是将穹顶状截骨

图 11-9　a～c ▶

a 胫骨干的内翻畸形，采用开放楔形矫形治疗，在凸侧使用钢板。骨骼的唯一接触点位于凸侧，由于在凸侧缺乏对轴向载荷的支撑，因此钢板承受应力后会弯曲。

b 胫骨干的内翻畸形，采用闭合楔形矫形治疗，在凹侧使用钢板，在凸侧存在骨端的点状接触。由于钢板位于凹侧，所有的轴向载荷转变成为轴向力，由凸侧的骨骼和位于凹侧的钢板共同分担，是钢板的最佳载荷方式，但是螺钉所承受的剪切力较大。

c 与 b 图所示的畸形相同，但是采用特制钢板治疗，钢板上含有凸块。在承受轴向载荷时，分别由凸侧的骨接触和凹侧的骨 - 凸块接触共同分担。由于轴向力量永远选择抵抗力最小的途径传递，螺钉和钢板承受较小的载荷。注意：在胫骨干即时开放楔形矫形术中，选择钢板固定并非最佳的选择。本例只是为了图解原则，同样的原则适用于胫骨近端，该部位才是本治疗方法的常用之处。

面倾斜，这样矫形轴线也会倾斜，按照在第 9 章中讨论的内容，倾斜的轴线能够矫正成角和移位；另一种方法是施行螺旋形穹顶状截骨术（图 11-8），即使同时进行成角和旋转矫形，截骨面仍然能够保持互相贴合。

金属固定物

钢板固定

钢板固定技术取决于所施行截骨术的种类和位置。对于开放楔形矫形术，钢板可以放置于凹侧或者凸侧，从生物力学的观点出发，钢板的最佳部位位于开放楔形矫形的基底侧（图 11-9 和图 11-10），完整的骨皮质作为一柱，钢板作为另一柱。轴向载荷对螺钉施加显著的剪应力，假如使用骨移植，应放置于钢板下，凸侧的骨膜应保持完整。假如将钢板放置于凸侧，将暴露于巨大的弯曲力下，除非将坚硬的植骨块放置于开放楔形空间内，能够分散载荷，否则可能失败（图 11-9 和图 11-10）。假如不进行植骨，在钢板上

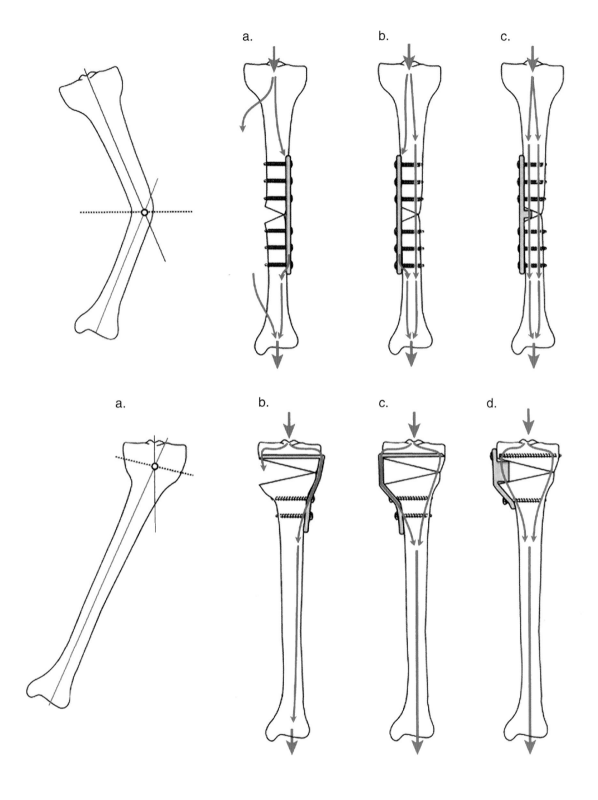

图 11-10　a～d

a　胫骨近端的内翻畸形。

b　胫骨近端截骨术，凸侧铰链点位于 CORA 的 tBL 上，开放楔形矫形，外侧使用钢板。由于存在巨大的弯曲力量，选择角钢板。即便如此，由于巨大的轴向力量会产生弯曲力量，钢板仍可能失效。

c　与图 b 所示的截骨术相同，钢板位于凹侧，轴向力量对螺钉施加巨大的剪切力。

d　使用凸块钢板，使得轴向力量以直线传递，螺钉因钢板的凸块免受载荷。

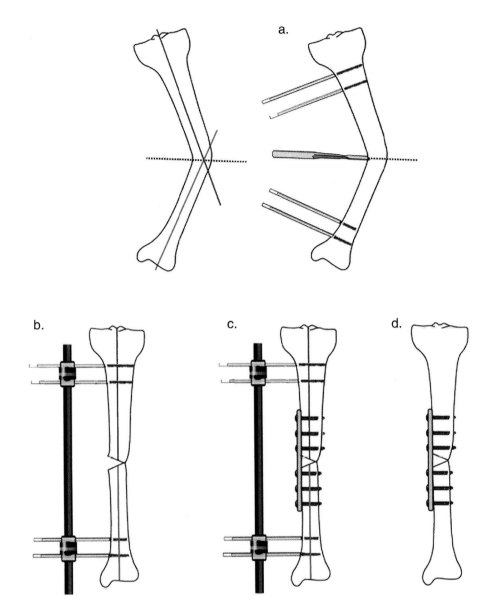

安放凸块，从而成为抵抗力最小的途径，轴向载荷将会从骨骼通过钢板（图 11-9d 和图 11-10d），因此螺钉受到凸块的保护。使用外固定作为牵伸器有助于在固定前的复位，所使用的牵伸器在近端和远端只有单根固定针时，在垂直于固定器的平面上不稳定。使用近端和远端均有 2 根针的外固定器，在矫正中能够提供较好的双平面控制，所有 4 根针可以位于相同的平面内，或者使用 2 个独立的牵伸器，每个牵伸器上都有 1 对针，所在的平面互相垂直。在单个平面的上下都只有 1 根针，在垂直于针的平面上难以控制或者防止畸形，我们将该技术称为"外固定器辅助的钢板固定"（图 11-11）。

图 11-11 　a ~ d

与图 11-9 所示的内翻畸形相同，采用外固定器辅助的钢板固定治疗。

a 　在胫骨的内侧使用单平面 4 针外固定器，每根针垂直于骨节段。

b 　在外固定器的控制下，将截骨部位开放，外侧骨皮质作为铰链和 ACA，术中放射片证实获得预期的对线。

c 　在使用外固定器保持矫形的同时，在凹侧骨皮质安放钢板。

d 　去除外固定器，只保留钢板作为固定。

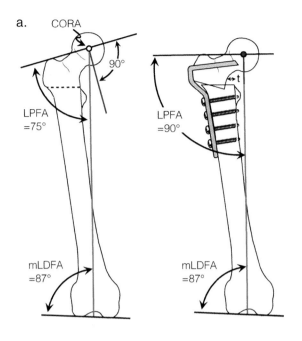

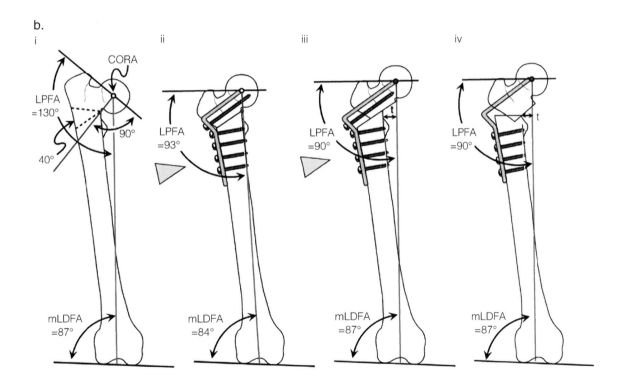

图 11-12　a，b

a　外翻畸形，术前 LPFA 为 75°。行股骨内翻截骨术，采用标准 90° 钢板，自发改变截骨部位的角度，并伴有移位。由于在 CORA 的远端水平施行截骨术，与期望相符。t，移位。

b　内翻畸形，术前 LPFA 为 130°。行股骨近端外翻截骨术，采用 120° 角钢板。假如采用单处闭合楔形截骨术，会出现移位畸形。由于钢板不会自行取得移位，因此需要施行移位。除闭合楔形截骨术之外，还可采用 a-t 截骨术，相同的部位安放相同的钢板，不需要施行移位。

当畸形位于骨端时（CORA 位于干骺端或者骺端），在截骨位置与骨端或关节之间，可用于固定的空间有限，截骨的位置离 CORA 越远，在截骨部位就需要越多的移位，才能避免产生继发性畸形。在干骺端区域传统上更喜欢选择钢板作为金属固定物，设计某些钢板时将移位与矫形过程相结合（例如：髋关节内翻截骨钢板）（图 11-12a）。大多数钢板并未有意识地将移位设计在钢板内，因此除非特别关注，加以补偿，否则会造成继发畸形（图 11-12b）。用于股骨远端髁上截骨的钢板，是试图将移位融入钢板设计的范例，当用于股骨远端的内翻截骨时，通常会产生

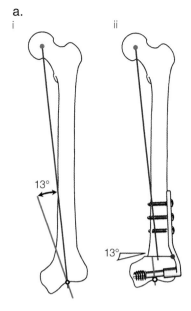

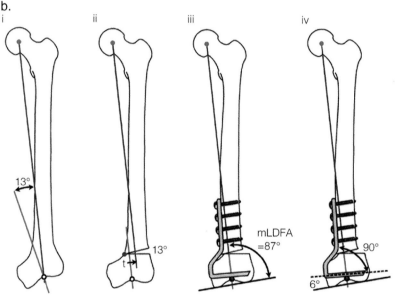

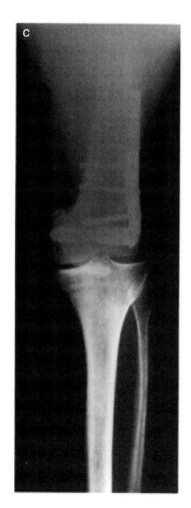

图 11-13　a~c

a　施行内翻截骨术时，股骨远端使用标准髁螺钉钢板会引起内侧移位畸形，无法在截骨部位进行必要的移位。

b　在内侧安放钢板，可采用台阶状 95° 角钢板，能够产生所需的外侧移位。t，移位。

c　放射片显示外侧髁螺钉钢板引起的内侧移位畸形，该畸形被命名为"高尔夫球棒状股骨"。

内侧移位畸形（图 11-13）。该钢板设计用于骨折复位和固定，并非用于重建性截骨术。在骨折治疗中，治疗的目标是恢复正常解剖结构，因此大多数钢板都是依照解剖结构而设计的，据此可以改良运用于关节周围的畸形矫形之中（例如：在内侧使用 95° 的角钢板，用于股骨远端从外翻到内翻的截骨矫形术中）（图 11-13）。其他替代方法是在移位程度较小，并且无显著临床意义的病例中，接受某种程度的继发性畸形。假如能够

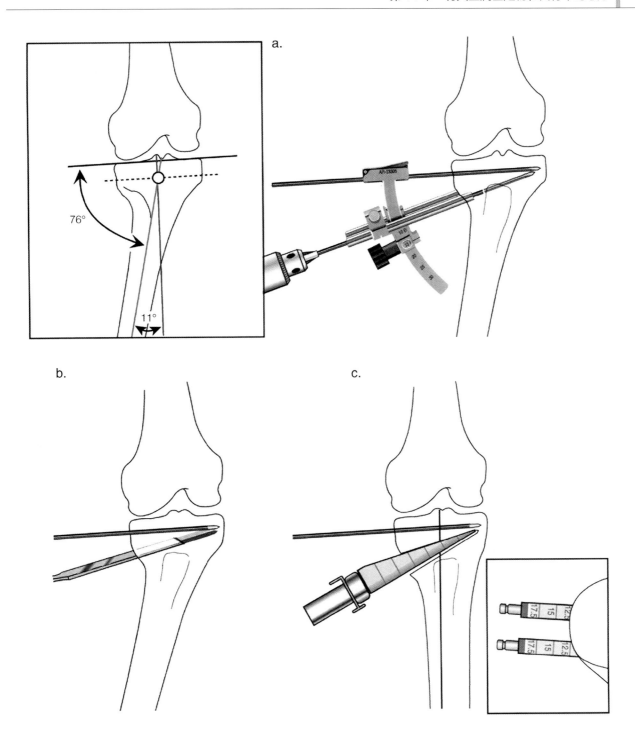

接受上述原则，最好照此实施，必须理解轻度继发性畸形的后果轻微，而较大的畸形具有显著的临床意义。理解畸形的矫正原则并不意味着每次矫形必须在几何学上绝对矫正，也就是说在矫正每个畸形时，应该理解其几何学结果，并且评价其临床意义。

图 11-14　a ~ e

Puddu 台阶钢板系统的技术（同时参见图 5-18 所示的临床病例）。

a　使用角度导向器，置入 1 根参考针和 2 根截骨导向针。

b　安放截骨模具，施行截骨，保留外侧 1 cm 的骨质。

c　在截骨部位放入一对楔形垫，使其撑开并达到预期的度数，在楔形垫之间可放置钢板。

d.

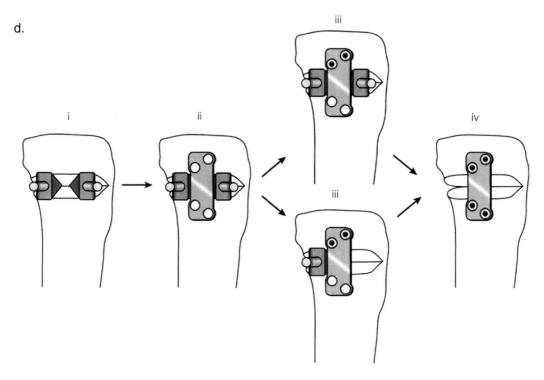

e.

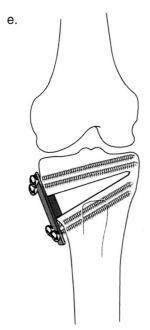

开放楔形特制钢板在表面附带有不同宽度的凸起，可用于干骺端区域，为了避免发生继发性移位畸形，开放楔形截骨的铰链点应尽可能地接近 CORA 的位置。经常采用斜行截骨，这样能够在开始时远离 CORA 的位置，方便操作，但是结束点位于 CORA 的铰链点，并且将 CORA 附近的骨皮质完整保留，作为铰链轴。在干骺端区域，小于 10 mm 的开放楔形截骨通常不需要植骨（图 11-14 和图 5-18e）。

经典的钢板带有分离的螺钉，钢板和螺钉通过摩擦力相连，而摩擦力源于螺钉头对钢板和骨质的加压。另一种类型的钢板系统将螺钉附着于钢板，将钢板转变成为内固定器，将来该系统会逐渐流行，会在稳定开放楔形截骨和肢体延长牵拉间隙方面显示其价值，稳定性的提高将在不愈合的治疗和骨干截骨术中发挥重要作用。当螺钉与钢板相连时，整个系统可起到外固定器的作用（图 11-15）。

在骨干区域，髓内针具有侵入性较小以及固定牢固的特性，因此在股骨干和胫骨干畸形中很少具有使用钢板的指征。例外是植入髓内针在技术上有难度或危险的病例（例如，骨髓腔硬化，

图 11-14　a ~ e

d　在实际操作中，只需要一个楔形垫，去除前方的楔形垫，放置钢板更加容易。

e　置入螺钉后，去除楔形垫，按照骨端的分离程度决定是否在间隙内植骨。

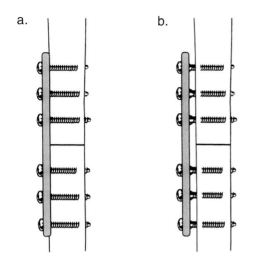

图 11-15 a, b

a 钢板内固定依赖于由螺钉加压所产生的螺钉、钢板和骨骼之间的摩擦力。

b 内固定器就是钢板加上相连的螺钉，该种类型的钢板起着类似于外固定器的功能，可以将作用于螺钉的悬臂力量减到最小。

由于移位畸形产生骨髓腔的连续性中断，骨骺未闭合）。活动性或者隐匿性感染通常是钢板和髓内针固定的禁忌证。假如认为既往的治疗已成功消除了感染，感染史并非钢板或者髓内针内固定的禁忌证。

钢板较其他方法需要更多的外科暴露，目前使用牵伸器直接牵拉技术可减少暴露，干骺端区域钢板固定的精确性在不同的术者中存在很大的差别。即使经验丰富的术者，也只能精确到大约5°。在术中取得暂时或者有限固定后，采用术中放射片（MAT），可以进一步提高精确性。在MAT之后仍旧可以调节截骨，只有取得所期望的关节走行方向之后，才进行最后的固定。

髓内针（IMN）

IMN 具有下列优点：手术切口局限，与植入部位距离较远，可以经皮施行截骨，金属固定物埋藏于骨内，长期耐受性好，即使在取出时也不需要广泛暴露。当骨干存在成角畸形时，尤其位于峡部周围，采用 IMN 可以方便地恢复对线，骨干峡部指引髓内针的途径，当髓内针通过

时骨干成角畸形会自动恢复对线。对于较近端或者较远端的骨干畸形，以及对于干骺端畸形，髓内针的途径并非同样受到严格限制，当通过截骨部位时，有可能偏离骨骼的中心，因此必须选择正确的起止点。仅仅正确地确定两点中的一点并不充分（图 11-16 和图 11-17），采用 FAN 技术能够提高精确性（图 11-18 到图 11-27，另见图 5-19e、图 5-22i 和图 5-23f、图 5-31c）（Paley 等1997）。通过调整外固定器，以及在最终的内固定物植入之前复查放射片，可以取得准确的结果。纠正长度畸形，无论同时是否矫正其他畸形，也可使用 IMN 固定，通过髓内针延长技术（LON）达到目的（图 11-28 到图 11-31）（Paley 等 1997；Herzenberg 和 Paley 1997a，1997b）。在不久的将来，有可能使用全植入型可延长髓内针进行延长。肢体延长已超出本书的范畴，但是有关对线的某些理论问题仍值得关注。采用 LON 技术，延长轴就是骨骼的解剖轴，由于胫骨的解剖轴和机械轴互相平行，胫骨的 LON 不会改变对线；由于股骨的机械轴和解剖轴不平行，沿解剖轴延长将会"内移"膝关节，引起外侧 MAD（图 11-32），使机械轴外移，对膝关节具有外翻作用。该理论的关注点并未在实际运用中得到证明，未出现与LON 相关的临床问题，原因是延长过程中的软组织力量，能够在截骨部位产生代偿性内翻。随着IMN 技术不断发展，正在出现更坚硬、更直的全植入 IMN，由于其几乎没有近端代偿性内翻，所以越来越受到关注。

IMN 是矫正旋转的最简单的方法，原因是IMN 的轴线就是旋转畸形的轴线，骨干移位畸形是 IMN 插入路径上的障碍，即便只有轻度移位的畸形，也必须在插入 IMN 前纠正。移位畸形的位置可影响截骨部位的选择。例如：假如选定IMN 为固定方法，无法在骨干 a-t CORA 处施行截骨，位于 CORA 的移位会阻挡 IMN 通行，因此对畸形愈合和不愈合行 IMN 固定时，必须先矫正位于原发骨折部位的成角和移位。在股骨矫形行 IMN 固定的术前计划中，最好采用解剖轴

a.

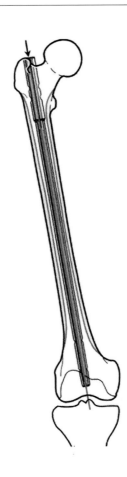

b.

i　正确的起点

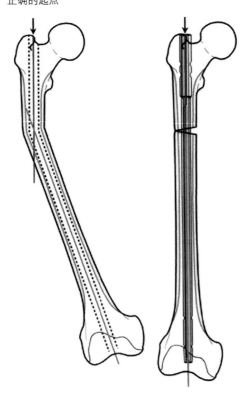

ii　错误的起点

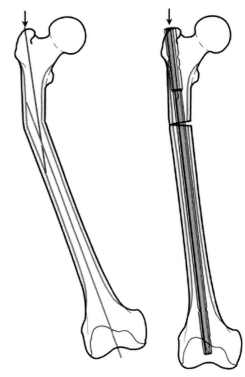

c.

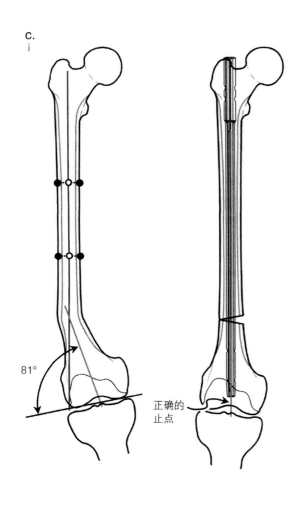

81°

正确的
止点

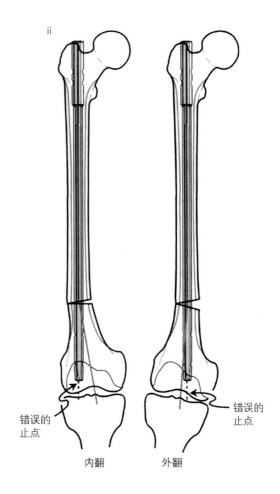

错误的
止点

错误的
止点

内翻　　　外翻

图 11-16　a ~ c

a　IMN 沿骨髓腔，也就是股骨的解剖轴走行，正确
的股骨近端起点是梨状窝，止点应该位于股骨髁
中心，髓内针的尖端朝向内侧胫骨棘。

b　重要的是起止点正确，可使用 IMN 完全矫正股骨
畸形（i）。假如起点太偏外侧，例如位于大粗隆，
尽管止点正确，只能部分矫正内翻畸形（ii）。

c　与之相似，对于峡部下方的畸形，选择正确的起
止点同样重要（i）。矫正不充分，出现过度内翻
或者外翻，与止点未能位于中央有关（ii）。

方法，因为髓内针沿骨干中线走行，虽然机械轴
方法仍有效，但是与解剖轴正好相反，机械轴与
髓内针的途径不同。

位于畸形愈合顶端的骨髓腔可闭合，为了
开放髓腔，预先经皮从顶端钻开封闭的髓腔（图
11-33），可以避免在截骨部位进行广泛切开暴
露。在对硬化的骨钻磨时，可发生骨和周围软组
织的热损伤，预防措施是建议使用尖头磨钻，采
取"时停时开"技术，用冰盐水敷料覆盖在胫骨
上，可冷却皮肤和骨骼。通常不需要开放钻磨骨
端，除非存在其他原因，例如需要切除部分骨质
或行闭合楔形截骨。

a.

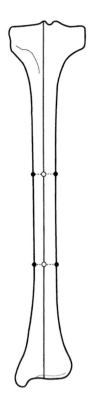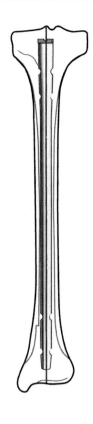

b.

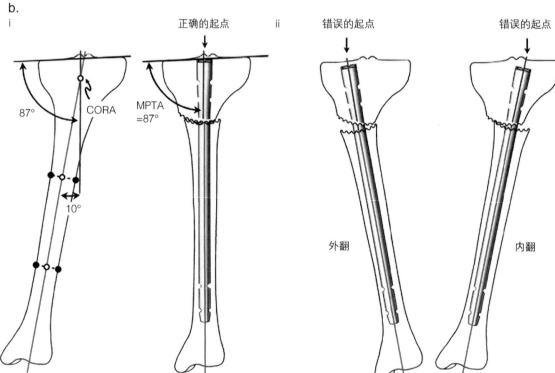

i   正确的起点   ii   错误的起点   错误的起点

CORA

87°

MPTA
=87°

10°

外翻   内翻

图 11-17   a, b

a 在正常胫骨中，骨干中线通常通过内侧胫骨棘，因此正确的起点位于内侧胫骨棘。某些胫骨虽然无畸形，但骨干中线位于较外侧，在置入髓内针之前，必须加以了解。

b 在圆形穹顶状截骨术中，起点位置必须正确（i），假如髓内针的起点偏于外侧，将会引起内翻畸形；反之，假如偏于内侧，将会引起外翻畸形（ii）。

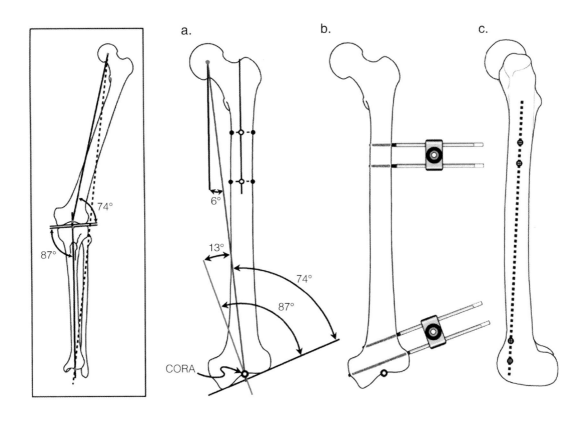

图 11-18　a ~ s

股骨远端外翻畸形的 FAN：倒打髓内针技术。

a　股骨远端的外翻畸形（13°），CORA 位于关节线
　　水平。

b　从外侧置入 2 对外固定针。

c　在远端，外固定针位于股骨的前方，以便让出计
　　划中的髓内针钉道；在近端，外固定针位于骨干
　　中线，因为倒打针将会止于外固定针的下方。

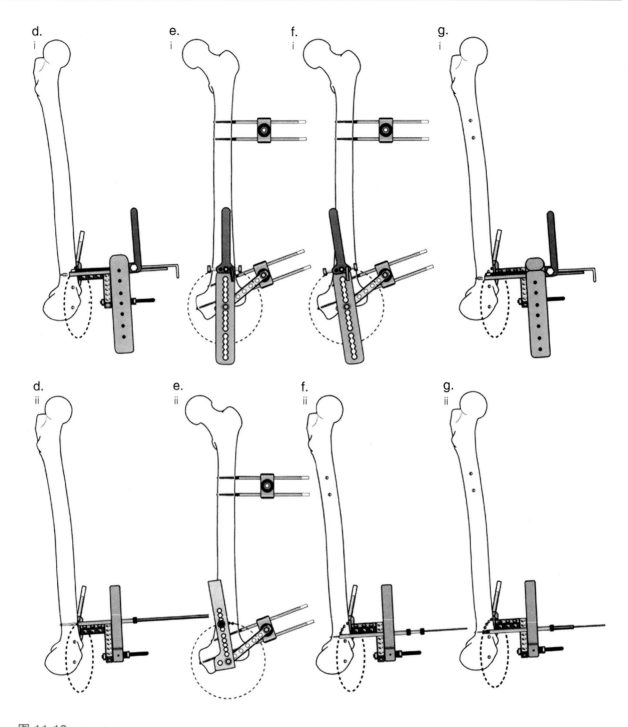

图 11-18　a ~ s

d　圆形穹顶状钻孔导向器放置在远端的外固定针上，悬挂在大腿软组织上方。i，限制性导向器；ii，非限制性导向器。

e　圆形穹顶状钻孔导向器安装后的冠状面观。导向器的轴移点位于 CORA 上，本图和上图中显示的悬臂在空中形成轴移点。使用透视机，调节悬臂，直至悬臂上的轴移点与 CORA 相吻合。圆形穹顶状钻孔导向器能够在 CORA 上从一侧转向另一侧。在选择截骨的钉孔时，必须在远端保留足够的节段，能够用于锁定螺钉固定。在皮肤上作横行切

口，纵行分离股四头肌，在钻孔导向器保护下，以圆形穹顶状钻孔导向器形成圆形的半径，使用 4.8 mm 或 3.8 mm 钻头在股骨上钻出多个孔洞。i，限制性导向系统，需要将钝头探针放入前次钻孔中，在下一个钻孔时杜绝移动，还可确保孔洞之间空间均匀。ii，非限制性导向系统，将钻头移向下一个孔洞时不使用探针。

f, g　边缘孔洞的钻取较为困难，钻头容易沿骨骼的斜面滑动，通过使用限制性导向探针（i）较为容易；也可使用非限制性导向器（ii），在中空

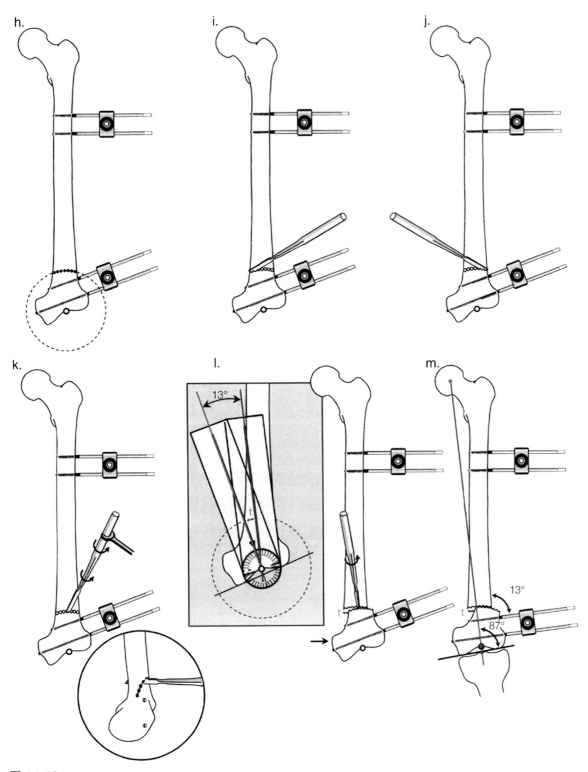

图 11-18　a ~ s

套管的引导下，预先用 1.8 mm 克氏针钻取边缘的孔洞，然后使用空心钻沿克氏针扩大。

h　钻孔完成后呈圆形。

i, j　使用骨凿切断内侧缘和外侧缘的骨质。

k　然后将骨凿放入骨骼中央，穿透双侧骨皮质，扭转骨凿将骨骼断端撑开。扭转的方向取决于预期的移位方向。对于左侧股骨的内侧移位，骨凿顺

时钟扭转；对于外侧移位，则逆时钟扭转。

l　在成角矫形之前，截骨处向外侧移位。术前使用量角器决定移位距离（t），将量角器以 CORA 为中心，取预期的矫正度数，在截骨水平处的量角器两臂间距，就是该水平所需要的移位。

m　然后矫正截骨部位的成角矫形。

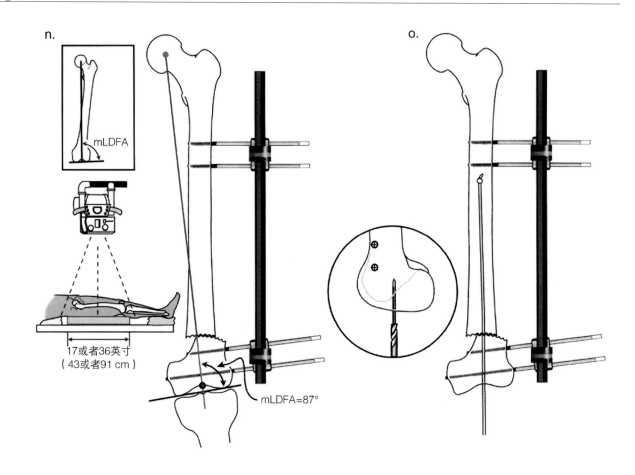

图 11-18　a ~ s

n　术中摄取放射片，测量 mLDFA，证实是否达到
　预期矫形。假如已经达到预期目的，开始安放髓
　内针；假如矫形后的 mLDFA 与目标相差 1° 以上，
　需要重新调节固定器，再次透视检查。

o　然后安放股骨髁上髓内针。起点位于髁间窝内
　Blumensaat 线边缘，在正确的起点处经皮放入导
　针，经前后位和侧位透视证实，用 4.8 mm 中空
　钻头沿导针扩大开口，然后经开口放入带钻头的
　导针。

p　逆向进行股骨扩髓，锉下的骨屑从截骨部位溢出，
　作为自体移植骨。

q　然后置入髓内针，分别锁定近端和远端。远端的
　锁定螺钉从内侧放入较为便捷，可以避免锁定导
　向器和外固定器之间的碰撞。外固定器位于股骨
　前方，不会阻挡图像监视器对股骨的观察。

r　然后去除外固定器，髓内针保持矫形的结果。

s　为了增加稳定性，置入挤压螺钉使骨髓腔变窄，
　最好是在去除外固定器之前施行。

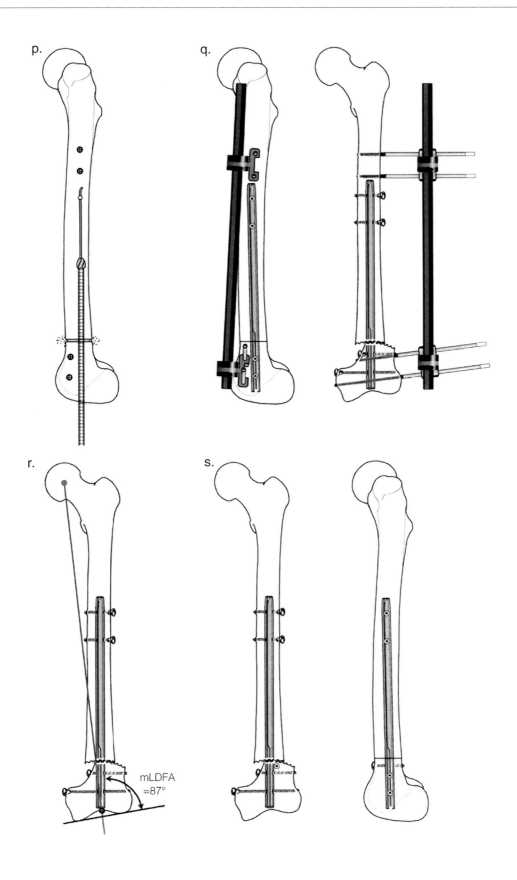

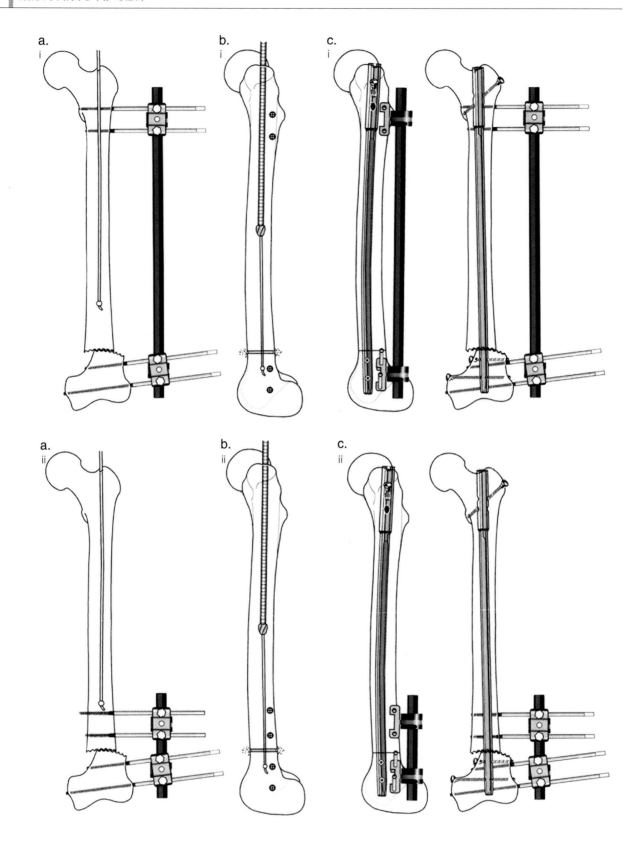

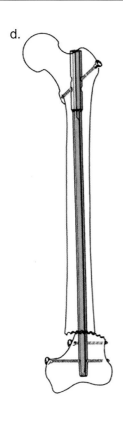 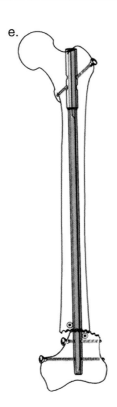 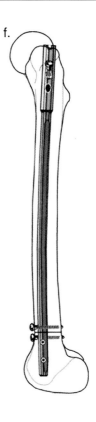

图 11-19　a ~ f

股骨远端外翻畸形的 FAN：正打钉技术。

a　与图 11-18 所显示的畸形相同，用同样的方式施
　　行截骨术。i，在小粗隆近端和股骨髁远端周围安
　　放外固定器针。ii，其他方法是将针固定于所计划
　　的股骨远端截骨部位的两侧，导针从梨状窝进入。

b　外固定器针位于后方，在前方扩髓，骨屑从截骨
　　部位溢出（i 和 ii）。

c　放入髓内针，并在两端锁定。外固定器的体部位
　　于股骨的后方，可以避开影像和锁定。从内侧进
　　行锁定（i 和 ii）。

d　去除外固定器，髓内针保持矫形结果。

e　可使用挤压螺钉，增加稳定性。

f　侧位显示挤压螺钉。

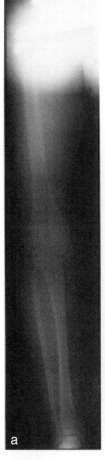
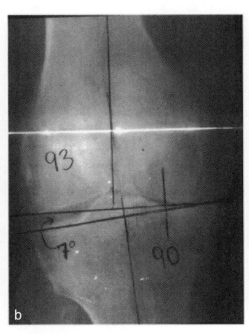
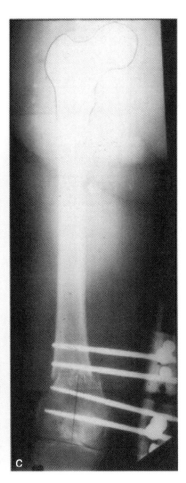
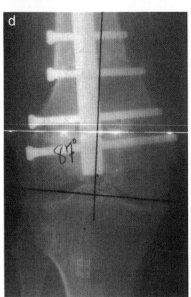
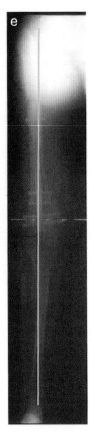

图 11-20　a ~ e

a　站立位前后位全长片显示由右侧股骨远端畸形引起的内侧间室骨关节炎。

b　图中显示 mLDFA 为 93°，MPTA 为 90°，7° 的内侧 JLCA，并有内侧 MAD。

c　在股骨远端 1/3 内侧安放外固定器，施行圆形穹顶状截骨术，恢复股骨远端的对线（FAN 法）。

d　逆行施行股骨髓内针固定，膝关节近距离放射片显示 LDFA 为 87°，截骨部位愈合良好。

e　最终的站立位全长片显示对线恢复，伴有轻度外侧 MAD。

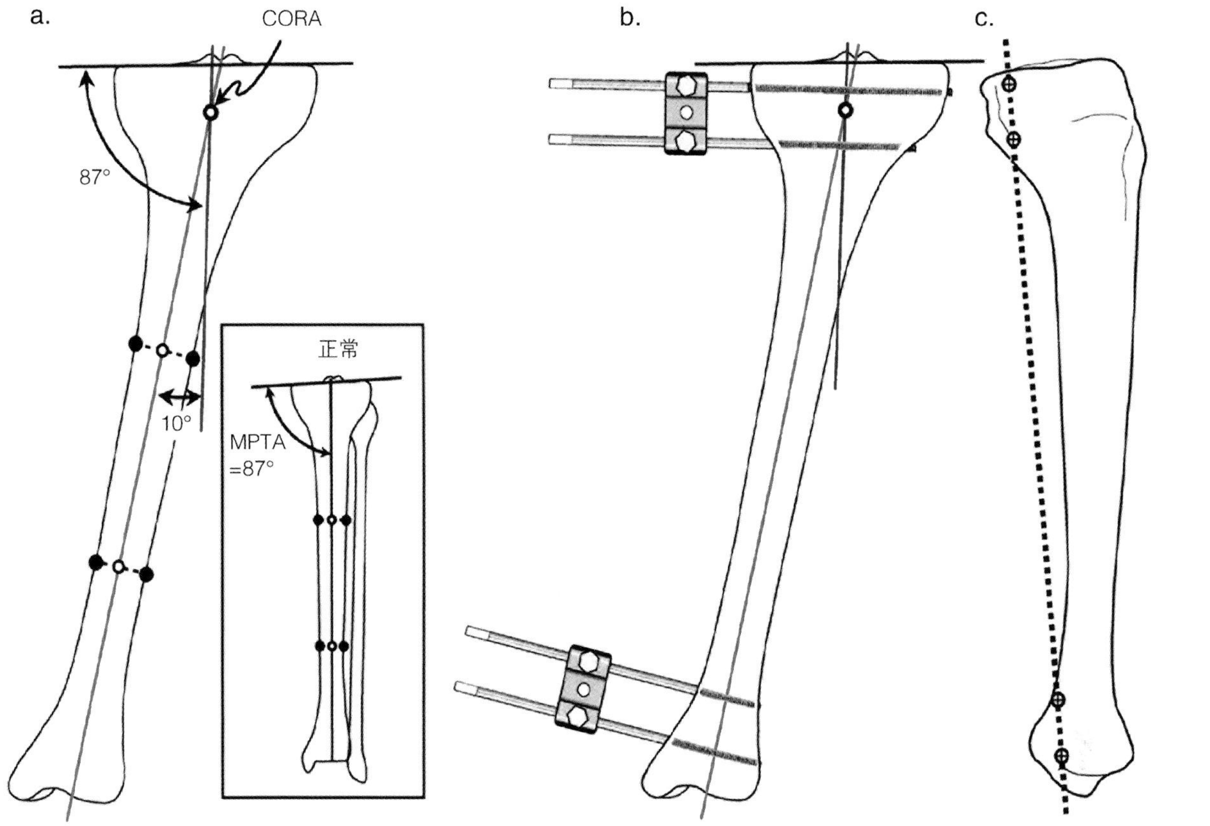

图 11-21　a ~ p

胫骨内翻畸形的 FAN 技术

a　胫骨内翻畸形采用解剖轴方法进行术前计划，CORA 位于近端干骺端，成角度数为 10°。显示正常对侧胫骨的解剖轴（骨干中线），由于髓内针必须沿骨干中线走行，该线与膝关节的交点就是理想的起点（本病例位于胫骨内侧棘）。

b　2 对外固定针置入胫骨的最近端和最远端。

c　外固定针位于胫骨的后方，不占据 IMN 的路径。

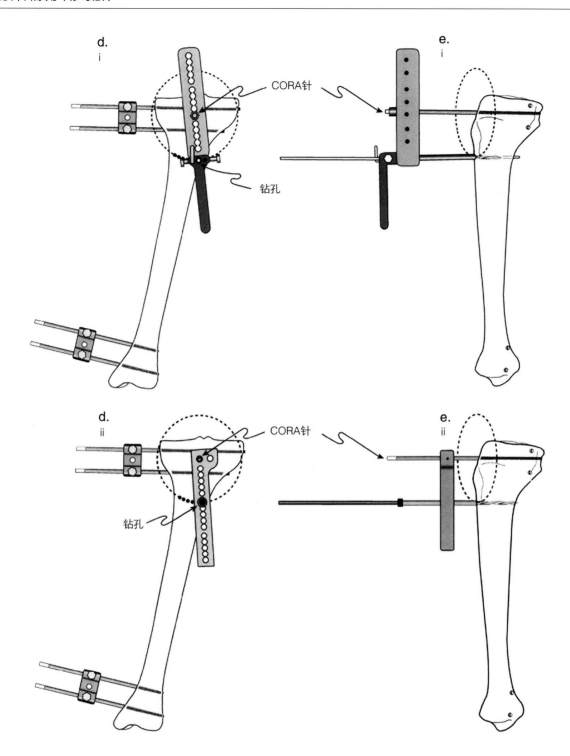

d.
i

CORA针

钻孔

e.
i

d.
ii

CORA针

钻孔

e.
ii

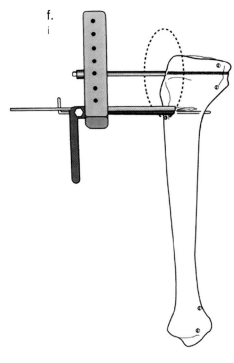

f.
i

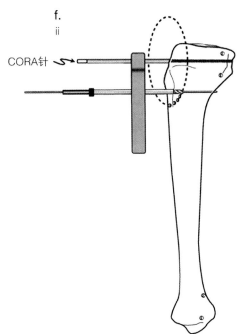

f.
ii

CORA针

图 11-21　a ~ p

d 在 CORA 处置入 1 枚螺钉，垂直于冠状面。圆形穹顶状钻孔导向器围绕该螺钉旋转，呈圆形钻取多个钻孔。i，限制性钻孔导向器；ii，非限制性钻孔导向器。

e 圆形穹顶状构造的侧面观。i，限制性钻孔导向器；ii，非限制性钻孔导向器。

f 使用限制性钻孔导向器，钻取边缘孔洞容易（i）；使用非限制性钻孔导向器，可使用导针和空心钻头钻取边缘孔洞（ii）。在胫骨边缘的倾斜骨面上，开始时坚硬的钻头工作困难。

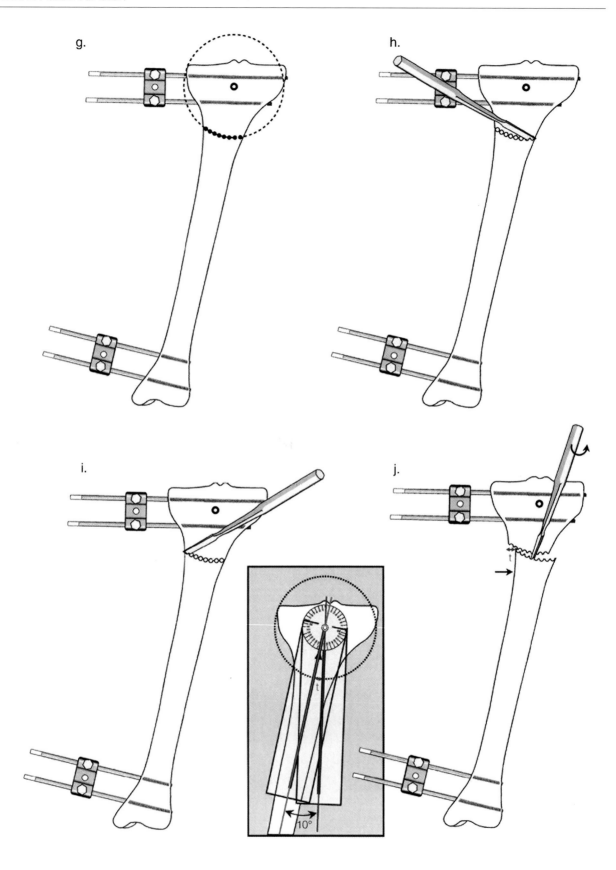

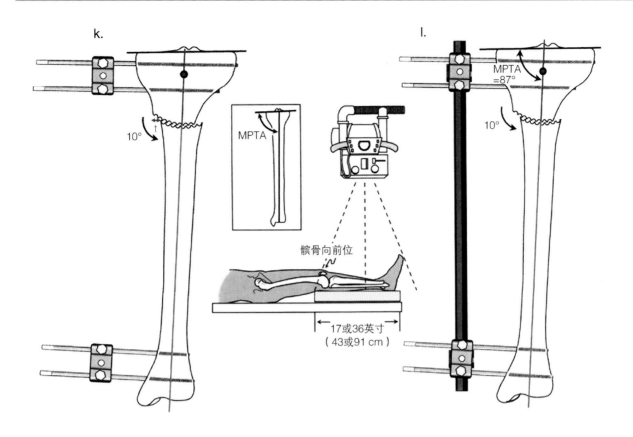

图 11-21　a ~ p

g　钻孔完成后钉孔呈圆形排列。

h，i　先用骨凿切开边缘的钉孔。

j　骨凿置入中央，然后扭转骨凿完成截骨，骨凿的扭转方向为逆时针，将骨骼向外侧移位。需要在术前使用量角器法估算所需要的最初移位程度（见图11-18l）。t，移位。

k　矫正截骨部位的角度。

l　将外固定器连接于固定杆，保持矫形结果。摄取胫骨前后位片，并测量 MPTA。假如已取得预期的矫形结果，即可置入髓内针；假如未取得预期的矫形结果，调节外固定器，重复进行透视。

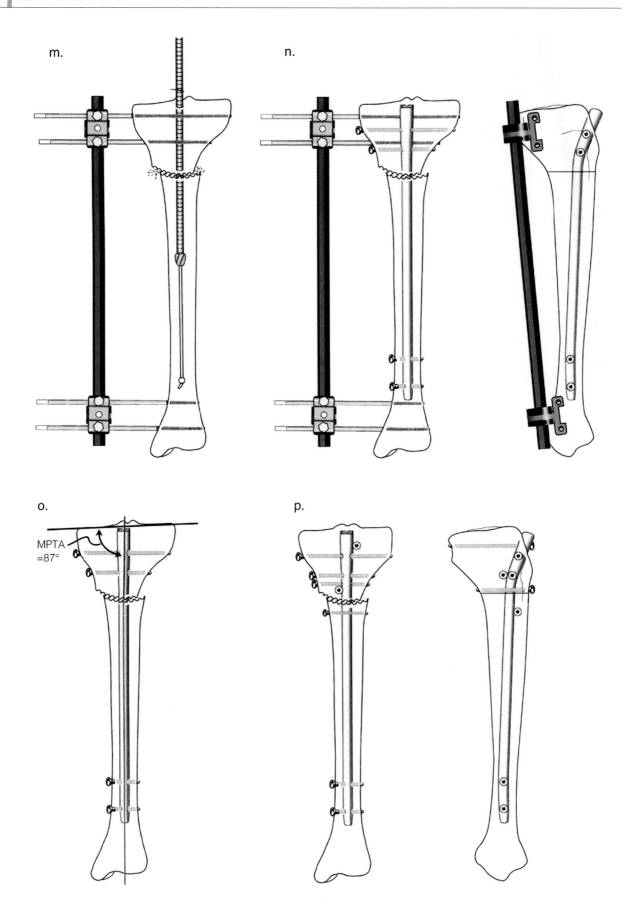

m.

n.

o.

MPTA
=87°

p.

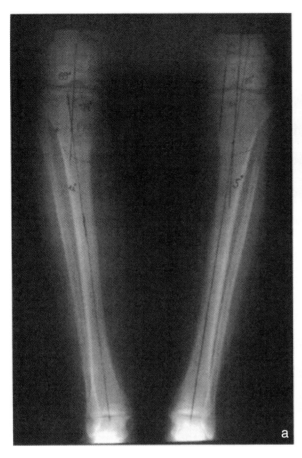

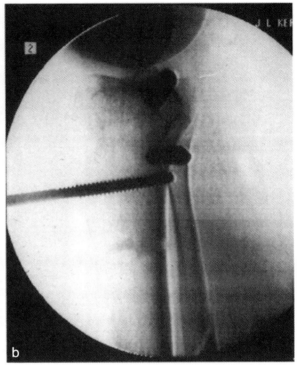

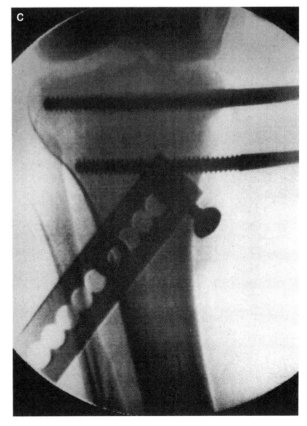

图 11-22　a ~ i

a　双侧胫骨内翻畸形，显示 FAN 治疗的术前计划。

b　冠状面胫骨近端的后方有 2 枚螺钉。可观察到 CORA 钉从胫骨前方进入，并垂直于胫骨。

c　在胫骨上可观察到非限制性圆形穹顶状截骨导向器。

◀　图 11-21　a ~ p

m　然后进行胫骨扩髓。

n　置入髓内针，在近端和远端锁定。外固定器的体部位于针的后方，避免妨碍锁定螺钉和透视。

o　去除外固定器，髓内针保持矫形结果。

p　为了增加稳定性，可置入挤压螺钉，使骨髓腔变窄。胫骨近端的 FAN 比股骨远端的 FAN 更重要。在去除外固定器之前可置入挤压螺钉。

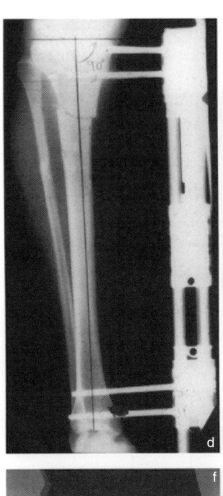
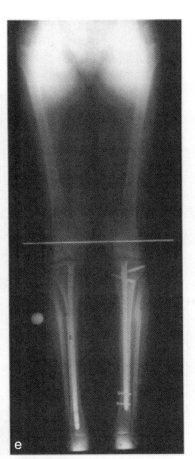
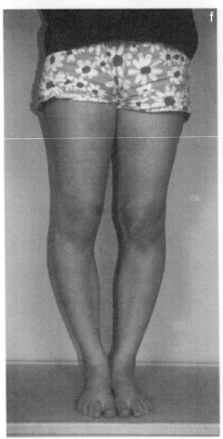
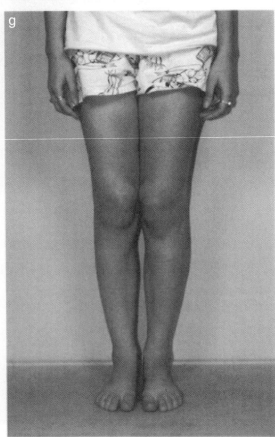

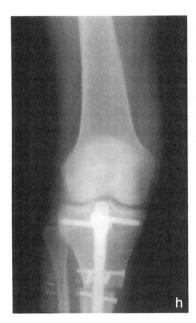
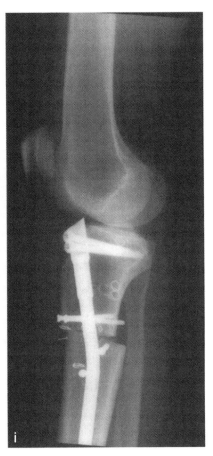

图 11-22　a～i

d　在内侧使用单边外固定器，在闭合圆形穹顶状截
　　骨术后，胫骨畸形得到矫正。

e　在双侧恢复对线之后，摄取站立位全长片。

f　"O"形腿畸形的术前大体照片。

g　双侧下肢恢复对线后的术后大体照片。

h，i　接受 FAN 治疗的另一位患者，前后位和侧位
　　片，显示在冠状面和矢状面上胫骨上端均使用
　　阻挡螺钉。

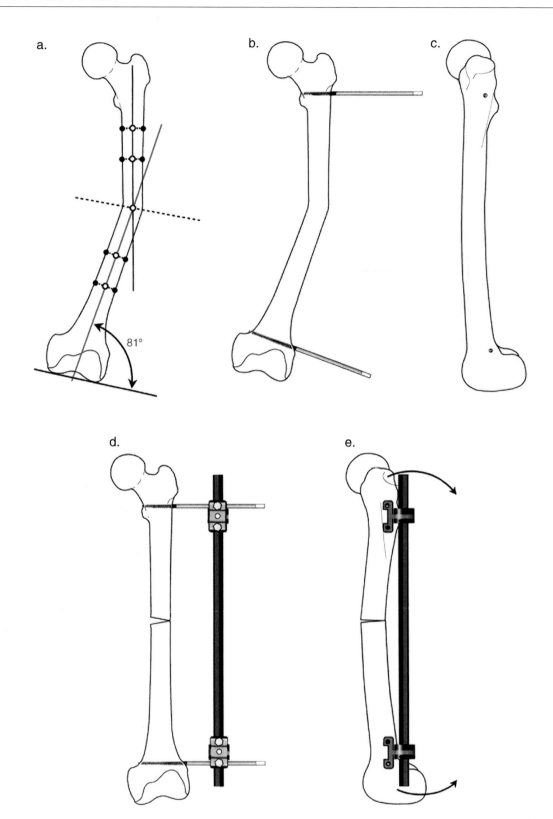

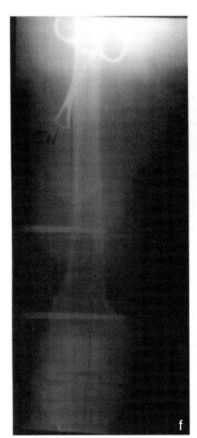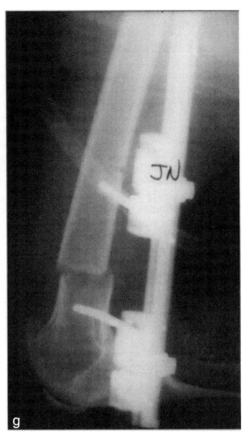

图 11-23　a ~ g

a ~ e　在畸形矫正中只使用 2 根外固定针时，无法控制垂直于这 2 根针平面的骨骼。

f, g　前后位和侧位片显示 FAN，股骨远端圆形穿顶状截骨术，采用 2 根针的外固定器。尽管冠状面的矫形保持良好，但是由于缺乏矢状面的控制，股骨远端处于屈曲状态（前弓畸形）。

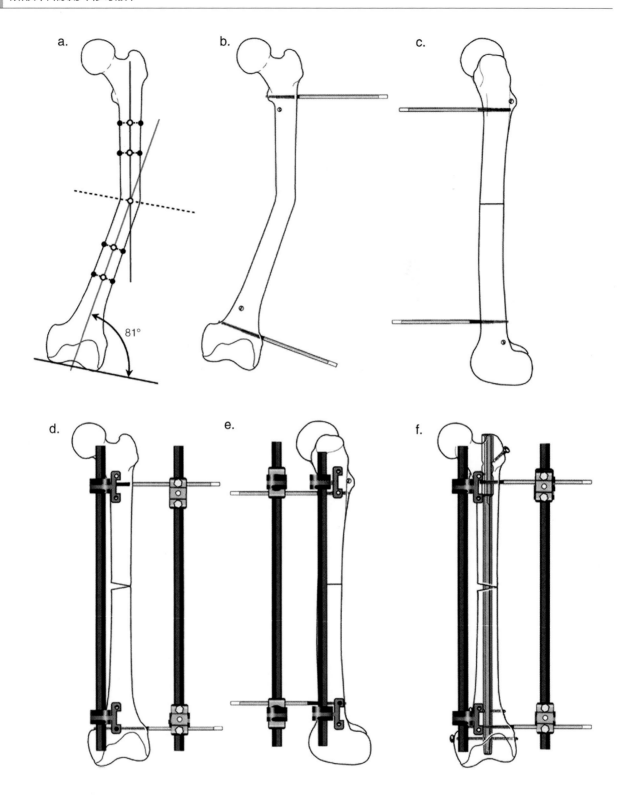

g.

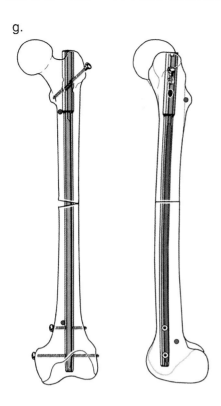

图 11-24　a ~ g

控制第二个平面的最佳方法是在第二个平面上单独安
放外固定器，或者在每个骨节段中使用第二枚冠状面
针，如图 11-18 和图 11-19 所示。

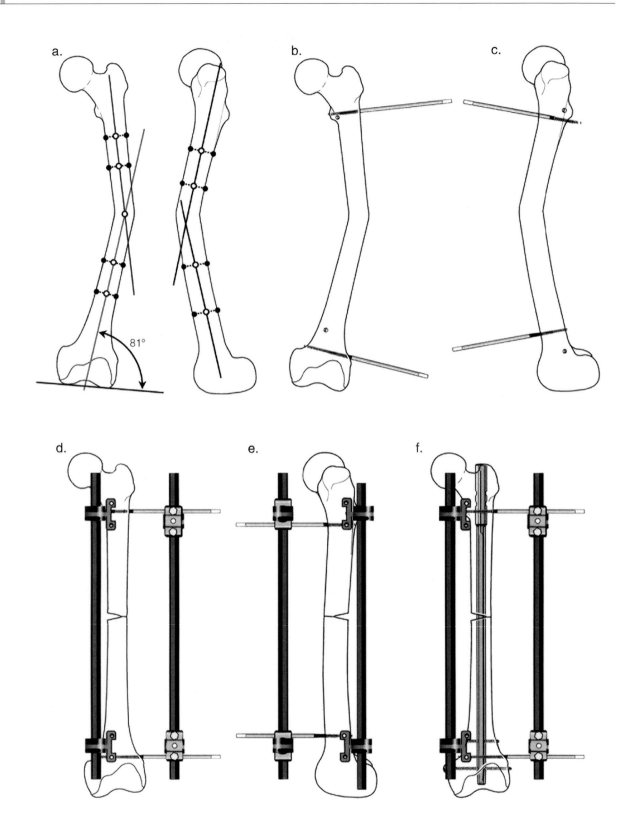

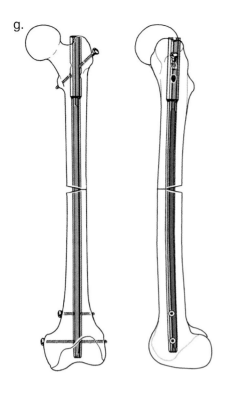

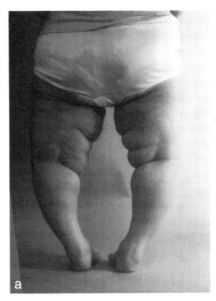

图 11-25　a ~ g

FAN 的双平面外固定器法，用于矫正 2 个平面的成角
畸形（斜面畸形）。

图 11-26　a ~ h ▶

a　40 岁肥胖女性患者，软骨干骺端发育不良，"O"
　　形腿大体照片。

b　同一患者的右侧站立位全长片显示多顶点畸形的
　　矫形计划。

c　在使用单边外固定器和施行远端圆形穹顶状矫形
　　之后，术中的股骨前后位片，在手术室内直接在
　　放射片上进行再次手术计划，确定第二个 CORA
　　水平。

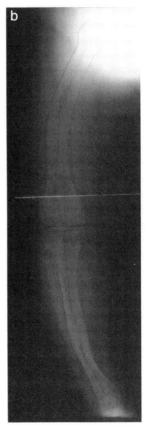

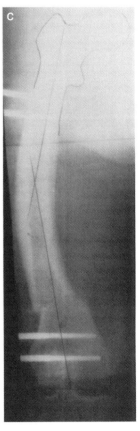

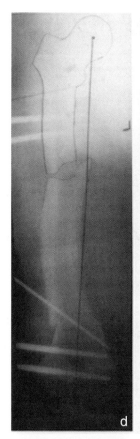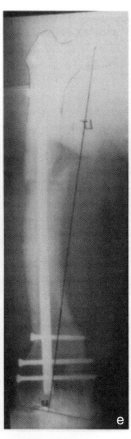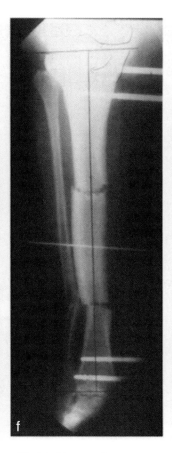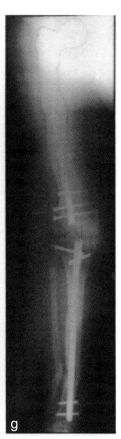

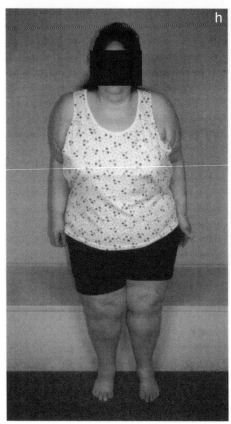

图 11-26　a～h

d　第一处截骨后暂时用斯氏针固定，然后行第二处截骨，进行即时矫正。在第二个截骨部位进行外翻和去旋转，因此第二次截骨术采用直线截骨，而不是穹顶状截骨。完全矫正畸形之后，保留外固定器，术中透视，测量 mLDFA 为 88°。

e　由于已经达到了 mLDFA 的目标，通过逆向固定髓内针，最终 mLDFA 为 88°。

f　股骨 FAN 术后 6 周，在胫骨施行类似手术，骨干近端圆形穹顶状截骨以及骨干远端 Gigli 锯截骨。远端截骨为横行，其目的是即时进行外旋矫形，术中放射片证实 MPTA 为 90°。

g　股骨和胫骨髓内针固定和愈合后的放射片。

h　双下肢采用 FAN 技术进行 4 节段矫形术后的大体像。

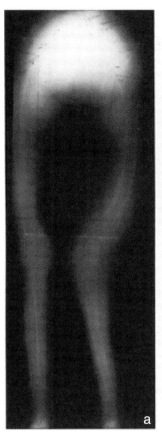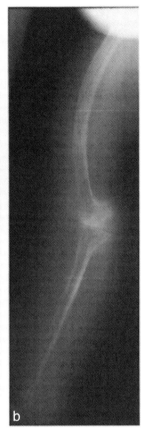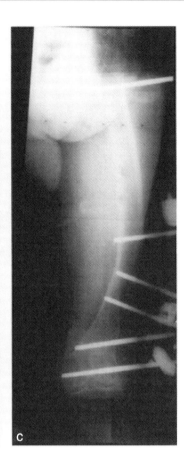

图 11-27　a ~ g

a　患者女性，59 岁，左膝关节疼痛，前后位片显示明显骨质疏松和外侧间室骨关节炎，可观察到存在股骨干内翻畸形和远端干骺端外翻畸形，胫骨存在外翻畸形。

b　同一患者的侧位片显示股骨多水平前弓畸形，伴有胫骨近端后弓畸形。

c　计划施行 3 个水平的截骨矫形，矫正所有的畸形：2 处截骨治疗冠状面的股骨畸形，3 处截骨治疗矢状面的股骨畸形，胫骨和腓骨需要再施行一次截骨来矫正畸形。两次手术相隔 6 周，在胫骨手术时松解腓神经。图中显示股骨外固定器的位置。

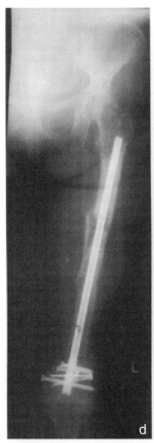
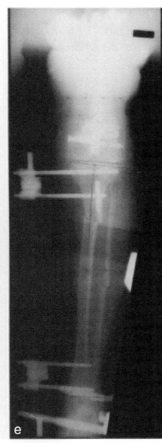
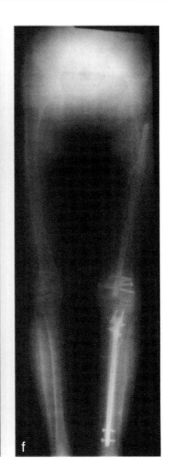

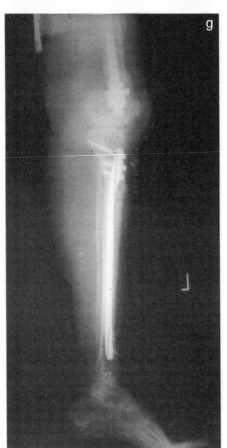

图 11-27   a ~ g

d   3 个部位的截骨以及安放 IMN 后的放射片，除了锁定螺钉之外，远端使用阻挡螺钉。

e   图示在内翻屈曲闭合楔形矫形时的胫骨外固定器，由于施行从外翻到内翻的即时矫形局灶穹顶状截骨术，行腓总神经预防性松解。

f，g   前后位和侧位片上显示最终的放射学对线。

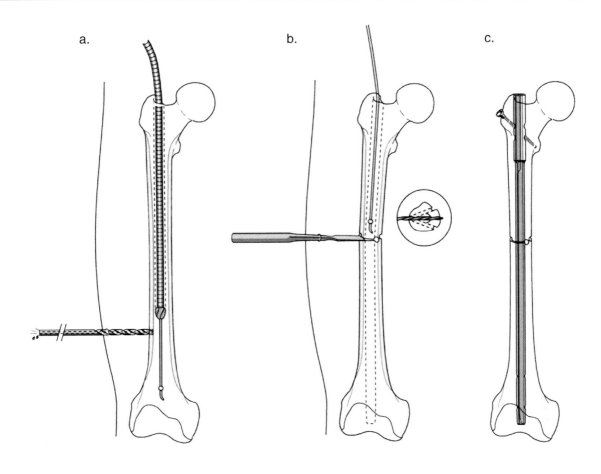

图 11-28　a～i

股骨的 LON。

a 在股骨减压后或者至少钻一个孔后，行股骨扩髓。要比准备置入的髓内针的直径大 2 mm。

b 取出导针之后，施行多个钻孔截骨术。

c 置入带前倾的髓内针，近端锁定。

d，e 采用空心钻技术，置入半螺纹针，不要接触髓内针，图示股骨近端（d）和远端（e）的方法。i，采用影像增强器证实克氏针的位置。ii，使用 4.8 mm 的空心钻头沿克氏针扩大骨道。iii，然后置入半螺纹针，用影像增强器证实半螺纹针和髓内针之间的空隙。

f 在半螺纹针上放置外固定器，每端需要 2～3 枚针。

g 以每天 1 mm 的速度延长，直到达到所期望的长度。

h 从内侧锁定髓内针，注意防止来自半螺纹钉部位的污染。

i 然后去除外固定器，髓内针保持股骨的长度，直到新生的骨质坚固。

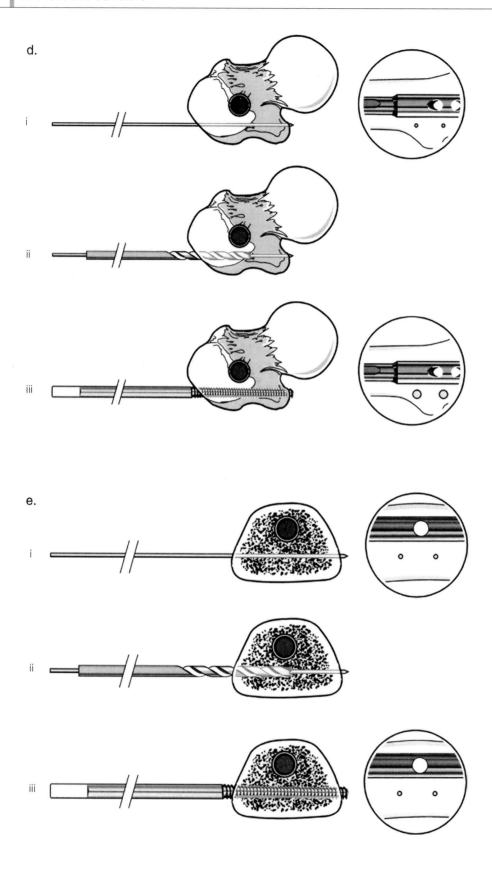

d.

i

ii

iii

e.

i

ii

iii

图 11-28　d ~ e

f.

g.

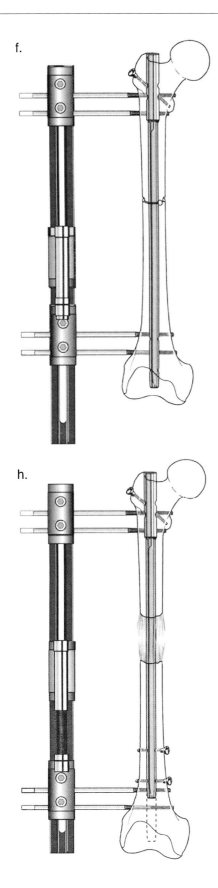

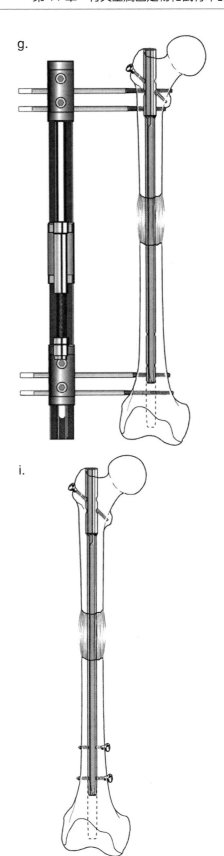

h.

i.

图 11-28 f～i

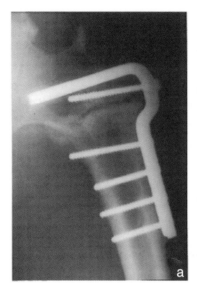
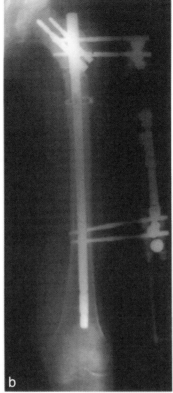
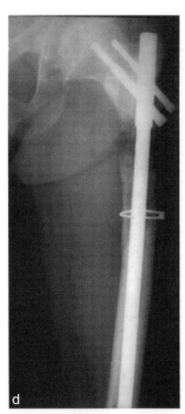
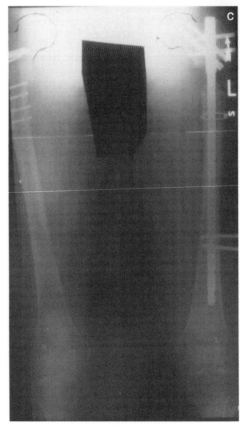
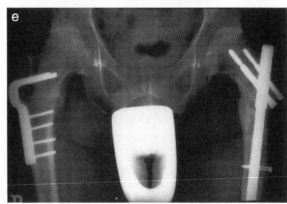

图 11-29　a～e

a　既往去旋转截骨术后的股骨内翻畸形不愈合，存在 4 cm 的 LLD。

b　运用 FAN 技术以及单侧外固定器和重建髓内针，采用粗隆下截骨矫正成角畸形和移位畸形，施行内翻畸形伴不愈合矫形。

c　假如矫正畸形是治疗的唯一目标，在通常情况下会去除该结合部的外固定器，但是将外固定器保留于原位，用于 LON。放射片显示经过逐渐延长后存在 3 cm 的牵伸间隙。

d　放射片显示，在去除外固定器，锁定远端螺钉之后，所存在的牵伸间隙。

e　出现良好的骨再生，最终的放射片显示内翻已得到矫正，骨不连已愈合，并且恢复长度。

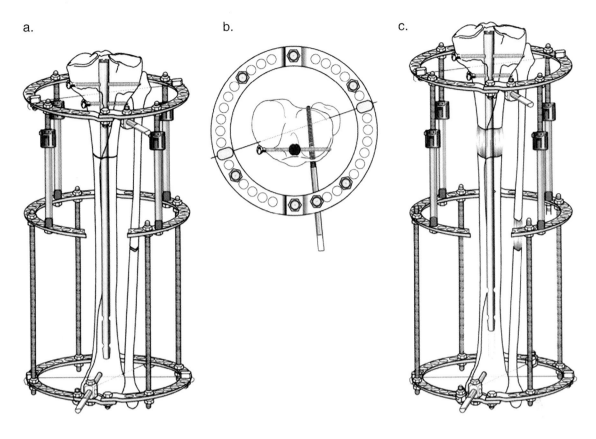

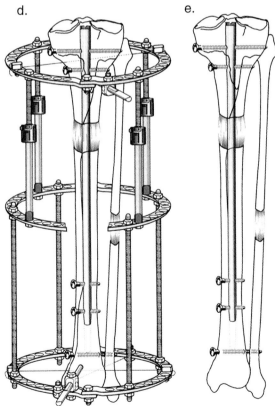

图 11-30　a ~ e

脛骨的 LON 技术。

a　在扩大脛骨髓腔之后，去除导针，施行脛骨和腓骨的多个孔洞截骨，置入预弯的髓内针，将近端锁定。髓内针略短，为远端外固定针预留空间。使用圆形外固定支架，每端使用 1 根克氏针和 1 根半螺纹针。通过在每端的经腓骨 - 脛骨克氏针，必须将腓骨固定于脛骨。所有的克氏针必须避免与髓内针相接触。

b　在近端外固定针水平的脛骨横截面，将腓骨固定于脛骨的克氏针位于髓内针的后方，采用空心钻技术置入半螺纹钉（见图 11-28，从髓内针的外侧进入）。

c　以每天 1 mm 的速度进行牵拉，直至达到预期目标，当需要预防马蹄足挛缩时，可将外固定支架延长至包括足部（图中未显示）。

d　在达到延长的既定目标之后，从内侧锁定髓内针。置入中空螺钉确保腓骨远端附着于脛骨远端，否则，由于新生骨和骨间膜产生的残留张力，腓骨远端将向近端移位。

e　然后去除外固定支架，髓内针保持脛骨的长度，直至新生骨坚固。在腓骨新生骨愈合后，应在局麻下取出腓骨远端的螺钉，避免限制踝关节活动和螺钉折断。

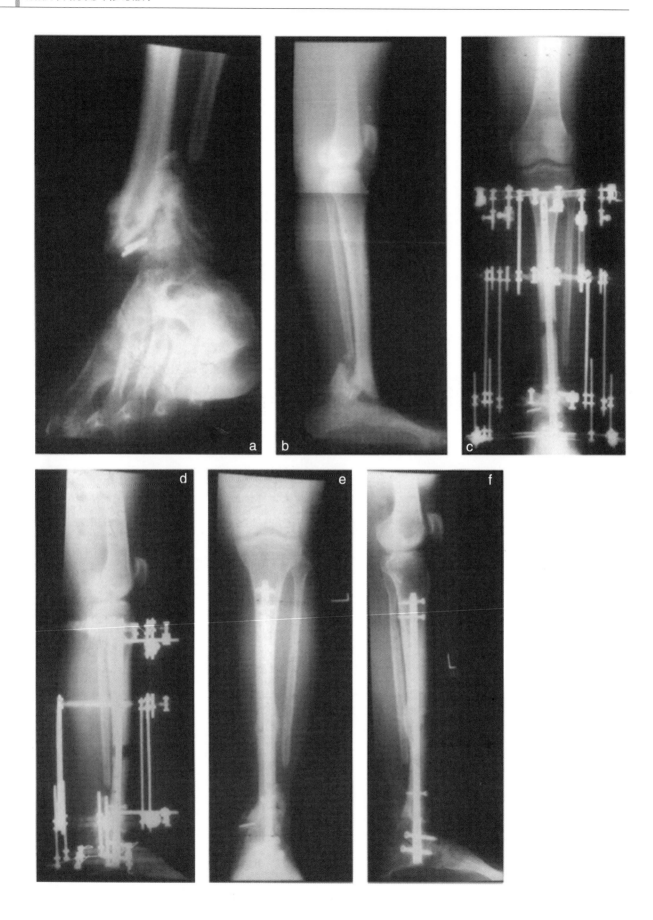

a.

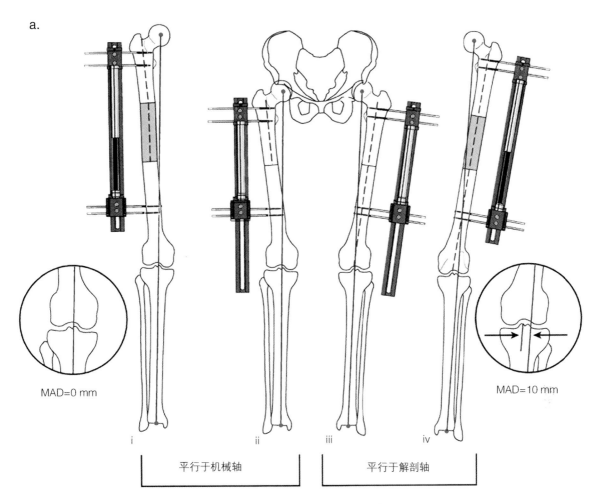

平行于机械轴	平行于解剖轴
i　　ii	iii　　iv

图 11-32　a，b

a　沿解剖轴线的股骨 LON 在理论上可引起外侧 MAD，延长的长度、AMA 和髓内针的强度越大，这种偏差就越大。

b　假如使用直径较小或者强度较低的髓内针，股骨近端将弯曲成为轻度内翻，以代偿这种倾向，原因是单侧外固定支架的固定针存在轻度弯曲。

◀ 图 11-31　a～f

a，b　胫骨的踝上畸形伴不愈合，伴有后外侧移位和短缩畸形。男性患者，50 岁，既往有踝关节和距下关节融合术病史。

c，d　施行即时开放复位和外固定，并且采用定制的逆行 IMN 进行内固定。在延长之前，钻取附加的螺钉孔，将髓内针固定于不愈合的部位。这在最终的放射片上显示更加清楚（e，f）。使用 Ilizarov 外固定支架，通过骨干中央截骨术施行 LON。

e，f　在完成延长后，锁定髓内针近端，去除外固定支架。牵伸间隙最终愈合，远端不愈合部位也最终愈合，最后结果显示畸形和 LLD 完全矫正。由于足部强直，下肢短缩 1 cm。

b.

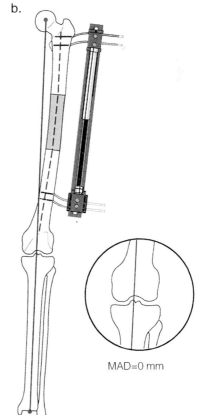

图 11-33　a～h

a　股骨骨干内翻成角畸形，伴有骨髓腔闭塞硬化。

b　为了开放骨髓腔，从外侧经皮使用钻头，方便闭合置入髓内针，并且不需要切开畸形愈合的部位。在硬化骨上钻孔和磨削髓腔时，胫骨的表面应该用冷水敷料冷却，防止表面覆盖的软组织发生热坏死。由于股骨位于软组织的深部，所以发生这种问题的风险较小。

c～h　在截骨后，使用 FAN 使骨骼变直。

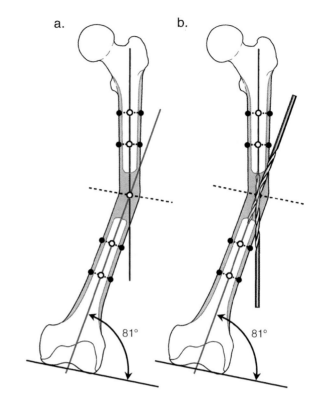

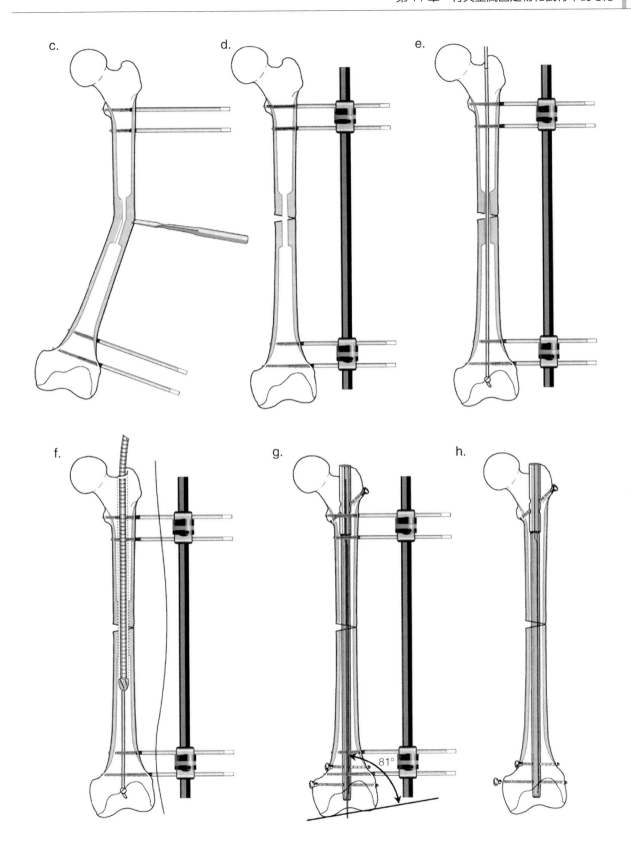

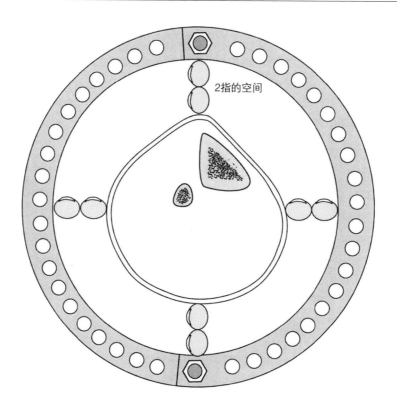

2指的空间

图 11-34

对于环形外固定器，例如 Ilizarov 装置，所选择的圆环尺寸应该在环和肢体节段最宽部分之间存在能够容纳 2 指的空间。

外固定器

外固定器可用于骨骼的任何部位，在关节周围区域可提供优异的固定。在所有固定方法中，使用张力钢丝的环形外固定架对骨骼长度的需求量最小。外固定器可用于逐步和即时矫形，对于重度畸形或者在即时矫形中神经血管以及其他软组织结构容易发生危险时，逐步矫形尤为有用。骨骼具有愈合不良倾向时（如先天性胫骨假关节形成、佝偻病、成人的骨干部位）通常应该逐步矫形，减少骨膜的损伤。即时矫形可用于程度较轻的畸形，尤其多用于胫骨干骺端，或者股骨干骺端和骨干部位。即时矫形发生骨愈合问题的可能性较大，尤其对于成年人。即时矫形还容易引起神经血管的牵拉性损伤，或增高间室的压力。在施行外固定截骨术时，经常可采用微创方法，如经皮技术，无论是否存在移位，通常可施行开放楔形截骨术。

在矫正成角畸形时，环形外固定器需要使用铰链。通过 2 个共线的环形外固定器铰链旋转轴的假想直线就是 ACA。假如铰链的轴线与等分线上 CORA 的位置相一致，并且垂直于成角平面，在围绕铰链矫正成角后，近端和远端轴线将恢复对线。假如截骨位于 CORA 部位，铰链矫形将遵循截骨术原则 1。假如截骨平面与铰链平面不同，矫形将遵循截骨术原则 2。

术前可以依据肢体的直径、长度以及畸形参数预先构筑环形外固定支架。在测量正确的圆环直径（环绕在肢体节段周围至少能够容纳 2 指空间）之后（图 11-34），术前构建的余下部分，根据 2 张互相垂直的放射片上的术前计划，在放射片上标记所有圆环的位置（图 11-35）。一般来说，骨骼的全长都用于固定，胫骨最近端的环通常放置于骨骼膨大的部位（图 11-36），最远

图 11-35　a，b

a　在术前放射片上标记圆环的位置。

b　成角畸形顶点处相对的 2 个环应该具有一个手掌的宽度，按照这些参数预先构筑框架。

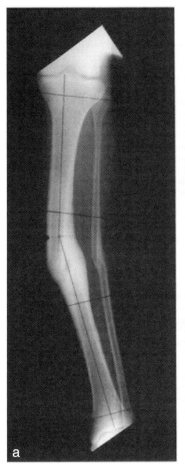
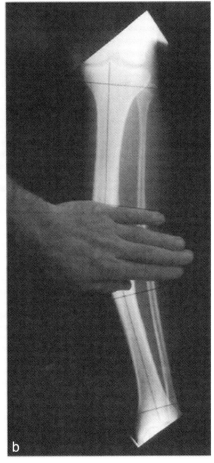

图 11-36

4 个环的装置，其中间的环相距一个手掌的宽度。固定针不弯曲，由于在截骨的双侧具有充分的杠杆作用，容易取得完全的矫正。胫骨上端的环位于胫骨膨大的部位，胫骨下端的环位于踝关节近端 1～2 cm。

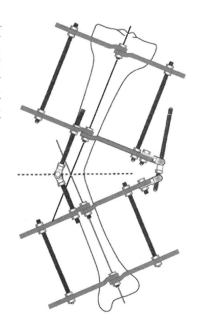
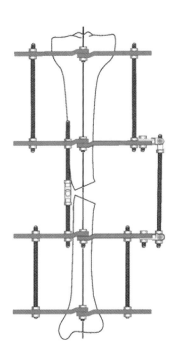

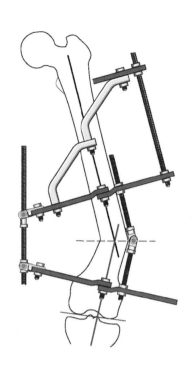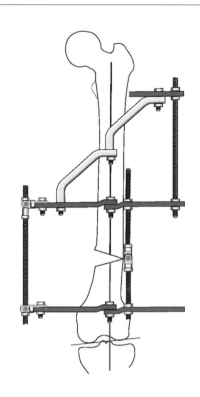

端的环放置于胫骨下端 1～2 cm 处；股骨最远端的环位于外展肌结节水平，近端位于小粗隆水平（图 11-37）。

其他通用规则：铰链两侧相对的 2 个环之间的距离为一个手掌的宽度（10 cm），目的是使装置的杠杆作用达到最大。弯曲强度的限制因素是螺纹杆的直径（通常为 6 mm）（图 11-38），因此铰链两端的圆环之间的距离保持在 10 cm，可以使装置的弯曲强度达到最大化（见图 11-36）。其他环应尽可能大范围地分布于骨骼上，使得截骨两端的固定力臂达到最大。首先确定 2 个铰链位于相同的水平，并且走行方向相同且使之处在一条直线上（图 11-39）。在操作中先将铰链弯曲到 90°，拧紧螺纹杆与近端环和远端环的连接，关键是铰链的走行方向相对于成角平面处于正确的位置。例如，对于冠状面成角，铰链的方向应该是前后走行（垂直于成角平面）。由于都采用开放楔形矫形，所以铰链应放置于连接 2 个半环的中央螺栓的凸侧一个孔内。

2 个中央螺栓代表矢状面（图 11-40），在斜面分析坐标图上，代表 y 轴。为了以肢体为中心精确地安放装置，旋转肢体直到髌骨指向前方。

图 11-37

治疗股骨内翻畸形的装置。股骨近端的环位于小粗隆水平，股骨远端的环位于外展肌结节的水平。位于 CORA 两侧的环之间的空间为一个手掌的宽度。

然后将 2 个中央螺栓指向前后方，假如有可能，可用影像监视器证实其互相重叠。然后将装置固定于冠状面的一根参考钢针上，下一步是确定铰链位于 CORA 的水平，方法是在放射片上测量 CORA 水平相对于膝关节的位置，术中使用影像监视器，在消除放大作用之后，再作上述测量。将铰链位置调整到 CORA 水平，然后置入远端参考钢针用于固定装置的远端部分。假如铰链水平未能正确地调整到 CORA 水平，截骨端将会发生移位（图 11-41）。关键是要确保铰链沿纵轴位于正确水平上，并且确保铰链正确地位于等分线上。假如铰链位于外侧骨皮质上，将发生开放楔形矫形（图 11-41）；假如铰链位于凹侧，由于净作用是闭合楔形截骨，除非切除楔形骨块，骨端将会互相压缩（图 11-41）。装置必

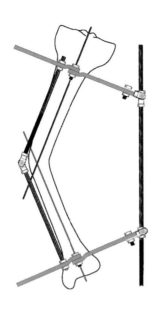
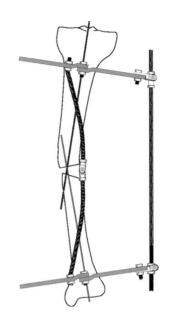

图 11-38

双环装置，且相距甚远。假如整个固定位于这 2 个水平，作用于骨骼的杠杆力量受到限制。在该装置试图矫正骨骼畸形时，6 mm 的螺纹杆有可能弯曲，可导致成角畸形矫正不全。

图 11-39 a，b ▶

预先构造环形外固定支架。

a 使用相对于肢体的适当尺寸圆环，预先构筑 4 个环的装置（见图 11-34）。

b 铰链应该弯曲超过 90°，使得能够共线。在铰链共线后，应该拧紧在铰链两端的螺纹杆上的螺帽（该装置的铰链安放的细节，见图 11-40）。

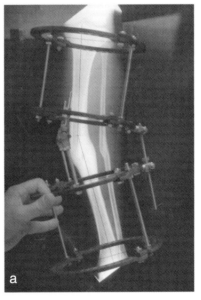
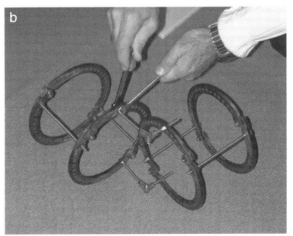

图 11-40　a ~ j

预先构筑 Ilizarov 装置，用于治疗斜面畸形，针对胫骨和腓骨的使用步骤。

a　左侧胫腓骨骨干斜面畸形的模型，与图 8-13 中所显示的畸形类似。i，胫骨模型的前后位片显示 22° 的外翻畸形。ii，胫骨模型的侧位片显示 11° 的后弓畸形。

b　使用斜面术前计划的图解方法。该图与 a 图中所示的模型，以及与图 8-13 中的放射片相一致。冠状面成分是外翻 22°，矢状面成分是后弓 11°，斜面度数是与冠状面呈 24°，其顶点位于后内侧，与冠状面呈 26°。A，前方；P，后方；M，内侧；L，外侧。

c　ACA 均垂直于成角畸形平面（红线）。为了在图上代表开放楔形 ACA 的位置（红色实线），画出骨骼的横截面。胫骨骨干的横截面呈三角形。通过在放射片上测量骨骼的前后方和侧方宽度，如图所示可以在图中标记这些宽度。关键之处在于正确地确定骨骼相对于 y 轴的位置（矢状面中线），由于下肢的矢状面中线沿胫骨的外侧骨皮质，横截面的外侧骨皮质位于 y 轴上。骨骼相对于 x 轴的位置重要性较小。为了方便起见，骨骼的后方骨皮质应画在 x 轴上［在胫骨近端和远端，矢状面中线并不与外侧骨皮质相一致。在胫骨近端，矢状面中线等分胫骨；在胫骨远端的干骺端，矢状面中线以 1/3 外侧和 2/3 内侧分割胫骨（见图 7-7）］。使用 Ilizarov 装置时，最常用的矫形手术是开放楔形矫形术。对于开放楔形矫形术，铰链应该位于凸侧骨皮质。对于斜面矫形术，采用相同的原则，因此，ACA 应该相切于凸侧骨皮质。在图中，由箭头的方向代表凸侧的骨骼，画出 ACA 垂直于成角畸形的平面，与骨骼横截面的最凸起部分相切（红色实线）。

d　在决定 Ilizarov 环上的某个孔可用于安放铰链时，先选择内径合适的环，采用 2 个参数将环与图中相吻合。第一个参数是环的矢状线，也就是 2 个中央螺栓的连接线，在手术中，该线指向矢状面。第二个参数是 2 个手指宽度规则（见图 11-34），环的安放位置与皮肤应该留有 2 个手指的宽度。由于胫骨的前方骨皮质就位于皮下，可以轻易地参考骨骼确定环在图中的位置。与图中的环重叠后，标明 ACA 与环相交的孔，应该将铰链放置于取得开放楔形成角矫形的孔内。牵伸杆的位置在 2 个铰链凸侧的中间，该部位可通过计算孔的数目并除以 2 来确定。心中牢记：在 Ilizarov 装置中，中央螺栓两侧的空洞应计算为一个孔。

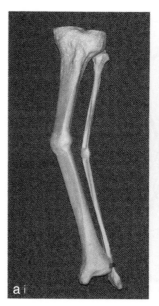
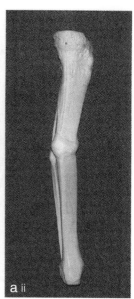

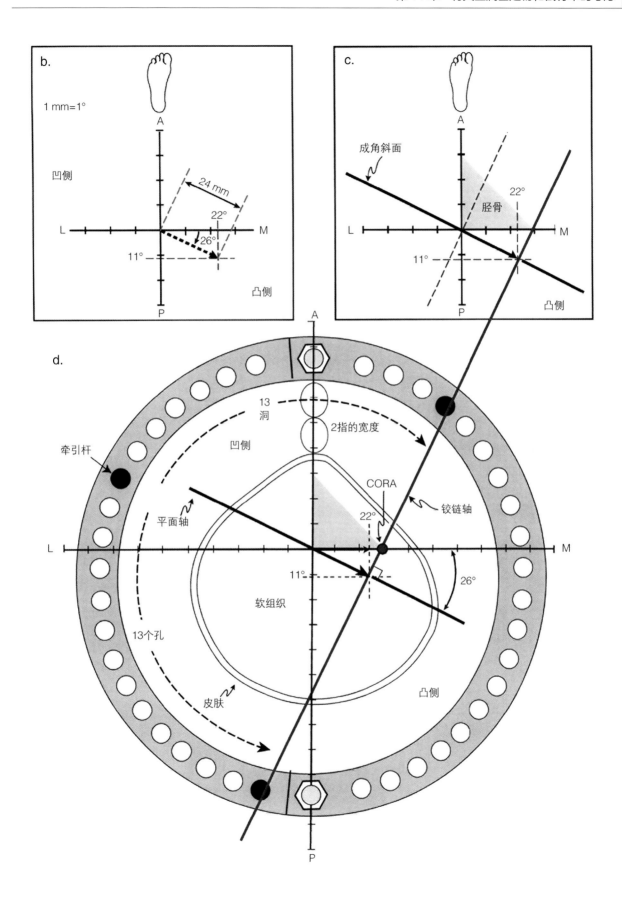

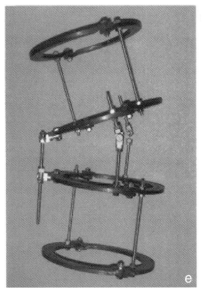

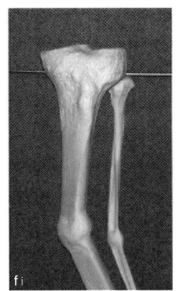

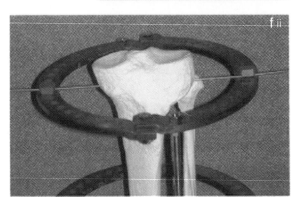

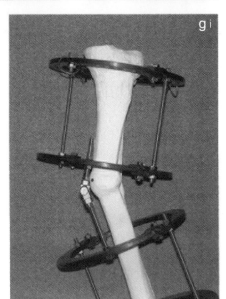

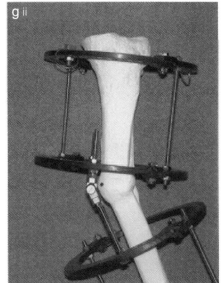

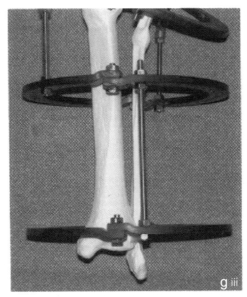
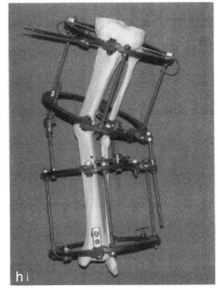
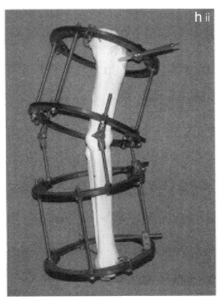
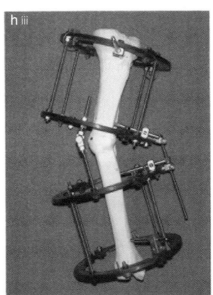

图 11-40 a ~ j

e 下一步，预先构筑装置，并安装铰链于已在图中确定的孔内。预先构筑要遵循在冠状面畸形中所采用的系统规则。从后方对该装置摄片。

f 首先将下肢定位于冠状面，髌骨指向前方，与在原始放射片中所取的位置相同，以下肢为中心安放装置。然后，置入近端参考钢丝（i），旋转框架使得中央螺栓在影像增强器中显示重叠，将框架固定于该参考钢丝上（ii）。此时装置的矢状面和肢体的矢状面相吻合。由于 ACA 的方向（连接 2 个铰链的直线）相对于矢状面，装置的铰链就会自行与斜面成角畸形相对合。

g 假如近端参考钢丝垂直于胫骨近端的纵轴，并且装置相对于矢状面正确地旋转，剩余的调节需要只有铰链水平。尽管基于放射片准备预先构筑，由于放大作用，铰链的水平可能与开放楔形 CORA 的水平不相一致（i），因此，一旦装置的近端受到固定，铰链的水平与 CORA 的水平应相匹配。按照到膝关节、踝关节或者其他解剖标志的距离，标记骨骼的CORA 水平。一旦铰链调整长度（ii），并且将远端环调节至踝关节踝穴的近端 1 ~ 2 cm（iii）之后，置入远端参考钢丝，通常通过胫骨和腓骨。

h 安放其余的固定物。分别显示前后位（i）、侧位（ii）和斜面（iii）照片。

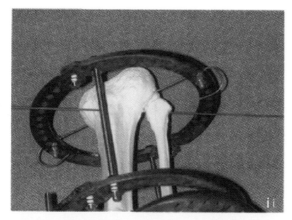
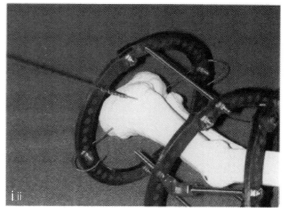
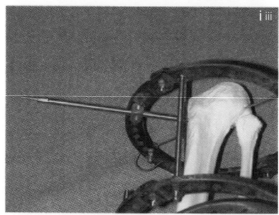

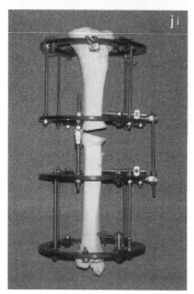
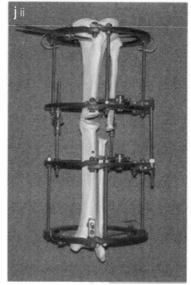
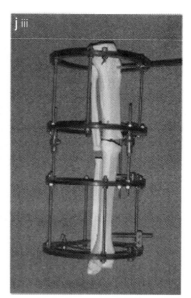

图 11-40　a～j

l 近端胫腓骨固定的方法。i，在腓骨头最突出的部位用一根钢丝将腓骨固定于胫骨，这是最容易的方法。ii，由于膝关节屈曲和伸展，钢丝在后外侧可刺激皮肤。改良的方法是顺钢丝放入空心钻，在原位从内侧置入半螺纹针。iii，针的直径过大可引起腓骨头骨折。因此，胫骨部分可以用空心半螺纹针固定，腓骨经套管置入斯氏针。

j 在施行经皮截骨之后，逐步恢复骨骼的对线，这样需要一根凹侧牵伸杆，形成开放楔形矫形术。由于铰链轴位于斜面上，截骨术将在斜面上开放一个楔形（i），同时将骨骼变直，如同前后位（ii）和侧位（iii）片上所显示的那样（与图 8-16 中显示的病例相同）。

a.

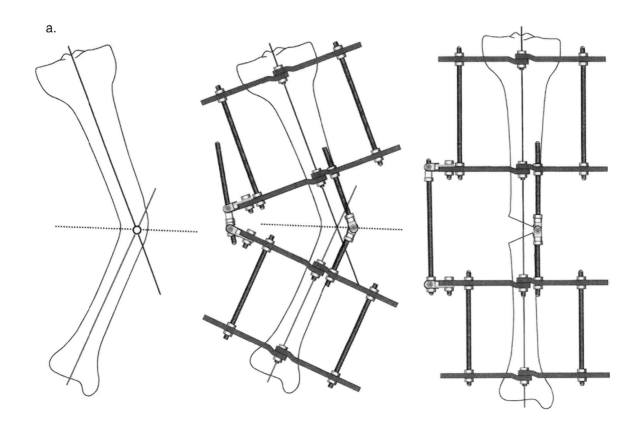

须方向正确，固定于肢体上，铰链的 ACA 垂直于畸形平面，并位于 CORA 的正确水平上，通常位于骨骼的开放楔形侧。假如装置用于斜面矫形，唯一的区别就是铰链在环上的位置，为了确定铰链安装孔的正确位置，可采用斜面计划的图解法（见图 11-40）。装置中心的定位与冠状面畸形的方法相同，在用 2 根针（钢针或者半螺纹针）将装置安放到位后，安放其余的针，取得稳固的固定。图 11-42 示股骨和胫骨的钢针和半螺纹针的安全固定方式。假如只使用钢针固定，重要的是在合理的部位混合使用带橄榄头的钢针（图 11-43），并遵循"拇指规则"（图 11-43）。对于关节周围的成角畸形，可用近关节铰链代替（图 11-44）。成角畸形的矫形速率必须遵循骨骼再生速率和节律的生物学原则。因此，关键是按照简单数学规则，计算矫形速率（图 11-45）（Paley 1989；Herzenberg

图 11-41　a ~ e

相对于截骨的铰链水平决定矫形的类型。

a　铰链位于凸侧骨皮质上的等分线上，并且通过 CORA 截骨，实施开放楔形矫形，完全恢复对线。

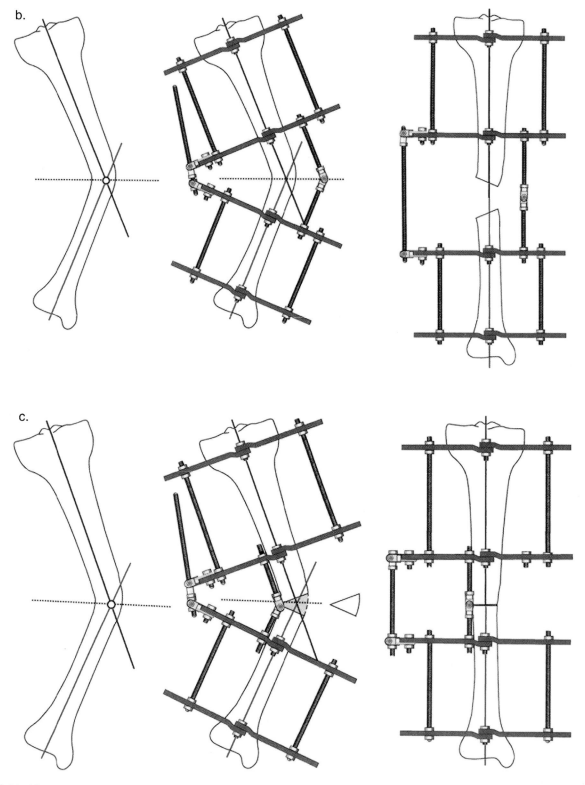

图 11-41 a ～ e

b 铰链位于等分线上，但是较凸侧骨皮质更加位于凸侧，截骨位于 CORA 水平，表现为成角矫正，轴线或者骨端无移位，但是骨端出现分离移位。

c 铰链位于等分线上，但是位于凹侧骨皮质上，行闭合楔形截骨术，畸形得到矫正。

d 铰链位于 CORA 的近端，截骨位于 CORA，形成骨端和轴线的移位。

e 铰链位于 CORA 水平，截骨位于 CORA 的远端，出现骨端移位，但是轴线无移位。

d.

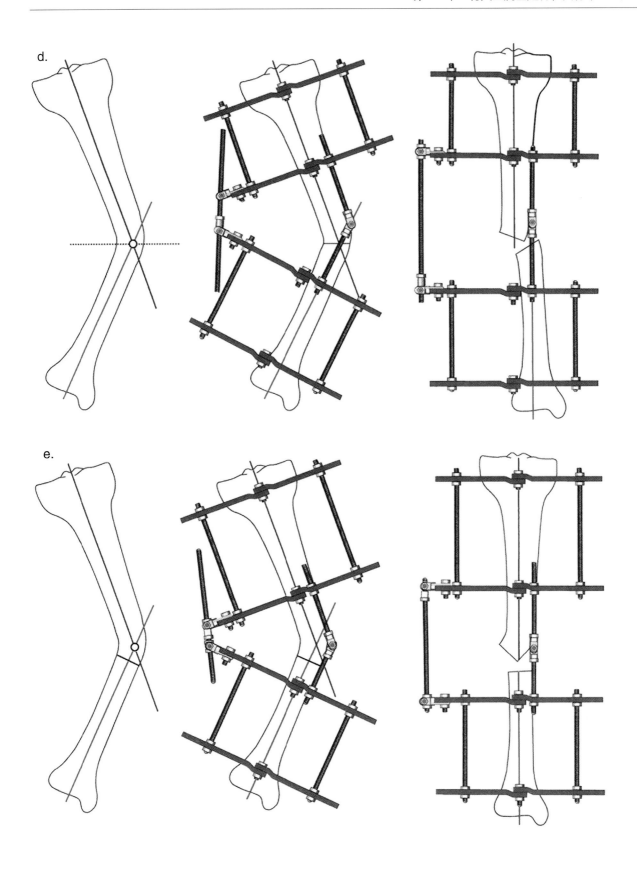

e.

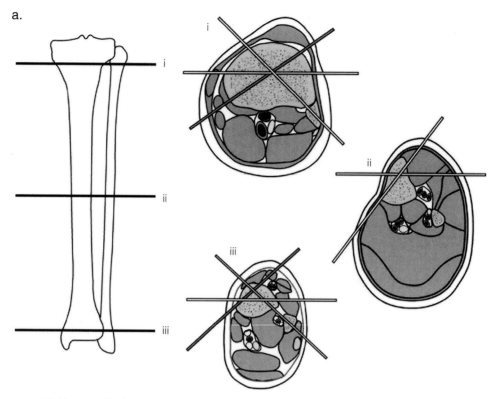

等1994），还可计算矫形持续时间（Herzenberg和Waanders1991）。在计算矫形持续时间时，需要知道骨骼的矫正速率。由于在圆形方向上，骨骼开放如同楔形，矫形持续时间为圆弧的长度除以该圆弧的矫正速率。圆弧的长度为从铰链到骨骼边缘为半径（r）的圆周长与角度α的比例（2πrα/360）。假如矫正速度确定为每天1mm，矫正持续时间就是2πrα/360天（此处r的测量单位为毫米）。假如同时进行延长和畸形矫正，计算牵拉杆处的牵拉速度，根据上述的三角或者同心圆原则，需要知道全面的延长速度和畸形矫正比例。例如，假如延长速度为0.5mm/d，保留0.5mm的骨牵拉余量（假定我们不希望截骨线部位的骨骼牵拉超过1mm/d），假如从牵拉杆到铰链的距离与从骨骼边缘到铰链的距离之间的速度比例为4∶1，计算每天需要延长牵拉杆多少毫米才能在截骨端产生0.5mm的延长，因此得出4×0.5mm/d=2mm/d，由于所有杆的全面延长速率是0.5mm/d，牵拉杆的速率为0.5+2=2.5mm/d，铰链杆只延长0.5mm/d。

图11-42　a～c

使用圆形外固定器时半螺纹针和钢针的安放。

a　只安放胫骨钢针。i，近端干骺端：冠状面钢针，腓骨钢针。替代方法：内侧面钢针（该钢针经常进入鹅足滑囊内，并引起炎症，因此应该避免）。ii，骨干：冠状面钢针，内侧面钢针。替代方法：腓骨钢针（由于有危及腓神经的风险，该钢针不能用于腓骨干近端1/3）。iii，远端骨干，最初的两根钢针：冠状面钢针，腓骨钢针。替代方法：内侧面钢针（该钢针可能进入并刺激前方间室内的肌腱）。

b　胫骨混用。i，近端干骺端：冠状面钢针，从前外侧到前内侧的半螺纹针，从前内侧到前外侧的半螺纹针（该半螺纹针也可用于固定腓骨近端）。替代方法：从前方到后方的半螺纹针（该针应该位于该部分的最远端，避免进入髌腱内）。ii，骨干：从内侧到外侧的半螺纹针，从前方到后方的半螺纹针。替代方法：从前内侧到前外侧的半螺纹针。iii，远端干骺端：腓骨钢针，从前方到后方的半螺纹针。替代方法：冠状面钢针。

c　股骨。i，近端干骺端：冠状面半螺纹针，从前外侧到后外侧的半螺纹针。替代方法：骨干：从后外侧到前内侧的半螺纹针。ii，骨干：冠状面半螺纹针，从后外侧到前内侧的半螺纹针。iii，远端干骺端：从后外侧到前内侧的半螺纹针，从后内侧到前外侧的半螺纹针。替代方法：冠状面钢针（该钢针束缚阔筋膜，因此经常用于将装置中心化，在手术结束时所有固定针到位后予以去除）。

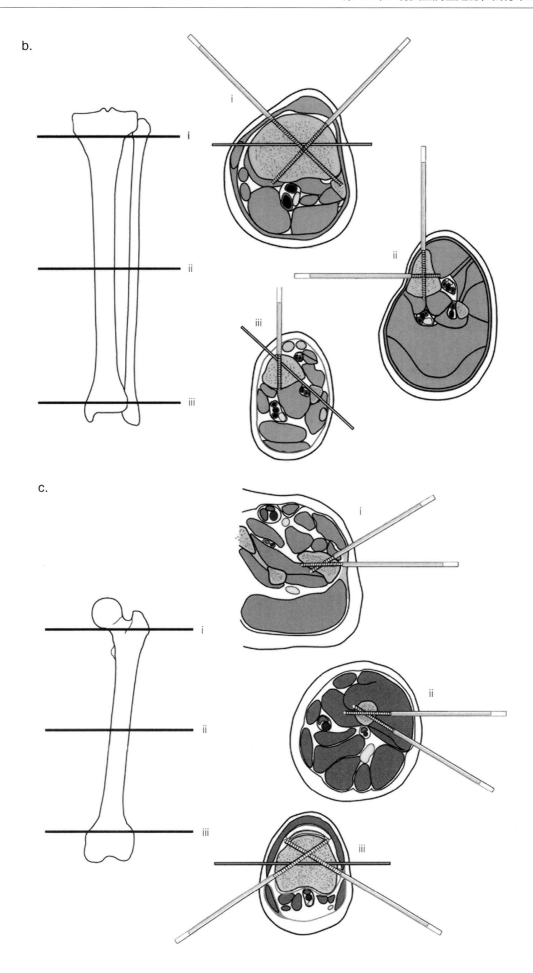

b.

c.

a.

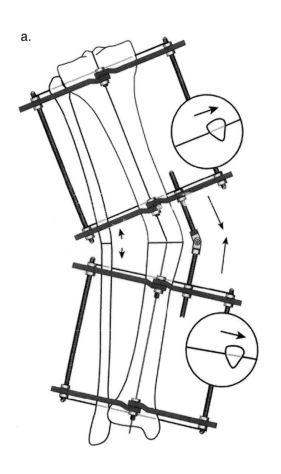

b.

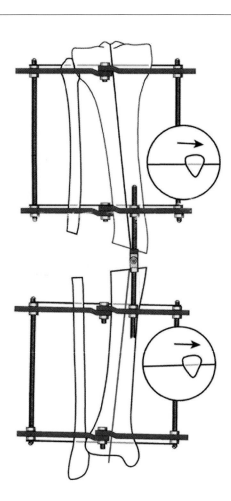

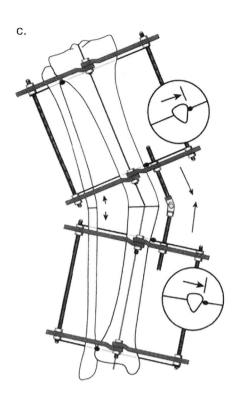

c.

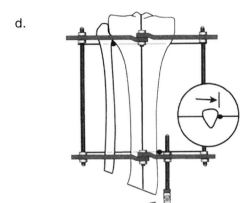

d.

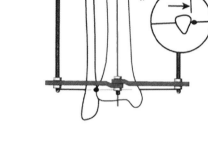

图 11-43　a ~ e

a　在只采用钢针的外固定架中，除非使用带橄榄头
　　的钢针，否则无法限制骨骼。

b　对这种非限制系统进行逐步牵拉，骨骼易于移向
　　（滑动）凸侧，将残留畸形。

c　在凸侧使用带橄榄头的钢针，系统受到限制，防
　　止骨骼发生移动的倾向。

d　能够获得完全的、有效率的矫形。

e　对于开放楔形矫形，带橄榄头的钢针应该按照
　　"拇指规则"放置。

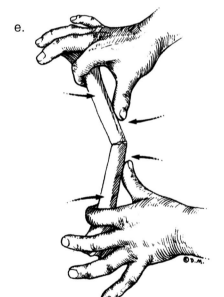

e.

a.

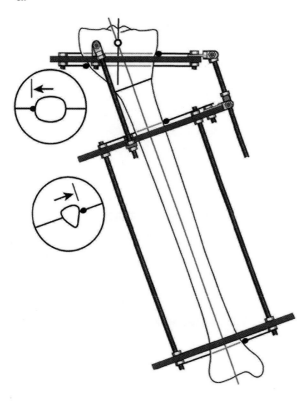

b.

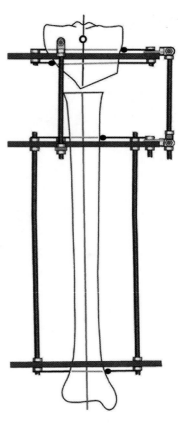

c.

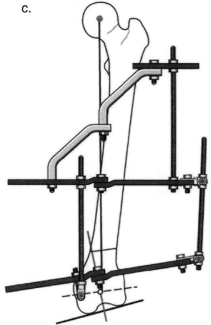

d.

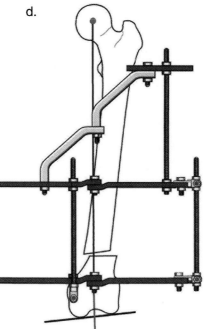

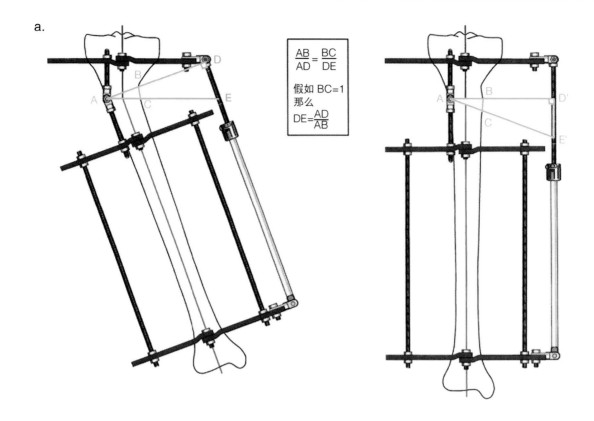

$$\frac{AB}{AD} = \frac{BC}{DE}$$

假如 BC=1

那么

$$DE = \frac{AD}{AB}$$

◀　图 11-44　a～d

a　胫骨的内翻畸形，CORA 接近关节线。为了使外固定器的铰链符合 CORA 的水平，铰链必须高于环的水平，以图中所示的方式构筑铰链，称为近关节铰链装配。在只采用钢针的外固定架中，为了产生移位，如小图中所示，需要使用对侧带橄榄头的钢针。假如使用半螺纹针，可以限制骨骼移动，就不需要使用带橄榄头的钢针。

b　在矫正之后，轴线恢复对线，按照截骨术原则 2，将截骨部位的骨端互相移位。

c　用于矫正股骨远端外翻畸形的近关节构造。

d　在矫正之后，轴线恢复对线，按照截骨术原则 2，将截骨部位的骨端互相移位。

图 11-45　a～c

a　为了计算铰链延长的矫正速度，使用相似三角规则。假设在骨骼凸侧骨皮质（BC）的延长速度为每天 1 mm，需要知道在延长杆上（DE）的延长速度，可以表达如下：假如 BC=1 mm，DE 是多少？可以通过简单的比例式来计算 AD 与 AB 之比与 DE 与 1 之比的比较，该式中 AD 是从铰链到延长杆的垂直距离，AB 为从铰链到凹侧骨皮质的最短距离，由于矫形是围绕铰链以圆形的方式进行的，随着时间的流逝，延长杆的距离越来越接近于骨骼，需要不断地重复计算速度（AD'＜AD）。

b.

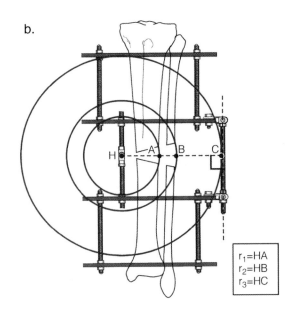

r₁=HA
r₂=HB
r₃=HC

图 11-45　a~c

b 相似三角规则的基础是同心圆规则，图中显示在实际操作中计算不同圆周半径的比例。在本例中，胫骨（r_1）、腓骨（r_2）和延长杆（r_3）进行比较的比例，一旦选定其中部位之一的比例，可计算其他部位的相对比例。根据定义，在任意一点上半径永远垂直于圆周，因此代表延长杆的圆圈的正确半径就是从延长杆到铰链的最短垂直距离，当延长杆与外固定架呈倾斜角度时尤为重要，到铰链的距离变化很大。该概念在下例中图解说明。H，铰链。

c 铰链位于与截骨部位不相同的平面上，延长杆倾斜。最短的半径或者延长杆与铰链之间最短的垂直距离为 AD，D 点位于延长杆的延长线上，B 点选择截骨线上最凹点。由于半径和距离发生改变，需要不断计算比例。假如截骨处每天牵开不超过 1 mm，牵拉杆处的理想的矫正率，就是从最初的 x 改变为矫形接近结束时的 x'。

c.

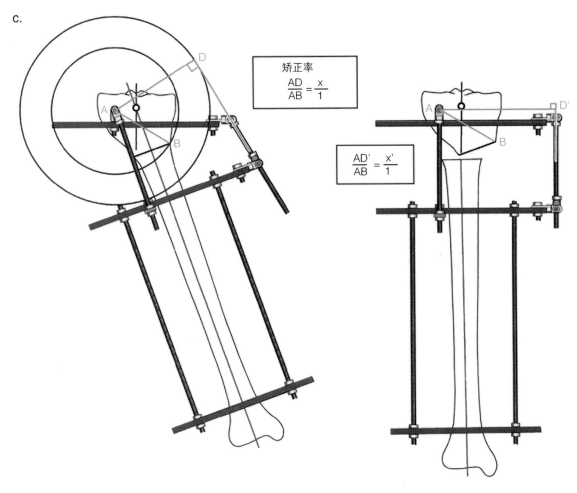

矫正率
$$\frac{AD}{AB} = \frac{x}{1}$$

$$\frac{AD'}{AB} = \frac{x'}{1}$$

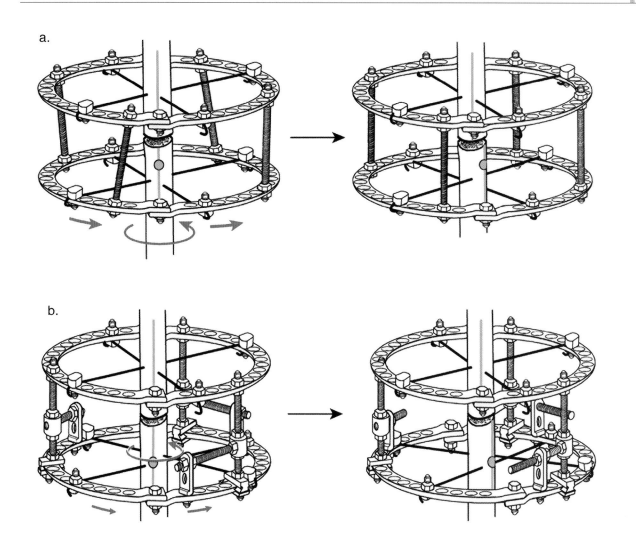

还可以采用多种机械装置和改良设备对旋转和移位进行即时或者逐步矫形（图 11-46 和图 11-47）。采用环形框架进行旋转矫形时，必须考虑到由于装置通常以肢体为中心，并不是以骨骼为中心（图 11-48），因此假如围绕圆环的中心施行旋转矫形，处于偏心的骨端将会互相移位，由于移位是逐步旋转矫形的产物，最好在最后纠正移位畸形，并计算出由旋转所产生的移位畸形数量（图 11-48c）。为了避免发生继发性移位畸形，可使用环中环结构（图 11-46d）。在同时进行延长和逐步矫正畸形的术前计划中，矫形的顺序非常重要（图 11-49），最好先同时矫正长度和成角畸形，然后矫正旋转和移位。旋转和移位都对新生骨产生剪切力，假如在最后施行，该剪切力可分布于新生骨的整个长度上。

图 11-46　a ~ d
旋转构造
a　利用偏置放置的螺纹针施行即时旋转，该构造优于单孔或者双孔旋转矫形，安装快捷，使用方便。
b　利用原始 Ilizarov 部件施行逐步旋转矫形，横行螺纹针与圆环相切。

使用单边外固定架矫正畸形，可以采用即时或者逐步的方式，单边外固定架较适用于即时矫形，也可施行逐步矫形，但是不如环形外固定架那样容易。单边外固定架具有 2 种不同的机制进行角度矫形：铰链和成角器。铰链是一种被

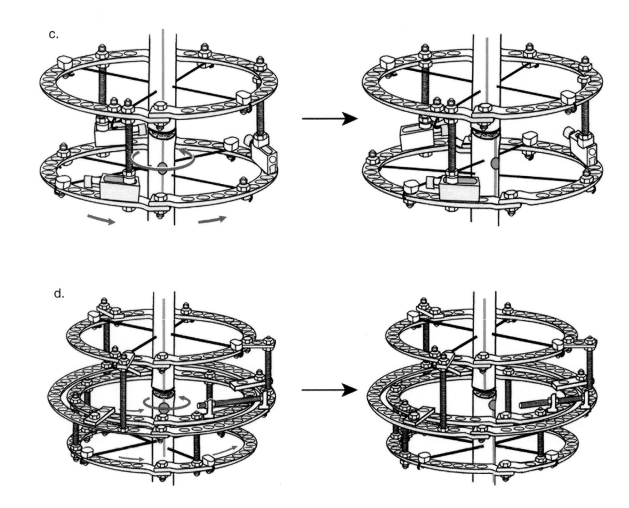

图 11-46　a ~ d

c　利用 Paley 旋转 - 移位方块施行逐步旋转矫形，移位方块与圆环相切。

d　利用环中环构造施行逐步旋转矫形，该构造是旋转中心围绕骨骼中心而不是围绕环的中心的唯一构造。一个环连接于上位环，另一个环连接于下位环，只需要一根横行杆。平行金属盘中间包含环中环的构造。该构造安装困难，耗时费力。

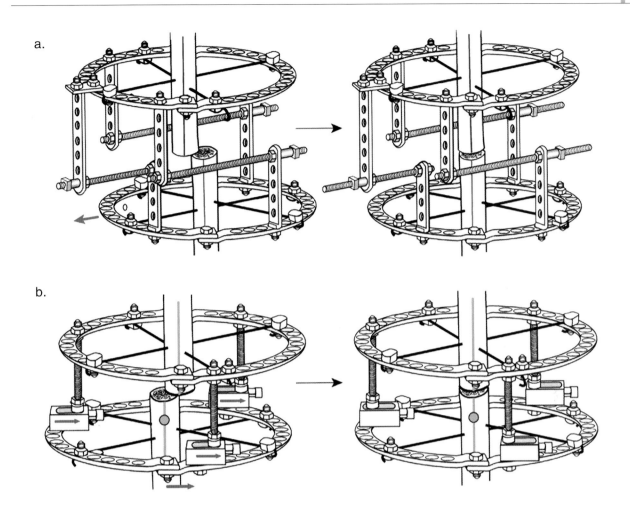

图 11-47 a，b

a 利用原始 Ilizarov 部件构建移位构造，横行螺纹针互相平行，并平行于移位的方向。

b 利用 Paley 旋转 - 移位方块构建移位构造，所有的方块均互相平行，并平行于移位的方向。

动的机制，需要牵拉器，或者纵贯铰链全长，或者位于铰链的一端。假如铰链直接安放于 CORA 上，起到 ACA 的作用，牵拉器的安放贯穿于铰链。在该模式中，铰链的作用与环形外固定架中铰链的作用相似（图 11-50）。其他方法是铰链放置于成角畸形的凹侧，ACA 位于凸侧骨皮质，并不位于铰链上。为了增加稳定性，尽可能地保留凸侧骨皮质，可以降低移位的可能性，促使 ACA 位于外侧骨皮质。铰链的理想位置位于开放楔形 CORA 的等分线上（图 11-51）。随着单侧外固定器体部延长，存在微弱的倾向产生两种相等的但方向相反的代偿性移位。假如最初铰链并不位于等分线上，即使截骨位于正确的水平上，轴线仍会发生移位（图 11-52）。

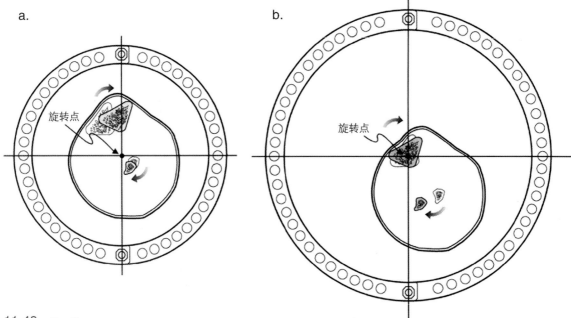

图 11-48　a ~ c

a　由于环以下肢的外径为中心，又由于胫骨并不位
于小腿的中心，假如围绕环的中心进行旋转，胫
骨会发生移位。

b　将环的中心与骨骼的中心相匹配，需要直径很大
的环，才能使骨骼能够围绕其轴线旋转，但是大
直径的环体积臃肿，并且较小环稳定性差。

c　由某一旋转度数所产生的移位数量可按图中所
示进行计算。证明的依据是正旋定理。对于
大多数病例，旋转不会超过45°，移位的数量
$t \approx 0.017\theta r$。A，前方；P，后方；M，内侧；L，
外侧。

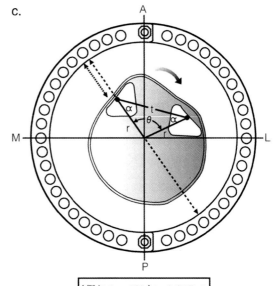

（假如 $\theta < 45°$）$t \approx 0.017r\theta$

θ＝去旋转角　　　　　　　　　　$\theta = 180 - 2\alpha$
r＝Ilizarov环中心到　　　　　　$2\alpha = 180 - \theta$
　　胫骨外缘的距离　　　　　　$\alpha = 90 - \theta/2$
t＝移位距离

正弦定律

$$\frac{t}{\sin\theta} = \frac{r}{\sin\alpha}$$

$$\frac{t}{\sin\theta} = \frac{r}{\sin(90-\theta/2)}$$

$$t = \frac{r\sin\theta}{\sin(90-\theta/2)}$$

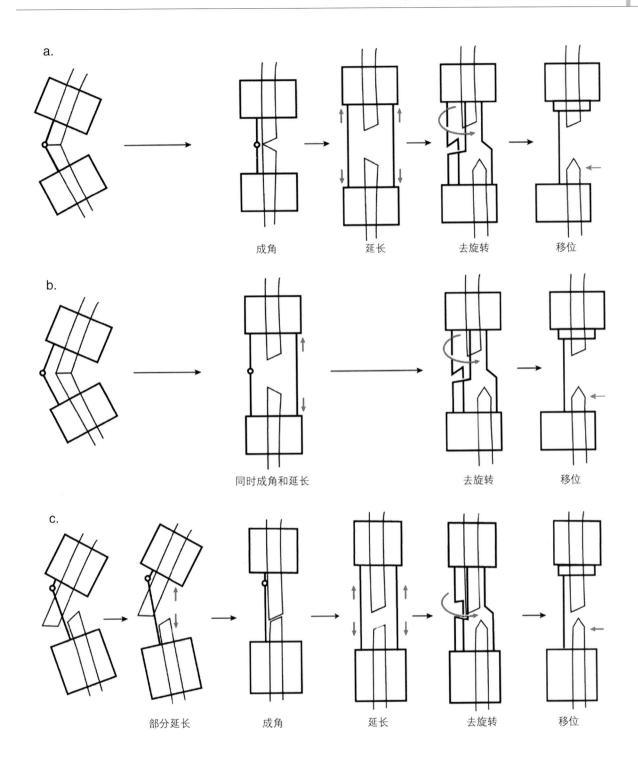

图 11-49　a ~ d

使用 Ilizarov 装置，采用逐步矫形的方式，对于长度、成角、旋转和移位等各种畸形成分的矫正顺序。

a　最先是角度矫形，然后是延长，随后是去旋转，最后是移位。这种策略的基本原理是，使用 Ilizarov 装置进行旋转会引发移位畸形，原因是骨骼并不位于环的中心。该策略的危险性在于在延长开始之前，在位于凸侧的角度矫形过程中，骨端发生提前成熟稳固。

b　先同时进行成角矫形和延长，然后去旋转和移位，将会减少前述的提前成熟稳固的风险。

c　当骨端互相靠拢时，先需要延长，使得骨端之间畅通无阻，然后矫正角度和移位，然后是去旋转。假如去旋转形成残留畸形，最后进行矫正。

d.

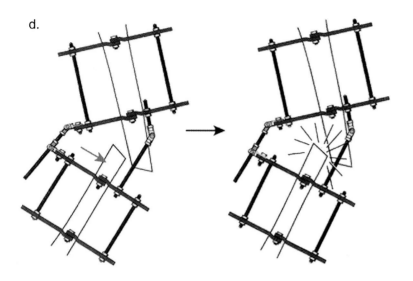

图 11-49　a～d

d　开始时骨端存在短缩和对线移位，
　首先施行延长，使得骨端分离。
　假如先不进行延长，骨端互相抵
　触，阻碍进一步矫形。

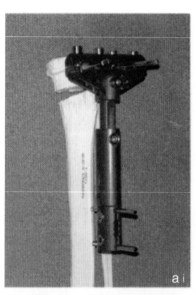
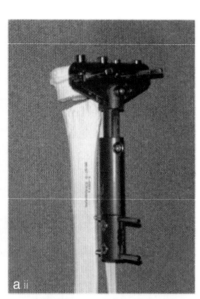

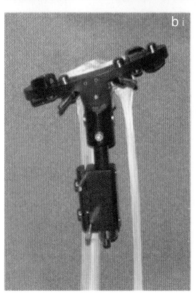
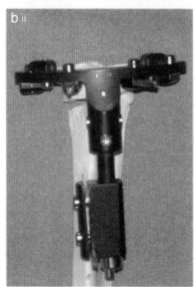

图 11-50　a，b

带有被动铰链或者主动成角装置的单
侧外固定器，设计以 CORA 为中心。

a　Garche 外固定器（Orthofix）的照
　片，位于内翻畸形胫骨的前方。
　i，矫正前。ii，矫正后。

b　EBI 外固定器的照片，铰链装置以
　CORA 为中心。i，矫正前。ii，矫
　正后。

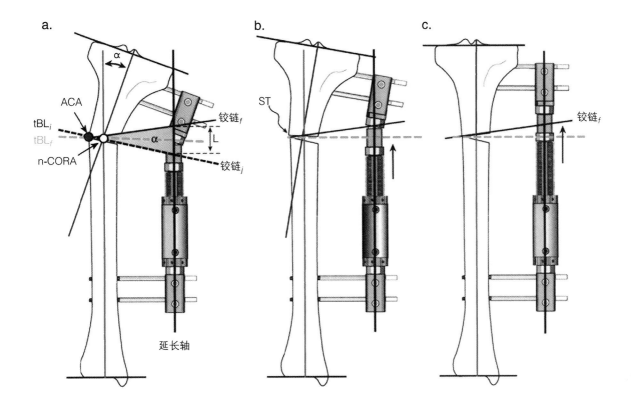

图 11-51　a ~ d

a 带有被动铰链的单侧外固定器，位于成角畸形的凹侧。铰链位于 tBL，能够取得完全矫形，最终无移位，但是，初始畸形的 tBL（tBL_i）以矫正数量的一半改变位置，最终 tBL（tBL_f）以矫正度数的一半位于铰链的远端。相对于最终等分线，铰链向两侧移动相等的弧度。n-CORA，中央 CORA；铰链 $_f$，最终铰链；铰链 $_i$，初始铰链；L，成角矫正器移动距离。

b，c 这意味着在矫形的开始一半产生一个方向的微小移位（b），在移位的下一半产生相反移位（c）。ST，继发移位。

d 这些移位互相抵消，不会引起最终的移位，由于铰链的路径沿着延长轴，类似于弦，并不按照圆周运动。

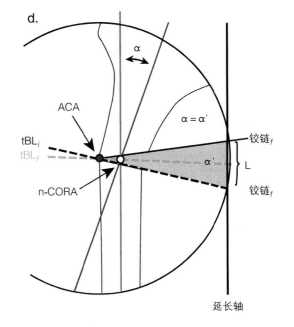

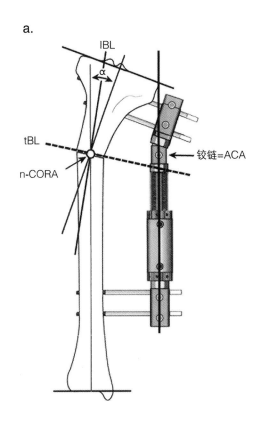

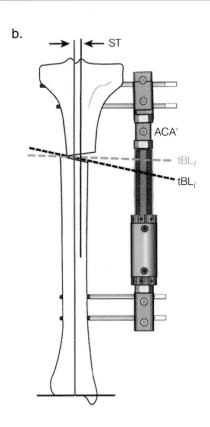

铰链是被动的畸形矫正装置，成角器则是主动的畸形矫正装置。因此，成角器的旋转中心是ACA，成角器的轴线可按照上述用于铰链的方法，直接放置于CORA之上。其他方法有成角器位于畸形的凹侧，关键是将成角器放置在tBL上，位于骨骼的凸侧，远离骨皮质，将起到牵拉铰链的作用。因此当成角器位于凸侧时，矫形肯定会伴随有短缩，通过图解法和量角器可计算出短缩的数量（图11-53）。假如成角器不放置于tBL的水平，必须针对继发性移位进行矫形（图11-54）。

由于针的弯曲和软组织的张力，假如在延长中发生成角畸形，其他矫形方法有日本大阪Natsuo Yasui发明的4杆联锁装置（图11-55），需要使用2个固定器的体部，互相协同，取得所期望的成角和长度矫形。该法只能矫正位于外固定器旋转铰链平面上的成角畸形。

除了成角矫形之外，某些单边外固定器还可施行旋转和移位矫形。位于固定针平面上的移位容易得到矫正（图11-54到图11-56）；矫正垂直于固定针平面上的移位，可使用垂直于固定

图 11-52　a，b

a　带有被动铰链的单边外固定架，位于成角畸形的凹侧。铰链位于tBL的近端。n-CORA，中央CORA。

b　在矫形中的骨端移位。ST，继发移位；tBL_f，最终tBL；tBL_i，初始畸形的tBL。

针的2个成角器（图11-57），并非所有的单边外固定器都能够组成这种结构。2个相同且相对的成角相等于1个移位，因此可采用2个成角器相连协助矫形，可使用简单的图解法制订术前计划。

采用单边外固定器矫正旋转畸形最具有挑战性，由于大多数外固定器不具备逐步矫正旋转畸形连接装置，通常施行即时矫形。最简单的方法是将固定针垂直于每个骨节段，不仅用于纠正成角还可用于纠正旋转，最好的方法是在近端关节处于中立位时，在冠状面上或者矢状面上置入近端半螺纹针；在远端关节处于中立位时，在冠状面上或者矢状面上置入远端半螺纹针，2

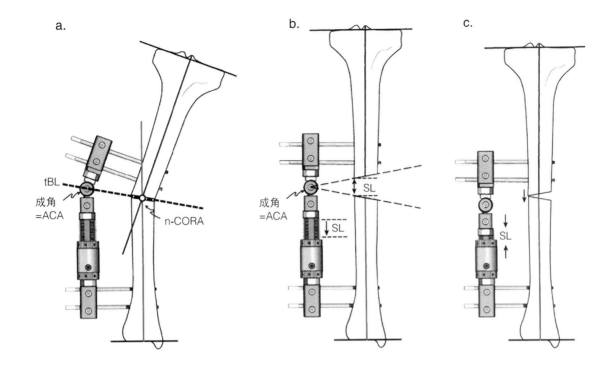

图 11-53　a～e

a　成角器位于骨骼的凸侧，并位于 tBL 上。n-CORA，中央 CORA。

b　由于成角器远离凸侧骨皮质，这样在延长时能够完全恢复对线。所发生的额外延长称之为继发性延长（SL），继发性延长可以在矫形术前测量，即测量 CORA 和成角器 lBL' 之间的量角器双臂之间的距离。

c　为了避免继发性延长，在矫形的同时，可以按照继发性延长的数量短缩骨骼。

d　延长末期的股骨放射片显示延长 5 cm 后出现 15° 的内翻畸形。在本病例中，行直线延长，内翻是由强大的内侧软组织力量所造成的。

e　该畸形可使用成角器矫正，由于成角器的 ACA 位于牵拉部位，需要继发性短缩 2.5 cm 来保持股骨的长度，15° 的成角畸形得到矫正。

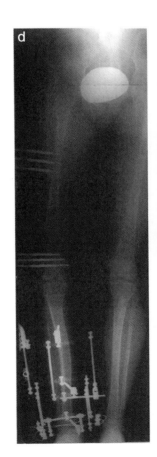

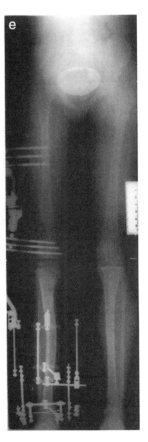

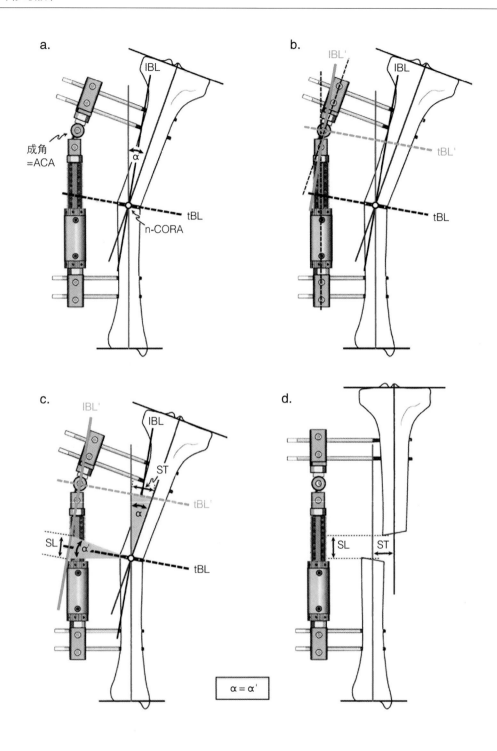

图 11-54　a ~ h

a　成角器位于 tBL 的近端。n-CORA，中央 CORA。

b　由外固定器两臂之间所形成的角度定义为等分线 tBL' 和 lBL'，以成角器轴为中心。

c　采用图解法可计算出继发性移位的数量，即以骨骼 CORA 和成角器的 tBL' 为中心的量角器两臂之间的距离。继发性延长（SL）可计算以骨骼 CORA 和成角器的 lBL' 为中心的量角器两臂之间的距离。

d　假如对预期的继发性延长和继发性移位不进行补偿，骨端将牵拉分离，并且互相移位。

e, f　为了防止发生继发性移位，可采用图中所示的改良外固定架，它可使骨骼以相反的方向移位。

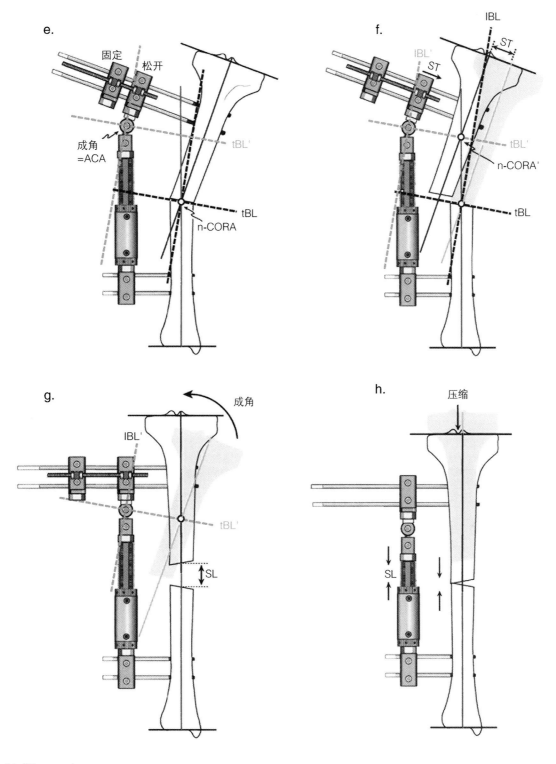

图 11-54　a ~ h

g　在继发性移位补偿之后，骨骼发生成角，骨端和　　h　短缩骨骼，补偿继发性延长。为了图示方便，分
　　轴线达到对线，会发生继发性延长。　　　　　　　　　别显示操作步骤。在实际操作中，应该同时进行，
　　　　　　　　　　　　　　　　　　　　　　　　　　　避免骨端的移位和延长。

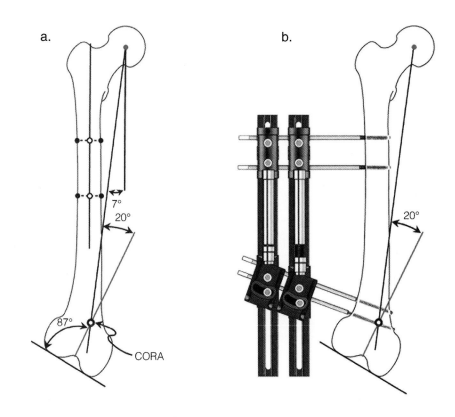

组针互相旋转获得矫正的度数。在截骨后，所有针排列成直线，就能够矫正旋转畸形（图 11-58）。假如外固定器具有可使用的弧状节段，围绕圆弧可施行逐渐矫形，与环形外固定器的矫形相似。

其他完成方法有，确认是否围绕单边外固定器的纵轴进行旋转，这将会引起骨端移位，因此，能够采用单边外固定器逐步矫正旋转畸形，围绕外固定器的纵轴进行旋转，同时矫正继发性移位（图 11-59）。

c.

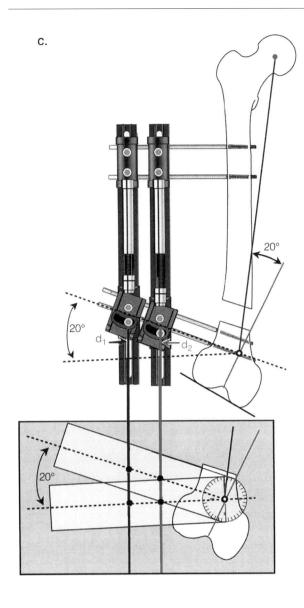

d.

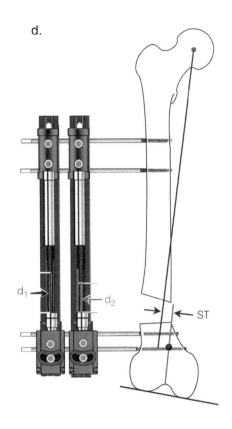

图 11-55　a ~ g

a　股骨的外翻畸形（20°）伴有短缩。

b　采用 4 杆联锁方法矫正成角畸形（由 Yasui 发明）。

c　通过两个外固定器同时牵拉进行延长。计算所需要的不同的牵拉长度，将量角器放置于 CORA 上，张开 20°，读取位于每个外固定器中线处量角器双臂之间的距离，作为所需要的长度（d_1d_2）。

d　两个外固定器分别牵拉不同的长度 d_1 和 d_2，导致远端骨节段内翻 20°。由于矫形围绕位于 CORA 近端的轴线发生作用，故出现继发性移位（ST）。

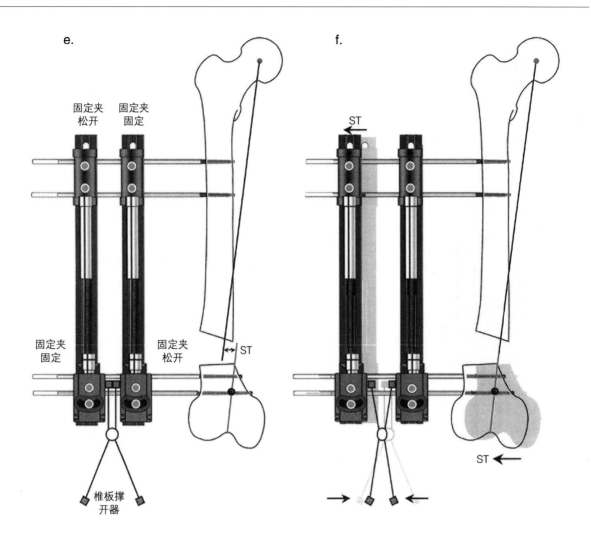

e.　　　　　　　　　　　　　　　　f.

固定夹　固定夹
松开　　固定

ST

固定夹　　固定夹
固定　　　松开

ST

椎板撑
开器

ST

图 11-55　a ~ g

e，f　在两个固定针夹之间使用椎板撑开器，通过两
　　　个外固定器相对移动矫正继发性移位。放松近
　　　端外侧的夹具，将远端固定；放松远端内侧的
　　　夹具，将近端固定。

g　　12 岁女性患者，软骨发育不良，股骨延长 12 cm
　　　后的放射片。该病例显示采用 Yasui 法。i，术前
　　　股骨外翻畸形（LDFA=83°），在延长结束时仍持
　　　续存在。ii，为了矫正外翻畸形，使用 Yasui 的双
　　　重外固定器方法。在增加第二个外固定器之后但
　　　是在矫形之前所摄取的放射片，注意 CORA 位于
　　　远端，但是在干骺端延长部位进行矫形，因此在
　　　截骨水平将发生移位（截骨术原则 2）。iii，在门
　　　诊行即时矫正，在 20 分钟内逐渐分别延长两个外
　　　固定器。机械轴恢复对线（胫骨残留某些外翻畸
　　　形，但是 mLDFA 为 90°），但是长度无改变。注
　　　意在新生骨水平的移位。

图 11-56　▶

由于移位畸形可定义为两个成角畸形，可使用两个成
角器，通过成角（α）和相等的对顶角（−α），产
生移位，在放射片上可以计算出改变的度数。在术前
计划中，在成角器水平（ACA，ACA′）画出"第三
条线"（绿色）与近端轴线（红线）和远端轴线相交。
从图解中可以测量成角器之间的距离（d）。每个水平
所需要的成角为 α 和 −α。ST，继发性移位。

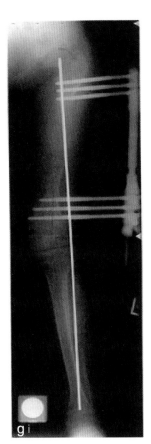
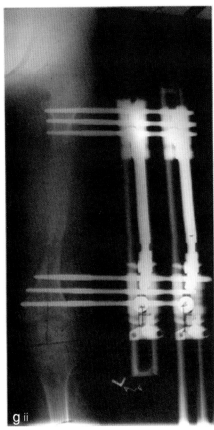
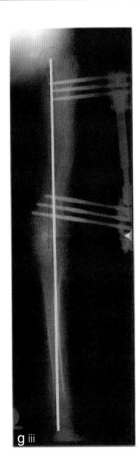

图 11-55　g

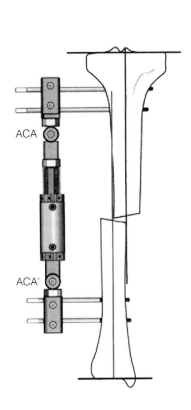
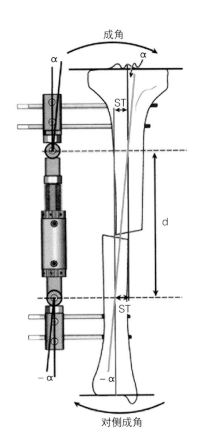
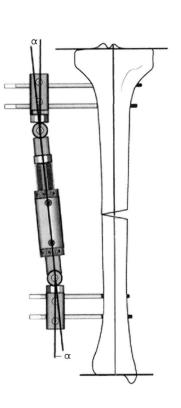

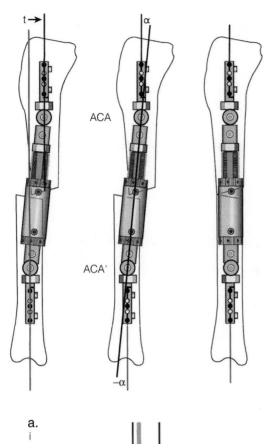

图 11-57

使用单边外固定器，采用两个成角器，其轴线与固定针成直线，可矫正位于垂直于固定针平面上的移位畸形，如图 11-56 所示，需要相同的角度和相反角度。t，移位。

a.

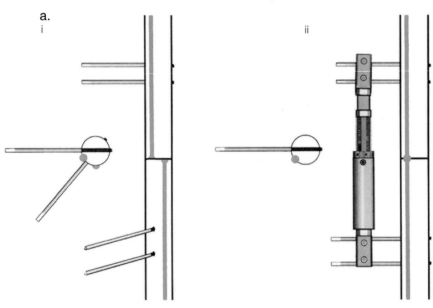

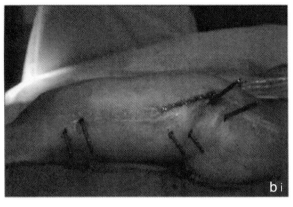
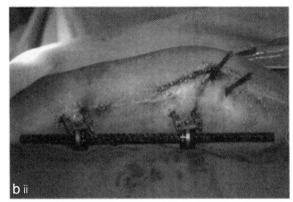
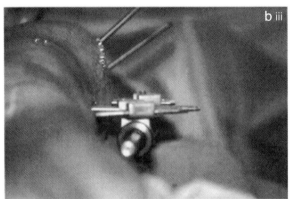
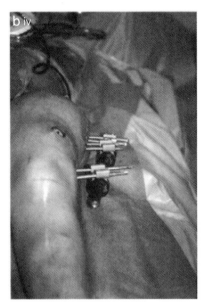

图 11-58　a，b

a　使用单边外固定器矫正旋转畸形通常以即时的方式施行，将固定针放置于不同方向（i），当固定针互相平行，可即时矫正旋转畸形（ii）。

b　在本例双平面畸形的矫形中，每对固定针相对于所在骨节段安放。i，在近端和中间固定针之间存在外旋、内翻和过伸畸形。在中间和远端固定针之间存在外翻和过伸畸形。ii，在远端截骨后，中间和远端固定针互相平行，并且与单边外固定器形成对线，外翻和过伸畸形得到纠正。iii，在远端截骨后，从尾端观察显示近端固定针和外固定器上其他针之间存在旋转畸形的程度。iv，在近端截骨后，从尾端观察显示所有固定针恢复旋转对线。

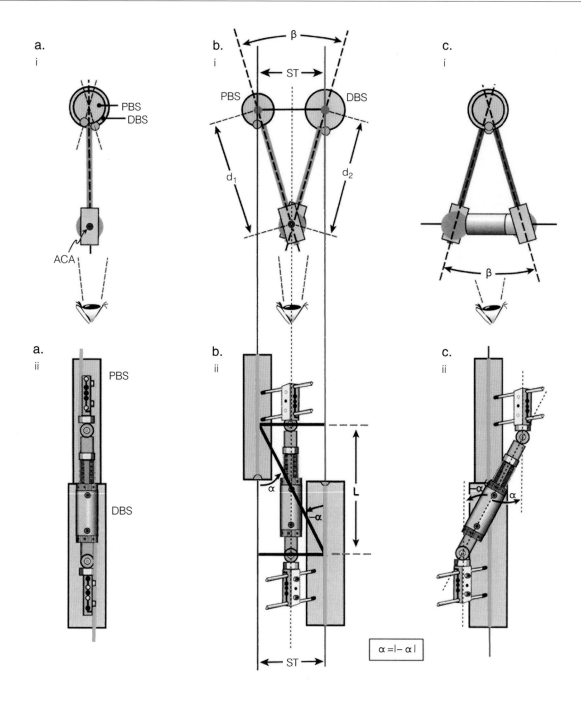

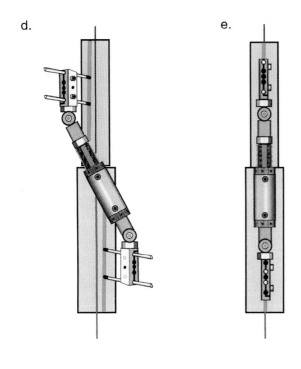

图 11-59 a ~ e

a 单边外固定器固定于存在旋转畸形的两个节段上
   （存在于点和线之间），俯视（ i ）（近端）和侧方
   观察（ ii ）。PBS，近端骨节段。DBS，远端骨节段。

b 假如围绕外固定器的纵轴以角度 β 施行旋转矫
   形，骨节段之间发生继发性移位（ST），外固定器
   的近端观（ i ）和侧方观（ ii ），已知从外固定器到
   骨骼之间的距离（ d_1 和 d_2 ）以及旋转角度（ β ），
   可以从图中测量移位的数量。在轴位观中加以显
   示（ i ）。L，成角器之间的距离。

c 由于 1 次移位等于两次程度相等、方向相反的成
   角 ［ T=α+（ -α ）］，预期出现移位畸形，可通过
   两个铰链或者两个成角器达到矫正。如图 b ii 中
   所示，可在图中测量角度 à，需要知道两个成角
   器之间的距离（从图 b ii 中），以及继发性移位的
   数量（从图 b i 中）。

d 替代方法有，在使用外固定器之前计算所有数值，
   以角度和相反角度的度数预先构筑外固定器，将
   外固定器用于存在旋转畸形的骨骼上，固定针相
   互处于正确的旋转角度。

e 外固定器恢复对线，旋转畸形得到全面矫正。

矫形的顺序

在即时矫形中，最好先纠正旋转，原因是有
旋转而无移位的骨骼通常能够保持对线，并且不
会引起骨端移位。假如骨端原先就存在移位，骨
端很有可能互相滑动，引起明显的不稳定移位。
即时矫正成角会引起软组织张力不对称，将骨端
锁定在一起，阻止移位（图 11-60 到图 11-62 ），
因此，在即时矫形中移位总是先于成角。在软组
织存在张力时，技术要领是将骨凿插入骨端，并
撬动骨端使之分离，使一侧骨端相对于另一侧发
生 "移动"（图 11-63 ）。

逐渐矫形的顺序是同时开始成角和延长的矫
形。假如单独矫正成角，然后再行延长，极有可
能在施行延长之前，凸侧骨皮质已经成熟稳定。
由于经常围绕轴线施行旋转矫形，而该轴线并不
与骨骼的中心轴线相一致，会意外引起继发性移
位，因此在旋转后矫正移位（见图 11-49 ）。

即时矫形的顺序（图 11-60 到图 11-62 ）是
旋转先于移位或者成角，然后是移位先于成角。
逐渐矫形的顺序（见图 11-49 ）是同时施行成角
和延长矫形，然后是旋转，最后是移位。

使用外固定器同时进行 6 轴矫形是最新的概
念，在理论上能够同时矫正长度、旋转、成角和
移位畸形。但是，实际上，即使使用这种装置，
仍然无法纠正移位，除非骨端不存在长度问题，
并且互相之间无阻挡，这将在第 12 章中进一步
讨论。

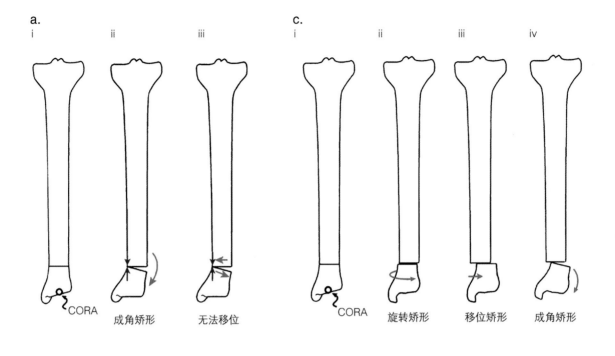

a.

i　　　ii　　　iii

成角矫形　　　无法移位

c.

i　　　ii　　　iii　　　iv

CORA　　　旋转矫形　　　移位矫形　　　成角矫形

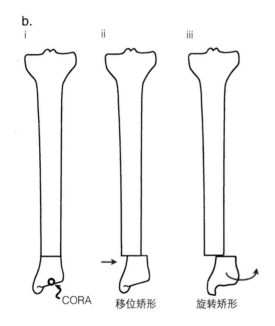

b.

i　　　ii　　　iii

CORA　　　移位矫形　　　旋转矫形

图 11-60　a ~ c

胫骨成角、旋转和移位畸形的即时矫形顺序，该踝关节外翻畸形的 **CORA** 位于关节水平。

a　在即时矫形中，假如在移位矫形之前施行成角矫形，由于即时矫形所产生的软组织张力，可牵拉骨端，使得骨节段之间滑动困难，无法矫正移位畸形。因此，对于即时矫形，在进行成角矫形之前，应该先施行旋转和移位矫形。

b　假如在旋转矫形之前进行移位矫形，骨端能够互相滑动，产生移动，因此对于即时矫形，在施行移位矫形之前，应该先施行旋转矫形。

c　即时矫形的最佳矫形顺序是旋转和移位矫形，然后是成角矫形。

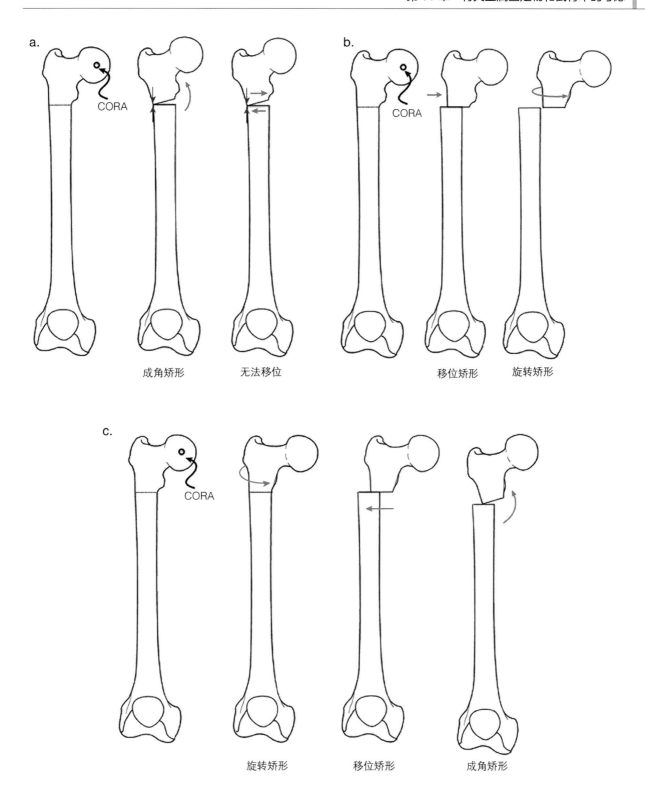

图 11-61 a ~ c

股骨成角、旋转和移位畸形的即时矫形顺序。在本病例中股骨存在内翻前倾畸形，在粗隆下水平施行截骨术，因此需要移位矫形。

a 在即时矫形中，假如在移位矫形之前施行成角矫形，会造成骨端互相挤压，无法移位。因此，对于即时矫形，在施行移位矫形之前，应该先施行

成角矫形。

b 假如在旋转矫形之前施行移位矫形，骨端能够互相滑动，产生移动。因此对于即时矫形，在移位矫形之前，应该先施行旋转矫形。

c 即时矫形的最佳矫形顺序是旋转和移位矫形，然后是成角矫形。

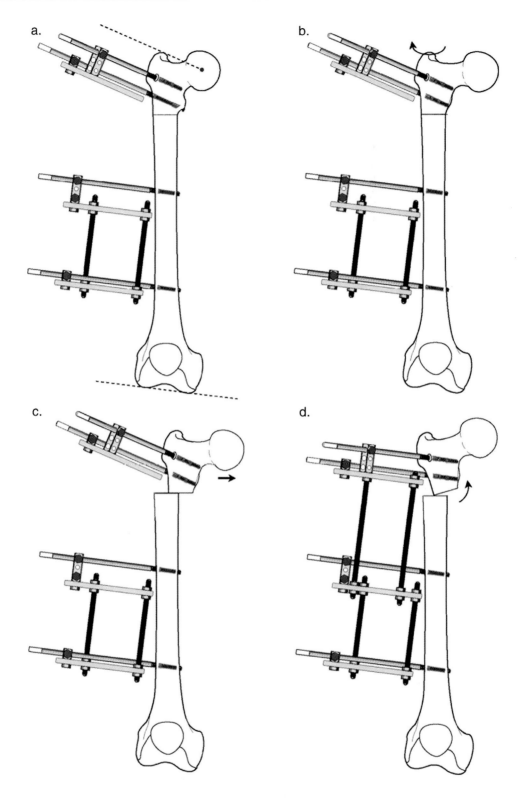

图 11-62　a ~ d

采用 Ilizarov 装置进行股骨近端（内翻加前倾）即时
矫形的顺序。

a　使用装置模拟畸形，垂直于骨干施行截骨。

b　内旋。

c　外移。

d　外翻成角。

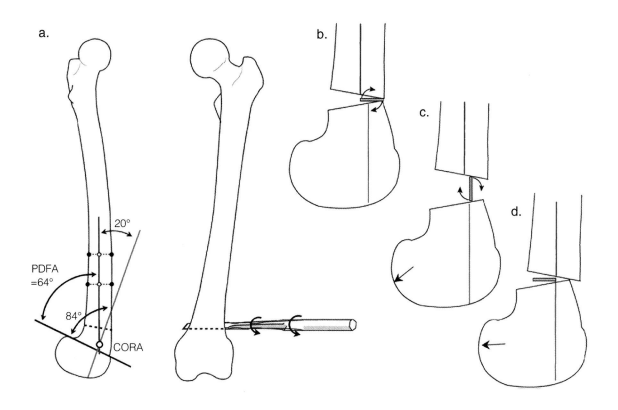

图 11-63　a～d

为了移动骨端，可以插入骨凿（a），并且撬动骨凿（b～d），将促使一侧骨端在另一端上移动，该法可用于产生移位，或者减少计划外的移位。

杠杆力臂原则

在任何类型的固定中，最常见的错误可能是无法获得稳定性。截骨部位两端的固定长度是取得稳定性的关键，因此，应该考虑到杠杆力臂问题。杠杆力臂就是截骨部位两端的骨骼长度（图 11-64a）。假如关节位于杠杆力臂末端，并已处于强直和融合状态，杠杆力臂延伸到下一个可动关节（图 11-64b）。不同平面具有不同的杠杆力臂长度（图 11-64c），膝关节在冠状面上无活动度。因此，胫骨近端截骨术中的股骨，以及股骨远端截骨术中的胫骨，可以视为冠状面杠杆力臂的共同部分。由于膝关节在矢状面上自由活动，相邻的骨骼并不是杠杆力臂的一部分。最理想的状态是截骨部位两端固定的长度相同，只有在截骨位于骨干中部时才有此可能，截骨位于干骺端

部位时，一侧的固定长度受到限制。因此，需要增加固定的种类和数量，以平衡杠杆力臂，可使用诸如支具和夹板等辅助装置（图 11-65a）帮助平衡杠杆力臂（例如，钢板或者 IMN 加上膝关节支具或者石膏）。例如，截骨术位于膝关节周围时，只要膝关节能够活动，在矢状面上只承受极低的杠杆力臂，杠杆力臂通过抵抗力最小的途径发挥作用，在矢状面上就是膝关节。在肢体的运动中，截骨部位将承受杠杆力臂的力量，因此，应该避免过伸（HE）力量和运动，在支具上安装伸直阻挡，使其处于中立位。由于在冠状面上膝关节无运动，故抵抗最小的途径不是膝关节，因此最小抵抗力的途径就是截骨部位的内固定，长腿支具可使冠状面杠杆力臂处于中立位。除非需要防止 HE 力量，不需要将支具锁定于屈曲位。当与截骨部位相邻的关节强直时，强直关节侧的杠杆力臂很长，需要将杠杆力臂中心化，避免发生骨不连或者固定物失败，可以采用通过强直关节的支具或者外固定器来取得中心化（图 11-65b）。偶尔，需要使用延长的内固定，暂时通过关节（图 11-65c）。

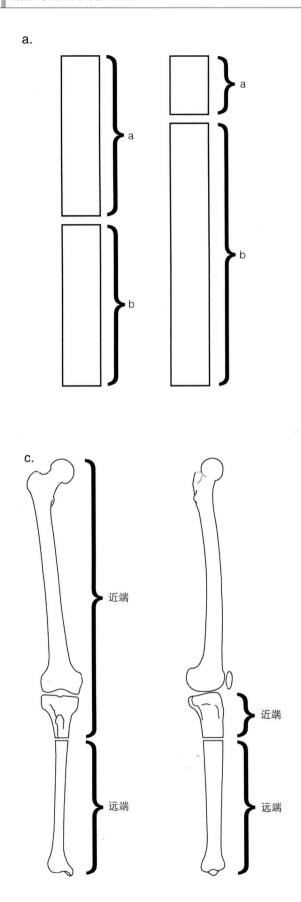

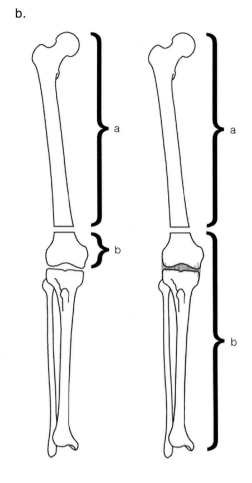

图 11-64　a～c

a 当骨折发生于骨干中段时，骨折两端的固定具有相等的杠杆力臂长度。假如骨折位于骨骼的一端，可用于固定的杠杆力臂长度不同。

b 将可活动膝关节（左图）与强直膝关节（右图）相比较，位于股骨远端的骨折两端的杠杆力臂存在差异。

c 骨折两端的杠杆力臂还取决于相邻关节的运动平面。在冠状面上，胫骨近端骨折的杠杆力臂远比矢状面上的长，其原因是膝关节在矢状面上具有活动度。本例以及 b 图中所示病例，需要牢记的概念是物体沿最小抵抗的路径运动，在强度较弱的部位最先发生移动。矢状面上膝关节的运动要比矢状面上骨折移动更加容易。假如膝关节出现强直，冠状面和矢状面的移动最先发生于骨折部位（不存在强直），而不是发生于膝关节（强直）处。

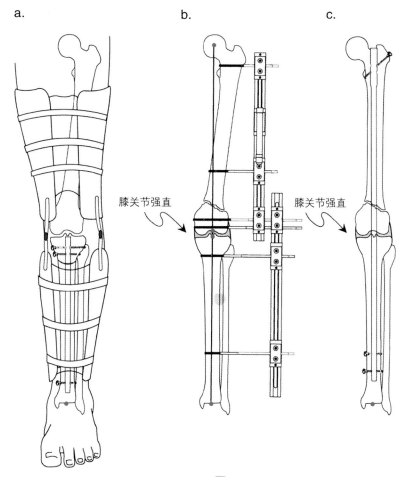

a. 　　　　　　　b. 　　　　　　　c.

膝关节强直

膝关节强直

图 11-65　a ~ c

a 　使用跨越膝关节的带铰链支具或者石膏,可以在冠状面上均衡杠杆力臂,同时不影响矢状面上的杠杆力臂,这样既可允许膝关节运动,又可以中和截骨部位的内翻/外翻弯曲运动。

b 　当膝关节处于强直时,可以将外固定器延伸到胫骨,均衡作用于股骨远端不愈合处的杠杆力臂长度。

c 　使用内固定也偶尔可以均衡杠杆力臂。在本病例中,IMN 延伸通过强直的膝关节,用于治疗股骨远端不愈合,均衡冠状面上和矢状面上的杠杆力臂,直至骨不连处发生愈合,然后去除 IMN。

截骨的方法

至此,我们已经全面地讨论了截骨术,但是仍未涉及截骨的方法,已有众多文献展示如何使用电锯截骨,尽管在图 11-2 中显示有实例,但是并不应拘泥于该法。需要强调广泛暴露可引起骨骼丧失部分血液供应,剥离骨膜应该降低到最少的程度,以减少对脆弱组织的损伤。动力设备可引起骨骼发生热坏死。因此,在截骨过程中,应该用冷盐水冲洗锯片进行预防,"开始-停止"技术对于防止热损伤也同样重要。

圆形穹顶状截骨技术(见图 11-18 到图 11-21)。本章节主要关注较陌生的截骨技术,笔者对其中的许多进行了改良和发展,大多数采用骨凿、多个钻孔和骨凿或者 Gigli 锯技术,以低能量的方式经皮施行截骨(图 11-66 到图 11-75)。在外固定技术中骨凿极其有用,还可采用有限的暴露或微创内固定方法(Collinge 和 Sanders 2000)。

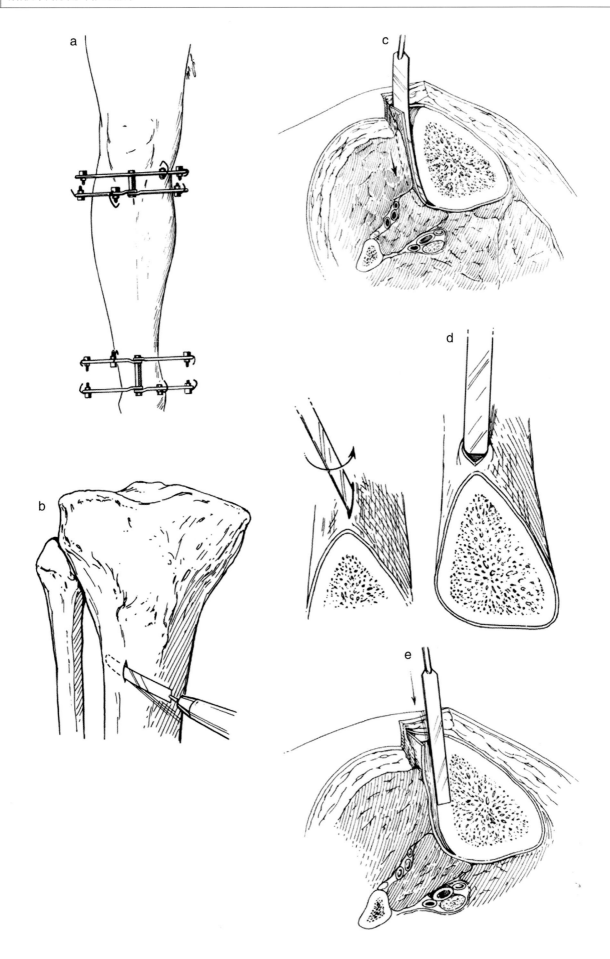

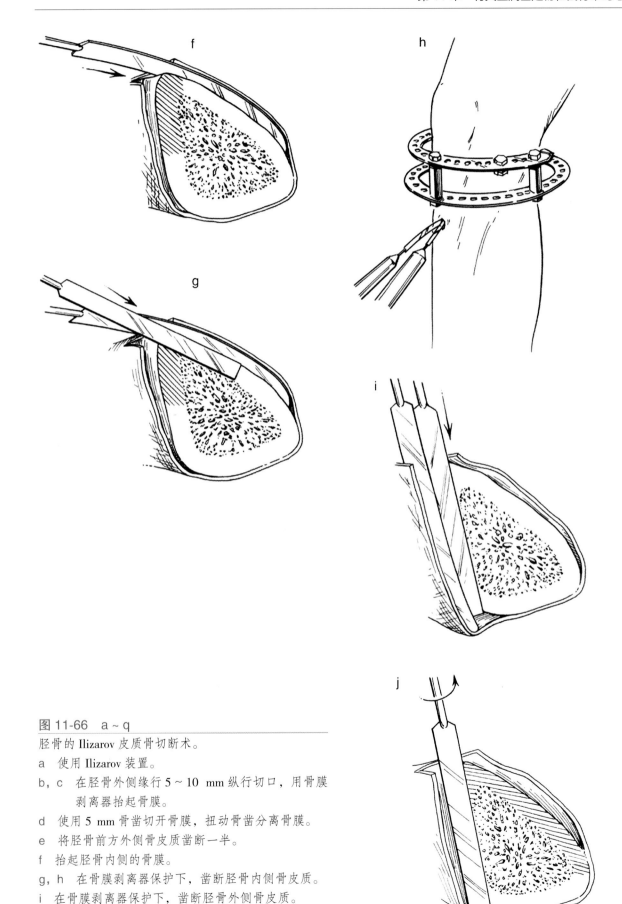

图 11-66　a ~ q

胫骨的 Ilizarov 皮质骨切断术。

a　使用 Ilizarov 装置。

b，c　在胫骨外侧缘行 5 ~ 10 mm 纵行切口，用骨膜
　　　剥离器抬起骨膜。

d　使用 5 mm 骨凿切开骨膜，扭动骨凿分离骨膜。

e　将胫骨前方外侧骨皮质凿断一半。

f　抬起胫骨内侧的骨膜。

g，h　在骨膜剥离器保护下，凿断胫骨内侧骨皮质。

i　在骨膜剥离器保护下，凿断胫骨外侧骨皮质。

j　将骨凿插入外侧骨皮质，翻转 90°。

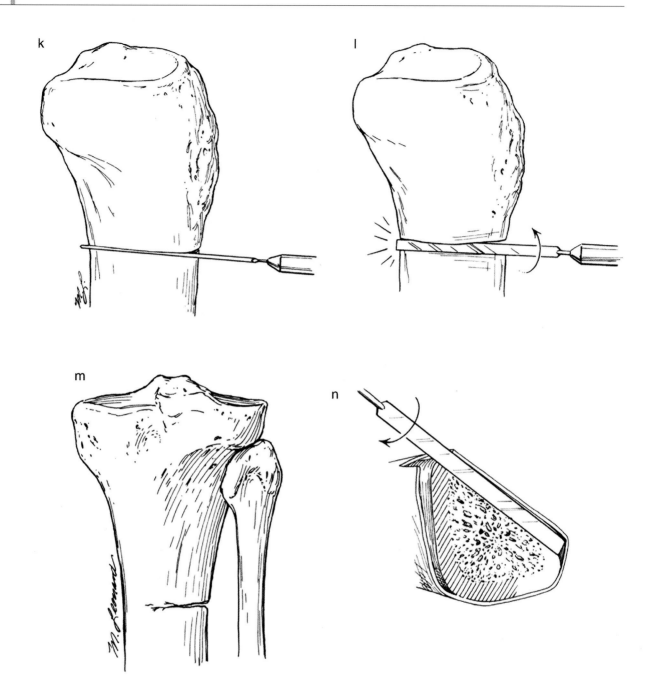

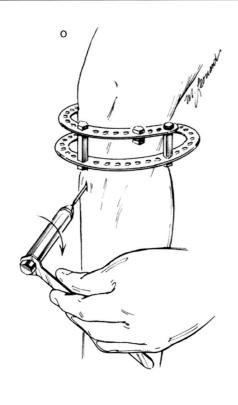

o

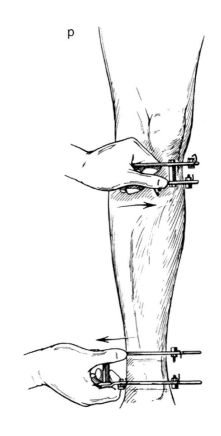

p

图 11-66　a ~ q

k，l　使截骨处分离。

m　在该操作中，将后外侧骨皮质折断。

n，o　在内侧骨皮质重复同样的翻转操作。

p　运用旋转折骨操作完成截骨。在胫骨手术时，最好将远端节段向外侧旋转，避免牵拉腓神经。

q　重新连接外固定架，稳定和复位截骨部位。

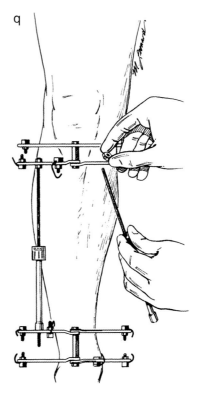

q

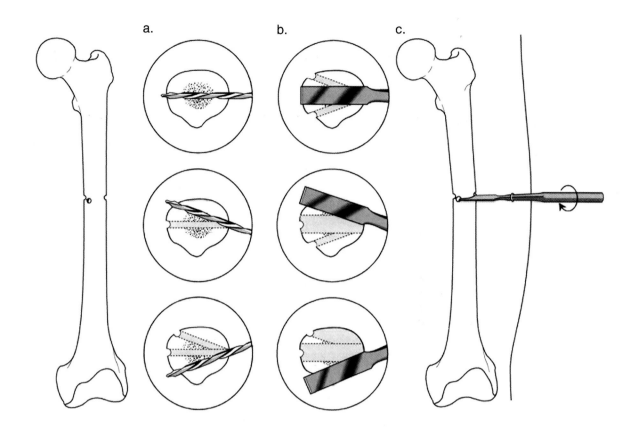

图 11-67   a ~ c

股骨多个钻孔截骨术。

a   首先，从外侧向内侧钻孔。

b   然后，改变钻头方向，斜向前内侧和后内侧钻孔。

c   最后，用骨凿向多个方向完成截骨，将骨凿翻转 90°，完成截骨。

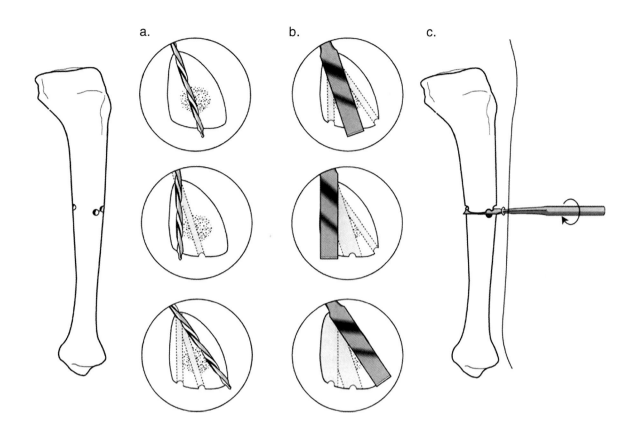

图 11-68　a ~ c

胫骨多个钻孔截骨术。

a　首先，从前方向后方钻孔。

b　然后，改变钻头方向，钻头斜向后内侧和后外侧
　　钻孔。

c　最后，用骨凿向多个方向完成截骨，将骨凿翻转
　　90°，完成截骨。

图 11-69　a ~ p　▶

胫骨近端经皮 Gigli 锯截骨术。

a ~ g　做两个横行切口，使用直角和弯头血管钳从后
　　　　内侧向前外侧，在骨膜下穿过一根缝线。A，
　　　　前方；P，后方；M，内侧；L，外侧。

h ~ j　将 Giglik 锯系在缝线上，从后方到前方拉出，
　　　　将 Gigli 锯的起始部略微弯曲，便于从胫骨后外
　　　　侧拐角处通过。

k ~ m　在两个骨膜剥离器的保护下，用锯切断后方
　　　　和外侧的骨皮质及骨髓腔。

n　抬起内侧骨皮质上的骨膜，以拉锯的方向切割内
　　侧骨皮质。

o, p　切断锯线，将锯拉出。

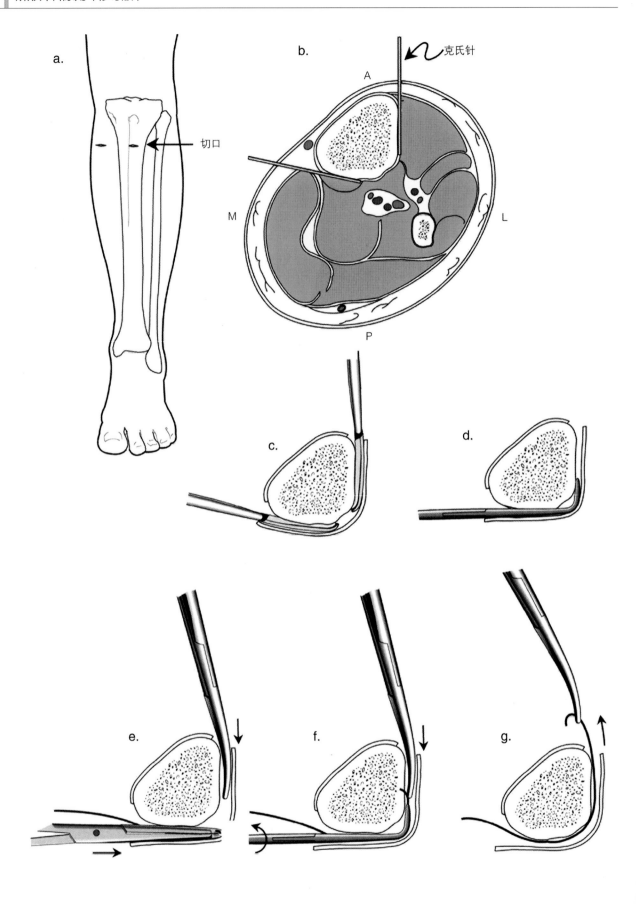

克氏针

切口

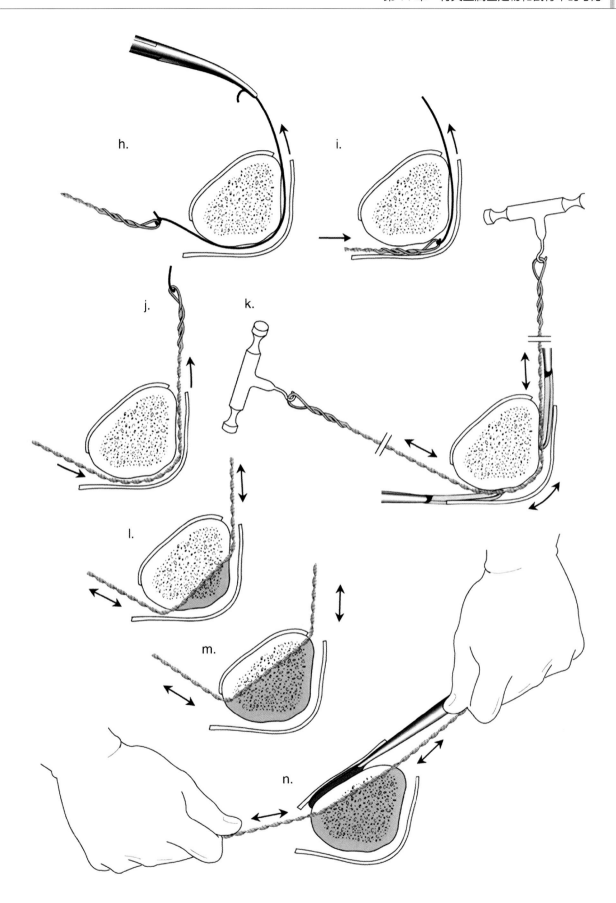

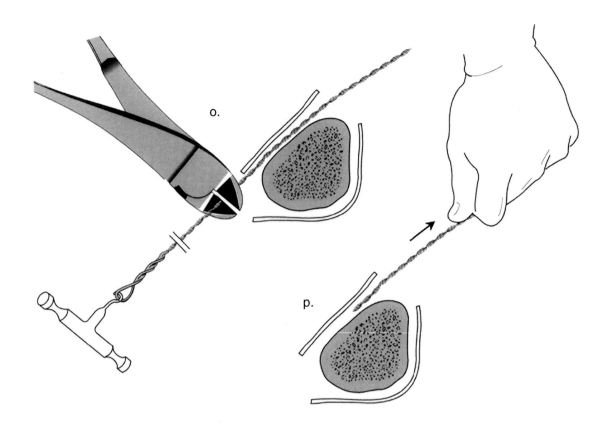

图 11-70 a～m ▶

胫骨远端经皮 Gigli 锯截骨术。注意在骨干皮质骨存在肥厚时，应该避免使用 Gigli 锯技术。

a～g 做两个横行切口，使用直角和弯头血管钳从前外侧向后内侧，在骨膜下穿过一根缝线（其方向与胫骨近端所采用的方向相反）。A，前方；P，后方；M，内侧；L，外侧。

h, i 将 Giglik 锯系在缝线上，从前方向后方拉出。

j 在两个骨膜剥离器的保护下，用锯切断后方和外侧的骨皮质及骨髓腔。

k 抬起内侧骨皮质上的骨膜，以拉锯的方向切割内侧骨皮质。

l, m 切断锯线，将锯拉出。

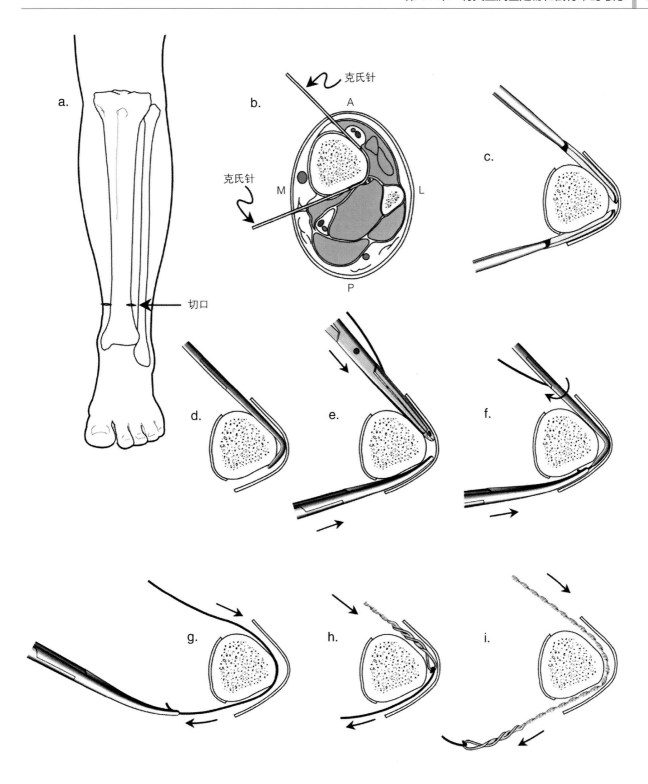

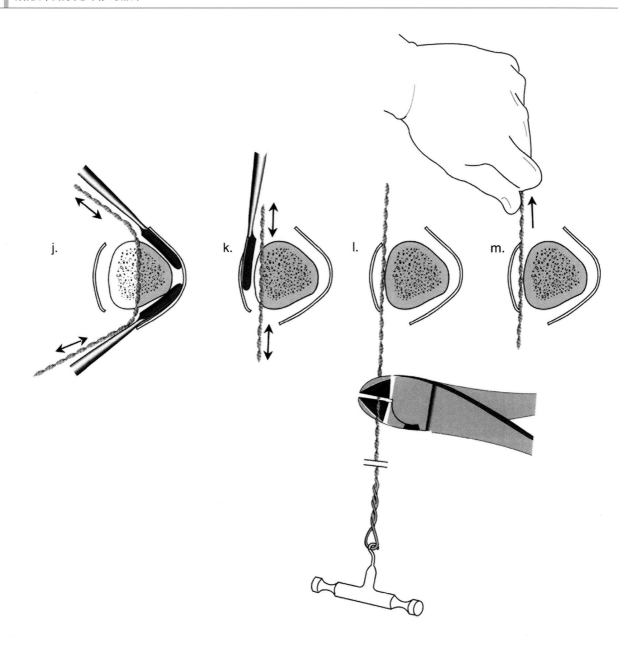

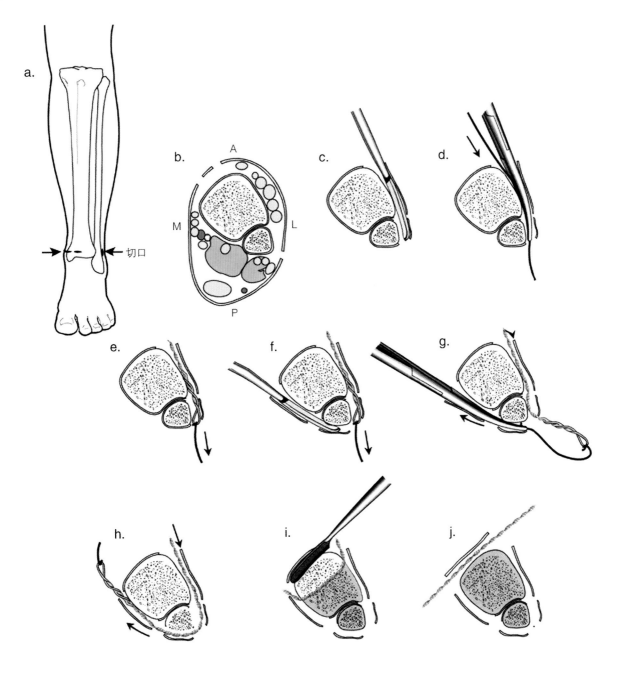

图 11-71　a ~ j

踝上区域的胫腓骨经皮 Gigli 锯截骨术。在该水平上，胫骨和腓骨之间不存在间隙，无法通过缝线，因此必须同时锯断胫骨和腓骨，Giglik 锯同时围绕胫骨和腓骨。

a，b　使用三个小切口，两个内侧切口为横向，外侧切口为纵向。A，前方；P，后方；M，内侧；L，外侧。

c　抬起胫骨和腓骨前方的骨膜，从前内侧插入骨膜剥离器，通过腓骨表面，在其尖端处，做腓骨切口。

d　从前内侧向外侧，用大号弯头血管钳引出一根缝线。

e　将 Giglik 锯系在缝线上，从内侧向外侧拉出。

f，g　抬起胫骨和腓骨后方的骨膜，从外侧切口向后内侧切口穿过缝线。

h　将 Giglik 锯拉向后内侧。

i，j　抬起内侧骨膜，从外侧到内侧使用 Giglik 锯切断腓骨和胫骨，切断锯线，将锯拉出。

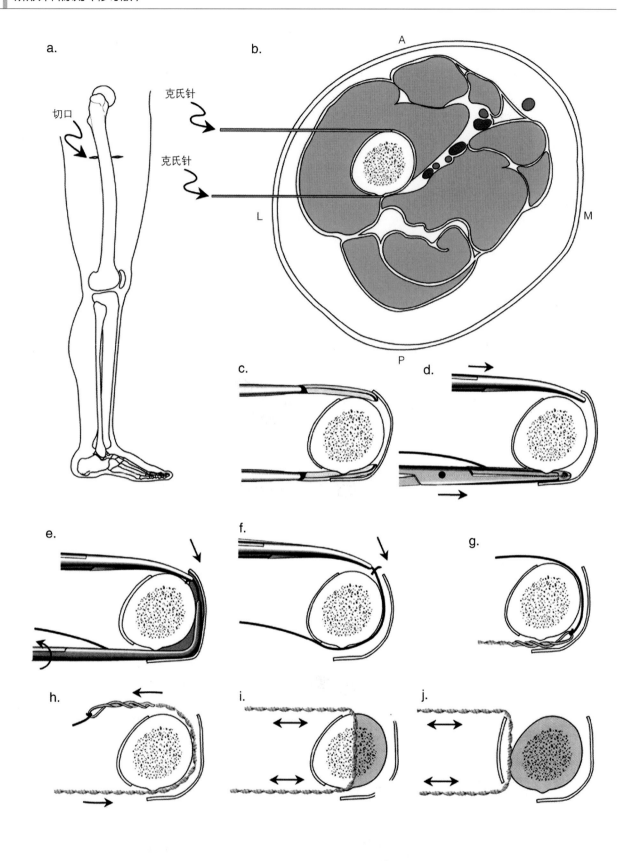

a.

切口

b.

克氏针

克氏针

A

L

M

P

c.

d.

e.

f.

g.

h.

i.

j.

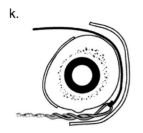
k.

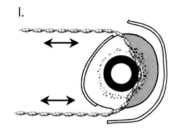
l.

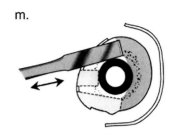
m.

图 11-72　a ~ m

股骨近端经皮 Gigli 锯截骨术。当髓内针已经安放到位后，只需要切断内侧皮质骨时，该方法尤为有用。对于需要切断整个股骨，使用多个钻孔和骨凿技术更加方便快捷，创伤更小。

a, b 在外侧做两个横行切口，穿过 Gigli 锯。A，前方；P，后方；M，内侧；L，外侧。

c 从外侧抬起骨膜，包括股骨的前后方。

d ~ f 使用直角血管钳和大号弯头血管钳，在骨膜下围绕股骨穿过一根缝线。

g, h 将 Giglik 锯系在缝线上，绕过股骨。

i, j 从内侧向外侧使用 Giglik 锯切断股骨。

k 该方法大多数用于切断围绕 IMN 的骨骼，如图 11-72 a ~ h 中所示，Giglik 锯绕过股骨干。

l Giglik 锯能够切割内侧的骨皮质，直到与 IMN 接触。

m 去除 Giglik 锯，用窄骨凿切断剩余的骨皮质。

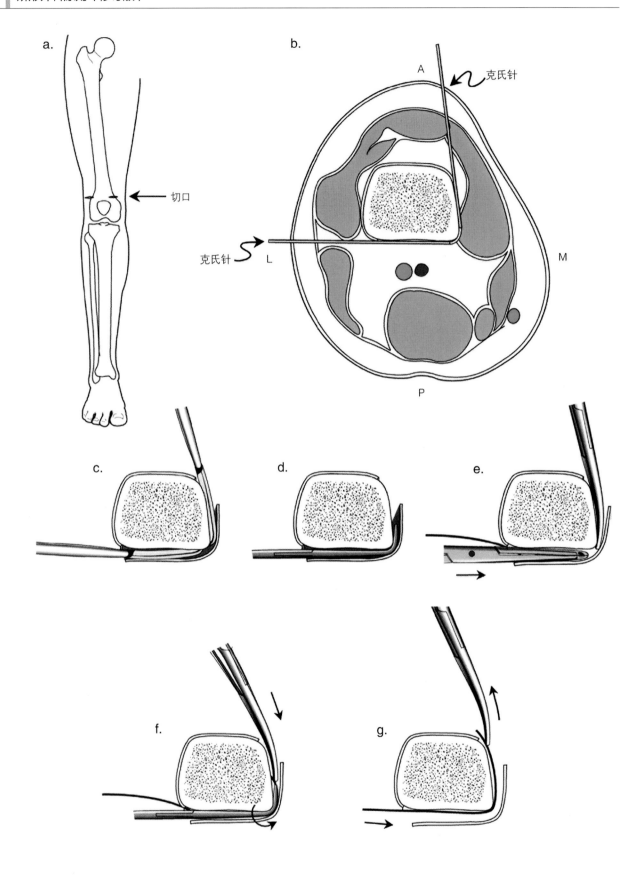

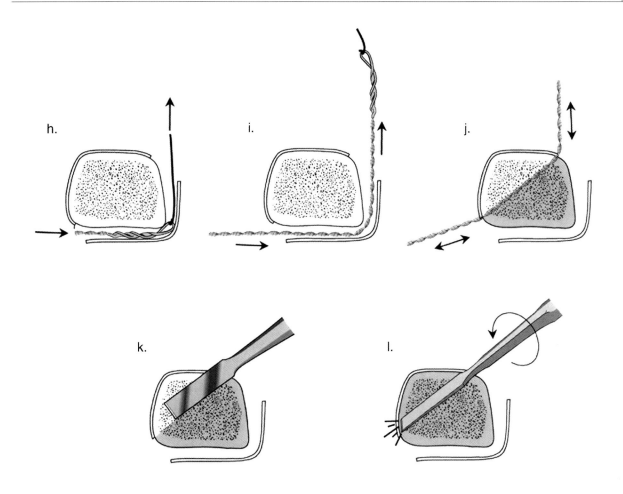

图 11-73　a ~ l

股骨远端经皮 Gigli 锯截骨术。因为多个钻孔和骨凿技术施行便捷，该截骨技术较少使用。

a　采用两个横行小切口：分别位于前内侧和后外侧。

b　使用克氏针确定骨皮质的位置，在该点做切口。A，前方；P，后方；M，内侧；L，外侧。

c　抬起后方和内侧的骨膜。

d　使用直角血管钳，做出缝线通道。

e ~ g　使用直角血管钳和大号血管钳，将缝线从后外侧向前内侧绕过股骨。

h，i　将 Giglik 锯系在缝线上，牵引绕过股骨。

j　用锯只能够切割后方和内侧的骨皮质，进一步切割会损伤股四头肌和肌腱。

k，l　用骨凿完成整个截骨，扭转骨凿，将骨骼折断。

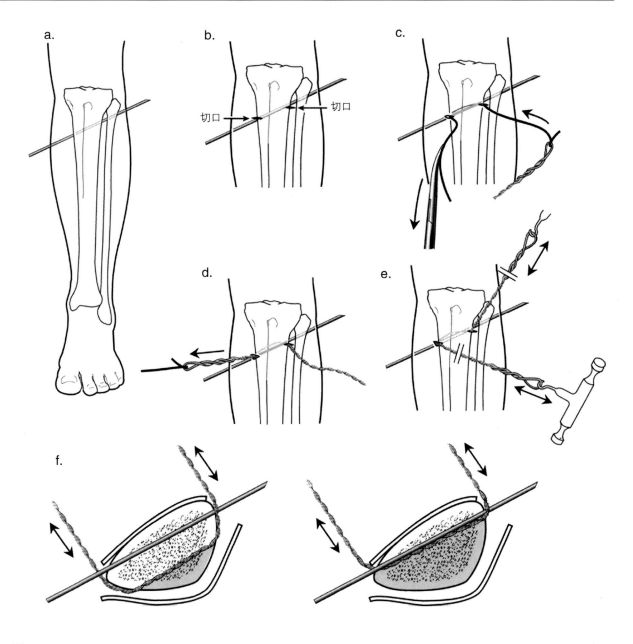

图 11-74   a ~ h

经皮斜行 Gigli 锯截骨术。

a 以所期望的倾斜角度置入一根克氏针。

b 分别在克氏针的近端和远端做切口，并分别抬起骨膜。在外侧抬起前后方的骨膜，在后内侧沿克氏针抬起骨膜，与外侧相交。

c 采用图 11-69 所示的方法，另一根缝线通过两个切口，唯一的区别是两个切口之间的缝线通道呈斜行，而非直线。

d Giglik 锯从切口中穿过，并绕过胫骨。

e Giglik 锯位于近端和外侧端克氏针的远端，位于远端和后内侧端克氏针的近端。

f 在克氏针的指引下，用锯截骨。

g 沿斜行的途径，抬高内侧骨皮质的骨膜。

h 然后用锯切割内侧皮质骨，切断锯线并去除之。

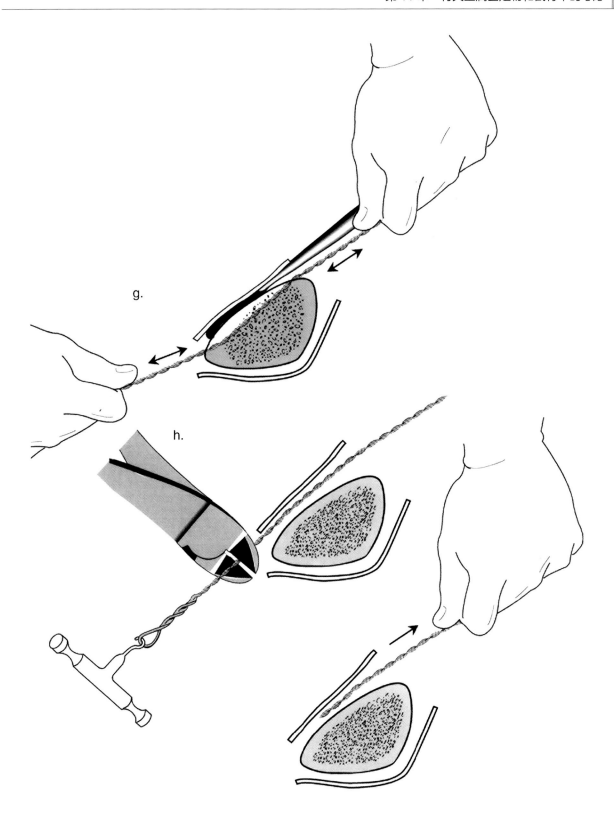

g.

h.

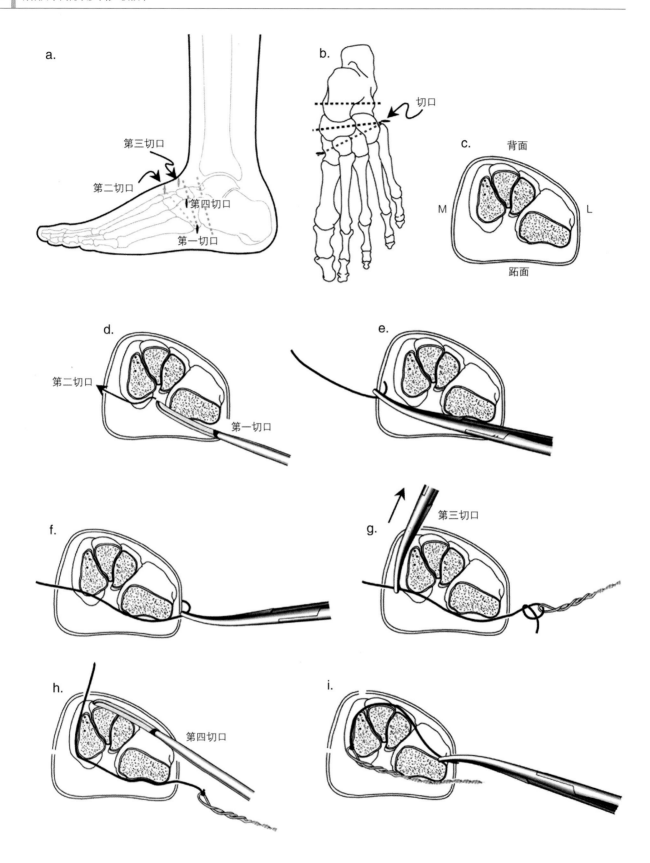

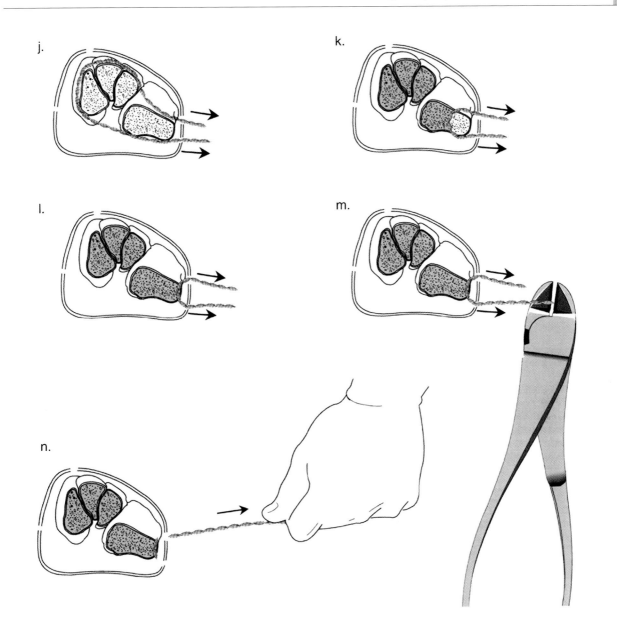

图 11-75 a ~ n

中足经皮 Gigli 锯截骨术。

a, b 中足有 3 个平面，Gigli 锯能够在皮下安全地通过：距骨 - 跟骨颈、骰骨 - 舟骨和骰骨 - 楔状骨。通过锯需要使用 4 个小切口：内侧、外侧和两个足背侧切口。

c, d 由于存在横弓凹面和多个骨骼，抬起跖侧骨膜在骨膜下间隙中弯曲前进。M，内侧；L，外侧。

e 从外侧向内侧穿过一根缝线（也可以相反的方向进行）。

f 在足的跖面从外侧向内侧穿过 Gigli 锯。

g 缝线和 Gigli 锯经过位于足背内侧的第三切口穿过足背部。

h 第四切口位于足背外侧，抬高足背部的骨膜。

i 缝线和 Gigli 锯从跖侧向背侧绕过足部，从跖侧外侧切口进入，从背外侧切口引出。

j, k 在骨膜剥离器的保护下，用锯切割骨骼。

l 抬起外侧的骨膜，切断大部分外侧的骨骼。

m, n 切断锯线并去除之。

参考文献

Astion DJ, Wilber JH, Scoles PV (1995) Avascular necrosis of the capital femoral epiphysis after intramedullary nailing for a fracture of the femoral shaft: A case report. J Bone Joint Surg Am 77:1092–1094

Collinge CA, Sanders RW (2000) Percutaneous plating in the lower extremity. J Am Acad Orthop Surg 8:211–216

Gladbach B, Pfeil J, Heijens E (1999) Deformitätenkorrektur des Beins: Definition, Quantifizierung, Korrektur der Translationsfehlstellung und Durchführung von Translationsvorgaben. Orthopäde 28:1023–1033

Herzenberg JE, Paley D (1997a) Femoral lengthening over nails (LON). Tech Orthop 12:240–249

Herzenberg JE, Paley D (1997b) Tibial lengthening over nails (LON). Tech Orthop 12:250–259

Herzenberg JE, Waanders NA (1991) Calculating rate and duration of distraction for deformity correction with the Ilizarov technique. Orthop Clin North Am 22:601–61

Herzenberg JE, Smith JD, Paley D (1994) Correcting torsional deformities with Ilizarov's apparatus. Clin Orthop 302:36–41

Krackow KA (1983) Approaches to planning lower extremity alignment for total knee arthroplasty and osteotomy about the knee. Adv Orthop Surg 7:69–88

Paley D (1989) The principles of deformity correction by the Ilizarov technique: technical aspects. Tech Orthop 4:15–29

Paley D, Herzenberg JE, Paremain G, Bhave A (1997) Femoral lengthening over an intramedullary nail: a matched-case comparison with Ilizarov femoral lengthening. J Bone Joint Surg Am 79:1464–1480

Paley D, Tetsworth K (1991) Percutaneous osteotomies: Osteotome and Gigli saw techniques. Orthop Clin North Am 22:613–624

Paley D, Tetsworth K (1993) Deformity correction by the Ilizarov technique. In: Chapman MW (ed) Operative orthopaedics, vol 1, 2nd edn. J.B. Lippincott, Philadelphia, pp 883–948

Scheffer MM, Peterson HA (1994) Opening-wedge osteotomy for angular deformities of long bones in children. J Bone Joint Surg Am 76:325–334

Tetsworth KT, Paley D (1994) Accuracy of correction of complex lower extremity deformities by the Ilizarov method. Clin Orthop 301:102–110

第12章 六轴畸形分析与矫形

在之前的章节中，我们将畸形定义和区分为成角、旋转、移位和长度等畸形类型。成角和旋转都是角度畸形，以角度为测量单位；移位和长度畸形都是位移畸形，以距离为测量单位（例如毫米、英尺等）。在第9章中，我们已经讨论了成角畸形［轴线位于横截面（x-y）］和旋转畸形［轴向（z）轴］在三维空间上的解决方法，并且以倾斜于横截面的单个矢量（ACA）为特征（以x、y、z轴坐标为特征）。与之类似，移位畸形（横截面上的位移）和长度畸形（轴向位移）可以合成倾斜于横截面的单个位移矢量（以x、y、z轴坐标为特征）。

两个骨段间的畸形可以通过3个投影角度（旋转）和3个投影位移（移位）来全面表示其特征。因此，定义单个骨骼畸形总共需要6个畸形参数。在数学上，需要对每个旋转和每个移位确定正负值，这取决于每个角度的旋转方向以及每个移位的位移方向，这些角度和移位的符号（+/–）由坐标轴数学公约式和右手法则决定。

某个物体（骨节段）的特定位置，可通过在该物体上非共线的3个点来确定。通过沿3个互相垂直的轴产生移位，以及围绕这3个轴发生旋转，某个节段可以相对于另一个节段产生运动。在3次互相垂直的移位以后，所处的最终位置与进行的顺序无关；而在3次互相垂直的旋转之后，所处的最终位置取决于进行的顺序（图12-1），换而言之，旋转是不可替换的。

在以往章节中已经述及，畸形分析中需要使用畸形骨骼的前后位和侧位片，由于放射片是物

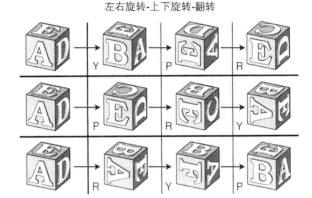

左右旋转-上下旋转-翻转

图 12-1

尽管某个物体进行互相垂直的移位之顺序，不会影响其最终位置，但是围绕互相垂直的轴线进行旋转的顺序，会影响其最终空间定位。图中有3个相同的方块（第一列），图示每个方块均进行一次90°左右旋转（Y）、一次90°上下旋转（P）和一次90°翻转，每行具有不同的顺序。注意顺序不同，最终的方向截然不同，旋转不可互换。

体在平面上（切面上）的X线投影，在数学范畴内，研究投影和剖面（观察面）之间关系被称为"投影几何学"（Kline 1955）。投影几何学是解读骨骼畸形放射片的数学基础。

Gérard Desargues是一位自学成才的工程师，于1639年首次发表了有关投影几何学的论文；Blaise Pasca是一位法国数学家和哲学家，并于1640年发表了有关锥形剖面和投影几何学的论文，但所有这些论文的印刷资料都已经遗失。幸运的是，Desargues的一位学生，Philippe de la Hire对Desargues的书籍复制了一个手抄本。在近200年以后，一位几何学家Michel Chasles

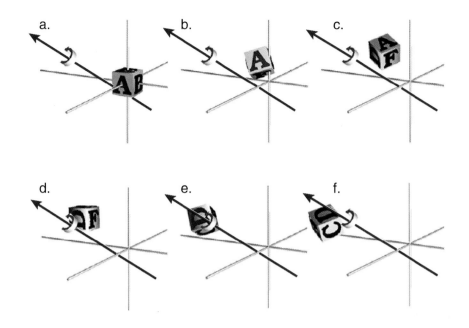

（1793—1880）在一家书店内偶然发现了这份手抄本，他与 19 世纪的其他几何学家一起，重振和发展了投影几何学。

Chasles 首次认识到某个物体在六个轴上的复杂定位（3 次移位加上 3 次旋转），可以通过一枚螺母沿一根螺纹杆旋转来复制，称为翻转，该螺母在空间中的途径是所有旋转（成角和旋转畸形）和所有移位（移位和长度畸形）的矫形曲线轴，在空间中翻转的中央轴与空间中 3 个旋转的合成矢量相同。当每个参考轴上存在旋转时，翻转将倾斜于所有 3 个参考轴。翻转中央轴的偏移（半径）由 2 次移位决定，翻滚的曲线由 3 次移位决定。

Chasles 轴可以发展成为一个矢量，具有方向和数值。该矢量的 3 个相关因素决定于 3 个角度（旋转）：2 个来自放射片（成角的前后位和侧位片），第 3 个来自临床检查（轴向旋转）或来自旋转畸形的 CT 分析。

通过将旋转或 Chasles 轴视为矢量值，就能够准确地将其定位于 8 个象限的任意一个象限内。根据右手法则，可以确定围绕该轴的旋转方向，能够复制畸形。除了用单根斜行轴线重现所观察到的成角和旋转之外，Chasles 显示尽管轴线相同，但假如从节段中心发生移位，仍会产生

图 12-2　a ~ f

将解剖名词表达成为数学同义词，能够加深理解。选择关注点或者出发点作为 0 位，假定以自己为例，前方为正，右侧为正，头侧为正。图示围绕各轴的正向旋转。图示方块位于原位（a）。然后围绕斜行移位轴进行旋转，同时沿该轴向前推进。图示该方块具有 40° 和 2 cm 的增量（b ~ f）。这种螺旋运动可产生（或者矫正）6 轴多维畸形。

两个平面上的移位。假如在旋转的同时，该节段沿骨干前进（就位于螺纹杆上的螺母），会呈现出第 3 个移位。有关该骨干的精确定位问题已经超出本书的范畴，但是仍需要提及一些概念性范例（图 12-2）。

泰勒（Taylor）空间支架

简介

如果将 Chasles 轴运用于真实世界中，能够把物体精确地在空间中移动。在骨科领域之外，在空间中移动物体是经常遇到的现实问题。最精妙的解决方案之一是创建于 20 世纪 50 年代早期利用 Stewart 平台（Beggs 1966）的飞行模拟器，这类装置目前仍用于公共游乐场。Stewart 平台使用 6 个可调节长度的调节杆，可将物体在空间

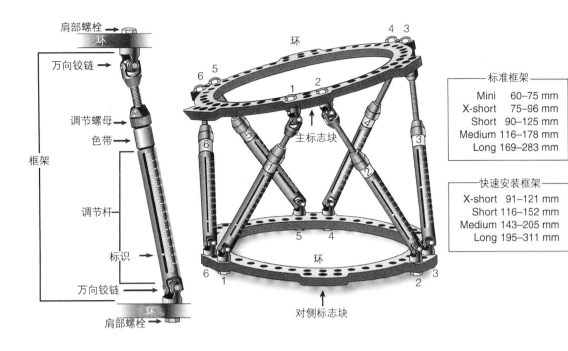

图 12-3

Taylor 空间支架构造总是相似的，有 6 根调节杆，连接于圆环上的相邻凸出的标志块。主标志块通常位于近端环上，并面向前方。如果将环放置在腿上，从近端环向下看，从主标志块开始，以顺时针方向，连接带有编号的调节杆（从 1 号到 6 号）。重要的是这种安装方法不能改变，不管是在身体的哪一侧或者远端、近端为参考环。在调节杆 1 和调节杆 2 之间的不占位的远端环凸起部被称为对侧标志块。在远端 2/3 环结构中该凸起部是虚拟的。所具有的部件包括环（全环、半环和 2/3 环），调节杆［快速调节杆（Smith & Nephew）和标准调节杆］、足板环等。

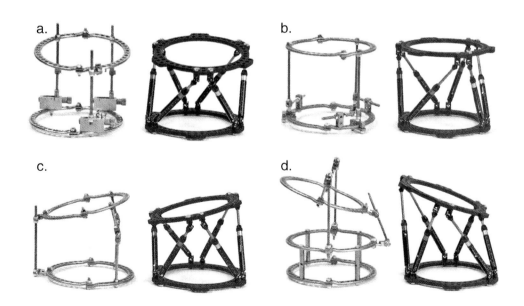

图 12-4 a ~ d

调节 Taylor 空间支架，可以达到 Ilizarov 外固定器的相同功能。

a　移位
b　轴向旋转
c　成角
d　成角 - 移位（a-t）

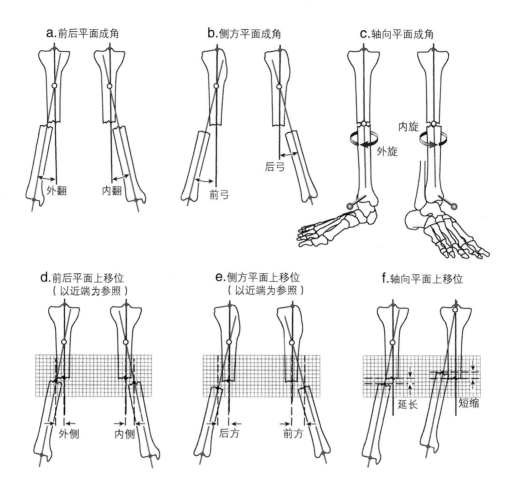

a.前后平面成角　　b.侧方平面成角　　c.轴向平面成角

外翻　　内翻　　后弓　　前弓　　外旋　　内旋

d.前后平面上移位（以近端为参照）　　e.侧方平面上移位（以近端为参照）　　f.轴向平面上移位

外侧　　内侧　　后方　　前方　　延长　　短缩

中任何方向上移动，所需调节杆的数目恰好同矫正轴的数目相同。这不仅仅是偶然的巧合，假如只使用 5 个调节杆，系统不稳定；假如使用 7 个调节杆，系统受到过度限制。Stewart 平台还用于大型望远镜和铣床的精确运动，并已在工业领域中使用多年。目前已运用于骨科领域，可以同时进行 6 轴多维畸形矫正。

在 Tennessee 州 Memphis，J. Charles 和 Harold S. Taylor 于 1994 年首先将 Stewart 平台和 Charles 定理运用于骨科领域内，他们改良 Ilizarov 外固定系统，将 6 个可伸缩调节杆连接于近端和远端环上，并在连接点处实现自由旋转，该外固定器称为 "Taylor 空间支架"。在德国也对 Ilizarov 外固定系统进行了类似的改良，被称为 "六足支架"（hexapod）（Seide 等，1999），只要调节 1 根调节杆的长度，一个环就会相对于另一个环改变位置。使用计算机程序基

图 12-5　a～f

需要 6 种畸形参数才能完全定义临床上的畸形：
a　前后平面成角
b　侧方平面成角
c　轴向平面成角
d　前后平面移位
e　侧方平面移位
f　轴向平面移位

于畸形参数计算调节杆长度，可以模仿任何畸形预置支架。双环构造可模拟单平面畸形；在 3 环构造中每两环之间都有 6 个调节杆，可预置用于治疗双平面畸形。无论畸形是简单还是复杂，均可采用相同的支架结构治疗，也就是 2 个环和 6 根调节杆，可以模仿各种 Ilizarov 构型（图 12-3 和图 12-4）。只需要调节调节杆长度就可以同时处理某个特定畸形的成角和移位。Taylor 空间支架能够同时矫正所有的畸形。该外固定器非常坚

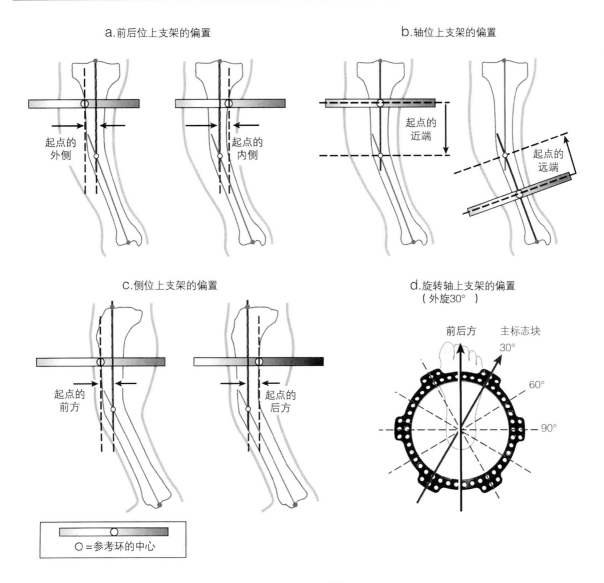

a. 前后位上支架的偏置

b. 轴位上支架的偏置

起点的外侧 起点的内侧

起点的近端

起点的远端

c. 侧位上支架的偏置

起点的前方 起点的后方

d. 旋转轴上支架的偏置（外旋30°）

前后方 主标志块

30°

60°

90°

○ = 参考环的中心

图 12-6 a ～ d

4 个安装参数决定在所设定的起始点的相关空间内，参考环中心的位置。

a 前后位上支架的偏置；

b 轴位上支架的偏置；

c 侧位上支架的偏置；

d 旋转轴上支架的偏置（外旋 30°）。

固，成角的 6 根调节杆结构承载轴向载荷，倾斜的调节杆不施加弯曲力量。调节杆与环之间的唯一连接点，形状为三角形，而不是圆形。整个结构包括调节杆之间形成的三角形的边和另 2 个底，与钻石晶体结构的形态相同（八面体形）。毋庸置疑，这是一个非常坚固的结构。与 Ilizarov 外固定器相比，空间支架的轴向强度是它的 1.1 倍，弯曲强度为 2.0 倍，扭力强度为 2.3 倍。计算机程序的计算精度为 1/1 000 000 英寸和 1/1 000 000°；手工调节调节杆的机械精度，即使进行六轴畸形矫形，检测为小于 0.7° 和 2 mm。

在使用 Taylor 空间支架治疗特定畸形时，必须确定框架参数、畸形参数和安装参数。框架参数包括近端环和远端环的直径，以及调节杆的类

型、尺寸和长度。畸形参数涉及 3 种旋转和 3 种移位的放射学和临床测量，通过参考节段上设定的起始点以及相应节段上的对应点来描述。我们以胫骨模型为例说明 6 种畸形参数（图 12-5）：（1）前后平面成角，内翻或外翻；（2）侧方平面成角，前弓或后弓；（3）轴向平面成角，内旋或外旋；（4）前后平面移位，内侧或外侧；（5）侧

方平面移位，前方或后方；（6）轴向平面移位，短缩或延长。通过描述骨段到骨段的特征来测量畸形参数。该特性与所选择的支架的尺寸大小无关，但是移位参数取决于支架相当于骨段的方向。近端节段或远端节段均可设定为参考节段。起始点可以选择参考节段的轴上任意点。在许多病例中建议选择 CORA 作为起始点，是 CORA 方法与六轴畸形同时矫形方法的巧妙结合。相应的点位于移动节段的轴线上，可通过多种计划方法来确定，这将本章内后续讨论。

　　安装参数可确定参考环（近端或远端）在相对于起始点的空间位置，换而言之，安装参数决定在所设定起始点的空间内参考环的中心位置。一旦安装参数被选定，支架相对于肢体的方向就可以预测。但是，通常是先安装支架，随后才确定安装参数。定义参考环与起始点之间关系的 4 个测量值可确定安装参数。4 个安装参数如下：（1）前后位上支架的偏置，参考环的中心偏置于起始点的内侧或外侧；（2）侧位上支架的偏置，参考环的中心偏置于起始点的前方或后方；（3）轴位上支架的偏置，参考环的中心偏置于起始点的近端或远端；（4）旋转轴上支架的偏置，相对于设定的前后平面（通常是髌骨朝向前方），介于主标志块（近端参考点）和对侧标志块（远端参考点）之间的旋转度数（图 12-6）。旋转可处于外旋或者内旋。在大多数使用过程中，有意将支架放置在不带有旋转偏移的中立位置。但是，如果存在旋转偏移，在矫正过程中，将会产生继发畸形。例如，如果需要矫正内翻畸形，安装支架时带有内旋偏置，在内翻畸形矫正过程中，则会产生继发的后弓畸形，其产生的原因是支架在矫正内翻畸形时，并不是在前后平面中，而是在一个斜面中，因为并未考虑旋转偏移。另外，旋转偏移给安装支架带来了自由空间，可使其位于更好的位置，可以提供软组织间隙或患者的舒适度。股骨近端 2/3 环的外旋 90° 放置可以为对侧大腿和会阴部提供间隙。而以远端为参考的同样结构将因远端非占位标志块的位置将导致

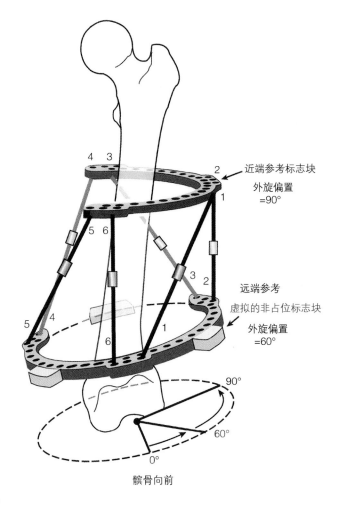

近端参考标志块

外旋偏置 =90°

远端参考

虚拟的非占位标志块

外旋偏置 =60°

髌骨向前

图 12-7

股骨近端 2/3 环的外旋 90° 偏置可以为软组织提供空间。而以远端参考的同样结构将导致支架 60° 外旋，原因在于远端环存在于想象中的主标志块的位置，因为远端环是 2/3 环。

60° 的外旋。（图 12-7）。

矫形的模式

　　目前，Taylor 空间支架可以施行 3 种矫形程序模式：慢性畸形、残存畸形和总残存畸形程序模式。但是，自从总残存模式出现以来，较早的慢性模式和残存模式较少使用，只沦为学术兴趣。在本章中，仅聚焦于总残存畸形模式。

　　对于总残存畸形模式，各个环在使用中相互独立。

　　理想的情况下，为了使术前计划更加容易，参考环的使用应垂直于参考骨节段的长轴。因

a.

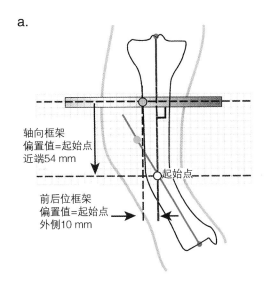

轴向框架
偏置值＝起始点
近端54 mm

起始点

前后位框架
偏置值＝起始点
外侧10 mm

b.

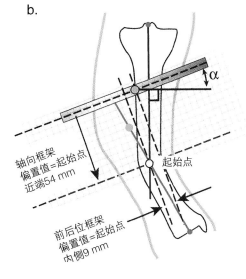

α

轴向框架
偏置值＝起始点
近端54 mm

起始点

前后位框架
偏置值＝起始点
内侧9 mm

此，术前计划能够补偿互不垂直的安装。在安装两个环之后，6 根调节杆与环相连接，并在所选择的水平施行截骨。

计算机通过 6 个畸形参数确定畸形：前后方成角、侧方成角、轴向成角（旋转）、前后方移位、侧方移位和轴向移位（延长或短缩）。可以测量出 3 种成角（旋转）与参考环的方向无关；而 3 种移位则依赖于参考环的方向。对于垂直安装的参考环，测量移位的方法是，在垂直于骨骼的长轴上测量前后方和侧方移位，沿骨骼的长轴测量轴向移位；假如参考环并不垂直，依据平行和垂直于参考环的视觉格栅线测量移位。安装参数规定参考轴上所选定的点（起始点）到参考环中心之间的关系。这些安装参数包括在前后和侧方平面中从起始点到参考环中心的偏移、从起始点到参考轴的轴向偏移以及参考环相对于解剖或设定的中心旋转（通常为髌骨向前位）的旋转偏移。将移动环的尺寸和调节杆长度数据输入计算机，确定移动环的位置。移动环并不需要垂直于移动节段的长轴。

在手术中，针对近端和远端环，选择合适的环的尺寸（直径）和种类（全环、2/3 环、足环等）。能够连接这两个环的 6 根调节杆装配在两环之间。所选择环的尺寸和种类以及调节杆的种类和长度代表环的参数。

基于所期望的矫正速度，计算机可提供矫

图 12-8　a，b
安装参数受参考环方向的影响。橙色的点代表参考环的中心，绿色的点代表对应点。

a　与近端骨节段轴线相垂直的参考环使得确定安装参数变得容易。

b　非垂直的参考环使得虚拟格栅倾斜，并显著改变前后向支架的偏移。

正时间表，能够逐渐矫正畸形。可以任意选择所期望的矫正速度，或者针对所选择结构的风险度（SAR）选择矫正速度。通过将安装参数参考线平行和垂直于参考骨骼节段轴线，使得互相垂直的参考环的放置计划变为更加容易。当调整计划变为参考环的非垂直位置时，计算机畸形矫正解决方案的计算能力并不会出现差异（图 12-8）。

近年来数字计划软件的发展（Spatial CAD；Orthocrat Ltd.，Tel Aviv，Israel）已经将参考环的方向加以考虑，使得垂直参考环与非垂直参考环的手术计划同样简单。为了非数字计划的方便，我们更加愿意尽可能将参考环放置于垂直位，这可能源于大量 Ilizarov 环垂直放置的经验。

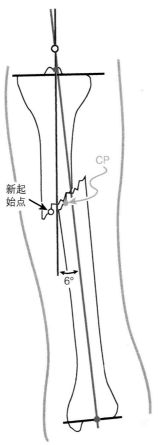

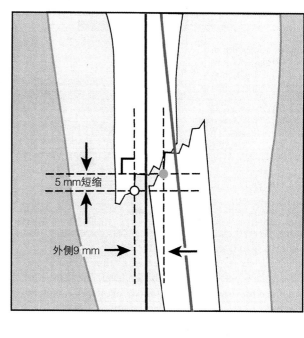

图 12-9

骨折方法：位于骨折对侧的 2 个对应点（CP）（例如，位于可辨认的尖端以及尖端的相对反面）被选作起始点和对应点。

手术计划方法

J. Charles Taylor 发明了起始点对应点的手术计划方法（也被称为骨折方法），可以找出畸形的特征，以及相对于空间中两点（起始点及其对应点）的安装参数。John E. Herzenberg 和 Dror Paley 通过将其与 CORA 相关联，从而简化了该方法，方便起见将这些方法改名为 CORAgin 和 CORA 对应点方法。Shawn C. Standard 增添了手术计划的虚拟铰链方法。J. Charles Taylor 在最近发明了手术计划方法，命名为最近途径线（line of closest approach，LOCA）。LOCA 是一种确定截骨位置的方法，能够在畸形矫正过程中将移位降至最少。

5 种手术计划方法如下：（1）骨折方法；（2）CORAgin 方法；（3）CORA 对应点方法；（4）虚拟铰链方法；（5）LOCA。通过骨折方法，手术医生选择起始点和对应点位于骨折的对侧。这些

指定的点应该代表对侧骨折节段的相同的点。通过 CORAgin 方法，手术医生选择 CORA 作为起始点，然后发现对应点。通过对应点方法，手术医生选择首先对应点，位于 CORA，然后发现起始点。通过虚拟铰链方法，起始点和对应点均位于 CORA 上，位于骨骼的凸侧缘。

骨折方法

骨折方法将空间中的 2 个点（起始点和对应点）归结到同一位置，这种方法可以比拟为在空间中将一个移动的物体引向静止的物体。骨折方法最为简单易学。位于骨折对侧的 2 个对应的点（例如，位于可辨认的尖端以及尖端的相对反

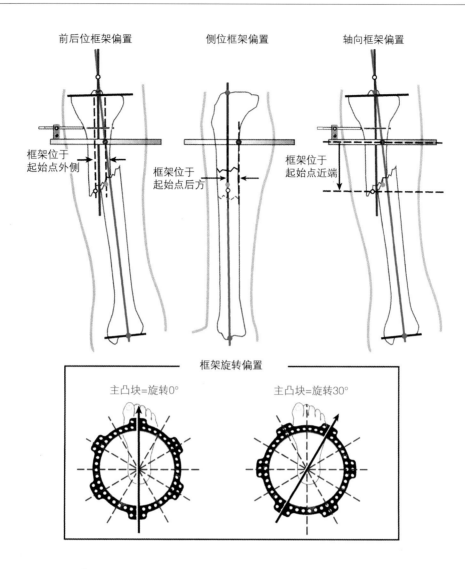

图 12-10

通过确定相对于参考环中心的起始位置可计算安装参数。重要的是要注意安装参数的测量永远是与参考环的垂直距离。

面）被选作起始点和对应点（图 12-9）。起始点定义为位于参考节段上的点，而对应点则定义为位于移动节段上的点。通过计算位于冠状面和矢状面上的成角（与骨节段中线间的夹角），通过测量起始点和对应点之间的错位或者移位（位于前后、侧方和轴向平面），通过基于临床检查估计的旋转畸形，确定畸形参数。通过确定相对于参考环中心的起始位置可计算安装参数（图 12-10）。一旦这些参数确定之后，调节杆设置被输入全残留程序（Total Residual Program）中，随即生成矫正顺序。新的调节杆被逐渐调整到位，骨折畸形被复位（图 12-11）。

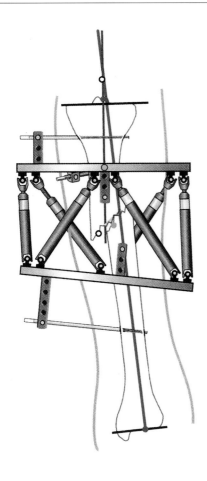

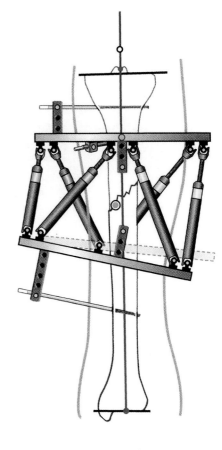

图 12-11

所有的畸形参数、框架参数和安装参数一旦被确定之后，输入全残留程序（Total Residual Program）中，调节调节杆直至骨折畸形得到复位。一条重要的临床原则是保持骨折的短缩和对线，这样会减轻肿胀、间室压力和疼痛，应避免采用牵拉进行强行复位。通过调节支架缓慢复位，患者的耐受性较好。

CORAgin 方法

在不是急性骨折的情况下，不存在可辨认的、互相对应的骨端，无法使用骨折方法。这些畸形被称为慢性畸形，包括先天性、发育性和创伤后残留（不愈合、畸形愈合）畸形。采用CORAgin 方法，起始点选定于 CORA，通过使用局部长度分析或者通过加入外部长度资料（例如依据放射片上的肢体长度差异）来确定相对点（图 12-12）。当所期望的复位是单纯中央楔形时，可使用局部长度分析，这种分析可以计算源于畸形而存在的短缩数值，加上该数值，以确

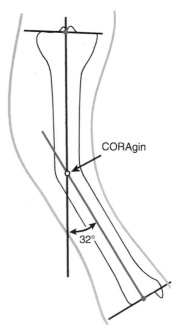

图 12-12

采用 CORAgin 方法，起始点选定于 CORA 。

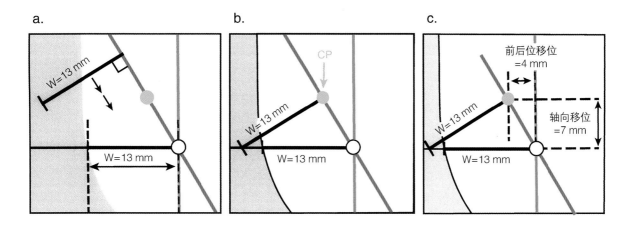

定对应点的位置。当选定并替换肢体长度差异数据时，采用与局部长度分析中沿参考轴线增加长度的相同方式，添加这个外部信息。

通过测量从 CORA 到畸形凸侧表面的距离（W 线），进行局部长度分析，该线段也就是 W，与移动节段的轴线成 90° 而画出（图 12-13a），然后将这根画出的 W 线沿移动节段的轴线向下滑动，直至其接触到原始 W 线。当所画出的 W 线与原始 W 线相接触时，移动节段轴线上的点就被指定为对应点。可以确定畸形参数，尤其是冠状面、矢状面和轴向面上的移位（图 12-13 b，c）。从冠状面计算轴向移位可以确定在矢状面上的对应点。在矢状面上，从冠状面的 CORAgin 相同水平开始，在近端参考轴上测量轴向移位的距离，并作其垂直线，这显示在矢状面上相对点的水平。这些线与移动轴之间的交叉点就是矢状面上的对应点（图 12-13d）。

确定对应点的其他方法是通过指定在畸形矫正过程中所需要延长的确切数值。通过所计划的延长数值决定所需要的延长数值，而前者是基于延长的安全极限和肢体长度的差异。这被认为是外在信息，因为从畸形骨骼的放射片中并非显而易见。求出畸形矫正骨骼的短缩的因素，短缩的数值以朝向参考节段的方向，被加到移动节段的轴线上。举例说明（图 12-14a）移动节段短缩 20 mm，如图所示，通过标明对应点，似乎移动节段延长了 20 mm，而相对于参考节段短缩了。在输入轴向移位的数值时，必须测量从参考点向

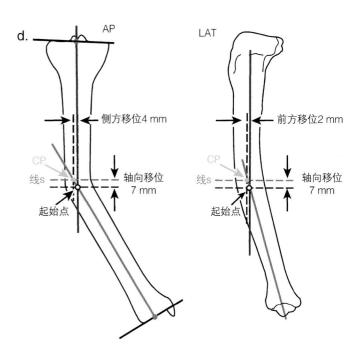

图 12-13　a ~ d

a 通过测量从 CORA 到畸形凸侧表面的距离（W 线），可进行局部长度分析，该线段也就是 W，与移动节段的轴线成 90° 而画出。

b 然后将这根画出的 W 线沿移动节段的轴线向下滑动，直至其接触到原始 W 线。当所画出的 W 线与原始 W 线相接触时，在移动节段轴线上的点就被指定为对应点（CP）。

c 然后可以确定畸形参数，尤其是冠状面、矢状面和横断面上的移位。

d 从冠状面计算轴向移位可以确定在矢状面上的对应点。在矢状面上，从冠状面的 CORAgin 相同水平开始，在近端参考轴上测量轴向移位的距离，并作其垂线（线 s），线 s 与移动轴之间的交叉点就是矢状面上的对应点。

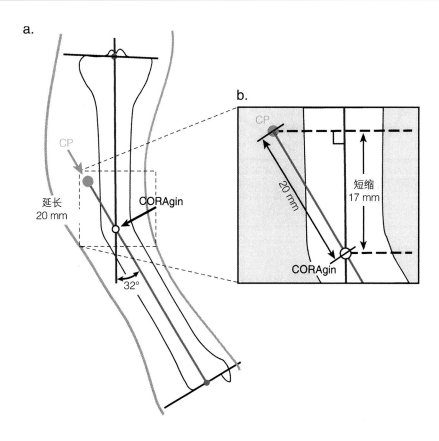

图 12-14　a，b

a　外在信息确定移动节段短缩 20 mm，如图所示，通过标明对应点（CP），似乎移动节段增长了 20 mm，而相对于参考节段短缩了。

b　在输入轴向移位的数值时，必须测量从参考点向参考线的垂线与起始点的距离，将会小于 20 mm。

参考线的垂线与起始点的距离，将会小于 20 mm（图 12-14b）。

CORA 相关点方法

采用 CORA 相关点方法时，首先选择对应点，并指定位于 CORA，而不是位于起始点，这样将对应点置于参考线上，原因为 CORA 是对应点和起始点均在参考线上的一个点。当需要增添外在长度时，本法尤为有用。通过沿参考线向对应节段移动起始点，将长度增添在参考线上，这被称为外源（extrinsic origin，EO）点（图 12-15）。本方法的优点之一是取消前后方和侧方移位畸形的参数。一个缺点是增加了起始点到参考环的距离，增大了轴向支架的偏置距，只有在出现无法

解释的严重错误时，才会变得有意义。外在起源仍然是空间中一个可复制的点，原因是与 CORA 相关点的距离是已知的。安装参数基于相对于参考环中心的外在起源点位置（图 12-16）。

将畸形参数和安装参数输入全残留程序（Total Residual Program），可以生成矫正顺序，然后矫正畸形。即使采用 CORA 相关点方法进行手术计划，某些畸形包括真正的移位畸形，应该将这些畸形加以考虑，输入畸形参数之中。如病例所示，通过细致的手术计划，这些移位畸形将显现（图 12-17）。另外，潜在移位畸形的另一个细微征象是 CORA 点在冠状面和矢状面内位于不同的水平。位于不同水平的 CORA 预示着成角和移位位于不同的平面内。

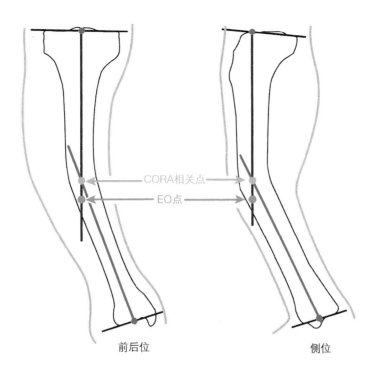

前后位 侧位

图 12-15

CORA 相关点被选定为 CORA，这样将 CORA 相关点置于参考轴线上，在图中显示为红线。CORA 是一个点，该点允许 CORA 相关点和起始点位于参考轴线上。当需要增添外在长度时，本法尤为有用。通过沿参考线向对应节段移动起始点，将长度增添在参考线上，这样被称为外源（EO）点。本方法的优点之一是取消前后方和侧方移位畸形的参数，只要参考环被垂直安装。

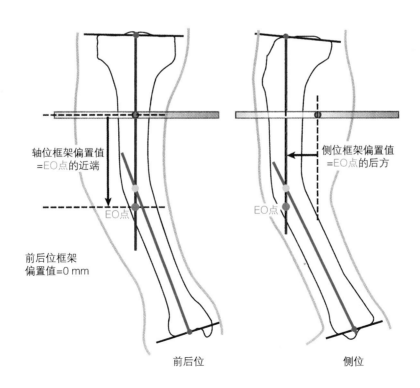

前后位 侧位

图 12-16

安装参数基于相对于参考环中心的外源（EO）点位置。

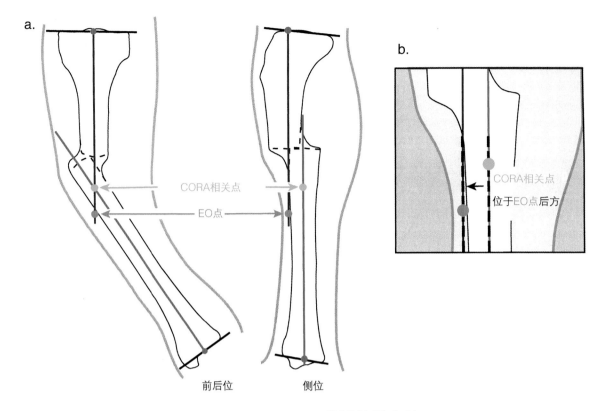

a.

CORA相关点

EO点

前后位　　　　侧位

b.

CORA相关点

位于EO点后方

图 12-17　a，b

采用 CORA 相关点方法进行手术计划，将会面对真正的移位畸形。通过细致的畸形分析，将会发现这些真正的移位畸形。EO：外源。

a　图示伴有内翻和后方移位畸形的胫骨畸形愈合的病例，仔细分析这两个平面，可以轻易地显示移位畸形。潜在的移位畸形的另一个细微征象是 CORA 点在冠状面和矢状面内位于不同的水平。

b　局部放大的侧位观。

虚拟铰链方法

虚拟铰链方法将起始点和相对点置于空间中的相同位置。通过将起始点和对应点均放置于同一个位置，创建一条旋转矫形的虚拟轴，或者称为虚拟铰链。虚拟铰链的理想位置是位于 CORA。可以选择位于近端节段和远端节段中线交叉点的 CORA，或者位于横向等分线的沿线上的任何其他 CORA，可以被指定为旋转矫正点的虚拟轴（图 12-18）。

这种手术计划策略具有多个优点。通过将起始点和对应点放置于同一个位置，所有的平移畸形都会消除。其次，当将虚拟铰链置于骨骼畸形的凸面的横行等分线上时，虚拟铰链可用于创建单纯开放楔形截骨术（图 12-19 和图 12-20）。

虚拟铰链还可置于膝关节或者踝关节的中心，这样可以允许关节围绕其正常旋转轴进行旋转。Taylor 空间支架可用于牵拉关节，随后围绕虚拟铰链进行旋转。

当使用虚拟铰链方法进行 Taylor 空间支架手术计划时，心中必须牢记某些概念。首先，采用这种方法时增加长度，手术计划将变为

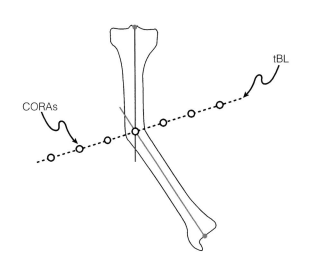

图 12-18

可以选择位于近端和远端中线交叉点的 CORA，或者位于横向等分线的沿线上的任何其他 CORA，可以被指定为旋转矫正点的虚拟轴。

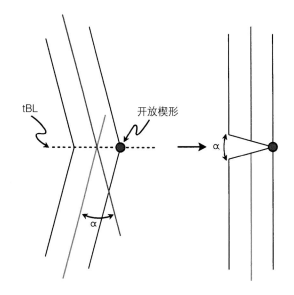

图 12-19

当将虚拟铰链置于骨骼畸形的凸侧表面的横行等分线（tBL）上时，虚拟铰链可用于创建单纯开放楔形截骨术。

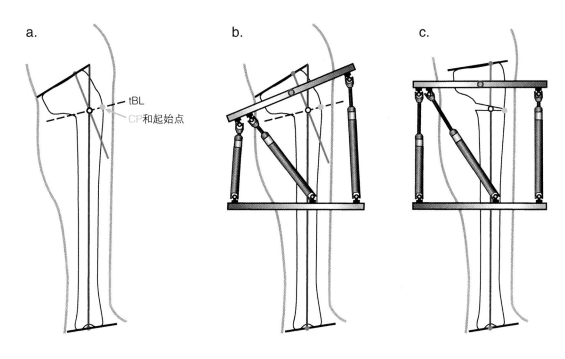

CORAgin 方法。其次，假如已经将虚拟铰链放置于凸侧骨皮质，准备形成开放楔形，不应该同时施行轴向旋转。假如围绕该点施行旋转矫形，将会发生继发性移位。因此，假如在开放楔形矫形完成之后，需要再次旋转矫正，必须通过改变安装参数，将起始点调整到参考节段的中心。

图 12-20　a ~ c

a　沿横行等分线（tBL），在胫骨畸形的凸侧表面，将起始点和对应点（CP）放置于相同的位置。无移位或者轴向旋转畸形参数被输入程序中。

b　对这种手术计划方法而言，安装参数至关重要。安装参数确定空间中的虚拟铰链位置。假如安装参数不正确，虚拟铰链将会定位错误，并会发生继发性移位。

c　虚拟铰链方法允许单纯开放楔形截骨矫形。

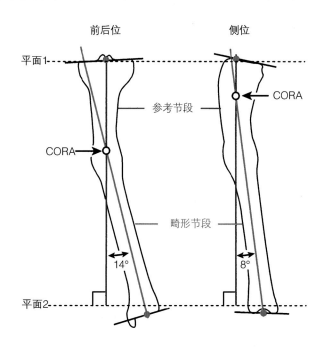

图 12-21
采用 LOAC 方法的第一步是在冠状面和矢状面中选定两个水平。这两个水平是随意选择的，但是必须是可复制的，以确保在冠状面和矢状面放射片中处于相同的水平。这些点应选择位于骨骼的末端。

图 12-22
在每个所指定的水平处，确定介于两条轴线之间的移位畸形，并在代表轴向平面的图中画出。将图中的两点相连，代表在轴平面中相对于参考节段的畸形节段。

最近途径线

在慢性骨折畸形（如不愈合、畸形愈合）中，在前后位片上的 CORA 与侧位片上的 CORA 并不一致，其原因是成角和移位处于不同的平面。在第 8 章中，对这种病例，我们考虑了关于截骨水平的解决方案。J. Charles Taylor 提出了另一种解决方案：在最近途径线（line of closest approach，LOCA）水平矫正畸形，也就是在两个节段之间移位最小的水平。

LOCA 可采用作图法来确定。首先，在冠状面和矢状面中选定两个水平（图 12-21）。其次，在这两个平面确定介于参考节段和畸形节段之间的移位。在代表轴向平面的图中画出 2 点（图 12-22）。最后，在轴向图中，从参考节段垂直于畸形节段作一直线，该线就是 LOCA，该线与畸形节段的交叉点就是 LOCA 点。确定新 LOCA 点的移位，并外推至前后和侧方平面。从 LOCA 点到参考节段进行测量，代表移位畸形参数（图 12-23）。新 LOCA 点的移位被用于确定截骨水平（图 12-23b）。位于 LOCA 上的各点是起始点和对应点。至此，移位畸形参数，以及畸形的其他参数已经完全产生，可以输入计算机程序内。如

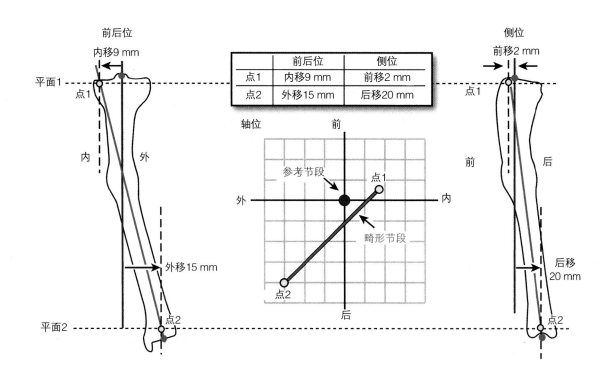

	前后位	侧位
点1	内移9 mm	前移2 mm
点2	外移15 mm	后移20 mm

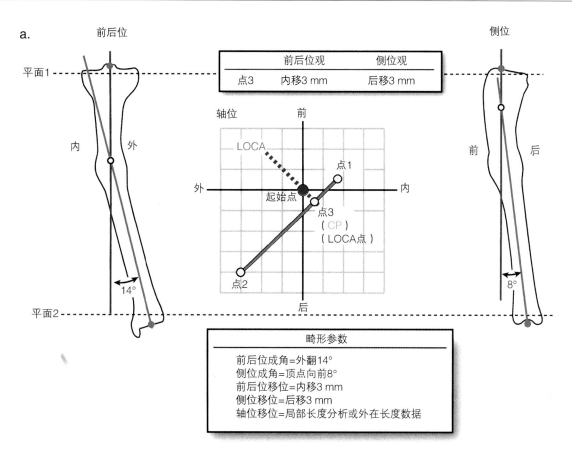

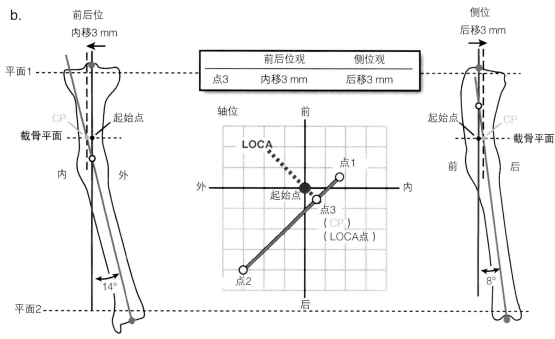

图 12-23 a ~ d

a 在轴向图中，从参考节段垂直于畸形节段作一直线，该线代表LOCA。测量新LOCA点（点3）从参考节段的移位，在本例中，为内侧和后方各3 mm。这些测量值代表移位畸形参数。CP，对应点。

b 通过使用新LOCA点的移位，确定截骨水平。在

本例中，在前后平面中在参考节段的内侧3 mm处定位一个点，沿所选定的水平1，在外侧平面中的后方3 mm处确定另一个点。线条相对成90°，与畸形节段轴线的交点就是截骨水平。注意在前后方平面和侧方平面中，截骨水平相同。

c.

	前后位观	侧位观
CP	内移5 mm	0 mm

需要延长2 cm

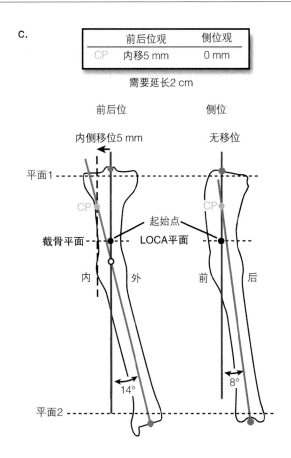

前后位　　　　　　侧位

内侧移位5 mm　　　无移位

平面1

CP　　　CP

起始点
截骨平面　　LOCA平面

内　外　　　前　后

14°　　　8°

平面2

d.

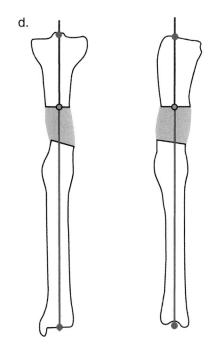

图12-23　a ~ d

c　在本例中，期望延长 2 cm。确定新畸形移位
　参数，输入计算机程序内

d　在延长 2 cm 之后，施行矫形。

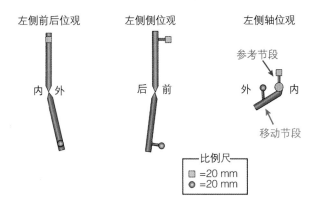

左侧前后位观　　左侧侧位观　　　左侧轴位观

内　外　　　后　前　　参考节段

外　内

移动节段

比例尺
□ =20 mm
● =20 mm

图 12-24

同一病例，通过将成角数据输入 Taylor 空间支架的网
络程序内，可以生成畸形的图解。轴位观的图即是采
用 LOCA 图解方法所绘制。

果需要延长，采用 CORAgin 方法。沿移动
节段将对应点从 LOCA 水平移动到所期望的
延长点（图 12-23c，d）。有趣的是，空间支
架程序可用于形成轴向 LOCA 图解（图 12-
24）。LOCA 图解还可用于确定斜面畸形的量
值（图 12-25）。

　　通过使用 LOCA 可以确定大多数创伤
后畸形。在本质上，CORA 是 LOCA 的一种
特殊的情况，也就是 LOCA 的长度等于 0。
但是，当移位和成角畸形将 CORA 放置于
冠状面和矢状面中不同水平时，如上所述，
LOCA 就是起始点和对应点最为接近的水
平。LOCA 的末端点可能包含一对起始点和
对应点。因此，通过确定 LOCA 的水平，起
始点可置于位于该水平的参考节段上。假如
截骨选择于 LOCA 的水平，移位矫正数量为
最小。假如需要延长，沿移动节段的轴线移
动对应点，并可使用 CORAgin 方法。

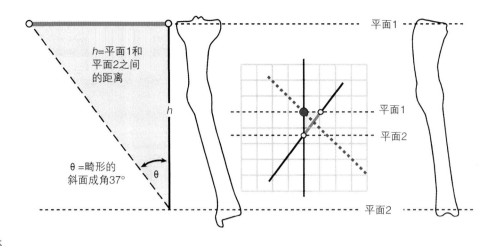

图 12-25

通过形成一个三角形，计算斜行平面成角。三角形的高度等于两个所指定水平之间的距离。三角形的基底等于在轴向平面图中畸形节段的长度。画出斜边就完成了三角形，测量角度（角 θ），该角度等于斜面成角畸形度数。

Taylor 计算机辅助设计软件

最近，Orthocrat 有限公司（Tel Aviv，Israel）发明了 Taylor 空间支架手术计划的计算机辅助设计（CAD）程序。该程序使用数字放射学图像可以详细精确地进行畸形参数和安装参数的分析。可以将信息上传到 Taylor 空间支架网页，生成畸形矫正计划表。CAD 程序还允许手动操作数字图像，用于"拼接演示"术前计划。说明和演示版详见 www.ortho-crat.com。

参照点概念

在 Taylor 空间支架矫形的手术计划过程中，手术医生决定参考节段和参考环。在确定安装参数时以及在空间中定位支架时，参考环是关键，因为其与所指定的起始点相关。移位安装参数与参考环的中心相关。旋转安装参数与近端参考病例的主标志块相关，而与远端参考病例的对侧标志块相关。决定采用近端还是远端参考取决于某些准则概念。接近关节的通常是参考环。最垂直的环也可能是参考环。决定采用远端参考会涉及矫形外科医生对畸形的描述问题。矫形外科医生接受的培训是基于近端透视方向来描述畸形，但是采用远端参考是反向的，容易导致反向描述移位畸形。当同一畸形从 2 个不同的视角描述时，

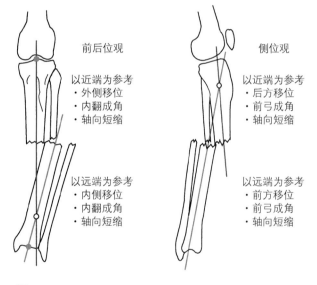

前后位观

以近端为参考
· 外侧移位
· 内翻成角
· 轴向短缩

以远端为参考
· 内侧移位
· 内翻成角
· 轴向短缩

侧位观

以近端为参考
· 后方移位
· 前弓成角
· 轴向短缩

以远端为参考
· 前方移位
· 前弓成角
· 轴向短缩

图 12-26

采用远端参考，与标准的骨科观点相反，会导致移位畸形的反向描述。当同一畸形从 2 个不同的视角表述特性时，会形成不同的表述。这被命名为"同位视差"。本例显示胫骨远端骨折存在后外侧移位，从远端参考视角会出现不同的描述。假如从足和胫骨远端看向身体的其余部分（远端视角），以足部为基准，描述身体是位于前方和内侧。因此，以远端为参考将会描述这些移位畸形为在冠状面存在内侧移位，并在矢状面存在前方移位。以远端为参考，成角、旋转和轴向移位参数都会改变。

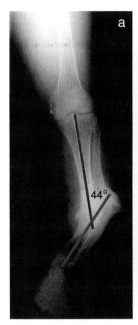
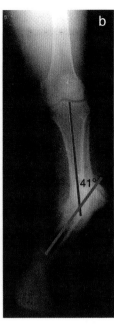
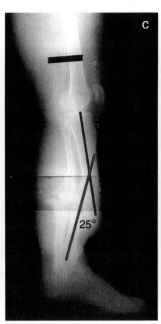
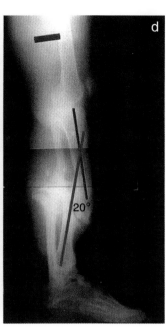

会形成不同的表述。这被命名为"同位视差"，将在本章节的稍后部分进一步详细讨论。例如，胫骨远端骨折存在后外侧移位，从远端参考视角会出现不同的描述。在该例中，假如从足和胫骨远端为基准，描述身体是位于前方和内侧。因此，以远端参考将会描述这些移位畸形为在冠状面存在内侧移位，并在矢状面存在前方移位。以远端为参考，成角、旋转和轴向移位参数也会改变（图 12-26）。

矫形速率和风险结构

在 Ilizarov 系统中，矫形速率由骨骼和软组织受到牵拉时的生物学变化决定。采用泰勒空间支架时，医生有机会决定风险结构（structure at risk，SAR）以及 SAR 的牵拉速度，更加深入细致地进行分析。SAR 通常位于截骨线上骨骼的凹侧，或者位于腓骨颈的腓总神经处。在 Ilizarov 方法中，我们估算出理想的矫正速率，SAR 的牵拉速度小于 1 mm/d，该计算值由 arc 长度求出（arc 长度 $=2\pi r\alpha/360$，此处 α 是成角度数），arc 长度可能高估发生于 SAR 的延长数量。通过使用下列公式，可以计算畸形状态和正常状态下 SAR 之间的最短长度，也就是弦长度：弦长度 $=2r\sin\alpha/2$，只

图 12-27　a～g

患者男性，55 岁，胫骨和腓骨畸形愈合。

a　胫骨前后位片，垂直于膝关节向前，测量内翻畸形为 44°。

b　胫骨前后位片，垂直于踝关节向前，测量内翻畸形为 41°，CORA 的水平与图 a 显示的水平不同。

c　胫骨侧位片，垂直于膝关节向前，测量前弓畸形为 25°。

d　胫骨侧位片，垂直于踝关节向前，测量前弓畸形为 20°。

有在考虑 3 种旋转情况下，才适用这些计算。当骨节段将会发生移位时，还应考虑总线性移位：移位 $=\sqrt{\text{前后方移位}^2+\text{侧方移位}^2+\text{轴向移位}^2}$。在空间支架计算中，计算机参考 SAR 参数，然后确定矫形天数，同时还能为患者生成调整计划。只有在手术医师选择使用慢性法或者残留法时，才可根据 SAR 进行分析。由于缺乏可输入计算机的畸形参数或者安装参数，本法不能用于环优先方法。在环优先方法中，计算机得出矫正计划后，由手术医师决定矫形的天数。SAR 的选定并非强制性的，手术医师可以自由选择，通过输入所期望的牵拉速度或者取得矫正所需的天数，确定矫正畸形的速度。图 12-27 和图 12-28 显示 3 个使用 Taylor 空间支架的临床病例。

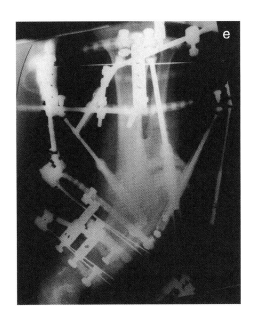

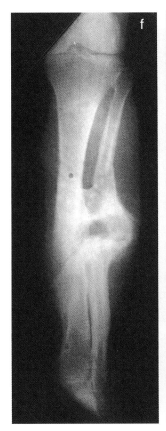

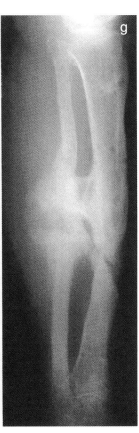

图 12-27　a ~ g

e　胫骨前后位片，空间支架装配完毕，但是尚未矫形，利用近端节段作为参考节段。

f　矫正后的前后位和侧位片。复杂的胫骨畸形得到矫正，但是尚未完全愈合，因此采用 IMN 治疗，如图 8-18 所示。

g　矫正结束后的正侧位片。

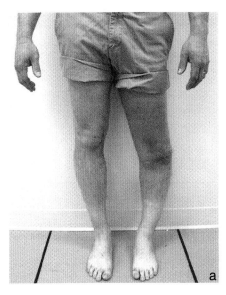

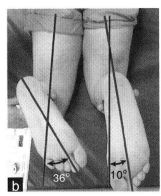

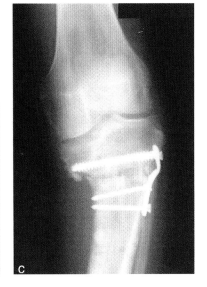

图 12-28　a ~ l

a　胫骨内翻和旋转不愈合伴有股骨远端外翻畸形的正面观。

b　从足端观察大腿 - 足部的轴线的临床大体照片。

c　术前膝关节前后位片。

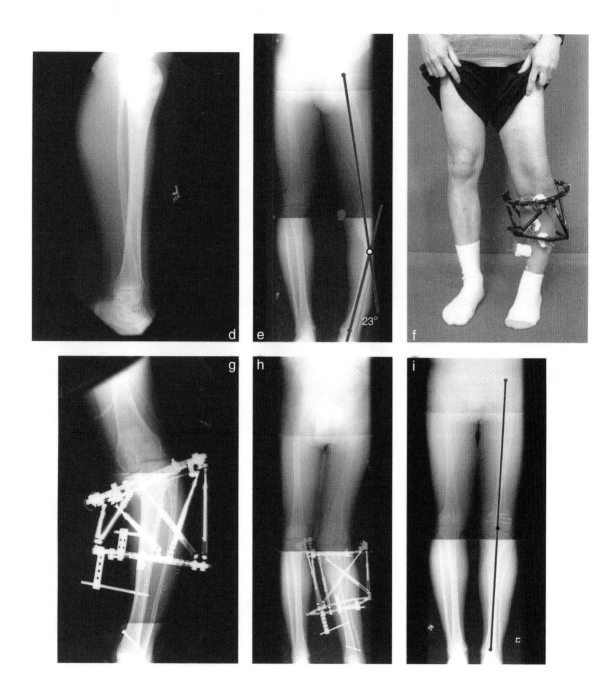

图 12-28 a~l

d 术前胫腓骨侧位片。

e 全长站立位前后位片。

f 使用 Taylor 空间支架同时进行 6 轴畸形矫正，临床大体照片。

g 前后位 X 线片显示矫形中。

h 站立位全长前后位 X 线片显示矫形中。

i 前后位 X 线片显示外固定架辅助髓内针治疗股骨远端外翻畸形，注意机械轴已经基本对线。

j 侧位 X 线片显示结果。

k 从足端观察的大腿-足部轴线的临床大体照片，显示股骨和胫骨矫正后的结果。

l 临床大体照片显示最终结果。

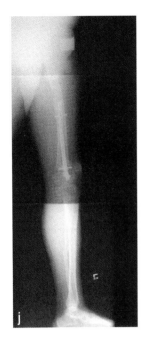

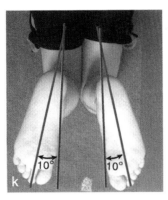

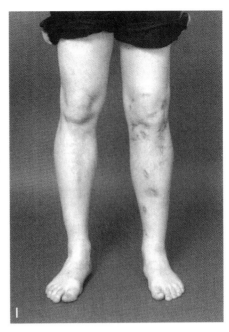

畸形的同位视差：近端参考与远端参考的比较

在前面章节中，我们分别单独考虑成角、移位和旋转的投影，但是，投影几何学并非如此简单（Kline 1955）。Taylor 发现从一个参考视角观察与从另一个参考视角观察的六轴畸形参数不尽相同（Taylor 2004）。在胫骨畸形病例中，相对于膝关节的解剖冠状面、矢状面和轴向面观察到的畸形参数，就不同于相对于踝关节的解剖冠状面、矢状面和轴向面观察到的畸形参数，但是近端参考和远端参考的畸形参数都能精确地描述同一畸形，关键在于两组参数参照不同的坐标平面。Taylor 称之为"同位视差"（parallactic homologues）。从不同的视角出发，不同的旋转和移位的数值不同，甚至方向也不同（图 12-29 和图 12-30）。

从现实的角度出发，在评估和矫正畸形时，重要的是牢记参考节段。例如，Blount 病引起的胫骨畸形通常以远端节段相对于近端节段描述为内翻、前弓和内旋，相对于膝关节或相对于踝关节观察，这些畸形的数值不同。临床检查旋转、

前后位和侧位片以及手术操作均应该从相同的视角出发，称之为参考节段的视角。应该从膝关节看向足部，测量在大腿 - 足部轴上的胫骨扭转。假如从足部看向膝关节测量旋转，则得到不同的胫骨扭转度数。假如采用 CT 评估旋转畸形，应该垂直于膝关节节段进行扫描，拍摄膝关节前后位和侧位片时应包括胫骨。在手术治疗中，应该采用膝关节向前位作为术中的参考位。对于远端畸形，最好采用远端参考节段；对于近端畸形，最好采用近端参考节段。对于胫骨远端畸形，应该俯卧位测量大腿 - 足部轴线，CT 扫描应垂直于远端节段，而非近端节段进行。摄取踝关节前后位和侧位 X 线片时应包括胫骨。从踝关节观察的畸形与从膝关节观察的畸形的"同位视差"（见图 12-30e，f）。

这个概念与手术有关，而与所用的矫正方法无关。例如，假如采用环形外固定架，如 Ilizarov 外固定器或者 Taylor 泰勒空间支架，必须相对于评价畸形时所采用的参考视角，预置支架并安装到肢体上。假如从近端节段参考视角摄取放射片，但是却按照远端参考视角使用支架，畸形参数的数值（有时甚至是方向）将会不同于支架安装时的参数，支架看上去与肢体畸形不相

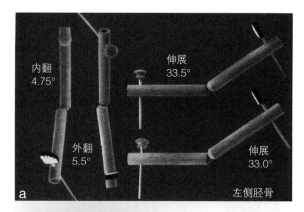

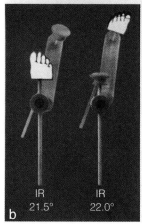

图 12-29　a，b

a 不同的参考视角产生不同的投影测量值，畸形具有两种不同的表示，被称为"同位视差"。相对于膝关节向前的参考节段的前后位观（左侧垂直），左侧胫骨模型显示存在内翻 4.75°；相对于足部向前的参考节段的前后位观（右侧垂直），胫骨模型显示存在外翻 5.5°。相对于膝关节向前的参考节段的侧位观（水平顶部），胫骨模型显示伸展 33.5°；相对于足部向前参考节段的侧位观（水平底部），胫骨模型显示伸展 33.0°。

b 胫骨（左侧）模型显示从足部到膝关节、从膝关节到足部的旋转临床测量。足 - 膝关节测量值显示为内旋（IR）21.5°，膝关节 - 足测量值显示为内旋（IR）22°。

图 12-30　a ~ f ▶

同位视差的临床实例，由先天性胫骨假关节引起胫骨近端畸形。从膝关节参照视角测量的畸形参数，与从踝关节参照视角的测量值不同。

a 垂直于远端节段摄取下肢前后位片，测量成角度数为外翻 13°。

b 垂直于近端节段摄取胫骨前后位片，测量成角度数为外翻 10°。

c 垂直于远端节段摄取胫骨侧位片，测量成角度数为后弓 43°。

d 垂直于近端节段摄取胫骨侧位片，测量成角度数为后弓 52°。

匹配。假如使用单边外固定器，在近端节段的参考平面置入近端固定针，远端节段的参考平面置入远端固定针，可以解决该问题。例如，在置入近端固定针时，膝关节指向前方，在膝关节冠状面内置入固定针，或者垂直于 CORA 近端的胫骨干，或者与膝关节线约呈 3°；在置入远端固定针时，踝关节指向前方，在踝关节冠状面内置入固定针，或者垂直于 CORA 远端的胫骨干，或者与踝关节线平行。在施行截骨后，将固定针移动到互相平行。这种方法考虑到了近端和远端的参考坐标。

　　在闭合楔形截骨术中使用内固定，以前述病例中的相同方式，即垂直于骨节段置入半针，每次截骨都垂直于相应的骨节段。当计划采用斜行平面闭合楔形截骨术时，必须从某个视角摄取放射片，并且参照相同的视角，得出斜面楔形。假如截骨能够消除成角，只剩余轴向旋转，从近端或远端所测量的旋转度数并无差异，换而言之，在不存在成角的情况下，旋转畸形的同位视差，从近端或者远端参考视角所观察到的度数相同。因此，采用多种内固定和外固定技术时，矫正全部成角和移位畸形通常较为容易，骨骼变直，但是遗留轴向旋转畸形，然后围绕变直后骨骼的纵轴矫正轴向旋转畸形。在这种情况下，只有成角和移位矫形需要参照参考节段，当不存在同位视差错误时，最后矫正残留的旋转畸形。矫正长度方面的畸形也是如此。当存在有成角时，经常难

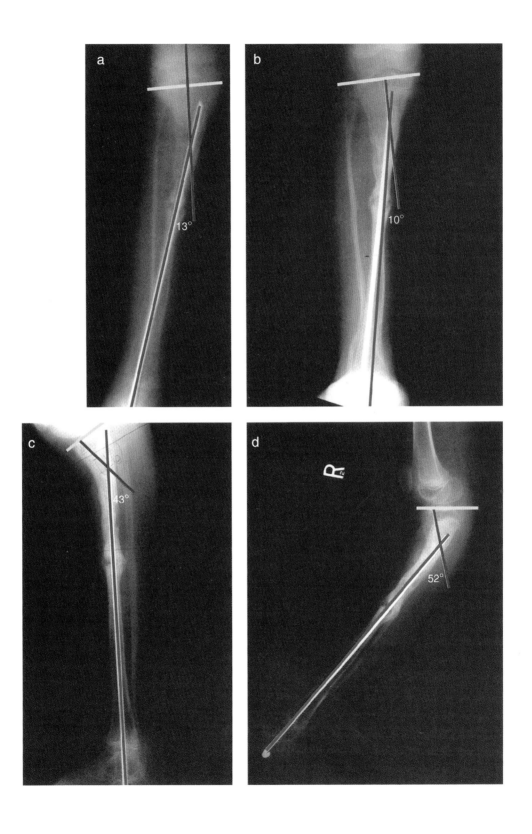

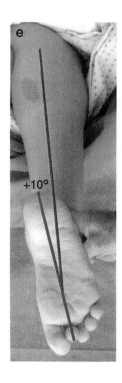 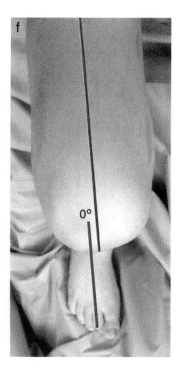

图 12-30　a ~ f

e　从足端观察，测量大腿 - 足部轴为 +10°。

f　从膝关节观察，测得大腿 - 足部轴为 0°。

以精确确定所需要的矫形长度。因此，必须延迟到矫正成角之后再评估长度。只有对于成角畸形的矫正，参照点才是关键。第 9 章描述的特殊斜行截骨术，可以同时矫正成角和旋转。相对于某个视角评估成角和旋转，在实施斜行截骨术时，必须相对于相同的参考视角。

参考文献

Beggs JS (1966) Advanced mechanism. Macmillan, New York

Kline M (1955) Projective geometry. Sci Am, January

Seide K, Wolter D, Kortmann HR (1999) Fracture reduction and deformity correction with the hexapod Ilizarov fixator. Clin Orthop 363:186–195

Taylor JC (2004) Correction of general deformity with the Taylor spatial frame fixator. *www.jcharlestaylor.com*, November 2004

第 13 章　对线异常的后果

所有生物的寿命都有穷尽之时，人类也不例外。与任何机械系统一样，时间、磨损和重力的作用日积月累，不断消减，机械特性产生细微的渐进性退变，人体的所有组织都易于受到这些作用的影响，尽管某些组织与另一些组织相比抵抗力较强，皮肤和骨骼可能是最具有活力的组织，存在神奇的愈合和再生能力，是许多现代重建外科手术的基石。尽管关节软骨需要承受高度机械学需求，但是非常遗憾，关节软骨的修复和再生能力非常有限，并且属于最早出现老化现象的组织之一。值得关注的是，这种脆弱组织却要承受数倍于体重的载荷，并在一生中进行数以亿计的循环运动。毋庸置疑，正常的解剖和生物力学关系发生任何改变，都可促使缓慢发生的衰老和退变加速。

由于人一生中都需要下肢负重，在步态周期中关节软骨反复受力，因此下肢轴向对线非常关键，所以在许多临床情况下，无论在骨折复位、全膝关节置换术，还是畸形矫正中，对线是考虑的重点。有关退行性关节病的原因是机械性的，而不是炎症性的，目前已形成共识（Radin 等1991），通常称为的"退行性关节炎"其实名不副实，因为炎症是继发性结果，而非主要原因。"关节病"是较恰当的名词，它能真正描述退变性关节的病理学异常。

膝关节单间室关节病经常与由畸形引起的对线异常相关（Barrett 等 1990；Hernborg 和Nilsson 1977；Kettelkamp 等 1988）。尽管已知对线异常和关节病有关，但并未能充分阐明内在的病源性关系。原因可能是异常软骨对正常力量的反应，或者正常软骨对过度应力的反应。对线异常和关节病之间存在因果关系，尚无法寻求直接的临床证据，但是在骨科文献中有大量间接证据支持该假说。

该假说的中心点是假设对线异常能够改变通过下肢关节的应力分布，尤其是膝关节。负重轴并非是新概念，通常称为"机械轴"（Maquet 1984 和 Pauwels 1980），描述为通过踝关节中心到髋关节中心的直线，代表下肢受力的传递路径。任何冠状面畸形，只要改变下肢关节的对线，引起对线异常，就会影响这条负重受力轴。当负重受力轴通过膝关节中心的内侧或者外侧时，就会产生力臂，分别会放大传递到内侧或者外侧胫股关节间室的力量（Kettelkamp 和 Chao 1972；Maquet 1984；Pauwels 1980）。

Pauwels（1980）开创了机械轴的概念，认识到恢复对线的重要意义，在于恢复通过膝关节力量的正常传递。此外，首次认识到生物力学的重要性，及其与通过截骨术矫正畸形的手术计划之间的关系。随后 Maquet（1984）发展了这些概念，采用偏振光和光测弹性模型清晰地显示通过模拟膝关节应力传递的变化（图 13-1），他的研究验证了 Pauwels 提出的概念，强调恢复或纠正机械轴的重要性，借以改变通过膝关节的载荷传递。

对线异常及其相关的退行性关节病之间的关系显而易见。由于疾病进展缓慢，患者的耐受性差，具有多种治疗方法等原因，无法记录疾病的

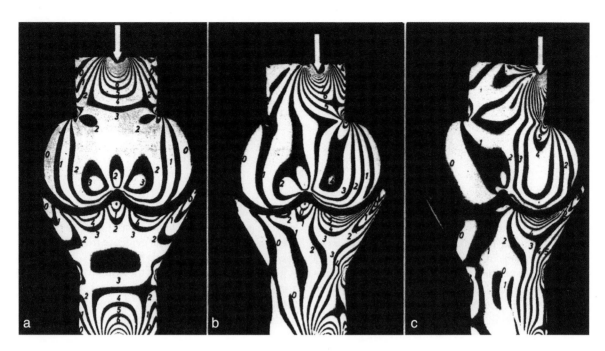

图 13-1
偏振光弹性模型显示，当偏心施加轴向载荷时，会改变应力的分布。

自然发展过程。有充分的证据支持这样论点：基础科学和临床研究证实，只要对线异常程度足够并持续存在最终可引起退行性关节病。研究包括3类：动物模型、尸体模型和临床长期研究。但是，在考虑对线异常之前，首要任务是确定正常对线的范围。

静态考虑

　　最近有数个研究关注下肢关节之间的正常关系（Chao 等 1994; Cooke 等 1994; Hsu 等 1990; Moreland 等 1987; Paley 等 1994）。在评价下肢冠状面轴线时存在2种考虑：关节对线和关节走行方向（Paley 等 1990; Paley 和 Tetsworth 1992b）（见图 1-8）。对线是指髋关节、膝关节和踝关节在一条直线上；走行方向是涉及每个关节面的位置相对于各个肢体节段（胫骨和腓骨）轴线之间的关系。在判断对线和走行方向时，最好采用整个下肢的站立位全长前后位片，下肢包括在单个片盒内，下肢的正确旋转十分重要，髌骨必须位于内外侧股骨髁的中央，并且朝向前方，

采用标准技术确保摄片具有可重复性（Cooke 等 1987; Paley 等 1994）。

　　对线确定为从髋关节中心到踝关节中心的直线，也就是下肢的机械轴，从该定义引申，当膝关节中心偏离该线时，存在对线异常。各个肢体节段（胫骨和腓骨）的机械轴也非常重要，胫骨机械轴的定义是从膝关节中心到踝关节中心的直线，胫骨的机械轴和解剖轴几乎相同（Moreland 等 1987）；股骨机械轴的定义是从髋关节中心到膝关节中心的直线，机械轴通常与解剖轴成6°角（Hsu 等 1990; Moreland 等 1987; Yoshioka 等 1987），后者从梨状窝到膝关节中心。

　　尽管经常采用机械轴通过膝关节中心来描述正常对线，但是从股骨头中心到踝关节中心的连线通常通过膝关节中心偏内侧的部位。Moreland 等（1987）分析25位男性正常志愿者双侧下肢站立位全长前后位片，发现髋关节、膝关节和踝关节几乎在同一条直线上，采用数个放射学标志确定每个关节的中心，股骨机械轴和胫骨机械轴之间的交角为内翻1.3°（±2°）。Hsu 等（1990）分析120位正常志愿者的站立位全长前后位片，证实机械轴通常经过膝关节中心稍偏内侧，在该组中，股骨机械轴和胫骨机械轴之间的交角为内翻1.2°（±2.2°）。

基于这些观察，认为下肢关节的正常对线接近于直线方式，这种关系出现任何变化考虑存在对线异常，会影响载荷通过关节面传递。髋关节的形态接近球形，适应正常位置改变的能力最强；踝关节紧邻距下关节，使其能够较好地耐受畸形，尽管创伤后常发生距下关节强直，具有显著的临床意义（McMaster 1976），但是在下肢关节的冠状面关系中，膝关节最容易受到影响。

当冠状面畸形引起轴向对线异常，承载负荷的轴线通过膝关节中心的内侧或者外侧（Maquet 1984）时，可形成力臂，增加经过内侧或者外侧胫股关节间室的力量传递，通过测量 MAD 可以描述力臂（Paley 和 Tetsworth 1992a，1992b）。从髋关节到踝关节作出机械轴线，从轴线到膝关节中心添加垂线（见图 1-8），以毫米为单位测量添加节段的长度，反映经过膝关节应力传递的改变程度。确定 MAD 可以解释任何种类的畸形，包括旋转、移位和成角，还要考虑到畸形的水平。随着畸形的顶点越来越接近膝关节，对机械轴的影响不断增加（图 13-2）（McKellop 等 1991，1994；Puno 等 1987）。该方法既可用于术前计划（Paley 和 Tetsworth 1992a，1992b；Paley 等 1990，1994），又可用于对畸形矫正结果的术后评估（Tetsworth 和 Paley 1994）。

在确定下肢关节的对线之后，下一步考虑关节走行方向与机械轴的关系。每个关节都与下肢各节段的机械轴和解剖轴成正常的倾斜角度（Chao 等 1994；Cooke 等 1994；Moreland 等 1987；Paley 等 1994），在术前计划中可作为参考线和参考角，用于确定每个节段中是否存在畸形（Paley 和 Tetsworth 1992a，1992b；Paley 等 1990，1994）。矫正畸形的目标不仅在于恢复正常对线，而且在于保持或者恢复每个关节相对于机械轴的正常走行方向。Cooke 等（1987，1989，1994）通过对骨性关节炎的讨论，显示了膝关节走行方向异常的临床意义。

在前后位片上髋关节走行方向以 NSA 为特征，NSA 的放射学投影为 125°～131°；在尸体

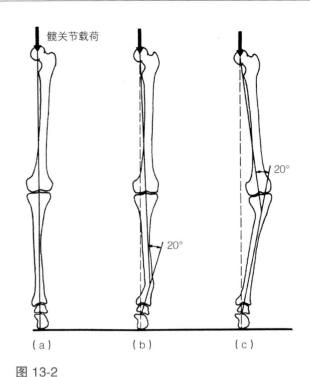

图 13-2

当畸形顶点接近膝关节时，成角对于 MAD 的影响较大。

股骨研究中，Yoshioka 等（1987）确定成年男性 NSA 的测量值为 129°。Paley 等（1990）从大粗隆顶点到股骨头中心设定一条直线，用于确定股骨近端的关节走行方向线。Chao 等（1994）在站立位全长片上，测定 127 位正常志愿者的 LPFA，按照年龄和性别分组，对于女性组的年龄改变，测量值无显著变化，该线与股骨机械轴之间的关系在年轻女性组测量值为内翻 91.5°（±4.6°），老年女性组测量值为内翻 92.7°（±4.9°）；对于男性的 LPFA 存在年龄相关倾向，内翻不断增大，年轻男性组测量值为 89.2°（±5.0°），老年男性组为 94.6°（±5.5°）。在笔者单位的资料（Paley 1994）中，基于较小的样本数量，25 位无症状成年人测量股骨近端关节走行方向线为 89.9°（±5.2°）。根据以上观察资料，我们建议 LPFA 取 90°（Paley 等 1990，1994；Paley 和 Tetsworth 1992b）。

Chao 等（1994）还测量了 mLDFA 值，按照年龄和性别分组，平均 mLDFA 值为 88.1°±3.2°，与年龄和性别无关，笔者的资料（Paley 等 1990）中 mLDFA 平均值为 87.8°±1.6°，也再次证实了

这些结果。Cooke 等（1994）为了提高精确度将患者定位于框架中，摄取站立位全长片，在 79 位无症状年轻人中，测量股骨远端走行方向线为外翻 86°（±2.1°）。根据这些资料，股骨远端关节走行方向线和股骨机械轴之间的正常关系认为是 87°（Paley 等 1990，1994；Paley 和 Tetsworth 1992b）。Chao 等（1994）按照年龄和性别再次将他们的资料分组，测量胫骨近端内侧角，发现老年组与年轻组比较存在显著差别。在所有各组中，测得 MPTA 轻度内翻于胫骨机械轴，女性为 87.2°±2.1°。有意思的是，无症状年轻男性组（85.5°±2.9°）与无症状男性组（87.5°±2.6°）相比，内翻较大，可能是某些内翻程度较大的青年男性以后会发展成为有症状的退行性关节病，被"排除"出老年无症状组，但这仅仅是理论推测，目前只有少量资料支持该假设。在一个研究中（Glimet 等 1979），50 位无症状的法国老年女性测量胫骨股骨机械轴夹角为 0°，与该假设相符。Cooke 等（1994）复习为了提高精确度而使用框架定位摄取的放射片，发现胫骨近端处于内翻 86.7°±2.3°。笔者的资料（Paley 等 1994）也证实这些结果，胫骨近端处于内翻 87.2°±1.9°，Moreland 等（1987）测得值为 87.2°±1.5°。基于这些观察结果，胫骨近端关节走行方向线与胫骨机械轴之间的正常关系被认为是内翻 87°（Paley 等 1990，1994；Paley 和 Tetsworth 1992b）。

据测量膝关节的横轴与垂线之间偏离约 3°，因此股骨远端处于轻度外翻位，而胫骨近端处于轻度内翻位（Krackow 1983；Morelannd 等 1987；Paley 等 1990；Paley 和 Tetsworth 1992b）。在行走时，双足沿同一直线前进，下肢与垂线约呈 3° 角，在步态周期中，下肢 3° 内翻位能够使膝关节与地面保持平行的走行方向（见图 1-13b）（Krackow 1983）。在双足站立时，双足分开与骨盆等宽，胫骨垂直于水平地面，膝关节横轴相对于垂线呈外翻 3° 角。

Morelannd 等（1987）测量了踝关节走行方向，测量胫骨远端外侧角为 89.8°±2.7°。来自笔者的资料（Paley 等 1994）也显示存在轻度外翻（LDTA=88.6°±3.8°），与 Chao 等（1994）发表的数据相同（LDTA=87.1°±3.3°）。该关系可有变化，外翻高达 8° 也属于正常（Moreland 等 1987）。基于这些测量资料，胫骨远端关节走行方向线和胫骨机械轴之间的正常关系被认为是互相垂直的（Paley 等 1990，1994；Paley 和 Tetsworth 1992b）。

动态考虑

尽管静态对线异常可以明确地反映在站立位全长片上，但是并非是预测矫形截骨术结果的可靠方法（Adriacchi 1994；Prodomos 等 1985；Wang 等 1990）。临床上实际情况异常复杂，日常生活的简单活动产生动态载荷，需要额外加以考虑（Adriacchi 1994；Harrington 1983；Johnson 等 1980），包括关节的稳定性、肌肉收缩力量和步态的个体特征。使用步态分析评估对线异常的动态方面问题越来越多，但是该技术并未普及，目前多数文献仅涉及对线异常的静态评估。

通过某些假设，应力传递通过膝关节可使用刚体弹簧模型来计算（Hsu 等 1990；Kettlekamap 和 Chao 1972）。力量传递通过膝关节时，在正常情况下，在内外侧间室并不平均分担（Harrington 1983；Hsu 等 1990；Johnson 等 1980）。即使无对线异常，计算提示在单腿站立时相，通过膝关节的载荷约有 70% 经过内侧间室传递；当存在 4°～6° 内翻畸形时，在单腿站立时相，几乎有 90% 的膝关节力量通过内侧间室传递（图 13-3）（Hsu 等 1990）。

发生在行走和其他日常负重活动中的动态载荷更为重要，但是精确确定较为困难。与膝关节对线异常动力学有关的重要问题已由 Adriacchi（1994）详细讨论。在步态过程中，作用于下肢的正常力量所产生的力矩，有助于屈曲、伸展、内收和外展膝关节，这些是影响膝关节的内外侧载荷分布的原发因素。地面反作用力在步态站立相

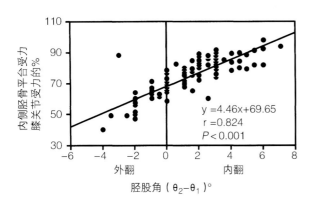

图 13-3

图表显示通过膝关节的力量分布，以及存在畸形时的改变。当对线正常时，大约 70% 的力量通过内侧关节间室；当下肢的内翻对线异常大于 5° 时，约有 90% 的力量通过内侧间室。

中作用于足部，通过膝关节中心的内侧，从该力量的作用线到膝关节中心的垂直距离就是该力量的力臂长度。力量数值和力臂长度的乘积决定作用于膝关节的内收力矩，该内收力矩在步态中属于外在载荷，倾向于将膝关节推向内翻位，称为"外侧推力"（Prodromos 等 1985；Wang 等 1990）。

可以在步态实验室中直接测量作用于下肢的外在力量和力矩。作用于肌肉、肌腱和关节面的内在力量更加具有吸引力，但是只能根据所测得的外在力量和力矩进行估计（Adriacchi 1994；Harrington 1983；Johnson 等 1980）。机械学平衡原理规定，作用于下肢的外在力量必须与肌肉和韧带所产生的内在力量相平衡。预测内在力量极其复杂，原因是多组肌肉和软组织混合力量，可以平衡作用于肢体的外在力量和力矩。解答该问题时需要对多个假设进行简化，其中最基本的要点是将内在结构组合在一起。在这些假设条件下，分析外在载荷和内在力量之间的关系，才能够估计分别通过内外侧间室的关节反作用力强度。内外侧关节反作用力的分布显示，在正常功能活动中，内收力矩是产生较高的内侧关节反作用力的原发因素。在正常人群中，通过膝关节的最大关节反作用力约为体重的 3.2 倍，其中 70% 通过内侧间室，通过计算可以得出在正常步态中，最大内收力矩约为体重和身高乘积的 3.3%

（Adriacchi 1994），与计算得出的同一人群的膝关节屈曲或者伸展力矩相比，该内收力矩较大。

某些患者通过改变步态，能够有效地降低膝关节内侧间室的载荷，所采用的适应机制是，在站立相中缩短步幅和加大足部外旋（足尖向外位），能够减少内收力矩（Adriacchi 1994；Prodromos 等 1985；Wang 等 1990），足尖向外位令后足更加靠近中线，位于重心的下方，可以简单地将地面反作用力移向膝关节中心，有效地减少外在的地面反作用力力臂以及最终的内收力矩。当行走速度约为 1 m/s 时，如果计算得出的力矩超过体重和身高乘积的 4%，认定患者存在高内收力矩，所有其他的患者则为低内收力矩。

采用胫骨高位外翻截骨术治疗膝关节内翻，恢复对线，其临床结果与术前步态分析中内收力矩的测量值密切相关（Adriacchi 1994；Prodromos 等 1985；Wang 等 1990）。术前低内收力矩组早期具有较好的临床结果，平均随访 6 年后仍然得到保持，有 79% 在随访中保持外翻矫形结果，与之形成鲜明对比的是，高内收力矩组只有 20%（Adriacchi 1994；Wang 等 1990）。

通过调整重心的位置可有效地改变通过膝关节的载荷传递，这种动力性代偿包括外用支撑装置或者改变步态。移动上半身的重心位置，直接位于受累下肢的上方，与重心位于中线时相比，可降低内侧间室力量的 50%（Hsu 等 1990）。临床证据已经证明改变步态的重要性，以及与胫骨高位截骨术结果之间的关系（Adriacchi 1994；Prodromos 等 1985；Wang 等 1990），临床结果最佳的患者能够改变自己的步态，外旋下肢，在膝关节形成低内收力矩（图 13-4），这与 Krockow 等（1990）报道在步态中旋转异常的观察结果正好相反。在站立相中，当通过下肢的载荷达到最大时，膝关节保持于轻度屈曲位，此时内旋膝关节能够形成显著的外翻。外旋产生显著的内翻，认为与外翻截骨术预后不佳相关。这种矛盾证实，当试图将对线异常的静和动态联合分析时，可出现差异。

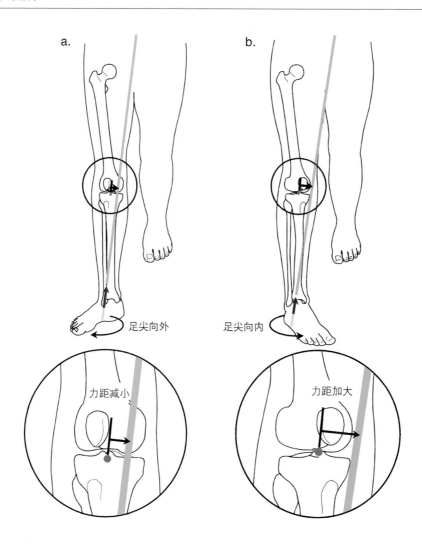

图 13-4 a，b

临床上可观察到改变步态可以改变内收力矩臂（修改自 Andriacchi 1994）。

a 下肢采用过度外旋的足尖向外步态，地面反作用力矢量更加接近膝关节中心，这样将减少内收力矩臂。

b 下肢采用内旋时的足尖向内步态，地面反作用力矢量远离膝关节中心，这样将增大内收力矩臂。

静态分析无法真实反映临床状况，肌肉和韧带作用于膝关节，可显著影响关节的反作用力。尽管根据静态分析，内侧间室保持较高的平均载荷，但最近文献提示通过胫股关节的载荷较为均衡。在生物静态尸体实验模型中，Inaba 等（1990）在模拟中立位和对线异常位时，测量通过胫股关节面的力量，当半月板完整时，通过内外侧胫骨平台的力量平均分布，高峰载荷达到 4 MPa；在半月板完整时，模拟内翻 5°，内侧间室的高峰接触压力增加到 7.3 MPa；模拟外翻 5°，外侧间室相应的高峰接触压力增加到 7.8 MPa。

牛津矫形外科工程中心（Oxford Orthopaedic Engineering Center）的研究者（Huss 等 2000；Lu 和 O'Connor 1996）采用尸体和 MRI 测量，发展了一种以解剖为基础的数学方法，可以预测传递通过膝关节的载荷。该模型将通过人类膝关节的主要受力结构的作用线和力矩臂相整合，其中包括肌肉和韧带。从中得出的理论值，与 Herzog 和 Read（1993）发表的实验测量值相同，证实了该模型的有效性。在包括肌肉和韧带的作用后，无论是实验测量还是理论计算的结果，与以前发表的结果相比较，通过膝关节的力量分布较为均匀。模拟静态单腿站立以及周围肌肉力量的因素，两者之间的差别大部分归因于阔筋膜张肌。对于健康成年人，该肌肉对抗作用于膝关节的内收力矩臂，消除内侧的过度载荷，并且将载荷移向外侧。随着年龄增大，肌肉体积和力量自然丢失，阔筋膜张肌所提供的内侧间室保护就会减少和丧失，这样会加速内侧间室的进行性退化，这最常见于 40 岁以上的人群。

在确定继发于对线异常发生骨关节炎的风险时，关节松弛会增添其复杂性。Sharma 等（1999）报告韧带松弛会加速骨关节炎的发展，韧带松弛可在步态中引起动力性对线异常，并伴随膝关节载荷类型的改变。侧副韧带松弛可增加膝关节骨关节病的可能性，并进一步加速疾病的进展。外侧副韧带（LCL）松弛通常与内翻对线异常相关，二者并存时具有叠加作用。阔筋膜张肌可保护膝关节免除由外侧副韧带松弛引起的过度载荷，但是随着年龄增长、不适应以及畸形，这种保护作用逐渐消失，或者过度增加。

有关旋转的考虑

认识到下肢旋转在步态改变中的作用，及其对传递载荷的影响，很显然，固定性旋转畸形在退变性关节病的发展过程中也具有潜在作用。有多个作者进行了相关研究，通常分别关注于髋关节或者膝关节，但是结果互相矛盾。有数个研究试图确定股骨前倾角与髋关节病之间的联系，在 2 个已发表的研究（Kitaoka 等 1989；Wedge 等 1989）中，试图证实前倾角增大与髋关节炎之间的关系，但是未能成功。髋关节相对呈球形，对于度数较小的成角和旋转畸形并不敏感。但是在其他 2 个研究中，确定了髋关节炎与股骨前倾角异常的相关性。Reikeras 和 Hoiseth（1982）显示，在斯堪的纳维亚人种中，股骨前倾角增大与髋关节炎发病率增高成正相关。与之相反，后来 Tonnis 和 Heinecke（1991）报告，股骨前倾角减小与髋关节病发病率增高呈正相关。这些结果提示髋关节对于内旋异常的耐受具有一定限度。

针对旋转在膝关节病中可能的病理作用的相关研究，分别评价股骨或者胫骨旋转。Takai

等（1985）报告髌股关节病和股骨前倾角增加有关。Eckhoff 等（1994b）随后确定内侧间室退行性关节炎与股骨前倾角减少呈正相关。Eckhoff 等（1994）提出股骨旋转异常对膝关节产生不同的影响，髌股关节间室受股骨前倾角增大的影响最大，内侧间室受股骨前倾角减小的影响最大。这些结果再次提示，像髋关节一样，膝关节对于股骨内外侧扭转的耐受具有限度。在 3 个发表的研究中（Tonnis 和 Heinecke 1991；Turner 和 Smillie 1981；Yagi 和 Sasaki 1986），都显示胫骨旋转异常与膝关节病之间存在相关性。3 篇文献都提示胫骨扭转减少会引起关节病变的发生率增高，主要位于内侧间室。

其他方面的考虑包括胫骨相对于股骨的旋转对线，至少有 2 篇文献加以讨论（Eckhoff 等 1994a；Takai 等 1985），并称为"膝关节扭转"，这是膝关节在伸直状态下股骨和胫骨之间的静态旋转对线，不要与在屈曲和伸展过程中膝关节的自动和动力性旋转相混淆，后者通常称为"锁扣机制"。测量膝关节处于完全伸直时胫骨相对于股骨的静态外旋度数，有关节炎的膝关节要大于无关节炎的膝关节（Eckhoff 等 1994a）。

尽管上述文献提示旋转异常在临床上与退行性关节病相关，但很少有研究讨论存在或者缺乏共存的轴向对线异常。有 2 个研究（Cooke 等 1990；Said 和 Hafez 1975）报道同时存在轴向和旋转对线异常，髌骨关节炎患者的膝内翻与胫骨外旋有关。

Eckhoff 等（1994）在文献复习中讨论了有关肢体旋转影响对线异常的多方面问题。人类肢体是三维的，任何肢体畸形都可能存在三维改变，并非只有二维改变（Eckhoff 等 1994；Green 和 Gibbs 1994）。轴向对线异常被发现和记录较旋转对线异常更加常见，但是两种畸形形式可并存。放射片是最常用的评估畸形方法，可将三维畸形转为二维影像。受限于二维图像，下肢内旋伴膝关节屈曲在冠状面上表现为外翻畸形，难以确定旋转成分。反之亦然，下肢外旋伴随膝关节屈曲在冠状面上表现为内翻畸形。通常直观地认为肢体对线异常是单纯内外翻的对线异常，而临床上的二维放射片无法精确地描述三维图像和共存的旋转畸形。考虑到这些限制，旋转对于对线畸形的影响经常在无意中受到低估或者忽视，也就不足为奇了。

动物实验模型

已经有数个实验模型，成功地用于在实验动物中建立渐进性关节病的动物模型（Adams 和 Billingham 1982）。Hulth 等（1970）是先行者之一，他将兔膝关节的交叉韧带、内侧半月板和内侧副韧带（MCL）切断，产生不稳定并且改变关节的机械力学，模仿临床上内侧半月板切除术后变化。在动物模型中多次发现异常接触压力对关节软骨具有直接损害作用。Thompson 和 Bassett（1970）用皮条对成年兔膝关节持续施加压力，同时允许生理活动，研究继发于机械学紊乱的关节软骨形态学改变。除了软骨降解之外，还发现软骨下骨发生增生改变。与 Trueta（1963）对人类髋关节骨关节炎组织学和形态学的观察结果相一致，在深层软骨和软骨下骨观察到病理改变，推测是对异常力学需求的反应。

Gritzka 等（1973）将弹簧作用于兔肘关节，提供持续性压力，同时允许生理活动，估计弹簧施加的接触压力在 11 ~ 27 kg/cm^2。在该范围内，软骨损害的严重程度与持续时间而不是压力值相关，初期软骨基质发生纤维化，最终完全受侵蚀。单侧弹簧可对关节面施加偏心载荷，间接模拟常见的对线不良肢体的状况。Ogata 等（1977）在兔膝关节中采用该方法，小幅度地改变通过关节的应力传递，在股骨和胫骨内侧安放斯氏针，用弹簧连接并持续施加 700 ~ 900 g 力量，模拟连续内翻应力，该实验模型逼真地模拟了临床状况，关节缓慢发生进行性退变。即使外翻应力只有轻度增加，在决定软骨损害方面，机械学紊乱的持续时间比程度更加重要。尽管该模型能够有

效模拟对线异常，但无法特异性复制由成角畸形引起的机械学紊乱。

Reimann（1973）首先在动物实验模型中直接记录对线异常的不利影响。他在成年兔胫骨近端行 30° 外翻截骨术，推论改变机械轴线可诱发关节软骨的退行性改变，改变承受的载荷可形成明显的早期组织学改变，这与人类骨关节炎病变相同。

Johnson 和 Poole（1988）在犬模型中采用单侧胫骨近端外翻截骨术，成功地诱导退行性关节病。Wu 等（1990）采用与 Reimann（1973）类似的兔模型，在胫骨近端施行 30° 外翻或者内翻截骨术，研究对线异常的效应，发现关节软骨出现退行性改变，软骨下骨厚度增加，骨小梁孔减小，反映由截骨术产生的对线异常会引起机械应力传递的变化。

反复脉冲载荷的实验模型能够最佳模拟在人骨关节病标本中观察到的组织学和形态学改变（Radin 1978）。在数周内以脉冲间断的方式将安全的载荷施加于关节软骨，将引起深层软骨硬度增加（软骨和软骨下骨板钙化），增加表层关节软骨的剪应力，形成局灶性加重，然后引起软骨基底的变性，最后出现具有退行性关节病特征的改变。Radin 等（1991）最近针对改变载荷会影响软骨深层强度的观点，总结了相关支持证据，发现高强度剪切力作用于其下的软骨，引起软骨基底龟裂和变性，但并不影响关节面的表层。在潮线处软骨厚度逐渐减小，然后扩展到深部软骨实质内。根据动物实验的观察，对于由对线异常引起的关节软骨降解和退行性关节病，软骨深层密度和硬度增加可能是最终共同路径中的一个重要组成部分。

尸体实验模型

使用压敏胶片可在模拟临床状态下，检测传递经过尸体关节的应力改变（McKellop 等 1994；Tarr 等 1985；Ting 等 1987；Wagner 等 1984），这广泛运用于研究胫骨成角畸形对踝关节接触压

力的作用。在南加利福尼亚州 Kerlan Jobe 骨科诊所（Tarr 等 1985；Wagner 等 1984）进行的实验研究显示，在模拟胫骨成角畸形愈合的状况下，胫距关节的接触面积、接触形状和接触部位发生改变，该结果提示畸形位于胫骨远端 1/3 与位于近端水平相比，胫距关节发生的改变较大；与常规理论相反，胫距关节的接触面积改变，矢状面畸形比冠状面畸形更加显著；远端 1/3 前弓或者后弓畸形所产生的改变，比内翻或者外翻畸形所产生的改变更加严重；后弓畸形的接触形态改变最大，接触面积减少最显著。Inman（1976）报告在中立位时踝穴和滑车之间的关节面吻合程度最佳，而无论是跖屈还是背屈的吻合程度下降；模拟骨折畸形愈合形成后弓畸形，需要将足放置在跖屈位，才能使足底与水平地面接触，该体位时距骨顶部未能完全覆盖，存在较大的晚期发生退行性关节病的潜在风险。

距下关节发挥扭力传递器的作用，并能够代偿胫骨内外翻畸形（Inman 1976），但是在创伤后常出现后足强直（McMaster 1976）。Kerlan Jobe 骨科诊所的研究人员后来重复最初的系列实验，用斯氏针固定距下关节，消除可能发生的距下复合体的代偿作用（Ting 等 1987）。距下关节的活动具有重大作用，限制该关节活动，将会影响所有胫骨畸形的接触面积，如同增大"骨折角度"（图 13-5）。当距下关节活动受到限制时，对于所有平面的成角畸形，踝关节的接触面积显著减小；在距下关节活动受到限制，同时伴有内翻畸形时，比伴有外翻畸形，对踝关节接触面积的影响更大。根据这些结果，胫骨远端 1/3 成角畸形为外翻和后弓时，伴随存在后足强直，最终发展成为退行性关节病的风险最大。

McKellop 等（1991，1994）扩大运用该方法，使用相似的模型评估胫骨畸形对膝关节接触压力的影响。他在尸体上使用压敏胶片，显示成角畸形程度与畸形水平之间的关系，可引起通过膝关节的接触压力增加（图 13-6）。与踝关节接触压力的结果类似，特定角度的成角畸形对距离

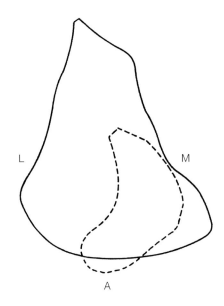

图 13-5

胫距关节接触面的表面印记。实线代表中立位对线时的印记，虚线代表模拟胫骨远端 1/3 的 15° 外翻成角畸形以及距下关节固定时，所观察到的接触面积减小。L，外侧；M，内侧；A，轴向。（Reprinted with permission from Ting et al.1994）.

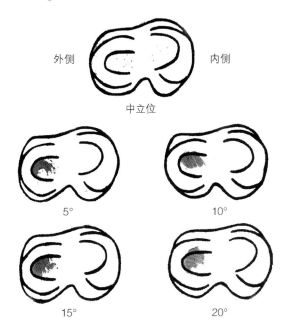

图 13-6

在膝关节轮廓上放置压敏胶片，描绘中立位，以及胫骨近端 1/3 的 5°、10°、15° 和 20° 外翻成角畸形时的接触印记。（Reprinted with permission from McKellop et al.1994）.

最近的关节产生的影响最大；位于胫骨远端的成角畸形影响踝关节的接触压力，而位于近端胫骨的成角畸形对膝关节的接触压力产生较大影响。Puno 等（1987）严格基于几何学分析，早就提出该观点，但他们未能广泛地考虑成角，而是依据成角度数和畸形水平，计算出对线异常。因此很遗憾，尽管最先记录了这个重要原理，但是未能精确区分对线异常与走行方向异常，这样在解释随后的临床研究结果时会引起某些混乱。

长期临床研究

对线异常与半月板切除术后发生退行性关节病之间的关系已经明确（Allen 等 1984），但是未经治疗的下肢对线异常的临床病程并非如此。由于临床病程迁延，并且具有众多有效的治疗方法，特发性退行性关节病的自然病程记录困难，缺乏前瞻性研究来比较不同的现存治疗方法，可用于确定未经干预的临床结果的长期资料为数不多。许多自然病史资料在瑞典收集，Ahlback（1968）最早报道了放射学资料，但是未能将症状与放射学表现相联系，他认识到需要使用负重位放射片来评估关节软骨的破坏情况，但是最初综述中的放射片是仰卧位拍摄的，限制了观察的价值。Hernborg 和 Nilsson（1977）复习未经手术治疗的 94 个膝关节，在最初放射检查确定骨关节病诊断后，随访 10 ～ 18 年，成功显示疾病发展过程通常不良，半数患者的临床表现不断恶化，罕见有改善者。内翻畸形，尤其发生在女性患者，预后不良。Odenbring 等（1991）观察 189 个单纯内侧间室退行性膝关节病的临床病程，随访 16 年，在原始研究组中，大部分膝关节（62%）接受大型膝关节手术（高位胫骨截骨术或者人工全膝关节置换术），只有 16% 的膝关节（31/189）在整个随访期间未采用手术治疗，对存在有内侧关节病的 31 个膝关节，随访 16 年，65% 预后差，71% 只能进行低水平的功能活动；对未治疗的 24 个膝关节，随访期间摄取系列放射片发现，83% 的关节病严重程度加大。

关于研究对线异常的自然病史，其他方法还有对骨折畸形愈合进行长期随访（Kettelkamp 等 1988；Kristensen 等 1989；McKellop 等 1994；Merchant 和 Dietz 1989；Puno 等 1991；van der Schoot 等 1996）。尽管大多数临床医生怀疑，胫骨骨折后过度成角可使相邻的膝关节或者踝关节趋于发生骨关节病的结果，但是对于骨折复位可接受的对线范围尚未达成共识（Nicoll 1964；Rosemeyer 和 Pförringer 1979；Sarmiento 等 1984），治疗的建议大部分基于各个作者的临床印象和经验，并考虑到步态和外观的改变，以及各种治疗方法的潜在并发症。毫无疑问，退行性关节病具有多种原因，尽管创伤可能是最常见的诱发因素，仍然存在许多其他的相关因素。除了力学对线和关节走行方向之外，其他因素也可影响通过关节的载荷传递，包括肌肉、韧带和半月板软骨等软组织，也参与关节功能，这些伴随结构的病理改变，在决定关节软骨具有适当的能力应对由对线异常所引起的应力增加方面，也起着重要作用。与之相反，这些伴随结构的病理改变在对线正常的肢体中具有良好的耐受，因此对线异常的肢体容易提前发生退行性改变。这些变化丰富多样，使得从创伤后畸形的回顾性研究中获取有意义的资料非常困难。

还需要考虑资料库中患者选择的影响。对于患者和医生来说，骨折愈合后残留的成角，可以选择接受或者不接受。当选择不接受时，无论是从功能原因还是从外观原因出发，都需要进行矫正；相反，尽管放射片中实际存在成角，可以通过步态的适应性改变或者减小活动水平得到代偿，假如晚期出现某些症状，可再次选择疗效可靠的治疗方法。因此，对于存在重度畸形愈合的肢体，极少不进行矫正，而发展成为退行性关节病。遗憾的是，这种在患者选择中存在的内在偏差，使得涉及骨折畸形愈合长期随访的任何回顾性研究基本无效。反之亦然，对于治疗骨折畸形愈合继发关节病的回顾性研究，也存在同样的缺陷。认识到这些研究的局限性，应该认真地考虑结果。Kettelkamp 等（1988）提供的临床资料，提示对线异常和退行性关节炎之间存在直接联系。14 例股骨或者胫骨骨折后对线异常的患者，在原发损伤后 32 年进行评估，使用静力性分析，注意到膝关节成角增大，超过原始畸形，约为内侧或者外侧胫骨平台所增加的力量与原始损伤后时间间隔乘积的线性函数，提示在随访期间观察到的单间室退变，是由于骨折成角畸形和对线异常所引起的应力和力学需求增高的结果。但是他们的研究人群经过高度选择，因此结论具有偏差。

此外，还有数位作者进行回顾性连续观察，试图评估胫骨畸形愈合引起的对线异常的可能后果。Merchant 和 Dietz（1989）复习了 37 例单纯股骨干骨折，原发损伤时的平均年龄为 29 岁，发现内翻成角大于 5° 的患者，伴随出现踝关节放射学改变，符合早期关节病，但是在远端 1/3 和近端 1/3 骨折之间未存在显著性差异；额状面成角 5° 伴有矢状面成角达 10° 的患者与成角程度较轻的患者相比较，在相邻的膝关节和踝关节的放射学表现或者临床功能方面，未发现存在显著区别。Kristensen 等（1989）回顾了 92 位患者，在单纯胫骨骨折时平均 28 岁，只有 17 位患者成角超过 10°，所有患者的踝关节功能均正常，未出现疼痛，无一例患者出现膝关节或者踝关节改变的放射学征象，主诉轻中度疼痛的患者伴随存在胫距关节或者距下关节的活动范围受限，证实了采用压敏胶片进行尸体实验的某些结果（Ting 等 1987）。从这 2 个回顾性研究得出的结论普遍认为，有限的成角畸形基本无临床意义。

遗憾的是，这 2 个临床研究只对成角进行评估，未能对引起对线异常的其他成分加以考虑，其中包括畸形的水平，或者伴随有移位畸形。冠状面上的移位可以参与整个对线异常，可以加重、也可以减小对线异常，也可以得到代偿（Paley 等 1990）。在测量 MAD 的程度之后，有必要再次评估资料，确定其是否与临床结果存在任何联系。

Puno 等（1991）回顾了 28 例胫骨骨折，在原发损伤后 6～12 年，通过临床评分进行评估，包括疼痛、功能、活动和放射学表现，采用以往报告的数学方法，计算由胫骨成角畸形引起的膝关节和踝关节走行方向异常（Puno 等 1987），不仅仅按照成角畸形的度数，而且按照膝关节和踝关节走行方向异常的程度，将患者分组，但是未能正确区分对线异常和走行方向异常，造成了分析解释结果困难和混乱。他们发现临床结果和踝关节走行方向异常之间存在明显的相关性，但是未能发现临床结果和膝关节走行方向异常之间存在相关性，结果提示，在单纯胫骨骨折发生畸形愈合时，不仅仅是成角，而且包括走行方向异常，在决定提前发生和发展为退行性关节病方面起重要作用。走行方向异常是畸形顶点水平和成角畸形程度的函数。

van der Schoot 等（1996）发表了单纯胫骨干骨折的回顾性研究，试图分析成角畸形愈合和相邻关节退行性关节病之间的关系，总共 88 例患者，遭受损伤后平均随访 15 年，报告胫骨对线异常与膝关节和踝关节随后发生的退行性改变之间存在明显相关性，但是资料无法令人信服。作者通过几何学运算确定畸形的真实度数，但是在站立位全长片上无法确定对线异常的程度，尽管有 10 例骨折愈合后成角畸形大于 10°，在统计分析中并未将该组与其他病例相区分。该资料关注既往骨折和随后发展成退行性关节病之间的联系，虽然有意义，但是未能涉及对线异常和晚期关节软骨退变之间的关系的实质问题。

冠状面对线异常不仅影响通过膝关节内侧和外侧间室的载荷传递，而且扰乱髌骨与股骨滑车之间的关系。Elahi 等（2000）采用放射学方法深入研究该问题，显示内翻和外翻对线异常都能够增加髌股关节发生骨关节病的可能性。他复习了 191 例退行性关节病的患者，采用站立位全长片评估机械轴，畸形方向与所受累的髌骨关节面相一致：外侧对外翻；内侧对内翻。尽管没有特殊申明，但额外的旋转异常可进一步影响这种关系，外翻加上外旋对于提前发生外侧髌股关节病具有最大的风险。

对线异常并非能够引起骨关节炎，但是属于易患因素，还需要考虑其他因素，并且日积月累长期作用于关节。Sharma 等（2000）证实肥胖、内翻对线异常与内侧膝关节病的严重程度存在直接联系，内翻对线异常是膝关节更容易受到肥胖影响的唯一因素。

在本章中，强调下肢正常对线的重要性，可以避免引发骨关节炎的病理性载荷。但是在人工全膝关节置换术（TKR）中保持正确的对线也非常重要（Krackow 1983），膝关节假体对线不良可导致早期松动和聚乙烯提前过度磨损（Ritter 等 1994）；TKR 术后韧带不平衡可引起轨迹异常、假体间异常接触和聚乙烯过度磨损。Mont（未发表的资料）描述了与 TKR 相关的 6 种对线异常可能性：内翻 - 外翻，过屈 - 过伸，内旋 - 外旋，内侧 - 外侧移位，近端 - 远端移位，以及前方 - 后方移位。从理论上说，3 个假体部件（髌骨、胫骨、股骨）中的每一个都有可能混合出现上述对线异常，因此存在 108 种潜在的对线异常组合。此外，假体还有可能型号过小，导致骨骼承受过度载荷；也可能型号过大，导致活动受限和软组织疼痛。

TKR 术后对线异常可与术前存在的骨骼畸形和（或）韧带松弛相伴发生，在 TKR 术中进行切骨和软组织平衡，可以部分但是并非能全部处理这些预先存在的问题。在某些严重病例中，尤其是远离膝关节的骨骼畸形（例如：股骨干畸形愈合），必须在 TKR 术前治疗骨骼畸形愈合。根据笔者的经验，在为 TKR 做准备时，将严重畸形恢复对线，临床上疗效满意，甚至可以避免 TKR 手术。有关技术细节，截骨和软组织平衡的考虑详见相关报道（Hungerford 和 Mont 未发表的资料）（Hungerford 1995；Krackow 1983；Laskin 1981；Wolff 等 1991）（见第 23 章）。

总结

下肢关节的轴线关系反映在对线和关节走行方向方面，静态考量可用于术前计划和畸形矫形，但是动态考量，包括代偿性步态，与临床的联系更加密切。创建动物实验模型，可模拟对线异常对关节软骨的损害作用。对线异常可扰乱通过膝关节力量的正常传递，畸形可改变应力分布，在尸体模型中通过压敏胶片已得到显示。目前缺乏前瞻性资料记录对线异常的自然病程，但是有数个回顾性研究提示退行性关节病的临床过程为渐进性发展。骨折的长期随访结果并不确定，而且解释困难，因为在患者选择中存在内在偏差。尽管无法获取直接临床证据，证实在对线异常和关节病之间存在原因和效应关系，但骨科文献中有众多的证据支持该假说。

参考文献

Adams ME, Billingham MEJ (1982) Animal models of degenerative joint disease. Curr Top Pathol 71:265–297

Ahlback S (1968) Osteoarthrosis of the knee: a radiographic investigation. Acta Radiol Diagn (Stockh) [Suppl 277]:7–72

Allen PR, Denham RA, Swan AV (1984) Late degenerative changes after meniscectomy. Factors affecting the knee after operation. J Bone Joint Surg Br 66:666–671

Andriacchi TP (1994) Dynamics of knee malalignment. Orthop Clin North Am 25:395–403

Barrett JP jr, Rashkoff E, Sirna EC, Wilson A (1990) Correlation of roentgenographic patterns and clinical manifestations of symptomatic idiopathic osteoarthritis of the knee. Clin Orthop 253:179–183

Chao EYS, Neluheni EVD, Hsu RWW, Paley D (1994) Biomechanics of malalignment. Orthop Clin North Am 25:379–386

Cooke TDV, Li J, Scudamore RA (1994) Radiographic assessment of bony contributions to knee deformity. Orthop Clin North Am 25:387–393

Cooke TDV, Pichora D, Siu D, Scudamore RA, Bryant JT (1989) Surgical implications of varus deformity of the knee with obliquity of joint surfaces. J Bone Joint Surg Br 71:560–565

Cooke TDV, Price N, Fisher B, Hedden D (1990) The inwardly pointing knee: an unrecognized problem of external rotational malalignment. Clin Orthop 260:56–60

Cooke TDV, Siu D, Fisher B (1987) The use of standardized radiographs to identify the deformities associated with osteoarthritis. In: Noble J, Galasko CSB (eds) Recent developments in orthopaedic surgery. Manchester University Press, Manchester

Eckhoff DG (1994) Effect of limb malrotation on malalignment and osteoarthritis. Orthop Clin North Am 25:405–414

Eckhoff DG, Johnston RJ, Stamm ER, Kilcoyne RF, Wiedel JD (1994a) Version of the osteoarthritic knee. J Arthroplasty 9:73–79

Eckhoff DG, Kramer RC, Alongi CA, VanGerven DP (1994b) Femoral anteversion and arthritis of the knee. J Pediatr Orthop 14:608–610

Elahi S, Cahue S, Felson DT, Engelman L, Sharma L (2000) The association between varus-valgus alignment and patellofemoral osteoarthritis. Arthritis Rheum 43:1874–1880

Glimet T, Masse JP, Ryckewaert A (1979) Radiological study of painless knees in 50 women more than 65 years old: I. Frontal teleradiography in an upright position [in French]. Rev Rhum Mal Osteoartic 46:589–592

Green SA, Gibbs P (1994) The relationship of angulation to translation in fracture deformities. J Bone Joint Surg Am 76:390–397

Gritzka TL, Fry LR, Cheesman RL, LaVigne A (1973) Deterioration of articular cartilage caused by continuous compression in a moving rabbit joint: a light and electron microscopic study. J Bone Joint Surg Am 55:1698–1720

Harrington IJ (1983) Static and dynamic loading patterns in knee joints with deformities. J Bone Joint Surg Am 65:247–259

Hernborg JS, Nilsson BE (1977) The natural course of untreated osteoarthritis of the knee. Clin Orthop 123:130–137

Herzog W, Read LJ (1993) Lines of action and moment arms of the major force-carrying structures crossing the human knee joint. J Anat 182:213–230

Hsu RWW, Himeno S, Coventry MB, Chao EYS (1990) Normal axial alignment of the lower extremity and load-bearing distribution at the knee. Clin Orthop 255:215–227

Hulth A, Lindberg L, Telhag H (1970) Experimental osteoarthritis in rabbits: preliminary report. Acta Orthop Scand 41:522–530

Hungerford DS (1995) Alignment in total knee replacement. Instr Course Lect 44:455–468

Huss RA, Holstein H, O'Connor JJ (2000) A mathematical model of forces in the knee under isometric quadriceps contractions. Clin Biomech (Bristol, Avon) 15:112–122

Inaba HI, Arai MA, Watanabe WW (1990) Influence of varus-valgus instability on the contact of the femoro-tibial joint. Proc Inst Mech Eng [H] 204:61–64

Inman VT (1976) The joints of the ankle. Williams & Wilkins, Baltimore

Johnson RG, Poole AR (1988) Degenerative changes in dog articular cartilage induced by a unilateral tibial valgus osteotomy. Exp Pathol 33:145–164

Johnson F, Leitl S, Waugh W (1980) The distribution of load across the knee: a comparison of static and dynamic measurements. J Bone Joint Surg Br 62:346–349

Kettelkamp DB, Chao EYS (1972) A method for quantitative analysis of medial and lateral compression forces at the knee during standing. Clin Orthop 83:202–213

Kettelkamp DB, Hillberry BM, Murrish DE, Heck DA (1988) Degenerative arthritis of the knee secondary to fracture malunion. Clin Orthop 234:159–169

Kitaoka HB, Weiner DS, Cook AJ, Hoyt WA jr, Askew MJ (1989) Relationship between femoral anteversion and osteoarthritis of the hip. J Pediatr Orthop 9:396–404

Krackow KA(1983) Approaches to planning lower extremity alignment for total knee arthroplasty and osteotomy about the knee. Adv Orthop Surg 7:69–88

Krackow KA, Pepe CL, Galloway EJ (1990) A mathematical analysis of the effect of flexion and rotation on apparent varus/valgus alignment at the knee. Orthopedics 13:861–868

Kristensen KD, Kiaer T, Blicher J (1989) No arthrosis of the ankle 20 years after malaligned tibial-shaft fracture. Acta Orthop Scand 60:208–209

Laskin RS (1981) Angular deformities in total knee replacement. Orthop Rev 10:27

Lu TW, O'Connor JJ (1996) Lines of action and moment arms of the major force-bearing structures crossing the human knee joint: comparison between theory and experiment. J Anat 189:575–585

Maquet PGJ (1984) Biomechanics of the knee: with application to the pathogenesis and the surgical treatment of osteoarthritis, 2nd edn. Springer, Berlin Heidelberg New York

McKellop HA, Llinas A, Sarmiento A (1994) Effects of tibial malalignment on the knee and ankle. Orthop Clin North Am 25:415–423

McKellop HA, Sigholm G, Redfern FC, Doyle B, Sarmiento A, Luck JV sr (1991) The effect of simulated fracture-angulations of the tibia on cartilage pressures in the knee joint. J Bone Joint Surg Am 73:1382–1391

McMaster M (1976) Disability of the hindfoot after fracture of the tibial shaft. J Bone Joint Surg Br 58:90–93

Merchant TC, Dietz FR (1989) Long-term follow-up after fractures of the tibial and fibular shafts. J Bone Joint Surg Am 71: 599–606

Moreland JR, Bassett LW, Hanker GJ (1987) Radiographic analysis of the axial alignment of the lower extremity. J Bone Joint Surg Am 69:745–749

Nicoll EA (1964) Fractures of the tibial shaft: a survey of 705 cases. J Bone Joint Surg Br 46:373–387

Odenbring S, Lindstrand A, Egund N, Larsson J, Heddson B (1991) Prognosis for patients with medial gonarthrosis: a 16-year follow-up study of 189 knees. Clin Orthop 266:152–155

Ogata K, Whiteside LA, Lesker PA, Simmons DJ (1977) The effect of varus stress on the moving rabbit knee joint. Clin Orthop 129:313–318

Paley D, Tetsworth K (1992a) Mechanical axis deviation of the lower limbs: preoperative planning of multiapical frontal plane angular and bowing deformities of the femur and tibia. Clin Orthop 280:65–71

Paley D, Tetsworth KL (1992b) Mechanical axis deviation of the lower limbs: preoperative planning of uniapical angular deformities of the tibia or femur. Clin Orthop 280:48–64

Paley D, Chaudray M, Pirone AM, Lentz P, Kautz D (1990) Treatment of malunions and mal-nonunions of the femur and tibia by detailed preoperative planning and the Ilizarov techniques. Orthop Clin North Am 21:667–691

Paley D, Herzenberg JE, Tetsworth K, McKie J, Bhave A (1994) Deformity planning for frontal and sagittal plane corrective osteotomies. Orthop Clin North Am 25:425–465

Pauwels F (1980) Biomechanics of the locomotor apparatus. Springer, Berlin Heidelberg New York

Prodromos CC, Andriacchi TP, Galante JO (1985) A relationship between gait and clinical changes following high tibial osteotomy. J Bone Joint Surg Am 67:1188–1194

Puno RM, Vaughan JJ, Stetten ML, Johnson JR (1991)Long-term effects of tibial angular malunion on the knee and ankle joints. J Orthop Trauma 5:247–254

Puno RM, Vaughan JJ, von Fraunhofer JA, Stetten ML, Johnson JR (1987) A method of determining the angular malalignments of the knee and ankle joints resulting from a tibial malunion. Clin Orthop 223: 213–219

Radin EL, Burr DB, Caterson B, Fyhrie D, Brown TD, Boyd RD (1991) Mechanical determinants of osteoarthrosis. Semin Arth Rheum 21[Suppl 2]:12–21

Radin EL, Ehrlich MG, Chernack R, Abernathy P, Paul IL, Rose RM (1978) Effect of repetitive impulse loading on the knee joints of rabbits. Clin Orthop 131:288–293

Reikeras O, Hoiseth A (1982) Femoral neck angles in osteoarthritis of the hip. Acta Orthop Scand 53:781–784

Reimann I (1973) Experimental osteoarthritis of the knee in rabbits induced by alteration of the load-bearing. Acta Orthop Scand 44:496–504

Rosemeyer B, Pförringer W (1979) Basic principles of treatment of pseudarthroses and malunion of fractures of the leg. Arch Orthop Trauma Surg 95:57–64

Said GZ, Hafez A (1975) Genu varum and external genicular torsion deformities and their relationship to gonarthrosis in Egypt. J Egypt Med Assoc 58:36–44

Sarmiento A, Sobol PA, Sew Hoy AL, Ross SDK, Racette WL, Tarr RR (1984) Prefabricated functional braces for the treatment of fractures of the tibial diaphysis. J Bone Joint Surg Am 66:1328–1339

Sharma L, Lou C, Cahue S, Dunlop DD (2000) The mechanism of the effect of obesity in knee osteoarthritis: the mediating role of malalignment. Arthritis Rheum 43:568–575

Sharma L, Lou C, Felson DT, Dunlop DD, Kirwan-Mellis G, Hayes KW, Weinrach D, Buchanan TS (1999) Laxity in healthy and osteoarthritic knees. Arthritis Rheum 42:861–870

Takai S, Sakakida K, Yamashita F, Suzu F, Izuta F (1985) Rotational alignment of the lower limb in osteoarthritis of the knee. Int Orthop 9:209–215

Tarr RR, Resnick CT, Wagner KS, Sarmiento A (1985) Changes in tibiotalar joint contact areas following experimentally induced tibial angular deformities. Clin Orthop 199:72–80

Tetsworth KD, Paley D (1994) Accuracy of correction of complex lower-extremity deformities by the Ilizarov method. Clin Orthop 301:102–110

Thompson RC jr, Bassett AL (1970) Histological observations on experimentally induced degeneration of articular cartilage. J Bone Joint Surg Am 52:435–443

Ting AJ, Tarr RR, Sarmiento A, Wagner K, Resnick C (1987) The role of subtalar motion and ankle contact pressure changes from angular deformities of the tibia. Foot Ankle 7:290–299

Tonnis D, Heinecke A (1991) Diminished femoral antetorsion syndrome: a cause of pain and osteoarthritis. J Pediatr Orthop 11:419–431

Trueta J (1963) Osteoarthritis of the hip. Clin Orthop 31:7–18

Turner MS, Smillie IS (1981) The effect of tibial torsion on the pathology of the knee. J Bone Joint Surg Br 63:396–398

van der Schoot DKE, Den Outer AJ, Bode PJ, Obermann WR, van Vugt AB(1996) Degenerative changes at the knee and ankle related to malunion of tibia fractures: 15-year follow-up of 88 patients. J Bone Joint Surg Br 78:722–725

Wagner KS, Tarr RR, Resnick C, Sarmiento A (1984) The effect of simulated tibial deformities on the ankle joint during the gait cycle. Foot Ankle 5:131–141

Wang JW, Kuo KN, Andriacchi TP, Galante JO (1990) The influence of walking mechanics and time on the results of proximal tibial osteotomy. J Bone Joint Surg Am 72:905–909

Wedge JH, Munkacsi I, Loback D (1989) Anteversion of the femur and idiopathic osteoarthrosis of the hip. J Bone Joint Surg Am 71:1040–1043

Wolff AM, Hungerford DS, Pepe CL (1991) The effect of extra-articular varus and valgus deformity on total knee arthroplasty. Clin Orthop 271:35–51

Wu DD, Burr DB, Boyd RD, Radin EL (1990) Bone and cartilage changes following experimental varus or valgus tibial angulation. J Orthop Res 8:572–585

Yagi T, Sasaki T (1986) Tibial torsion in patients with medial-type osteoarthritic knee. Clin Orthop 213:177–182

Yoshioka Y, Siu D, Cooke TDV (1987) The anatomy and functional axes of the femur. J Bone Joint Surg Am 69:873–880

第14章　源于膝关节韧带松弛的对线异常

冠状面、矢状面和斜面对线畸形还可源于韧带松弛，该类型的对线异常属于动态性的。由于内侧副韧带（MCL）和外侧副韧带（LCL）松弛可引起外翻和内翻畸形。LCL 松弛所产生的症状继发于动力性内翻对线异常。注意本章只涉及慢性牵拉受损的韧带，而非急性创伤性韧带撕裂。外侧松弛的最常见原因是由于骨骼内翻对线异常和腓骨过度生长形成的慢性牵拉（图 14-1）。骨骼内翻畸形可见于 Blount 病、佝偻病和内侧间室骨关节炎。腓骨过度生长与胫骨生长停滞和发育异常有关，例如软骨发育不全、软骨发育不良和假性软骨发育不全。

外侧副韧带（LCL）松弛

LCL 是膝关节内重要的原始限制结构，在每一步的单腿站立相中，对膝关节周围的内翻力矩起静力性限制作用（图 14-2）（Maquet 1984），由此降低膝关节周围的水平剪切力。在单腿站立相中，重心位于站立侧膝关节的内侧，髋关节的外展肌对抗位于髋关节水平的内翻力矩臂，LCL、阔筋膜和前交叉韧带（ACL）对抗位于膝关节水平的力矩臂。即使下肢对线正常，也有慢性内翻力矩作用于 LCL。假如股骨和（或）胫骨存在内翻畸形，并伴有内侧 MAD，内翻力矩臂大幅度增加，LCL 逐渐受到牵拉，引起外侧松弛。阔筋膜和 ACL 属于次级限制结构，其强度不足以保护 LCL 免受对线异常所施加的病理性异常力量。一旦出现 LCL 松弛，就失去对内翻

力矩臂的原始限制，每走一步，关节外侧将出现楔形开口，直到已经牵拉延伸的 LCL 绷紧，或者受到 ACL 和阔筋膜的限制。在临床上每个步态中都可以观察到这种关节变形，称为"外侧推移"（lateral thrust）（图 14-3a）。在每个步态中，除存在固定和静态的骨性内翻畸形之外，存在由 LCL 松弛引起的动态性内翻畸形。在膝外翻时也存在同样情况，外侧 MAD 源于骨骼外翻，引起 MCL 受损，导致"内侧推移"（图 14-3b）。

LCL 松弛可以存在于股骨远端的外翻畸形中，尤其是伴有胫骨近端的内翻畸形（图 14-4）。假如是先天性或者发育性外翻，经常发展形成部分或者完全代偿性内翻。股骨外翻造成关节线倾斜，导致胫骨的外侧剪切力作用于股骨，牵拉延伸 MCL，引起胫骨相对于股骨发生外侧半脱位（图 14-4），可以产生 LCL 的牵拉和松弛。

LCL 松弛还可以与许多发育不良同时发生，在软骨发育不全、软骨发育不良和假性软骨发育不全中，腓骨倾向于相对于胫骨过度生长，可以产生膝关节内翻和关节外侧结构松弛（见图 14-1a）。

截骨术只能矫正静态骨骼畸形，并不能消除动态内翻畸形（图 14-5），对于儿童可引起畸形复发，原因是动力性内翻对近端胫骨骨骺施加持续性偏心载荷（Heuter-Volkmann 定律）；对于成年人采用截骨术治疗内侧间室骨关节炎，可持续存在进行性关节炎症状，原因是未能矫正持续性动力性内翻，Andriacchi（1994）认为这是预后不良的影响因素之一。

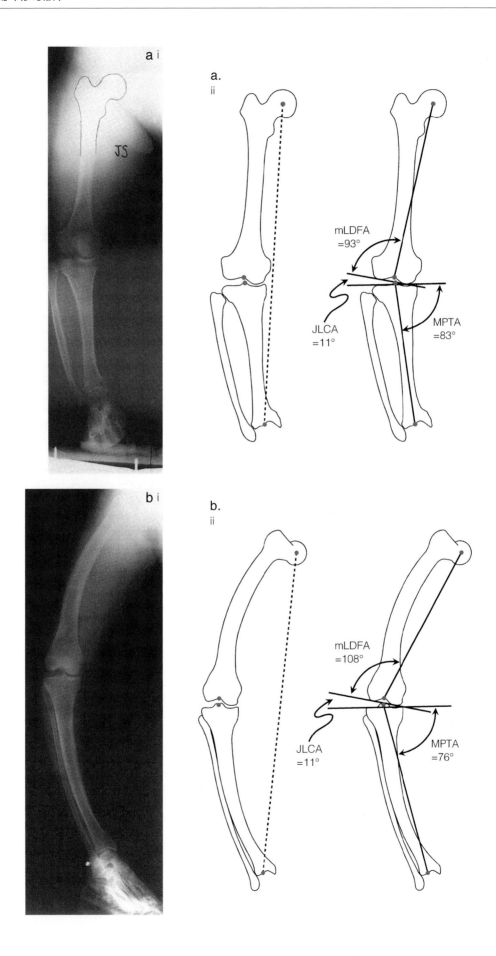

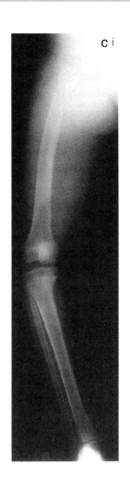

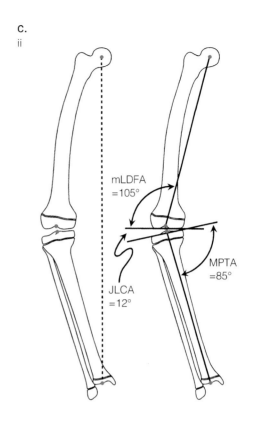

图 14-1 a ~ c

双足站立位片，MAT 显示由各种原因 LCL 松弛引起 JLCA 异常。

a 软骨发育不全伴腓骨头过度生长。i，临床病例的放射片。ii，MAT 的图示。内翻 MAT 是 3 种因素的总和：胫骨内翻、股骨内翻和腓骨头过度生长引起的 LCL 松弛。

b 佝偻病 O 形腿畸形，由内翻对线异常引起 LCL 慢性延长。i，临床病例的放射片显示骨干呈弓状畸形，外侧关节间隙增宽。ii，MAT 的图示。内翻 MAT 的原因是股骨和胫骨均存在内翻，以及 LCL 松弛。

c 原因不明的发育不良，伴有股骨内翻畸形，以及 LCL 明显松弛。i，临床病例的放射片。ii，MAT 的图示。胫骨基本正常，股骨内翻引起 LCL 逐渐延长，导致 JLCA 增大。

可采用直接或者间接方法矫正由韧带慢性受损所引起的外侧松弛，分别称为"软组织手术"或者"骨性手术"。直接或者软组织手术如前所述（图 14-6），就是重叠和紧缩韧带（Coventry 1973），术中所能取得的紧缩程度，以及如何采用固定技术确保韧带在紧张的位置上愈合，是该技术的局限性。间接或者骨性手术推移松弛的 LCL 的附着点，就是将腓骨头移向远端，可以即时施行或者逐步施行（图 14-7）。由于 LCL 存在张力，即时推移腓骨头比逐步恢复张力受到更多的限制，并且需要广泛的软组织松解。两种方法均可预期韧带会发生某种程度的延长。通过腓骨移位逐渐恢复 LCL 的张力（Paley 等 1994），可以矫枉过正，以弥补预料的组织牵拉性松弛，逐步移位还可避免手术切口过大，避免松解腓骨近端而伤及腓神经。对 LCL 松弛患者的步态分析显示膝关节的水平剪切力增加，在正常情况下，膝关节的水平剪切力小于体重的 10%（内侧剪切力，体重的 5%；外侧剪切力，体重的 7%）

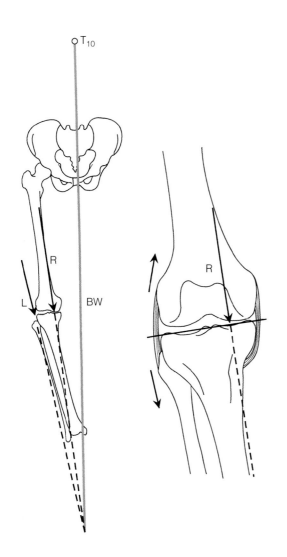

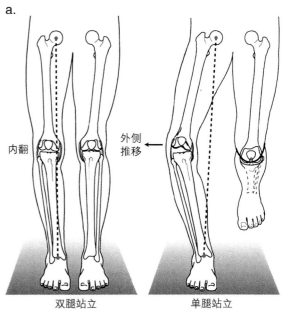

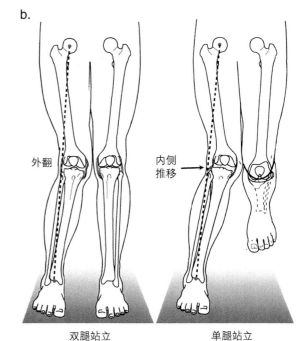

图 14-2

在单腿站立相中，体重（BW）以 T_{10} 为中心（见第 21 章），位于膝关节的内侧。为了防止胫骨相对于股骨发生变形，在 LCL 处（L）需要对抗张力。合力（R）通过内侧间室，并不通过膝关节中心。

图 14-3　a, b

a　外侧推移。在双足站立时，骨骼内翻对线异常产生静态 O 形腿畸形外观；在单腿站立相中，LCL 松弛引起下肢向外侧突出，膝关节的外侧间隙增宽，这种动态 O 形腿畸形被称为外侧推移，每走一步均会发生。

b　内侧推移。在双足站立时，骨骼外翻对线异常产生静态 X 形腿畸形外观；在单腿站立时相中，MCL 松弛引起下肢向内侧突出，胫骨沿股骨远端倾斜的表面向外侧滑移，这种动态 X 形腿畸形被称为内侧推移，每走一步均会发生。

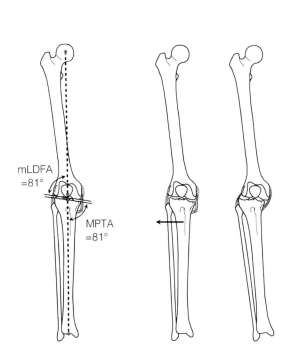

图 14-4

股骨远端外翻伴有胫骨近端内翻。尽管畸形得到代偿，股骨远端关节面倾斜引起膝关节外侧半脱位，伴有 LCL 和 MCL 的继发性延长。

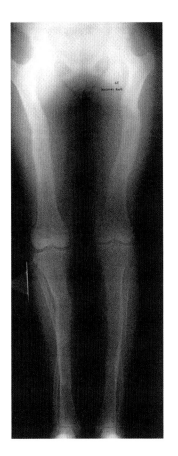

图 14-5

与图 12-1b ⅱ 中所示的同一佝偻病患者的放射片，摄于双侧股骨和胫骨矫形截骨术后。过度矫正到外翻并未引起右侧外侧关节间隙产生矫正性变窄，该患者仍然主诉外侧推移，还主诉由于过度矫正引起踝关节外翻。对于左侧，手术紧缩 LCL，因此 JLCA 矫正到 0。

（Bressler 和 Frankel 1950），水平剪切力的增加从理论上具有增加关节退变的风险，单纯恢复骨骼的对线能够降低这些剪切力，但是在 LCL 松弛时仍高于正常值。恢复骨骼对线，再加上恢复软组织的张力，可以将这些力量降低到正常。下面将叙述该问题的术前评估和术前计划。

通常可以在膝关节站立位片上检测到 LCL 松弛，在正常情况下，股骨髁线和胫骨平台线互相平行（JLCA，0° ~ 2° 内侧）；在 LCL 松弛的情况下，两线相交于内侧，并超过 2° 的正常值。由于 LCL 松弛属于动力性畸形，在双腿站立全长片中可能无法观察到，但是并不意味不存在，单腿站立和内翻应力位片可以揭示 LCL 的松弛。应该双侧摄片，包括在单一片盒中正常侧与异

常侧相对比，除 JLCA 外，应该测量正常侧外侧关节间隙的宽度，并与异常侧比较（图 14-8）（Johnson 等 1980；Moore 等 1976）。在即时腓骨头移位中，腓骨短缩的数量应该与正常侧和异常侧关节间隙的差异相一致，腓骨头的移位至少应该与该距离相一致，最好略多一点，以过度紧缩韧带（Paley 等 1994）。有关 LCL 紧缩技术方面的进一步讨论超出本书的范畴，此处涉及该点在于强调 LCL 松弛是冠状面对线异常的重要组成部分，应该在术前计划和治疗中加以考虑。在 TKR 术中，恢复膝关节对线应该包括骨骼和软组织平衡。

其他方法是将胫骨过度矫正到外翻，补偿外侧松弛，这样会形成骨骼外翻畸形，将载荷

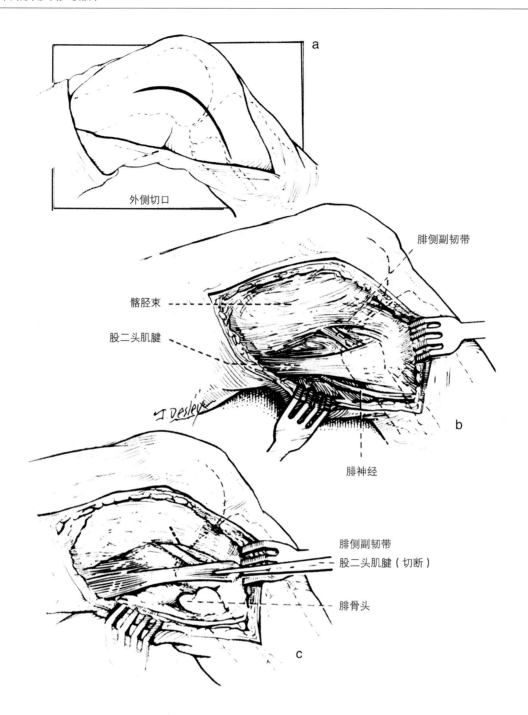

移向外侧间室（Dugdale 等 1992）。根据 Hsu 等（1990）报告，至少需要将胫骨股骨机械轴过度矫正到外翻 3°，将载荷中心移向膝关节线中心。在矫正一种畸形的同时，可能会产生另一种畸形。

内侧副韧带（MCL）松弛

MCL 松弛可以伴有内翻或者外翻对线畸形。丧失内侧胫骨平台骺端的高度或者软骨可引起假性松弛。内翻畸形可以源于关节面的丢失，而非源于骨性畸形。松弛增加水平剪切力，可导致胫骨相对于股骨发生继发性外侧半脱位，然后引起 LCL 受到慢性牵拉。MCL 松弛还可来源于外翻畸形导致的慢性牵拉，尤其是股骨远端（已在前文中讨论）。

MCL 可分成 2 个部分：深层和浅层。深层实际上是关节囊的增厚部分，而浅层则是单独的韧带结构，组织层次明确，认为是膝关节外翻应

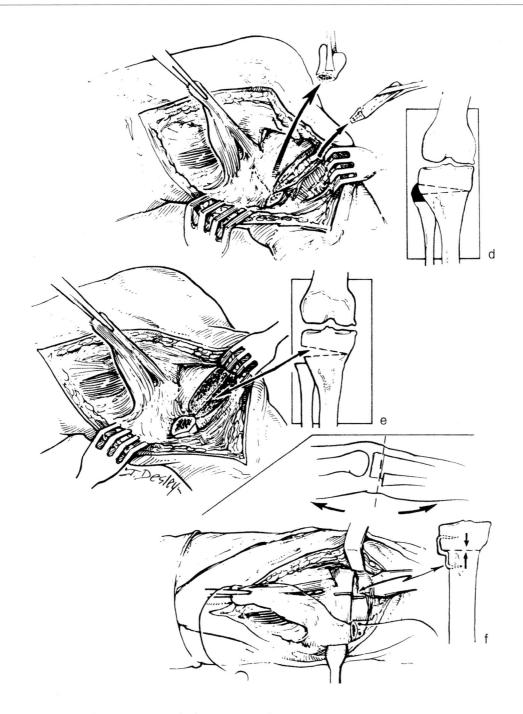

力的原始限制结构。LCL 是一条窄而厚的韧带，而 MCL 正好相反，为宽而薄的韧带。MCL 从内侧股骨髁走向胫骨近端干骺端的后内侧，鹅足腱止于其远端，并在其上方经过。MCL 附着点水平位于膝关节线远端约 5 cm 处，由于股骨远端存在凸轮效应（Hastings 1980），处于屈曲 60° 位时该韧带达到其最大长度，因此处于伸直位时略显松弛。

　　为了紧缩 MCL，可以利用其附着点位于胫

图 14-6　a ~ f

Coventry 法紧缩 LCL，显示切除腓骨头和胫骨外翻截骨后，推移 Y 形外侧韧带 - 肌腱联合结构。（Reproduced with permission from Coventry 1971）.

a.

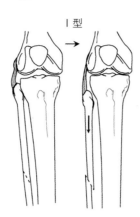
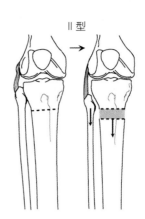

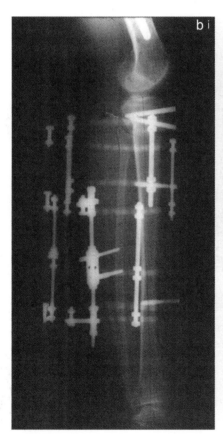
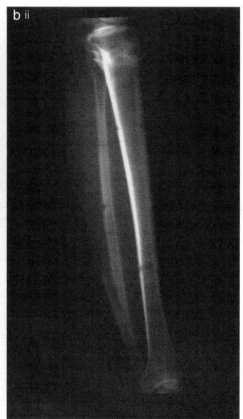

图 14-7　a~d

a　通过逐步牵拉推移腓骨近端（Ⅰ型），或者在不行腓骨截骨术的情况下，延长胫骨和腓骨（Ⅱ型），间接紧缩 LCL。这些方法需要外固定器施行逐步牵拉，通过将腓骨近端从胫骨上松解，还可即时施行Ⅰ型手术。

b　通过逐步牵拉施行Ⅰ型 LCL 紧缩手术的临床实例。i，侧位片显示腓骨上有 2 根半长针进行搬运，以及腓骨长斜形截骨。ii，使用 Ilizarov 固定架施行Ⅰ型 LCL 紧缩之后，摄取的侧位片。注意腓骨骨端的互相重叠和近端胫腓关节的分离。

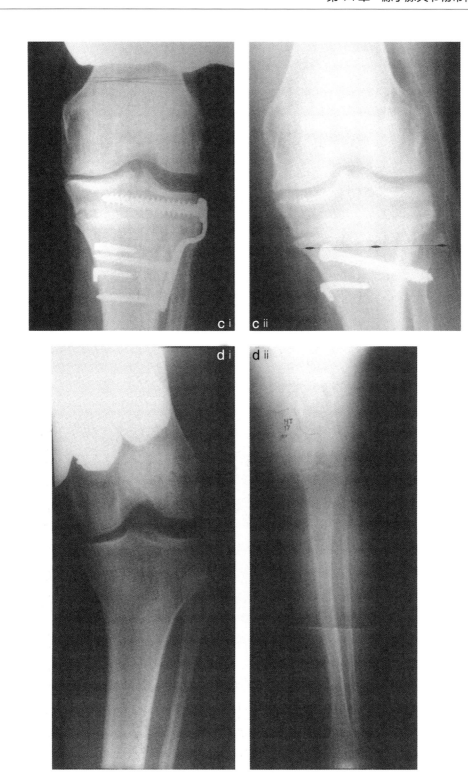

图 14-7　a～d

c 通过即时牵拉进行 I 型 LCL 紧缩的临床实例。
i，前后位片显示腓骨向近端移位，原因是外侧楔
形截骨，同时施行近端胫腓关节松解。ii，采用即
时腓骨远端移位和胫腓骨螺钉固定，矫正 LCL 松
弛之后的前后位片。

d II 型 LCL 紧缩的临床实例。i，青少年 Blount 病，
内翻应力前后位片。ii，外翻截骨，同时施行延长
和向远端推移腓骨之后，摄取的前后位片。注意
与 i 中所示的放射片相比较，在本放射片中腓骨
头顶点和关节线之间的距离增宽。

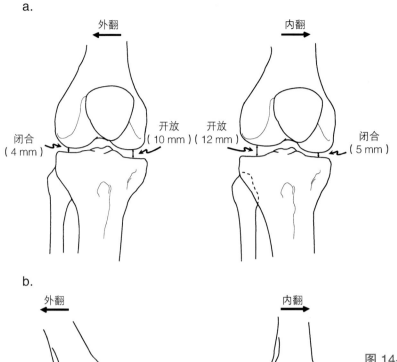

a.

外翻 ← ← → 内翻

闭合 （4 mm） 开放 （10 mm） 开放 （12 mm） 闭合 （5 mm）

b.

外翻 ← 内翻

L-JLCA M-JLCA

图 14-8　a，b

在应力位片上测量关节松弛

a　在内翻和外翻应力下测量内侧和外侧关节间室的宽度，从最大压力下关节间隙的宽度之中减去最大牵拉状态下的宽度。

b　测量外翻和内翻应力下内侧和外侧 JLCA（分别称为 M-JCLA 和 L-JCLA），假如有可能的话，与正常对侧相比较。

骨相对较远的部位。施行开放楔形截骨术或者在 MCL 的近端施行截骨并进行延长，可以间接紧缩该韧带，直接紧缩可通过施行软组织增强、软组织折叠或者软组织推移等手术。这些方法受多种因素的影响，例如在愈合期间保持张力困难，以及难以过度紧缩，等等。间接方法保留韧带的起止点，并在起止点之间恢复张力（图 14-9 和图 14-10）。

图 14-9　a～e ▶

MCL 紧缩截骨术

a　在 MCL 附着点近端施行开放楔形截骨。当内侧开口时，MCL 恢复张力。

b　中性楔形截骨术。

c　开放圆形穹顶状截骨术。当远端节段向下外侧滑动时，同时移动 MCL 附着点，并恢复 MCL 的张力。

d　中性圆形穹顶状截骨术。

e　逐步开放楔形截骨术用于 MCL 紧缩。i，截骨线与外侧骨皮质相交于腓骨头的近端，可以避免行腓骨截骨术。ii，过度矫形用于治疗内侧间室的骨关节炎。

a.
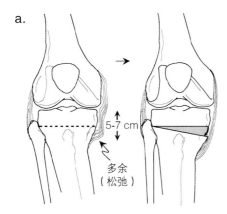

5-7 cm

多余
（松弛）

b.
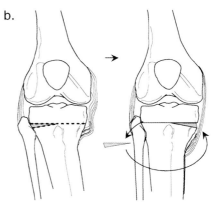

c.
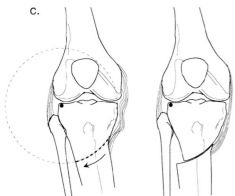

d.
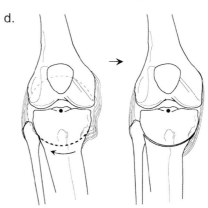

e i
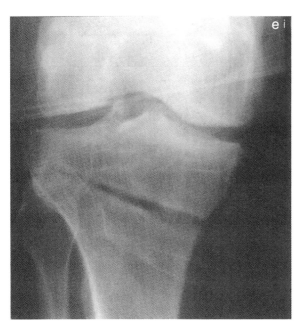

e ii
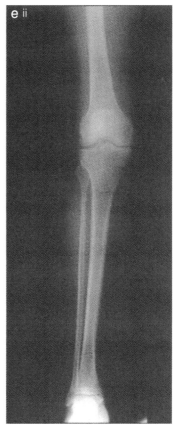

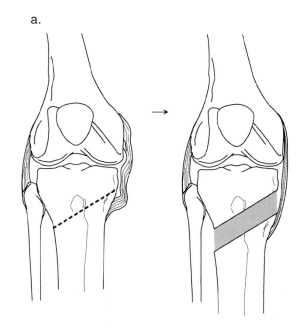

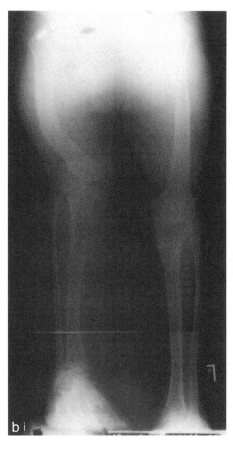

当胫骨存在内翻畸形时，在胫骨结节上方施行中央或者开放楔形截骨术，可以紧缩 MCL（图 14-9a ~ d）。采用中央楔形技术时，双侧的楔形为胫骨宽度的一半，去除外侧部分，植入内侧部分（Cameron 和 Saha 1994）；采用开放楔形技术时，截骨部位即时开放，并采用骨移植，或者新生骨逐渐生长；圆形穹顶状截骨术也可恢复韧带张力，只要截骨术的内侧近端超过韧带的近端止点；还可采用中央或者开放性楔形点状圆形穹顶状截骨术，后者所产生的韧带张力较大。

假如需要延长，或者需要矫正胫骨外翻畸形，截骨术不必位于髌腱止点的近端，在这些情况下，在内侧位于韧带近端，外侧位于胫骨结节远端，施行直线截骨的斜行截骨术（见图 14-10）。

当内外侧韧带均存在松弛时，尤其是膝关节存在外侧半脱位时，可以联合施行紧缩双侧韧带。恢复 LCL 的张力有助于关节的复位（图 14-11），

图 14-10 a，b

a 延长附加 MCL 紧缩。施行斜行截骨术，外侧位于胫骨结节的远端，内侧位于 MCL 附着点的近端。最多需要牵拉 1 ~ 1.5 cm，可采用外固定架。（Reprinted with permission from Paley et al. 1994）

b MCL 紧缩并伴有延长的临床实例。i，16 岁女性患者，假性软骨发育不全，站立位全长片，胫骨相对于股骨存在外侧半脱位。ii，胫骨近端的局部放大，显示斜行截骨术。iii，牵拉后的斜行截骨术。iv，MCL 紧缩和恢复对线后的站立位全长片，同时发生 LCL 紧缩，还可促使膝关节半脱位复位（见图 14-11）。v，复位后在外翻应力下摄取局部放射片，显示保留关节间隙和 MCL 的稳定性。

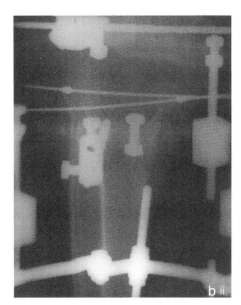
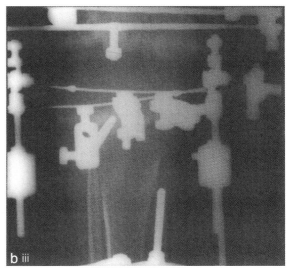
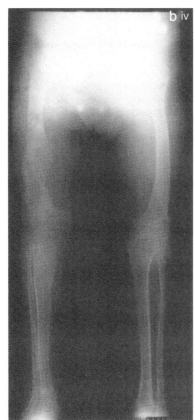
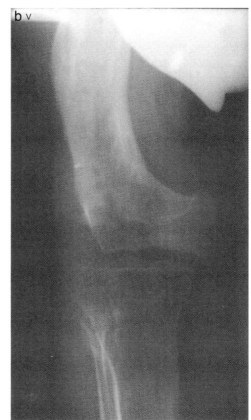

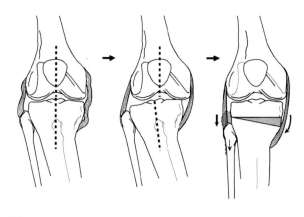

图 14-11

LCL 和 MCL 同时得到紧缩，有助于外侧半脱位的复位。

因此，胫骨相对于股骨存在半脱位，并不属于胫骨高位截骨术的相对禁忌证。MCL 松弛的术前评估与 LCL 松弛相同，胫骨近端和股骨远端关节线在内侧分离，可存在外侧半脱位，应力位片可证实关节存在内侧松弛。

参考文献

Andriacchi TP (1994) Dynamics of knee malalignment. Orthop Clin North Am 25:395–403

Bressler B, Frankel JP (1950) The forces and moments in the leg during level walking. Trans Am Soc Mech Eng 72:27–36

Cameron JC, Saha S (1994) Management of medial collateral ligament laxity. Orthop Clin North Am 25:527–532

Coventry MB (1971) The craft of surgery, vol 3. Lippincott Williams & Wilkins, Philadelphia

Dugdale TW, Noyes FR, Styer D (1992) Preoperative planning for high tibial osteotomy: The effect of lateral tibiofemoral separation and tibiofemoral length. Clin Orthop 274:248–264

Hastings DE (1980) The non-operative management of collateral ligament injuries of the knee joint. Clin Orthop 147:22–28

Hsu RW, Himeno S, Coventry MB, Chao EY (1990) Normal axial alignment of the lower extremity and load-bearing distribution at the knee. Clin Orthop 255:215–227

Johnson F, Leitl S, Waugh W (1980) The distribution of load across the knee: a comparison of static and dynamic measurements. J Bone Joint Surg Br 62:346–349

Maquet PGJ (1984) Biomechanics of the knee: with application to the pathogenesis and the surgical treatment of osteoarthritis, 2nd edn. Springer, Berlin Heidelberg New York

Moore TM, Meyers MH, Harvey PJ (1976) Collateral ligament laxity of the knee: long-term comparison between plateau fractures and normal. J Bone Joint Surg Am 58:594–598

Paley D, Bhatnagar J, Herzenberg JE, Bhave A (1994) New procedures for tightening knee collateral ligaments in conjunction with knee realignment osteotomy. Orthop Clin North Am 25:533–555

第 15 章　源于膝关节线畸形的对线异常

迄今为止，我们已经讨论了源于股骨和胫骨畸形的对线异常，以及源于股骨和胫骨关节松弛和半脱位的对线异常。对线异常的其他原因还有膝关节表面骨和软骨的丢失，其中以内侧或者外侧膝关节间室的软骨丢失最为常见。由于股骨和胫骨关节表面线不再互相平行，引起 JLCA 增大，应避免与双侧韧带松弛相混淆。尽管经常可以同时存在，仍然需要加以区分。两种类型的对线异常都需要采用应力位片来评估，测量内外侧最小和最大关节间隙（图 15-1，并参见图 14-8）。假如发现 JLCA 增大来源于关节软骨高度的丢失，必须将这个成分加入成角矫形的总度数内。对于 JLCA 增大的病例，在恢复胫骨对线时，应该以股骨远端充当膝关节线（图 15-2）；同样，对于股骨畸形，胫骨关节线在术前计划中可充当膝关节线。

我们假定可以用直线分别代表胫骨近端和股骨远端的关节线，连接内外侧股骨髁和胫骨平台可以画出该直线，两者通常互相平行，因此可用一条直线代表胫骨近端和股骨远端。一侧股骨髁或者胫骨平台相对于另一侧存在发育不良，原因可以是先天性、发育性或者创伤性的，其结果是一侧股骨髁或者胫骨平台相对于另一侧出现成角和（或）呈台阶状，例如 Blount 病等引起内侧胫骨股骨平台塌陷；Ellisvan Creveld 综合征在外侧胫骨平台形成台阶（图 15-3）。

在这些情况下，需要作出决定，通过治疗后关节线是否需要形成一条直线，或者成为 2 条直线（一条内侧和一条外侧）。假如无意改变形

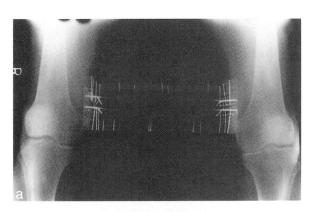
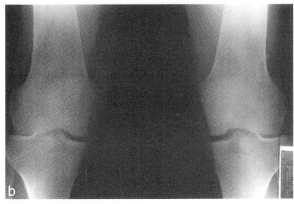

图 15-1　a，b

内侧间室骨关节炎的内翻和外翻应力位片，分别显示最小（a）和最大（b）内侧关节间隙。

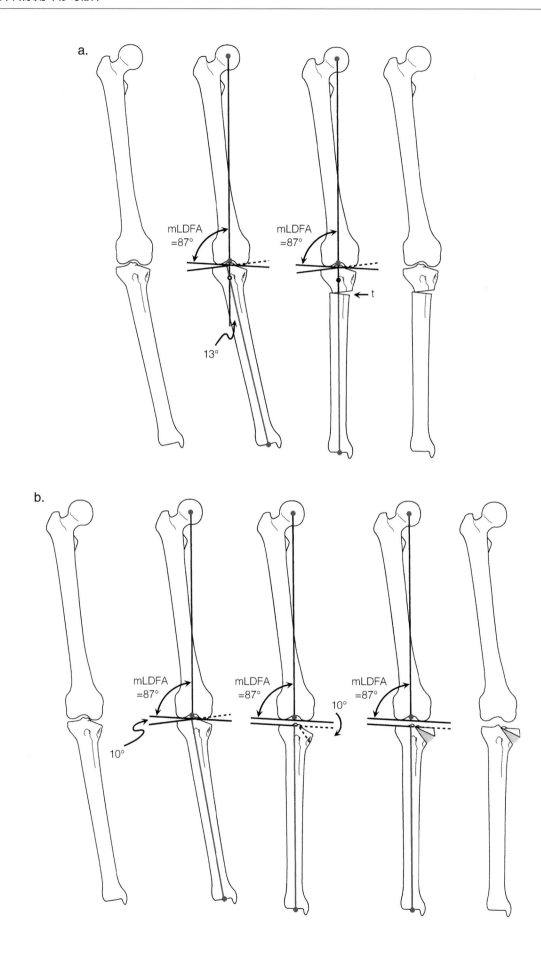

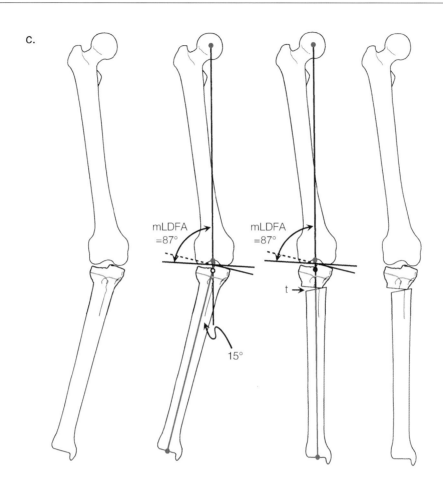

图 15-2　a ~ d

当存在塌陷、骨或软骨丢失，或者一侧胫骨平台走行方向异常时，在胫骨近端无法画出一条能够精确地描述双侧胫骨平台走行方向的膝关节线。折中方案是作出最佳匹配直线：画出股骨髁线，或者横贯无畸形胫骨平台和对侧边缘的直线。单根最佳匹配直线最好选择股骨髁线。

a　由内侧胫骨平台塌陷引起的胫骨内翻畸形。由于股骨正常，股骨机械轴线可以向远端延伸。可以施行干骺端截骨术，相对于股骨轴线恢复胫骨轴

线的对线。注意远端节段需要向外侧移位，原因是截骨术位于 CORA 水平的远端。t，移位。

b　其他方法是将内侧胫骨平台抬高到外侧胫骨平台的水平。

c　由胫骨外侧平台塌陷引起的外翻畸形。由于股骨正常，股骨机械轴线可以向远端延伸。可以施行干骺端截骨术，相对于股骨轴线恢复胫骨轴线的对线。注意远端节段需要向内侧移位。

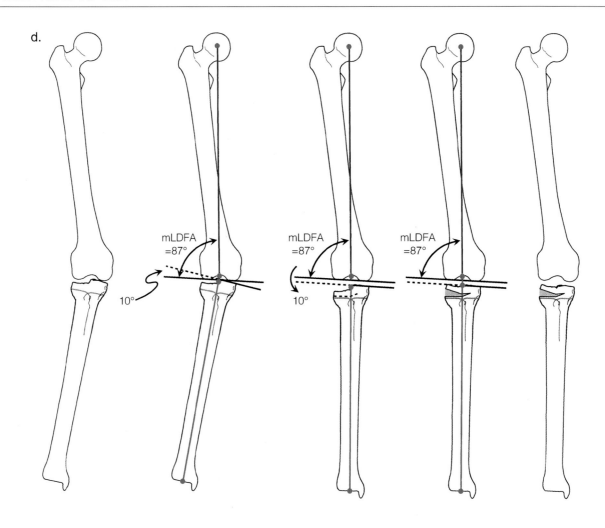

图 15-2　a～d

d　其他方法是将外侧胫骨平台抬高到内侧胫骨平台的水平。

态或关节线，应该将膝关节线处理成为与胫骨近端匹配最为良好的一条直线；假如考虑施行关节内矫形，应该用 2 条直线表示胫骨平台的特征，每条直线代表每侧的胫骨平台。在 Blount 病中，内外侧胫骨平台线互相成角，相交于膝关节中心；在 Ellisvan Creveld 综合征中，2 条线互相平行，但是位于不同的水平上（图 15-3b）；在某些胫骨中，胫骨平台明显凹陷（图 15-3a，iii）。最佳匹配的直线与胫骨平台相切于最低点。

　　每侧胫骨平台的正常外观相对较平坦，画出一条直线表明其特征毫无困难。与之相反，股骨髁为圆形，股骨内外侧髁可能位于不同水平上，或者走行方向互相不同（图 15-4）。化脓性感染后外侧股骨髁生长停滞的病例中，与内侧股骨髁相比，外侧股骨髁形态偏小，走行方向异常，并且呈台阶状；在股骨髁间骨折畸形愈合的病例中，股骨髁形成台阶和（或）走行方向异常；在

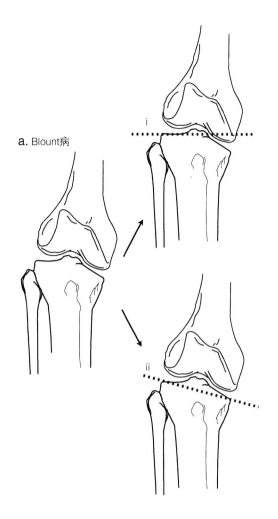

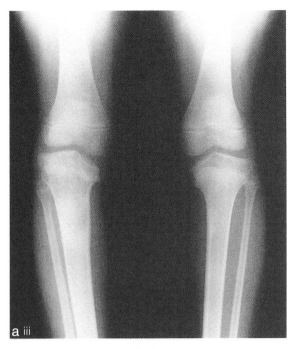

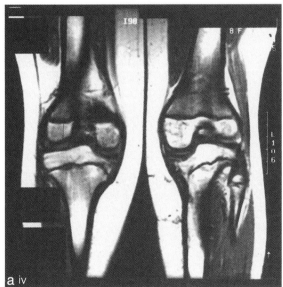

图 15-3 a，b

a 典型 Blount 病，内侧胫骨平台存在走行方向异常
（内侧倾斜）。i，将无畸形侧的胫骨平台线延伸。
ii，最佳匹配直线。iii，双侧病变的放射片，显示
站立位全长片，以及膝关节特写片。iv，双侧病变
的 MRI 图像。

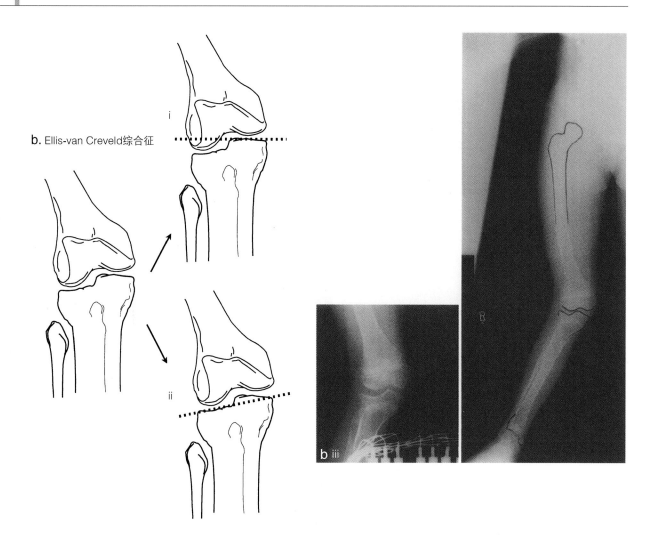

b. Ellis-van Creveld综合征

b iii

中心型股骨远端生长停滞的病例中，双侧股骨髁走行方向异常，向中间倾斜（鱼尾状畸形），最匹配直线通常是相切于股骨髁最突出点的直线。

与不同水平或者不同走行方向的股骨髁相比，不同水平或者不同走行方向的胫骨平台引起更多的不匹配和不稳定，其原因是股骨髁为圆形，相对应的胫骨平台表面对脱位或者走行异常的股骨髁圆形表面的适应性，比股骨髁对脱位或者走行方向异常的扁平的胫骨关节表面的适应性更好。例如，由中心生长停滞引起的股骨髁鱼尾状走行方向异常，并不会扰乱关节功能。基于这个原因，由单侧股骨髁移位和（或）关节走行方向异常引起的对线异常，可以通过股骨远端髁上截骨术恢复其对线。在某些病例中，胫骨相关的不稳定或者不匹配适用于关节内截骨术，而不是干骺端截骨术。

图 15-3　a，b

b　典型 Ellis van Creveld 综合征，外侧胫骨存在台阶状塌陷。i，最佳匹配直线。ii，将无畸形侧的胫骨平台线延伸。iii，站立位前后位全长膝关节片。

图 15-4　a～d　▶

a　由于化脓性感染生长停滞，股骨外侧髁存在走行方向异常和呈台阶状。i，每侧股骨髁的切线。ii，最佳匹配股骨髁线。iii，放射片。

b　股骨外侧髁存在台阶状移位或者脱位，源于创伤后脱位。i，每侧股骨髁的切线。ii，最佳匹配线。iii，放射片显示还存在胫骨外侧平台骨折。

c　中心型生长停滞引起的股骨髁走行异常（鱼尾状畸形）的典型病例。i，每侧股骨髁的切线。ii，最佳匹配线。iii，放射片。

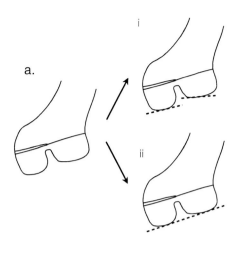

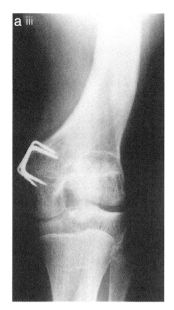

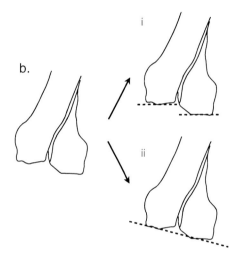

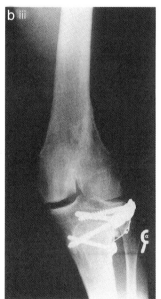

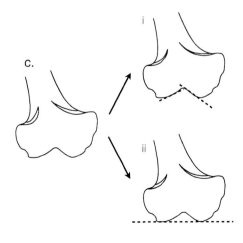

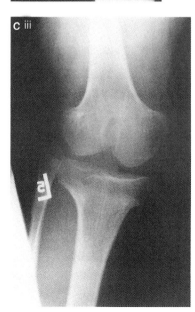

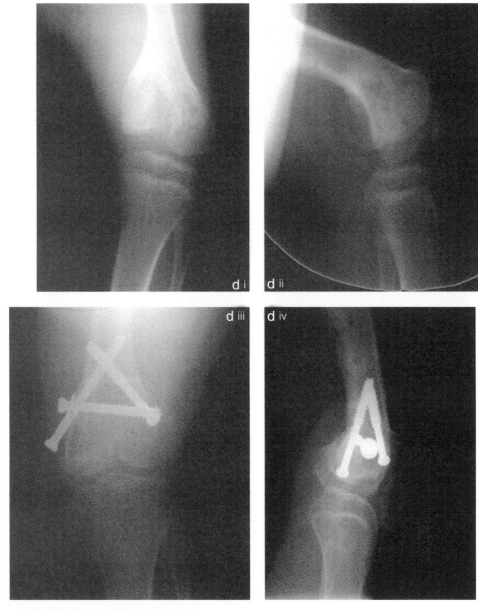

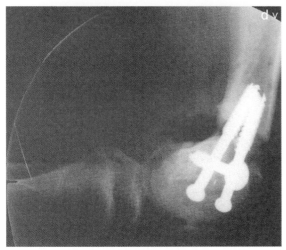

图 15-4　a~d

d　源于化脓性感染后生长停滞的股骨内侧髁的对线
　异常。i，术前的前后位片。ii，术前的侧位片。
　iii，髁间和髁上截骨术后的前后位片。iv，髁间和
　髁上截骨术后的侧位片。v，术中侧位片显示膝关
　节的最大屈曲度。

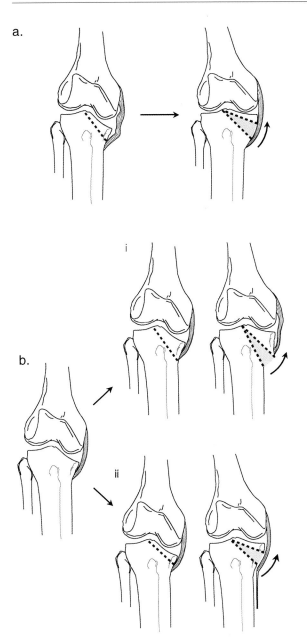

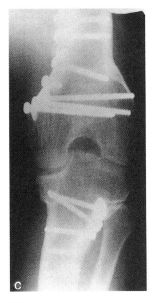

图 15-5　a ~ m

a　内侧胫骨平台塌陷，伴有 MCL 松弛。在 MCL 附着点的近端施行截骨术，抬高胫骨平台，促使 MCL 紧缩。

b　内侧胫骨平台塌陷，不伴有 MCL 松弛。i，在韧带的远端施行截骨术，抬高胫骨平台。ii，在 MCL 附着点的近端施行截骨术，抬高胫骨平台，必须松解 MCL 才能够抬高胫骨平台。

c　内侧胫骨平台塌陷的临床病例，外翻应力位片，在内侧不存在松弛。

一侧残留一定倾斜度是可以接受的。

　　假如确定胫股关节的几何形态无法接受，或者需要改进，可实行不同的术前计划。第一步是将无塌陷侧胫骨平台向压缩侧延长，塌陷侧必须抬高到该水平（图 15-5、图 15-6）；相对于胫骨平台抬高后的膝关节线施行术前计划，相对于该线确定其他水平的成角，根据确定的顶点恢复关节外对线。胫骨平台塌陷可引起侧副韧带松弛，无论是松弛存在与否，都会影响计划中截骨术的水平，和（或）所需要的软组织松解范围。假如内侧胫骨平台塌陷伴有 MCL 松弛，如图中应力位片所示，在 MCL 近端施行截骨术，才能抬高胫骨平台（图 15-5a），这样可以紧缩 MCL；假如不存在 MCL 松弛，在附着点的远端施行截骨术，或者松解附着点，才能够抬高内侧胫骨平台（图 15-5b）。讨论抬高胫骨平台的技术细节超出了本书的范畴（Paley 等 1994；Siffert 1982；Siffert 和 Kate 1972）。

　　假如采用最佳匹配直线，胫骨和股骨的关节线并非互相平行，应该相对于某一关节线（股骨或者胫骨），进行矫形术前计划，选择股骨关节线代表膝关节通常是最佳选择。在施行术前计划时，只有一侧骨骼存在畸形时，应该使用正常侧膝关节的机械轴；当双侧骨骼均存在畸形时，使用与所选择的单根膝关节线呈 87° 的直线。术前计划的其余部分，如同前述的股骨或者胫骨相对于该膝关节线的步骤。必须认识到这是一个折中方案，为了达到目的，除恢复关节外对线之外，决定手术的基础是胫股关节面的几何形态必须能够接受，并且不会受到损害，在冠状面上膝关节间室的某

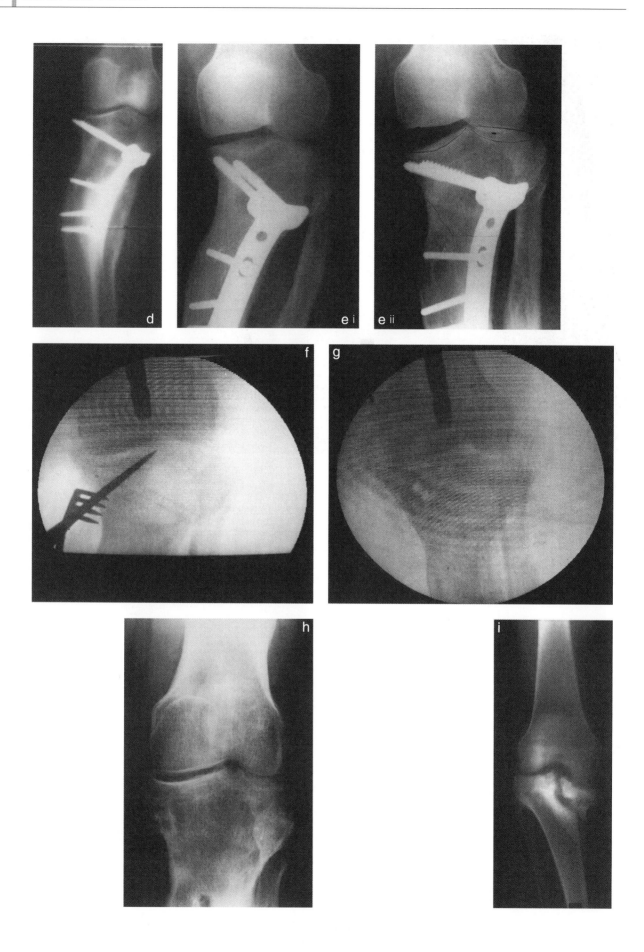

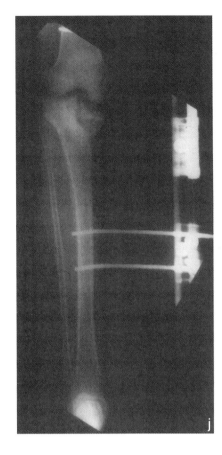
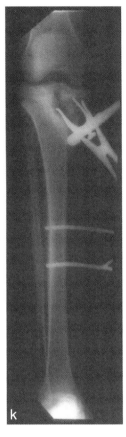
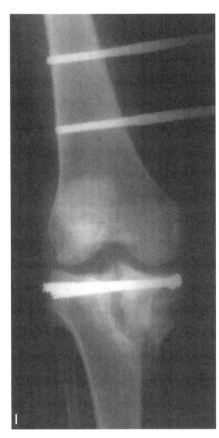

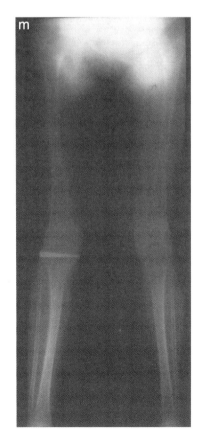

图 15-5　a ~ m

d　Blount 病，既往采用胫骨近端截骨术治疗，出现
　　移位畸形，内侧胫骨平台塌陷，膝关节不稳定。

e　Blount 病引起的内侧胫骨平台塌陷的内翻（i）和
　　外翻（ii）应力下放射片。由于关节内不吻合，双
　　侧股骨髁不能在同时接触双侧胫骨平台。

f　图 d 和 e 显示内侧胫骨平台截骨术，使用股骨 IMN
　　进行股骨畸形矫正。

g　抬高并放入植骨块。在胫骨骨干施行第二次截骨
　　术，用于矫正外翻。

h　骨移植最终的愈合情况。

i　50 岁女性患者，患有糖尿病性神经病，创伤后内
　　侧胫骨平台不愈合，并伴有塌陷。

j　采用内侧单侧外固定器，牵拉胫骨和股骨，产生间
　　隙，能够用于抬高内侧胫骨平台，并且全面矫正内
　　翻对线异常。

k　松解 MCL 的远端附着点，用椎板撑开器即时抬高
　　内侧胫骨平台。

l　植入三面带有皮质骨的植骨块，并用螺钉固定。

m　愈合后的最终对线。

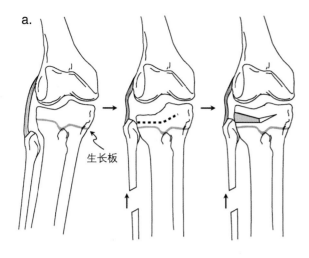

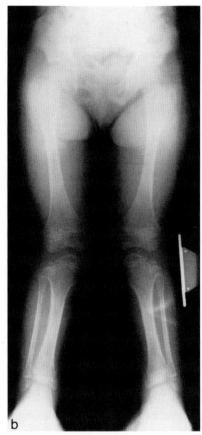

图 15-6　a ~ l

a　外侧胫骨平台塌陷（例如，Ellis-van Creveld 综合征），必须矫正膝关节外翻，才能够抬高半侧胫骨平台。其中之一的方法是将腓骨逐渐向近端移位，可以松弛紧张的 LCL，以及抬高外侧胫骨平台。

b　Ellis-van Creveld 综合征患者，女性，4 岁，术前放射片显示外侧胫骨平台存在台阶。腓骨头位置较正常位于远端。

c　左侧膝关节的术前 MRI 图像显示外侧胫骨平台存在台阶，伴有外侧胫骨骨骺发育不全。

d　治疗开始时的 Ilizarov 装置，铰链位于内侧股骨髁。

e　牵拉结束时的 Ilizarov 装置，外侧关节间隙呈现楔形开放，将腓骨向近端移位，松弛 LCL。

f　在 2 期手术中，将软骨发育不全的胫骨外侧骨骺分离并抬高，放入移植骨，保持矫形。注意避免损伤外侧骺板。

g　最终的站立位片显示双侧下肢恢复对线。

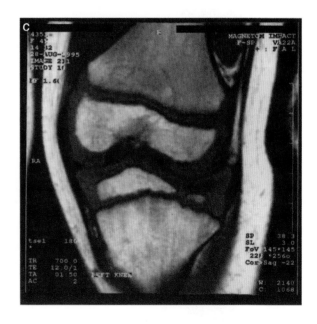

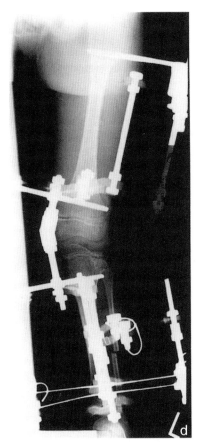
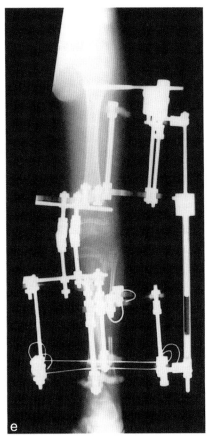
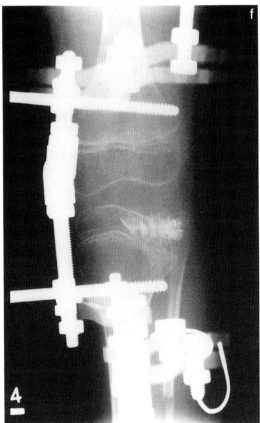
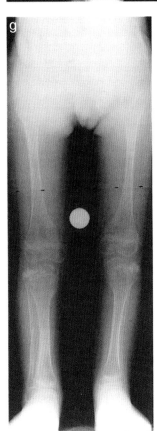

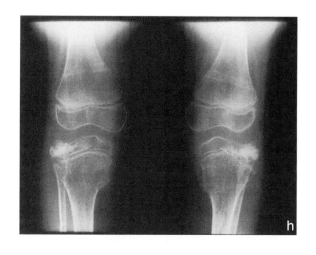

图 15-6　a～l

h　膝关节前后位片显示外侧胫骨平台得到抬高，对外侧生长骺板未造成明显损害。

i　治疗后 4 年的额状位临床大体照片。

j　临床大体照片显示恢复膝关节的屈曲度数。

k　另一个 Ellis-van Creveld 综合征的病例，男性，15 岁，存在明显的外侧胫骨平台塌陷，伴有髌骨脱位。

l　即时矫正术后，并行广泛的腓神经外侧松解减压术和腓骨头切除术，术后的前后位片，腓骨头作为植骨块，支撑外侧胫骨平台的抬高。采用 Langenskiöld 手术技术将髌骨复位（Langenskiöld 和 Ritsila 1992）。

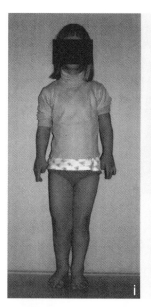
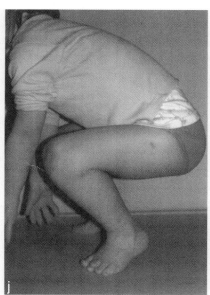
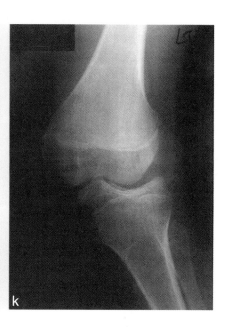

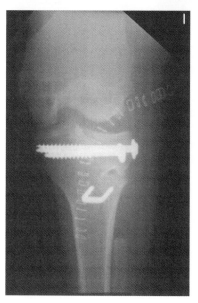

参考文献

Langenskiold A, Ritsila V (1992) Congenital dislocation of the patella and its operative treatment. J Pediatr Orthop 12:315–323

Paley D, Bhatnagar J, Herzenberg JE, Bhave A (1994) New procedures for tightening knee collateral ligaments in conjunction with knee realignment osteotomy. Orthop Clin North Am 25:533–555

Siffert RS (1982) Intraepiphyseal osteotomy for progressive tibia vara: case report and rationale of management. J Pediatr Orthop 2:81–85

Siffert RS, Katz JF (1972) Experimental intra-epiphyseal osteotomy. Clin Orthop 82:234–245

第16章 恢复膝关节单间室骨关节炎的对线

采用截骨术治疗膝关节单间室骨关节炎，是畸形矫正手术常见的适应证之一。由于关节病早已存在，治疗目标是保护膝关节，以及尽可能推迟全膝关节置换术（TKR）的时间。尽管许多患者在接受截骨术后不再需要施行TKR，但在施行截骨术前，必须假定每个患者在术后仍然有TKR的适应证。膝关节有3个间室：内侧、外侧和髌股关节间室，关节炎可以主要累及其中之一或者更多，最常见的受累关节间室是内侧间室。本章主要集中于内侧间室骨关节炎（MCOA），部分涉及其他2个间室。

与MCOA相关的畸形

与MCOA相关的畸形可以被分为骨性畸形和关节（软组织）畸形。

骨性畸形：

- 股骨：内翻或者外翻，伴有或者不伴有

后弓或前弓，伴有或者不伴有扭转。
- 胫骨：内翻，伴有或者不伴有扭转，伴有或者不伴有前弓或后弓。

关节畸形：LCL松弛、MCL松弛、胫骨平台塌陷、外侧半脱位、髌骨轨迹异常、屈曲挛缩

采用胫骨高位截骨术（HTO）治疗MCOA的概念来源于Jackson和Waugh（1961），报道8例手术（图16-1），在胫骨结节远端施行截骨术，采用闭合楔形截骨术和远端凹形穹顶状截骨术。由于在胫骨结节下方区域骨愈合困难，Coventry（1965）（图16-2）报道在胫骨结节近端的松质骨内施行闭合楔形截骨术。Maquet（1976，1980）报道了一种远端凹形穹顶状截骨术（图16-3），Maquet截骨术利用胫骨结节上方干骺端区域内骨组织愈合迅速的优势，并且加大可调节性。

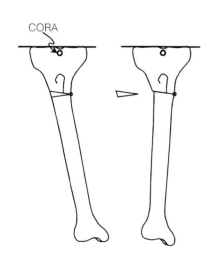

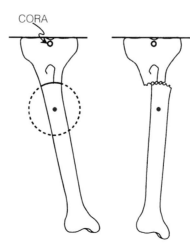

图 16-1

Jackson和Waugh（1961）采用HTO治疗MCOA。在胫骨结节远端的胫骨干施行截骨术，选择闭合楔形截骨术或者选择穹顶状截骨术，穹顶的凹侧面向远端。截骨水平远离CORA，出现移位畸形。

479

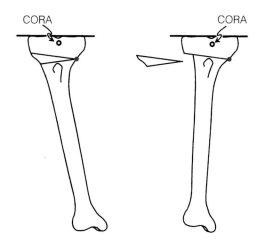

图 16-2

Coventry（1965）HTO。在胫骨结节近端，接近 CORA 处，行闭合楔形截骨术。

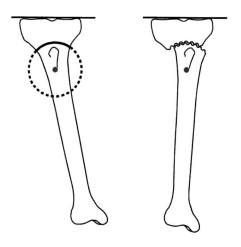

图 16-3

Maquet（1976）穹顶状截骨术。在胫骨结节近端行穹顶状截骨术，凹侧面向远端。穹顶的旋转中心（ACA）位于胫骨结节的远端，因此远离 CORA，可引发明显的移位畸形。

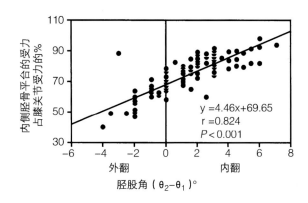

图 16-4

在对线正常的膝关节中，机械轴通过膝关节中心，在单腿站立时，内侧胫骨平台受力为 70%；当胫股机械轴存在有 6° 的内翻时，内侧胫骨平台的受力为 95%；当存在 4° 外翻时，内侧胫骨平台的受力减少到 50%；存在 6° 外翻时，减少到 40%。

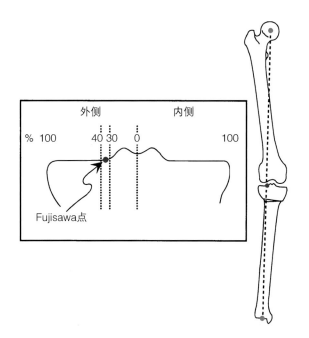

图 16-5

Fujisawa 等（1979）将内侧和外侧胫骨平台宽度除以与膝关节中心之间距离得到的百分数，认定内侧胫骨平台的内侧缘和外侧胫骨平台的外侧缘分别为 100%，膝关节中心为 0%。在 HTO 术后下肢的机械轴线通过外侧胫骨平台 30%～40% 部分区域，取得最佳结果，称为 Fujisawa 点。

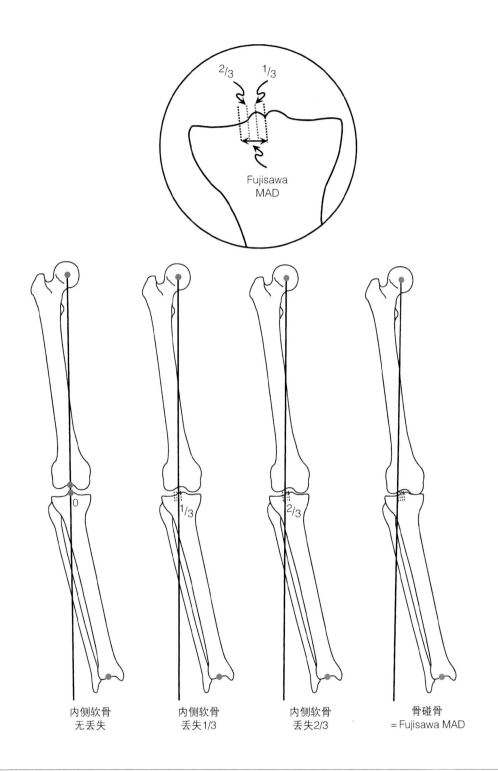

图 16-6

根据 Jakob 和 Murphy（1992）方法估算外侧 MAD 过度矫正的度数。假如内侧间室关节间隙正常，矫形的目标是 MAD 为 0；假如内侧关节间室间隙减少 1/3，矫正目标是 MAD 为 1/3 Fujisawa 点；假如内侧关节间室间隙减少 2/3，矫正目标是 MAD 为 2/3 Fujisawa 点；假如内侧关节间室间隙完全消失，矫正目标是 MAD 为 3/3 Fujisawa 点。Fujisawa 点位于外侧胫骨平台向外侧 1/3 处。

所有这些 HTO 手术的目标通常是将机械轴从内侧间室转移向外侧间室，尽管完全消除内侧间室的载荷并不现实，HTO 的目标在于减少内侧间室的载荷。在单腿站立时，在对线正常的膝关节中（胫股机械轴内翻 2°），据估计内侧间室承受 70% 的载荷（图 16-4）；当机械轴通过膝关节中心时，内侧间室承受 67% 的载荷；当机械轴移动至外翻 4° 位时，载荷分配是内侧 50% 和外侧 50%；当机械轴进一步移动到外翻 6° 位时，载荷分配是内侧 40% 和外侧 60%。大多数作者建议，在治疗 MCOA 时，下肢机械轴的对线应该移动到外翻 2°～6° 位（Coventry 1965；Fujisawa 等 1979；Hernigou 等 1987；Jakob 和 Murphy 1992）。Hernigou 等（1987）显示最佳结果是机械轴处于外翻 3°～6°，当机械轴外翻超过 6° 时，结果转差；Fujisawa 等（1979）建议机械轴经过胫骨棘中心的外侧 30%～40% 处（图 16-5），该距离被称为"Fujisawa MAD"或者"Fujisawa 点"；Jakob 和 Murphy（1992）改良 Fujisawa 等提出的过度矫形建议，在内翻应力位片上，按照内侧保留的软骨间隙程度决定位置：当内侧软骨无丢失时，MAD=0° 内翻；当内侧关节软骨丢失 1/3 时，为 Fujisawa MAD 的 1/3；当内侧关节软骨丢失 2/3 时，为 Fujisawa MAD 的 2/3；当内侧软骨间隙完全消失时（骨碰骨），为 Fujisawa MAD（图 16-6）。

Coventry 手术已经成为 MCOA 的"标准治疗"，对既往有 Coventry 截骨术史的患者施行 TKR 手术，其 TKR 的预后较差（Mont 等 1994；Noda 等 2000；Windsor 等 1988）。有多种因素可以增加 Coventry 截骨术后 TKR 手术的技术难度，以及可引起术后效果不佳。由于在胫骨结节近端进行切骨，胫骨结节更加接近膝关节线，截骨术后髌骨向近端移位，形成假性高位髌骨（Tigani 等 2001）（图 16-7）。之所以称为"假性"，是因为在高位髌骨中髌腱长度异常，但是此时髌腱为正常长度。反之，由于支持带的牵拉，髌骨无法向近端移动，髌腱瘢痕形成并且挛缩，尤其

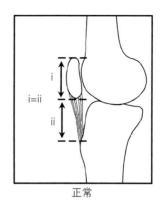

正常

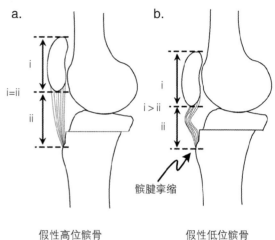

a.　　　　　　b.

髌腱挛缩

假性高位髌骨　　　假性低位髌骨

图 16-7　a，b

在 Coventry 截骨术后，胫骨结节接近膝关节线。由于膝关节支持带，髌骨向近端移位，形成假性高位髌骨（a），或者髌骨停留在正常水平，冗余的髌腱将会挛缩，形成假性低位髌骨（b）。髌腱的正常长度约等于髌骨的长度。在假性高位髌骨时，髌腱的长度等于髌骨的长度，而在其他高位髌骨情况下，髌腱过长；在假性低位髌骨情况下，髌腱的长度短于髌骨，相对于股骨髁，髌骨处于正常的部位。

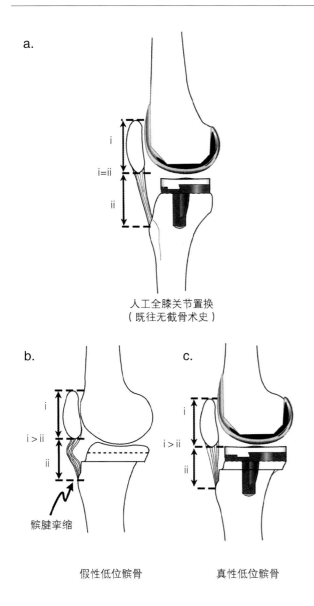

图 16-8 a~c

a 全膝关节假体、胫骨结节、髌骨和髌腱之间的正常关系。

b Coventry 截骨术后的假性低位髌骨。

c 膝关节置换术中假体部件的高度能够恢复胫骨结节到关节线之间的距离，通过挛缩缩短的髌腱，向下牵拉髌骨，这种真性低位髌骨可影响膝关节的屈曲。

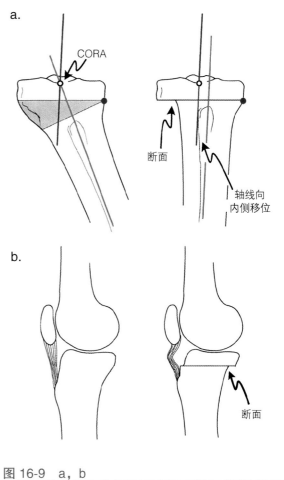

图 16-9 a，b

Coventry 截骨术后胫骨近端干骺端的断面。胫骨平台的外侧（a）和后方（b）部分失去支撑，可以支撑假体的干骺端骨质相对不足。

发生于截骨术后膝关节固定于伸直位的情况下（Westrich 等 1998）。按照 Insall 指数（Insall 和 Salvati 1971），可引起假性低位髌骨（图 16-7b）。之所以称为"假性"，是因为尽管在伸直位时髌骨对股骨的水平保持不变，但胫骨结节到髌骨的距离减小。在高位髌骨的状态下施行 TKR，通过胫骨假体的厚度恢复胫骨结节的位置，通过挛缩变短的髌腱，将髌骨向下牵拉到正常水平（图 16-8）。在假性低位髌骨的情况下，暴露时外翻髌骨困难，当楔形截骨的基底向外侧时，胫骨近端出现断面，使得胫骨平台的外侧和后方变薄并且缺乏支撑（图 16-9）。假如胫骨假体的中央柄较大，或者固定栓位于较外侧时，在安放时会出现问题。

过度矫形会产生外翻，也可增添 TKR 的困难，需要加大截骨量。软组织方面的问题，例如既往的切口、既往的腓神经麻痹史、继发于截骨术的韧带松弛、膝关节的屈曲挛缩畸形、既往的 Coventry HTO 术后等，都会给 TKR 增加难度，并容易引起并发症。

有关 HTO 的其他重点问题是腓骨的截骨技术（图 16-10）。腓骨截骨可以位于腓骨近端的颈部（通常位于骨干中段），或者通过近端胫腓关节（Insall 等 1984），或者切除腓骨头，推移 LCL 的附着点（Coventry 1965）。最简单和安全的方法是在骨干中段施行斜行截骨，可以避免危及腓神经及其分支。近端 1/3 截骨术具有损伤腓神经支配踇长伸肌分支的风险，该分支沿腓骨骨膜走行，通常位于与腓骨近端相距约 75 mm 处（Aydogdu 等 1996；Kirgis 和 Albrecht 1992），即使只受到某些器械（例如 Homan 拉钩）的牵拉，也容易遭受损害。应该采用斜行截骨，以便在内翻或者外翻矫形中，腓骨能够发生短缩；切除性截骨术可能引起腓骨不愈合；横行截骨术可能干扰胫骨矫形，原因是腓骨侧无法短缩。Insall 推广了离断近端胫腓关节的方法，其优势在于与 HTO 使用同一个切口就能够轻易地完成手术。Insall 方法的问题在于在成角矫形之后腓骨头向近端移位（见图 14-7），这样会松弛 LCL，形成动力性内翻和外侧推移（图 16-11）。Myrnerts（1980）显示 HTO 术后存在 LCL 松弛时预后较差。Coventry（1973，1979）建议切除腓骨头，推移 Y 形联合腱（LCL 和股二头肌腱），该手术暴露范围非常广泛。Coventry 认识到，在 MCOA 治疗中 LCL 松弛具有重要意义。

Coventry 截骨术具有多种相对禁忌证，包括 LCL 不稳定、外侧半脱位、内侧胫骨平台塌陷、膝关节屈曲活动度小于 90°、膝关节屈曲挛缩超过 10°、外侧关节间室关节病、高龄以及肥胖（Paley 等 1994）。这些限制只针对 Coventry HTO 手术，不针对整个 HTO 手术。量身定制的 HTO 手术可避免许多上述问题。

定制 HTO

采用一种截骨术无法治疗所有 MCOA 病例，建议采用"量身定制"的方法，在治疗每一个病例时，按照需要处理的畸形，采用特定的方式。

- 使用 MAT 辨别对线异常的来源。
- 决定是否需要施行股骨和（或）胫骨截骨术。
- 确定 CORA 的水平。
- 确定矫形的度数。
- 选择固定的种类。

单间室骨关节炎的对线测量

在单间室骨关节炎（MCOA）病例中，对线异常可以是单一来源或者是多个来源：胫骨畸形（MPTA 异常），股骨畸形（mLDFA 异常），胫骨平台塌陷，由于 LCL 松弛和内侧关节间室软骨丢失造成关节线不等宽，以及冠状面上胫骨相对于股骨存在外侧半脱位，对线异常试验（MAT）可以确定其中的每种成分。需要在应力下摄取放射片，区分 JLCA 的关节松弛成分（应力下 JLCA）（图 16-12），使用截骨术只能矫正由关节软骨/骨骼丢失引起的 JLCA 成分，无法矫正关节囊成分；仰卧位膝关节前后位片仅显示无应力下 JLCA。

股骨截骨术与胫骨截骨术比较

使用 MAT 可分辨内翻对线异常的来源（图 16-13a），在 MAT 确定所有畸形位于单一骨骼上（股骨或者胫骨）后，在该骨骼上施行截骨术（图 16-13）。在大多数 MCOA 病例中，畸形位于胫骨（图 16-13b ~ e）。MAT 分析揭示某些病例的畸形位于股骨（图 16-14f 和 g，另见图 11-20），对于这些病例，应施行股骨截骨术。当大部分 MAD 来源于关节软骨丢失而产生的 JLCA，并无明确定论（图 16-13d）。在 mLDFA 不存在明显异常的情况下，在胫骨施行截骨术；当 MPTA 为正常，处于偏向外翻的范围（89° ~ 90°）

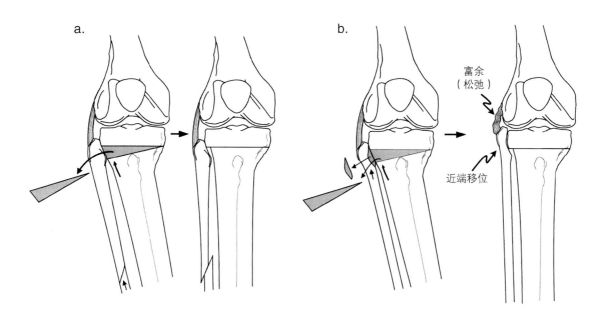

图 16-10　a，b

a　腓骨干中段斜行截骨以及 Coventry 截骨术。保留　　　b　近端胫腓关节切除术（Insall 等 1984）。采用闭合
LCL 的正常长度 - 张力关系。　　　　　　　　　　　　　楔形截骨术，腓骨向近端移位，引起 LCL 松弛，
　　　　　　　　　　　　　　　　　　　　　　　　　　　并发继发于内侧推移的动力性内翻畸形。

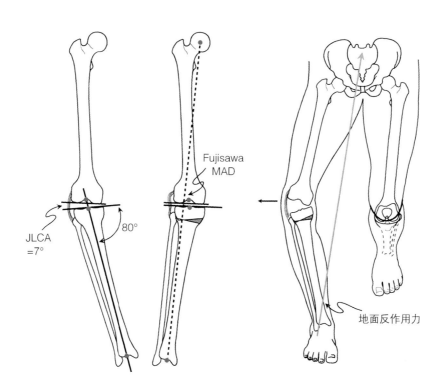

图 16-11

采用 HTO 恢复胫骨对线之后，由于 LCL 松弛产生动　　　时，由于地面反作用力处于内侧，对线处于内翻位。
力性内翻畸形。尽管过度矫正骨性畸形，在单腿站立

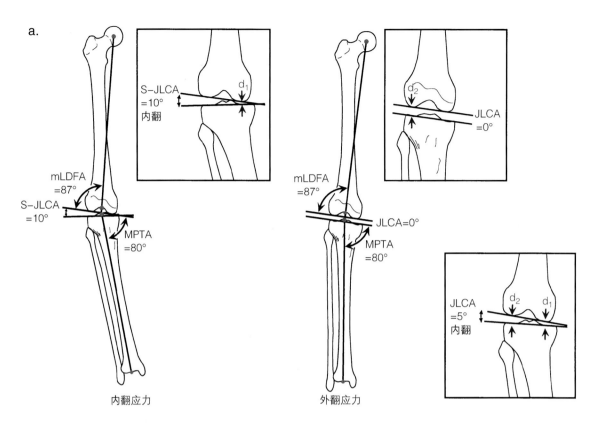

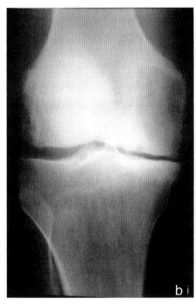
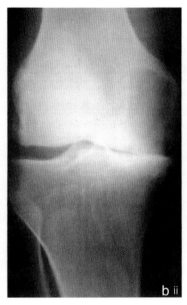
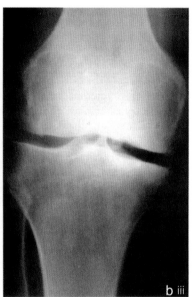

图 16-12　a，b

a　内翻和外翻应力可以评价膝关节内外侧间室的
关节间隙。内翻应力显示内侧关节间隙的距离
（d_1），外翻应力显示外侧关节间隙的距离（d_2），
距离 d_1 和 d_2 可以描述处于新位置上的膝关节，
此时两个关节间室接触的面积达到最大。新位置
的 JLCA 为 5°，在内翻应力下 JLCA 处于 10°，因

此，关节软骨丢失占 JLCA 的 5°，LCL 松弛占
JLCA 的 5°。S–，应力下。

b　膝关节前后位片评估 MCOA。i，仰卧位非应力下
放射片；ii，内翻应力下放射片；iii，外翻应力下
放射片。

a. 对线异常的原因

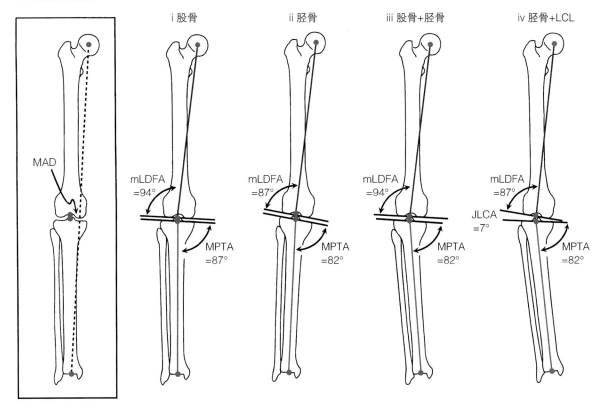

图 16-13 a ~ l

a 内侧 MAD 可以来源于多个方面。i，股骨畸形；ii，胫骨畸形；iii，股骨和胫骨畸形；iv，胫骨畸形和 LCL 松弛。

b 当 MPTA 存在明显内翻（<85°），但是 mLDFA 正常（85°～90°）时，建议行胫骨截骨术。

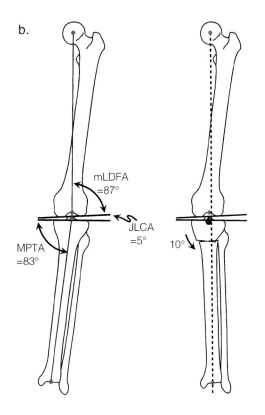

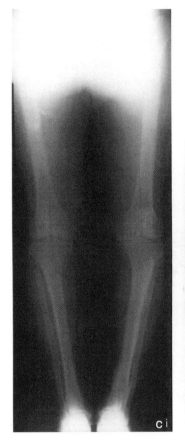

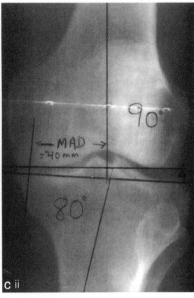

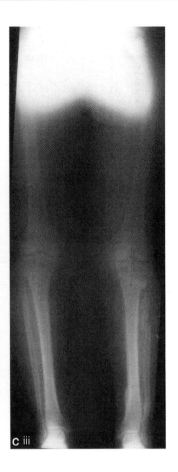

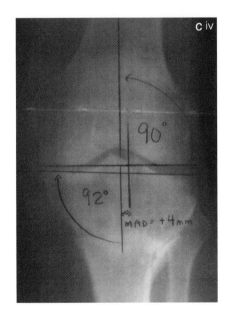

图 16-13 a~l

c 继发于左侧胫骨畸形的 MCOA。i 和 ii，膝关节前后位片，MAD 为内侧 40 mm，MPTA 为 80°，mLDFA 为 90°，JLCA 为 4°，内侧软骨丢失 1/3 高度。iii 和 iv，在胫骨结节下方行胫骨近端截骨术，进行成角和移位矫形。最终的 MPTA 为 92°，MAD 为外侧 4 mm（到 Fujisawa 点的 1/3 距离）。

d 当 MPTA 处于正常的内翻范围内（85°~87°），mLDFA 正常（85°~90°）时，采用胫骨截骨术。

e MCOA 患者，伴有轻度 MAD 和 LCL 松弛。i，膝关节放射片，MAD 位于内侧 12 mm，MPTA 为 87°，mLDFA 为 86°。ii，胫骨外翻外侧移位截骨术，联合行 LCL 紧缩术后的放射片，腓骨头低于原先放射片的水平。

f 当 mLDFA 处于明显内翻位（>93°），但是 MPTA 处于正常外翻范围内（87°~90°）时，采用股骨截骨术。

g 当 mLDFA 处于轻度内翻位（90°~93°），但是 MPTA 处于正常外翻范围内（87°~90°）时，也可采用股骨截骨术。

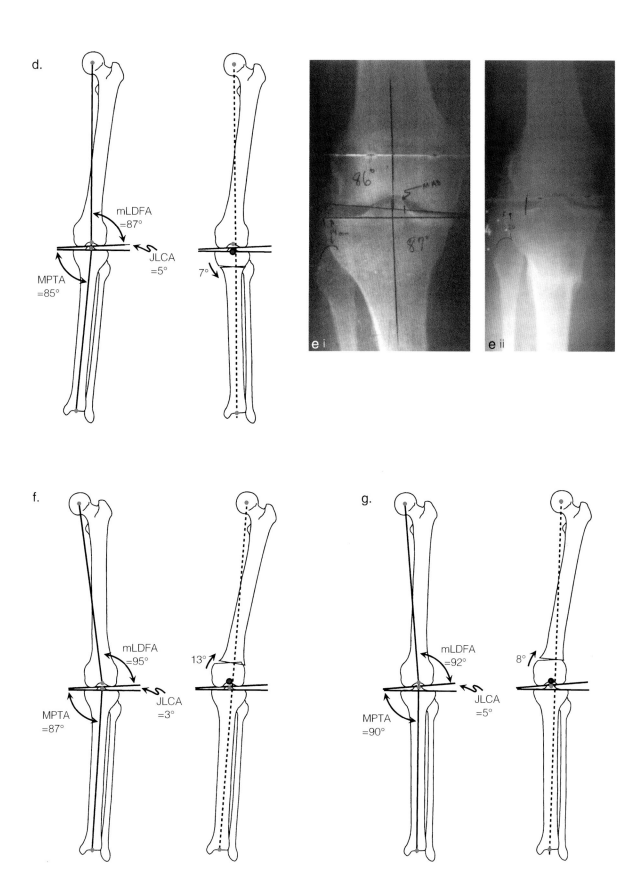

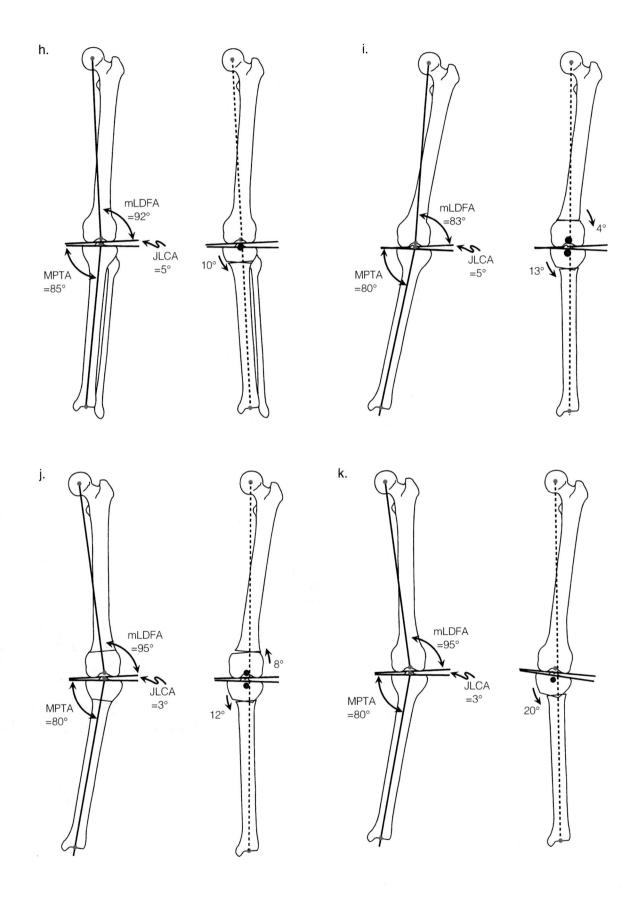

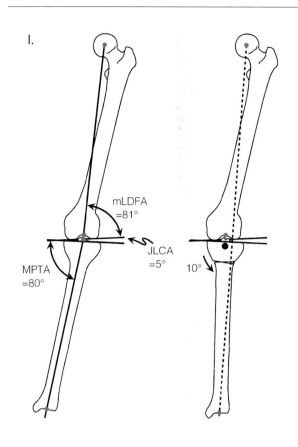

I.

图 16-13 a ~ l

h 当 mLDFA 处于轻度内翻位（90°～92°），MPTA 处于正常内翻范围内（85°～87°）时，采用胫骨截骨术。

i 当 mLDFA 处于外翻位（＜85°），MPTA 处于内翻位（＜85°）时，联合采用股骨和胫骨截骨术。股骨外翻伴随胫骨内翻，特别容易发展成为胫骨外侧半脱位和 MCOA。

j 当 mLDFA（＞92°）和 MPTA（＜85°）均处于明显内翻位时，联合采用股骨和胫骨截骨术。

k 当股骨存在内翻畸形时，过度矫正胫骨内翻畸形，可以消除二次截骨术的需求。股骨远端内翻合并胫骨近端外翻可以良好耐受，内侧膝关节线偏斜向上，为膝关节提供保护。

l 当股骨存在外翻畸形时，不完全矫正胫骨内翻畸形，可以消除二次截骨术的需求，但是股骨关节线仍然向外偏斜，可能发生膝关节外侧半脱位。股骨外翻伴有胫骨内翻是一种不良结合，可引起进行性退行性关节病。

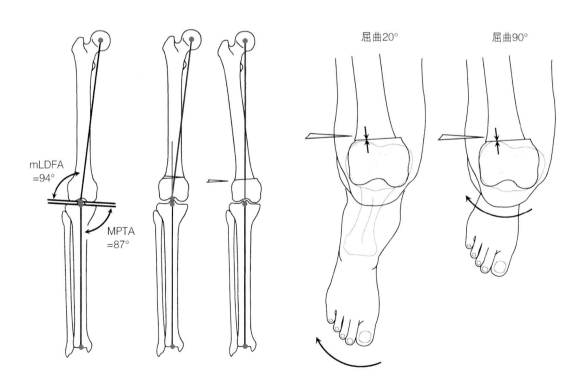

图 16-14

当膝关节处于完全伸直位时，股骨外翻截骨术可恢复下肢对线。在屈曲 90° 时，股骨外翻矫形的作用是将胫骨和足部外旋。在屈曲 20° 位，膝关节内侧间室的最大载荷点，在某些股骨外翻矫形中可处于中立位，并转换成外旋。

内，存在轻度 mLDFA 异常（91°~93°）时，应该选择股骨截骨术，避免具有外翻倾向的胫骨发生进一步外翻（图 16-13h）；另外，假如这些病例的 MPTA 处于正常内翻限度内（85°~86°），应该选择胫骨截骨术（图 16-13i）。股骨外翻和 mLDFA 小于 85° 混合存在时，认为属于预后特别差的类型（Cooke 等 1989），考虑联合施行股骨和胫骨截骨术（图 16-13j）；与之类似，当同时存在显著的股骨和胫骨内翻畸形时，两者都需要矫正（图 16-13k）。

在这些病例中，能否将胫骨矫正为外翻，从而可以避免施行二次截骨术，这个问题亟待回答。轻度股骨内翻伴随轻度胫骨外翻的组合是一种平衡结合类型，能够良好耐受，因此，形成这种倾斜的膝关节类型，股骨内翻可高达 5°，是合理的方法（图 16-13l）。另外，不全矫正胫骨内翻畸形，伴随有股骨外翻，患者无法耐受，可以预期会发生进行性内翻和外侧半脱位（Cooke 等 1989）。在决定某个骨骼需要手术治疗的过程中，需要考虑的其他因素包括扭转畸形、矢状面畸形、LLD 以及韧带松弛。

对于股骨截骨术，某种理论关注屈曲对截骨的作用。随着膝关节屈曲度数的增加，股骨外翻截骨术的外翻作用变小，而外旋作用增加（图 16-14）；由于在单腿站立相中，最大载荷发生于膝关节处于屈曲 20° 位，而外翻中立位的载荷较小，因此，这仅仅是一种理论上的考虑。但是，根据 Prodromos 等（1985）的工作，以及 Andriacchi（1994）的后续工作，外旋减少作用于膝关节的内收力臂。

成角旋转中心的水平

一旦确定需要施行截骨，必须确定骨骼的成角旋转中心（CORA），以前各个章节中讨论的计划方法放之四海而皆准，第 4 章和第 5 章针对冠状面，第 6 章中针对矢状面，可用于确定 CORA。

矫正的度数

成角矫形的度数应该等同于位于 CORA 的成角畸形度数，加上 JLCA，再加上过度矫正的度数。可采用一个简单方法区分所有这些因素，就是 Murphy（1994）描述的三条线法：从股骨头中心到所期望的 MAD 点作第 1 条线，并向远端延伸至踝关节水平；第 2 条线从计划中的 ACA 到踝关节中心，所采用的 ACA 必须与截骨矫形术的类型相一致：开放楔形点、闭合楔形点，或者中性楔形点；第 3 条线从所选择的 ACA 到位于将来踝关节线水平的第 1 条线处（实际踝关节点），第 2 条线和第 3 条线之间的夹角就是计划中的矫形度数（图 16-15），为了减小继发性移位畸形，ACA 应该尽可能与 CORA 相吻合。

图 16-15　a~c　▶

测量截骨部位的矫正度数，显示有 3 种类型的截骨术。定位和标记 CORA，确定截骨术的类型，然后标记 ACA-CORA。步骤 0：采用 CORA 法计划确定 CORA，画出 tBL，区分开放、闭合或者中性 ACA-CORA。步骤 1：第 1 条线是下肢的实际机械轴（虚线），从髋关节中心通过 Fujisawa 点（FP）或者改良 Jakob Fujisawa 点的直线，延长该线到实际踝关节水平。步骤 2：第 2 条线从踝关节中心到 ACA-CORA。步骤 3：第 3 条线从 ACA-CORA 出发，在实际踝关节水平，与第 1 条线相交。测量第 2 条线到第 1 条线之间的夹角，确定取得外翻于 Fujisawa 点所需要的矫正度数。H，髋关节；K，膝关节；A，踝关节；CW，闭合楔形；OW，开放楔形；NW，中性楔形。

a　闭合楔形。
b　开放楔形。
c　中性楔形。

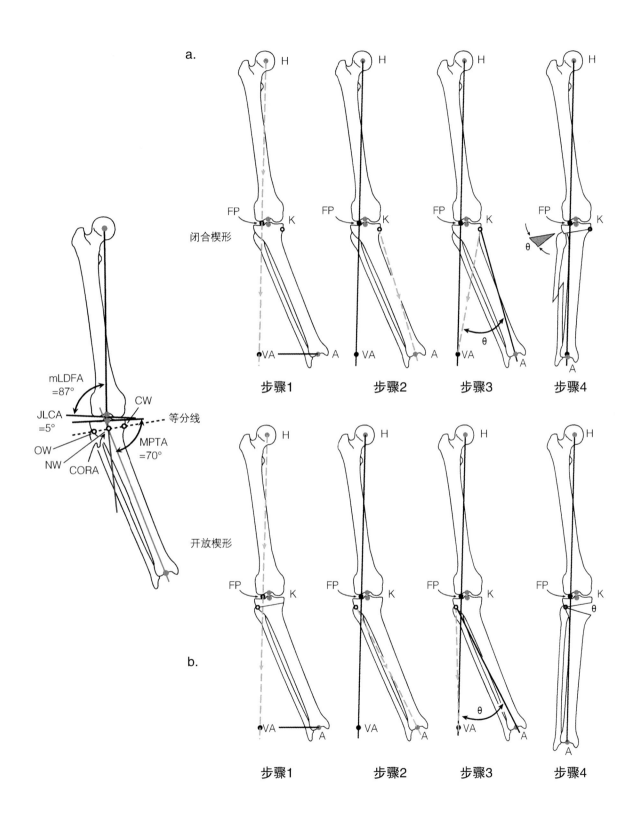

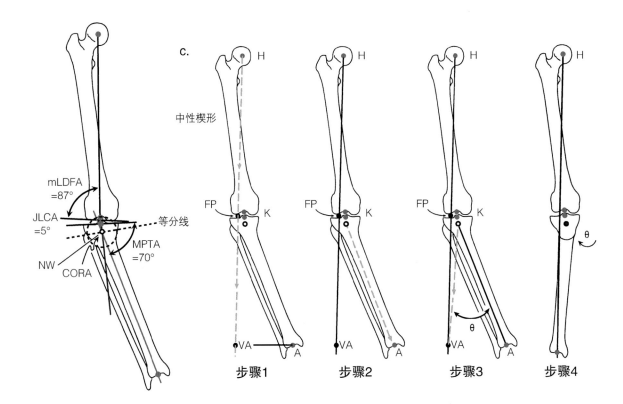

图 16-15　c

图 16-16　a，b　▶

a 内侧开放楔形截骨术，恢复胫骨的对线，并且紧缩 MCL。

b 半开放和半闭合楔形截骨术，将楔形从外侧移动到内侧，恢复胫骨的对线，并且紧缩 MCL。

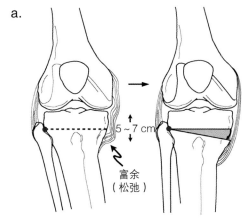

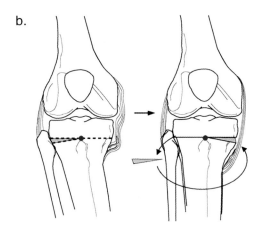

截骨术和固定的种类

　　胫骨近端的截骨水平可以位于胫骨结节的近端或者远端，CORA 通常位于胫骨结节的近端。假如截骨水平位于胫骨结节的近端，只需要施行成角矫形（截骨术原则 1）。假如在胫骨结节的远端施行截骨术，需要进行成角和移位矫形（截骨术原则 2）。胫骨结节近端的闭合楔形截骨术可以使关节线和胫骨结节之间的距离变短，给未来的 TKR 增加困难。在内侧间室软骨丢失后，MCL 经常出现假性松弛，胫骨结节近端的开放楔形截骨术正好可以紧缩 MCL（图 16-16a 并见图 14-9e）；在开放楔形截骨术中，即时矫正需要植骨，或者使用外固定器进行逐渐牵拉，促进骨组织再生。为了避免骨移植，减小内

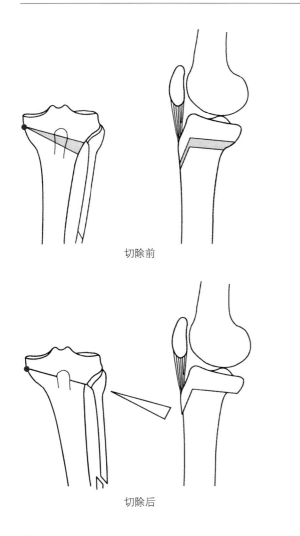

切除前

切除后

图 16-17

双平面外侧闭合楔形截骨术，能够保护胫骨结节的水平，原因是向胫骨结节的远端和前方施行截骨。

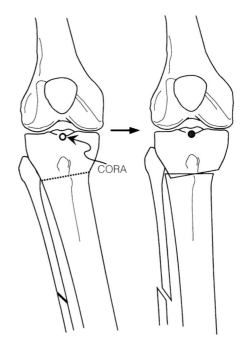

CORA

图 16-18

位于胫骨结节远端的成角 - 移位（a-t）截骨术。将近端节段的外侧顶端置入远端节段的骨髓腔内。

侧间室的压力，同时避免改变胫骨结节的水平，可以行半闭合和半开放的中性楔形矫形术，切除外侧半的楔形，作为移植骨植入内侧（图 16-16b）。在 Coventry 水平施行闭合楔形截骨术，同时又要保持从胫骨结节到关节线之间的距离，截骨时可以将胫骨结节保留于近端节段（图 16-17）（Murphy 1994）。位于胫骨结节远端的截骨术需要同时施行外侧移位，无论是开放还是闭合楔形截骨术都要进行外侧移位，由于该部位骨骼的愈合能力较差，必须保护骨膜，最好行经皮截骨术，移位可以增大开放楔形截骨术的骨组织接触面积，可以将近端节段的外侧顶端置入远端节段的骨髓腔内（图 16-18）。施行圆形穹顶状截骨术时，凹面向近端，位于胫骨结节远端，可以按照 MCL 紧缩与否进行调整（图 16-19）。

有关考虑

MCOA 内翻合并内侧副韧带假性松弛

由于内侧的软骨和骨组织丢失，MCL 可以松弛或者挛缩，外翻应力位片可以区分 MCL 是松弛还是挛缩。对于 MCL 挛缩的病例，重要的是截骨术不要进一步牵拉 MCL，避免对关节内侧施加压力；对于 MCL 松弛的病例，可使用截骨术恢复 MCL 的张力。假如未恢复 MCL 的张力，可能遗留膝关节不稳定，患者主诉膝关节存在摇摆感，即使无疼痛，也会对膝关节缺乏信心。已经讨论和图示了数种恢复 MCL 张力的方法（见图 16-16 和图 16-19）。

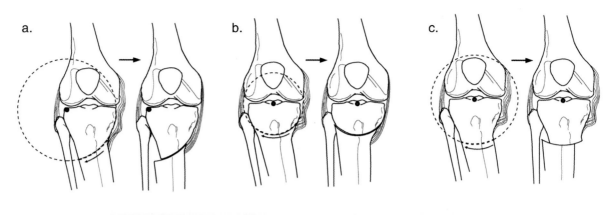

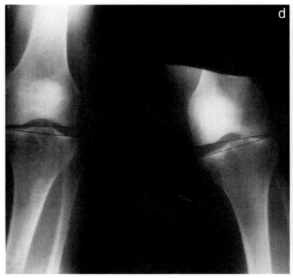

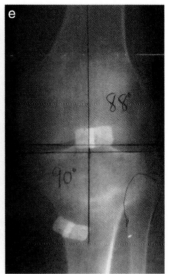

图 16-19　a ~ e

改良圆形穹顶状截骨术，用于 MCL 紧缩。在紧缩程度较小时，可选择在胫骨结节偏下方行中性圆形穹顶状截骨术（b），腓骨可以妨碍外侧移位，由此限制这种截骨术的矫形度数。在需要矫正较大度数时，应该选择较大的开放 CORA，然后矫正畸形（a）。该 CORA 接近于骨干部分，愈合也较缓慢，由于 MCL 的限制，该截骨术矫形困难。

c　胫骨结节远端的圆形穹顶状截骨术，即时行从内翻到外翻的矫形，恢复对线。截骨部位在 MCL 的远端，因此不影响 MCL 的张力。

d　MCOA 伴随内侧假性松弛，内翻和外翻应力位片。

e　中性圆形穹顶状截骨术后，膝关节前后位放射片，截骨部位已愈合，几乎无法观察到截骨线，在 MCL 附着点的近端行截骨术，将松弛的 MCL 恢复张力。

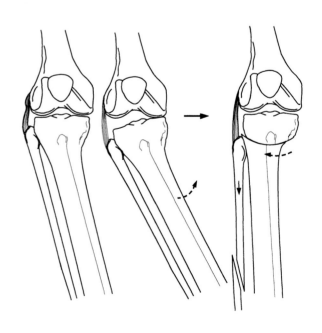

图 16-20

胫骨近端内翻畸形伴随 LCL 松弛。胫骨外翻截骨术，联合施行腓骨近端向远端移位，增加 LCL 的张力。

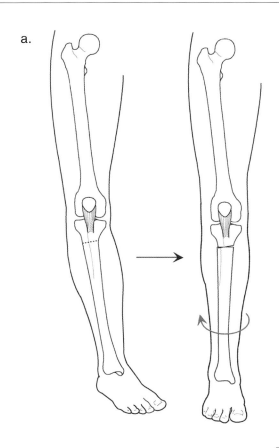
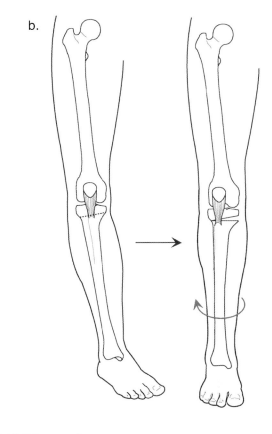

MCOA 内翻合并外侧副韧带松弛

MCOA 和内翻畸形经常伴随有 LCL 松弛，单纯的胫骨或者股骨外翻恢复对线无法纠正 LCL 松弛。可以单独施行 LCL 紧缩术，或者联合胫骨截骨术共同施行（图 16-20）。采用腓骨斜行截骨术将腓骨近端逐渐移位，可以恢复 LCL 的张力（见图 16-13e 和图 14-7b）。

MCOA 内翻合并旋转畸形

在恢复内翻对线的同时，可以针对旋转畸形进行矫形。胫骨结节近端的旋转截骨术将会引起髌腱止点移位，内旋时向内侧，外旋时向外侧。假如无轨迹异常，应该在胫骨结节远端施行截骨术（图 16-21a），该病例假如在胫骨结节近端施行截骨术，胫骨结节将向外侧移位，出现髌骨轨迹异常（图 16-21b）。假如髌骨轨迹异常与外旋畸形并存，在胫骨结节近端施行截骨术，内旋矫形将会使髌腱止点内移（图 16-21c）。在胫骨结节以上施行截骨术时，由于接触面积大以及软组织的附着，骨端旋转困难，为了帮助在胫骨结节以上进行旋转，并且增大近端骨节段的固定空

图 16-21　a ~ d

a　胫骨内旋伴随胫骨近端内翻畸形，髌股关节轨迹正常。在胫骨结节远端施行截骨术，进行外翻和外旋矫形，未涉及髌股关节装置。

b　图 a 所示的相同畸形，假如在胫骨结节近端施行截骨术，髌腱将向外侧移位，引起髌股关节轨迹异常。

间，可采用 L 形截骨术（图 16-21c）。

MCOA 内翻合并过伸

假如股骨存在后弓畸形，以膝关节过伸（HE）的度数施行股骨截骨术可以得到矫正；假如截骨术位于胫骨，可以在胫骨结节近端或者远端治疗 MCOA 内翻，这取决于胫骨结节到关节线之间的距离（图 16-22a）。假如其间的距离小于正常，在胫骨结节的近端施行截骨术（图 16-22b）；假如距离正常，在胫骨结节的远端施行截骨术（参见第 17 章）。

c.

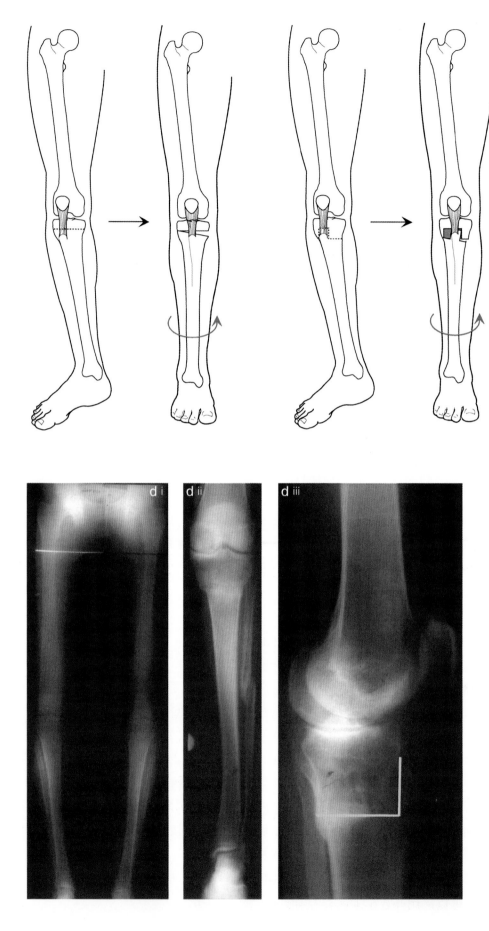

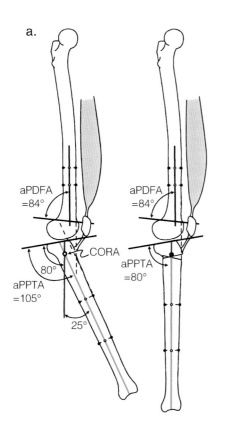

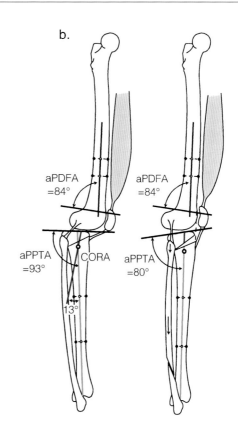

◀ 图 16-21　a~d

c 外旋畸形伴随髌股关节轨迹异常。假如在胫骨结节近端施行截骨术（直线截骨或者 L 形截骨），髌腱将会向内侧移位，恢复髌股关节装置的对线。

d MCOA 伴随胫骨外旋畸形。i，站立位全长前后位片显示左侧 MCOA，并伴有膝内翻和髌股关节轨迹异常，髌骨向前位的放射片显示，踝关节和腓骨相对于胫骨存在明显外旋。ii，恢复外翻对线和内旋后的胫骨前后位片，踝关节和腓骨处于一个前后位投影内。iii，侧位片显示 L 形截骨术已愈合。

图 16-22　a，b

a 内翻伴随后弓畸形，相对于膝关节线，髌腱处于正常水平。在胫骨结节远端施行截骨术，进行斜面矫形。

b 内翻伴随后弓畸形，伴有髌腱止点位于异常近端，胫骨相对于股骨后方半脱位，采用胫骨结节近端截骨术进行矫形。通过髌骨在股骨前髁上产生的杠杆作用，将胫骨复位。通过腓骨近端向远端移位，紧缩 LCL，得到进一步复位。

MCOA 内翻合并固定性屈曲畸形

在治疗单间室骨关节炎时，必须消除膝关节的 FFD，才能够消除完全伸直位时股骨与胫骨在前方发生撞击。必须测量侧位片，确定股骨和胫骨是否存在前弓畸形，假如其中之一存在，该骨骼需要施行伸直截骨术（图 16-23a~c），必须将胫骨矫正到 PPTA 达 90°，但是并非鼓励过度矫正使 PPTA 超过 90°，这样会失去令股骨减速的骨挡。假如股骨和胫骨均不存在前弓，无法伸直的原因通常是前方骨赘或者关节屈曲挛缩，对于前者，可以采用开放手术或者关节镜技术，切除股骨或者胫骨前方发生撞击的骨赘（图 16-23d 和图 16-24a）；假如存在关节屈曲挛缩，可施行软组织松解术或者牵伸。其他方法还有施行股骨伸直截骨术（图 16-24a 和 b）。内翻合并前弓畸形可以通过开放楔形截骨术治疗，截骨水平位于胫骨结节的近端或者远端；采用闭合楔形截骨术时，截骨水平应该位于胫骨结节的近端，避免缩短髌腱止点和关节线之间的距离（图 16-23b）。

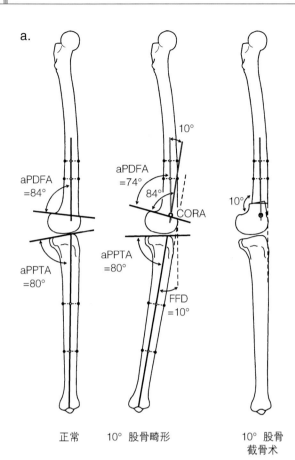

正常　　　10° 股骨畸形　　　10° 股骨
截骨术

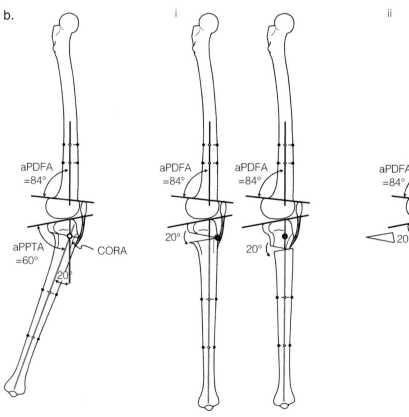

20° 胫骨畸形　　　开放楔形　　　闭合楔形

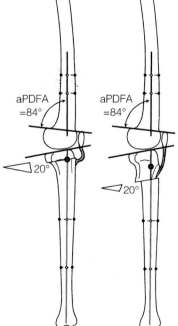

图 16-23　a ~ d

a 股骨的 FFD（PDFA=74°）。采用股骨远端截骨术
矫形。

b 胫骨的 FFD（PPTA=60°）。采用胫骨近端截骨术
矫形。因为畸形不影响髌腱止点水平，可以在胫
骨结节近端或者远端施行开放楔形截骨术。在胫
骨结节近端施行闭合楔形截骨术，可使其更加接
近关节，因此应该选择在胫骨结节远端施行闭合
性楔形截骨术。

c 图 16-13c 显示的同一 MCOA 病例的侧位片。i，术前
PPTA=71°，膝关节存在 FFD。ii，术后 PPTA=80°，
膝关节无 FFD。

d 右侧膝关节 MCOA，伴有内翻和屈曲畸形。i 和 ii，
女性 MCOA 患者的术前前后位和侧位片。内侧和
前方存在大量骨赘，内侧骨赘与膝关节交锁相关，
前方骨赘限制膝关节完全伸直。iii 和 iv，与图 i 和
ii 显示的同一膝关节，术后前后位和侧位片，计
划过度矫形，外翻恢复对线，切除内侧和前方的
骨赘，完全纠正膝关节屈曲畸形，PPTA 过度矫正
到 90°。

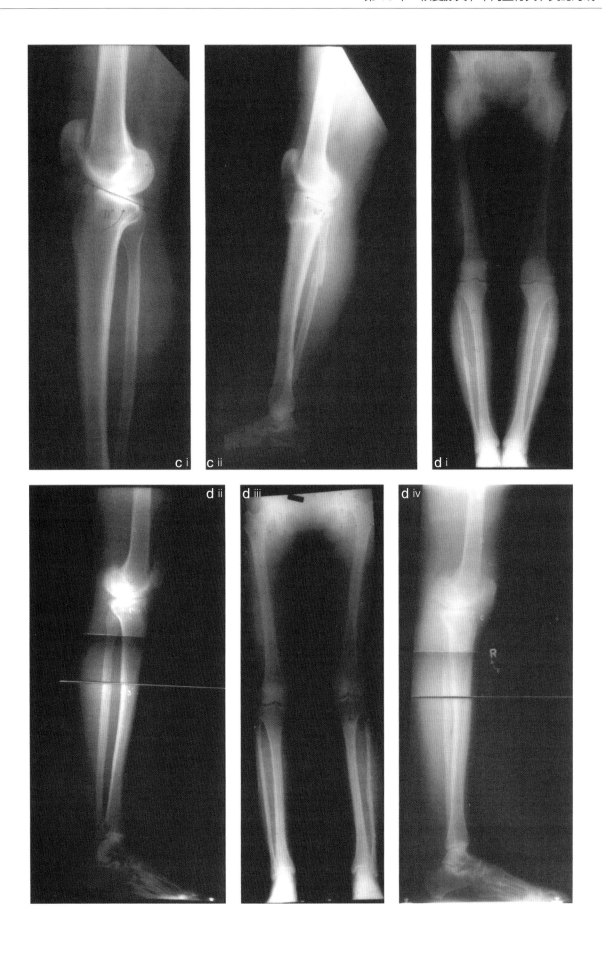

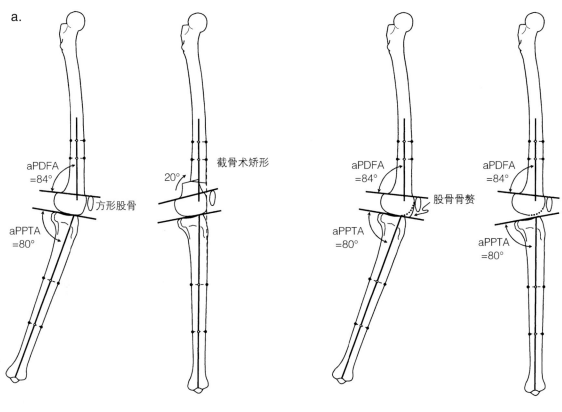

图 16-24　a，b

a　因前方骨赘引起撞击而产生 FFD。通过股骨远端截骨术（左图），或者切除骨赘（右图）治疗，单纯切除骨赘的疗效并不可靠。

b　膝关节屈曲挛缩引起 FFD。采用软组织延长或者截骨术治疗。

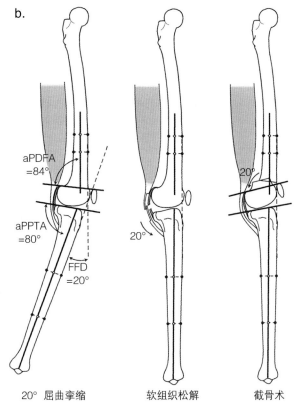

20° 屈曲挛缩　　　软组织松解　　　截骨术

MCOA 内翻合并外侧半脱位

在内侧胫骨平台无明显骨缺损的情况下，可以在恢复对线的同时，恢复 MCL 和 LCL 的张力，治疗外侧半脱位（图 16-25）。如果胫骨平台不存在塌陷，外侧半脱位的治疗方法是股骨内翻截骨术合并胫骨外翻截骨术，内翻股骨将会使外侧半脱位复位（图 16-26）。在伴随有内侧胫骨平台骨缺损时，可以将半侧胫骨平台抬高，将膝关节复位（图 16-27 和图 15-5f）。

MCOA 内翻合并内侧胫骨平台塌陷

已在第 15 章内进行专门讨论（见图 16-27 和图 15-5f）。对于轻度的病例可以忽略其存在，施行干骺端截骨术恢复对线；对于较严重的病例，尤其在伴随有外侧半脱位时，施行半侧胫骨

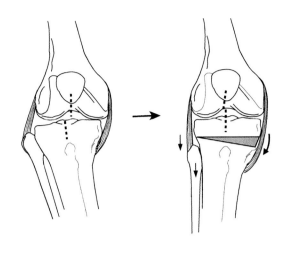
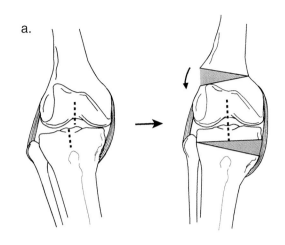

图 16-25

在无胫骨内侧平台塌陷时，可以通过恢复 MCL 和 LCL 的张力，治疗外侧半脱位。

平台抬高术。关键是要矫正股骨远端的任何外翻以及胫骨近端的内翻，将半脱位复位，因为半脱位与外侧剪切力作用于倾斜的股骨远端有关。

外侧间室骨关节炎（LCOA）

　　分析考虑 LCOA 的过程与 MCOA 相同，需要考虑畸形的位置以及是否存在韧带松弛。LCOA 合并股骨远端畸形，比合并胫骨近端畸形更加常见。关节线相交于外侧。在重度外翻畸形中，可存在 MCL 松弛以及胫骨半脱位（见图 14-10b）。

　　应该仅将 LCOA 矫正到中立位 MAD，但是该原则不适用于 MCOA，后者通常需要过度矫正到某种程度的外翻。由于在膝关节对线正常时，外侧间室只负担 30% 的载荷，又由于并不希望对内侧间室施加过度载荷，将 LCOA 矫正到 MAD 为 0 mm 就已经足够（图 16-28 和图 11-27）。

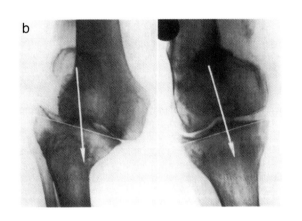

图 16-26　a，b

a　治疗外侧半脱位的最佳方法可能是联合施行股骨内翻截骨术与胫骨外翻截骨术。外侧半脱位常见于 MCOA 伴随股骨外翻和胫骨内翻的病例，也就是所谓的"坏类型"（见图 16-13i），畸形类型决定了这种联合截骨术。关键是将股骨过度矫正到内翻，胫骨过度矫正到外翻，这样产生所谓的"好类型"的倾斜膝关节（见图 16-13i）。

b　放射片显示胫骨内翻畸形，伴有股骨外翻畸形，引起胫骨外侧半脱位。采用股骨内翻截骨术过度矫正，以及胫骨外翻截骨术治疗，可以将半脱位复位。

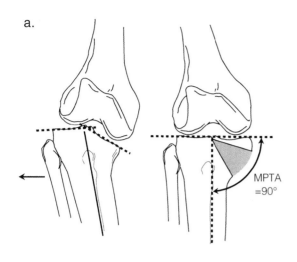

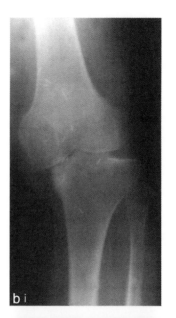

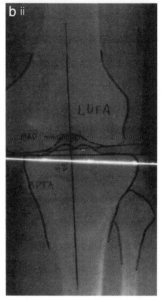

图 16-27　a，b

a　当存在内侧胫骨平台塌陷时，通过抬高内侧胫骨平台，矫正外侧半脱位。

b　内侧胫骨平台存在缺损，膝关节外侧半脱位，伴随 MCOA。i，术前放射片。ii，抬高内侧胫骨平台、恢复韧带张力和重建之后的术后放射片。胫骨外侧半脱位得到部分复位。

一次性将外翻矫正到内翻将会牵拉腓总神经，可引起神经损伤；在胫骨近端截骨术时，会出现间室综合征，因此在胫骨进行从外翻到内翻的即时矫形时，应该限制于轻度畸形，最好使用闭合楔形截骨矫正术（图 16-29）。对于角度较大的从外翻到内翻的即时矫形，建议施行预防性腓总神经减压术和前方间室筋膜切开术（见第 10 章）。替代方法为采用外固定架进行逐步矫形，这是最安全的方法。

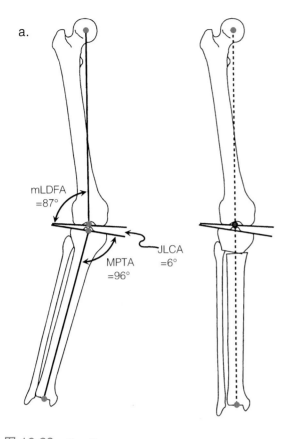
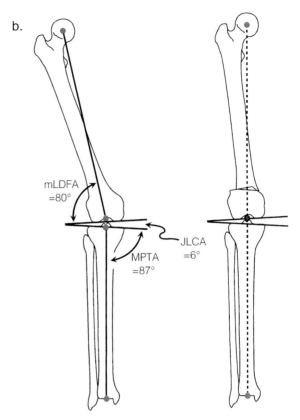

图 16-28　a ～ c

a　胫骨外翻畸形（MPTA=96°，mLDFA=87°），伴随 LCOA。JLCA 为外侧 6°，施行胫骨近端截骨术，恢复胫骨对线到 MAD 为 0。

b　股骨外翻畸形（MPTA=87°，mLDFA=80°），伴随 LCOA。JLCA 为外侧 6°，施行股骨远端截骨术，恢复胫骨对线到 MAD 为 0。

c　患者男性，50 岁，体重达 300 磅（136 kg），右侧膝关节 LCOA 和左侧膝关节 MCOA，属于吹风样畸形。i 和 ii，术前放射片显示外侧关节间隙消失，mLDFA=73°，MPTA=93°。iii，治疗后 8 年的放射片，右侧施行股骨远端圆心穹顶状截骨术，显示对线恢复到中立位，截骨术采用 IMN 固定。尽管患者的体重无改变，但是疼痛缓解，症状消失。iv，治疗后 8 年的放射片，显示左侧胫骨近端圆心穹顶状截骨术后，过度矫正内翻。

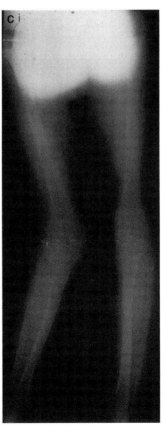

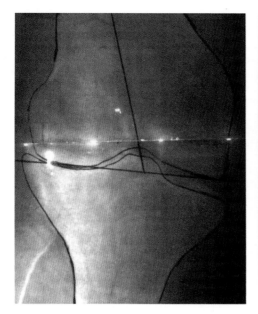 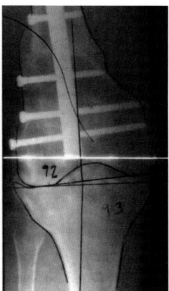 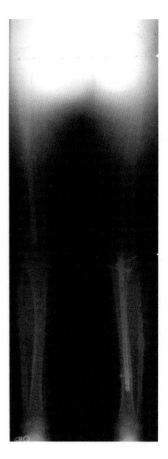

图 16-28　a ~ c

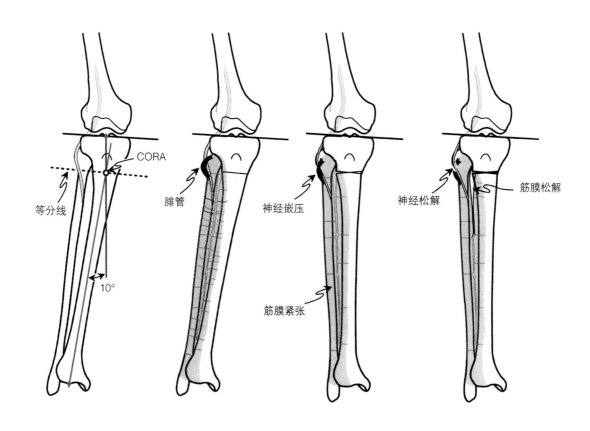

参考文献

Andriacchi TP (1994) Dynamics of knee malalignment. Orthop Clin North Am 25:395–403

Aydogdu S, Yercan H, Saylam C, Sur H (1996) Peroneal nerve dysfunction after high tibial osteotomy: an anatomical cadaver study. Acta Orthop Belg 62:156–160

Cooke TD, Pichora D, Siu D, Scudamore RA, Bryant JT (1989) Surgical implications of varus deformity of the knee with obliquity of joint surfaces. J Bone Joint Surg Br 71:560–565

Coventry MB (1965) Osteotomy of the upper portion of the tibia for degenerative arthritis of the knee: a preliminary report. J Bone Joint Surg Am 47:984

Coventry MB (1973) Osteotomy about the knee for degenerative and rheumatoid arthritis. J Bone Joint Surg Am 55:23–48

Coventry MB (1979) Upper tibial osteotomy for gonarthrosis: the evolution of the operation in the last 18 years and long term results. Orthop Clin North Am 10:191–210

Fugisawa Y, Masuhara K, Shiomi S (1979) The effect of high tibial osteotomy on osteoarthritis of the knee: an arthroscopic study of 54 knee joints. Orthop Clin North Am 10:585–608

Hernigou P, Medevielle D, Debeyre J, Goutallier D (1987) Proximal tibial osteotomy for osteoarthritis with varus deformity: a ten to thirteen-year follow-up study. J Bone Joint Surg Am 69:332–354

Hsu RW, Himeno S, Coventry MB, Chao EY (1990) Normal axial alignment of the lower extremity and load-bearing distribution at the knee. Clin Orthop 255:215–227

Insall J, Salvati E (1971) Patella position in the normal knee joint. Radiology 101:101–104

Insall JN, Joseph DM, Msika C (1984) High tibial osteotomy for varus gonarthrosis: a long-term follow-up study. J Bone Joint Surg Am 66:1040–1048

Jackson JP, Waugh W (1961) Tibial osteotomy for osteoarthritis of the knee. J Bone Joint Surg Br 43:746

Jakob RP, Murphy SB (1992) Tibial osteotomy for varus gonarthrosis: indication, planning and operative technique. Instr Course Lect 41:87–93

Kirgis A, Albrecht S (1992) Palsy of the deep peroneal nerve after proximal tibial osteotomy: an anatomical study. J Bone Joint Surg Am 74:1180–1185

Maquet P (1976) Valgus osteotomy for osteoarthritis of the knee. Clin Orthop 120:143–148

Maquet P (1980) The biomechanics of the knee and surgical possibilities of healing osteoarthritic knee joints. Clin Orthop 146:102–110

Maquet PGJ (1984) Biomechanics of the knee: with application to the pathogenesis and the surgical treatment of osteoarthritis, 2nd edn. Springer, Berlin Heidelberg New York

Mont MA, Alexander N, Krackow KA, Hungerford DS (1994) Total knee arthroplasty after failed high tibial osteotomy. Orthop Clin North Am 25:515–525

Murphy SB (1994) Tibial osteotomy for genu varum: indications, preoperative planning, and technique. Orthop Clin North Am 25:477–482

Myrnerts R (1980) Knee instability before and after high tibial osteotomy. Acta Orthop Scand 51:561–564

Noda T, Yasuda S, Nagano K, Takahara Y, Namba Y, Inoue H (2000) Clinico-radiological study of total knee arthroplasty after high tibial osteotomy. J Orthop Sci 5:25–36

Paley D, Maar DC, Herzenberg JE (1994) New concepts in high tibial osteotomy for medial compartment osteoarthritis. Orthop Clin North Am 25:483–498

Prodromos CC, Andriacchi TP, Galante JO (1985) A relationship between gait and clinical changes following high tibial osteotomy. J Bone Joint Surg Am 67:1188–1194

Tigani D, Ferrari D, Trentani P, Barbanti-Brodano G, Trentani F (2001) Patellar height after high tibial osteotomy. Int Orthop 24:331–334

Westrich GH, Peters LE, Haas SB, Buly RL, Windsor RE (1998) Patella height after high tibial osteotomy with internal fixation and early motion. Clin Orthop 354:169–174

Windsor RE, Insall JN, Vince KG (1988) Technical considerations of total knee arthroplasty after proximal tibial osteotomy. J Bone Joint Surg Am 70:547–555

◀ 图 16-29

胫骨近端 10° 外翻畸形，即时从外翻到内翻矫形，容易牵拉腓总神经以及下肢的前外侧间室。预防性施行腓总神经松解和筋膜切开术，可以减小发生腓总神经麻痹的可能性。

第17章 有关膝关节矢状面的考虑

有关膝关节冠状面的考虑

由于膝关节缺乏明显的内收和外展运动，因此不必考虑冠状面上的关节挛缩或者代偿性关节运动。韧带松弛和关节内缺损可引起冠状面上出现某些膝关节运动，这些问题已在第14章和第15章中讨论，关于膝关节冠状面的截骨问题已在第5章中讨论，与膝关节单间室关节炎相关的畸形问题已在第16章中讨论。

膝关节的固定性屈曲畸形

本章将集中讨论膝关节畸形矫形中的矢状面问题，并对第6章的内容进行补充。膝关节FFD是一种致残性畸形，对步态产生巨大影响，并与固定性屈曲畸形（FFD）的程度呈正相关；FFD还会产生LLD，在屈曲侧引起明显短缩（见第10章，存在FFD时评估LLD的方法），FFD越大，外显的LLD也越大。即使只存在轻度FFD，也会引起股四头肌疲劳，原因是膝关节无法伸直，不能处于中立位或者锁紧。在站立时，膝关节越屈曲，股四头肌就必须做更多的功，来防止膝关节进一步屈曲，而且保持身体前屈，因此即使轻度的FFD（<5°）也会产生症状，需要进一步治疗。由于膝关节处于2根长骨之间，在推拿操作中伸直膝关节具有良好的杠杆作用，可以通过理疗和伸直锻炼，或者采用松紧螺扣支具或者矫正装置等非手术疗法逐渐获得矫正效果。假如非手术疗

法无效，可采用软组织或者骨骼手术达到膝关节伸直。软组织延长可以是即时性或者渐进性，即时延长就是延长肌肉肌腱单位（腘绳肌腱延长和（或）伴有或者不伴有腓肠肌腱松解的肌肉内分次延长），和（或）延长膝关节囊韧带结构（后关节囊，伴或者不伴有后交叉韧带的松解）；使用外固定器可以逐渐进行膝关节的伸直矫形。

其他手术疗法有股骨和（或）胫骨的伸直截骨术。在无骨性畸形的情况下，膝关节FFD经常被称为膝关节屈曲挛缩，为了确定是否存在骨性畸形，应该进行矢状面MAT。假如PDFA或者PPTA小于正常，根据定义，表明畸形具有骨性成分，因此膝关节FFD应该称为FFD，而非膝关节屈曲挛缩，除非进行MAT排除骨性畸形。例外是股骨髁关节面存在畸形，或者关节内有骨块阻止伸直（例如：骨软骨瘤病或者骨赘），在这些病例中，PDFA和PPTA可以是正常，并且不存在屈曲挛缩。

在矢状面上，在评估股骨远端和胫骨近端矢状面成角畸形时，膝关节最大伸直位十分重要。首先确定膝关节屈曲畸形的程度，以膝关节为中心，处于最大伸直位，摄取包括股骨和胫骨全长侧位片，是测量屈曲畸形的精确方法，如同在第3章中讨论的那样，放射片可包括整个股骨和胫骨，或者只包括股骨的远侧半和胫骨的近侧半，前者可提供完全的矢状面对线的影像学资料，但是两者都能测量膝关节的FFD、PDFA和PPTA。在股骨远端和胫骨近端的前方骨皮质线之间测量膝关节的最大伸直度数，这两条线所形成的夹角就是

a.

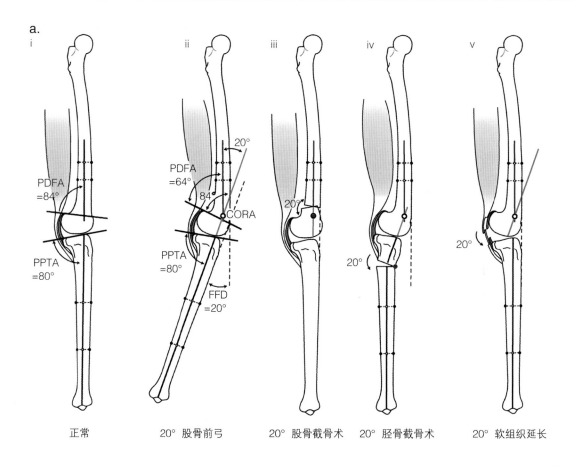

正常　　　　　20° 股骨前弓　　　　20° 股骨截骨术　　　20° 胫骨截骨术　　　20° 软组织延长

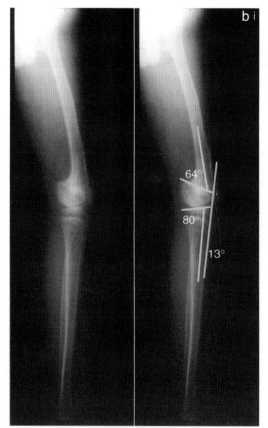

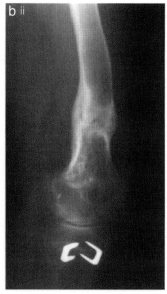

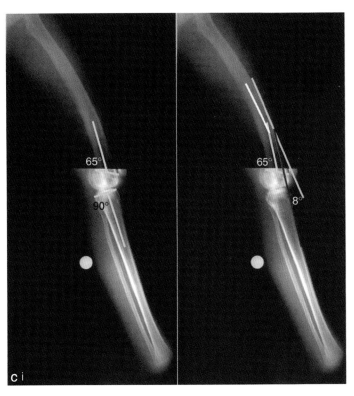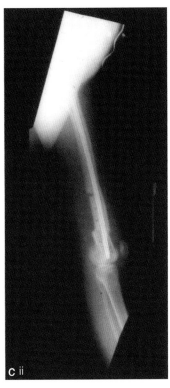

图 17-1　a～e

a　由股骨远端前弓引起的膝关节屈曲畸形。i，采用膝关节矢状面正常对线作为对照，PDFA=84°，PPTA=80°。ii，膝关节 20° 屈曲畸形（膝关节处于最大伸直位），PDFA=4°，PPTA=80°。CORA 位于股骨远端，股骨前弓度数为 20°，股骨成角畸形与膝关节屈曲畸形相同，因此，FFD 全部源于股骨的骨性畸形。iii，理想的治疗方法：股骨远端 20° 截骨术，矫正轴围绕 CORA，矫正后 FFD=0°。iv，替代方法 1：20° 胫骨伸直截骨术。失去胫骨的减速阻挡作用，膝关节前方的台阶来源于胫骨干相对于股骨干的后方移位，应该避免这种解决方案。v，替代方法 2：软组织松解或者膝关节牵伸引起膝关节对合不良，伴有后方开放楔形。由于对合不良，屈曲畸形有可能复发，应该避免这种方案。

b　由股骨远端部分生长停滞引起的 FFD。i，膝关节处于最大伸直位的全长侧位片，显示屈曲畸形为 13°，伴有 PDFA 为 64°，PPTA=80°。ii，股骨伸直截骨术和使用 Ilizarov 方法延长后的放射片，注意截骨部位的后方移位。

c　由股骨远端部分生长停滞产生的 FFD。i，FFD=8°，PDFA=65°，PPTA=90°。股骨干的屈曲弓也比正常的明显。ii，采用 FAN 技术行股骨远端的伸直圆形截骨术，使用 IMN 固定。由于股骨的曲度较大，必须再次行骨干截骨术，使 IMN 得以顺向穿过，因此在骨干截骨术中也发生部分矫形。

屈曲畸形的度数，可以与临床测量相比较，应该大致相同。矢状面 MAT 和术前计划的方法确定胫骨近端和股骨远端的成角度数，PPTA 和 PDFA 与正常值（采用正常对侧或者平均正常值）的差值，减去屈曲畸形的度数，就是膝关节软组织挛缩或者过伸松弛的度数。根据骨性和软组织成分在畸形中所占的地位，可以制定合理的治疗方案。

当存在有真性骨性畸形或者以骨性畸形为主、只有轻度软组织屈曲挛缩时，应该选择截骨术（图 17-1 到图 17-3）；当畸形以软组织挛缩为主时，可使用软组织延长、牵伸或者松解等方法（图 17-4）；许多病例两者均存在，同时需要骨骼和软组织手术（图 17-4）。当 FFD 的起源为复合性（一种以上）时，可考虑在一根骨骼上施行所有的矫形手术。举例说明，FFD 为 20°，股骨和胫骨各占 10°，可以采用 20° 股骨过伸截骨术，或者 20° 胫骨过伸截骨术，代替 10° 股骨和 10° 胫骨的混合截骨术（图 17-3）。在股骨施行所有的矫形，比在胫骨施行所有的矫形，更加符合生理特征，原因是能够保留重要的胫骨后倾角度；股骨过伸截骨术的过度矫形会丢失屈曲活动度，

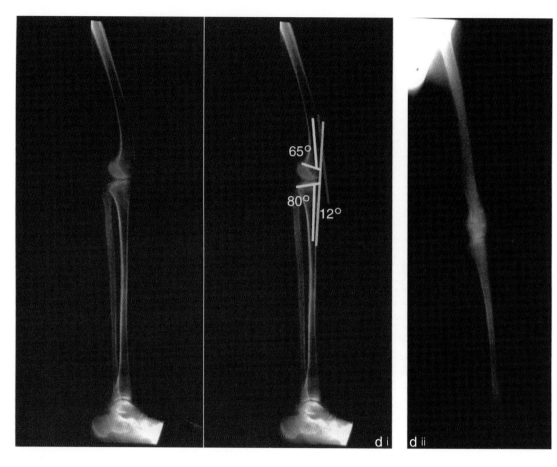

图 17-1　a ~ e

d　患者女性，14 岁，FFD，患有脊髓灰质炎后遗症，股四头肌功能缺失。i，膝关节处于完全伸直位的全长侧位片，显示 FFD 为 12°，表明存在股骨远端的骨性畸形。必须在膝关节完全伸直时行股骨截骨术，使得患者能够锁定膝关节，PDFA=65°，PPTA=80°。ii，股骨过伸截骨术和顺行髓内针术后的放射片。注意截骨部位并未向后方移位，使得地面反作用力通过膝关节的前方，不仅是由于能够伸直，还由于胫骨发生前方移位。在截骨术愈合后去除髓内针。

e　由脊髓灰质炎后遗症引起膝关节屈曲畸形的另一个实例。i，全长侧位片显示由脊髓灰质炎后遗症引起的 15° FFD，畸形位于股骨远端，PDFA=7°，PPTA=82°。ii，伸直截骨术，使用逆行固定针，在矢状面上带有弯曲，该病例包括同时 LON。iii，愈合后的最后放射片。通过调节固定针的弯曲度数，改变固定针的弯曲方向可以引起截骨部位的伸直。膝关节能够完全伸直，并且能够被动锁定。

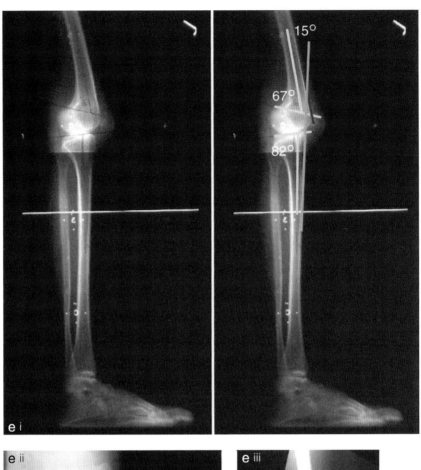

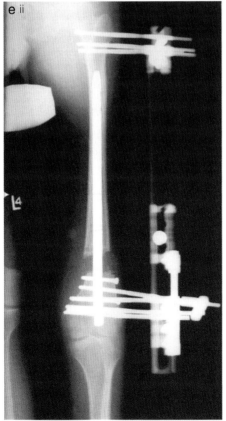

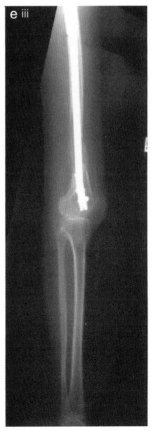

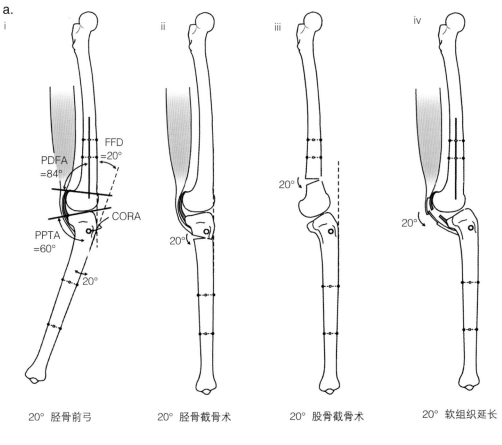

a.

| i | ii | iii | iv |

i
FFD =20°
PDFA =84°
CORA
PPTA =60°
20°

20° 胫骨前弓

ii
20°

20° 胫骨截骨术

iii
20°

20° 股骨截骨术

iv
20°

20° 软组织延长

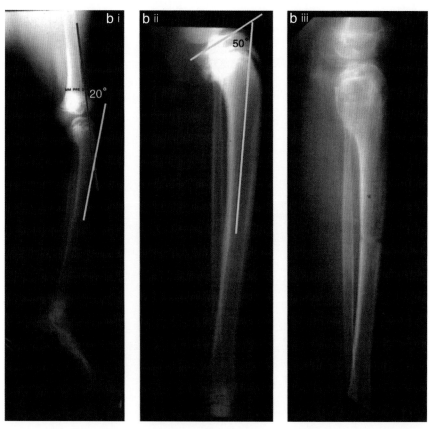

b i
20°

b ii
50°

b iii

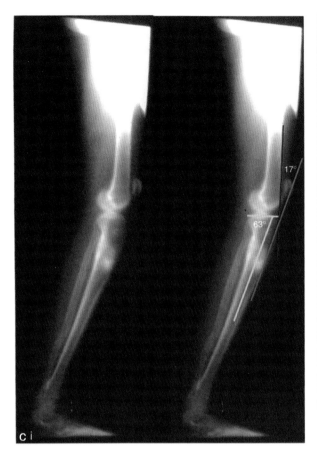
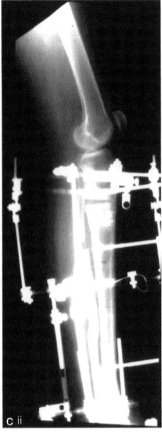
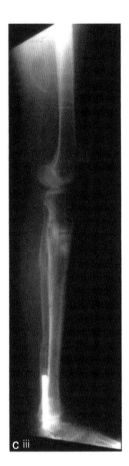

图 17-2　a～d

a　由胫骨近端前弓产生的膝关节屈曲畸形。i，膝
　关节屈曲畸形为 20°（膝关节处于最大伸直位），
　PDFA=4°，PPTA=60°，CORA 位于胫骨近端，胫骨
　前弓的度数为 20°，胫骨成角畸形与膝关节屈曲畸形
　相同，因此 FFD 全部来源于胫骨的骨性畸形。ii，理
　想的治疗方法：胫骨近端 20° 截骨术，矫形轴围绕
　CORA，矫正后 FFD=0°。iii，替代方法 1：股骨远端
　伸直截骨术。由于截骨术远离 CORA，胫骨和膝关
　节向前方移位，并非预期的矫形术。iv，替代方法
　2：膝关节软组织松解。这种矫形可以引起胫骨相对
　于股骨进一步发生前方半脱位，应该避免这种方案。

b　继发于 Blount 病的膝关节 FFD。i 和 ii，FFD=20°，
　PPTA=50°，存在明显的胫骨前弓畸形。iii，骨骺
　牵拉矫形后的完全伸直对线。

c　在胫骨延长后残留的胫骨近端前弓畸形，引起膝关
　节的 FFD。i，PPTA=63°，膝关节的 FFD 为 17°，
　CORA 位于原始延长水平，位于干骺端 - 骨干交界
　处。ii，使用 Ilizarov 装置，行逐渐开放楔形矫形
　术。iii，骨骼完全愈合后的最后结果显示膝关节能
　够完全伸直。

d　股骨伸直截骨术用于治疗由胫骨前弓畸形引起的
　FFD 之后，胫骨相对于股骨的前方脱位。

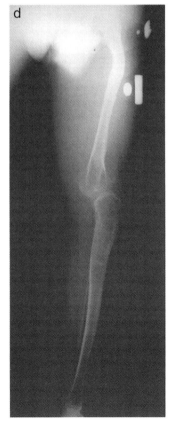

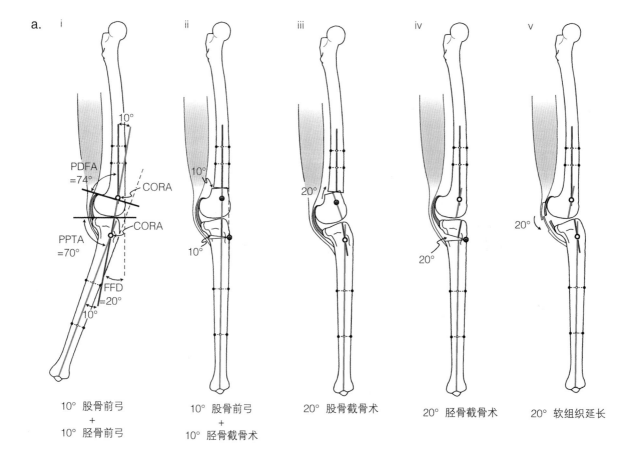

a. i

PDFA
=74°

CORA

CORA

PPTA
=70°

FFD
=20°

10°

10°

10° 股骨前弓
+
10° 胫骨前弓

ii

10°

10°

10° 股骨前弓
+
10° 胫骨截骨术

iii

20°

20° 股骨截骨术

iv

20°

20°

20° 胫骨截骨术

v

20°

20° 软组织延长

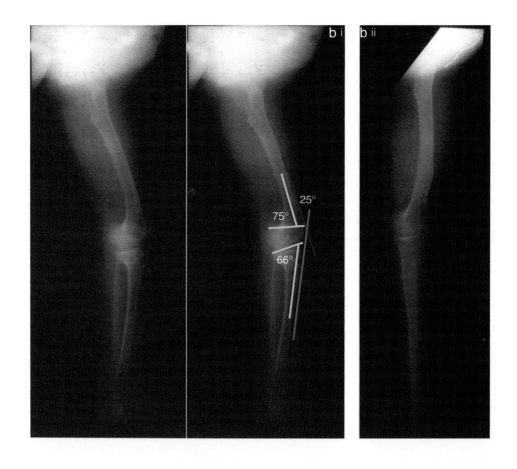

b i

25°

75°

66°

b ii

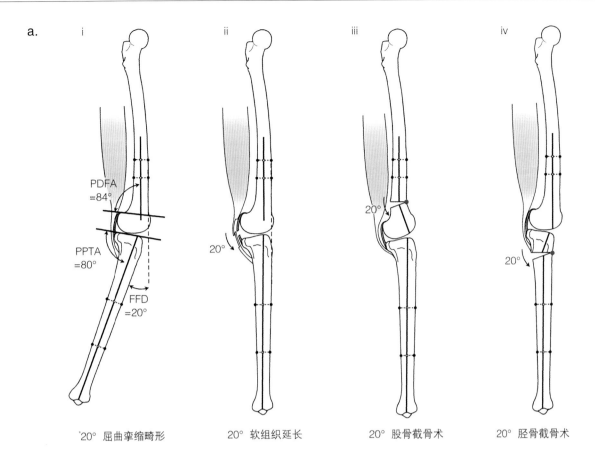

a.

i　'20° 屈曲挛缩畸形

ii　20° 软组织延长

iii　20° 股骨截骨术

iv　20° 胫骨截骨术

◀　图 17-3　a, b

a　由胫骨近端和股骨远端前弓畸形引起的膝关节屈曲畸形。i, 膝关节屈曲畸形 20° (膝关节处于最大伸直位), PDFA=74°, PPTA=70°, CORA 位于胫骨近端和股骨远端, 胫骨和股骨前弓的度数为 10°, 股骨成角也为 10°。胫骨和股骨成角畸形之和与膝关节屈曲畸形相等, 因此 FFD 全部源于胫骨和股骨的骨性畸形。ii, 理想的治疗方法：胫骨近端 10° 截骨术, 以及股骨远端 10° 截骨术, 矫正轴围绕 CORA, 矫形术后 FFD=0°。iii, 替代方法 1：股骨远端 20° 截骨术。这是合理的替代方法, 当只存在轻度胫骨畸形时, 可以避免第二次截骨术。iv, 替代方法 2：胫骨近端 20° 截骨术, 这并非是良好的替代方法, 因为消除了重要的胫骨近端后倾。v, 替代方法 3：只行软组织松解术。

b　继发于脑膜炎球菌菌血症的股骨和胫骨前弓, 引起 FFD。i, FFD=25°, PDFA=75°, PPTA=66°。ii, 股骨和胫骨的伸直截骨术, 采用 Ilizarov 法进行延长。最后的侧位片, 示完全消除 FFD。

图 17-4　a ~ e

a　由挛缩产生的膝关节屈曲畸形。i, 膝关节屈曲畸形 20° (膝关节处于最大伸直位), PDFA=84°, PPTA=80°, 关节走行方向角度正常, 因此 FFD 源于关节挛缩, 无骨性畸形。ii, 理想的治疗方法：通过即时松解或者逐渐牵拉行软组织延长。iii, 替代方法 1：股骨远端伸直截骨术。对于关节挛缩, 这是一种非常合理的关节外解决方案, 尤其是在挛缩具有关节囊成分, 需要进行松解, 但是有可能引起膝关节强直的情况下。iv, 替代方法 2：胫骨近端伸直截骨术。这并不是一种良好的解决方案, 因为其消除了重要的胫骨后倾。

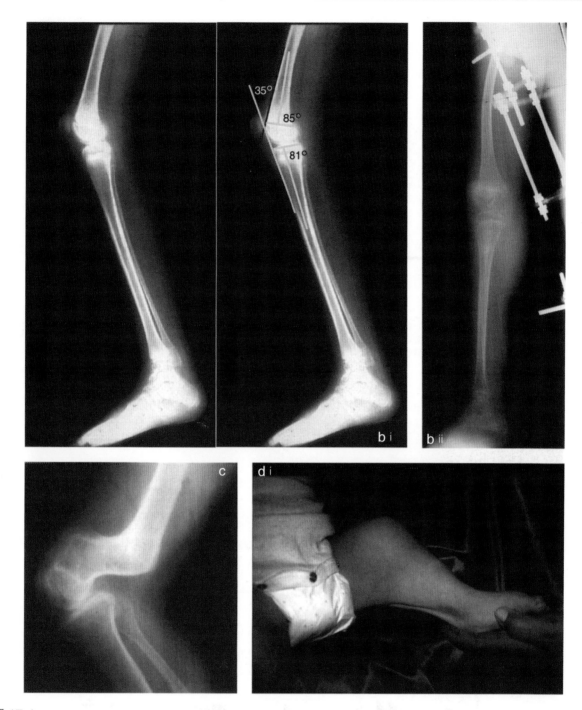

图 17-4 a～e

b 由脊柱裂相关的运动不平衡引起软组织挛缩，引起膝关节屈曲挛缩。i，FFD=35°，PPTA=85°，PDFA=81°。ii，通过逐渐牵伸取得膝关节完全伸直（注意对侧正在治疗中）。

c 采用伸直截骨术治疗严重的膝关节屈曲挛缩病例。尽管已经行大角度的膝关节伸直截骨术，患者在卒中后出现神经源性肌力不平衡，膝关节屈曲挛缩复发。放射片显示膝关节处于最大伸直位。

d 由先天性翼蹼关节引起的严重膝关节挛缩。i，患者男性，2岁，双侧膝关节和踝关节翼状改变，临床大体照片显示膝关节侧面观。ii，同一病例的术前侧位片。iii，采用 Ilizarov 装置，逐渐牵拉，松解术后的膝关节侧位片，该病例的病理学改变主要位于筋膜，因此治疗需要采用包括所有浅筋膜和深筋膜的筋膜次全切除术，同时行腘绳肌延长，还需要切除腘绳肌的网状附着点。松解后膝关节伸直的限制因素是坐骨神经，通过逐渐牵拉矫正挛缩。iv，牵伸后的放射片。v，放射片显示膝关节处于支具内。vi 和 vii，矫正膝关节和踝关节挛缩之后的临床大体照片，分别显示膝关节的屈曲和伸直。

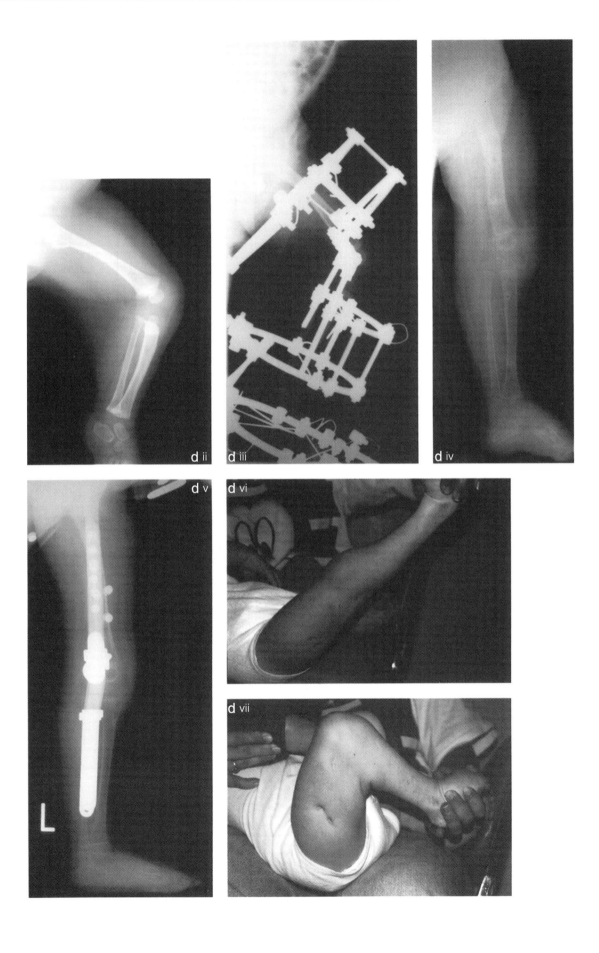

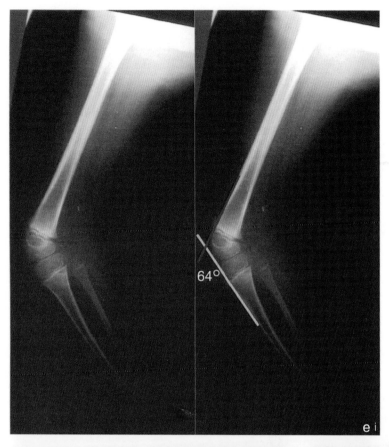

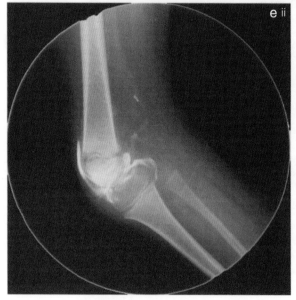

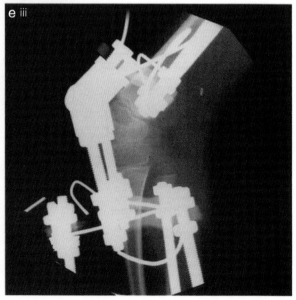

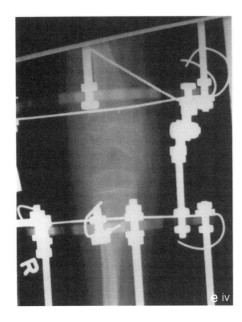

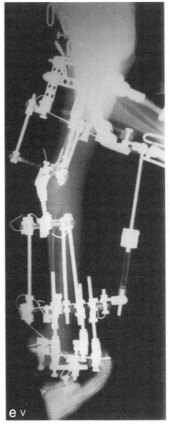

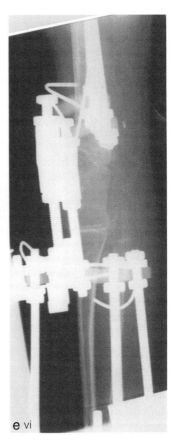

图 17-4 　a～e

e 继发于关节挛缩症的膝关节强直挛缩。i，右侧膝
　关节的 FFD=64°。ii，右侧膝关节的关节造影术。
　iii，右侧膝关节的侧位片显示 Ilizarov 装置，铰链
　位于膝关节旋转中心的前方，对膝关节进行牵拉。
　iv，右侧膝关节的前后位片。在本病例中，骨骺
　并未受到保护以免受干骺端钢丝的牵拉。v，牵伸
　过程中的侧位片。vi，远端股骨干发生自发性骨
　折，原因是关节囊挛缩的力量大于生长骺板的弯
　曲力量。vii，在去除外固定器后的侧位片，牵拉
　后，装置的保留时间应该与牵伸的时间相同，帮
　助消除软组织的弹性记忆。应该将挛缩过度矫正
　10°～20°，因为预期屈曲挛缩会发生某种程度的
　回弹。viii，矫正后的膝关节侧位片。术后使用髋-
　膝-踝-足支具预防复发非常重要。注意远端股骨
　干骨折的重塑。ix 和 x，左侧膝关节的侧位和前后
　位片显示位于股骨远端和胫骨近端干骺端的钢丝，
　在牵伸过程中可以保护骨骺防止骨折，当生长骺
　板未闭合时可作为预防措施。

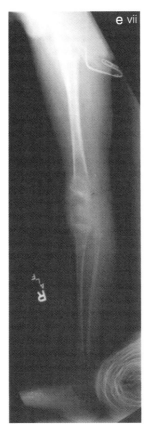

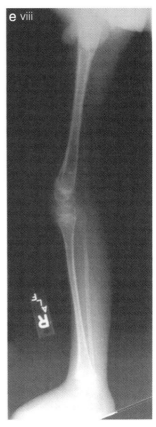

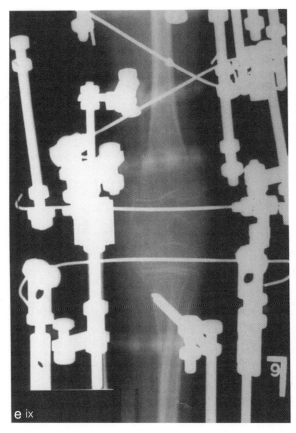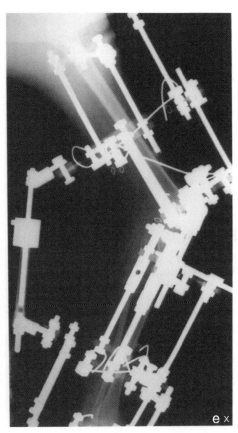

图 17-4　e

原因是股骨髁的活动范围存在限制；胫骨过伸截骨术的过度矫正并不会引起屈曲活动度丢失，但是会失去胫骨后倾角度，股骨的正常后滚机制受到影响，股骨丧失步态中重要的骨性减速机制，因此胫骨矫形的 PPTA 不要超过 90°。

由关节挛缩和骨骼畸形所引起复合性 FFD，可在骨骼上完成所有的矫形（图 17-5 和图 17-6），但是无法在软组织内完成所有的矫形；股骨远端和胫骨近端的过伸也具有上述相同的原理。通过软组织进行过度矫形可能会引起畸形的复发，原因是超出其正常的活动范围（例如：过伸），骨骼并不能取得良好的对合。

应避免将胫骨伸直截骨术用于矫正股骨前弓畸形，否则会引起膝关节后方半脱位。尽管膝关节过伸正常只有 3°～5°，慢性膝关节 FFD 可牵拉后方软组织，引起相对性关节松弛，并且部分代偿骨性屈曲畸形。当关节存在过伸代偿时，完全矫正骨性 FFD 并不会出现问题。首先，由于伸直截骨术的延长作用，肌张力增高，膝关节

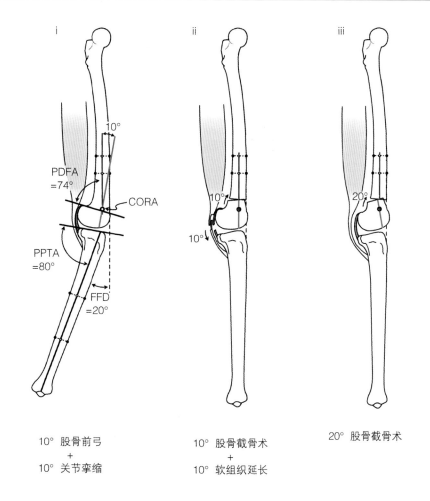

i
PDFA =74°

CORA

PPTA =80°

FFD =20°

10°

ii
10°

10°

iii
20°

10°　股骨前弓
+
10°　关节挛缩

10°　股骨截骨术
+
10°　软组织延长

20°　股骨截骨术

图 17-5

由股骨前弓畸形伴有膝关节屈曲挛缩共同引起的膝关节屈曲畸形。i，膝关节 20° 屈曲畸形（膝关节处于最大伸直位），PDFA=74°，PPTA=80°，CORA 位于股骨远端，股骨前弓的度数为 10°，股骨成角畸形只占 20° FFD 中的 10°，FFD 半数源于股骨的骨性畸形，半数源于关节挛缩。ii，理想的治疗方法：股骨远端 10° 截骨术，加上后方软组织松解或者牵伸，矫正后的 FFD=0°。iii，替代治疗方法：股骨远端 20° 截骨术，这是一种非常合理方法，可以避免广泛的软组织松解手术，以及降低复发的可能性。

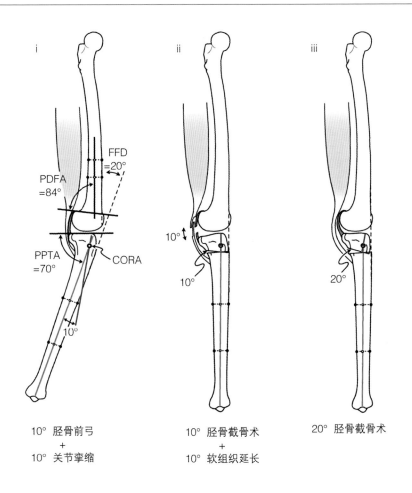

i   ii   iii

FFD
=20°

PDFA
=84°

PPTA
=70°   CORA

10°

10° 胫骨前弓
+
10° 关节挛缩

10° 胫骨截骨术
+
10° 软组织延长

20° 胫骨截骨术

图 17-6

源于胫骨前弓畸形和膝关节屈曲挛缩的膝关节屈曲畸形。i，膝关节 20° 屈曲畸形（膝关节处于最大伸直位），PDFA=84°，PPTA=70°，CORA 位于胫骨近端，胫骨前弓的度数为 10°，胫骨成角畸形只占 20° FFD 中的 10°，因此 FFD 半数源于胫骨的骨性畸形，半数源于关节挛缩。ii，理想的治疗方法：胫骨近端 10° 截骨术，矫正轴围绕 CORA，加上后方软组织松解，矫正后的 FFD=0°。iii，替代治疗方法：胫骨近端 20° 截骨术，将胫骨伸直到 PPTA=90° 比较合理，应该避免超出该度数。

通常会失去过伸；其次，对于神经肌肉功能正常的患者，由于本体感觉和腘绳肌的伸展减弱作用均为正常，在步态中膝关节不会出现过伸（见下节的解释）。因此，膝关节后弓的不全矫正并不需要伴有过伸松弛代偿（图 17-7 到图 17-9）。但是，对于神经肌肉功能受损的患者，伴有由骨骼前弓和过伸不全代偿引起 FFD 时，只应该将前弓矫正到超过中立位 5°，由于腘绳肌力弱，完全矫正可能导致无法控制的膝关节过伸。

矫正膝关节 FFD 的限制因素是神经血管束，大型即时矫形可能发生神经血管损伤，此时应该选择逐步矫形（Herzenberg 等 1994）。即使在术前无关节挛缩，仍需要软组织松解，可作为骨骼矫形的一部分。膝关节髁上伸直截骨术加大腘绳肌的张力，矫正后需要施行腘绳肌推拿，或者同时施行腘绳肌移位或延长术，才能取得膝关节伸直。当存在由关节挛缩和骨骼畸形引起的复合性 FFD，可在一根骨骼上施行所有的矫形（图 17-10）。

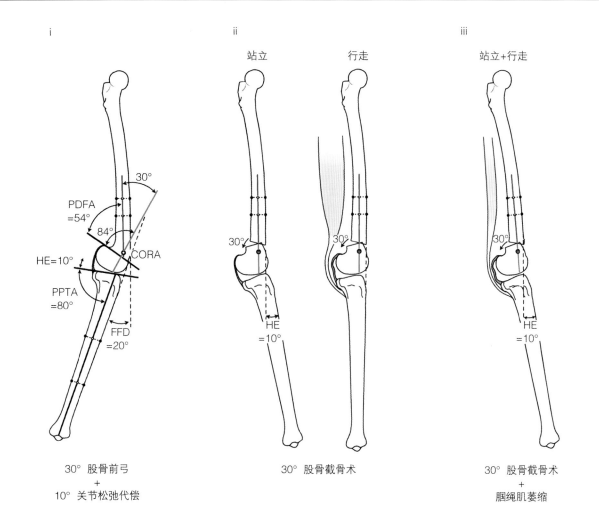

i	ii	iii
	站立　行走	站立+行走

30° 股骨前弓

\+

10° 关节松弛代偿

30° 股骨截骨术

30° 股骨截骨术

\+

腘绳肌萎缩

图 17-7

由股骨前弓畸形伴有过伸代偿共同引起的膝关节屈曲畸形。i，膝关节 20° 屈曲畸形（膝关节处于最大伸直位），PDFA=54°，PPTA=80°，CORA 位于股骨远端，股骨前弓的度数为 30°，股骨成角畸形大于 20° 的 FFD，因此存在代偿性关节过伸 10°。ii，理想的治疗方法：股骨远端 30° 截骨术，矫正轴围绕 CORA。

过伸为 10° 属于理论结果，但是实际并未发生，因为伸直截骨矫形术收紧后方的肌腱，又因为膝关节过伸由本体感觉所决定，并不是由关节囊的静态限制所决定。iii，假如由于神经肌肉的原因，腘绳肌力量差，在行走中膝关节会出现过伸。

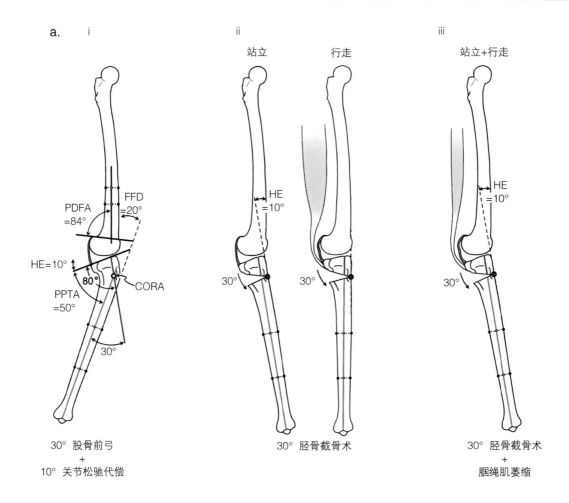

站立   行走   站立+行走

a.   i   ii   iii

PDFA =84°   FFD =20°

HE=10°   80°   CORA

PPTA =50°   30°

HE =10°

HE =10°

30°   30°

30°

30° 股骨前弓
+
10° 关节松弛代偿

30° 胫骨截骨术

30° 胫骨截骨术
+
腘绳肌萎缩

图 17-8   a，b

a 源于胫骨前弓伴有膝关节过伸代偿的膝关节屈曲
   畸形。i，膝关节 20° 屈曲畸形（膝关节处于最大
   伸直位），PDFA=84°，PPTA=50°，CORA 位于胫
   骨近端，胫骨前弓的度数为 30°，胫骨成角畸形
   大于 20° 的 FFD，因此存在代偿性关节过伸 10°。
   ii，理想的治疗方法：胫骨近端 30° 截骨术，矫正
   轴围绕 CORA。过伸为 10° 属于理论结果，但是
   实际并未发生，因为过伸截骨矫形术收紧后方的
   肌腱，又因为膝关节的过伸由本体感觉所决定，
   并不是由关节囊的静态限制所决定。因此矫正后

FFD=0°。iii，假如由于神经肌肉的原因，腘绳肌
力量差，在行走中膝关节会出现过伸。

b 源于胫骨近端前弓畸形伴有关节松弛过伸代偿
   的膝关节屈曲畸形。i，PPTA=40°，PDFA=86°，
   FFD=15°，因此存在膝关节过伸代偿 25°。ii，屈
   曲膝关节显示不存在过伸代偿的位置。iii，使用
   Ilizarov 装置，矫正胫骨前弓和长度畸形，术后即刻
   放射片。iv，矫正后放射片显示成角和移位。v，在
   去除支架之后的最终放射片。

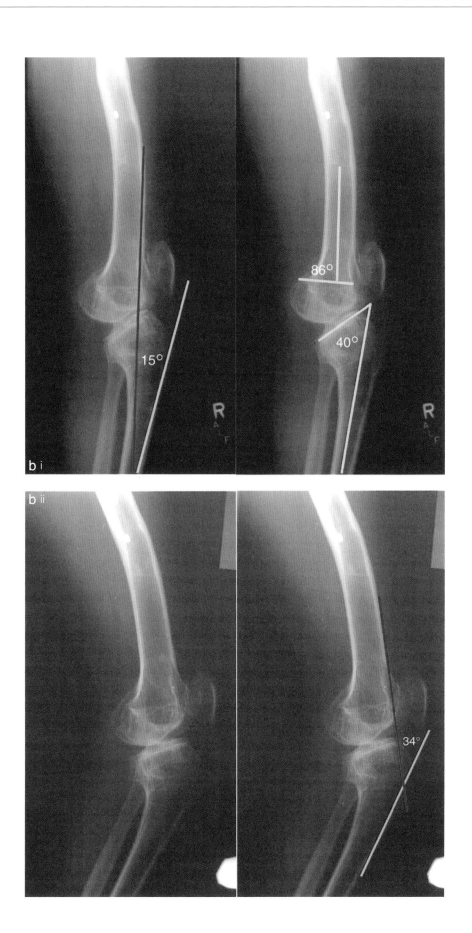

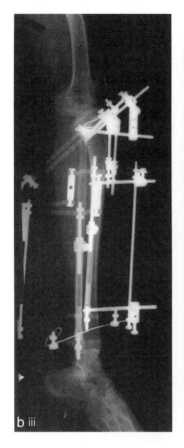 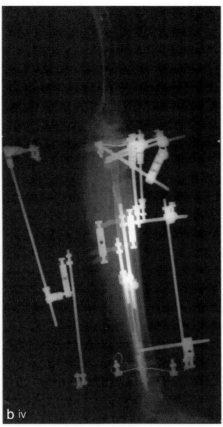 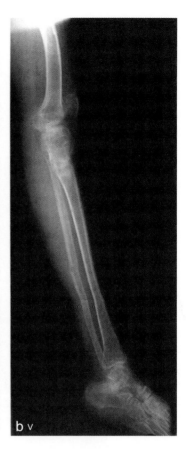

b iii　　　b iv　　　b v

图 17-8　b

图 17-9　▶

由股骨和胫骨前弓伴有部分膝关节过伸代偿引起的膝
关节屈曲畸形。i，膝关节屈曲畸形 20°（膝关节处于
最大伸直位），PDFA=74°，PPTA=60°，CORA 位于
股骨远端和胫骨近端，胫骨前弓的度数为 20°，股骨
前弓的度数为 10°，总的骨性畸形为屈曲 30°，但是
FFD 只有 20°，因此关节过伸松弛有 10°。ii，理想的
治疗方法：股骨远端 10° 伸直截骨术，以及胫骨近端
20° 伸直截骨术，正常的腘绳肌通常能够在行走中防
止关节过伸。

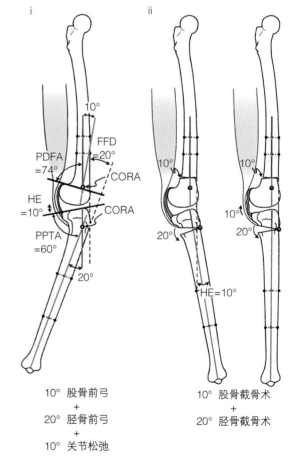

i　　　ii

10° 股骨前弓
+
20° 胫骨前弓
+
10° 关节松弛

10° 股骨截骨术
+
20° 胫骨截骨术

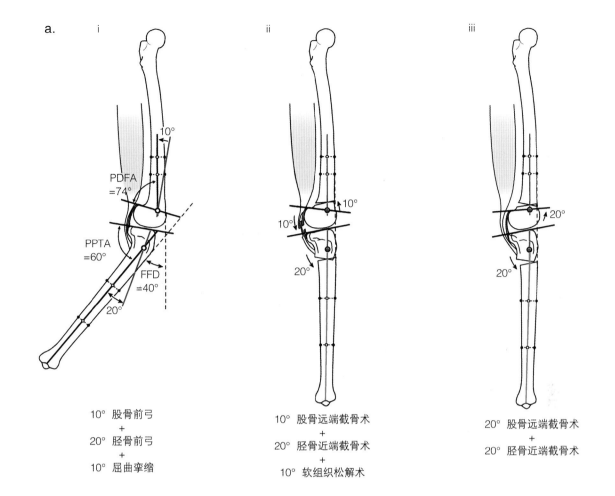

图 17-10 a，b

a 由股骨和胫骨前弓伴有膝关节屈曲挛缩引起的膝关节屈曲畸形。i，膝关节屈曲畸形 40°（膝关节处于最大伸直位），PDFA=74°，PPTA=60°，CORA 位于股骨远端和胫骨近端，胫骨前弓的度数为 20°，股骨前弓的度数为 10°，总的骨性畸形为屈曲 30°，但是 FFD 为 40°，因此存在 10° 的膝关节屈曲挛缩。ii，理想的治疗方法：股骨远端 10° 伸直截骨术，以及胫骨近端 20° 伸直截骨术，加上 10° 的软组织松解术。iii，股骨远端 20° 伸直截骨术，以及胫骨近端 20° 伸直截骨术，本方案的问题在于膝关节具有发展成为屈曲挛缩的倾向，行伸直矫形术，但是不同时进行松解或者牵伸，将会增加屈曲挛缩。

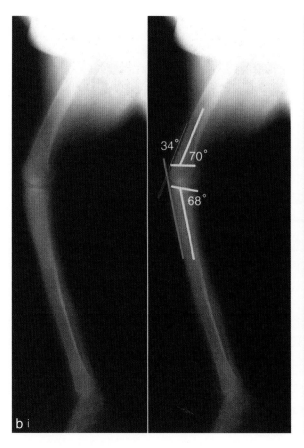

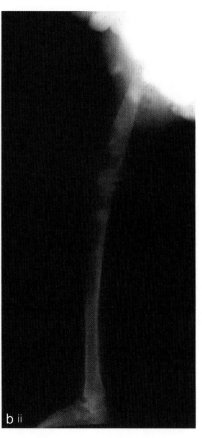

图 17-10　a，b

b　由股骨远端和胫骨近端的前弓伴有膝关节挛缩引起的膝关节屈曲畸形。i，肿瘤放疗后出现的膝关节屈曲挛缩，伴有部分生长停滞以及股骨和胫骨的前弓畸形。FFD=34°，PDFA=70°，PPTA=68°，因此还存在 8° 的膝关节屈曲挛缩。ii，矫形术后的放射片。使用 Ilizarov 装置，牵拉股骨和胫骨的截骨部位，在股骨和胫骨框架之间逐渐对膝关节挛缩进行矫形和牵拉。由于既往的手术和放疗产生致密的瘢痕，未行软组织松解。

图 17-11　a，b　▶

a　源于股骨远端股骨髁畸形的膝关节屈曲畸形。i，膝关节 20° 屈曲畸形，PDFA=84°，PPTA=80°，由于股骨和胫骨关节线走行方向正常，疑诊为关节挛缩，但是股骨远端关节面扁平，可以解释屈曲畸形。ii，理想的治疗：股骨 20° 截骨术。iii，替代治疗 1：膝关节软组织松解，引起关节后方出现楔形开放以及关节不吻合，由于关节面具有回归到最吻合状态的倾向，畸形有可能复发。

b　先天性膝关节屈曲挛缩，既往采用系列推拿治疗，引起膝关节屈曲畸形，并伴有远端股骨髁呈扁平状。i，在患者年幼时，使用膝关节系列支具，继发远端股骨髁扁平畸形，以及膝关节相对软骨化改变，到儿童末期当骺板骨化程度较高时，这种情况才变为明显。ii，采用股骨伸直截骨术治疗屈曲畸形。

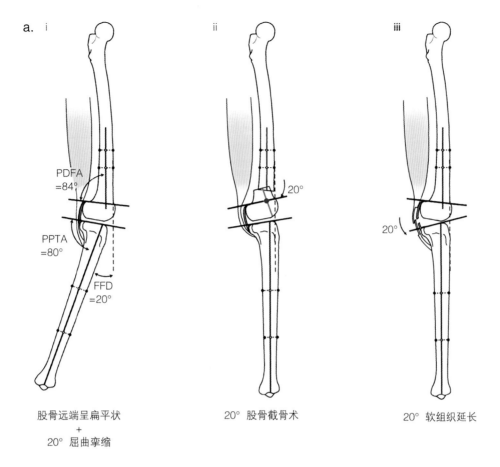

a. i
股骨远端呈扁平状
+
20° 屈曲挛缩

PDFA
=84°

PPTA
=80°

FFD
=20°

ii
20° 股骨截骨术

20°

iii
20° 软组织延长

20°

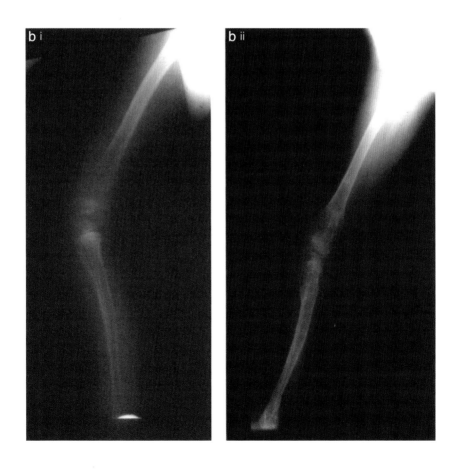

b i

b ii

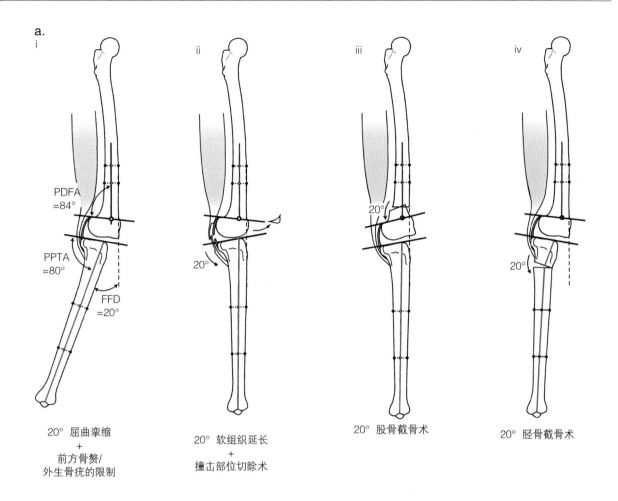

a.

i

PDFA
=84°

PPTA
=80°

FFD
=20°

20° 屈曲挛缩
+
前方骨赘/
外生骨疣的限制

ii

20°

20° 软组织延长
+
撞击部位切除术

iii

20°

20° 股骨截骨术

iv

20°

20° 胫骨截骨术

对于幼儿的膝关节挛缩，进行伸直推拿或者支具治疗，可引起股骨远端软骨变成扁平（图17-11），对于这些病例，进行挛缩松解或者牵伸常常会复发，原因是股骨髁在矢状面上呈扁平状。髁上截骨术后膝关节活动受限仍保留，但是改变走行方向，CORA 就是膝关节的旋转中心。Trevor 病可引起股骨远端关节内的骨软骨瘤，阻挡膝关节完全伸直，切除并非现实，因为骨软骨瘤可累及大面积的负重区域关节面，在清除软骨膜防止病变进一步扩大之后，施行股骨远端截骨术是重新获取膝关节完全伸直的最佳方法（图17-12），当然这样需要付出相同度数的膝关节屈曲活动度作为代价。在以上两种情况中，都是由关节内畸形引起 FFD，股骨远端过伸后，发生走行方向异常，随着股骨远端自行试图恢复走行方向，可以引起 FFD 逐渐复发。

可采用截骨术矫正膝关节挛缩，假如无骨

性畸形时，最好采用牵伸或者手术延长软组织，但是对于复发性膝关节挛缩，或者软组织存在重度瘢痕，最好选择施行截骨术，更加安全可靠。截骨术在关节外施行，因此不会引起活动范围的进一步下降。对于轻度 FFD 可以即时矫正，而对于重度 FFD 应该逐步矫正。膝关节挛缩的CORA 就是膝关节的旋转中心，假如关节存在半脱位，在胫骨和股骨后方骨皮质线的交点处确定CORA（图17-13 和图17-14）。对于膝关节屈曲畸形伴有半脱位，最好采用带铰链装置牵伸进行矫形，外固定器的铰链应安放在近端移位的膝关节旋转中心水平。对于股骨远端前弓伴有胫骨近端后弓，在每个步骤都可引起膝关节动力性半脱位（图17-13）。

对于由股四头肌麻痹（脊髓灰质炎后遗症、脊柱裂）所引起的膝关节屈曲挛缩，可采用股骨远端过伸截骨术治疗，CORA 位于矢状面股骨和

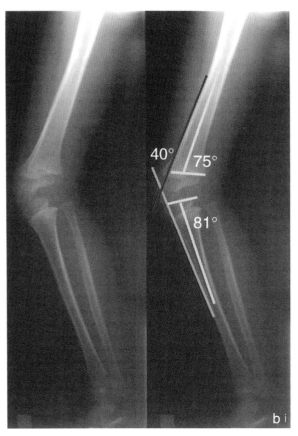
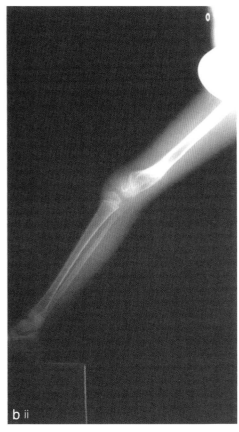

b i　b ii

图 17-12　a，b

a　源于关节内外生骨疣的膝关节屈曲畸形。i，膝关节 20° 屈曲畸形，PDFA=84°，PPTA=80°，由于股骨和胫骨关节线走行方向正常，疑诊为关节挛缩，但是股骨远端或者胫骨近端关节面存在前方骨赘阻挡。ii，理想的治疗方法：骨突切除术，联合施行软组织松解术。iii，替代方法 1：股骨 20° 截骨术，这是一个良好的方案，原因是位于关节外，不会引起膝关节强直。iv，替代方法 2：胫骨 20° 截骨术，这并不是一个良好的方案，注意存在移位畸形。v，伸直 =90° 时的最终放射片，膝关节完全变直（见图 16-23）。

b　源于关节内骨软骨瘤的膝关节屈曲畸形。i，FFD=40°，PDFA=75°，PPTA=81°。ii，切除软骨膜，但是并未将关节内骨软骨瘤切除，原因是受累的关节面范围太大。采用股骨远端伸直截骨术治疗畸形。iii，由于股骨发生重塑，远端生长骺板改变走行方向，数年后畸形部分复发。治疗的优点是可以重复施行，并且不会丧失膝关节的活动度。

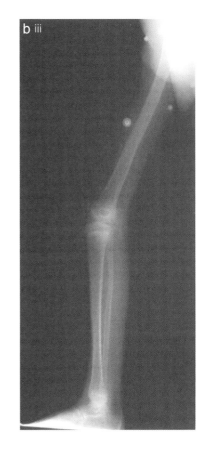

b iii

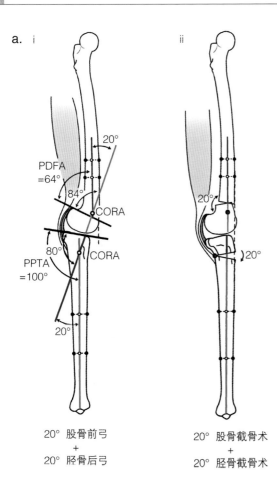

20° 股骨前弓
+
20° 胫骨后弓

20° 股骨截骨术
+
20° 胫骨截骨术

图 17-13 a，b

a 由股骨远端前弓和胫骨近端后弓代偿引起的膝关节屈曲畸形走行方向异常。i，无屈曲畸形，PDFA=64°，PPTA=100°，存在 20° 股骨前弓畸形以及 20° 胫骨后弓畸形。在负重过程中，由于屈曲和后弓混合存在，股骨倾向于沿胫骨下滑，因此尽管缺乏 FFD，有必要矫正两种畸形。ii，最佳治疗是胫骨 20° 屈曲截骨术和股骨 20° 伸直截骨术。

b 患者男性，16 岁，假性软骨发育不全的放射片，股骨干中部存在屈曲畸形，胫骨近端存在过伸畸形。由于胫骨近端存在反向倾斜，术前存在轴向不稳定。矢状面片在图 14-10b 中显示。i，HE=20°，股骨干畸形 =33°，PDFA=81°，PPTA=108°。ii，在股骨行多顶点伸直截骨术，以及在胫骨近端行屈曲截骨术之后，可观察到对线完全恢复。

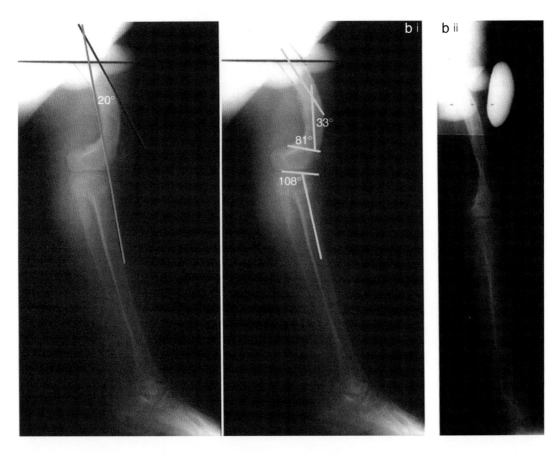

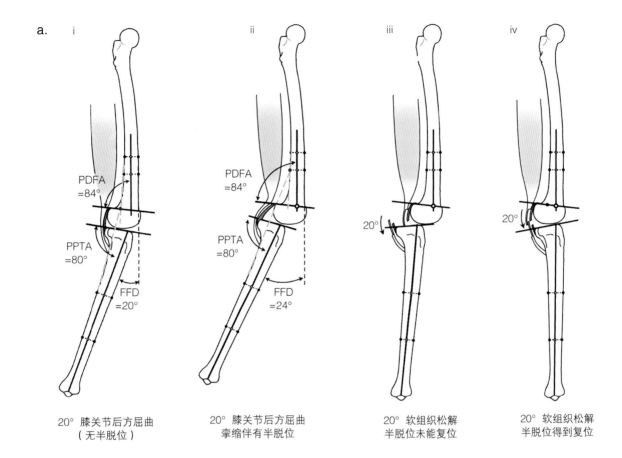

20°　膝关节后方屈曲
（无半脱位）

20°　膝关节后方屈曲
挛缩伴有半脱位

20°　软组织松解
半脱位未能复位

20°　软组织松解
半脱位得到复位

胫骨机械轴线的交点。对于麻痹患者的目标是，确保膝关节的旋转中心仍旧保持在从股骨头中心到踝关节中心的直线的后方，可采用伸直截骨术矫正到中立位或者过伸位来达到目的，这样在单腿站立时膝关节能够发生"锁扣"。

图 17-14　a，b

a　膝关节屈曲畸形，伴有胫骨相对于股骨存在后方半脱位。i，FFD 为 20°，来源于挛缩，而非半脱位。ii，FFD 为 20°，来源于挛缩和半脱位。PDFA=80°，PPTA=84°，股骨髁并非扁平状，伸直无阻挡，胫骨相对于股骨存在后方半脱位。后方骨皮质线的交点与膝关节的旋转中心相一致，在本例中，后方骨皮质线的交点位于正常部位的近端，意味着膝关节存在后方半脱位。iii，通过软组织松解或者牵伸治疗，不考虑存在半脱位，胫骨相对于股骨存在过伸。iv，围绕半脱位膝关节的真正的旋转中心进行牵伸，治疗胫骨相对于股骨的过伸，完全得到矫正。替代方法是牵伸胫骨，直到旋转中心恢复正常水平，然后逐渐牵伸。

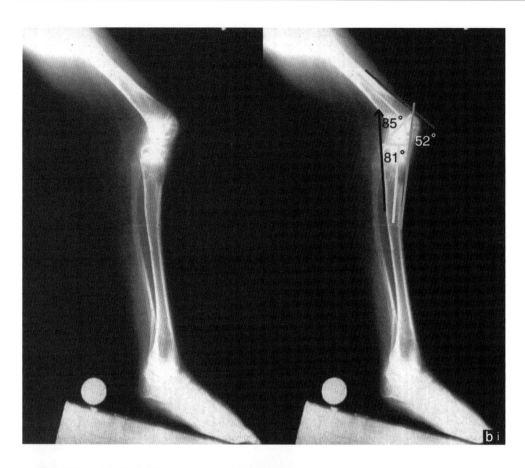

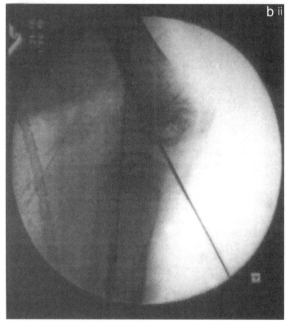

图 17-14 a, b

b 源于先天性翼蹼关节的多次手术，引起膝关节挛缩，伴有后方半脱位。i，FFD=52°，PDFA=85°，PPTA=81°，因此 FFD 全部源于膝关节的屈曲挛缩。胫骨后方皮质线与股骨后方关节线的交点位于膝关节旋转中心正常水平的近端。ii，术中侧位片显示计划中 Ilizarov 铰链的水平（股骨和胫骨后方骨皮质的交点），该水平位于膝关节正常旋转中心的近端。向远端牵引铰链将其恢复到正常的膝关节旋转中心水平，因此将半脱位复位。iii，Ilizarov 装置和铰链安放到位，当后方牵伸杆逐渐伸直膝关节时，沿铰链的股骨侧延长将膝关节半脱位复位。iv，最终的侧位片显示屈曲畸形、膝关节挛缩和后方半脱位均得到矫正。

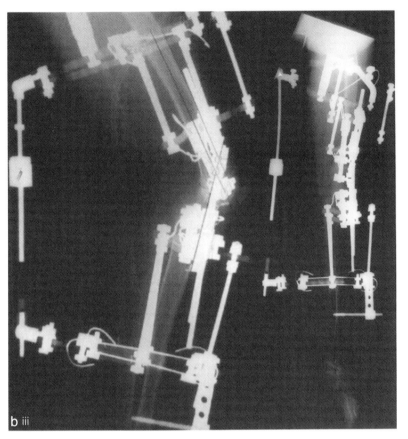

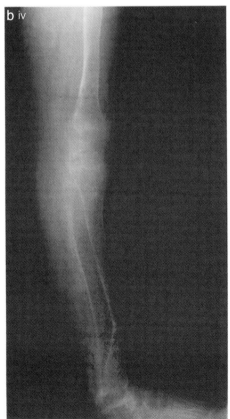

膝关节过伸和后弓畸形

膝关节后弓畸形通常没有症状，只要神经功能健全，膝关节的最大伸直度数受肌肉和本体感觉的支配，而不受骨骼和关节囊韧带阻挡的控制（图 17-15）。例如，某人在站立时膝关节过伸能够达到 20°，但是在行走中并不存在过伸（图 17-16）。在正常步态中，膝关节并不需要完全伸直，在行走时，膝关节的最大伸直度数通常与完全伸直差 3°-5°。只要腘绳肌功能正常，由关节囊和后交叉韧带所产生的伸展阻挡并不需要在防止膝关节过伸方面起作用。

当存在有 FFD 时，过伸可能源于软组织和（或）骨性原因，施行 MAT 和 MOT 进行区分，假如 PPTA 或者 PDFA 分别大于 85° 或者 87°，说明分别存在胫骨或者股骨的后弓畸形。源于股骨的后弓畸形与源于胫骨的后弓畸形截然不同（图 17-17 到图 17-19），在前者，将丢失膝关节的屈曲活动度；而在后者，膝关节的屈曲不会受到影响。胫骨后弓畸形会引起膝关节出现明显的后方半脱位，胫骨相对于股骨在前方下沉（图 17-20 到图 17-24）；股骨后弓畸形的膝关节临床外观正常。胫骨后弓通常比股骨后弓具有更多的症状，原因是失去了针对股骨的前方减速阻挡，当胫骨近端关节面出现前倾时，负重所产生的剪切力可以引起胫骨后方半脱位、低位髌骨、髌软骨软化症、胫股关节和髌股关节退变（Bowen 等 1983）。在行走中，存在胫骨向后方滑移，或者股骨向前下方滑移的倾向，为了代偿，股四头肌试图将胫骨拉向前方，将增加髌股关节的应力，经常引起前膝疼痛。由于在单腿站立时，存在后弓的膝关节处于屈曲位（下肢外观几乎完全伸直，但是由于存在后弓，当膝关节外观平直时，实际上处于屈曲位），处于 20° 屈曲位时，MCL 最为松弛，因此胫骨后弓需要进行治疗。由于股骨后弓通常无症状，矫形手术的唯一指征是屈曲活动受限（图 17-23 和图 17-24）。

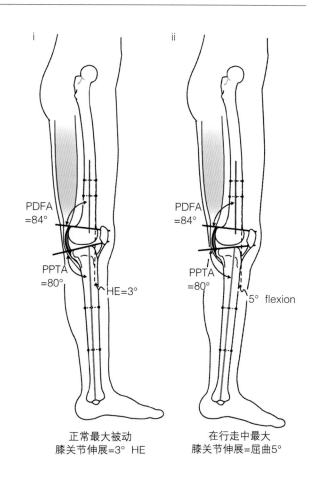

正常最大被动
膝关节伸展=3° HE

在行走中最大
膝关节伸展=屈曲5°

图 17-15

正常的膝关节伸直和过伸。i，在最大伸直位时，正常矢状面对线。PDFA=84°，PPTA=80°，正常过伸为 3°。ii，在行走时，膝关节的伸直通常不超过屈曲 5°，在单腿站立相的终末期受到腘绳肌的限制，膝关节囊和韧带的被动伸展限制在限制步态的终末伸直中并不发挥作用。

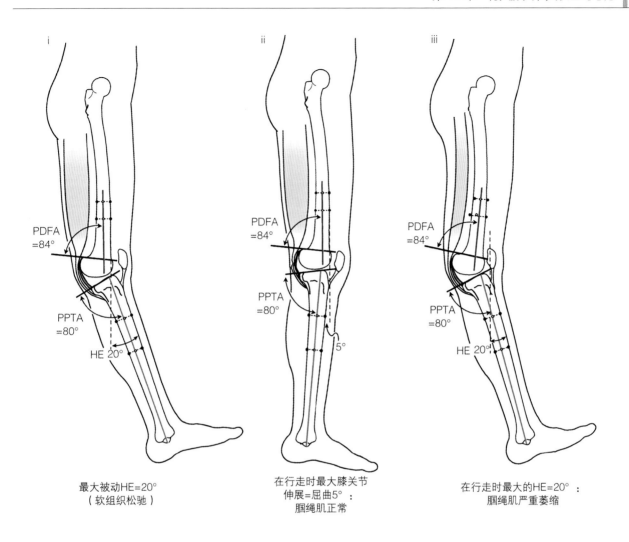

i　　　　　　　　　　　ii　　　　　　　　　　iii

PDFA =84°

PPTA =80°

HE 20°

最大被动HE=20°
（软组织松弛）

PDFA =84°

PPTA =80°

5°

在行走时最大膝关节
伸展=屈曲5°：
腘绳肌正常

PDFA =84°

PPTA =80°

HE 20°

在行走时最大的HE=20°：
腘绳肌严重萎缩

图 17-16

异常的膝关节过伸。i，最大伸直位显示膝关节存在20°过伸松弛，无骨性畸形，PDFA=84°，PPTA=80°。ii，腘绳肌具有正常肌力和本体感觉反应，在行走时，膝关节并不会出现过伸。iii，当腘绳肌失去正常功能时，膝关节过伸不受肌肉的限制，膝关节出现过伸，直至关节囊和韧带限制膝关节进一步伸展。

　　在矫形计划中，需要膝关节处于最大过伸位的放射片，精确测量膝关节过伸的度数非常重要。假如股骨远端或者胫骨近端存在后弓畸形，可以按照膝关节过伸的度数施行矫正，矫正度数过大会引起膝关节过伸。假如过伸的度数小于后弓畸形的度数，可以完全矫正畸形，同时治疗膝关节的屈曲挛缩（图 17-18 到图 17-22）；假如过伸的度数大于骨性畸形的度数，应该只矫正骨性畸形的度数，只要患者的神经肌肉功能健全，残留的软组织过伸将不出现临床问题。在这些病例中，半脱位的外观并不能反映真实情况，假如膝关节过伸等于骨性成角畸形的度数，胫骨的

外观无半脱位的表现（图 17-25）；由于伴随存在FFD，无法取得完全的过伸，胫骨的外观显示处于固定性半脱位的位置，这是一个外显的、而非真实的半脱位。这些病例可误诊为真性半脱位，错误地通过膝关节逐步复位治疗（Choi 等1999）。膝关节的真性半脱位通常伴有高位髌腱附着点（图 17-26）。

　　对于神经肌肉受损的患者，腘绳肌肌力变弱，假如存在显著的关节松弛，后弓畸形应该过度矫正到屈曲位。对于这些病例即使缺乏后弓畸形，也可施行屈曲截骨术，以治疗软组织松弛。假如腓肠肌仍具有功能，使用足踝矫形支具有助

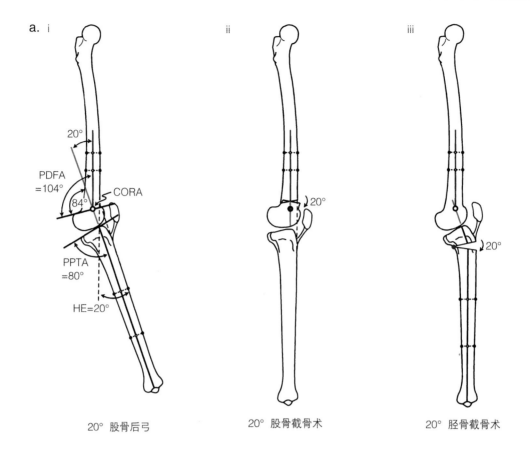

20° 股骨后弓　　　　20° 股骨截骨术　　　　20° 胫骨截骨术

于恢复行走时的腓肠肌屈曲功能；在负重位时，足踝支具还可阻止足部处于跖屈位；由于足踝矫形支具能够限制跖屈，其间接作用是限制膝关节的过伸。在脊髓灰质炎后遗症的重度过伸病例中，髌骨呈鹰嘴样改变，认为在为过伸提供骨性阻挡（Lord 和 Musy 1975）。不应该采用股骨屈曲截骨术来矫正胫骨的后弓，因其可引起膝关节后方半脱位；也不应该采用胫骨屈曲截骨术来矫正股骨的后弓，因其可引起膝关节前方半脱位。

在矫正胫骨近端的后弓畸形时，必须考虑髌腱附着点的水平（图 17-25 和图 17-26）。假如髌腱附着点处于正常水平，应该在胫骨结节的远端施行截骨术（图 17-25），可以避免产生低位髌骨；假如髌腱附着点处于正常水平的近端，应在胫骨结节的近端施行截骨术（图 17-26），此时采用开放楔形矫形术可将髌腱附着点恢复到正常水平，并且间接地将膝关节后方半脱位复位。通过矫正后弓畸形，以及将腓骨向远端移位牵拉 LCL，可以间接地将膝关节复位，LCL 走行方向

图 17-17　a，b

a　股骨远端后弓引起膝关节过伸。i，膝关节 20° 过伸畸形（膝关节处于最大屈曲位），PDFA=104°，PPTA=80°，CORA 位于股骨远端，股骨后弓度数为 20°，股骨后弓畸形等于膝关节过伸畸形，因此全部过伸源于股骨的骨性畸形。ii，理想的治疗方法：股骨远端 20° 屈曲截骨术，矫正轴围绕 CORA，矫正后过伸=0°。iii，替代方法1：胫骨近端 20° 截骨术，胫骨显示相对于股骨发生前方移位，这并不是应该选择的方案。

b　脊髓灰质炎后遗症患者，股骨后弓畸形，伴有症状。i，HE=19°，PDFA=106°，PPTA=77°。ii，行屈曲截骨术，使用髓内针延长技术（LON）固定，并将其弯曲以使股骨远端屈曲，在延长和畸形矫正术后最终的最大伸直程度，与图 17-1e 中治疗脊髓灰质炎后遗症患者的方法相同。

为前后方向，间接地有助于膝关节复位。LCL 和髌腱的张力将胫骨牵向前方，假如膝关节存在屈曲畸形，并伴有真性半脱位和后弓畸形，在胫骨结节近端施行截骨术，可以引起间接复位，但是无法纠正屈曲挛缩畸形。

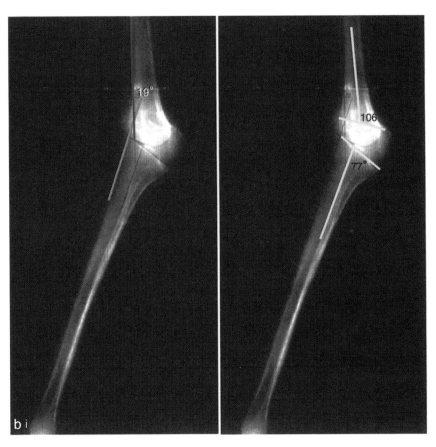

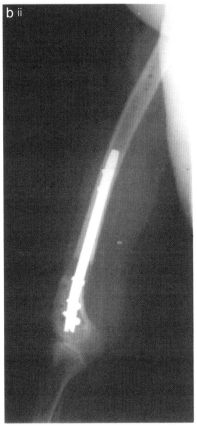

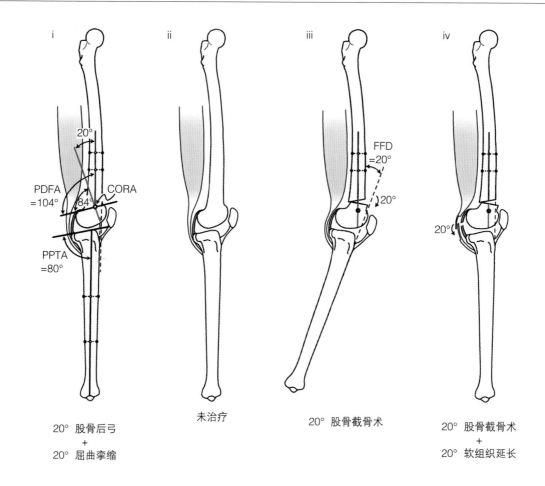

i	ii	iii	iv
20° 股骨后弓 + 20° 屈曲挛缩	未治疗	20° 股骨截骨术	20° 股骨截骨术 + 20° 软组织延长

图 17-18

膝关节的伸直度数正常，伴有股骨远端后弓和代偿性膝关节屈曲挛缩。i，膝关节能够完全伸直（膝关节处于最大伸直位），PDFA=104°，PPTA=80°，CORA位于股骨远端，股骨后弓度数为20°。ii，理想的治疗方法：不行手术，膝关节能够完全伸直，通常无症状，由于股骨远端的后弓畸形，只失去20°屈曲活动度。由于对膝关节屈曲的限制，来源于小腿和大腿的软组织之间的拮抗，通常并不丧失膝关节屈曲活动度。iii，股骨远端20°截骨术，矫正轴围绕CORA，矫形术后FFD为20°，由于暴露出过伸畸形，这是所有治疗中最差的一种选择。iv，假如行股骨远端屈曲截骨术，需要行软组织牵伸或者松解，才能取得完全伸直。

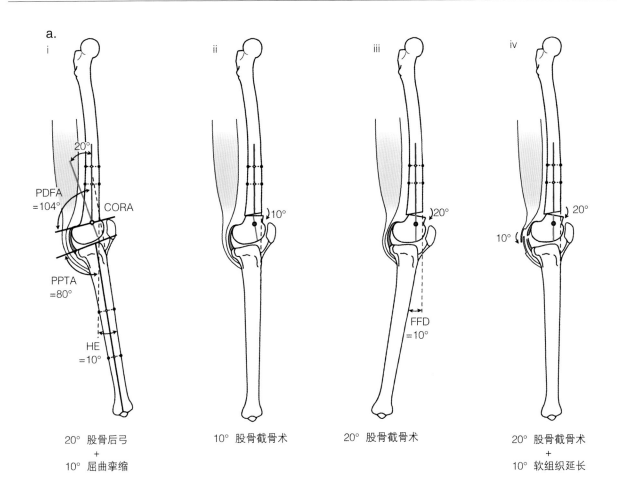

20° 股骨后弓
+
10° 屈曲挛缩

10° 股骨截骨术

20° 股骨截骨术

20° 股骨截骨术
+
10° 软组织延长

图 17-19 a，b

a 由股骨远端后弓伴有部分膝关节屈曲挛缩引起的膝关节过伸。i，膝关节具有 10° 过伸（膝关节处于最大伸直位），PDFA=104°，PPTA=80°，CORA 位于股骨远端。股骨后弓度数为 20°，因此伴有 10° 的膝关节屈曲挛缩。ii，理想的治疗方法：股骨远端 10° 截骨术，矫正轴围绕 CORA，矫正后 FFD 为 0°。由于只能部分矫正股骨畸形，是一个折中方案。iii，假如完全矫正 20°，将会出现 10° 的 FFD，这是最差的治疗选择。iv，完全恢复对线需要股骨 20° 屈曲截骨术，以及软组织牵伸或松解术，这些手术唯一的收获是增加膝关节的屈曲活动度，但关键之处在于保持膝关节完全伸直，比获得屈曲活动度更为重要。

b 由部分生长停滞引起的股骨远端后弓畸形。i，HE=16°，PDFA=104°，PPTA=82°，因 HE 小于 24° 的股骨远端后弓畸形，因此伴有 8° 的屈曲挛缩。ii，膝关节处于中立位。iii，为了改善膝关节的屈曲活动度，使其超过 90°，行股骨远端屈曲截骨术。矫正的度数等于膝关节 HE 的度数，最终的 PDFA=109°。iv，术前膝关节屈曲度数 =109°。v，截骨术后膝关节屈曲活动度 =109°，截骨术后增加 15° 的膝关节屈曲活动度。

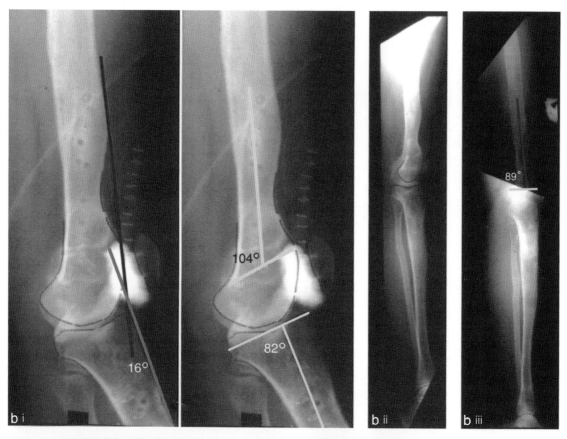

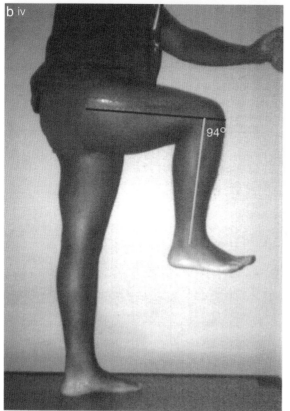

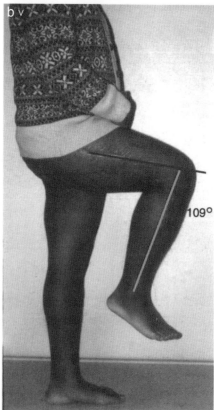

图 17-19b

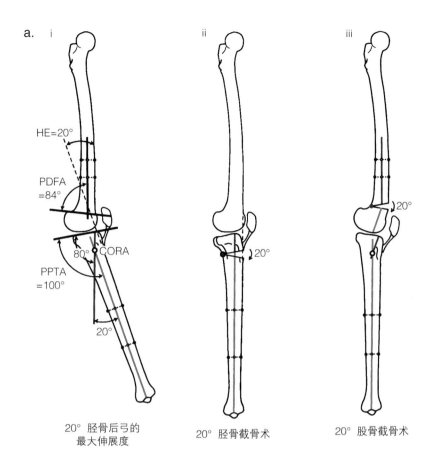

图 17-20　a，b

a 源于胫骨近端后弓的膝关节过伸。i，膝关节 20° 过伸畸形（膝关节处于最大伸直位），PDFA=84°，PPTA=100°，CORA 位于胫骨近端，胫骨后弓度数为 20°，胫骨成角畸形度数等于膝关节过伸畸形度数，因此过伸全部源于胫骨的骨性畸形。ii，理想的治疗方法：胫骨近端 20° 截骨术，矫正轴围绕 CORA，矫正后 HE=0°。iii，替代治疗 1：股骨远端截骨术。尽管后弓已经消除，由于混合存在股骨屈曲和胫骨后弓，膝关节似乎存在半脱位，髌骨的接触压力增加，因此患者经常主诉髌股关节症状和不稳定。

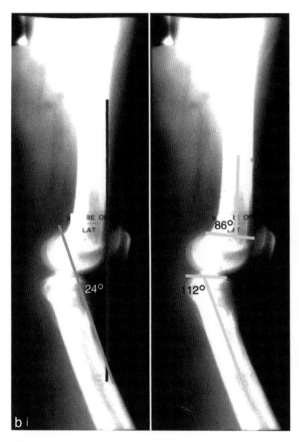

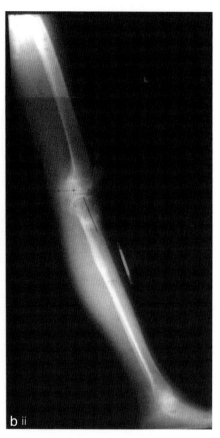

图 17-20　a, b

b　由胫骨近端部分生长停滞引起的胫骨近端后弓畸形。i，HE=24°，PPTA=112°，PDFA=86°。ii，由于过伸与胫骨后弓畸形几乎相等，采用胫骨近端截骨术矫正后弓畸形和过伸（与图 7-8 所示的病例相同）。

图 17-21　a, b　▶

a　膝关节伸直度数正常，伴有胫骨近端后弓畸形和膝关节屈曲挛缩。i，膝关节能够完全伸直（膝关节处于最大伸直位），PDFA=84°，PPTA=100°，CORA 位于胫骨近端，胫骨后弓度数为 20°，尽管存在胫骨成角畸形，无过伸畸形，因此伴有 20° 膝关节屈曲挛缩。ii，假如膝关节无症状，由于膝关节能够完全伸直以及无临床过伸，不采取治疗。iii，假如膝关节存在症状，应考虑行胫骨近端 20° 截骨术，矫正轴围绕 CORA，矫形术后出现 20° 的 FFD。iv，为了在胫骨近端屈曲截骨术后保持膝关节完全伸直，需要行软组织牵伸或者松解，来矫正 FFD，松解后的 FFD=0°。

b　胫骨后弓伴有 20° 的 FFD。i，PDFA=82°，PPTA=94°，尽管胫骨存在 14° 的后弓畸形，膝关节仍存在 FFD，原因是伴有 34° 的膝关节屈曲挛缩畸形。ii，行胫骨近端屈曲截骨术，采用 L 形截骨术绕开髓内针，并且牵拉髌腱，使用 Ilizarov 装置进行矫形。iii，在屈曲截骨术的末期，尽管加强理疗和使用动力性膝关节伸直支具，仍存在 23° 的膝关节屈曲挛缩。为了矫正屈曲挛缩，将外固定支架延伸到股骨。iv，将挛缩牵伸到过度矫正位后的放射片。v，在骨骼愈合后，去除外固定器，膝关节能够完全伸直，PPTA=83°。

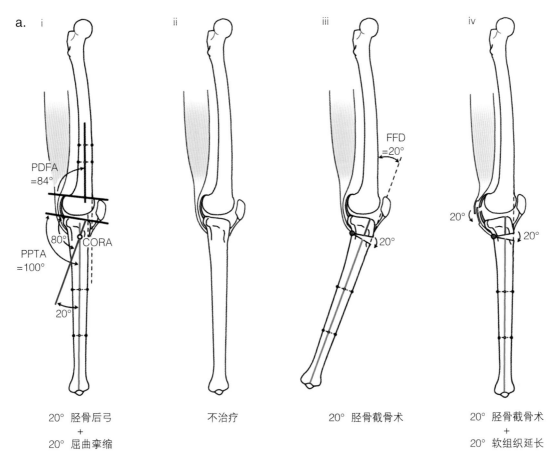

a. i
PDFA =84°
80° CORA
PPTA =100°
20°

20° 胫骨后弓
+
20° 屈曲挛缩

ii

不治疗

iii
FFD =20°
20°

20° 胫骨截骨术

iv
20° 20°

20° 胫骨截骨术
+
20° 软组织延长

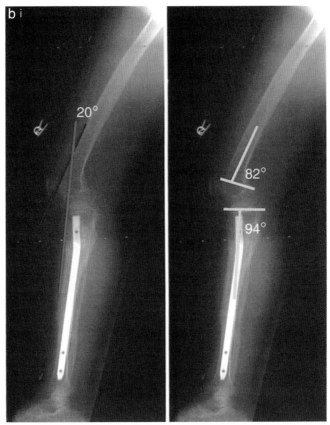

b i
20°
82°
94°

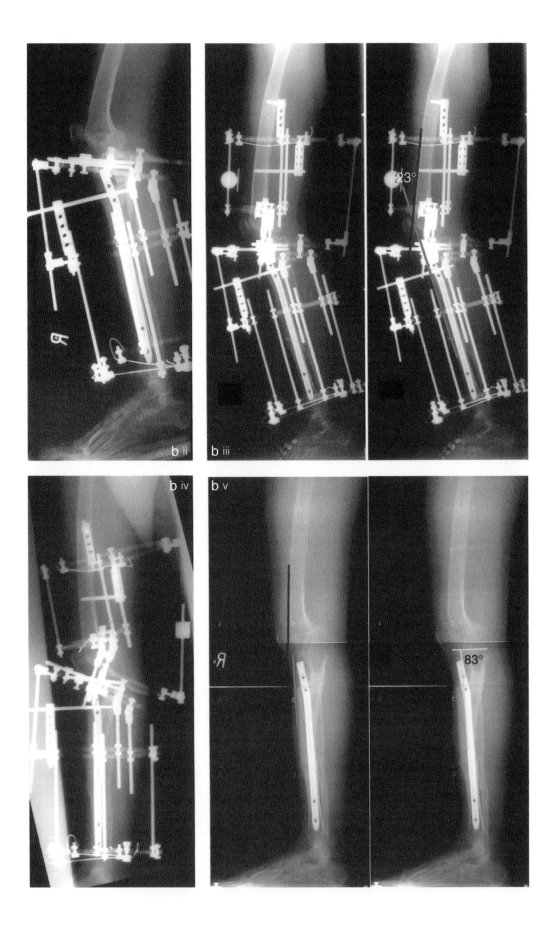

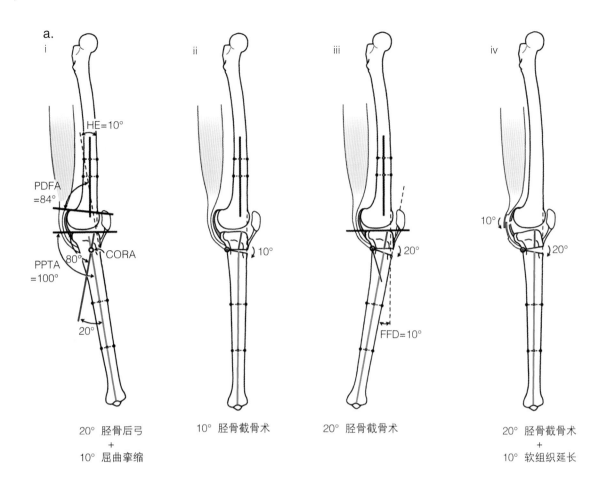

a.

i

HE=10°

PDFA
=84°

CORA

PPTA
=100°

80°

20°

20° 胫骨后弓
+
10° 屈曲挛缩

ii

10°

10° 胫骨截骨术

iii

20°

FFD=10°

20° 胫骨截骨术

iv

10°

20°

20° 胫骨截骨术
+
10° 软组织延长

图 17-22　a，b

a　膝关节过伸伴有胫骨近端后弓和屈曲挛缩。i，膝
关节存在 10° 过伸（膝关节处于最大伸直位），
PDFA=84°，PPTA=100°，CORA 位于胫骨近端，
胫骨后弓度数为 20°，因此伴有 10° 的膝关节屈
曲挛缩。ii，理想的治疗方法：胫骨近端 10° 截骨

术，矫正轴围绕 CORA，矫正后 HE=0°。由于只
有部分胫骨畸形得到矫正，这是一种折中方案。
iii，假如进行 20° 的完全矫形，会出现 10° 的
FFD。iv，需要行胫骨 20° 屈曲截骨术和软组织牵
伸或者松解，才能完全恢复对线。

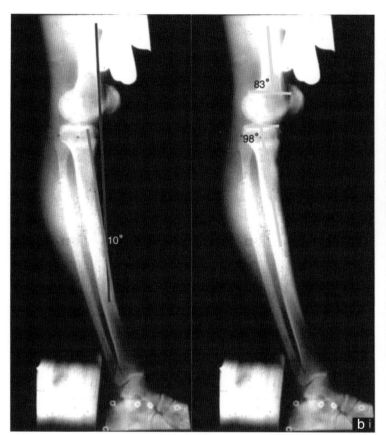

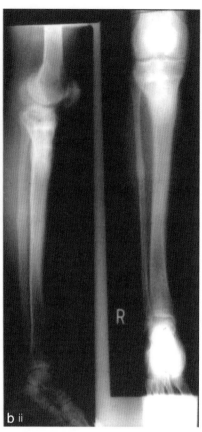

图 17-22　a，b

b　胫骨近端后弓畸形伴有部分膝关节屈曲畸形和
MCOA。i，HE=10°，PDFA=83°，PPTA=98°，胫
骨近端18°后弓畸形，同时只有10°的过伸，因此
肯定存在潜在的8°膝关节屈曲挛缩。ii，行胫骨
近端截骨术只矫正8°，最终的 PPTA=90°，矫正
后膝关节最大伸直度数 =0°。

图 17-23　a，b　▶

a　由股骨和胫骨混合性后弓畸形引起的膝关节过伸
畸形。i，膝关节具有40°的过伸，PDFA=104°，
PPTA=100°，存在20°的股骨后弓畸形和20°的胫
骨后弓畸形，与膝关节总的过伸相符合。ii，理想
的解决方案是行20°胫骨近端截骨术矫正胫骨后
弓，同时行20°股骨远端截骨术矫正股骨后弓。

b　由来自部分生长停滞的发育性畸形引起的股骨和
胫骨的后弓畸形。i，PDFA=106°，PPTA=102°，
膝关节最大过伸为38°，与骨性后弓畸形的总和
基本相等。ii，术前中立位膝关节伸直位放射片。
iii，由于存在后弓畸形，术前膝关节最大屈曲度
限制于90°，膝关节处于最大屈曲位的放射片显
示，由于在对屈曲的阻挡时，关节面确实处于最
大屈曲位，意味着后弓矫正后能够恢复膝关节的
屈曲活动度。iv，股骨远端和胫骨近端延长和成角
矫形术后的最终放射片。

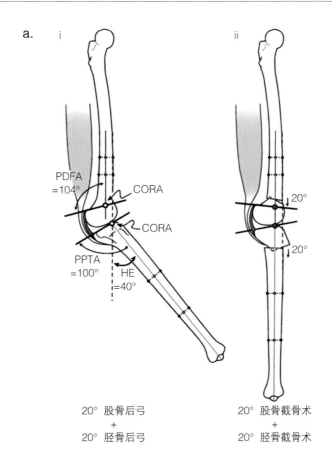

a. i

PDFA
=104°

CORA

CORA

PPTA
=100°

HE
=40°

ii

20°

20°

20° 股骨后弓
+
20° 胫骨后弓

20° 股骨截骨术
+
20° 胫骨截骨术

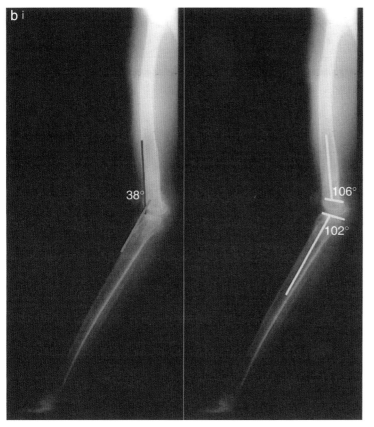

b i

38°

106°

102°

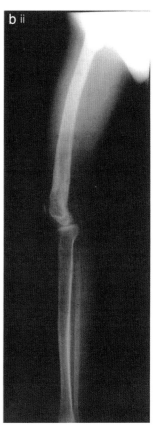

b ii

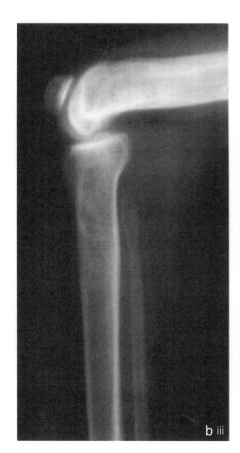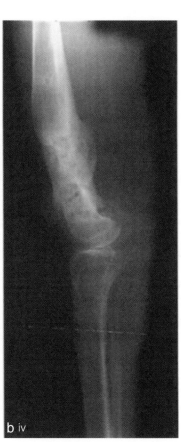

图 17-23　b

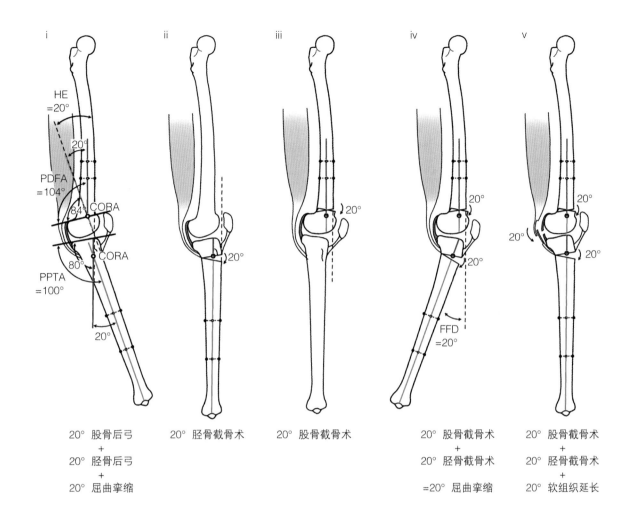

i	ii	iii	iv	v
20° 股骨后弓 + 20° 胫骨后弓 + 20° 屈曲挛缩	20° 胫骨截骨术	20° 股骨截骨术	20° 股骨截骨术 + 20° 胫骨截骨术 =20° 屈曲挛缩	20° 股骨截骨术 + 20° 胫骨截骨术 20° 软组织延长

图 17-24

由股骨远端和胫骨近端的后弓畸形并受到伴随的屈曲挛缩限制所引起的过伸。i，膝关节具有 20° 的过伸，PDFA=104°，PPTA=100°，存在 20° 的股骨后弓畸形和 20° 的胫骨后弓畸形，此外还存在有 20° 的屈曲挛缩。ii，最简单的解决方案是胫骨近端 20° 截骨术，只矫正胫骨的后弓畸形，由此消除膝关节过伸。iii，替代方案是股骨远端 20° 截骨术，由于并未恢复胫骨近端的后倾，而胫骨后倾对于膝关节功能十分重要，因此并非理想。iv，联合行 20° 股骨和 20° 胫骨屈曲截骨矫形术，出现膝关节 20° 的屈曲挛缩。v，假如选择混合方案，需要采用软组织或者牵伸治疗膝关节屈曲挛缩。

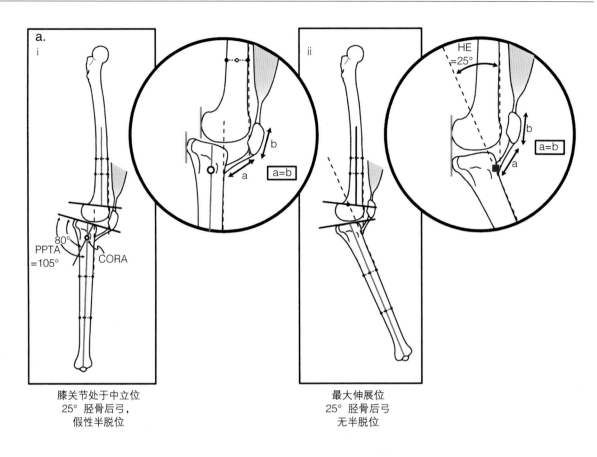

膝关节处于中立位
25° 胫骨后弓，
假性半脱位

最大伸展位
25° 胫骨后弓
无半脱位

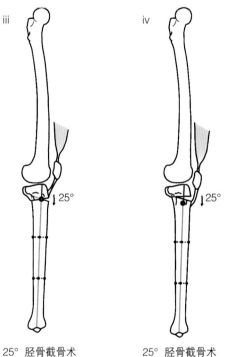

25° 胫骨截骨术

25° 胫骨截骨术

图 17-25 a ~ c

a 不伴有膝关节真性半脱位的后弓畸形。i，胫骨近端后弓畸形（25°），胫骨结节附着点位于正常位置，当膝关节处于伸直位时，存在膝关节假性半脱位。ii，当膝关节处于最大过伸时，不存在膝关节真性半脱位（处于最大伸直位时，股骨髁和胫骨髁后方成一条直线）。膝关节过伸等于后弓畸形，因此不存在屈曲挛缩。iii，在胫骨结节近端行屈曲截骨术（25°），纠正后弓对线。iv，假如在胫骨结节近端施行开放性楔形截骨术，可出现低位髌骨。

b 不伴有半脱位的胫骨近端后弓畸形。i，正常膝关节最大伸直位侧位片，HE=30°，PPTA=115°，注意处于完全伸直位时，胫骨和股骨的后髁处于同一条直线上。ii，胫骨后弓畸形中立位侧位片，胫骨后髁位于股骨髁的后方，出现胫骨相对于股骨后方半脱位的表现。膝关节处于中立位伸直时，后弓的胫骨实际上处于屈曲位。iii，临床大体照片显示最大过伸。iv，临床大体照片显示中立位伸直。v，在矫形初期的 Ilizarov 架。未行腓骨截骨，因此可以恢复 LCL 的张力。vi，在矫形末期的 Ilizarov 架，显示屈曲截骨术。vii，矫正后的最终放射片，PPTA=84°。viii，矫正后的临床大体照片显示膝关节处于最大过伸。

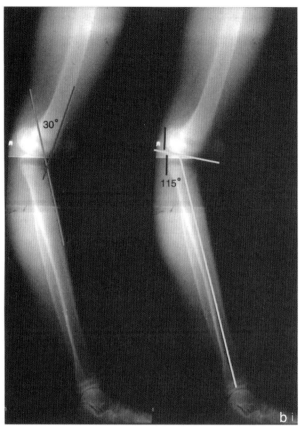

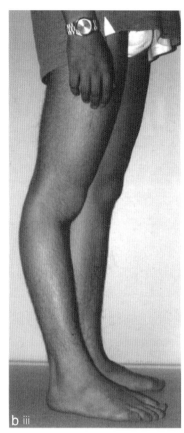

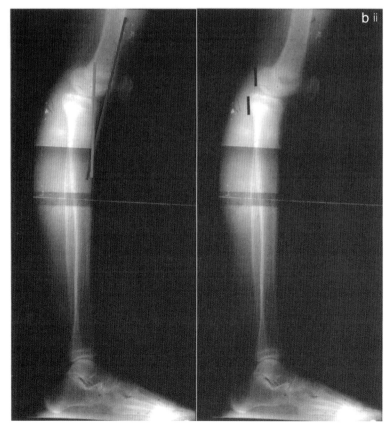

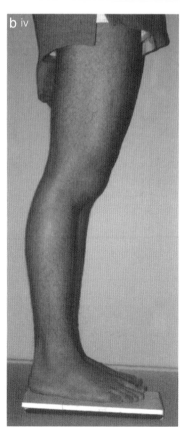

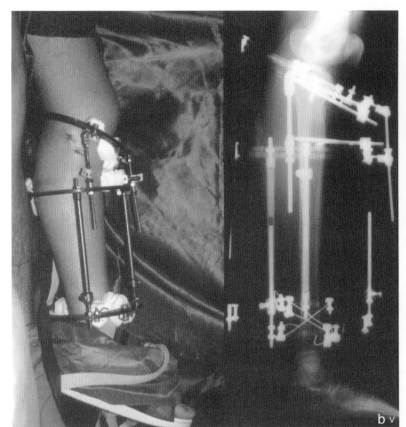

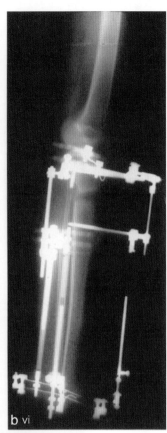

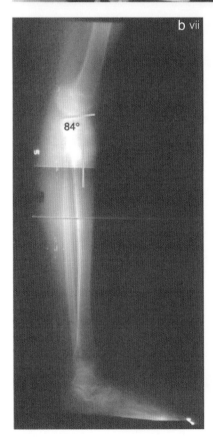

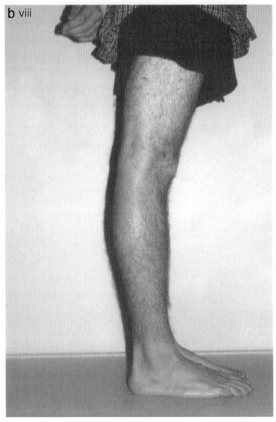

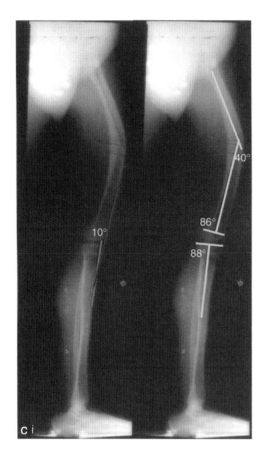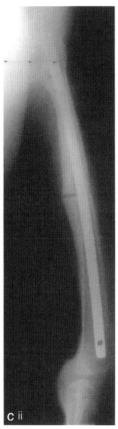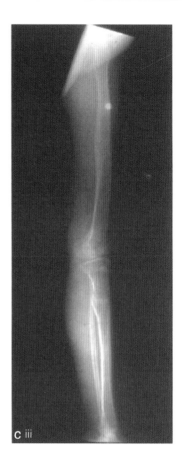

图 17-25　a ~ c

c　患者女性，24 岁，在 12 岁时由于股骨骨折，采用牵伸治疗，牵引针引起胫骨近端部分生长停滞，导致胫骨近端后弓畸形。i，患者 24 岁时摄取的放射片。在患者 16 岁时，在胫骨结节近端行开放楔形截骨术，治疗胫骨后弓畸形，出现继发性低位髌骨，导致难以治愈的前膝痛，患者还存在 40° 股骨前弓畸形。在放射片中，胫骨近端存在 88° 的 PPTA，膝关节具有 10° 的过伸。ii，采用髓内针施行股骨闭合楔形截骨术矫形。iii，在胫骨结节远端行第二次截骨术，对胫骨近端进行矫形，术后的放射片，同时将髌骨向近端移位，治疗低位髌骨，股骨髓内针已经去除。

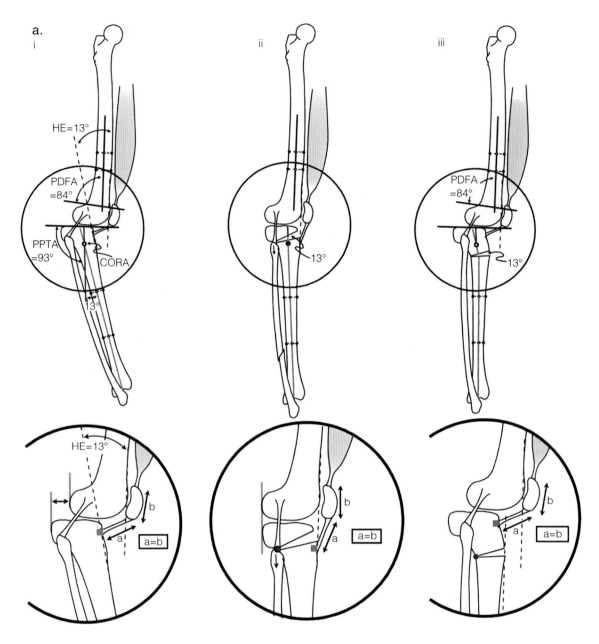

图 17-26　a ~ c

a　伴有膝关节真性半脱位的后弓畸形。i，胫骨近端后弓畸形，伴有胫骨结节附着点接近关节线，存在真性膝关节后方半脱位。ii，胫骨结节近端的开放楔形截骨术，同时牵拉髌腱，间接复位后方半脱位。尽管牵拉髌腱，由于胫骨向前方移位，未出现继发性低位髌骨。由于 LCL 的走行方向为前后方向，腓骨向远端移位也有助于将膝关节后方半脱位复位。iii，胫骨结节远端的开放楔形截骨术未能治疗后方半脱位。

b　伴有半脱位的胫骨后弓畸形。i，源于胫骨平台骨折的胫骨后弓畸形，胫骨平台向下塌陷，只有胫骨结节保留于远端，HE=9°，PPTA=108°，PDFA=85°。ii，近距离膝关节侧位片显示胫骨结

节的突起凸入膝关节内，可能阻挡完全伸直（箭头），尽管畸形得到全面矫正，胫骨髁的后侧面位于股骨髁的后方，提示胫骨相对于股骨存在后方半脱位。注意髌腱附着点的水平（方形）。iii，采用 L 形截骨术，矫正胫骨后弓畸形，同时将胫骨结节恢复到原始位置。iv，计划采用 L 形截骨术治疗，分别在冠状面上和矢状面上显示。v，使用 Ilizarov 架，矫形开始时的放射片。vi，使用 Ilizarov 架，矫形结束时的放射片。vii，最后的放射片显示后弓畸形和膝关节半脱位得到完全矫正。viii，矫形术后的近距离膝关节放射片，显示后弓畸形和膝关节半脱位已经复位，注意新的髌腱止点水平。

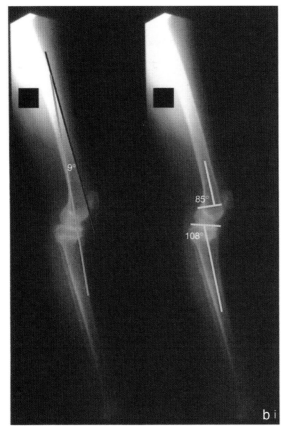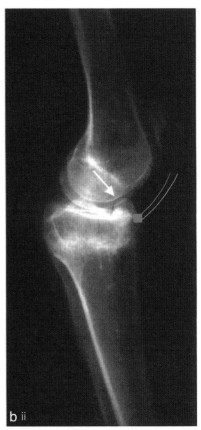

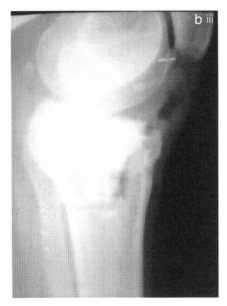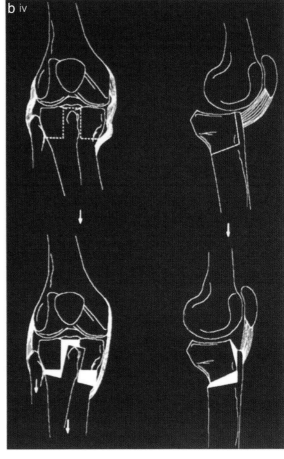

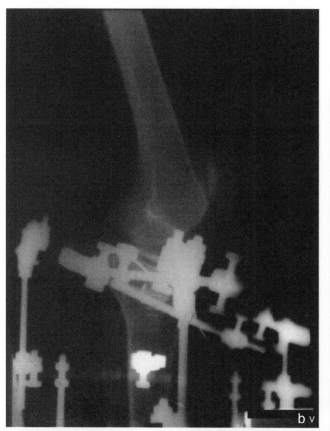

b v

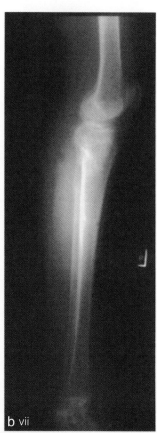

b vii

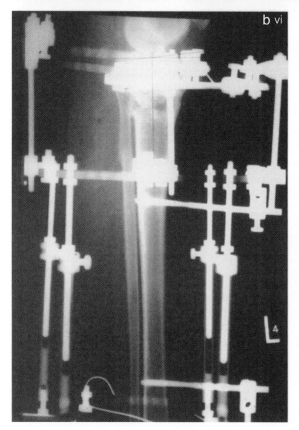

b vi

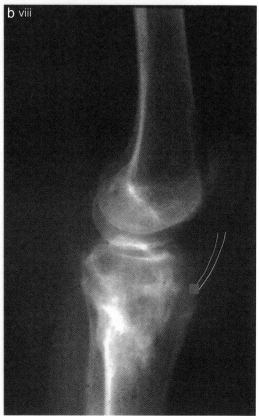

b viii

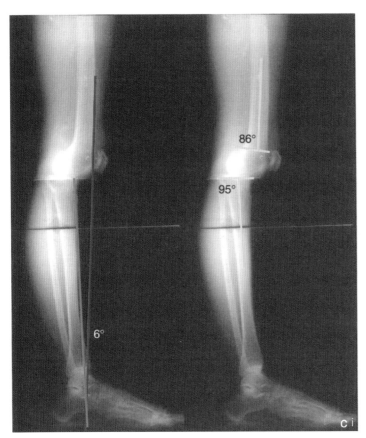
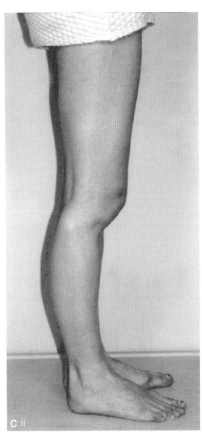

图 17-26 a～c

c 伴有半脱位的胫骨后弓畸形。i，放射治疗后发生的胫骨后弓畸形，髌腱附着点接近关节线，存在膝关节真性半脱位，HE=6°，PPTA=95°，PDFA=86°。ii，术前的临床大体外观照片。iii，在胫骨结节近端行开放楔形截骨术，并将胫骨向远端移位，胫骨间接得到复位。矫正后的放射片显示膝关节半脱位和胫骨后弓畸形得到完全复位，髌骨处于正常水平。iv，矫形术后的最后临床大体外观。v，矫形术后的膝关节屈曲活动度优良。

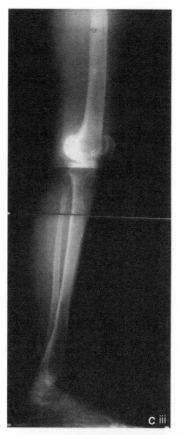
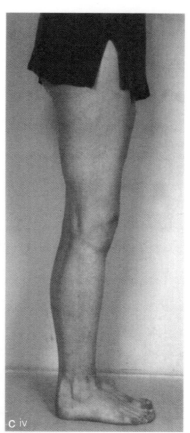
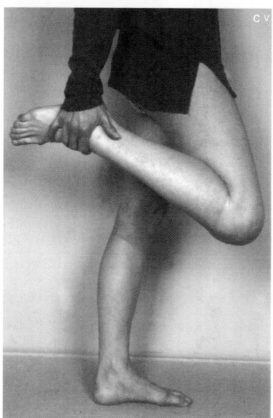

膝关节伸直挛缩

膝关节伸直挛缩可以是先天性的，也可是获得性的。先天性膝关节过伸和先天性膝关节前方半脱位是先天性伸直挛缩的实例，假如未及时进行治疗，股骨远端的生长将受到限制，形成后弓畸形（图 11-5 所示即为实例），治疗措施是早期使用石膏或者手术治疗。获得性膝关节伸直挛缩通常发生于创伤后，或者继发于膝关节手术，由于关节纤维化导致膝关节部分或者完全强直。关节纤维化可以累及整个膝关节，或者以髌股关节为主，关节内粘连和关节囊挛缩限制膝关节屈曲，长期膝关节伸直位强直发展成为股四头肌装置的继发性挛缩。股四头肌装置的瘢痕可起源于既往的手术或者创伤史，可深达骨骼或者周围筋膜结构。周围筋膜结构本身可以参与膝关节伸直挛缩，大腿的阔筋膜和前方筋膜可以变得很厚，并且发生挛缩。股直肌及其肌腱挛缩可限制膝关节的屈曲，尤其是处于俯卧位时，股直肌是股四头肌中通过髋关节的唯一成分。股直肌挛缩的患者 Ely 试验阳性（膝关节的屈曲度数在仰卧位大于俯卧位，因为在俯卧位时，屈曲膝关节会引起髋关节屈曲和骨盆抬高）。随着膝关节长期处于完全伸直位，内侧副韧带发生挛缩，在正常情况下，浅层 MCL 在膝关节处于屈曲 60° 位时最长，长期处于完全伸直位后，MCL 发生挛缩，并且限制膝关节的屈曲。

限制膝关节屈曲的病理异常包括关节内粘连，直至关节纤维化、关节囊挛缩、股四头肌挛缩以及与骨骼发生粘连、筋膜挛缩以及 MCL 挛缩。因此对于膝关节伸直位挛缩的治疗必须有所变化，从简单的关节镜松解粘连到较广泛的股四头肌成形术。股四头肌成形术可以分为远端和近端两种类型。远端股四头肌成形术，例如 Thompson 或者 V-Y 型远端股四头肌成形术，应该避免在成人中施行，原因是会引起永久性膝关节伸直迟滞，这种情况也会在儿童中发生，但是由于儿童处于不断生长发育过程中，能够恢复股四头肌的张力，因此能够得到恢复。取得膝关节屈曲活动度的最佳方法是 Judet 股四头肌成形术（Bellemans 等 1996；Daoud 等 1982；Ebrasheim 等 1993；MerchanMyong 1992；Warner 1990），该手术向近端推移股四头肌，治疗膝关节挛缩的所有成分。该手术由 Letournel 进行了推广。

Judet 股四头肌成形术分步骤松解膝关节和股四头肌（图 17-27），每个步骤成功之后，按照膝关节活动范围的恢复程度，决定是否进行下一步松解。

笔者对原先的手术方式中的切口和步骤顺序进行了改良。在整个大腿长度上标记切口，从大粗隆到髌腱的外侧，切口的远端部分呈 S 形延长，切口沿外侧肌间隔线，然后向前方弯曲，在髌腱的外侧并与之平行。对于需要同时施行膝关节置换术，或者从膝关节融合改行膝关节置换的患者，远端切口改为前方中线切口，然后在大腿的远端转向外侧。

步骤 1：关节内松解

在止血带控制下，做远端部分切口，松解膝关节内粘连，纵行切开阔筋膜，筋膜和肌肉与其上覆盖的皮肤保持相连。不要在筋膜和皮肤之间进行分离，避免发生皮肤坏死。做髌骨旁外侧关节囊切口进入关节内，从外侧松解关节内粘连。假如从该切口无法到达内侧粘连，从单独的内侧切口松解，在松解 MCL 时也需要添加内侧切口。在每个步骤之后，测量所取得的膝关节屈曲度数。在骨膜外，从外侧向内侧将股四头肌的远端部分从股骨上分离并抬起。

步骤 2：松解 MCL 和内侧关节囊

做单独的内侧短切口，从内侧关节线延伸到胫骨约长 7 cm。通过该切口切开内侧关节囊，施行所需要的关节内侧松解，在胫骨抬高 MCL 的远端。

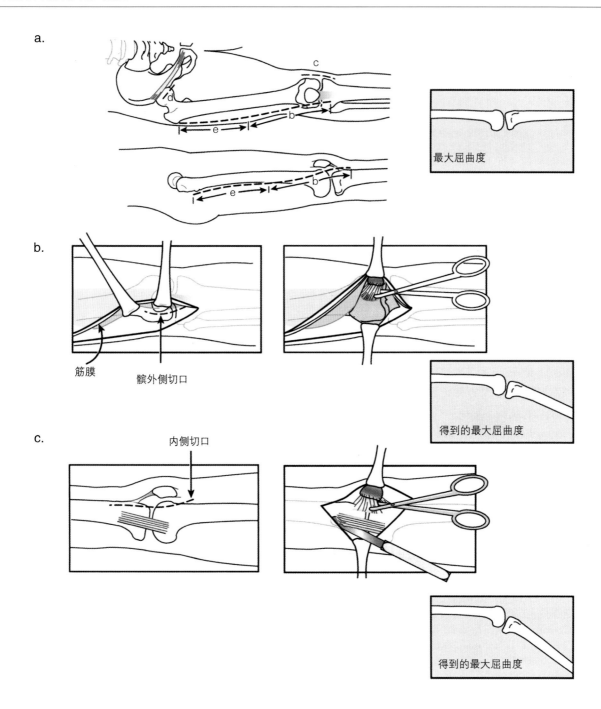

a.

最大屈曲度

b.

筋膜

髌外侧切口

得到的最大屈曲度

c.

内侧切口

得到的最大屈曲度

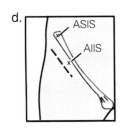

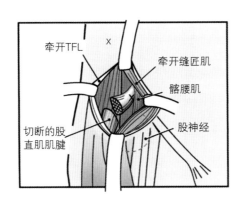

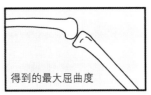

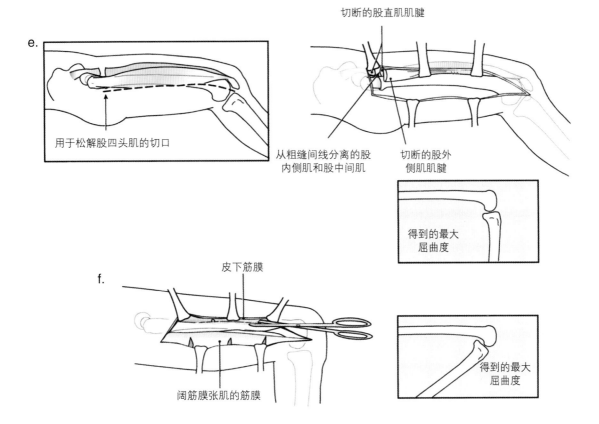

图 17-27　a～f

a　Judet 股四头肌成形术的切口。

b　松解关节内的粘连。

c　松解 MCL 和内侧关节囊。

d　松解股直肌。ASIS，髂前上棘；AIIS，髂前下棘；

TFL，阔筋膜张肌。

e　推移股四头肌。

f　分级延长大腿的阔筋膜和前方筋膜。

步骤 3：松解股直肌

以髂前下棘为中心，沿腹股沟线做约 3 ~ 4 cm 长的"比基尼"切口，切开筋膜，发现并保护股外侧皮神经。分离缝匠肌和股筋膜张肌之间的间隙，直达髂前下棘，发现股直肌肌腱，并横行切断。最好在肌腱分裂成为直接头和间接头的略远端部分横行切断肌腱，这样整个肌肉能够向远端滑移。假如只松解直接头，仍有间接头牵拉股直肌。该切口还可用于发现股神经，有助于在进行粗隆间线松解时（在步骤 4 中讨论），避免损伤该神经的分支。而且，对于非常紧张的挛缩，对股神经进行减压可以增加股四头肌滑动的长度，因为滑动长度受到神经血管束的限制。

步骤 4：滑动股四头肌

将切口向近端延长到大粗隆的最突起处（股骨隆起线），在施行近端切口时必须去除止血带。沿肌间隔将股四头肌从股骨上抬起。结扎、钳夹或者电凝交通血管。在近端，横行切断股外侧肌筋膜，从股骨上由后方向前方回缩。在骨膜外，从外侧向内侧围绕股骨进行分离。在近端，将股四头肌从粗隆间线松解，使之能够向远端移动，必须注意避免损伤股神经（见步骤 3）。从股骨上分离肌肉直达内侧肌间隔，必须注意避免损伤来自内侧的血液供应。

步骤 5：部分延长大腿的外侧筋膜和前方筋膜

最后松解的组织是阔筋膜，不要与皮肤分离，以免造成前方皮瓣坏死。可采用经过阔筋膜和大腿前方筋膜的多水平横行切口。必须注意避免损伤皮下血管。

此时，膝关节必须能够完全屈曲，而皮肤向内侧移位，在闭合主要切口时，只缝合皮下组织（皮肤深层组织缝合）和皮肤，不要试图闭合膝关节囊。使用 2 ~ 3 条长引流管，防止皮瓣形成血肿，直到在连续两个 8 小时内只有 10 ml 引流液时，才拔除引流管。闭合其他切口不使用引流。

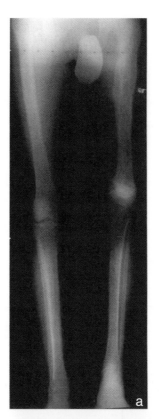

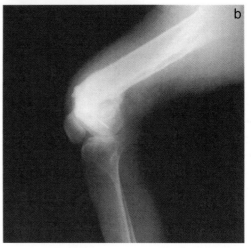

术后硬膜外镇痛非常重要，在使用连续被动活动器时保持完全无痛，患者卧床 1 周。在恢复室就开始使用连续被动活动器（CPM），出院后继续使用，至少延续 6 周。在医院内就开始体疗，股四头肌的电刺激有帮助。笔者采用这些方法，取得并保持至少 90° 的膝关节屈曲活动度。在以后的数月中，应该增强股四头肌的力量。只要保留髌骨，未出现股四头肌伸直迟滞（图 17-28 和图 11-5）。当髌骨缺如时，可残留部分伸直迟滞。

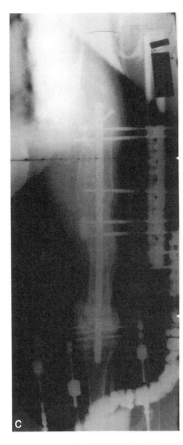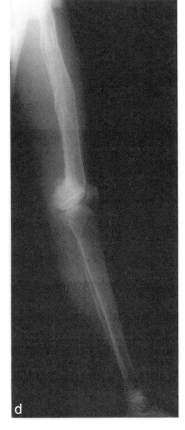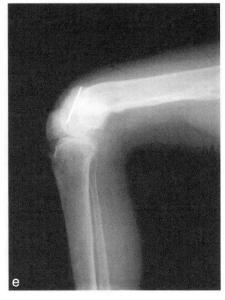

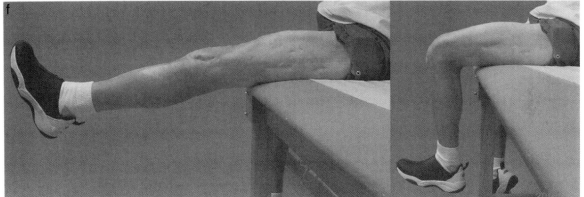

图 17-28　a ~ f

a　股骨髁上骨不愈合，伴有膝关节强直，低位髌骨和 LLD。

b　侧位片显示膝关节最大的屈曲度，活动发生在不愈合的部位，而不是在膝关节。

c　采用髓内针延长技术（LON），通过开放复位和外固定加上内固定技术，治疗股骨不愈合。由于膝关节强直，固定针和外固定器穿过胫骨，将力量集中于不愈合的部分。髌骨向近端移位，预期需要行股四头肌成形术。

d　当股骨不愈合处发生愈合时，双下肢长度相等，膝关节保持于伸直位完全强直，去除内固定针。

e　显示 Judet 股四头肌成形术后的膝关节屈曲度数。

f　临床侧面大体照片显示膝关节主动的屈曲和伸直。

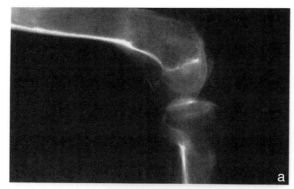
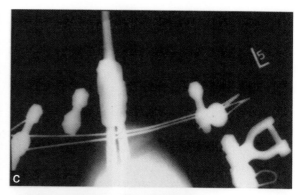
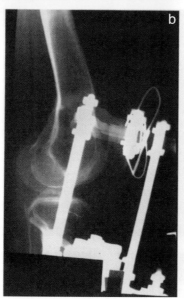
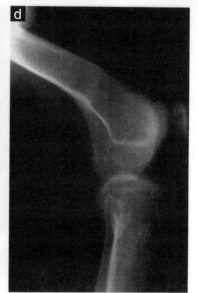

低位髌骨和高位髌骨

可以引起前膝疼痛和屈曲受限的其他畸形为低位髌骨。在许多患者中，并不引起症状，但是有时会引发症状，在过去缺乏良好的替代治疗方法。我们发明了针对该问题的新型治疗方法，就是使用外固定器将髌骨逐渐移位（图17-29）。Insall 比率（Insall 和 Salvati 1971）和 Blackburne-Peel 指数（Harner 等 1994）小于 0.8 确定为低位髌骨（图17-30）。髌骨高位较少见，很少引起症状。

图 17-29　a~d

a　有症状的低位髌骨，伴有前膝疼痛，以及膝关节屈曲受限，显示膝关节的最大屈曲度。

b　使用 Ilizarov 架逐渐牵伸，将髌骨从远端向近端移位，延长髌腱。

c　髌骨轴位片显示使用 2 根关节外髌骨固定针，进行移位。

d　移位后的放射片显示髌骨高度正常。

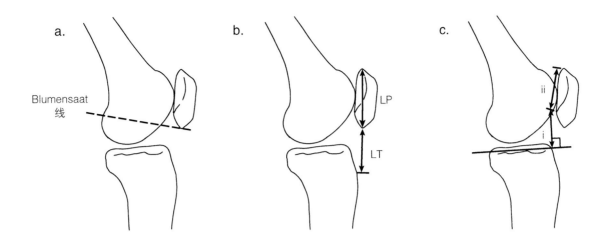

图 17-30　a ~ c

a　Blumensaat 线。在膝关节处于屈曲 30° 时，髌骨下
　　缘应该位于髁间窝 Blumensaat 线的延长线上。

b　Insall-Salvati 测量。髌腱长度（LT）和髌骨长度
　　（LP）之比应该为 1.0。比率大于 1.2 提示高位髌
　　骨，比率小于 0.8 提示低位髌骨。

c　Blackburn-Peel 测量。用从胫骨平台到髌骨关节面
　　下缘的距离（i）除以髌骨关节面的长度（ii）应
　　该为 0.8，测量计算值大于 1.0 时提示存在高位
　　髌骨。

参考文献

Bellemans J, Steenwerckx A, Brabants K, Victor J, Lammens J, Fabry G (1996) The Judet quadricepsplasty: a retrospective analysis of 16 cases. Acta Orthop Belg 62:79–82

Bowen JR, Morley DC, McInerny V, MacEwen GD (1983) Treatment of genu recurvatum by proximal tibial closing-wedge/anterior displacement osteotomy. Clin Orthop 179:194–199

Choi IH, Chung CY, Cho TJ, Park SS (1999) Correction of genu recurvatum by the Ilizarov method. J Bone Joint Surg Br 81:769–774

Daoud H, O'Farrell T, Cruess RL (1982) Quadricepsplasty: the Judet technique and results of six cases. J Bone Joint Surg Br 64:194–197

Ebraheim NA, DeTroye RJ, Saddemi SR (1993) Results of Judet quadricepsplasty. J Orthop Trauma 7:327–330

Harner CD, Miller MD, Irrgang JJ (1994) Management of the stiff knee after trauma and ligament reconstruction. In: Siliski JM (ed) Traumatic disorders of the knee. Springer, New York, p 364

Herzenberg JE, Davis JR, Paley D, Bhave A (1994) Mechanical distraction for treatment of severe knee flexion contractures. Clin Orthop 301:80–88

Insall J, Salvati E (1971) Patella position in the normal knee joint. Radiology 101:101–104

Lord G, Musy G (1975) Treatment of severe recurvation of the knee in poliomyelitis: role of olecranization of the patella [in French]. Rev Chir Orthop Reparatrice Appar Mot 61:135–140

Merchan EC, Myong C (1992) Quadricepsplasty: the Judet technique and results of 21 posttraumatic cases. Orthopedics 15:1081–1085

Warner JJ (1990) The Judet quadricepsplasty for management of severe posttraumatic extension contracture of the knee: a report of a bilateral case and review of the literature. Clin Orthop 256:169–173

第18章 有关踝关节和足部的考虑

在评估胫骨远端畸形时，必须考虑距骨、跟骨和足部相对于胫骨的位置。在冠状面上距骨的横截面呈方形，距骨顶部与胫骨踝穴相平行，在胫骨踝穴和距骨顶部之间，正常情况下关节线不会相交。这与膝关节存在明显不同，后者在正常情况下，股骨髁线和胫骨平台线（JLCA）之间有3°的夹角。胫骨干内侧和外侧的骨皮质线分别与距骨相交于内侧和外侧，并位于距骨的边缘附近（图 18-1a），在切除胫骨远端考虑施行踝关

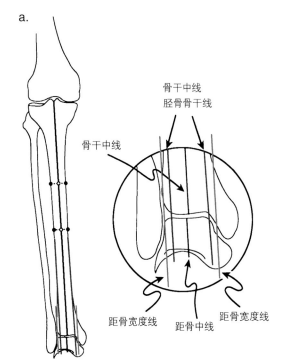

图 18-1 a，b

a 将胫骨的骨皮质线向远端延伸，进入距骨体部，胫骨干中线稍偏于距骨中线的内侧。

b 在切除胫骨远端后，距骨体应该向内侧移位（i），避免足部向外侧移位（ii）。

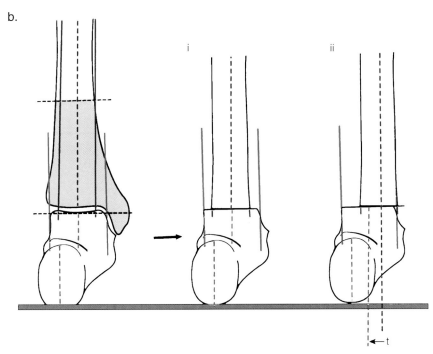

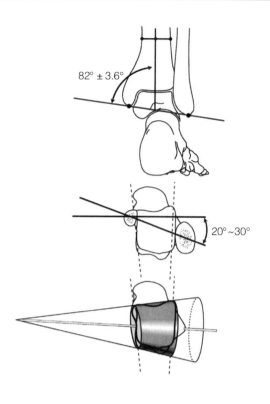

图 18-2

踝关节旋转轴通过内踝（MM）和外踝的顶点，因此该轴线既不位于冠状面上，也不位于矢状面上，其走行方向是从前上内侧到后下外侧，因此踝关节轴既不平行于胫骨踝穴，也不平行于距骨顶。距骨的楔形外观类似于圆锥体的截面（平截头体）。

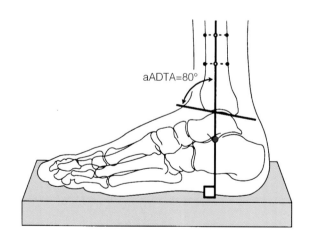

图 18-3

在正常情况下，当足部距面与胫骨呈90°时，矢状面胫骨干中线通过距骨外侧突（踝关节旋转中心）。踝关节踝穴向前倾斜（ADTA=80°）。

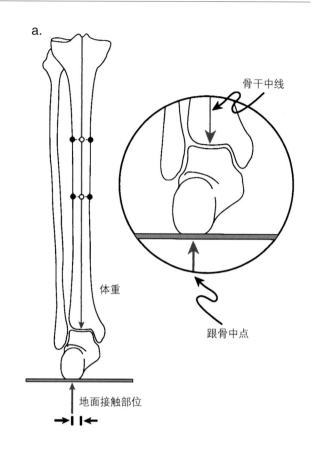

图 18-4 a, b

a 跟骨中线位于胫骨中线的外侧。

b 地面反作用力矢量（GRV）起源于足部的外侧缘，通过胫骨踝穴中心的前外侧（绿线）。

节融合时，了解这种关系非常重要（图 18-1b），距骨的内侧界位于胫骨内侧骨皮质的内侧，假如两者在内侧成为一条直线，足跟存在外侧移位（图 18-1b）。

在矢状面上，距骨的关节面呈圆形，Inman（Stiehl 1991）显示该表面的三维形态为平截头体（圆锥体的截面），因此踝关节的旋转轴与关节线不相平行（图 18-2），正常情况下从内踝（MM）的顶点走向外踝的顶点，经过距骨的外侧突，在踝关节侧位片上，可以将踝关节旋转中心近似地定位于距骨的外侧突（图 18-3）。

跟骨相对于距骨和胫骨的走行方向也非常重要，尤其是在冠状面上（图 18-4a），跟骨体部的纵轴在矢状面上为倾斜走向（跟骨倾斜角）。在冠状面上，在放射片上观察跟骨纵轴困难；临

b.

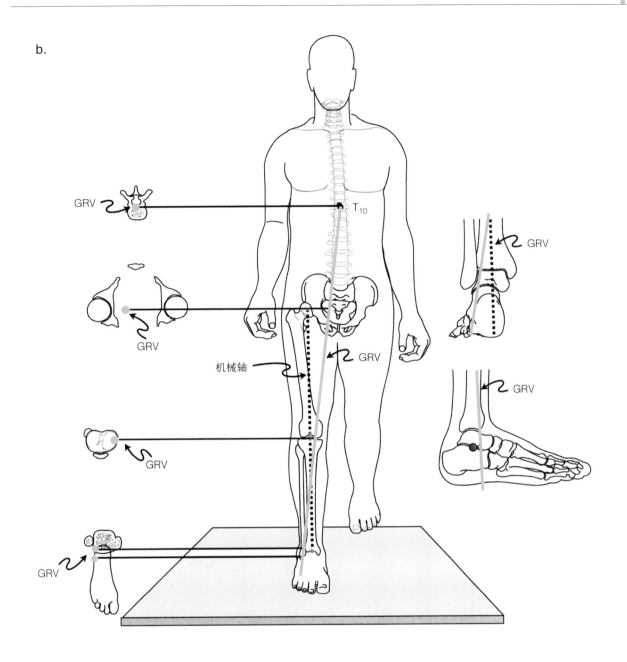

床上，最好从后方进行评估。在冠状面上，跟骨体部的轴线正常平行于胫骨解剖轴，相对于胫骨解剖轴，跟骨轴偏于外侧，原因是在距骨的载距突，跟骨与距骨的关节面呈台阶状。在放射片上观察这种关系时，需要在与水平面呈 45° 或者与水平面呈 20°（Saltzman 位）时摄取纵轴位片（见图 3-15），相对于胫骨干的中线，测量跟骨的对线；在 Saltzman 位片上，还可测量踝关节踝穴的走行方向。在可能的情况下，畸形侧应该与正常对侧相比较。在单腿站立时，地面的反作用力矢量经过距下关节和踝关节中心的外侧，向踝关节和距下关节传递外翻力臂（图 18-4b）。在矢状面上，地面反作用力矢量也通过踝关节旋转中心的前方。在足跟部，地面反作用力矢量与跟骰关节相一致。由于相对于踝关节，地面反作用力矢量位于前外侧，胫距关节的外侧和前面承受最大的应力力矩，这种情况与在各种畸形中所观察到的关节退变类型相一致，将在本章以后部分详加讨论。这也可以解释为什么在大部分单腿站立时相中，需要胫后肌和腓肠肌 - 比目鱼肌发挥作用，对抗由地面反作用力矩传递的外翻和跖屈倾向。

冠状面踝关节畸形

在正常情况下，胫骨踝穴的内翻和外翻畸形可以得到距下关节的代偿。足部走行方向是否能够得到完全代偿。取决于距下关节的活动范围。正常的距下关节活动范围是内翻 30°，外翻 15°，因此当距下关节活动正常时，后足能够代偿的踝关节成角畸形程度是内翻 30° 和外翻 15°（图 18-5）。而且，具有正常活动度的前足以旋前和旋后的方式，也能进一步代偿踝关节的内翻和外翻（图 18-6）。当畸形超出这些相邻关节的代偿活动范围时，会出现症状。在本章的后面章节中会对代偿机制详细阐述。

胫骨踝穴的内翻畸形与外翻畸形相比，耐受性相对较差，原因是距下关节外翻的代偿活动范围与内翻相比较，只有后者的一半。内翻畸形超过距下关节的外翻代偿时可引起前足的旋前代偿，通过跖屈第一排跗骨来增大足弓，以减少足部的负重表面积。与之相反，当足部的外翻畸形超过距下关节的内翻代偿时，引起第一排跖骨的背屈，并伴有足弓变平，增加足部的负重表面积。足弓的天然弹性（变平）代偿后足的外翻畸形比代偿内翻畸形更佳，后者需要足部成为弓形足，处于坚强的高弓姿势。而且，足弓变平多数是被动的，而形成弓形足是较为主动的过程。

胫骨踝穴的内翻畸形不会引起退行性改变，原因是胫骨和距骨之间的负重接触面积并不会减少。由于从距骨的内侧面传递到较宽内踝的载荷会增加，因此实际上面积反而会增加，因为要对载荷作出反应，内踝会肥厚增生（图 18-7）。足部对内翻的代偿能力受到限制，会形成前足和距下关节的问题，但是不会出现踝关节问题。在正

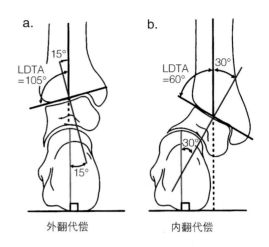

图 18-5　a，b

a　胫骨远端内翻畸形（15°）。距下关节外翻 15°，代偿内翻成角，与胫骨干中线相比，跟骨中线移向内侧。

b　胫骨远端外翻畸形（30°）。距下关节内翻 15°，代偿外翻成角。尽管得到代偿，跟骨中线向外侧脱位，远离胫骨干中线。

图 18-6　a，b ▶

当胫骨远端畸形超过内翻和外翻代偿活动范围时，出现其他代偿机制：前足旋前代偿内翻畸形；前足旋后代偿外翻畸形。

a　胫骨远端内翻 =25°。

b　胫骨远端外翻 =40°。

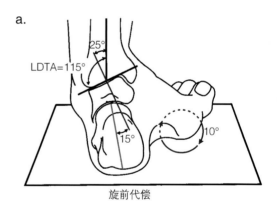

旋前代偿

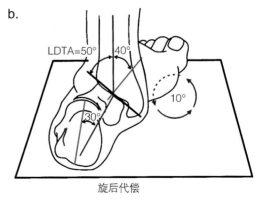

旋后代偿

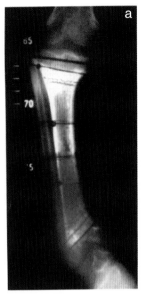
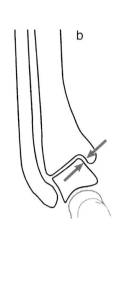

图 18-7　a，b

a　患者女性，6 岁，由脑膜炎球菌菌血症引起胫骨远端内翻畸形的放射片。由于胫骨踝穴内翻倾斜，距骨外观呈三角形。由于负重，内踝肥厚增生。踝关节跖屈和背屈无困难，距下关节固定于最大外翻代偿位。

b　踝关节的图示，由于内踝起着支柱作用，能够防止半脱位，稳定关节。

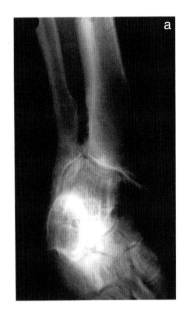
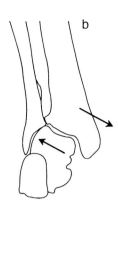

图 18-8　a，b

a　患者男性，59 岁，胫骨远端外翻畸形的放射片。距骨外侧半脱位，并侵蚀进入腓骨关节面。注意内踝和距骨之间的间隙增大。

b　踝关节的图示，由于外侧存在剪切力，距骨发生外侧移位。

常情况下，距骨的内侧比外侧的相对载荷要小。原因是在冠状面上，地面的反作用力矢量通过距骨中线的外侧（图 18-4b）。胫骨远端存在内翻时，跟骨向内侧移位，地面反作用力矢量向内侧移位。

　　与之相反，尽管足部对外翻的代偿能力大于对内翻的代偿能力，胫骨踝穴的外翻畸形可引起踝关节的退行性改变。如上所述，在正常情况下，胫距关节的外侧面与内侧面相比载荷较大。胫骨踝穴的外翻畸形将地面的反作用力进一步移向外侧，明显增大作用于胫距关节外侧面的力臂，而且外翻畸形加大作用于腓骨的载荷，也就是作用于远端胫腓关节面。在慢性载荷下，该关节面变宽或者退变，只要踝穴增宽，胫骨与距骨的接触面积将会减小（Yablon 等 1977）（图 18-8）。随着负重接触面积减少，单位面积上的力量增

加，容易发生胫距关节和腓距关节的关节炎。在踝穴中距骨发生外侧半脱位，将地面反作用力矢量进一步向外侧移位。

　　CORA 越接近踝关节，踝关节走行方向的异常就越严重（LDTA 的改变就越大）（Puno 等 1991）（图 18-9a）；CORA 越接近膝关节，对膝关节的作用也就越大（MPTA 的改变就越大）。踝穴畸形的成角水平与发生成角的原因有关，先天性畸形的 CORA 通常位于踝穴水平（图 18-9b）；发育性畸形的 CORA 通常位于远端胫骨干的稍近端。对于内翻畸形，经过 CORA 的等分线通过骨干的内侧缘；对于外翻畸形，通过骨干的外侧缘（图 18-9c）。可观察到这种典型类型与胫骨远端的周缘性部分生长停滞相伴随。骨折后畸形的 CORA 位于不同的水平，取决于原发骨折的水平，以及相关的移位畸形的程度和方向（图 18-9d ~ f）。

a.

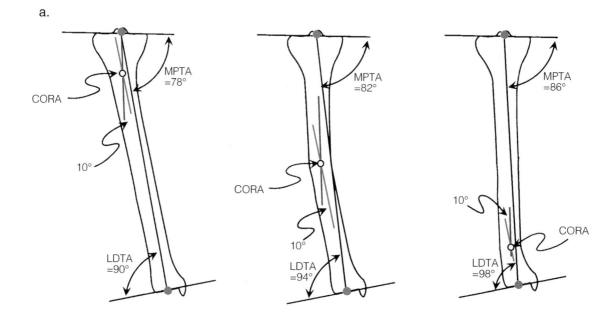

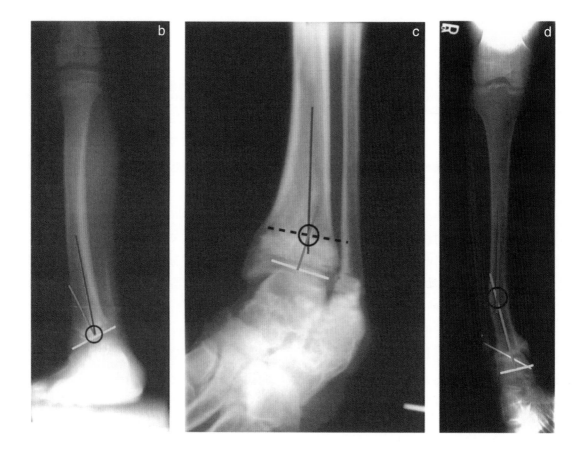

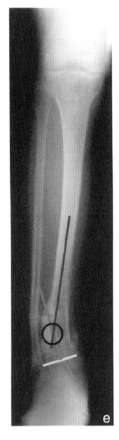

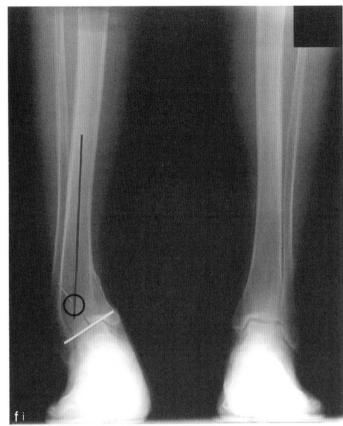

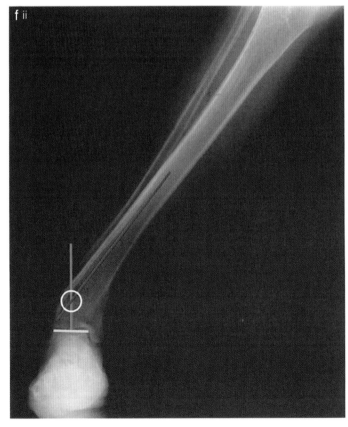

图 18-9　a ~ f

a　胫骨 10° 内翻畸形的 3 个病例，CORA 位
于不同水平。当 CORA 接近膝关节时，
对 LDTA 的影响微小，对 MPTA 具有巨
大的影响；当 CORA 接近踝关节时，对
MPTA 的影响微小，对 LDTA 具有巨大的
影响；当畸形位于骨干中部时，MPTA 和
LDTA 均受到影响，但是与畸形接近膝关
节和踝关节时相比，程度较小。

b　由先天性腓侧半肢畸形引起的胫骨远端外
翻畸形。CORA 位于关节线上（同时还存
在骨干中部的外翻畸形）。

c　由部分骺板生长停滞引起的胫骨远端内翻
畸形。CORA 位于骨骺的近端。tBL 相交
于部分生长停滞点（见第 20 章）。

d　创伤后胫骨远端内翻畸形，试图行踝上截
骨术矫正，术后发生不愈合。矫形不当，
CORA 位于胫骨远端和中 1/3 的交界处。

e　创伤后胫骨远端内翻畸形。CORA 位于踝
上区域。

f　创伤后胫骨和腓骨内翻畸形。CORA 位于
踝上区域。i，显示胫骨处于垂直位时的畸
形；ii，显示足跟处于垂直位时的畸形。

a.

开放楔形

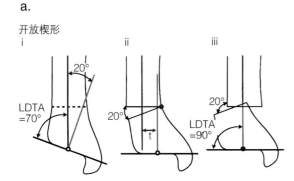

闭合楔形

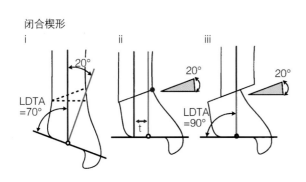

b.

开放楔形

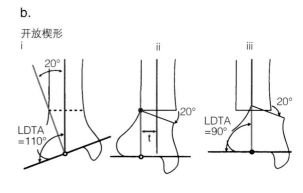

闭合楔形

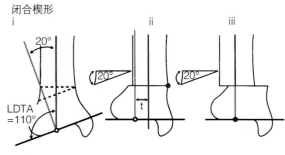

图 18-10　a ~ c

a　胫骨远端外翻畸形（20°），显示开放和闭合楔形病例。i，CORA 位于关节线水平。ii，围绕在截骨线水平上的轴线，行踝上截骨术，矫正成角，引起内侧移位畸形，原因是成角矫形轴线（红点）并不通过 CORA（黑圈）。iii，当成角矫形轴通过 CORA 时，可以矫正成角和内侧移位，不会出现移位畸形。

b　胫骨远端内翻畸形（20°），显示开放和闭合楔形解决方案。i，CORA 位于关节线水平。ii，围绕在截骨线水平上的轴线，行踝上截骨术，矫正成角，引起外侧移位畸形，原因是成角矫形轴线（红点）并不通过 CORA（黑圈）。iii，当成角矫形轴通过 CORA 时，可以矫正成角和内侧移位，不会出现移位畸形。

c　佝偻病畸形的放射片，采用右侧闭合楔形踝上截骨术，进行从内翻到外翻矫形，通过内侧钢板固定。矫正轴位于截骨水平，并不位于 CORA 水平，引起轴线外侧移位。注意骨干中线相交于距骨内侧。对于 CORA 位于踝关节水平，从内翻到外翻的矫形需要远端节段的内侧移位。尽管这种畸形并不存在功能问题，患者不满意踝关节的外观。

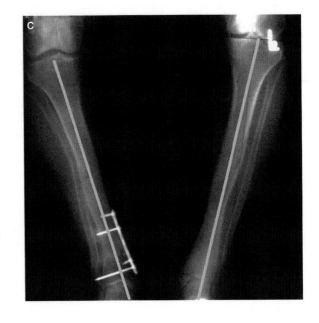

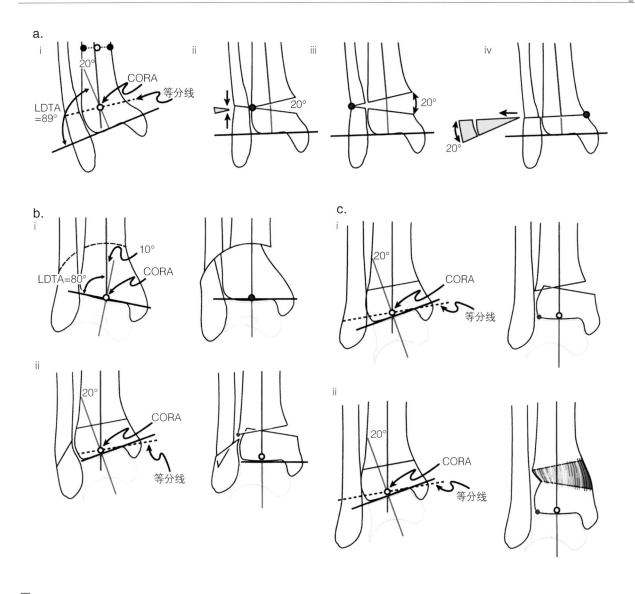

踝上截骨术治疗内翻或者外翻畸形

在不考虑软组织覆盖以及骨骼质量的前提下，决定踝上截骨术的水平取决于所选择的金属固定物的种类，以及 CORA 水平。总体来说，只要金属固定物允许，应尽可能在远端施行截骨术，充分利用干骺端而不是骨干部位的愈合率。假如在与 CORA 不同的水平上施行截骨术，会相应出现截骨部位的移位，由于截骨线通常位于CORA 的近端，移位方向应该是：对于从内翻到外翻的截骨矫形术向内侧移位，对于从外翻到内翻的截骨矫形术向外侧移位（图 18-10）。当CORA 位于远端时，如未能正确地将截骨线移位，将会产生移位畸形，足部和踝关节的外观出

图 18-11 a ~ e

a 当胫骨和腓骨均存在畸形时（20°），在同一水平行胫骨和腓骨远端截骨术。i，计划采用截骨术原则 1 进行矫形，截骨部位（红点）与畸形的水平相同。ii，腓骨闭合楔形，胫骨开放楔形。iii，腓骨和胫骨开放楔形。iv，腓骨和胫骨闭合楔形。

b 胫骨和腓骨远端截骨术，腓骨截骨部位位于胫骨截骨处的远端。计划采用截骨术原则 2 进行矫形。i，不伴有腓骨畸形。ii，伴有腓骨畸形。

c 当胫骨畸形无腓骨畸形时，行胫骨远端截骨术，不伴有腓骨截骨术。i，胫骨和腓骨恢复全长；ii，胫骨短于腓骨。

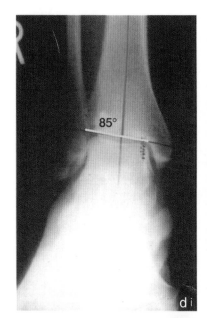
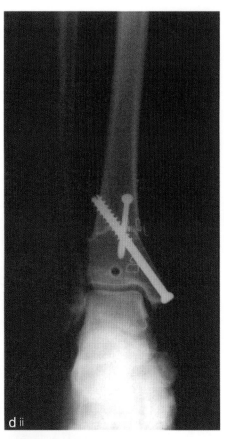

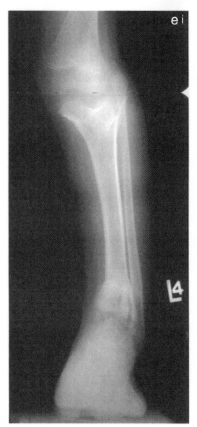
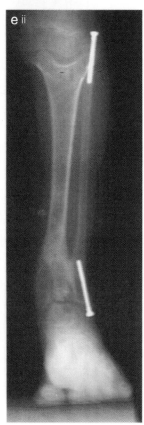

图 18-11　a ~ e

d　胫后肌腱功能不全，采用踝上截骨术治疗。
　　i，术前放射片显示 LDFA 为 85°。ii，行
　　圆形穹顶状内翻截骨术，采用 2 枚螺钉固
　　定。腓骨截骨部位位于胫骨截骨处的远端。
　　可观察到胫骨上有一孔洞，该处为 CORA，
　　是由于安放 6 mm 钢针而形成的，以此为
　　中心旋转圆心穹顶导向器。

e　胫骨近端和远端生长停滞，胫骨与腓骨相
　　比存在短缩。i，术前放射片显示内翻畸形。
　　ii，成角矫形并延长胫骨远端之后的放射
　　片，未行腓骨截骨。将螺钉通过腓骨上下
　　骺板处安放，防止继续过度生长。

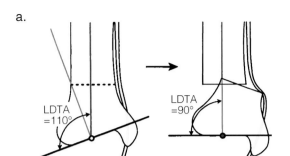

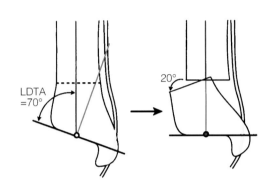

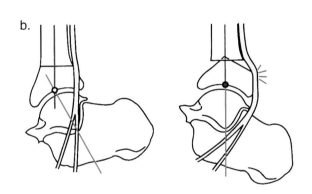

图 18-12　a，b

a　即时从内翻到外翻的矫形术，可出现胫骨远端的内侧突起，胫后神经受到牵拉和（或）损伤。

b　即时从前弓到后弓的矫形术，可出现胫骨远端的后方突起，胫后神经受到牵拉或卡压，需要进行踝管减压。

现 Z 字畸形（在矫正内翻畸形时，足部出现外侧移位；在矫正外翻畸形时，足部出现内侧移位）（图 18-10）。当存在伴随的腓骨畸形时，在胫骨截骨的水平施行腓骨截骨术（图 18-9f 和图 18-11a），根据截骨术原则 2，假如需要移位，腓骨的截骨应该位于胫骨的远端（图 18-11b）。假如腓骨不存在畸形，而是踝穴向腓骨成角，行胫骨截骨，而腓骨不需要截骨，在胫骨相对于腓骨存在短缩时，经常采用该术式（图 18-11c）。

一个考虑的重点，尤其是在即时矫形术中，是胫后神经。胫后神经、动脉和静脉在踝管内走行，踝管起始于踝关节近端约 10 cm 处，止于外展肌筋膜和跖筋膜的远端，且筋膜间隙内的空间有限。从内翻到外翻的矫形会牵拉该神经。此外，在从内翻到外翻矫形术中，假如 CORA 位于截骨线的远端，远端节段的内侧角向内侧移位，该骨突凸入踝管内，因此行即时从内翻到外翻或者从前弓到后弓的踝上矫形术，可引起急性踝管综合征（图 18-12），其中后者将在本章的以后部分中讨论。对于严重的畸形，应该选择逐步矫形；对于即时从内翻到外翻或者从前弓到后弓的矫形，尤其是对于中度以上的成角矫形，或者存在瘢痕的病例，有指征进行预防性踝管松解术（见图 10-18）。即使对于逐步矫形，有时也有施行预防性踝管减压的指征。

矢状面踝关节畸形

踝关节的跖屈和背屈可以分别代偿胫骨远端的后弓和前弓畸形（图 18-13）。正常的踝关节活动范围是背屈 20° 和跖屈 50°，因此可以代偿较多的后弓畸形和较少的前弓畸形，所以胫骨远端的后弓畸形较前弓畸形更加容易耐受。无法代偿的前弓畸形呈现马蹄畸形（图 18-14a），患者出现症状，不仅是因为足部处于马蹄畸形，而且因为胫骨的前唇与距骨颈发生撞击（图 18-13b 和图 18-14b）；即使前弓畸形得到代偿，也可由于发生撞击，以及上下楼梯和爬坡时受限，引起

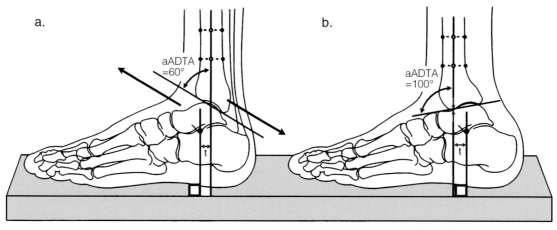

后弓：剪力　　　　　　　　　前弓：撞击

图 18-13　a，b

a　胫骨远端 20° 后弓畸形，得到踝关节跖屈 20° 的代
　偿，距骨覆盖不全，对踝关节产生促使前方脱位
　的净剪切力。踝关节旋转中心向前方移位，延长
　了足部着地的长度。

b　胫骨远端 20° 前弓畸形，得到踝关节背屈 20° 的代
　偿，增加距骨覆盖，在最大背屈位时与距骨颈产
　生撞击。踝关节旋转中心向后方移位，缩短了足
　部着地的长度。

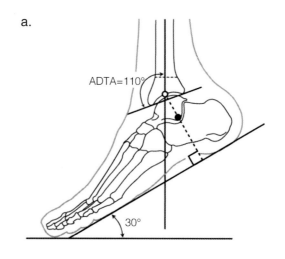

图 18-14　a，b

症状（图 18-14b）。胫骨远端的前弓畸形将足部
和踝关节的旋转中心向后方移位（图 18-13b），这种
移位也是代偿性的，因为缩短踩地时足部的长度，
从而减少该足的站立时间。由于足部探出胫骨前
方较少，患者能够更加迅速地滚动足部向前。

　　胫骨远端的后弓畸形在初期通常无症状，由
于跖屈的活动范围较大，因此早期可得到代偿，
由于处于站立位时，足部早就处于跖屈位，推地
的力量减弱。踝关节旋转中心向前方移位（图
18-13a），也缩短了跖屈肌腱的力臂，并且增加
该足的承重时间（延长站立时间）。从站立位到
跖屈的活动范围减小，进一步阻碍推地的动作，
因此后弓畸形会对影响跑步能力，原因是跖屈装
置疲劳。后弓畸形所产生最严重的影响是减少距
骨在踝穴中的负重接触面积，从而会增加接触压
力，最终导致关节退变，并且会增加距骨和胫骨
关节面单位面积上的负重。在所有的胫骨远端畸

形中，这样最容易引起退行性改变。后弓畸形对
距骨覆盖不全类似于髋臼发育不良对股骨头覆盖
不全的状况。胫骨远端关节面的倾斜度加大，将
增大距骨作用于胫骨前上方的剪切力（图 18-13a）。
在每一步中，负重和肌力将距骨沿该斜面向上推
起。由于后弓畸形将足部移向前方，足部的负重
中心同时也移向前方。地面反作用力矢量正常通
过踝关节的前方。因此，在正常情况下，存在前
方力矩臂，胫距关节的前面与后面相比，承受的
载荷增加，腓肠肌 - 比目鱼肌的收缩可以抵消该
力矩臂，即使在站立时，该肌肉也必须发挥作
用，防止向前摔倒。有后弓存在的情况下，地面
反作用力矢量更加移向前方，力矩臂加大，腓

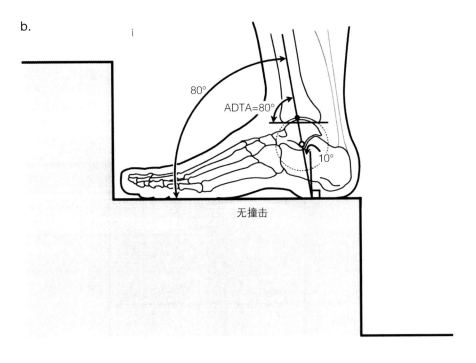

无撞击

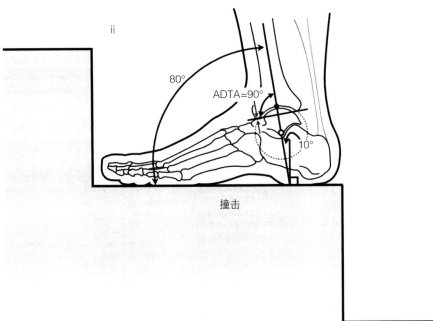

撞击

图 18-14　a，b

a　胫骨远端关节面向后方倾斜。ADTA=110°。假设无背屈代偿，并且距骨在踝穴内保持直立位，足部存在 30° 的马蹄垂足。

b　胫骨远端关节面向前方倾斜，消除背屈，能够进行诸如上楼等活动。i，正常踝关节，ADTA=80°，无撞击。ii，畸形踝关节，ADTA=90°，出现撞击。

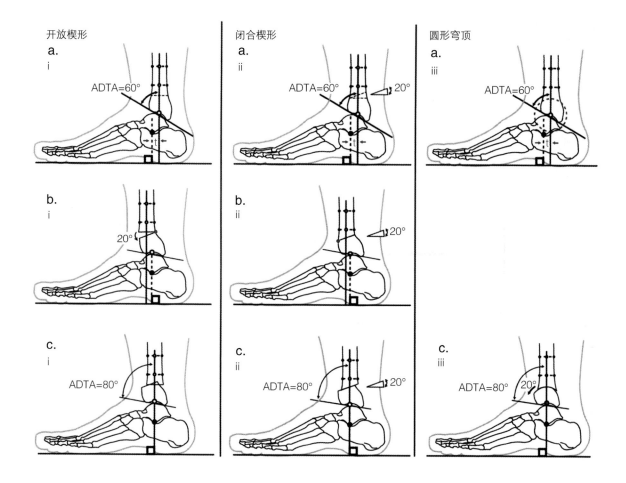

开放楔形　　　闭合楔形　　　圆形穹顶

肠肌 - 比目鱼肌必须发挥出更大的力量来保持平衡，以及在位置偏于前方的足部上方，将身体推向前方。因此，在有后弓畸形时，作用于踝关节前方的力量显著增加，再加上负重的接触面积变小，逐渐会引起退行性改变，此时有指征施行屈曲截骨术，预防和治疗由后弓畸形引起的踝关节退行性改变（图 18-15 和图 18-16）。

踝上截骨术治疗后弓和前弓畸形

　　矫正矢状面畸形必须遵循截骨术原则。由于 CORA 通常位于截骨线的远端，矫正后弓畸形会出现前方移位，而矫正前弓畸形会出现后方移位。假如不施行移位矫形，在后弓矫形时，足部向后方移位（图 18-15 和图 18-16）；在前弓矫形时，足部向前方移位（图 18-17）。足部的前方移位畸形会加大前方杠杆力臂，足部存在中度强

图 18-15　a ～ c

a　胫骨远端关节面向前倾斜（20°），CORA 位于胫骨下端踝穴水平。i，开放楔形方案；ii，闭合楔形方案；iii，圆形穹顶方案。

b　开放（i）或者闭合（ii）楔形踝上截骨术，引起相对于胫骨的足部后方移位畸形。踝关节旋转中心向后方移位，到达胫骨干中线。

c　假如截骨处向后方移位，同时进行成角矫形，踝关节旋转中心并不会回移。i，开放楔形方案；ii，闭合楔形方案；iii，圆形穹顶状方案。

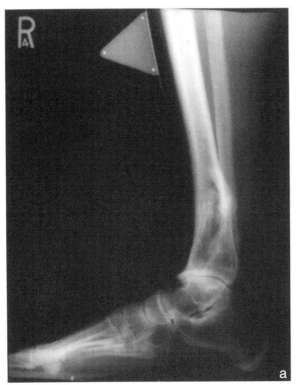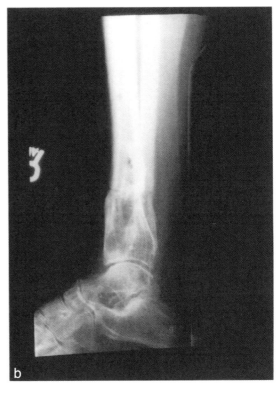

图 18-16　a，b

a　患者女性，创伤后胫骨远端后弓畸形，踝关节炎。

b　采用胫骨远端屈曲截骨术和骨赘清理术治疗，恢复踝关节的覆盖。治疗后疼痛缓解，6 年后疼痛无复发，活动无受限。

直时，行走困难并费时（图 18-18），大部分压力位于足跟部，少量的体重作用于前足，而且也不美观。移位矫形的距离取决于截骨处到 CORA 的距离，距离越远，为了避免发生该问题，截骨部位的移位就必须越多。矫正前方移位畸形具有一定困难，或者需要单次截骨术治疗后方移位，或者需要施行二次截骨术，进行角度相等但方向相反的成角矫形（图 18-18）。

由于踝关节融合处于畸形愈合（图 18-19）和距骨顶扁平（图 18-20），马蹄畸形的 CORA 并不在胫骨上，通常位于踝关节的旋转中心。这两种马蹄畸形与踝关节强直有关，此时矫正马蹄畸形通常需要施行截骨术，方案有踝上截骨术、距骨截骨术、距跟关节截骨术或者后足和中足联合截骨术（Herzenberg 和 Paley 1992；Paley 1993，1994a；Paley 和 Herzenberg 1999）。本章主要集中于踝上截骨术。当采用踝上截骨术治疗这些马蹄畸形时，由于截骨线远离距骨外侧突（踝关节旋转中心的标志），远端节段必须在截骨部位向后方移位。假如矫形度数巨大，移位的距离

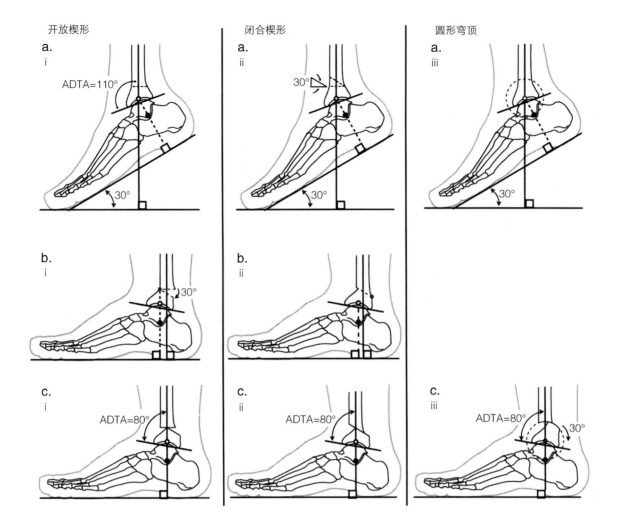

开放楔形   闭合楔形   圆形穹顶

图 18-17   a ~ c

a   由胫骨远端前弓畸形所产生的马蹄畸形，CORA
位于踝关节水平。i，开放楔形方案；ii，闭合楔形
方案；iii，圆形穹状方案。

b   开放（i）或者闭合（ii）楔形踝上截骨术，导致
足部相对于胫骨发生前方移位畸形。踝关节旋转
中心向前方移位，到达胫骨干中线。

c   假如截骨处向后方移位，同时进行成角矫形，踝
关节旋转中心并不会移向前方。i，开放楔形方案；
ii，闭合楔形方案；iii，圆形穹顶状方案。

可以很大，原因是截骨线远离 CORA，截骨部位
不进行移位会出现图 18-18 所示的畸形。即时矫
正马蹄畸形会牵拉胫后神经（图 18-21），再加
上显著的后方移位会撞击神经，踝管受到严重损
害，在这些情况下，在施行即时矫正前，有指征
施行预防性踝管减压术（见图 18-12）。对于严
重的畸形，应该选择渐进性后方移位进行逐渐矫
形（图 18-22），渐进性踝上截骨术通常不需要
松解踝管。

    在踝关节融合和距骨顶部扁平两种畸形中，
画出胫骨和足部的轴线可以确定矢状面 CORA
的位置。足部的轴线是足部负重面的垂线，并通
过距骨外侧突；胫骨的轴线为骨干中线，足部轴
线与胫骨轴线的交点就是 CORA（图 18-23 和图
18-24）。

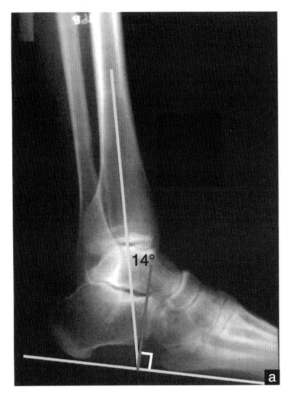

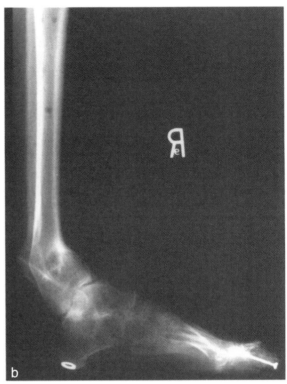

图 18-18　a ~ i

a　由距骨顶部扁平引起的 14°马蹄畸形。

b　行踝上截骨术，将足部矫正到直立位。由于矫正轴位于截骨水平，但是 CORA 位于踝关节旋转中心，足部相对于胫骨向前方移位。

c　踝上截骨术后的临床大体外观，注意足跟部相对于腿部存在明显向前方移位。

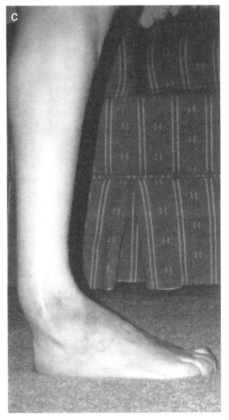

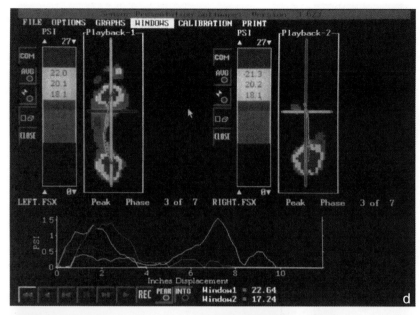

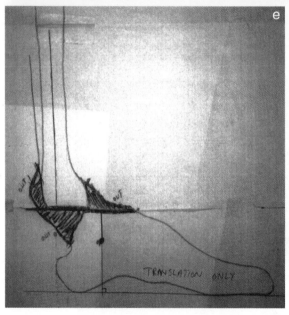

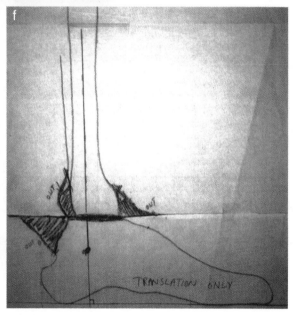

图 18-18 a ~ i

d 足底压力图测量，将存在前方移位的右侧足与左侧对照足相比较。所有的压力位于足跟部，因为在跨越足部长度的时候，患者的前足并未负重。

e 术前计划图，显示足部轴线相对于骨干中线存在 4 cm 的前方移位。

f 术前计划图，计划通过后方移位踝关节融合进行矫形。

g 逆行髓内针技术术后的侧位片。

h 最终的临床大体外观照片显示足部外观正常。

i 矫形术前和术后进行足底压力图测量，显示足部压力变为正常。

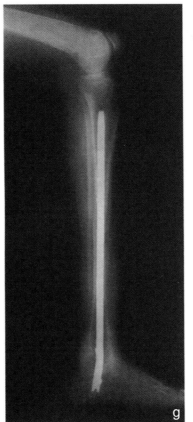
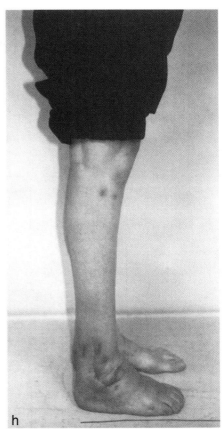
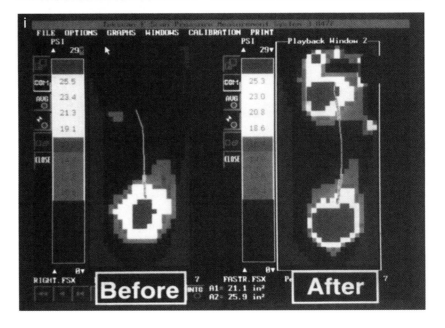

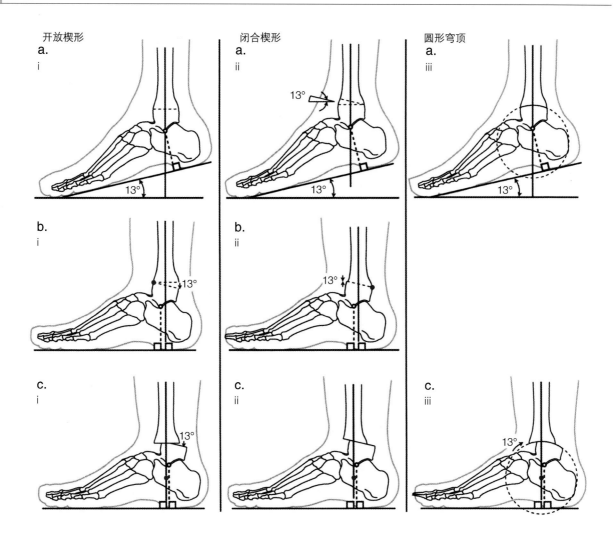

图 18-19　a ~ c

a　合并踝关节融合固定的马蹄畸形。CORA 为胫骨干中线与通过踝关节旋转中心直线的交点。显示术前计划。i，开放楔形方案；ii，闭合楔形方案；iii，圆形穹顶状方案。

b　施行踝上截骨术矫正马蹄畸形。由于矫正轴和截骨术位于 CORA 的近端，发生足部的前方移位。i，开放楔形方案；ii，闭合楔形方案。

c　为了防止足部向前方移位，截骨部位应该移向后方。为了减小足部位于胫骨前方的距离，将踝关节旋转中心移向后方，位于胫骨中线，这样与矫正轴位于胫骨中线的远端相一致。i，开放楔形方案；ii，闭合楔形方案；iii，圆形穹顶状方案。

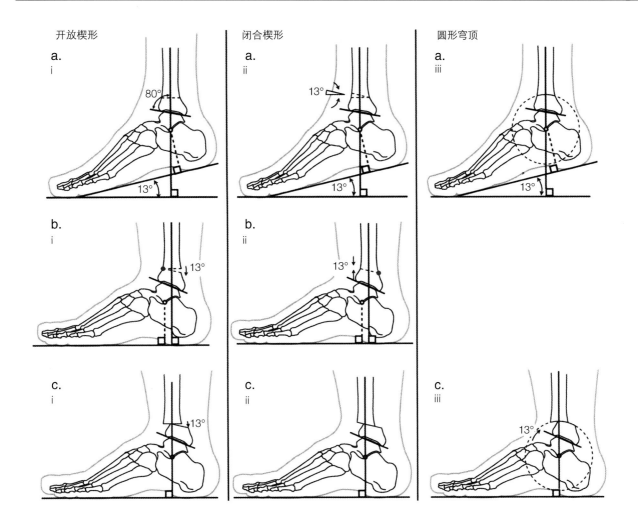

图 18-20 a ～ c

a 伴有距骨顶部扁平的马蹄畸形，ADTA 正常。由于距骨顶部扁平，CORA 位于踝关节旋转中心。i，开放楔形方案；ii，闭合楔形方案；iii，圆心穹顶状方案。

b 施行踝上截骨术矫正马蹄畸形。由于矫正轴与

CORA 不在同一水平上，引起足部前方移位。i，开放楔形方案；ii，闭合楔形方案。

c 为了防止足部向前方移位，截骨线应该移向后方。i，开放楔形方案；ii，闭合楔形方案；iii，圆形穹顶状方案。圆形截骨中心位于踝关节旋转中心。

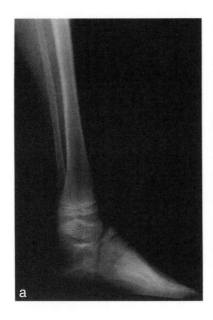
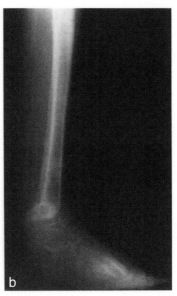

图 18-21　a，b

a　源于内翻足畸形的距骨顶部扁平畸形，继发马蹄畸形。

b　即时前方闭合楔形矫正术，伴随大量的胫骨后方移位。患者出现急性踝管综合征，需要进行减压，术后胫后神经完全恢复。

图 18-22　a～c ▶

a　距骨顶部扁平畸形，伴随腓侧半肢畸形。

b　采用 Ilizarov 架，行踝上截骨术，进行逐步矫形。注意大量后方移位。

c　去除支架后的最终结果。

　　在踝关节融合的畸形中，经常存在冠状面成角的成分，该畸形的 CORA 通常位于踝关节融合的水平，因此假如通过以前的融合水平施行截骨术，矢状面 CORA 位于截骨线的远端，但是冠状面 CORA 恰好位于截骨线水平，因此冠状面截骨必须遵循截骨术原则 1，但是矢状面截骨必须遵循截骨术原则 2，该畸形等于在不同平面上成角和移位畸形的总和。在侧方需要移位矫形，并同时进行斜面成角矫形（图 18-25）。

图 18-23　a～c ▶

a　踝关节融合治疗球窝状关节的侧位片。踝关节融合于马蹄位，畸形愈合的 CORA 位于距骨外侧突的水平，已在图中标记。

b　在 CORA 近端行截骨术，使用 Ilizarov 架进行矫形，铰链位于 CORA 水平，因此随着马蹄畸形的矫形，足部向后方移位。

c　足部的明显后方移位，距骨外侧突（CORA）与骨干中线成一条直线。

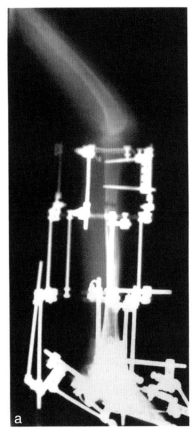
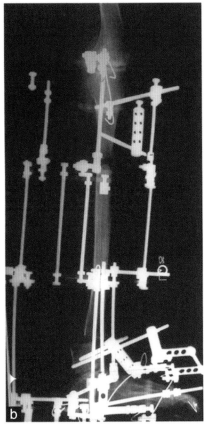
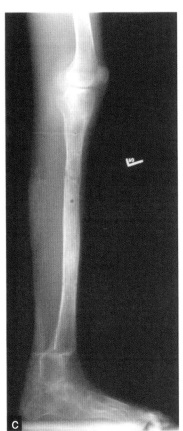

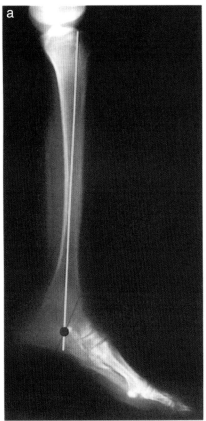
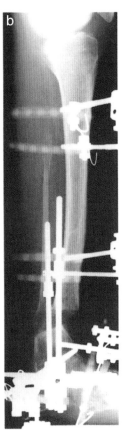
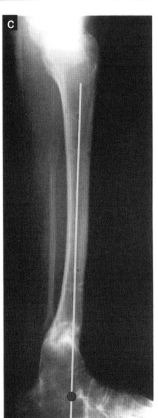

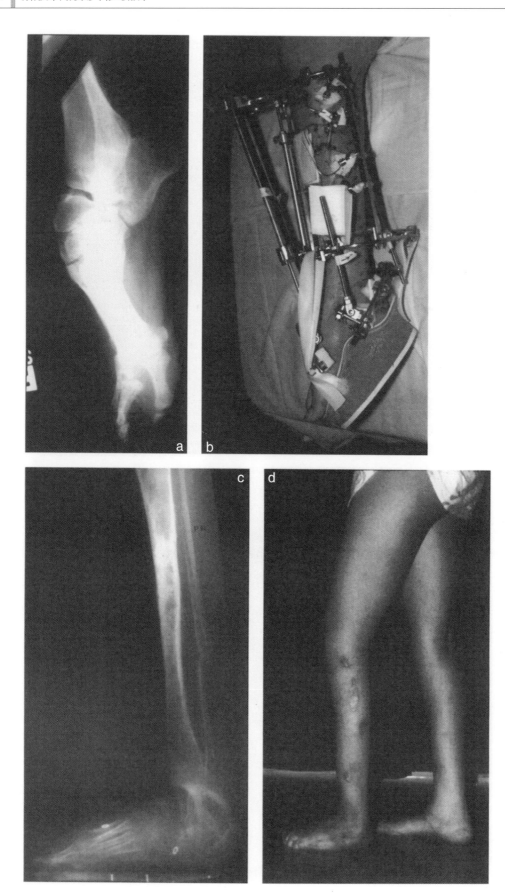

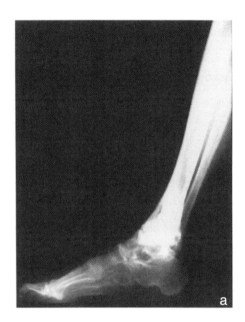
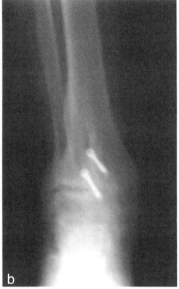
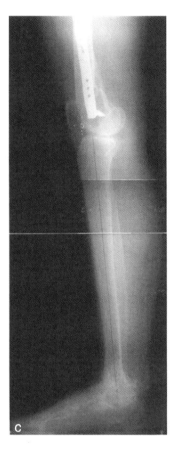

◀　图 18-24　a ~ d

a　严重的马蹄足畸形，以往在治疗内翻足时产生胫
　　跟关节融合。

b　采用 Ilizarov 架，铰链位于 CORA 水平，也就是位
　　于截骨水平的远端。

c　踝上截骨处向后方移位，因此骰骨位于胫骨的下
　　方，这样缩短了足部位于胫骨前方的长度，对于
　　重度强直的足，使得行走甚至跑步更加容易。

d　矫正后的临床大体外观照片显示足部能够直立。

图 18-25　a ~ c

a　侧位片显示马蹄外翻足畸形，踝关节融合术后未
　　愈合。

b　前后位片显示踝关节融合术后未愈合，外翻。

c　采用闭合楔形截骨治疗。如图所示，刻意将足部
　　向后方移位，胫骨前方与距骨颈融合。

代偿机制和畸形：活动性、固定性和缺失

可活动的足可以良好地耐受大多数轻到中度的踝关节畸形，原因是髋关节、膝关节、踝关节、距下关节和前足关节具有充足的活动范围，可用于代偿踝穴走行方向异常和对线异常畸形。表18-1中罗列了正常关节活动对各种畸形的代偿。

代偿的度数取决于代偿关节在代偿方向上的活动范围，并与成角畸形的度数相关。在缺乏代偿范围时，即使只有微小的成角畸形也会出现问题。如上所述，通过相邻关节代偿，即使得到全面代偿，未必能够消除踝关节对线异常的问题。全面代偿使得足部能够直立于地面上（足部垂直于下肢的机械轴），距下关节在代偿胫距关节畸形时，出现足部相对于胫骨的移位畸形，原因是距下关节及其轴线与胫距关节的轴线处于不同的水平，距下关节的代偿产生Z形畸形，尤其在通过内翻代偿外翻畸形时，从美观角度出发无法接受，并且可能出现症状。代偿还可掩盖对线异常的隐匿性作用，多年后可出现退行性改变、关节挛缩和半脱位。这方面最好的两个例子一个是胫骨远端外翻畸形，得到距下关节内翻的完全代偿（图18-26到图18-28）；另一个是胫骨远端后弓

畸形，得到踝关节跖屈的完全代偿（图18-29到图18-32）。在上述两种畸形中，代偿后的足部位置表现有移位（外翻畸形时向外侧，后弓畸形时向前方），由于代偿关节的旋转中心位于胫骨远端成角畸形CORA的远端，因此会发生移位。按照截骨术原则3，移位畸形是两个角度相同但方向相反的成角（Z字形畸形）的最终结果。在上述两种畸形中，足部的移位方向沿增加踝关节力矩臂的方向，再加上关节面倾斜，减少负重面积和增加胫距关节的剪切力，引起踝关节的退行性改变和半脱位。

长期代偿胫骨远端成角畸形后，会发展成为代偿机制的挛缩，以及代偿关节的活动范围受限（图18-27、图18-28和图18-31到图18-33），不仅导致足部强直，而且在矫正原发畸形时，会引发问题。在截骨矫形之前，需要确定和考虑的重要因素是代偿关节活动是否存在挛缩，当存在代偿性挛缩时，为了完全矫正胫骨远端的成角畸形，必须消除代偿关节的代偿。为了确定是否存在固定性关节代偿，将足放置于最大胫距关节畸形的位置上。例如，对于胫骨远端的内翻和外翻畸形，分别将足放置于最大内翻和外翻位上；对于胫骨远端的后弓和前弓畸形，分别将足放置于最大背屈和跖屈位上。假如足部相对于胫骨的角

表18-1　正常关节活动对于各种畸形的代偿

胫骨远端畸形	代偿活动范围	正常代偿范围
内翻	1°距下关节外翻	15°
	2°前足旋后	
外翻	1°距下关节内翻	30°
	2°前足旋前	
前弓	1°踝关节背屈	20°
	2°膝关节过伸	
后弓	1°踝关节跖屈	50°
	2°膝关节屈曲	
内侧扭转	1°髋关节外旋	
	2°前足旋后	
外侧扭转	1°髋关节内旋	
	2°前足旋前	

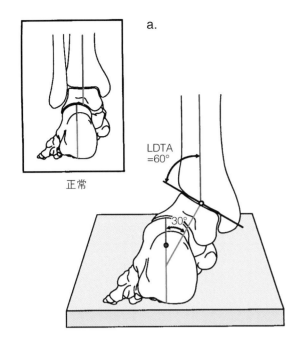

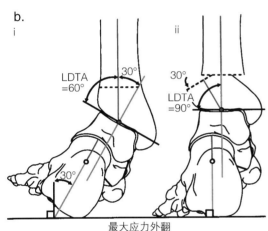

最大应力外翻

图 18-26　a，b

a　代偿后的胫骨远端 30° 外翻畸形。LDFA=60°。显示足跟相对于胫骨的对线，正常对线用于比较（框图）。CORA 位于关节线上。

b　距下关节可活动，足部可以相对于胫骨外旋 30°，这样意味着跟骨相对于距骨放置于中立位。行踝上截骨术，围绕 CORA 进行 30° 成角矫正，踝关节的走行方向恢复正常（LDTA=90°）。在矫形结束后，足跟能够垂直于地面。

度等于或者大于胫骨远端成角畸形的度数，说明不存在固定性代偿，否则在矫形结束时，足部无法处于直立位。假如足部与胫骨之间最大的偏离角小于胫骨远端畸形的度数，说明存在代偿关节的固定性挛缩，在矫正胫骨远端的畸形之后，足部无法处于直立位。举例说明，一个患者存在 30° 内翻代偿胫骨远端 30° 外翻畸形，为了检查无挛缩存在，足部必须从全面代偿内翻位上外翻 30°（图 18-26），这样可以将足部相对于胫距关节处于中立位，或者相对于胫骨处于 30° 外翻位。最好临床测量足部相对于胫骨在无代偿方向上的位置，也可在外翻应力下全长轴位片上测量（图 18-34）。假如在外翻位片上测得的度数小于在踝关节前后位片上测得的度数（例如：15°），表明存在 15° 固定性内翻代偿挛缩（图 18-27a）。全面矫正胫骨远端外翻畸形后，距下关节挛缩将会显露，使足处于 15° 内翻位（图 18-27b）；部分矫形 15° 使足部能够直立，但是踝穴仍保留 15° 外翻（图 18-27a）。当代偿活动变为部分固定时，有数种治疗方案，假如已经完全代偿，患者无症状，并且接受代偿 Z 形畸形对美观的影响，选择非手术疗法，可考虑使用鞋垫、踝 - 足支具和定制鞋具等，对这些病例选择手术治疗的唯一指征是预防晚期发生退行性改变；假如患者具有症状，并且可以被动地部分矫正畸形，通过踝上截骨术可以部分矫正畸形（图 18-27a），部分矫形的度数等于可矫正的代偿范围的度数，假如选择完全矫正骨性畸形，还必须治疗代偿性挛缩。在胫骨远端 30° 外翻和距下关节 15° 内翻挛缩的病例中，施行 30° 踝上内翻截骨术，并联合施行下列手术之一（图 18-27b）：距下关节松解或者牵伸（图18-28），跟骨外翻截骨术，或者距下关节融合伴外侧闭合楔形；其他方法还有内侧移位跟骨截骨术，可以消除足跟的外侧移位畸形，前足保持外侧移位，踝关节保持走行方向异常（图 18-27c）。

在矢状面上，不伴有马蹄挛缩的 30° 后弓畸形可以采用 30° 屈曲踝上截骨术治疗（图 18-29 和图 18-30）。假如同一病例的最大跖屈为 10°，

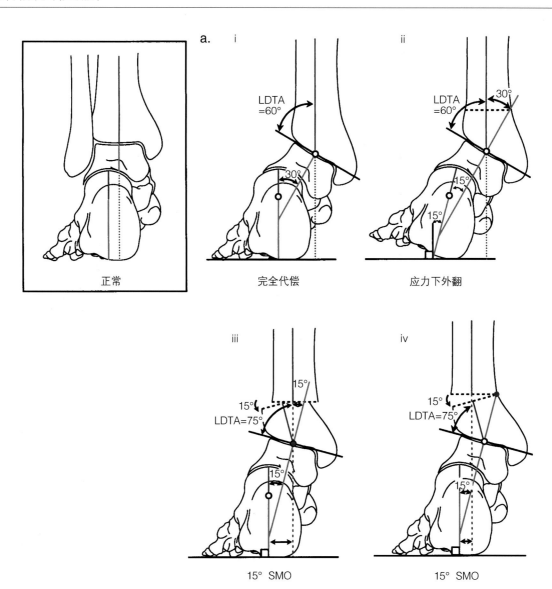

图 18-27　a ~ c

a　胫骨远端 30° 外翻畸形，通过距下关节 30° 内翻得到良好的代偿。SMO，踝上截骨术。i，足部处于直立位，代偿后的成角畸形引起足跟的净外侧移位畸形。ii，最大外翻提示 15° 固定性距下关节内翻代偿挛缩，足跟相对于胫骨处于 15° 外翻位。iii，通过围绕 CORA 进行 15° 的矫正胫骨远端畸形，引起直立位足跟外侧移位，伴有残留的踝关节倾斜。iv，替代方法为踝上开放楔形矫形术，不进行移位，形成足跟直立，并且无外侧移位。

b　胫骨远端 30° 畸形，并存在 15° 固定性距下关节内翻，得到完全矫正，将足部放置于 15° 内翻位（i）。为了恢复足跟的对线，可以进行距下关节松解术或者牵伸（ii），或者距下关节融合术（iii），或者跟骨截骨术（iv）。

c　代偿后的胫骨远端 30° 外翻畸形，伴随 30° 固定性距下关节内翻挛缩代偿。足跟的直立位可以接受，通过跟骨截骨术将足跟向内侧移位。

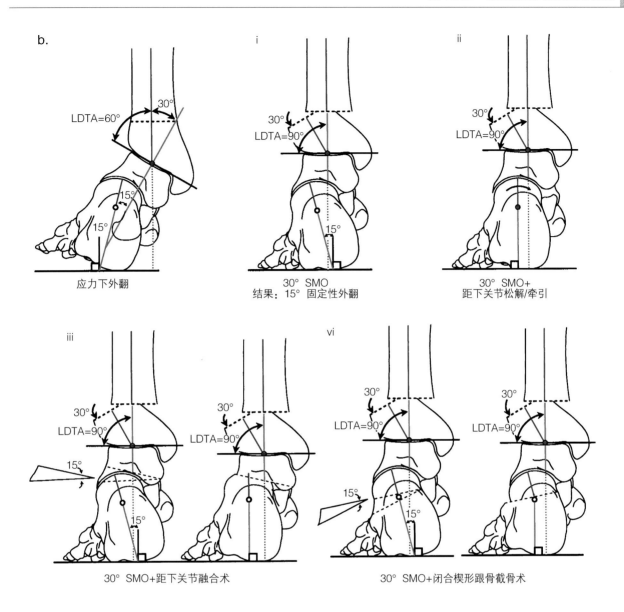

b.

i

ii

iii

vi

应力下外翻

30° SMO
结果：15° 固定性外翻

30° SMO+
距下关节松解/牵引

30° SMO+距下关节融合术

30° SMO+闭合楔形跟骨截骨术

c.

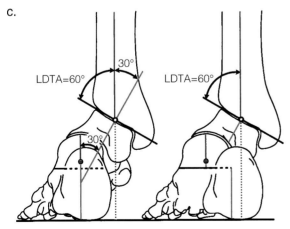

内侧移位跟骨截骨术

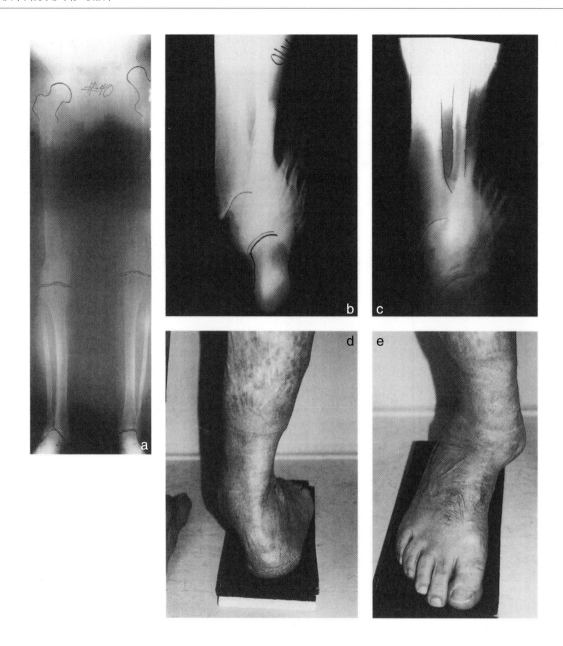

图 18-28 a ~ j

踝关节外翻畸形伴有部分固定性距下关节代偿的临床病例。

a　站立位前后位片显示踝关节外翻，伴有关节炎（与图 18-8a 所示的病例相同）。

b　术前无应力站立位纵轴位片。跟骨平行于胫骨，提示由距下关节完全代偿踝关节外翻。

c　应力下纵轴位片显示足跟的代偿性内翻得到部分矫正。

d　足部后方的临床大体外观，显示足部相对于胫骨存在外侧移位。

e　d 图中足部的前方临床大体外观，显示内踝明显突起。

f　行踝上截骨术对胫骨远端进行内翻矫形，开始时的放射片。足部钢针的走行方向与胫骨远端的钢针呈外翻。

g　行踝上截骨术对胫骨远端进行内翻矫形，结束时的放射片。与以前相比较，足部钢针的走行方向变成内翻，距下关节的内翻挛缩被牵伸。

h　矫正结束后的放射片，踝关节不再倾斜，而且疼痛消失。

i　纵轴位片显示完全恢复足跟相对于胫骨的对线，这两者不复存在互相移位。

j　矫形术后双足后方的临床大体外观，显示足部与胫骨的对线得到恢复。

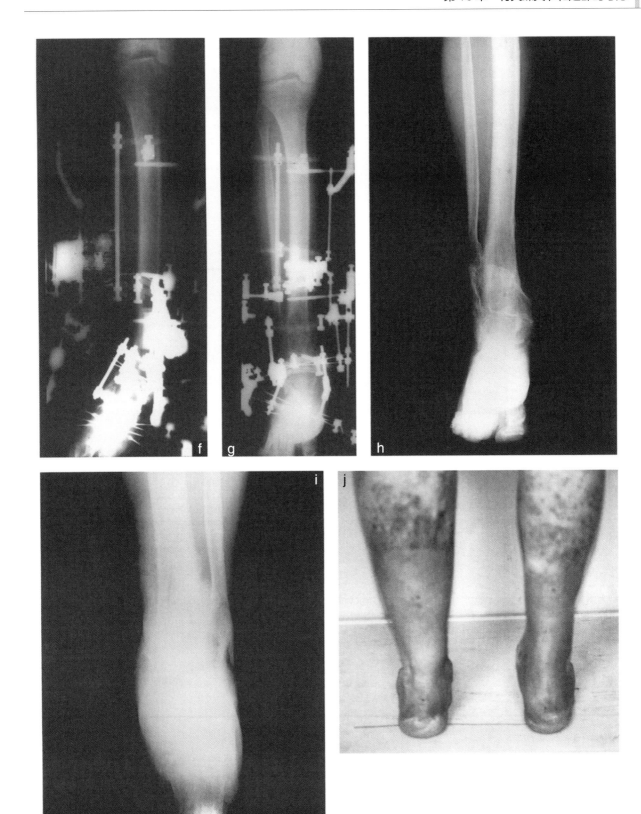

a.
i

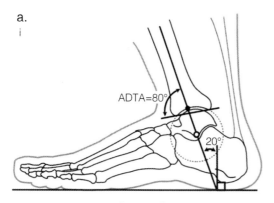

正常：最大背屈

b.
i

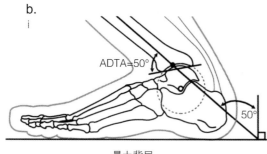

最大背屈

ii

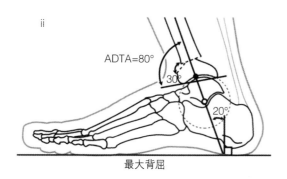

最大背屈

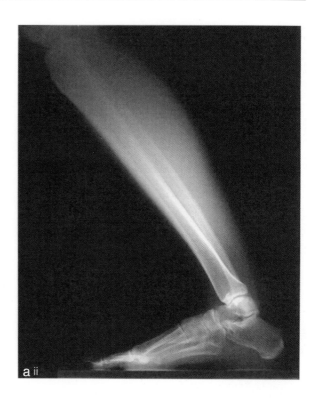

图 18-29 a, b

a 胫骨处于最大背屈位的足部侧位片。i，图示无胫骨畸形（ADTA=80°），正常足部处于最大背屈位（20°）。ii，正常胫骨的放射片显示正常胫骨处于最大背屈位。

b 胫骨远端后弓畸形，无马蹄畸形。i，胫骨远端后弓畸形（30°，ADTA=50°），伴足部最大背屈 50°，无挛缩。ii，胫骨远端截骨术，矫正 30°，术后踝关节最大背屈为 20°。

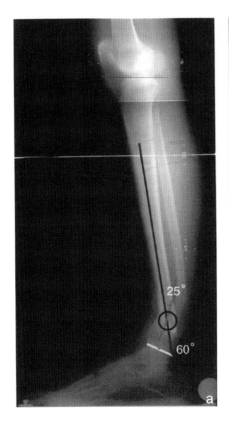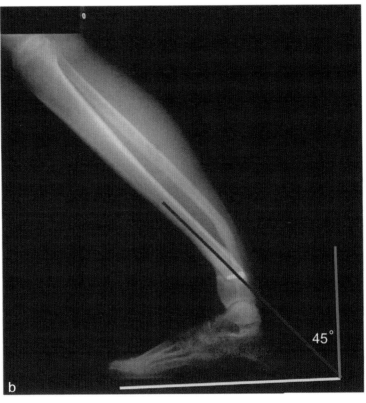

图 18-30 a，b

a 处于直立位的足部与胫骨的侧位片，ADTA=60°。

b 处于最大背屈位站立时的足部与胫骨的侧位片。背屈角度为45°，由于在最大背屈位时，胫骨和足部之间的角度大于成角畸形的度数，因此无固定性马蹄挛缩。

伴有30°后弓畸形，在完全矫正骨性畸形后，存在20°固定性马蹄挛缩（图18-31至图18-33），可以联合施行跟腱延长术，以及可能施行踝关节后关节囊松解或者踝关节牵伸（图18-31至图18-33）。在确定是否存在固定性马蹄挛缩时，需要摄取处于最大背屈位的侧位片（图18-30、图18-32和图18-33）。

　　膝关节受到足部位置的影响，反之亦然，足部位置同样也受到膝关节对线的影响。膝关节

过伸（HE）可以对足部马蹄畸形进行代偿（图18-35和图18-36，另见图21-9），过伸代偿可以引发晚期膝关节问题。假如患者具有健全的膝关节屈肌功能，一旦纠正马蹄畸形，过伸不再是一个持续性问题（见第17章）；假如患者的膝关节屈肌功能减弱，例如伴有脊髓灰质炎，在矫正马蹄畸形之后，将无法控制膝关节的过伸。

　　膝关节屈曲可以对跟骨畸形进行代偿（图18-37和图18-38），与之相反，膝关节固定性屈曲畸形（FFD）可以得到足部跟骨畸形的代偿，因此存在有膝关节FFD时，如果不同时处理膝关节畸形，则不能矫正跟骨畸形。

　　冠状面踝关节对线异常也会影响膝关节的对线。由于膝关节在冠状面上并无活动，膝关节周围的成角畸形会影响踝关节的对线，膝关节的内翻和外翻畸形将改变踝关节的走行方向（图18-39和图18-40）。假如在儿童期就存在这些畸形，通过骨骺的塑形，踝关节可以自行恢复对线（图18-39b，另见图5-31c），但是这种情况并不多见，成

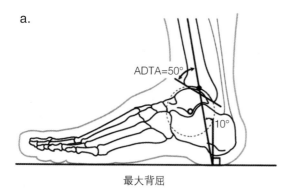

a.

最大背屈

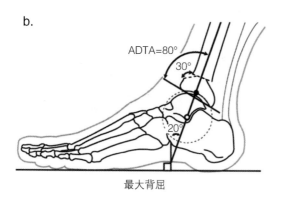

b.

最大背屈

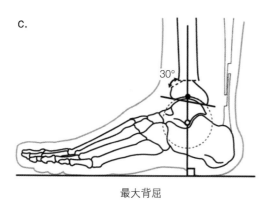

c.

最大背屈

图 18-31　a ~ c

a　胫骨远端后弓畸形，类似于图 18-15 所示的病例。后弓 =30°，足部最大背屈为 10°（40° 的挛缩）。

b　胫骨远端截骨术，矫正 30°，术后足部马蹄畸形 =20°。

c　行 30° 截骨术，联合施行跟腱延长术，将足部矫正到直立位。

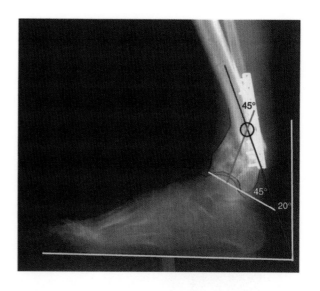

图 18-32

足部侧位片，胫骨处于最大背屈位。足跟和胫骨之间的总背屈度数为 20°，ADTA 为 45°，因此在胫骨远端存在比背屈更多的成角畸形，本病例显示隐匿性马蹄挛缩。

图 18-33　a ~ d　▶

a　胫骨远端后弓畸形，与正常对侧对比。

b　在矫形术中，腿部使用 Ilizarov 架的侧位片，注意外固定架类似畸形，存在马蹄挛缩代偿后弓畸形。

c　腿部的侧位片，足部牵伸消除马蹄畸形。

d　矫正骨性畸形和消除马蹄畸形之后的最终结果。

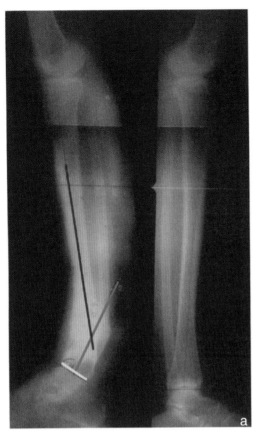

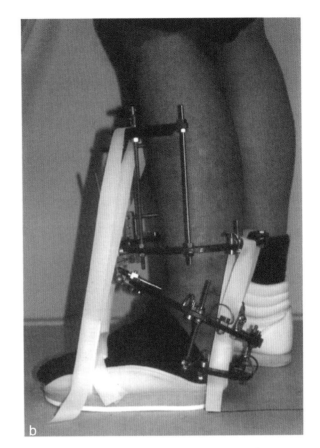

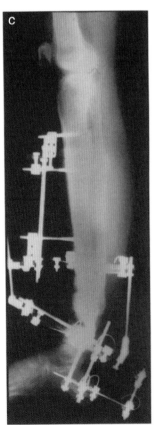

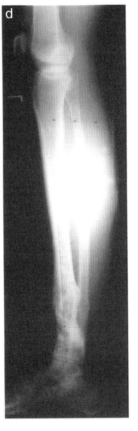

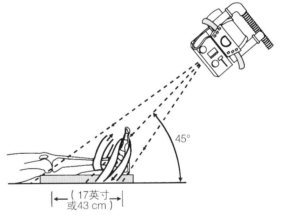

图 18-34

应力下轴位片。关键是牢记在施加内翻和外翻应力时，要防止足部旋转。

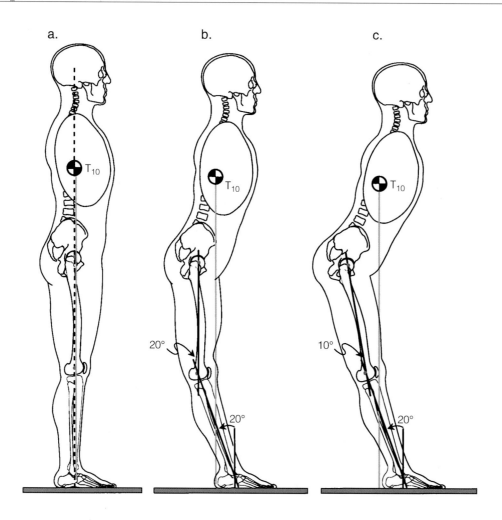

图 18-35　a ~ c

图示踝关节马蹄畸形，得到膝关节过伸代偿。T_{10}，第
10 胸椎。

a　正常。

b　完全代偿。

c　部分代偿。

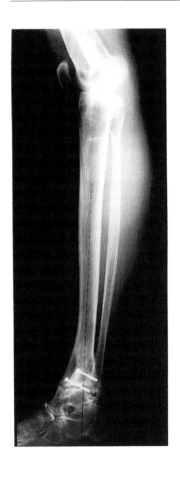

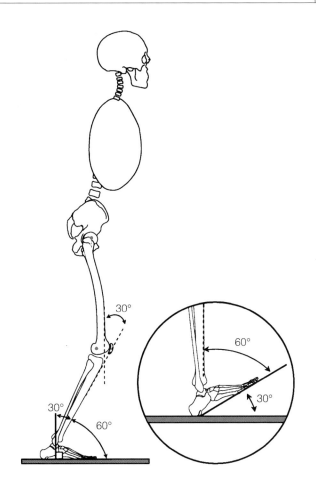

图 18-36
固定性马蹄畸形的踝关节融合术后不融合患者,膝关节过伸,侧位片(与图 18-25 所示的病例相同)。

图 18-37
跟骨畸形膝关节屈曲代偿。

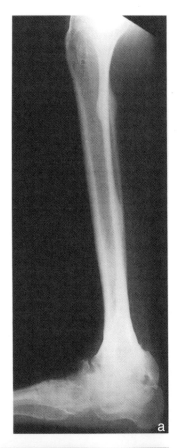

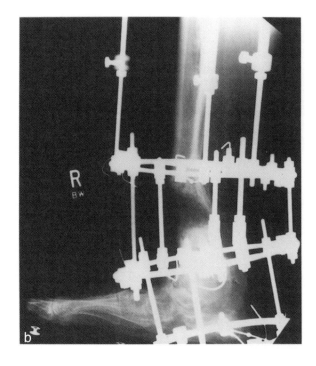

图 18-38　a ～ c

a　踝关节融合，在跟骨处畸形愈合。

b　侧位片显示矫形术中，在胫骨上安放 Ilizarov 架。

c　跖屈截骨矫形术后的放射片。

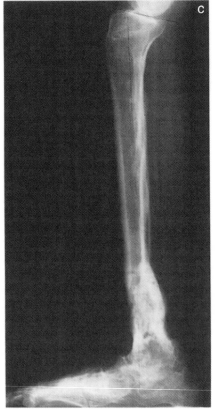

年期的获得性膝关节畸形就无法以此恢复对线。当踝关节无法对膝关节畸形恢复对线时，对膝关节畸形的代偿由距下关节产生（图 18-39）。由于对膝关节内翻畸形，过度使用胫后肌（有限的外翻代偿）；对膝关节外翻畸形，过度使用腓骨肌（有限的内翻代偿），最终会出现症状。假如由于强直或者神经肌肉控制改变等原因，失去距下关节的代偿，会引起明显的踝关节对线异常。在坐位时，相对于胫骨轴线，后足处于中立位，LDFA 可以完全正常；由于无法代偿胫骨或股骨的内翻或外翻，在站立位时，后足处于明显的内

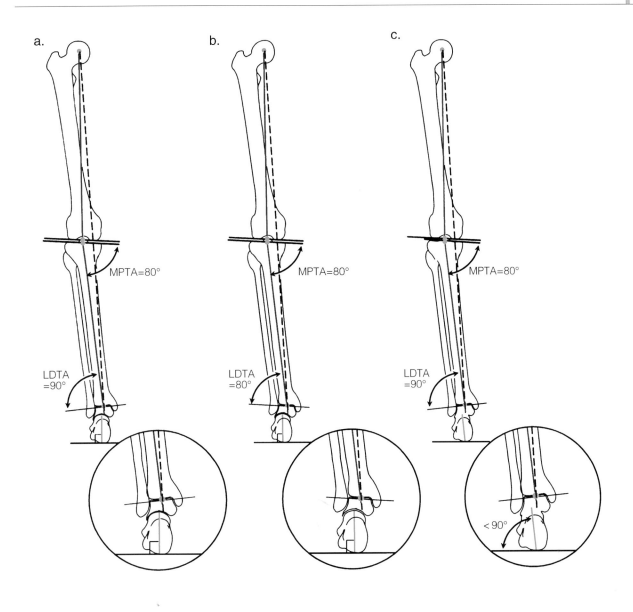

图 18-39　a ~ c

a　膝关节内翻畸形（MPTA=80°），由踝关节外翻代偿。

b　膝关节内翻畸形，由胫骨踝穴代偿。

c　由于距下关节强直，固定于中立位，无法代偿膝关节内翻畸形。

翻位，对于这些病例中明显的后足对线异常的治疗方法为胫骨近端或者股骨远端的截骨术。在踝关节相对于额状面膝关节畸形进行重塑后，如不矫正膝关节畸形，则不要矫正踝关节对线异常（图 18-40）。同理，在未能认清是否存在踝关节走行方向发生代偿的情况下，矫正膝关节畸形，将会暴露踝关节的对线异常（图 18-41）。假如存在可活动的距下关节代偿，这并无临床意义。因此在施行膝关节截骨术恢复对线之前，应该对所有患者进行踝关节 MOT 和检查距下关节的活动范围。

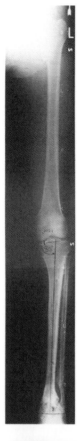

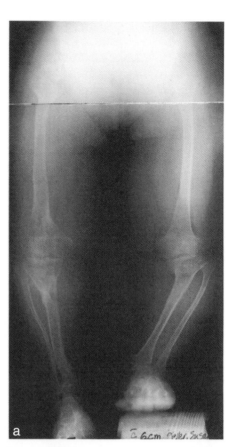

◀ 图 18-40

膝关节内翻畸形（MPTA=80°），距下关节强直（LDTA=81°），MCOA 得到踝关节的代偿。假如矫正胫骨近端内翻畸形，将表现出明显的踝关节外翻。

图 18-41　a ~ c

a　左侧膝关节内翻畸形，由踝关节外翻代偿。

b　矫形后的放射片。胫骨对线良好。在矫正胫骨远端外翻畸形时，注意需要移位。

c　双侧下肢等长，在两个水平上恢复胫骨对线之后，最终的放射片。

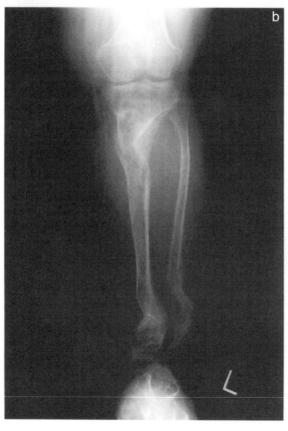

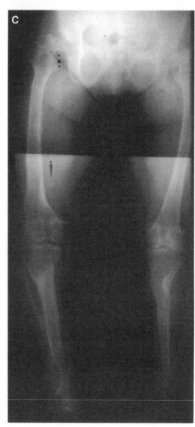

特殊类型的踝关节对线异常畸形

踝关节融合后的畸形愈合

踝关节融合后畸形愈合的术前计划不同于胫骨远端成角畸形的术前计划（图18-19、图18-23至图18-25和图18-42）。不同之处在于确定冠状面和矢状面代表距骨（和足部）的轴线，在这两个平面上，在后足和前足之间无畸形时，足部的轴线就是垂直于负重距面的直线。在矢状面上，该线通过距骨的旋转中心，大约位于距骨外侧突。足部位于透X线表面上，X线束平行于该平面，并以该平面为中心，摄取外侧负重位或者模拟负重位片。在冠状面上，足部位于平板上摄取同样的放射片，冠状面轴线垂直于平板，并经过距骨体宽度的中点。胫骨轴线是这2个位置放射片上的骨干中线。足部轴线和胫骨轴线的交点就是每个位置放射片上的CORA。

在侧位片上，最常见的畸形愈合类型就是马蹄畸形，由于大多数病例在原位施行踝关节融合术，这种畸形的CORA位于踝关节旋转中心，因此在矫正这些畸形时，无论截骨水平是位于以前的截骨水平，还是位于其近端，必须将足部向后方移位，使胫骨干中线至少能够通过距骨外侧突。为了减小足部的前方杠杆力臂，应使足部更偏向后方，使得距骨外侧突处于骨干中线的后方。

在冠状面上，内翻位和外翻位畸形愈合均属于常见畸形。取决于足部向内侧还是向外侧移位，其具有不同的CORA水平。在无移位时，CORA位于融合水平。当内翻位或外翻位畸形愈合伴有马蹄畸形时，前后位和侧位片上的CORA水平不同。侧位片上的CORA通常位于距骨外侧突水平，前后位片上的CORA通常位于较近端。假如在前后位片的CORA水平上施行截骨术，只能在冠状面上进行成角矫形，伴有矢状面上的成角和后方移位。

距骨顶部扁平畸形

距骨顶部扁平畸形是先天性马蹄畸形足（例如内翻马蹄足）治疗后的常见晚期结果（图18-18，图18-20至图18-22）。它可能是一种医源性畸形，原因是在存在踝关节后方软组织强力挛缩的情况下，背屈力量过大。处于马蹄位时，大部分距骨顶部的圆弧状关节软骨变平，引起踝关节强直于马蹄位，活动范围受限，但是没有疼痛，应该努力保护活动范围，目标是将足部抬起，避免融合踝关节。由于胫骨无前弓畸形，胫骨远端的伸展将倾斜踝穴成为后弓（图18-18）。对于顶部圆滑、具有全面活动度的踝关节，由于加大剪切力并减少负重面积，这并非是理想的位置，但是对于强直扁平的胫距关节，其无关紧要，考虑的重点是避免足部发生前方脱位（图18-18）。距骨顶部扁平畸形的CORA位于踝关节旋转中心，并非位于踝关节踝穴水平，因此应该尽可能地在远端施行踝上截骨术，以减小需要后方移位的数量，为了避免足部发生前方移位，向后方移位必不可少。后方移位过大可引起踝管撞击（图18-21），对于这些病例，尤其是在施行即时矫形时，有指征施行预防性踝管松解术。

距骨顶部扁平马蹄畸形的其他治疗方法为在距下关节下方和通过距骨颈施行"U"形和"V"形截骨术（图18-43至图18-45），两者的差别在于"U"形截骨术是单处截骨术，只能调节足部相对于胫骨的位置，但是无法改变前足和后足之间的关系；而"V"形截骨术具有两个截骨部位，将前足与后足分离，因此可以在不影响后足畸形的情况下，单独矫正前足畸形。这两种截骨术可以与踝上截骨术联合施行，进行大范围的矫形（图18-46）。其他替代方法还有施行三关节距下-中足关节融合术矫正畸形。在讨论过的手术中，这是一种损伤最大的手术，足部变为最短和最为强直，应该避免在融合后关节变得更加强直。踝上截骨术是一种损伤最小的手术，在所有手术中并发症最少，由于它改变踝关节的走行方向，大部分只用于程度较轻的病例。

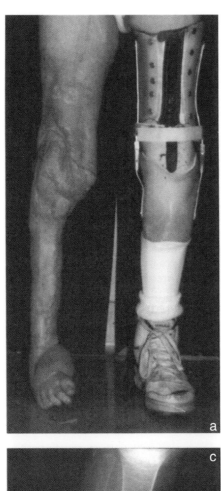
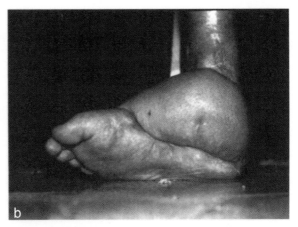
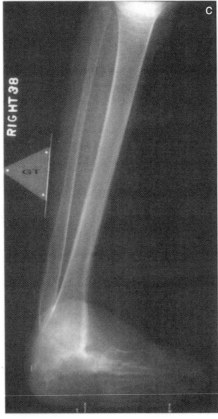
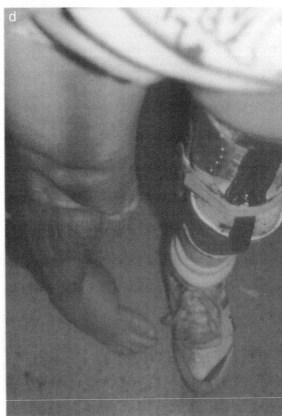

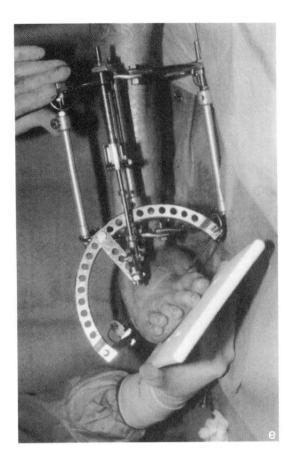

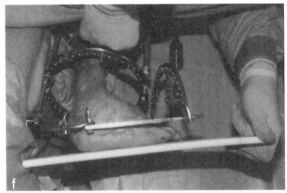

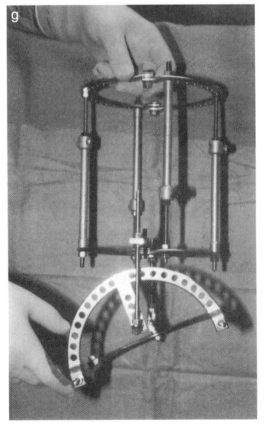

图 18-42　a ~ j

a　继发于儿童期脑膜炎球菌菌血症的畸形，左侧下肢已经截肢，右侧踝关节已融合，并有内翻畸形。

b　足部的内侧面观显示足部外侧面负重时的体位。

c　因为足部处于显著的内翻位，胫骨的侧位片显示出足部的前后位。

d　膝关节处于向前位，俯视足部，存在明显的内旋畸形。

e, f　术中放射片显示使用足部支架，并平行于足部的边缘。

g　预置支架，铰链位于 CORA 水平，在近端行截骨术。

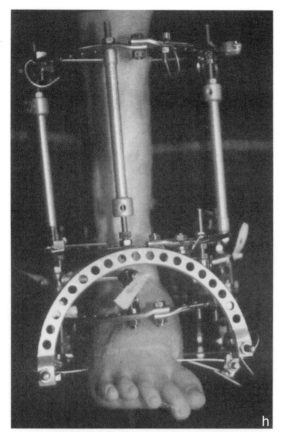

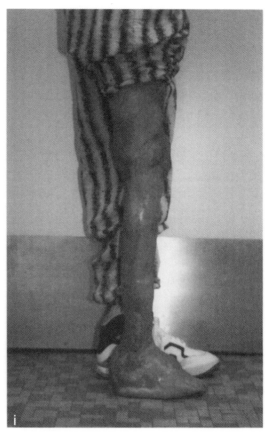

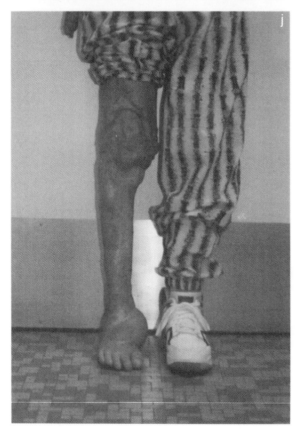

图 18-42 a ~ j

h 在矫正内翻成角之后，在两个远端环之间安放带有旋转结构的空环。

i, j 矫形术后，最终的下肢侧面观（i）和前面观（j）。

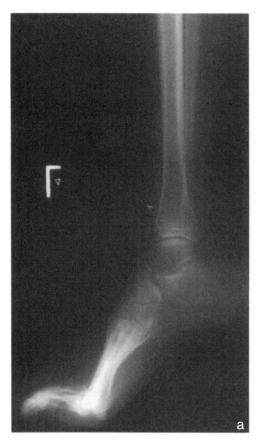
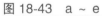
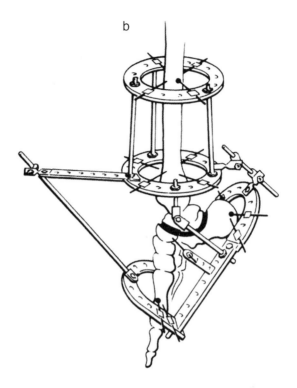
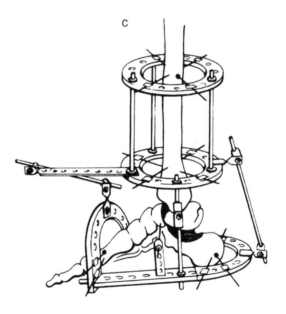

图 18-43　a ~ e

a　先天性短股骨畸形，伴有马蹄足和距骨顶部扁平
　　畸形。

b　经过距骨颈和距下关节下方的 "U" 形截骨术。

c　矫形后，距骨颈部存在错位。（Reprinted with
　　permission from Paley 1994b）

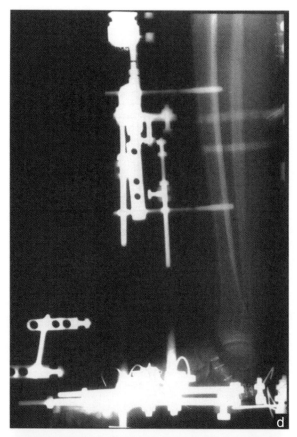

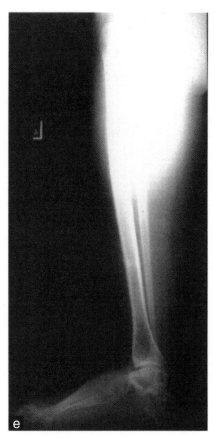

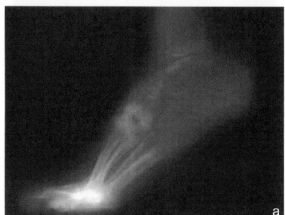

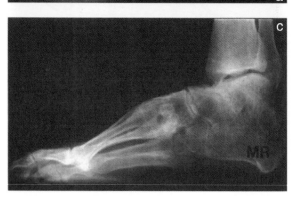

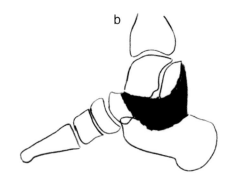

图 18-43　a ~ e

d　图 a 中所示病例的放射片，在行"U"形截骨术进行即时矫形之后，安放外固定器。除了即时矫正骨性畸形外，还施行跟腱延长术。

e　最终结果显示足部能够直立。

图 18-44　a ~ c

a　腓侧半肢畸形，伴随距骨顶部扁平和双下肢不等长。

b　矫形术前计划："U"形截骨术，进行成角矫形和延长。

c　最终结果取得足部直立，双下肢长度接近相等。

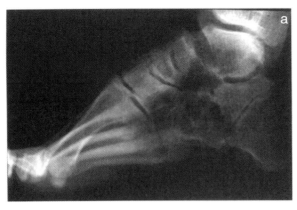

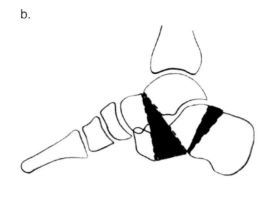

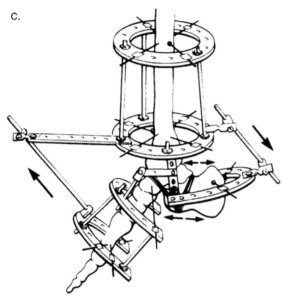

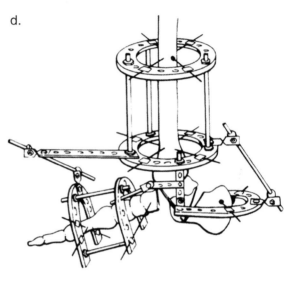

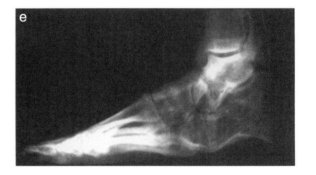

图 18-45 a ~ e

a 由足内翻畸形引起的距骨顶部扁平。通过距骨颈和跟骨前方以及通过跟骨体后方，行"V"形截骨术。

b 矫形术前计划："V"形截骨术。

c 安放 Ilizarov 架行"V"形截骨矫形术。

d 安放 Ilizarov 架行"V"形截骨矫形术。

e 最终的放射片显示"V"形截骨术后，足部能够直立。

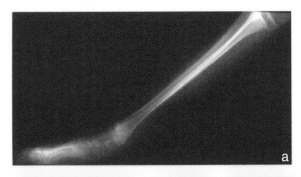

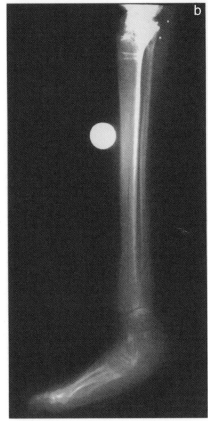
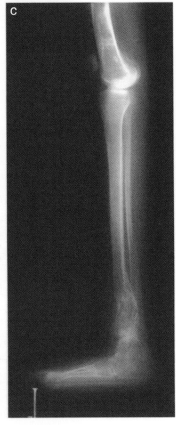

图 18-46　a ～ c

a　由距骨顶部扁平和踝关节完全强直引起的严重马蹄畸形。

b　"U"形截骨术后矫形，残留部分马蹄畸形。

c　通过附加分期踝上截骨术，取得足部直立。

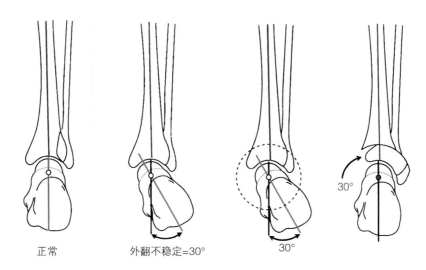

正常　　　　外翻不稳定=30°　　　　　30°　　　　　30°

球窝状踝关节

球窝状踝关节的原因可能是先天性或者获得性（图 18-47 和图 18-48）。获得性球窝状踝关节颇为少见，发生于幼年期距下关节融合的患者；大多数球窝状踝关节具有先天性原因，伴有距下关节联合和腓骨发育不良。由于在婴儿期的放射平片上无法观察到胫骨踝穴的形态，球窝状踝关节被认为是继发于先天性跗骨联合的发育性畸形。笔者具有治疗腓侧半肢畸形儿童的丰富经验，其中的许多患者后来诊断为球窝状踝关节和距下关节联合。我们检查了 14 个月儿童的踝关节，即使儿童勉强能够行走，但是踝关节已经成为球窝状，因此笔者认为跗骨联合和腓骨发育不全或者缺如是伴随的结果，而并非是原因。

球窝状踝关节的患者存在后足的慢性外翻或者马蹄外翻畸形，最终引起疼痛和胫后肌腱撕裂，原因是胫后肌过度工作试图阻止后足过度外翻。由于在冠状面上，跟骨相对于距骨处于外侧的位置上，在正常情况下具有外翻力矩臂作用于踝关节。当存在距下关节融合和球窝状踝关节时，正常的踝关节外翻力矩臂倾向于外翻踝关节，而后者缺乏对抗外翻的正常被动限制结构（冠状面距骨、踝穴和外踝的截面呈方形）。

当出现症状后，除了踝关节融合术，直到最近（Paley 1999；Paley 和 Herzenberg 1999）才出现有效的治疗方法（见图 18-23a）。由于这些

图 18-47

图示球窝状踝关节，伴有 30° 外翻不稳定。行圆形穹顶状截骨术，以弧形的距骨为中心。假如行 30° 矫形术，跟骨对线正常，将消除所有的外翻不稳定。

踝关节缺乏被动的外翻限制结构，依靠胫后肌对后足外翻进行动力性限制，其自然病史最终发展成为胫后肌腱撕裂。腓骨向远端移位是一种治疗方法（图 18-49），但是可导致腓骨对距骨发生关节内撞击，并且丢失背屈活动度，只应该在年幼患者（小于 4 岁）中施行该手术，年幼患者具有重塑踝关节的能力。我们推出了较好的手术方法，属于关节外手术，包括胫骨和腓骨（假如存在的话）的踝上内翻截骨术（图 18-49），矫形度数等于踝关节被动外翻的度数。由于在关节外矫正踝关节畸形，不会丧失背屈、跖屈或者踝关节活动度；由于位于胫骨远端骺板的近端，内翻截骨术将会改变骺板的走行方向，假如对年幼患者施行该矫形手术，骺板会再次改变踝关节的走行方向，恢复骺板与胫骨的对线，并且不会发生继发于截骨术的内翻不稳定。

畸形的 CORA 位于距骨上，在踝关节前后片上位于由距骨顶部弧形延长线所形成的圆形的中心，因此按照截骨术原则 2，踝上截骨术可以同时矫正成角和移位，可以联合施行跟腱延长以及远端节段的伸展，用于矫正胫骨远端的前弓畸形，后者应该包括后方移位，避免足部向前方脱位。

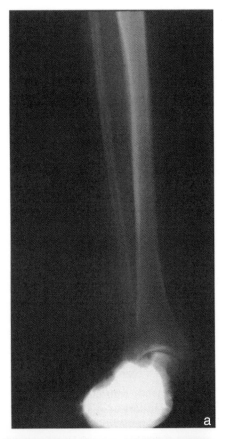

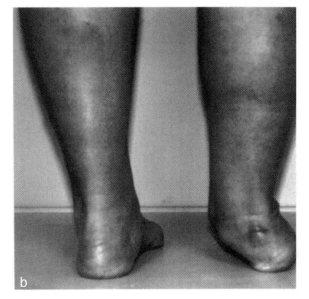

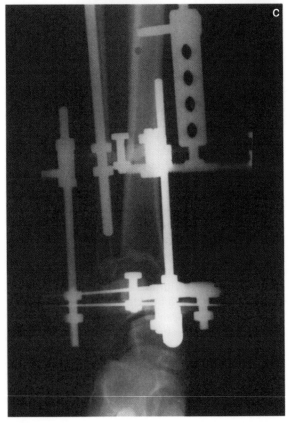

图 18-48 a ~ e

a 右侧球窝状踝关节的前后位片，距骨倾斜成为外翻。

b 足跟后面观的临床大体相片，显示存在明显的外翻不稳定。

c 术后放射片显示圆形穹顶状截骨术，Ilizarov 架铰链位于距骨圆形中心的水平。

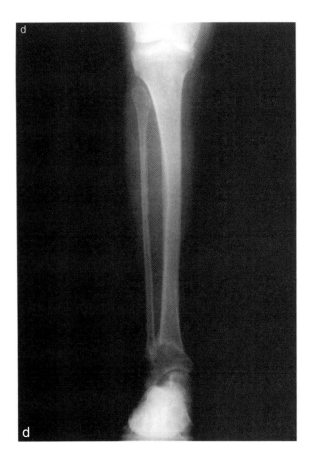

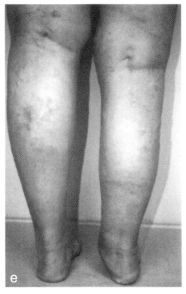

图 18-48　a ~ e

d　采用圆形穹顶状截骨术的最终随访结果，胫骨和　　　　e　足跟部后面观的临床大体相片，显示术后足跟稳
　　足部的站立位前后位片。足跟对线良好，并且　　　　　　定，残留少量外翻畸形。
　　稳定。

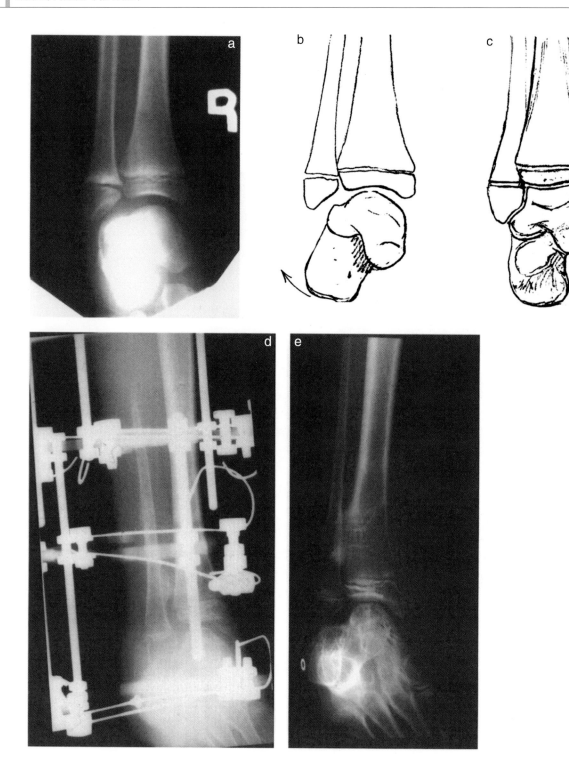

图 18-49 a ~ e

a 6 岁患者的球窝状踝关节，腓骨发育不良，腓骨骨骺位于踝穴的近端。

b 图示腓骨骨骺位于踝穴的近端。

c 图示正常的腓骨骨骺水平位于踝关节水平。

d 腓骨向远端移位，然后在胫骨远端和腓骨远端之间行骨移植，将腓骨保持在新的位置上。

e 数年后最终的踝穴形态，腓骨骨骺位于踝穴水平，在腓骨和胫骨之间存在骨性连接，踝关节稳定，由于腓骨移位后可引起撞击和踝关节活动度的丢失，本手术只应用于年幼患者。

过度矫正的足内翻畸形和足跟的其他外侧移位畸形

过度矫正的足内翻畸形是一种"明显"的后足外翻畸形（图18-50至图18-52），所谓明显是因为前足固定于旋后位，使得后足处于明显的外翻位。仔细观察揭示足部实际上处于轻度的外翻位，伴有跟骨负重点从胫骨干中线发生显著的外侧移位，换而言之，在距下关节周围松解时，跟骨实际上相对于距骨向外侧移位。对于这种复杂的畸形，可接受的解决方案是内侧移位跟骨截骨术。其经常会引起后足畸形矫正不全，并伴随前足旋后的不全代偿。

该手术的目标是将后足向内侧移位，并将前足处于直立位。对于后足问题有两种解决方案，第一种是跟骨内侧移位截骨术（图18-52），第二种是踝上内翻截骨术（图18-51）。第一种方法采用截骨术原则1，而第二种方法采用截骨术原则2。病理学改变是距下关节外侧半脱位并伴有强直。根据跟骨轴线与胫骨干中线的交点确定CORA，其位于胫骨远端，成角度数通常只有外翻5°。因此假如只在跟骨内矫正畸形，截骨处必须向内侧发生大距离移位，才能使跟骨体部位于胫骨之下。替代方法为在踝上水平施行截骨术，无需移位，且能够恢复足跟的对线。由于CORA远离足跟顶点位于近端，即使在踝上区域内只有微小的成角矫形，也将会引起跟骨负重点的显著内移，内翻成角也能将胫骨踝穴倾斜成为5°内翻。胫骨踝穴经常具有某些外翻，这种矫形是治疗性的。即使不存在踝穴的外翻，5°内翻的踝穴以及跟骨处于中立位，也不会引起临床问题。对于生长期儿童，缺乏踝关节踝穴外翻，骨骺生长可以将踝穴恢复成中立位，引起畸形复发。除了后足畸形外，还存在固定性前足旋后，并经常伴有足背囊肿。以上治疗再加上中足去旋转截骨术，或者第一排跗骨的跖屈截骨术。后足的踝上内翻与足跟内侧移位相比，将使前足的旋后更加明显，但是后者遗留前足外侧移位，因此最好选择踝上截骨术。

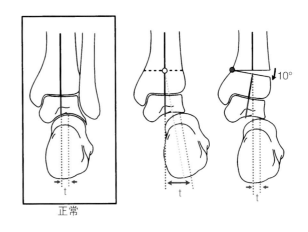

图 18-50

采用踝上截骨术过度矫正内翻足的图示。由于CORA位于距下关节的中心，在踝上水平进行成角矫形，会引起这种外翻畸形出现显著的内侧移位。在踝上水平，即使只有微小的成角也会引起这种外翻畸形出现显著的内侧移位，原因是距下关节的CORA和截骨水平相距甚远。图示描述在距下关节存在跟骨外侧半脱位，实际上只有在原始松解时才会明显。关节的重塑形成强直的距下关节，固定于该位置上。

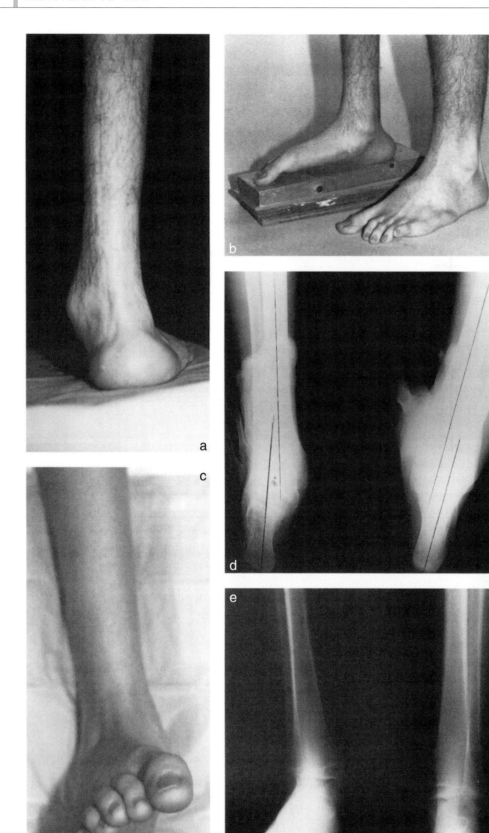

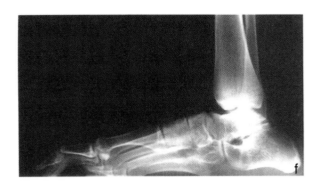

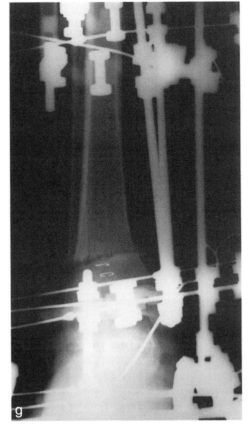

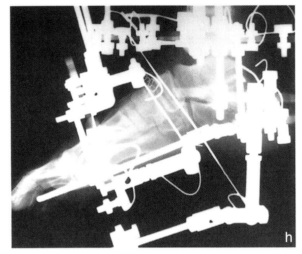

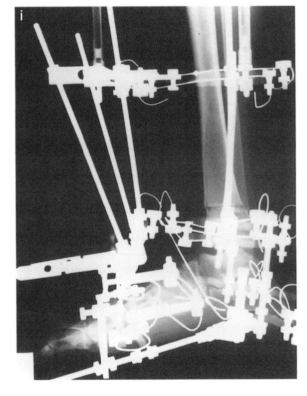

图 18-51　a ~ l

a　在矫形术前，足跟后面观的临床大体相片。足跟
　　处于轻度外翻位，伴有明显的外侧移位。

b　足部的内侧面观显示踇趾背侧囊肿，伴有前足的
　　旋后，以及踇趾的距屈。足部的外观极其扁平。

c　前足处于明显的旋后位。

d　纵轴位片显示 8° 外翻，外侧移位显示为外翻。

e　踝关节的前后位片显示胫骨踝穴存在轻度外翻。

f　由于前足存在旋后，真正的踝关节侧位片显示更像
　　足部的前后位片。

g　踝关节的前后位片显示开放楔形内翻踝上截骨术。

h　足部的侧位片显示中足截骨术。

i　侧位片显示踝上截骨术。

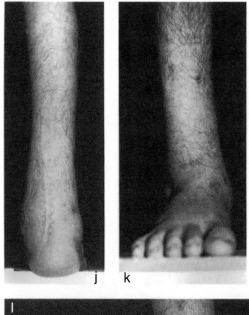

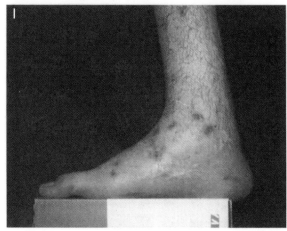

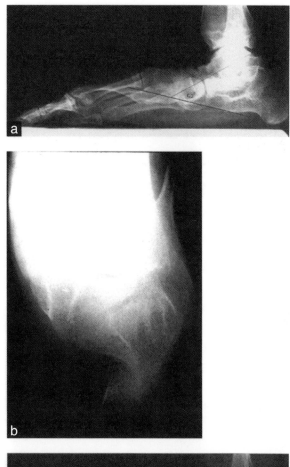

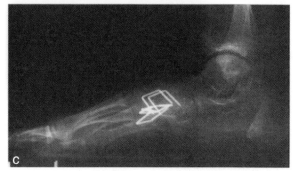

图 18-51　a ~ l

j　矫形术后的足跟背侧临床大体相片。足跟变直，并位于胫骨下方。

k　矫形术后前足的临床大体相片，前足处于直立位。踝上截骨矫正术，联合行前足截骨术矫形，去除前足的旋转。

l　足部的侧面观显示矫形术后足部处于直立位。

图 18-52　a ~ c

a　过度矫正的内翻足的侧位片，显示前足旋后和足跟外翻。

b　采用跟骨内移截骨术治疗。注意需要多少内侧移位来矫正畸形。

c　中足截骨术矫正前足的旋后，同时向内侧移位，术后的侧位片。

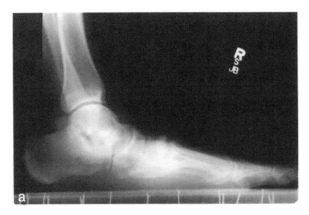

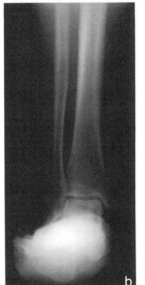

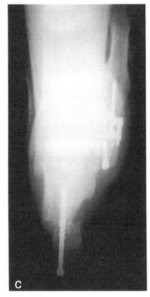

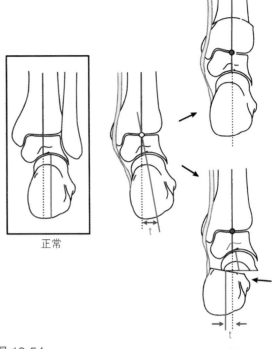

图 18-54

胫后肌腱功能不全，伴有外翻畸形。采用踝上截骨术治疗（上图），并与内侧移位截骨术治疗（下图）相比较。t，移位。

胫后肌腱功能不全

跟骨内侧移位还可减少胫后肌腱的载荷，因此前述对于过度矫正的内翻足畸形的两种治疗方案，都可用于治疗胫后肌腱功能不全（图 18-11c，图 18-53 和图 18-54）。

踝上截骨术治疗完全强直足

当足部完全强直时，失去踝关节、距下关节或者中足的活动，尽管踝关节走行方向异常，可以通过踝上截骨术进行矫形（图 18-55）。但是前提条件是存在完整的三点支撑，其中的所有点都与足底平面相接触，三点支撑由足的外侧缘、足跟和第一跖骨头所组成。当足部存在弓状畸形、圆底畸形、旋前和旋后畸形时，三点支撑不完整。假如采用踝上截骨术矫正距下关节畸形，必须按照截骨术原则 2 进行截骨处移位。

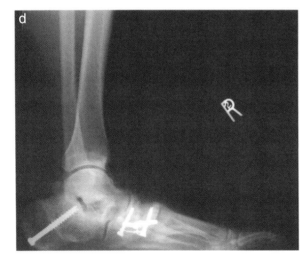

图 18-53　a～d

a　摇椅状足的侧位片。

b　轴位片显示足跟外翻畸形。

c　轴位片显示跟骨内移。

d　侧位片显示中足截骨术。

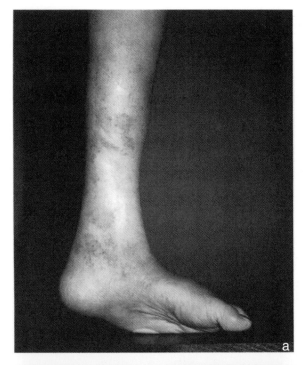
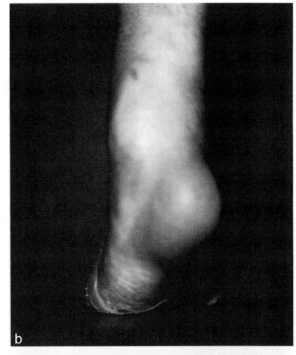
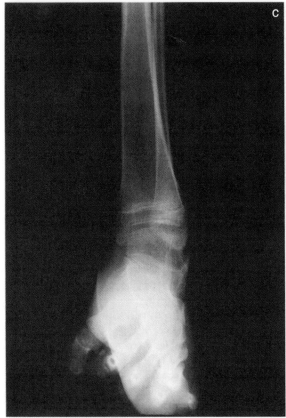
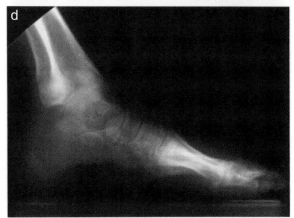

图 18-55　a ~ j

a　患者女性，14 岁，Streeter 综合征（羊膜条索综合
　　征），僵硬性马蹄内翻畸形，伴有足部感觉缺失，
　　足部外侧缘的溃疡未愈合。

b　同一足部的后面观。尽管存在严重畸形，足部的三点支
　　撑完整，意味着足部的外侧缘、第一距骨头和足跟位于
　　同一平面上，因此可以采用踝上截骨术进行矫形。

c　踝关节的前后位片显示距下关节内翻。

d　模拟站立位的足部侧位片（见图 3-21）。

e　作为踝上截骨术的替代方法，采用胫骨和腓骨的
　　骨骺牵伸治疗。

f　前后位片显示由于踝关节完全强直，故意使其走行方
　　向异常（完全强直的踝关节可以按照踝关节融合对待）。
　　由于 CORA 位于距下关节，但是截骨术位于其近端，
　　需要在截骨部位进行大距离的内侧移位（如图所示）。

g　站立位足部侧位片显示马蹄畸形得到矫正。

h　纵轴位片显示足跟相对于胫骨的对线。

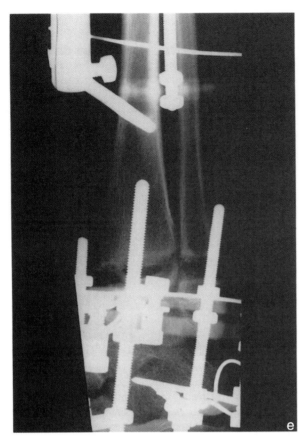

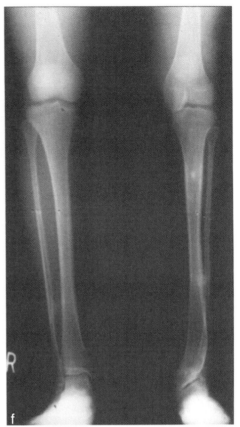

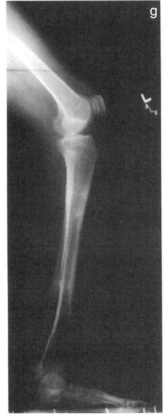

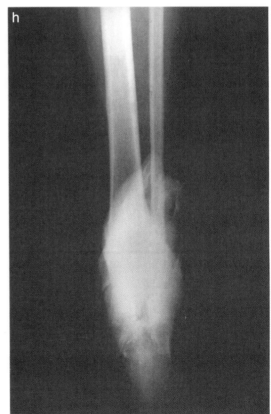

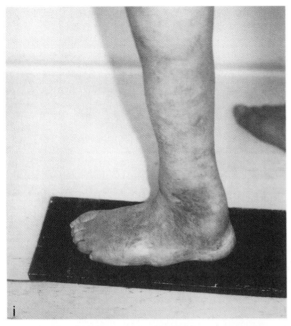

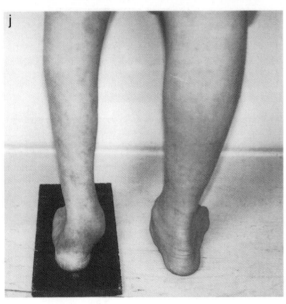

图 18-55　a ~ j
i, j 侧面（i）和后面（j）的临床大体外观显示足部
　　处于直立位，内踝突起。

部分生长停滞

部分生长停滞可采用牵伸治疗，打断骨桥（de Pablos 和 Franzreb 1993）（图 18-56）。其限制是骨桥只代表不到 25% 的骨骺，对于青少年患者，在牵伸治疗后骨骺可能闭合。

腓骨畸形愈合

由于先天性（图 18-49）、医源性（图 18-56f），或者最常见的创伤后（图 18-57）等原因，腓骨发生短缩，可向远端移位到矫正水平。对于儿童，腓骨骨骺应该位于踝穴水平（图 18-49c）。

踝关节挛缩

至此，本章主要集中于骨性畸形，可采用截骨术，尤其是踝上截骨术治疗。如以前章节所述，大多数足部和踝关节的畸形可分为骨性畸形和关节挛缩，两者的区别由踝关节 MOT 所决定。例如，假如马蹄畸形的度数可通过胫骨踝穴改变走行方向成为前弓、距骨穹顶部变平，或者爪状畸形（前足马蹄）来解释，马蹄畸形无关节挛缩；但是，假如部分或者全部马蹄畸形不能用这些骨性畸形来解释，说明存在马蹄挛缩（图 18-58）。尽管在某种程度上，我们已经对马蹄挛缩进行讨论，在本章的最后部分，我们将继续深入讨论踝关节和距下关节挛缩的术前计划和治疗。踝关节挛缩可分为关节外型、关节内型和混合型。关节外挛缩与跟腱和小腿三头肌，以及胫后肌，屈趾长肌有关，关键是施行 Silverskiöld 试验确定马蹄畸形是否与膝关节屈曲并存，假如在膝关节屈曲时足部能够背伸，提示马蹄畸形源于腓肠肌，而不是小腿肌肉，可以采用腓肠肌松解治疗；假如无论膝关节屈曲还是伸直，挛缩相同，提示马蹄畸形同时源于这两块肌肉，或者属于关节内型，单纯依赖物理检查无法确定后者，病史和放射学检查有所帮助。假如有关节内损伤或者关节炎的证据，可能存在关节囊或者关节囊内原因；假如源于先天性原因，经常存在关节囊和筋

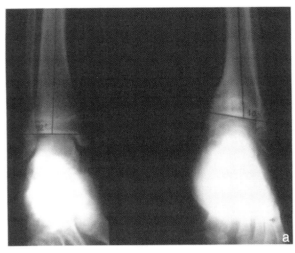
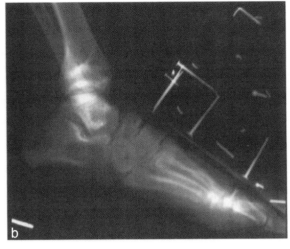
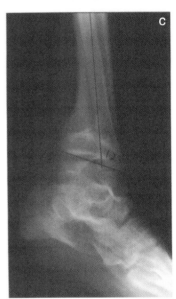
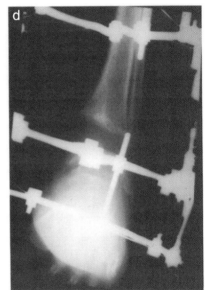
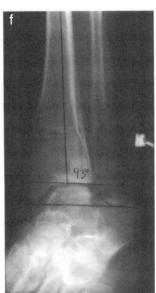
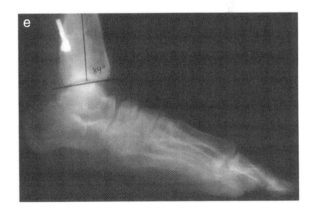

图 18-56　a ~ f

a　前后位片显示部分生长停滞,伴有内翻和前弓斜面成角畸形。

b　侧位片。

c　在畸形最大平面摄取的斜位片。

d　胫骨和腓骨骨骺牵伸治疗。

e　最终的侧位片显示 ADTA 为 84°。

f　最终的侧位片显示 LDTA 为 93°,腓骨向上异常移位,腓骨和踝穴之间的角度小于前后位片中所示的角度,腓骨上的钢针从骨骼上切出,失去对腓骨的控制。

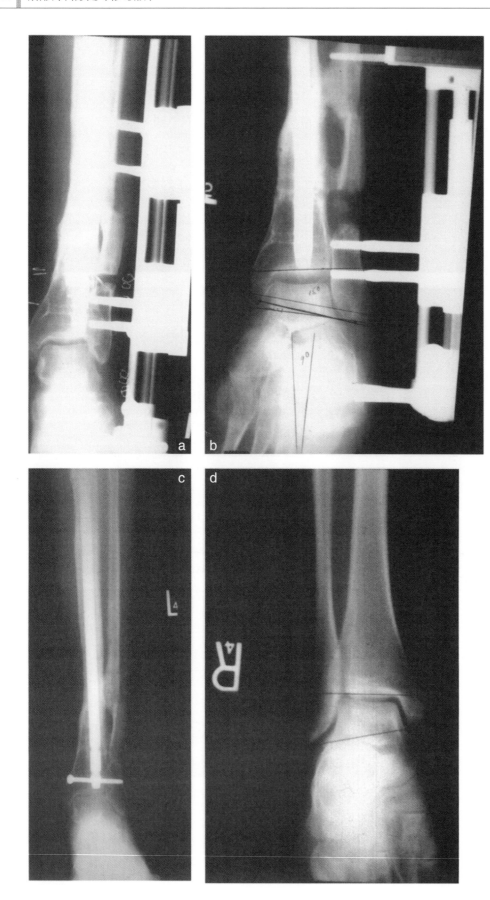

a.

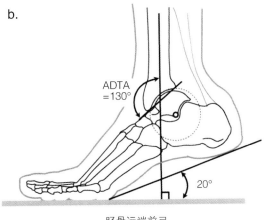

20° 马蹄挛缩

b.

胫骨远端前弓

c.

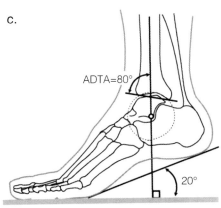

20° 马蹄挛缩，距骨顶部扁平

d.

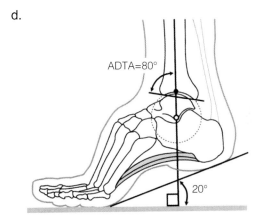

前足马蹄畸形（弓形足）

◀ 图 18-57　a ~ d

a　创伤后腓骨畸形愈合，相对于胫骨发生短缩。采用腓骨逐渐移位治疗。

b　通过连接双踝的连线和踝穴之间的角度判断，腓骨恢复到正常长度。

c　在植入空心螺钉经过胫骨和腓骨之后，去除外固定器。

d　踝穴的角度与正常对侧相比较，图示正常侧。

图 18-58　a ~ d

由 4 种不同原因产生的踝关节马蹄畸形，图示最大跖屈位。

a　ADTA=80°，马蹄畸形 =20°，距骨颈与胫骨不发生撞击，距骨顶部圆滑，无弓形足畸形。诊断：踝关节挛缩。

b　ADTA=130°，马蹄畸形 =20°，距骨颈与胫骨发生撞击，距骨顶部圆滑，无弓形足畸形。诊断：胫骨远端前弓畸形。

c　ADTA=80°，马蹄畸形 =20°，距骨颈与胫骨发生撞击，距骨顶部扁平，无弓形足畸形。诊断：距骨顶部扁平。

d　ADTA=80°，马蹄畸形 =20°，距骨颈与胫骨发生撞击，距骨顶部圆滑，存在弓形足畸形。诊断：弓形足畸形（前足马蹄畸形）。

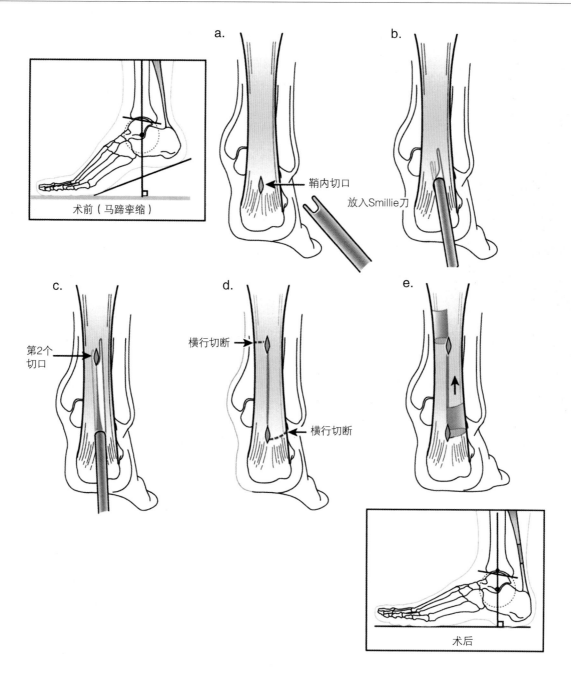

a. 鞘内切口

b. 放入Smillie刀

c. 第2个切口

d. 横行切断　横行切断

e.

术前（马蹄挛缩）

术后

图 18-59　a ~ e

经皮 "Z" 形跟腱延长术。

a　在跟腱远端做一皮肤切口，纵行分离劈裂跟腱。

b　将 Smillie 刀放入分离裂口内。

c　将 Smillie 刀向近端推入至少 4 cm，在 Smillie 刀的近端做第二个皮肤切口。

d　将跟腱的每侧半横行切断，假如存在内翻畸形或者内翻倾向，在远端切断内侧半，在近端切断外

侧半；假如存在外翻畸形或者外翻倾向，在近端切断内侧半，在远端切断外侧半。避免切断腱鞘。

e　足部背伸。在腱鞘内延长跟腱，但是保持张力，不需要缝合。挤压小腿肌肉仍能引起足部发生跖屈（Thompson 征），该试验提示跟腱在腱鞘内仍然保持连续性。

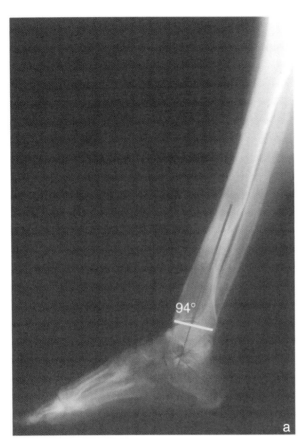

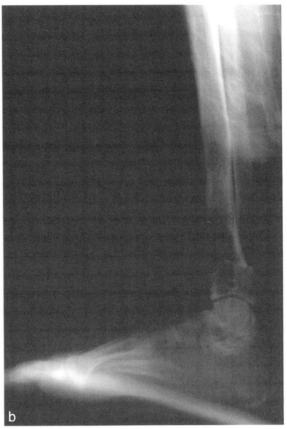

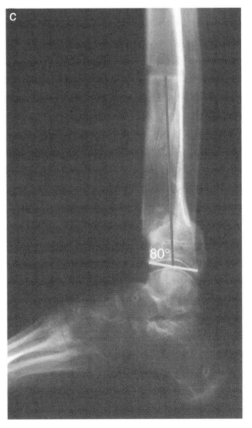

图 18-60　a ~ c

a　马蹄畸形，伴有胫骨远端前弓畸形（ADTA=94°），胫骨前缘骨赘撞击距骨颈部的骨赘。

b　切除前缘骨赘，加深距骨颈的隐窝，同时行胫骨远端圆形穹顶状截骨术，以及跟腱延长术。

c　最终结果显示胫骨远端的走行方向得到恢复（ADTA=80°），在距骨和胫骨之间无撞击。

膜的成分，根据这些因素，决定是否施行跟腱延长术。假如确定单纯源于跟腱，最好选择经皮松解方法，避免过度延长，笔者使用 Smillie 刀经皮施行跟腱"Z"形延长术（图 18-59）。假如怀疑存在筋膜或者关节囊因素，最好选择开放性跟腱延长术，在跟腱延长之后，观察所取得的矫形结果；假如畸形得到完全矫正，不需要进一步软组织松解，唯一例外是当即时矫形超过 10°~20° 时，可能需要踝管松解；假如畸形矫正不完全，残留畸形可采用外固定器逐步矫正，或者进一步施行软组织松解进行即时矫正，松解范围包括后深筋膜、关节囊，必要时松解关节囊内粘连。假如由于胫骨前唇的骨赘，或者骨赘填充距骨背侧隐窝，引起骨性撞击，应该切除骨赘，恢复距骨的背屈（图 18-60）。对于这种广泛软组织松解术的替代方法是逐步牵伸踝关节，对于严重的踝关节马蹄挛缩，既往有多次手术史，以及极度强直的病例（例如关节挛缩症）最好选择该方法。采用非限制性结构矫正轻度马蹄挛缩，在牵伸过程中踝关节无法活动（图 18-61），假如牵伸力量处于正确方向，围绕踝关节旋转矫形中心进行矫形；假如牵伸力量处于不正确的方向，非限制性矫形会引起距骨前方半脱位。当希望在牵伸过程中，同时能够活动踝关节，可使用限制性结构（图 18-62），在限制型结构中使用铰链，该铰链轴类似踝关节轴的旋转。Volkov 和 Oganesyan（1987）对此进行了改良，添加通过关节旋转中心的钢针，并连接于铰链。图 18-61 至图 18-65 示这些结构在 Ilizarov 装置中的运用实例。其他外固定装置，包括单侧装置，也可以进行类似的治疗，逐步牵伸的优点是降低对神经血管结构损伤的可能性。即时矫形可损伤胫后神经的功能以及胫后血管，因此对于大多数矫正马蹄畸形 10° 以上的病例，对踝管进行预防性减压是明智之举（见图 10-18）。当伴随存在内翻挛缩时，即时矫形通常意味着延长胫后肌腱，可能还包括屈趾肌

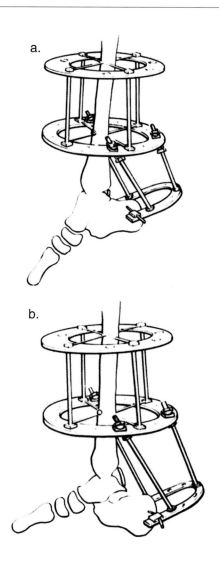

a.

b.

腱和屈蹈肌腱，还意味着手术松解距下关节。替代方法为距下关节的非限制性牵伸，当马蹄畸形和内翻畸形并存时，首先应该牵拉内翻畸形，然后是马蹄畸形（图 18-64 和图 18-65），原因是矫正马蹄畸形时存在较大的力臂，而矫正内翻畸形时力臂较小，在矫正内翻畸形时，外固定器的力臂为足跟的宽度，而在矫正马蹄畸形时，为整个足的长度。最好在踝关节或者距下关节无软组织张力的状态下，牵拉治疗内翻畸形。

c

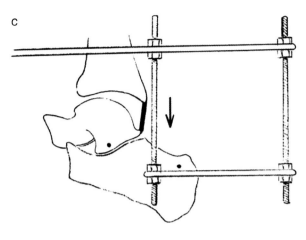

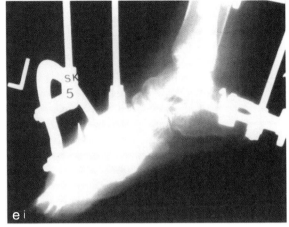

e i

e ii

d

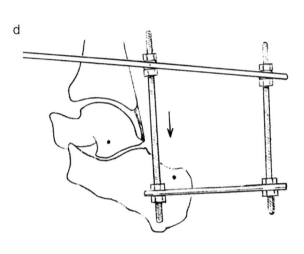

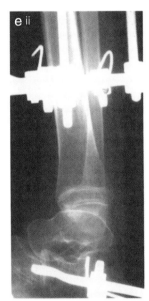

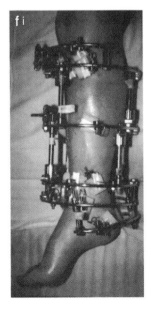

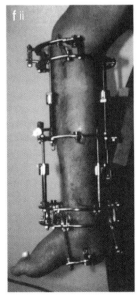

f i

f ii

图 18-61　a ~ f

a　踝关节马蹄畸形的非限制性 Ilizarov 矫形结构
　　装置。

b　图示矫形术后。

c　假如螺纹杆的方向为纵行，随着牵拉，距骨会发
　　生前方半脱位。

d　假如螺纹杆指向后方，在矫正过程中，距骨保持
　　在踝穴中。

e　放射片显示牵伸的方向为纵向时（i），距骨向前方
　　半脱位（ii）。

f　非限制性结构，螺纹杆指向后方的临床实例。i，矫
　　形初期。ii，矫形结束。

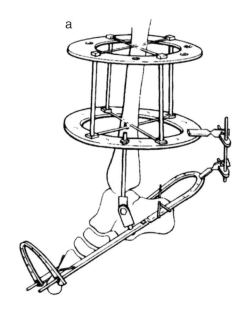

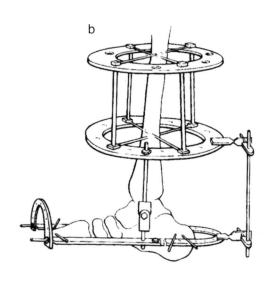

图 18-62　a，b

a 限制性结构，带有铰链和牵伸杆。

b 在矫形结束时，可以去除后方的牵伸杆，活动踝
关节。

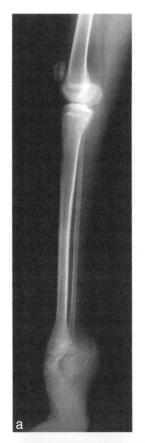

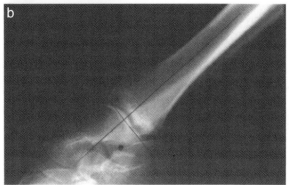

图 18-63　a ~ m

a 由既往手术史引起的严重马蹄畸形。

b 显示真正的踝关节侧位片。

c 使用限制性 Ilizarov 架，一根钢针穿过踝关节旋转
中心（Oganesyan 法）。

d 在牵伸过程中，足部逐渐背屈。

e 在牵伸结束时，除了前足的马蹄畸形，足部能够
直立。撤除足部中间的环，在后足部分和前足部
分之间进行牵拉。

f 显示足部位于外固定架内的最终位置。

g 最终的侧位片。

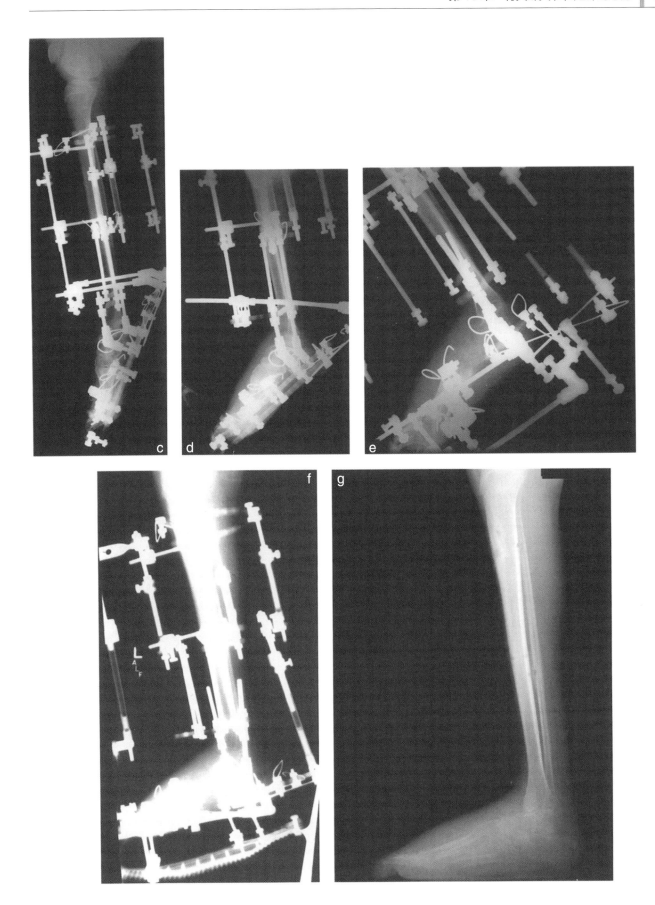

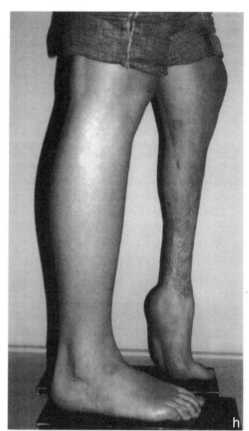
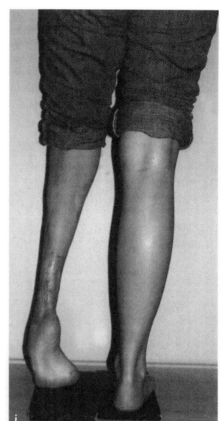
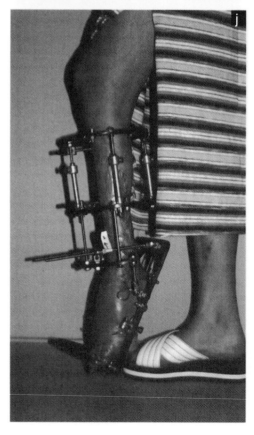
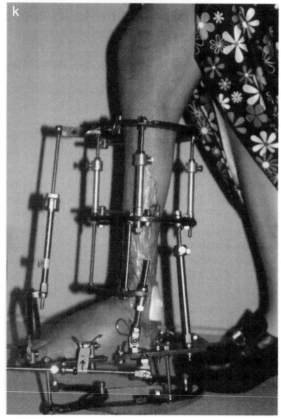

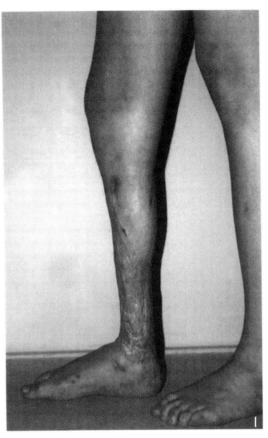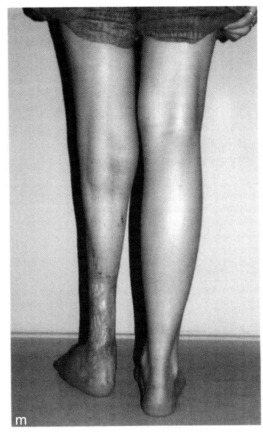

图 18-63　a ~ m

h　矫形术前的临床大体照片。

i　足部后面观的临床大体照片。

j　临床大体照片显示在矫形开始时的 Ilizarov 架。

k　临床大体照片显示在矫形结束时的 Ilizarov 架。注意足部的环不相连接，可以牵拉治疗弓形足。

l, m　临床大体照片显示矫形后的足部后面观和侧面观，足部能够完全直立。

a.

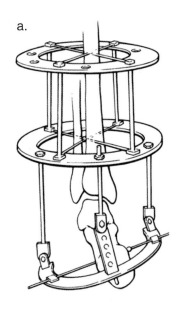

b.

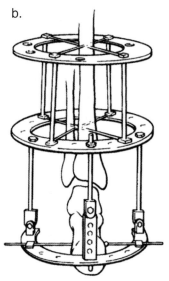

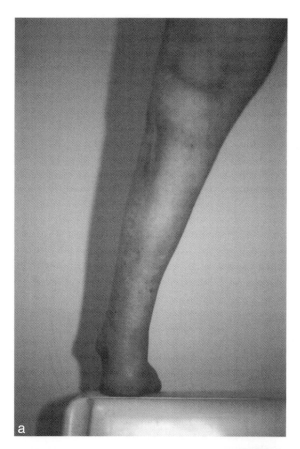

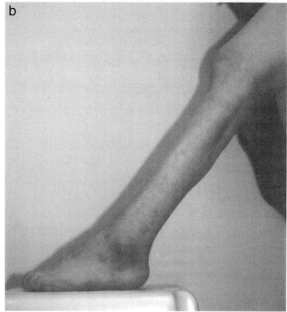

图 18-64　a，b

a　不同的牵拉装置用于距下关节畸形的矫形治疗。

b　图示矫形结果。

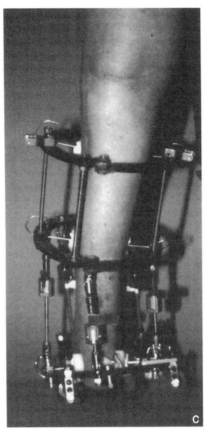
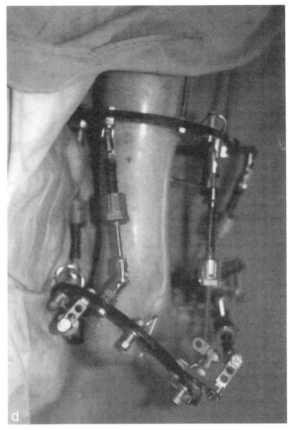
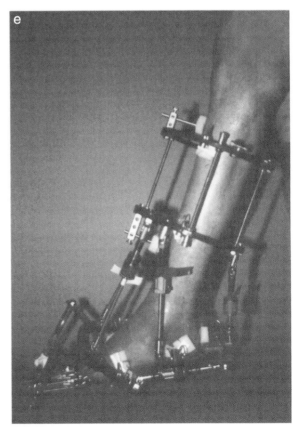

图 18-65　a～i

a，b　患者女性，40 岁，局部肿瘤进行性生长，放疗
　　　后出现马蹄内翻足畸形。
c　在足跟内翻牵伸治疗之前。
d　在足跟内翻牵伸治疗之后。
e　在马蹄足畸形牵伸治疗之前。

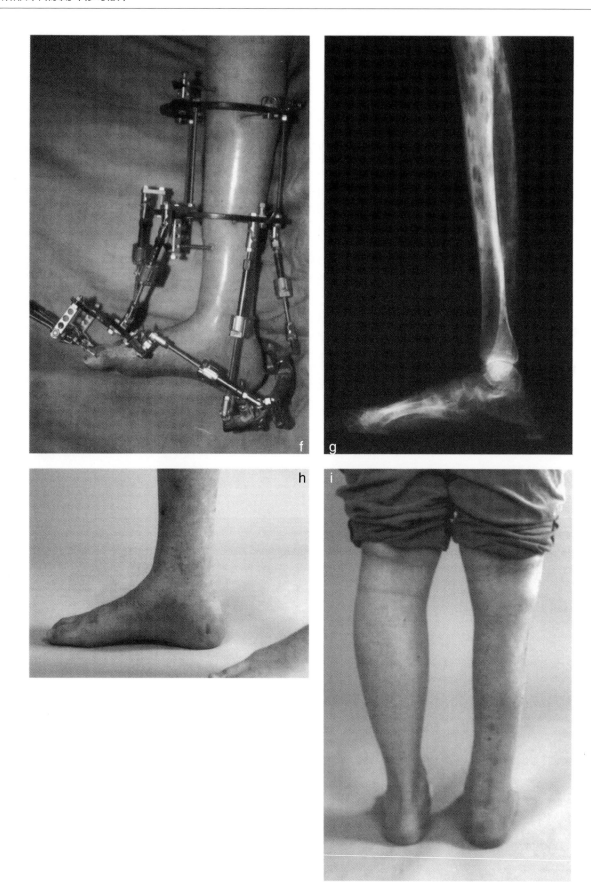

图 18-65 a ~ i

f 在马蹄畸形牵伸治疗之后。

g 治疗结束时的侧位片。

h 治疗结束时的临床大体照片（内侧面观）。

i 治疗结束时的临床大体照片（后面观）。

参考文献

de Pablos J, Franzreb M (1993) Treatment of adolescent tibia vara by asymmetrical physeal distraction. J Bone Joint Surg Br 75:592–596

Herzenberg JE, Paley D (1992) Ilizarov applications in foot and ankle surgery. Adv Orthop Surg 16:162–174

Paley D (1993) The correction of complex foot deformities using Ilizarov's distraction osteotomies. Clin Orthop 293: 97–111

Paley D (1994a) Fractures of the calcaneus. In: Gould JS (ed) Operative foot surgery. WB Saunders, Philadelphia, pp 421–452

Paley D (1994b) Principles of foot deformity correction: Ilizarov technique. In: Gould JS (ed) Operative foot surgery. WB Saunders, Philadelphia, pp 476–514

Paley D (1999) Ankle malalignment. In: Kelikian A (ed) Operative treatment of the foot and ankle. Appleton and Lange, Stanford, pp 547–586

Paley D, Herzenberg JE (1999) Applications of external fixation to foot and ankle reconstruction. In: Myerson M (ed) Foot and ankle disorders, vol 2. WB Saunders, Philadelphia, pp 1135–1188

Puno RM, Vaughan JJ, Stetten ML, Johnson JR (1991) long-term effects of tibial angular malunion on the knee and ankle joints. J Orthop Trauma 5:247–254

Stiehl JB (1991) Biomechanics of the ankle joint. In: Stiehl JB (ed) Inman's joints of the ankle, 2nd edn. Williams & Wilkins, Baltimore, pp 39–63

Volkov MV, Oganesyan OV (1987) Functional restoration of joint deformities with the aid of hinged distraction apparatuses in clinical practice. In: External fixation: joint deformities and bone fractures. International Universities Press, Madison, pp 151–226

Yablon IG, Heller FG, Shouse L (1977) The key role of the lateral malleolus in displaced fractures of the ankle. J Bone Joint Surg Am 59:169–173

第 19 章　关于髋关节的考虑

对于股骨近端截骨术，髋关节的活动范围是需要考虑的重要因素。髋关节活动范围受限的原因有关节外和关节内原因。关节内原因有关节囊挛缩、粘连或者关节表面出现畸形；关节外原因有肌肉挛缩或者异位骨化。对于髋关节截骨术，是否存在髋关节活动范围受限，以及活动范围受限的原因，均是需要重点考虑的问题。

下肢相对于骨盆处于中立位对线，无关节内或者关节周围的活动范围受限

内翻畸形

内翻畸形（采用外翻截骨术治疗）需要股骨头充分内收，由于外翻具有延长作用，在外翻截骨后需要行内收肌切断术（图 19-1a）。在截骨术后，限制股骨近端节段内收的主要关节外因素有阔筋膜张肌、臀中肌和臀小肌。假如施行外翻截骨术后，不能充分内收，会引起外展挛缩。由于下肢的力臂长，某些病例可通过理疗和重力作用缓解外展挛缩。对于由先天性原因引起的儿童髋内翻，需要附加其他手术（图 19-1b），才能延长外展肌装置。笔者在 1998 年发明了一种新型手术方式，移动臀中肌和臀小肌的整个止点部分，及其与股四头肌（股外侧肌）相连部分（图 19-1c 和 d）。遵循与 Harding（Stracathro）髋关节入路相同的概念，将前方 1/3 股内侧肌和股外侧肌作为一个单位移动（McLauchlan 1984）。通过剥离臀肌和延长阔筋膜张肌，解除大粗隆的关节外的外展挛缩，然后股骨近端可以在关节囊的限制范围内进行内收；还需松解梨状肌，后者可以限制髋关节的内旋、伸展和内收。由于臀肌与股四头肌相连，无法短缩，在矫正髋关节内翻畸形进行内收后，要将联合肌腱重新附着于大粗隆。

a.

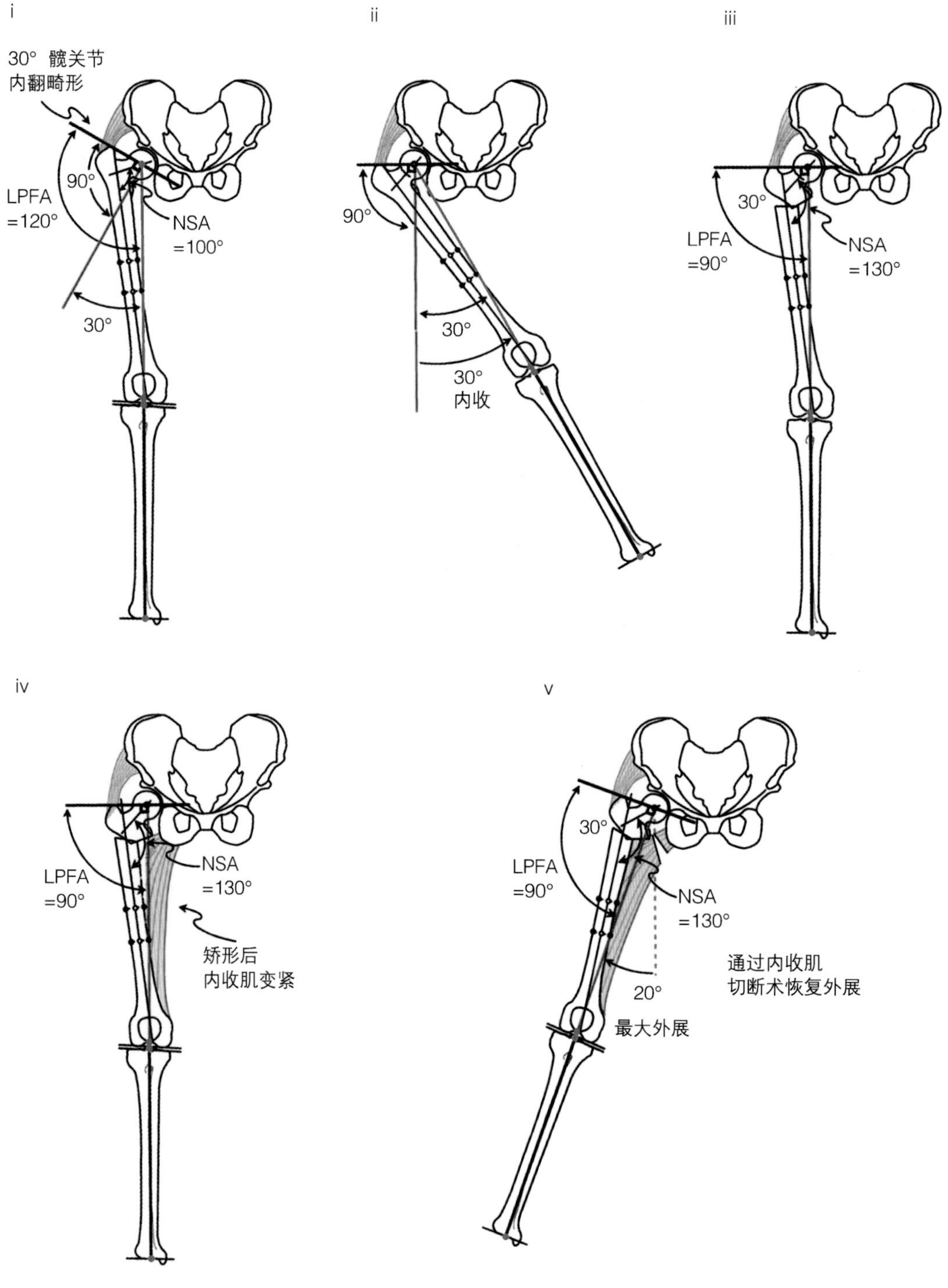

i

30° 髋关节
内翻畸形

90°

LPFA
=120°

NSA
=100°

30°

ii

90°

30°

30°
内收

iii

30°

LPFA
=90°

NSA
=130°

iv

LPFA
=90°

NSA
=130°

矫形后
内收肌变紧

v

30°

LPFA
=90°

NSA
=130°

20°

最大外展

通过内收肌
切断术恢复外展

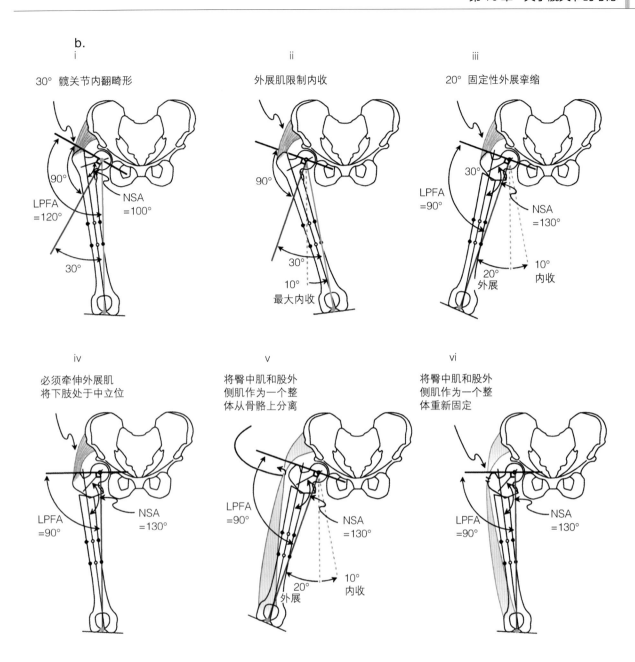

图 19-1　a～d

a　30° 髋关节内翻畸形。i，LPFA=120°，NSA=100°。
ii，髋关节的最大内收度数为 30°。iii，30° 外翻截
骨术，由于髋关节外展肌允许充分内收，在矫形
术后，下肢变为中立位对线。iv，在矫形术后，髋
关节内收肌并不限制下肢处于中立位对线，但是
限制最大可能的外展，外翻截骨术后内收肌张力
加大，因此对髋关节间接施加压力。v，内收肌切
断有助于外翻截骨术，会改善术后髋关节的外展，
还可部分减轻对股骨头的压力。

b　30° 髋关节内翻畸形。i，LPFA=120°，NSA=100°。
ii，髋关节的最大内收度数为 10°，外展肌紧张，
限制内收。iii，30° 外翻截骨术，由于髋关节外展
肌不允许充分内收，在矫形术后早期，下肢保持
于 20° 固定性外展位。iv，随着时间的推移，外展
挛缩得到拉伸，相对于骨盆，下肢逐渐变为中立
位对线。v，在先天性病例中，外展肌挛缩无法得
到拉伸。为了恢复髋关节的位置，并且不出现外
展肌力的下降，将外展肌从大粗隆剥离，同时保
持与股四头肌的连续性。vi，在外翻截骨术后，将
外展肌 - 股四头肌缝合在大粗隆的新位置上。

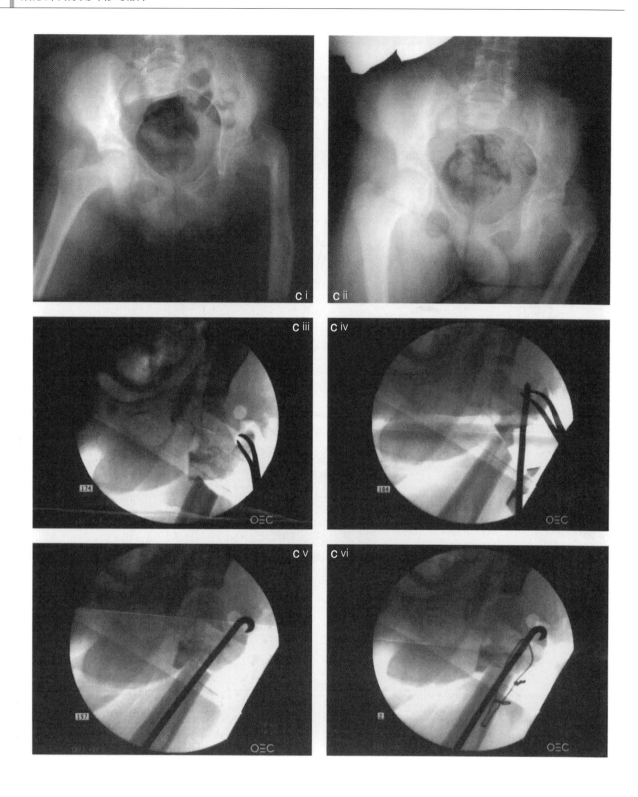

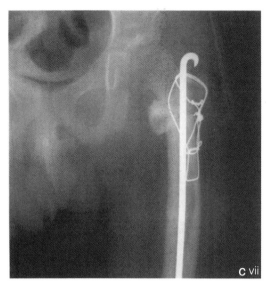

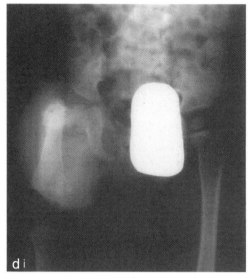

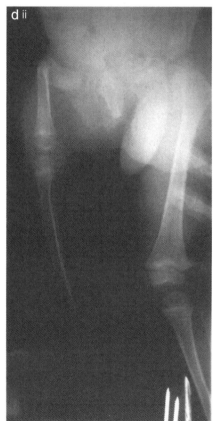

图 19-1　a ~ d

c 先天性髋内翻，伴有先天性股骨缺损。i，左侧髋关
节前后位片显示 MPFA 为 15°，NSA 为 60°。ii，最
大内收位片显示 20° 内收，受到软组织的限制。在
完全矫正髋关节内翻，取得 MPFA 正常值 85° 和
NSA 正常值 130° 之后，恢复股骨近端与骨盆的正
常关系，需要进行 70° 的内翻畸形矫形，与之相
比，比 20° 要小 50°，因此存在髋关节外展挛缩。
iii，将髋关节外展肌从大粗隆上剥离，保持与股四
头肌的连续性，行粗隆下截骨术，由于近端节段
不再受髋关节外展肌的限制，通过牵拉大粗隆使
其远离骨盆，达到内收。iv，针道钻入梨状窝内，
从股骨上端的外侧皮质骨处穿出。v，垂直于针道，
对股骨进行截骨，以便更好地对合，固定针通过
截骨处进入远端节段。vi，使用张力带钢丝对截
骨部位进行加压和闭合。vii，最终的放射片显示
MPFA 为 85°，NSA 为 130°，联合肌腱重新缝合于
处于正确位置的大粗隆上。

d 先天性股骨缺损，伴有严重的髋内翻以及髋关节
骨性伸展畸形。i，前后位片显示骨性畸形，上段
股骨呈侧位片的表现，下段股骨呈前后位片的表
现。ii，侧位片显示骨性畸形，上段股骨呈前后位
片的表现，下段股骨呈侧位片的表现。iii，髋关节
的固定性外展和屈曲挛缩。iv，将臀中肌和臀小肌
以及股四头肌从大粗隆上松解，行外翻屈曲截骨
术，使用 Rush 棒固定。行骨盆截骨术（Dega 截骨
术），改善髋臼的覆盖。v，最后的前后位片，金属
固定物已经去除，显示畸形得到完全纠正。vi，最
后的侧位片显示畸形得到完全纠正，并消除了髋
关节的屈曲畸形。

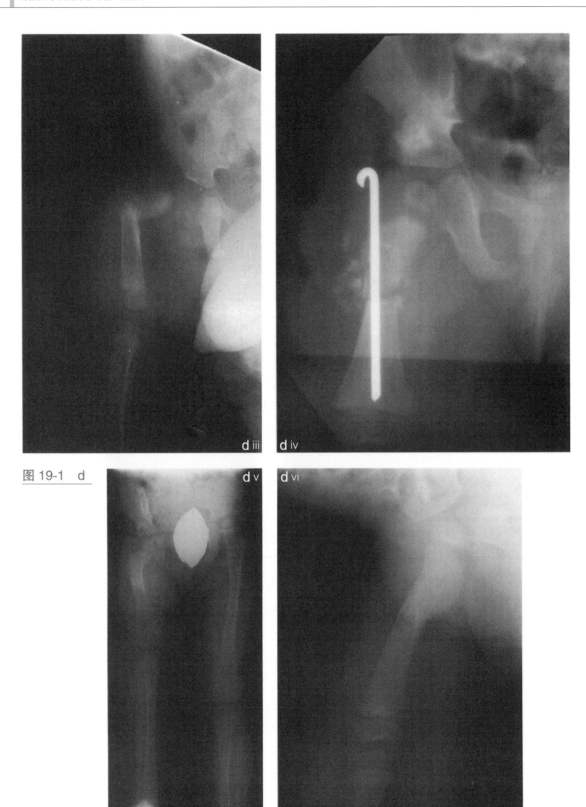

图 19-1　d

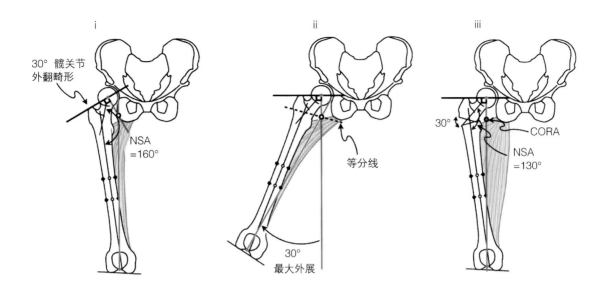

图 19-2

30°髋关节外翻畸形。i，LPFA=60°，NSA=160°。ii，最大外展为30°。iii，关键是无关节内外展限制，髋关节的内收肌是否紧张以及是否限制活动则无关紧要。因为髋关节内收肌的止点位于截骨术水平的远端，紧张的内收肌不会限制内翻矫形。因此，假如在截骨术前，远端节段处于中立位对线，即使内收肌紧张，在截骨术后也可恢复中立位对线。而且，由于对下肢的长度具有短缩作用，内翻截骨术可以松弛髋关节的内收肌。

外翻畸形

外翻畸形（采用内翻截骨术治疗）需要股骨头充分外展。由于髋关节内收肌止于小粗隆的远端，在截骨术后，不会限制股骨近端节段的外展。内翻截骨术会引起短缩，不需要进行内收肌切断（图 19-2）。

下肢相对于骨盆处于中立位对线，关节内活动范围受限

内翻畸形

内翻畸形（采用外翻截骨术治疗）需要股骨头充分内收（图 19-3a）。假如由于关节囊或者关节内粘连，充分内收受到限制，但是股骨头形态圆滑，只有施行关节内松解术（关节囊切除术），才能全面进行成角矫形。假如关节面已经变形，除非先恢复股骨头的形态，否则无法全面矫正畸形（图 19-3b）。目前，瑞士的 R. Ganz 使用该手术治疗股骨头骨骺滑脱（SCFE）的晚期畸形。

外翻畸形

外翻畸形（采用内翻截骨术治疗）需要股骨头充分外展（图 19-4a）。假如由于关节囊或者关节囊内因素，充分内收受到限制，只有先施行关节囊切除和关节内松解之后，并且股骨头形态圆滑，才能够全面矫正畸形。假如关节面已经变形，除非先恢复股骨头的形态，使股骨头具有足够的外展，否则无法全面矫正畸形（图 19-4b）。替代方法有减少外翻畸形的矫正度数。

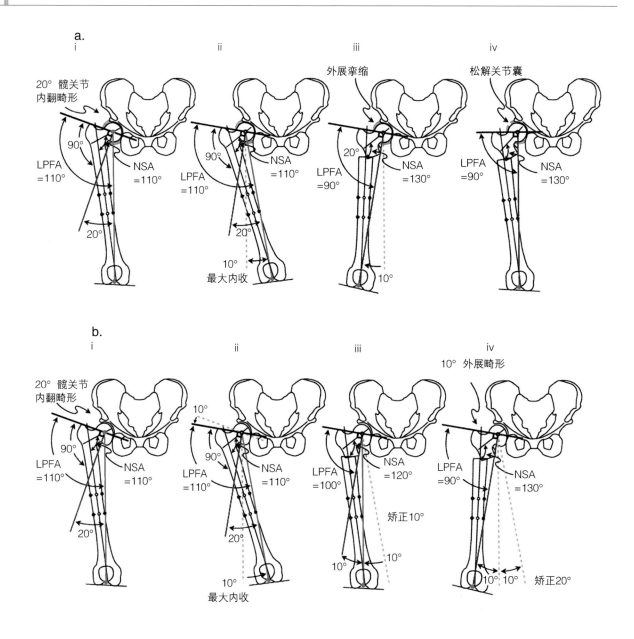

图 19-3　a，b

a　外翻截骨术，伴有关节内限制，以及股骨头呈圆形（球形）。i，20°内翻畸形。ii，最大内收为10°。iii，20°外翻截骨术产生10°外翻畸形。iv，为了将髋关节矫正到中立位对线，施行关节囊松解术。

b　外翻截骨术，伴有关节内限制，以及股骨头畸形（非球形）。i，20°内翻畸形。ii，最大内收为10°。iii，10°外翻截骨术保持下肢相对于骨盆处于中立位对线。iv，并未完全纠正LPFA，矫形术后LPFA=100°，20°外翻截骨术产生10°外翻畸形。松解关节囊无法将髋关节矫正到中立位对线，原因是股骨头不呈球形，阻止近端节段的进一步内收。

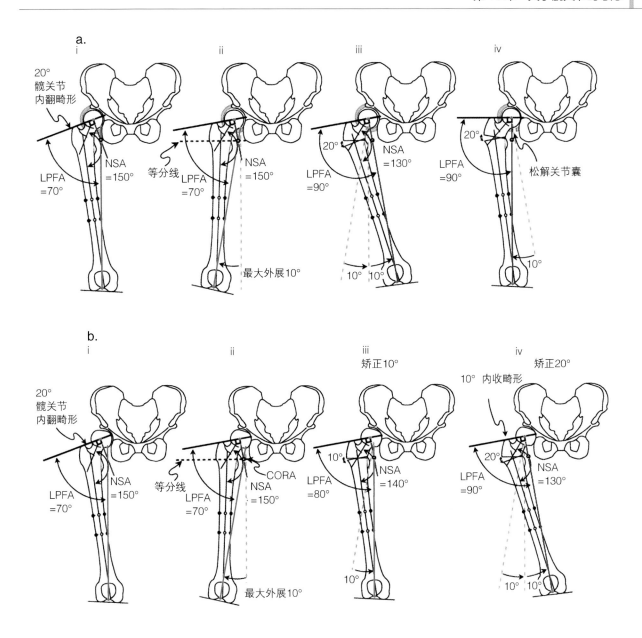

图 19-4　a，b

a　内翻截骨术，伴有关节内活动度限制，以及股骨头呈圆形（球形）。i，20° 外翻畸形。ii，最大外展为 10°。iii，20° 内翻截骨术产生 10° 内翻畸形。iv，为了将髋关节矫正到中立位对线，施行关节囊松解术。

b　内翻截骨术，伴有关节内活动度限制，以及股骨头畸形（非球形）。i，20° 外翻畸形。ii，最大外展为 10°。iii，10° 内翻截骨术保持下肢相对于骨盆处于中立位对线。iv，并未完全纠正 LPFA，矫形术后 LPFA=0°，20° 内翻截骨术产生 10° 内翻畸形。松解关节囊无法将髋关节矫正到中立位对线，原因是股骨头不呈球形，阻止近端节段的进一步外展。

有关小粗隆的考虑

　　截骨术具有 2 个可能的水平：位于小粗隆近端（粗隆间）和远端（粗隆下），两者的区别在于腰大肌肌腱止点和与 CORA 的距离。对于大多数髋关节内翻畸形，CORA 位于股骨头中心的水平（图 19-5a）；对于大多数髋关节外翻畸形，CORA 位于大粗隆基底的水平（图 19-5b）。无论是内翻畸形还是外翻畸形，粗隆间截骨术和粗隆下截骨术均位于 CORA 水平的远端，因此关键是在矫正成角的同时，在截骨部位进行移位。内翻截骨术进行内侧移位，外翻截骨术进行外侧移位（图 19-6）。无论是采用粗隆间截骨术还是采用粗隆下截骨术治疗内翻畸形，截骨线和 CORA 之间距离较大，因此外翻截骨术需要大量的外侧移位。在采用粗隆间内翻截骨术矫正股骨外翻畸形时，截骨线和 CORA 之间的距离甚小，因此只需要少量的内侧移位。外翻截骨术延长股骨，因为使股骨颈处于较为垂直的位置（图 19-7）；内翻截骨术缩短股骨，因为将股骨颈处于较为水平的位置（图 19-7）。移位和长度的变化会影响腰大肌肌腱的张力，能够阻碍或者辅助成角矫形。对腰大肌张力的影响与截骨术水平有关，粗隆间截骨术位于腰大肌肌腱止点的近端，因此外翻 / 外侧移位截骨术能够拉伸肌腱，内翻 / 内侧移位截骨术能够松弛肌腱（图 19-8）；粗隆下截骨术位于肌腱的远端，距离 CORA 甚远，因此需要更多的移位，外翻截骨术拉伸肌腱的长度，小粗隆向内侧移位，股骨远端移位对其无影响（图 19-8），净作用是肌腱张力基本无改变；内翻截骨术将肌腱短缩和外侧移位，不受股骨干内侧移位的影响。因此，最好在小粗隆近端施行内翻截骨术，在小粗隆远端施行外翻截骨术。

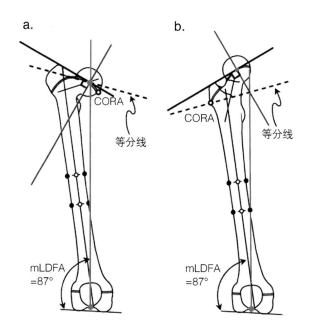

图 19-5　a，b

股骨头和大粗隆的骨骺位于股骨颈的上方，由骨骺软骨相连，尽管在放射片上外观互相分离，但在功能上共同作为一个生长骨骺板，因此，大粗隆骨骺生长停滞会引起股骨颈外翻畸形，股骨颈骨骺生长停滞会引起髋内翻畸形。

a　发育性髋关节内翻畸形，源于股骨近端骨骺的生长差异（内侧生长慢于外侧），因此该畸形的 CORA 位于股骨颈骨骺的内侧端，等分线通过股骨头中心，因此股骨头中心是发育性内翻畸形的 CORA。

b　发育性髋关节外翻畸形，源于股骨近端骨骺的生长差异（外侧生长慢于内侧），该畸形的 CORA 位于大粗隆骨骺的外侧端，股骨 PMA 和 DMA 的等分线通过该点。

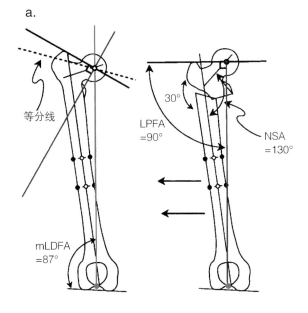

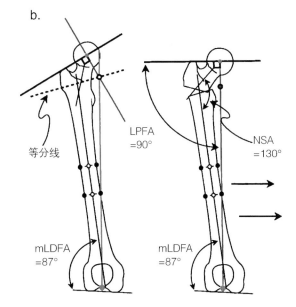

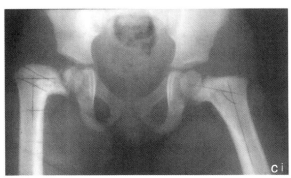

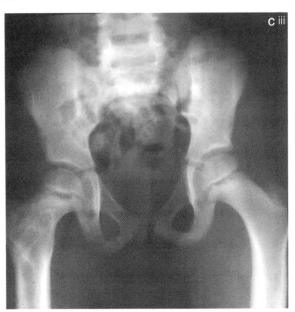

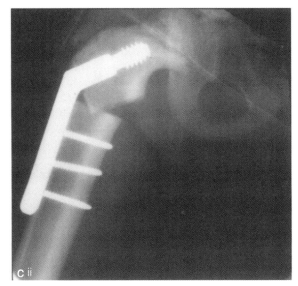

图 19-6　a ~ d

a 股骨外翻截骨术治疗内翻畸形，CORA 位于股骨头中心。由于截骨水平位于 CORA 的远端，远端节段出现成角，并且向外侧移位。

b 股骨内翻截骨术治疗外翻畸形，CORA 位于大粗隆基底水平。由于截骨水平位于 CORA 的远端，远端节段出现成角，并且向内侧移位。由于截骨线距离 CORA 不远，移位的距离小于外翻截骨术。

c 髋内翻。i，双侧髋关节内翻畸形。ii，使用髋关节滑动螺钉，进行髋关节的外翻和外侧移位矫形。iii，去除金属内固定物之后的最终结果。

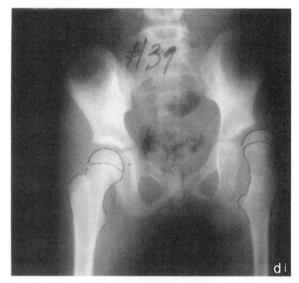

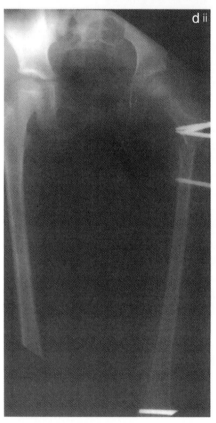

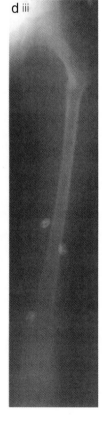

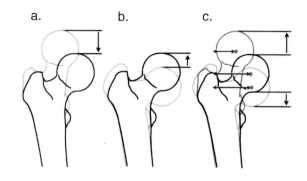

图 19-7　a ~ c

a　将髋关节外翻矫正到 NSA 正常，将缩短股骨的长度。

b　将髋关节内翻矫正到 NSA 正常，将增加股骨的长度。

c　在 NSA 正常时进行外翻矫形，将增加股骨的长度；在 NSA 正常时进行内翻矫形，将缩短股骨的长度。外翻矫形还可缩短股骨颈外侧部分的直线长度，内翻矫形只能使其轻微增加（红色双向箭头）。

图 19-6　a ~ d

d　髋外翻。i，重度髋关节外翻畸形。ii，使用外固定器进行内翻和内侧移位矫形。iii，愈合后的放射片。

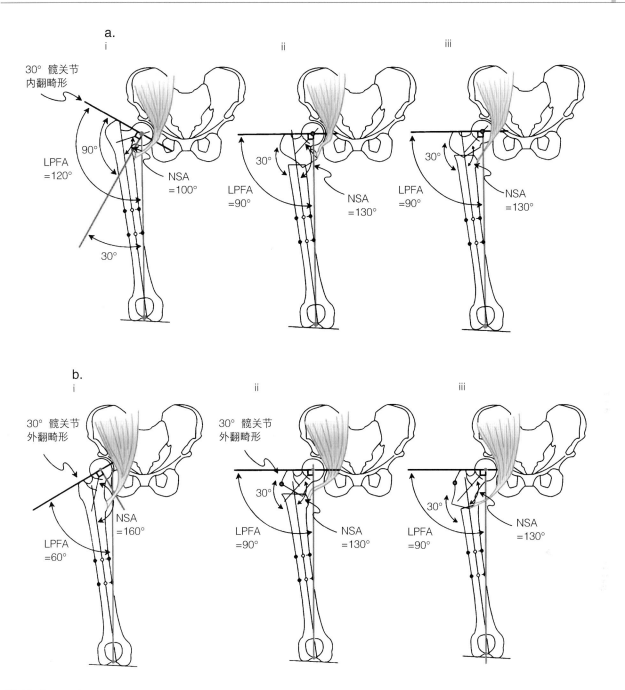

图 19-8　a, b

a　外翻截骨水平对腰大肌肌腱张力的影响。i, 股骨近端 30° 内翻畸形, CORA 位于股骨头中心水平。ii, 在小粗隆远端行截骨术, 肌腱附着点向内侧和近端移位, 将会减小肌腱的张力, 因此施行该截骨术并不困难。iii, 在小粗隆近端行截骨术, 肌腱附着点向外侧和远端移位, 将会增加肌腱的张力, 增加腰大肌肌腱的张力将使开放楔形矫形的难度增大。

b　内翻截骨水平对腰大肌肌腱张力的影响。i, 股骨近端 30° 外翻畸形, CORA 位于大粗隆基底水平。ii, 在小粗隆近端行截骨术, 肌腱附着点向内侧和远端移位, 减小肌腱的张力。iii, 在小粗隆远端行截骨术, 肌腱附着点向外侧和远端移位, 增加肌腱的张力, 因此施行该截骨术较为困难。

有关大粗隆的考虑

严重的内翻畸形可引起大粗隆过度生长，区分内翻的股骨颈和过度生长的大粗隆存在困难。在出生时，股骨近端只有一个生长骺板，横跨股骨头、股骨颈和大粗隆；到婴儿期，大粗隆的骨突骺板与股骨头骺板分离，尽管放射学上显示分离，股骨颈骺板仍然与骨突骺板和骨骨股头骺板相连，负责股骨颈的辐射状生长。在功能上，骨突骺板和股骨头骨骺为单纯的生长型骨骺板。由于内翻和外翻畸形或者随着年龄增长 NAS 发生生理性改变，股骨颈的走行方向会发生改变，并伴随着大粗隆水平发生相应的改变。由于感染、创伤或者血管等原因，两者之间可失去关联，通常会损伤股骨头骨骺，而粗隆部骨突板得以幸免，该结果通常命名为"大粗隆过度生长"。当两者仍保持关联时，与正常值相比，或者与对侧正常的 MPFA 和 NSA 相比，MPFA 和 NSA 发生相同的改变（图 19-9a 和 b），应该施行粗隆间或者粗隆下截骨术，恢复整个股骨近端的对线。假如 MPFA 畸形小于 NSA 畸形，说明存在大粗隆过度生长（图 19-9c 和 d），同时伴有股骨颈角度的改变，单独施行粗隆间或者粗隆下截骨术无法同时将 MPFA 和 NSA 均恢复到正常；施行粗隆间或者粗隆下截骨术，同时联合施行大粗隆移位，才能够将 MPFA 和 NSA 均恢复到正常。手术具有 2 种不同的类型（Hasler 和 Morscher 1999；Wagner 1978）：Wagner 法 和 Morscher 法。Wagner 截骨术改变股骨颈的走行方向，同时延长股骨颈，并将大粗隆向远端移位（Tachdjian 1994；Wagner 1978）。Wagner 粗隆间截骨术的截骨部位在关节囊内，能够恢复髋关节囊的张力，将体积偏小的股骨头拉入关节内，我们将其改良为粗隆下截骨术，位于关节囊外。Morscher 截骨术并不能改变股骨头的走行方向，而是形成正常 NSA 和将粗隆向远端移位（Hasler 和 Morscher 1999），Morscher 粗隆间截骨术在关节囊外施行。Wagner 法的最初适应证是希望改变股骨头的走

行方向，同时将大粗隆移位，因此 Wagner 法只适用于股骨头形态保持圆形或者椭圆形的患者，并具有上文所述的内收活动限制范围。当不想改变股骨头的走行方向，但是希望将外展肌装置恢复到正常张力时，适用 Morscher 法，因此，可用于股骨头变形，并且在改变外翻走行方向时缺乏充足的活动度的患者。假如 MPFA 小于正常，但是 NSA 正常，也就是单纯大结节过度生长而 NSA 正常，此时适合单独施行大粗隆移位术（图 19-9e 和 f）。

髋关节截骨术也用于治疗无骨性成角畸形的关节炎，此时截骨术的目的是减小或者重新分布每单位表面积（surface area，SA）上的负重力量（WBF），其方法有减小 WBF（减轻体重，将髋关节内移，减小外展肌的杠杆力臂），或者增加负重面的 SA（加大髋臼对股骨头的覆盖，提高股骨头在髋臼内的吻合度）。全面阐述该问题已超出本书的范畴，但是对于全面理解畸形，基本原则非常重要。

如同膝关节一样，通过髋关节一侧或者两侧的截骨术（股骨近端和 / 或髋臼）可以改变 WFA/SA。简而言之，假如股骨头覆盖不全，可使用多种骨盆截骨术或者覆盖手术来改善覆盖。根据冠状面放射片上的中心 - 边缘角，斜位片上的假性轮廓角，或者轴向 CT 或 CT 扫描后三维重建进行三维分析，可以确定覆盖率。对于严重的病例，可以联合施行股骨和骨盆截骨术。进一步详细讨论骨盆截骨术超出了本章的范畴。

当髋臼对股骨头具有合适的覆盖时，可以施行股骨近端截骨术，改变 WFA/SA。假如在冠状面上髋关节呈圆形，内翻截骨术可以增加覆盖率，外翻截骨术可以减少覆盖率。在正常情况下，股骨头的外上部分不覆盖关节软骨，并且不负重，内翻截骨术可以将载荷重新分配到该区域。外翻截骨术可以减少关节软骨的覆盖，并且将裸露的小凹区域改变为负重部位。单纯内翻 / 内侧移位截骨术可引起大粗隆向近端移位，由于臀中肌附着点的位置向近端移位，力量减弱，

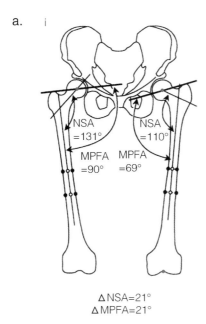
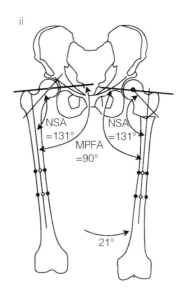

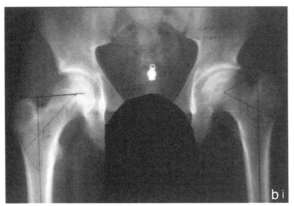
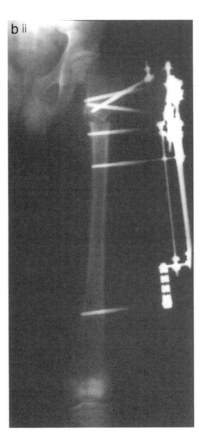
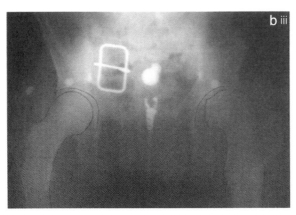

图 19-9　a ~ i

a　髋关节内翻。MPFA=101°，NSA=110°，正常侧 MPFA 为 90°，NSA 为 131°。i，双侧 MPFA 和 NSA 的差异为 21°，因此大粗隆和股骨颈均具有相同度数的畸形。ii，位于小粗隆水平的 21°外翻外侧移位截骨术，将 MPFA 和 NSA 矫正到正常。

b　与图 a 所示为同一病例。i，治疗前的放射片。ii，使用外固定器行外翻外移截骨术，术后的放射片。iii，愈合后的最终放射片。

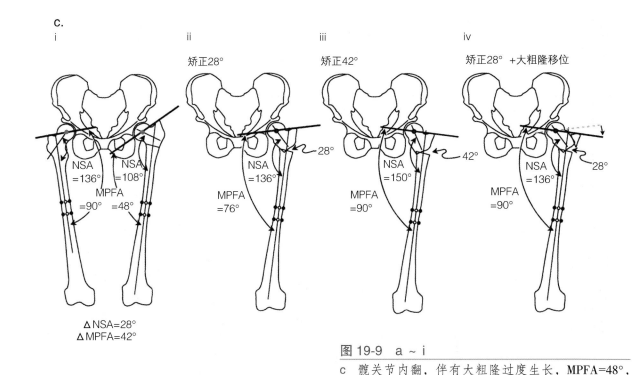

c.
i　　　　　ii　　　　　iii　　　　　iv

矫正28°　　矫正42°　　矫正28° +大粗隆移位

NSA　NSA
=136°　=108°
MPFA
=90°　=48°

NSA
=136°
MPFA
=76°

28°

NSA
=150°
MPFA
=90°

42°

NSA
=136°
MPFA
=90°

28°

△NSA=28°
△MPFA=42°

图 19-9　a～i

c　髋关节内翻，伴有大粗隆过度生长，MPFA=48°，NSA=108°，正常侧 MPFA 为 90°，NSA 为 136°。i，双侧 MPFA 和 NSA 的差异分别为 42° 和 28°，意味着内翻畸形部分来源于股骨颈，部分来源于大粗隆过度生长。ii，假如只通过粗隆下截骨术矫形，矫正 28°，将会使 MPFA 处于 76° 内翻位。iii，假如按照 MPFA 进行矫形，需要矫形 42°，即使 LPFA 恢复到正常对侧水平，NSA 变为极度外翻（150°）。iv，为了达到解剖矫正，除髋关节外翻截骨术之外，应该同时行大粗隆移位，该截骨术式由 Wagner（1978）提出。

d　Wagner 截骨术的临床实例。i，与图 c 所示的病例类似，源于既往治疗发育性髋关节脱位，引起髋关节的内翻和短缩畸形，伴有大粗隆过度生长。ii，经皮行大粗隆移位。iii，粗隆下外翻截骨术（改良 Wagner 法）。iv，采用外固定器固定。v，愈合后的最终结果。

引起 Trendelenburg 步态（图 19-10a）。Bombelli（1993）推荐该手术方法治疗麻痹性髋关节，认为 Trendelenburg 步态可在髋臼外缘形成关节囊继发性牵拉性骨赘，从而增加 SA，降低 WFA/SA 比率（图 19-10b）；Müller（1984）建议在内翻截骨术的同时，将大粗隆向远端移位（图 19-10c 和 d）；Nishio（1984）发明了穹顶状截骨术，在大小粗隆的内侧，圆形截骨的中心位于股骨颈中心（图 19-10e 和 f，见图 11-18），使得大粗隆向远端和外侧移位，补偿内翻截骨术的短缩作用。

在既往无畸形存在的病例中，外翻截骨术具有副作用，大粗隆向远端移位，加长外展肌装置，假如 NSA 加大超过 135°，还会内移臀中肌的附着点，因此缩短外展肌的杠杆力臂（见第 22 章）。通常在冠状面上股骨头呈椭圆形外观时，才使用外翻截骨术（图 19-11）。假如椭圆的纵轴处于倾斜位，将纵轴变为更加水平，将会增加 SA，因此降低 WFA/SA 的比率。对于关节炎的病例，这种截骨术将内下方下垂的骨赘转移到负重较多的位置上（Bombelli 1993）。

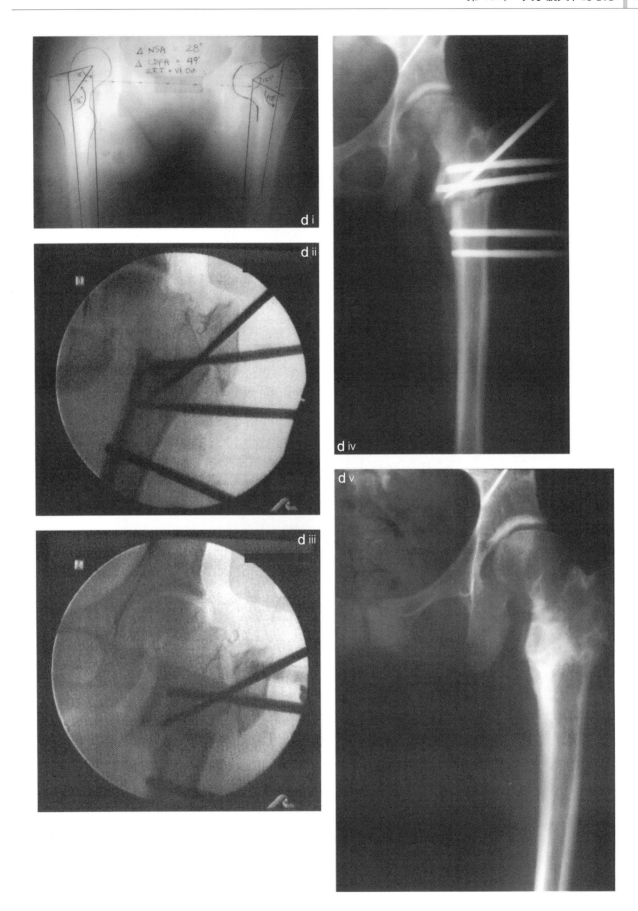

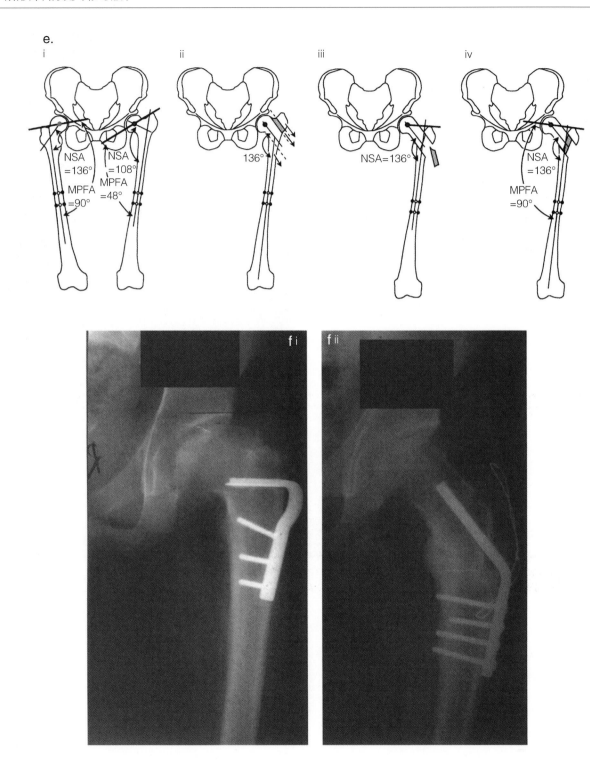

g.

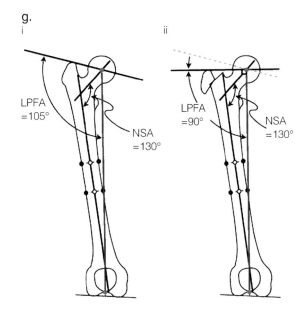

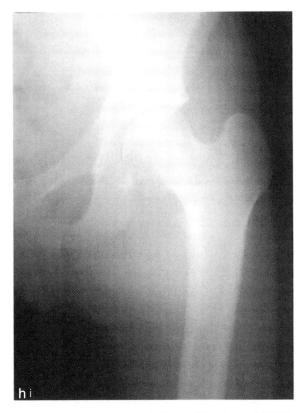

图 19-9 a ~ i

e Wagner 法的替代方法是 Morscher 截骨术，后者以所希望的 NSA 度数行粗隆下截骨术，恢复 NSA。沿切骨斜面延长股骨干，并向外侧移位。通过在基底处去除圆柱体骨块，将大粗隆向远端和外侧移位。将该圆柱体骨块插入大粗隆和股骨干之间，填充外侧间隙。该截骨术也可以同时将 NSA 和 MPFA 矫正到正常，但是无法改变股骨头在髋臼内的走行方向。假如需要改变，应该选择 Wagner 法。

f Morscher 截骨术的临床实例，与图 e 所示的病例类似。i，由 Perthes 病引起的髋内翻和大粗隆过度生长。ii，行 Morscher 截骨术，采用内固定进行固定。

g 大粗隆过度生长，NSA 正常。i，LPFA=100°，NSA=130°，LPFA 导致髋关节显示有内翻畸形。ii，该病例理想的治疗方法是大粗隆移位。

h 大粗隆向远端和外侧移位的临床实例，与图 g 所示的病例类似。i，由软骨发育不全引起的大粗隆过度生长。ii，经皮行大粗隆移位和内固定术后的放射片，该患者还接受髓内针延长技术（LON）。

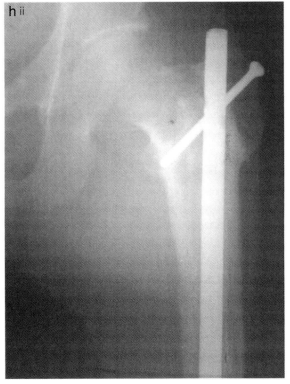

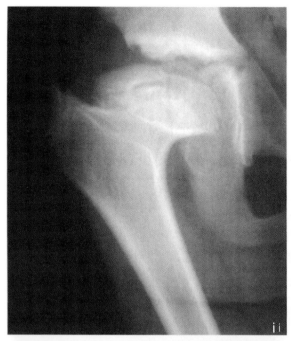

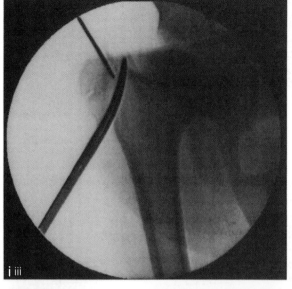

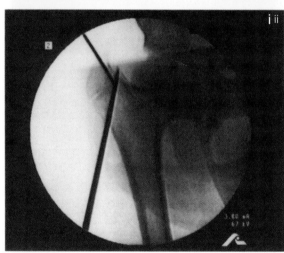

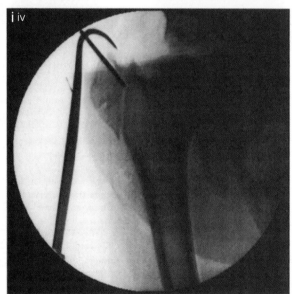

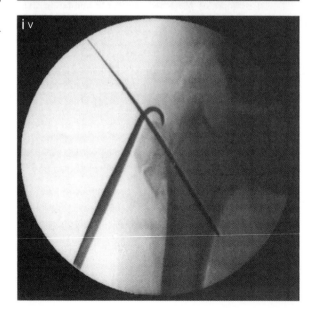

图 19-9   a～i

i   系列放射片记录经皮大粗隆移位术。i，有既往治疗发育性髋关节脱位史，引起大粗隆过度生长。ii，导针插入大粗隆后，沿截骨线放入骨凿。iii，在截骨后，放入剪刀松解大粗隆周围附着的软组织。iv，使用骨钩向下牵拉大粗隆。v，在到达所期望的位置后，将导针向前推进，通过截骨线。vi，沿导针钻入空心钻。vii 和 viii，沿导针钻入第一个空心螺钉。ix，钻入第二个空心螺钉进行固定。x，大粗隆移位术后 1 年的髋关节前后位片，显示股骨近端的形态发生改变。

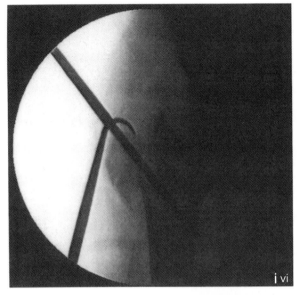

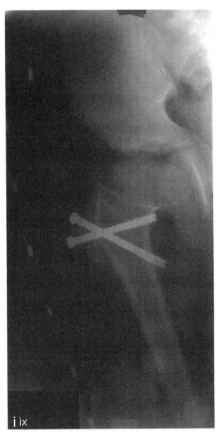

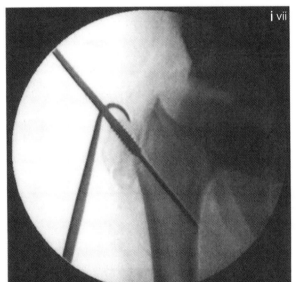

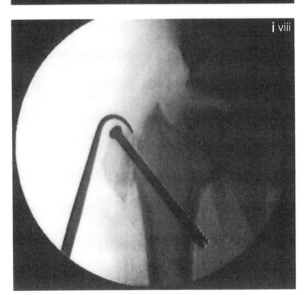

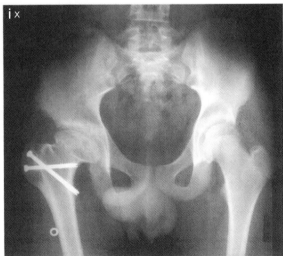

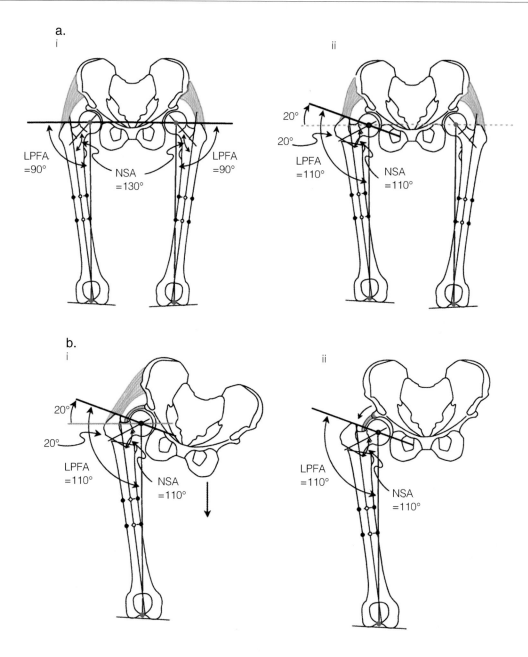

图 19-10   a ~ f

a   内翻截骨术治疗髋关节骨关节炎。假如开始时 LPFA 正常（i），在内翻截骨术后，LPFA 处于内翻位（ii），意味着大粗隆向近端移位，外展肌杠杆力臂缩短，髋关节外展肌肌力降低。

b   外展肌肌力下降引起 Trendelenburg 步态（i），按照 Bombelli（1993）理论在麻痹性髋关节中还可引起牵拉性骨赘（ii），位于髋臼上极，随着时间的推移，将会改善髋关节的覆盖。其他人并不认同这种观点。

c   髋关节骨关节炎，测量值正常（i）。在内翻截骨术后，大粗隆向近端移位（ii），为了补偿，将大粗隆向外侧和远端移位（iii）。

d   16 岁女性患者的放射片，股骨近端外翻内旋畸形，髋关节半脱位，既往右侧行髋臼周围截骨术，左侧行 Salter 截骨术治疗。i，髋关节存在严重外翻。ii，使用外固定器，行内翻内移粗隆下截骨术，同时将大粗隆向远端移位。iii，在拆除外固定器数月后的最终放射片，显示半脱位已经复位，股骨近端恢复正常。

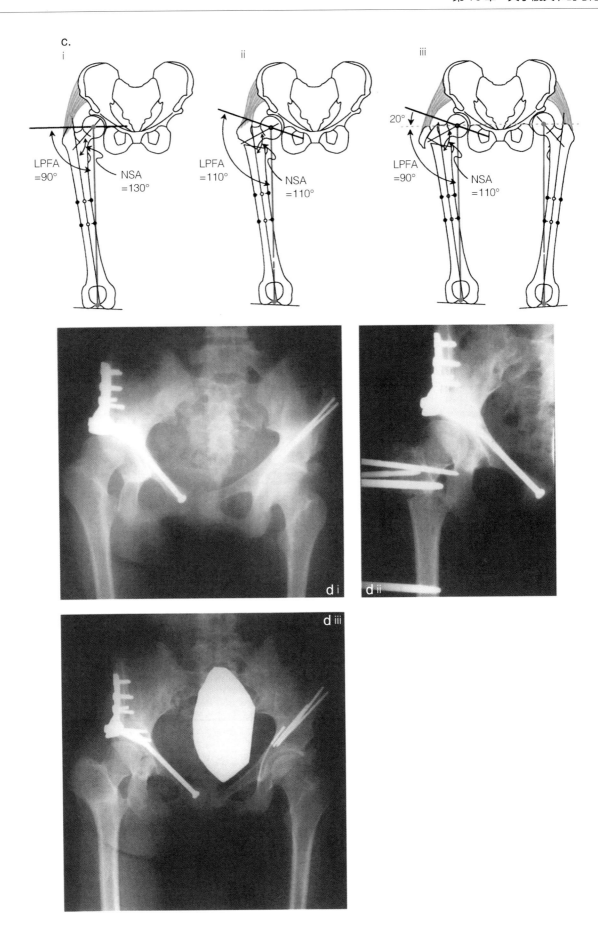

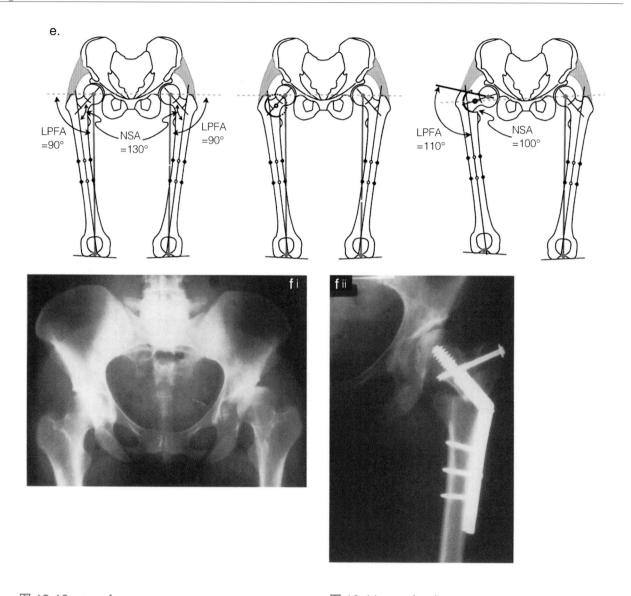

e.

图 19-10　a ~ f

e　沿位于股骨颈基底部的粗隆间后嵴进行孤形截骨，行 Nishio 内翻截骨术（见图 11-8），可以减少大粗隆向近端移位。由于股骨颈处于较水平的位置，长度增加，导致大粗隆外移，因此加大了外展肌的力臂。

f　Nishio 截骨术的临床实例。i，患者女性，髋白发育不良和股骨近端外翻前倾畸形的放射片。ii，行 Nishio 螺旋形截骨术，在股骨内翻和外旋矫形之后，行内固定。争议之点是，该病例最好采用骨盆截骨术治疗，可以将髋关节半脱位复位。

图 19-11　a, b　▶

a　髋内翻，股骨头呈椭圆形。i，椭圆的轴线相对较垂直，LDFA=110°。ii，为了减少髋关节每单位面积上的载荷，关键是使椭圆的轴线更加水平，在 20° 外翻矫形后，椭圆的轴线变得较为水平，LPFA=90°。

b　放射片显示椭圆形股骨头的临床实例。i，在髋关节处于中立位时，椭圆的纵轴倾斜。ii，内收叉腿位片显示股骨头，椭圆的纵轴较为水平。iii，使用 Ilizarov 装置，行外翻外移截骨术，椭圆方向变为较佳的水平位。iv，矫形术后，椭圆形股骨头的轴线愈合于水平位。

a. i

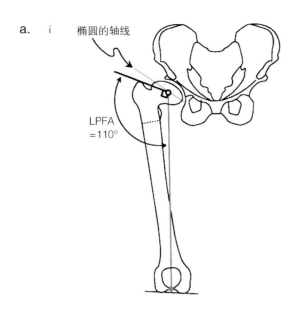

椭圆的轴线

LPFA
=110°

ii

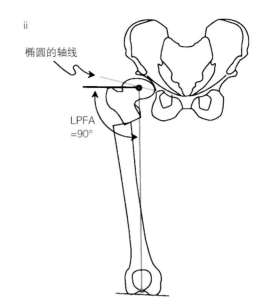

椭圆的轴线

LPFA
=90°

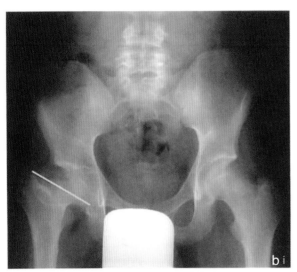

b i

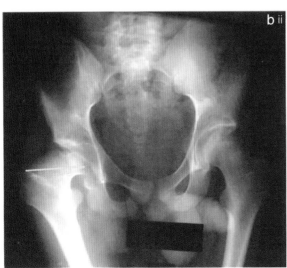

b ii

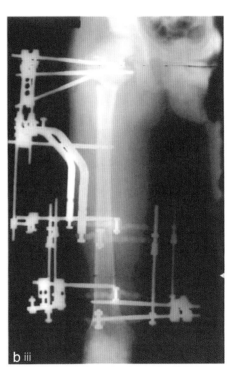

b iii

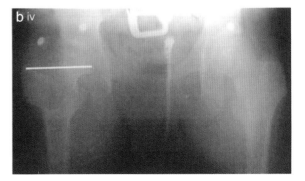

b iv

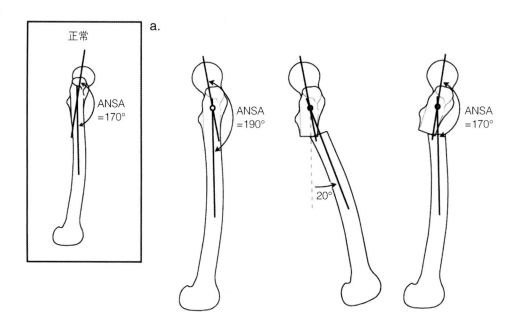

关于矢状面的考虑

髋关节的屈曲和伸展畸形可来源于骨盆或者股骨的骨性畸形，或者屈曲或伸直挛缩（关节外），或者股骨近端活动受限（关节内）。矢状面上髋关节活动受限会受到下段脊柱的代偿，因此大多数髋关节屈曲和伸展畸形无症状，例外是脊柱存在过度前凸或者前凸减少。固定性屈曲畸形（FFD）经常伴随有髋关节炎的改变。髋关节伸直截骨术是外翻截骨术中的重要组成部分。

发现和诊断矢状面髋臼畸形较为困难，其通常伴随有发育不良（例如，软骨发育不良）。引起矢状面髋关节畸形的常见骨性畸形是股骨近端成角畸形，在确诊问题源于屈曲挛缩之前，关键是除外骨性畸形。穿床位侧位片，相对于真正的髋关节前后位片，能够更好地显示前方颈干角（NSA）和股骨近端的形态。假如股骨存在扭转畸形，真正的膝关节前后位片与真正的髋关节前后位片存在差异，因此假如摄取穿床位侧位片时垂直于真正的膝关节前后位，在髋关节存在明显的 FFD 时，前方 NSA 显示出明显屈曲。当前方 NSA 显示明显屈曲，并且髋关节穿床位侧位片与真正的膝关节侧位片相一致时，存在源于股骨颈成角畸形的真性 FFD。

图 19-12 a ~ c

a 正常的前方 NSA（ASNA）值为 170°。在本例中股骨存在畸形，测量值为 190°。假如施行截骨术，由于 CORA 位于截骨水平的近端，应该将股骨干向前方移位。

b 前方 NSA（ANSA）值为 150°，表明存在股骨近端屈曲畸形。由于 CORA 位于截骨线的近端，应该将股骨干向前方移位。

c 在矢状面上的髋关节截骨术水平和方向对腰大肌肌腱张力的影响。假如截骨术位于小粗隆的近端，腰大肌肌腱张力受到成角矫形方向的影响；假如截骨术位于肌腱的远端，腰大肌肌腱张力不受成角矫形方向的影响。i，屈曲截骨术松弛肌腱。ii，伸直截骨术紧张肌腱。

最常见的髋关节骨性伸展畸形来源于股骨头骨骺滑脱（SCFE），该畸形是能够改变股骨头相对于股骨颈走行方向的几种少见畸形之一，由于它同时具有冠状面和旋转成分，将在本章的下一节中讨论。当不存在骨性畸形时，髋关节的屈曲或者伸直畸形来自于软组织挛缩或者关节内的病理异常。假如出现症状，软组织挛缩应通过软组织松解治疗；由关节面畸形引起的关节内病理异常可通过截骨术治疗。有症状的骨性畸形通过截

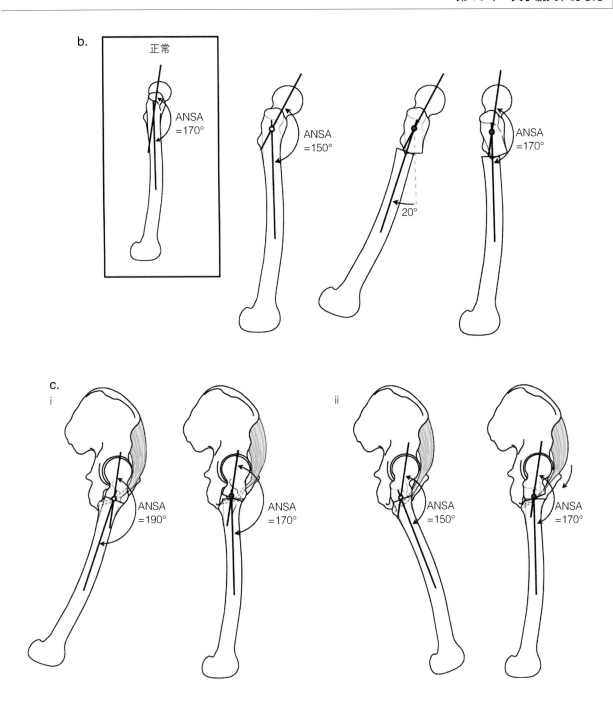

骨术治疗，并遵循与其他成角矫形相同的截骨术原则。假如成角水平与截骨术水平相同，只需要施行开放或者闭合楔形矫形；假如 CORA 位于截骨术水平的近端，远端节段必须相应进行移位（图 19-12）：伸直畸形（屈曲截骨术）向前方移位；屈曲畸形（伸直截骨术）向后方移位。对于伸直截骨术，假如截骨术位于小粗隆的近端，腰大肌是限制因素，需要或者延长腰大肌，或者改在小粗隆的远端施行截骨术（图 19-12）。

股骨头和股骨颈的畸形

至今为止，我们将股骨颈和股骨头作为一个单元加以考虑，通过股骨头中心和 NSA 确定股骨近端的位置，这些定义假定股骨颈无畸形，并且股骨头和股骨颈之间的关系正常。引起股骨头和股骨颈成角和移位有两种常见的情况，就是 SCFE（图 19-13 至图 19-16）和头下型骨折（图 19-17）。在临床上，SCFE 和头下型骨折通常形

a.

i

ii

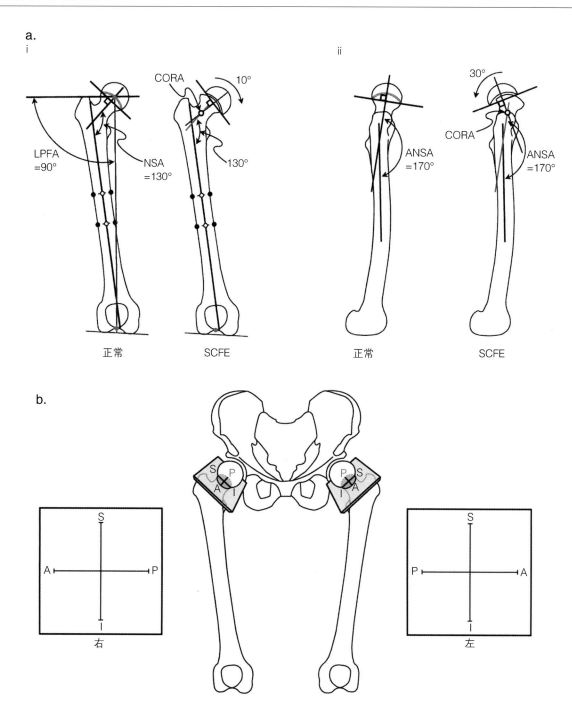

b.

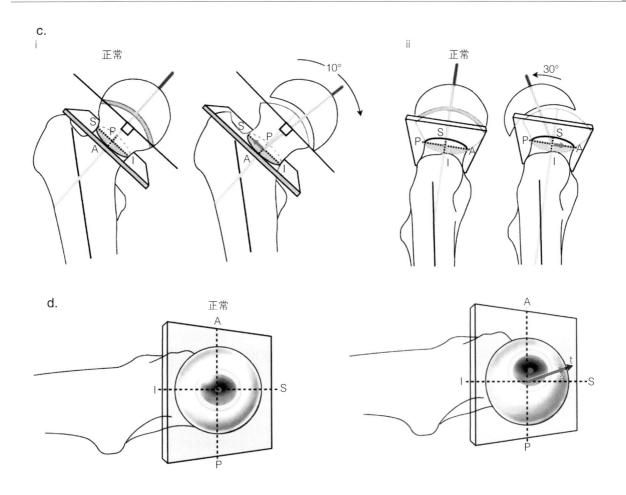

图 19-13　a ~ e

股骨头骨骺滑脱症（SCFE）。

a　图示前后面观（i）和侧面观（ii），与相邻的正常侧比较。CORA 位于股骨颈，在前后面观上存在 10° 的下方滑移，在侧面观上存在 30° 后方滑移（在常规使用中，滑移方向的命名法为近端节段相对于远端节段，该命名法与下肢其余部分常规使用的命名法正好相反）。

b　相对于股骨颈垂直平面的成角轴线的定义。成角轴线具有前后方向和上下方向，示意图显示俯视自己的股骨颈，观察每一侧，可以发现 y 轴的标识相同（右侧和左侧肢体均为上 - 下方向），而 x 轴的标识在右侧和左侧肢体分别为前 - 后和后 - 前方向。S，上方；I，下方；A，前方；P，后方。

c　在前后面观中，滑脱侧上方成角，与正常侧比较。

i，横截面图显示箭头方向指示成角顶点方向（S），标绘在 y 轴上。ii，后方成角滑脱的侧面观，与正常侧比较。横截面图显示箭头方向指示成角顶点方向，标绘在 x 轴上。

d　股骨颈的轴位观显示股骨头相对于股骨颈的脱位（移位）方向，滑脱侧显示在上后方向上存在斜面移位。该线与成角线的顶点具有相同的走行，但是具有不同的方向。斜面成角线指向前上方。假如将图以股骨头为中心，并按照常规方法，以远端部分相对于近端部分移动，可观察到股骨颈相对于股骨头发生前上方向上的移位，成角的方向仍旧是前上方向。a，成角。t，移位。

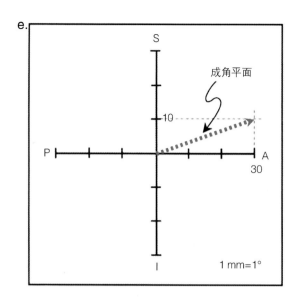

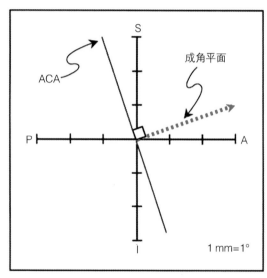

图 19-13　a～e

e　本例的坐标图解，显示滑脱成角的平面、度数和
　　顶点方向（上图）。ACA 垂直于成角平面。

成内翻、过伸和外旋畸形。从几何学观点出发，在滑脱或者骨折的水平，存在成角但是无旋转（Rab 1999）。临床和几何学畸形之间的差异与成角矫形轴（ACA）的走行方向有关。如同在第 9 章中所述，假如 ACA 倾斜于横截面，成角畸形就是轴向旋转的组成部分。在股骨颈成角畸形中，ACA 垂直于股骨颈的纵轴，由于股骨颈相对于股骨解剖轴倾斜，任何成角畸形的 ACA 会倾斜于横截面，因此股骨颈的单纯成角畸形相对于下肢纵轴存在旋转成分。

在 SCFE 和头下型骨折的情况下，股骨头向后下方向移位，以及向内翻和前方成角，通常采用股骨头相对于股骨颈的移位来描述。根据命名法，常规描述移位和成角应该以远端部分相对于近端部分（股骨颈相对于股骨头），因此移位是前上方向（股骨颈对于股骨头），成角顶点位于前上方。假如相对于股骨颈的轴线，标绘股骨头的轴线，由于存在移位畸形，两者相交于股骨颈。假如相对于股骨颈的纵轴，而不是相对于股骨解剖轴，标绘股骨颈和股骨头的轴线，参照平面并不是真正的矢状面或者冠状面，两个参照平面位于股骨颈平面上。冠状面被股骨颈的额状面取代（相对于解剖冠状面存在 10° 外旋）；矢状面被股骨颈的轴面取代（Sugioka 位）（见图 3-24），这两个平面互相呈 90°。坐标图代表的股骨颈的斜面成角和移位，由股骨颈的垂直横截面代表（股骨颈的横截面），ACA 也在该平面内显示（图 19-14）。

SCFE 畸形的截骨矫形术可以按照截骨水平分类（图 19-15 和图 19-16），经过骨骺水平的截骨术最符合解剖矫形（图 19-16a），可以将股骨脱位的两个部分复位，同时不会出现继发性畸形，其缺点是具有发生股骨头缺血性坏死的显著风险。截骨术越位于远端，发生股骨头缺血性坏死的风险就越小。只要截骨术位于股骨颈内，仅需要进行股骨颈的成角矫形，因为 CORA 位于股骨颈内，成角和移位矫形处于相同的平面内（图 19-16b）。在股骨颈基底部施行截骨术

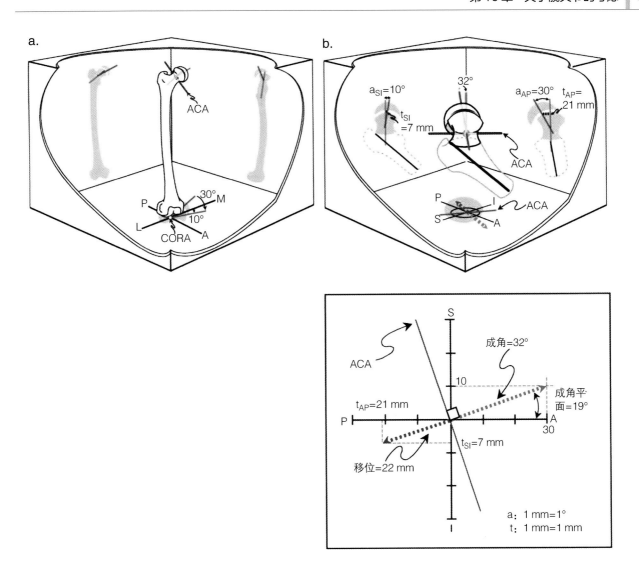

图 19-14　a，b

a　箱形图显示真性三维畸形的前后面和侧面投影，畸形展示在箱形图的中央。以额状面膝关节处于真正的前后位时，确定股骨走行方向，用 x 轴代表。以蓝色显示股骨颈轴线，红色显示股骨头轴线。股骨头轴线位于股骨颈的后方 30°，位于 x 轴后方 20°，股骨头轴线位于膝关节后方 20°（20° 后倾），股骨颈轴线位于膝关节前方 10°（10° 前倾）。还显示 ACA，相对于股骨轴线，成角轴线纵向倾斜。由于 ACA 相对于股骨纵轴（相对于膝关节）表现为倾斜，膝关节相对于髋关节似乎存在外旋。由于轴线垂直于股骨颈的横截面，在股骨头和股骨颈之间，相对于股骨颈的解剖轴，可观察到成角，未能观察到旋转。P，后方；A，前方；L，外侧；M，内侧。

b　股骨近端存在 SCFE 畸形的箱形图。股骨颈纵轴的走向垂直，显示股骨头移位的方向是向后下方，或者是相对于垂直的股骨颈。前后位阴影显示 10° 的上下平面成角（a_{SI}），顶点朝向上方，以及 7 mm 的上下平面移位（t_{SI}），朝向内侧。侧位阴影显示 30° 的前后平面成角（a_{AP}），顶点朝向前方，以及 21 mm 的前后平面移位（t_{AP}），朝向后方。成角和移位畸形均位于相对于前后位和上下平面的斜面上，成角和移位平面相同，因此可采用单个 ACA 进行矫形。图示成角平面（a）、移位平面（t）及成角和移位的程度。

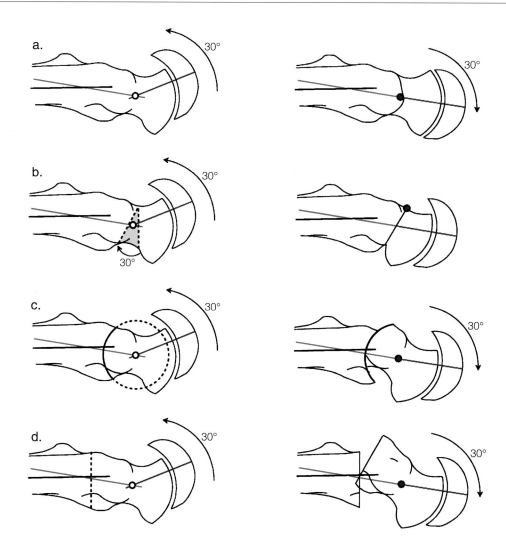

时，因为位于 CORA 的远端，需要进行成角和移位矫形（图 19-16c）。截骨术位于粗隆下水平，并相对于股骨干施行，需要进行旋转和矫形（图 19-16d 和图 19-18），旋转是因为 ACA 相对于股骨轴存在倾斜；矫形是因为 CORA 位于截骨水平的近端。

图 19-15 a ~ d

在侧位上图示截骨解决方案。

a 经过骨骺板矫正畸形。矫形就是围绕 CORA 进行斜面成角矫形，在生长骺板水平进行成角和移位，该水平与 CORA 的水平不同。这样可以产生最精确的矫形，但是具有缺血坏死的高度风险。

b 股骨颈闭合楔形截骨术，应该通过 CORA，在斜面上施行。也具有缺血坏死的高度风险。

c 通过股骨颈基底部的圆形穹顶状截骨术。圆形截骨术以 CORA 为中心，该截骨术发生缺血性坏死的风险较小。

d 粗隆间截骨术，开放楔形。相对于股骨的纵轴行该截骨术，而其他位于其上方的截骨术都是相对于股骨颈的纵轴施行的。围绕 ACA-CORA 行成角和移位矫形。由于矫形轴线倾斜，轴向移位是该矫形的组成成分，该截骨术发生缺血性坏死的可能性最小。

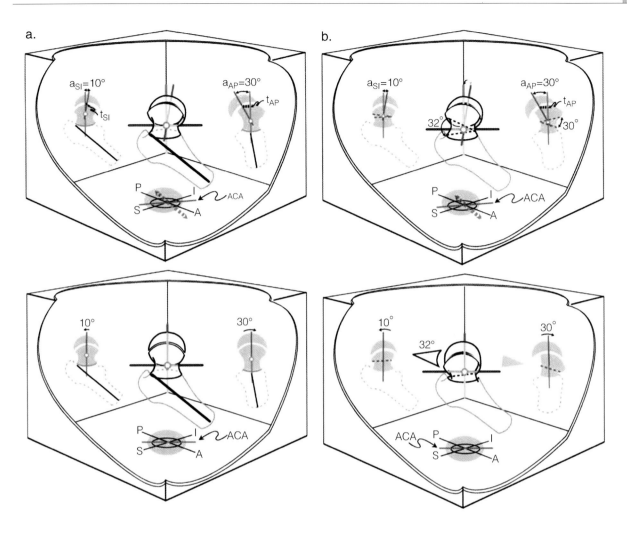

图 19-16　a ~ d

采用三维箱形图图解截骨术解决方案。a_{SI}，上下平面成角；t_{SI}，上下平面移位；a_{AP}，前后平面成角；t_{AP}，前后平面移位；P，后方；A，前方；S，上方；I，下方。

a　矫正骨骺水平的成角和移位（截骨术原则 2）。

b　股骨颈的闭合楔形截骨术。

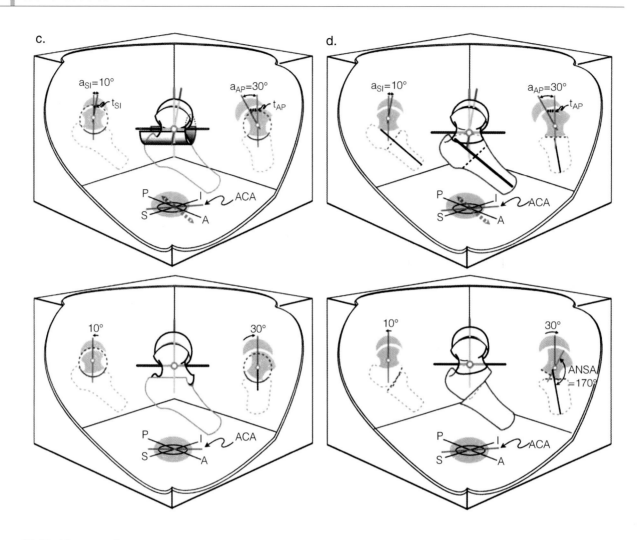

图 19-16　a ~ d

c　股骨颈基底部的圆形穹顶状截骨术（截骨术原则 2）。

d　粗隆间截骨术（截骨术原则 2）。

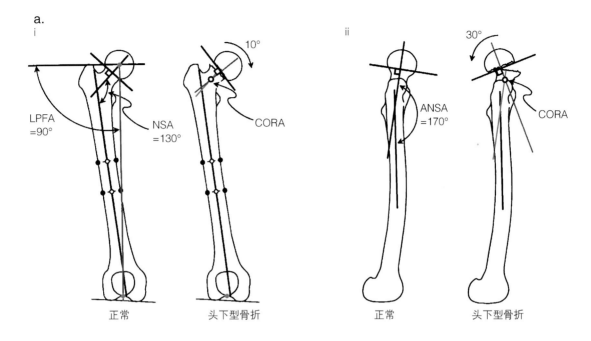

图 19-17　a，b

a　头下型骨折。前后位（ⅰ）和侧位（ⅱ），以及术前
计划（与伴随的 SCFE 畸形相同）。

b　头下型骨折。箱形图显示三维外观和倾斜的 ACA。
ACA 倾斜使其临床类似于旋转畸形，尽管在骨折
水平，相对于股骨颈的纵轴无旋转发生。P，后方；
A，前方；L，外侧；M，内侧。

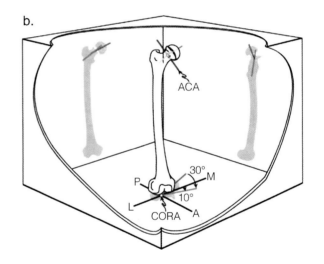

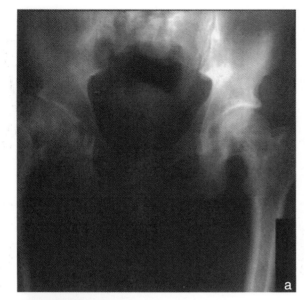
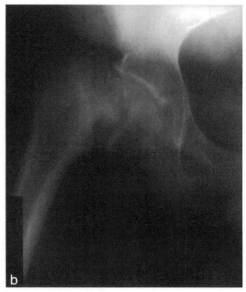
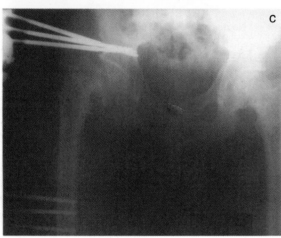

图 19-18 a ~ g

a SCFE 未愈合，并存在移位，伴有远端节段的近端移位，股骨头处于内翻位。

b 外展位片显示未愈合。

c 在股骨和骨盆使用外固定器，牵拉开始时的位置。

d 在牵拉结束时，股骨颈和股骨头在慢性滑脱的位置上互相复位。

e 行粗隆下截骨术，伴随外侧移位、内旋和屈曲。复位后的 SCFE 用针固定。

f 矫形术后股骨近端的前后位片，显示取得愈合。

g 侧位片显示股骨近端截骨术的屈曲。

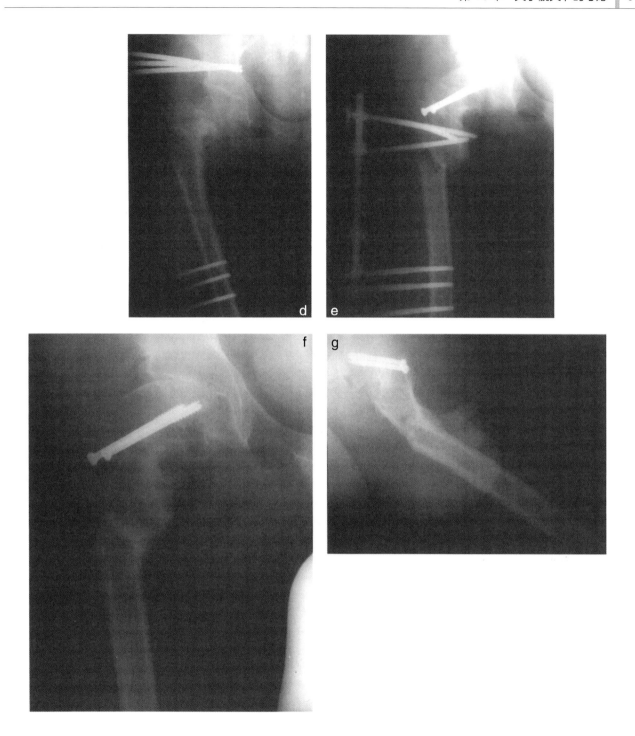

髋关节假性半脱位

　　当股骨头部分负重区域发生塌陷时，形成髋关节假性半脱位。Rab 等（1982）首先认识到该问题，并采用有限元分析法建立模型。股骨头部分塌陷可见于 Perthes 病伴有髋关节的骨坏死。由于最常见的塌陷类型位于股骨头的前方、上方和外侧部分，股骨头向前方、上方和外侧脱位，上方和外侧脱位可以在前后位片上明确观察到，在常规放射片上无法观察到前方脱位，可能需要 CT 扫描。使用外固定器，通过逐渐牵伸髋关节，可以将髋关节半脱位复位。对于儿童，这样还会促使股骨头重塑形态，并且半脱位不会进一步发生，可能是由于塌陷部分得到了重塑（图 19-19）。

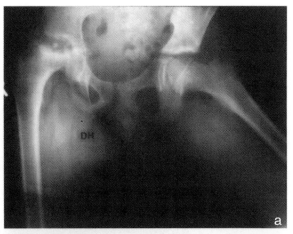

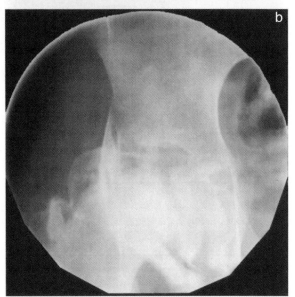

图 19-19　a ~ m

a　患者男性，11 岁，严重 Perthes 病，内收挛缩，外上方半脱位，以及股骨头塌陷。

b　关节造影示股骨头变扁平。

c　术后 6 周的放射片，显示采用髋关节牵伸，Shenton 线得到复位。

d　4 个月后，去除外固定架，关节造影术显示股骨头略显球形。

e　治疗后 22 个月的髋关节。

f　治疗后 10 年的髋关节。

g　治疗后 10 年的蛙位片。

h　治疗后 10 年的最大外展位片。

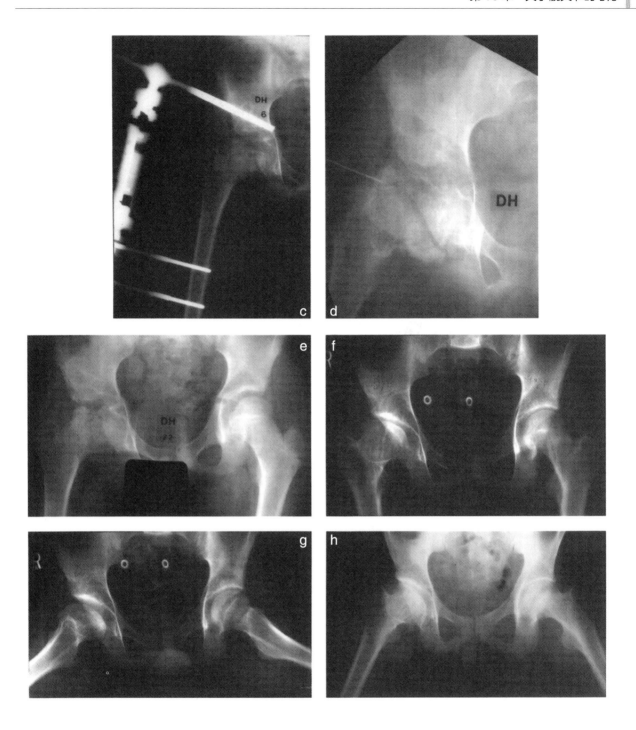

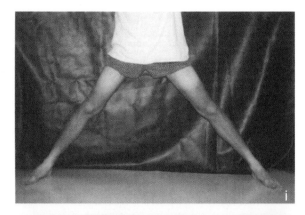

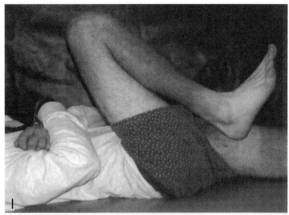

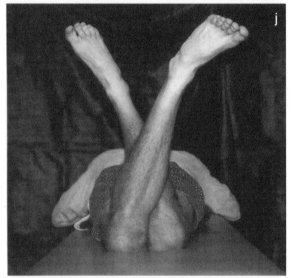

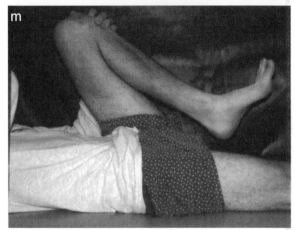

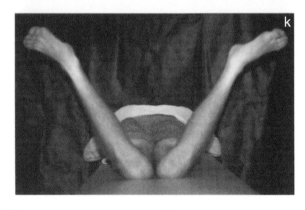

由髋关节强直和髋关节融合引起的畸形

图 19-19　a ~ m

i　最大外展位照片。

j　最终的外旋对称。

k　最终的内旋对称。

l　髋关节的最大屈曲位置。

m　髋关节无屈曲畸形。

当髋关节强直或者融合时，骨盆的位置受到限制。髋关节融合的最佳位置是处于屈曲 20°-30°，机械轴外展 0° ~ 5° 和外旋 0° ~ 15°，假如股骨和骨盆之间的角度超出该范围，患者常出现明显的症状，跛行也较明显，可能会主诉下腰痛。当髋关节融合或者强直时，由于神经肌肉性疾病、年纪轻、肥胖、重体力劳动职业或者高运动水平等因素，患者不宜选择髋关节置换术，最好的治疗是截骨术。在计划截骨术水平和类型时，除了考虑 CORA 的水平之外，还必须考虑到将来有可能改行全髋关节置换术。理想的情况是，截骨术不会给改换成关节融合术和全髋关节置换术增添困难。

骨盆的水平线是通过双侧髂嵴顶点或者通过双侧坐骨结节的连线（图 19-20）。假如由于先

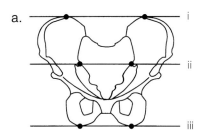

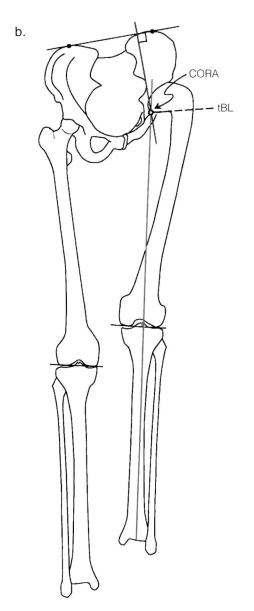

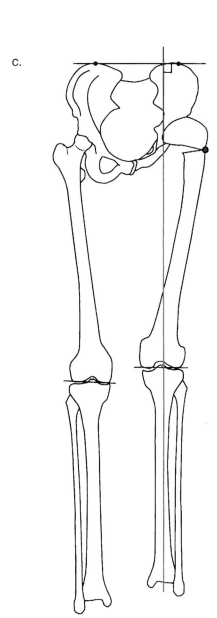

图 19-20 a ~ f

a 通过连接左右侧骨盆骨性标志的连线，可以反映骨盆的走行方向。i，髂嵴顶点的连线。ii，骶髂关节下缘的连线。iii，坐骨结节下缘的连线，该直线被称为"骨盆的水平线"。当有既往手术史或者疾病史，引起一侧骨盆发育不良或者增大时，骶髂关节点最为可靠。

b 图示髋关节融合于内翻畸形愈合位。垂直于连接两侧髂骨翼的连线，并通过以前股骨头的中心，画出近端轴线，远端轴线与胫骨机械轴呈一条直线。CORA 是这两条直线的交点。

c 计划采用开放楔形截骨术进行矫形，将胫骨机械轴线垂直于骨盆的水平线。

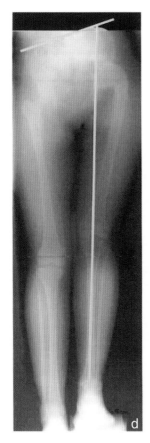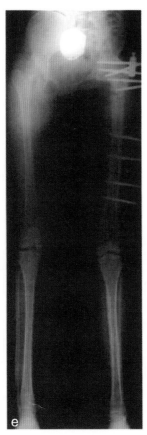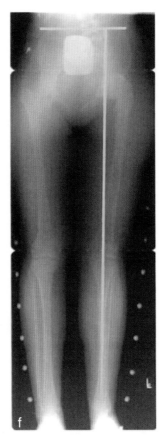

图 19-20　a ~ f

d　类似于图 c 中病例的放射片，揭示存在明显的 6 cm LLD。

e　放射片显示开放楔形截骨术，使用外固定架。

f　愈合后的放射片，显示下肢的机械轴垂直于骨盆的水平线，并消除明显的 LLD。

天性、生长性和发育性或者手术等原因出现半侧骨盆倾斜，通过骶髂关节下缘的连线最为精确。替代方法为作出通过双侧相对应的骶孔连线。对于儿童，假如既往未接受过骨盆截骨术，可通过双侧三叉软骨的连线能够提供帮助。

垂直于骨盆水平线画出近端机械轴（PMA）线，并通过髋臼的中心（图 19-20）；远端机械轴（DMA）线是从踝关节中心到膝关节中心的直线，向近端延伸（图 19-20）。假如胫骨近端或者股骨远端的对线异常，应该在膝关节线和股骨解剖轴线、胫骨机械轴线之间施行 MOT，首先确定 DMA 线。假如对线异常源于股骨远端或者胫骨，应该按照多顶点畸形进行术前计划，唯一的区别在于股骨近端的参照线以骨盆为基础。假如不存在其他 CORA，垂直于骨盆的直线和胫骨机械轴的延长线相交于新的 CORA。相对于该CORA 矫正畸形时，应该遵循截骨术原则（图19-20）。

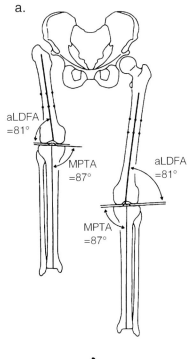

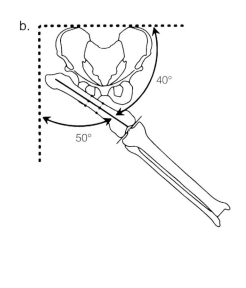

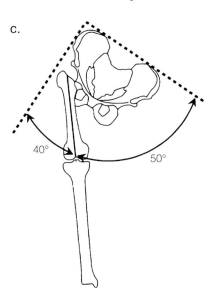

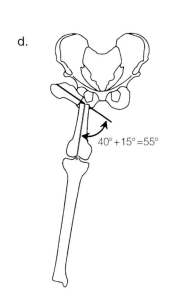

骨盆支撑截骨术

在 20 世纪初叶，已经尝试过多种骨盆支撑截骨术（Hass 1951；Ilizarov 1992；Milch 1941，1947，1955；Samchukov 和 Birch 1992），随着全髋关节置换术的兴起，这些截骨术逐渐被遗忘。在引入 Ilizarov 方法后，又对这些截骨术产生了新的兴趣（Ilizarov 1992）。Ilizarov 改良了骨盆支撑截骨术的概念，不仅考虑冠状面而且考虑矢状面，同时还解决了这些截骨术面临的最大问题，就是膝关节过度外翻和下肢短缩。Ilizarov 增加

图 19-21　a ~ g

骨盆支撑截骨术的术前计划。

a　股骨短缩，股骨头缺如。

b　最大内收为 50°，根据本张放射片确定近端截骨术的水平，应该与通过坐骨结节处的股骨水平相一致。

c　单腿站立位内收为 50°。

d　总的外翻矫形度数是单腿内收度数加上过度矫形15°，总共为 55°，股骨远端应该向内侧移位。

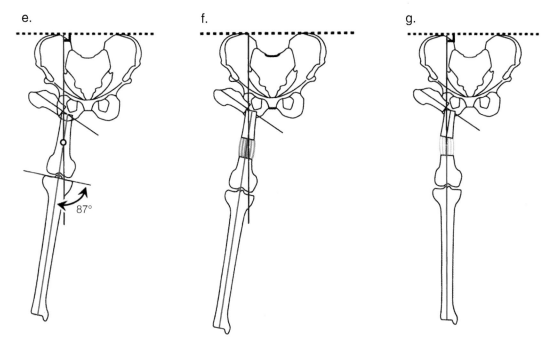

图 19-21　a~g

e　第二处截骨术的术前计划，近端轴线是垂直于骨盆水平线的直线，并通过第一处截骨的顶点；远端轴线是胫骨机械轴向近端的延伸线。CORA 位于股骨中段。

f　首先应该延长股骨，避免成角矫形。

g　然后通过延长部位，将股骨内翻，最终的机械轴垂直于骨盆的水平线。

了再次截骨术，位于第一次截骨术的远端，目的是恢复机械轴的对线和使下肢的长度相等。该截骨术的术前计划是取得成功的关键。在术前计划中，关键因素是近端截骨的水平和成角矫形的度数，以及远端截骨术的水平，其他重要因素还有所需要的矢状面矫形度数。对于新生儿化脓性髋关节炎，关节未融合者，该截骨术仍然是取得关节稳定的最佳方法，可能也是唯一的方法；对于 Girdlestone 关节成形术的患者，不再接受全髋关节置换术治疗时，该截骨术也有用处；对于某些神经肌肉性疾病，例如脊髓灰质炎后遗症、脊髓拴系综合征以及 L5 脊柱裂等，该截骨术能消除 Trendelenburg 步态，故仍占有一席之地（图 19-21 至图 19-23）；截骨术也可用于青少年单侧或者双侧的慢性髋关节脱位。

骨盆支撑截骨术的基本原理是通过极度的外翻截骨术，将所有存在的髋关节内收消除完毕，以消除 Trendelenburg 步态。Trendelenburg 步态就是在单腿站立时，对侧骨盆下垂，此时股骨相对于骨盆的运动就是内收。假如髋关节无法内收，骨盆就无法下垂，可通过以髋关节内收活动度数为参考施行外翻截骨术来达到目的。外翻截骨术使股骨近端节段的内收达到最大，这样将大粗隆移向远端和外侧，加大外展肌的张力，并且改善其杠杆力量。截骨术越位于远端，股骨对骨盆的轴移点就越位于近端。与正常股骨头中心部位相比较，由于骨盆在股骨上的支撑点向内侧移位，进一步改善杠杆力量。为了利用新建的髋关节外展机制，需要消除促使髋关节失去稳定性（解锁）的任何 FFD。这可在相同的截骨水平上进行伸展矫形而实现。最后，当股骨的内收达到最大时，股骨自动外旋，以适应闭孔平面的走行方向，因此必须内旋截骨术的近端，补偿自发性外旋。

在近端截骨术中，所需要的外翻度数可以由两种标准来决定：最大的被动内收活动度（图 19-22a），以及单腿站立时真正的最大骨盆下垂角度（图 19-22b）。前者可以在仰卧位放射片上测量，受累侧下肢最大交叉于对侧大腿上；后者可以在单腿无支撑站立位放射片上决定。

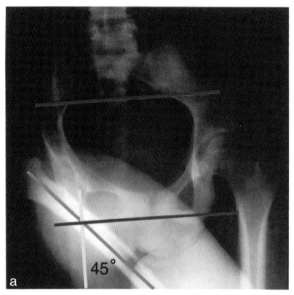

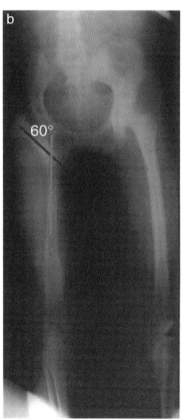

图 19-22 a，b

a 放射片显示股骨的最大内收位（交叉腿内收位），测量内收角为 45°。

b 60°骨盆支撑截骨术，远端延长和恢复对线，治疗新生儿化脓性髋关节炎，最终的放射片。

在股骨干和骨盆水平线之间的内收角度之差，代表支撑力量的数量，它决定于目前可施加的髋关节外展肌的力量，以及骨盆下垂对对侧下肢的影响。外翻角度应该是单腿站立时下垂角度加上 15°的过度矫形（图 19-21d）。

近端截骨术的水平可以从仰卧位交叉腿位片上确定，在该放射片上，股骨截骨术应该位于坐骨结节水平。为了确定远端截骨术的水平，需要制作股骨和骨盆的纸印，将股骨近端节段处于最大内收位，如同在交叉腿位放射片上所观察到的情况一样，应该在坐骨结节水平施行截骨术，远端节段应该向内侧移位 1/2 股骨干厚度。如上所述对远端节段进行成角矫形。

应该垂直于骨盆水平线，并且在近段节段的外侧缘到内侧缘距离的 1/3 ~ 1/2 处，画出 PMA 线。远端轴线就是胫骨机械轴向近端的延长线，必须假定胫骨无畸形。假如胫骨存在对线异常，显示有 MPTA 异常，应该分别进行矫形，并按照 87° mLDFA 画出远端轴线，近端和远端轴线的交点是第二处截骨的水平。假如该水平过于位于近端，又假如骨骼向内侧移位，并伴有内翻成角（截骨术原则 2），可以在较为远端处施行截骨术。第二处截骨可以是即时或者是逐渐矫形。假如需要延长，可以与成角矫形同时施行。在远端截骨术中无矢状面上的矫形。

在近端截骨术中，应该在髋关节屈曲畸形的度数再加上 5°伸直股骨，使得患者在站立和单腿站立时能够锁住髋关节，也可消除脊柱的过度前凸。

这种联合施行的截骨术，通过消除髋关节的 FFD，同时保护髋关节的活动范围，能够消除 Trendelenburg 步态，改善外展肌功能，稳定髋关节，恢复膝关节的对线，使双侧下肢的长度相等，并且能矫正脊柱过度前凸（图 19-23）。可以增加髋关节的外展范围，同时减少内收范围。对于髋关节的伸屈活动也是如此，可以减小髋关节的屈曲，同时增加髋关节的伸展。

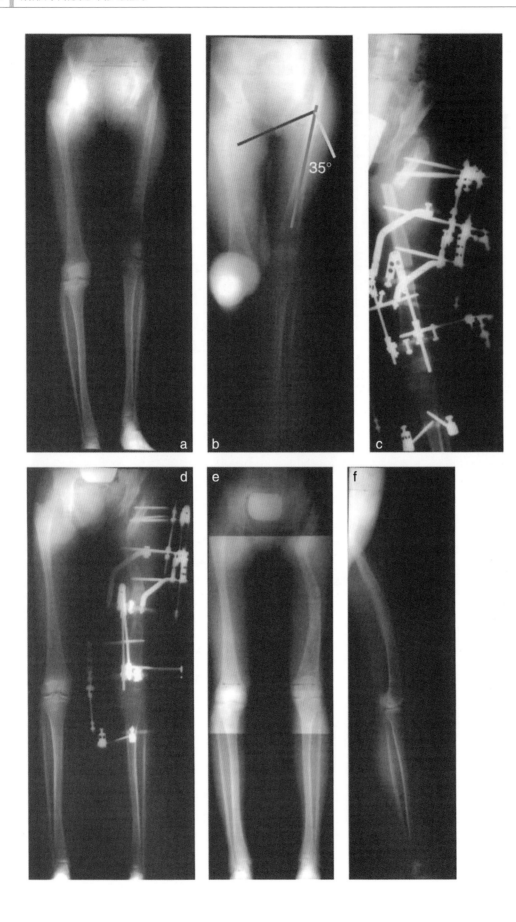

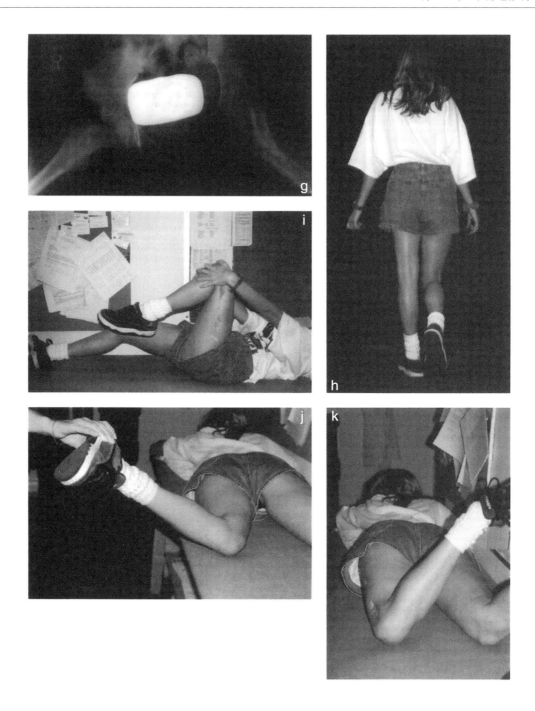

图 19-23　a ~ k

a　新生儿化脓性关节炎后遗症，包括股骨头和股骨颈缺如，以及 LLD。

b　单腿站立位片显示内收成角 35°。

c　近端行外翻伸直截骨术，远端行延长截骨术。

d　远端延长和内翻恢复对线后的放射片。

e　最终的放射片显示双下肢的长度相等，骨盆支撑并且恢复对线。

f　全长侧位片显示股骨伸直。

g　最大外展位片显示骨盆截骨术并不会影响活动范围，并且能够增加外展活动度。

h　在单腿站立时无 Trendelenburg 征。

i　最大髋关节屈曲。

j　内旋活动范围。

k　外旋活动范围。

参考文献

Bombelli R (1993) Structure and function in normal and abnormal hips: how to rescue mechanically jeopardized hips, 3rd edn. Springer, Berlin Heidelberg New York

Hasler CC, Morscher EW (1999) Femoral neck lengthening osteotomy after growth disturbance of the proximal femur. J Pediatr Orthop B 8:271–275

Hass J (1951) Palliative procedures. In: Hass J (ed) Congenital dislocation of the hip. Charles C Thomas, Springfield

Ilizarov GA (1992) Transosseous osteosynthesis: theoretical and clinical aspects of the regeneration and growth of tissue. Springer, Berlin Heidelberg New York

McLauchlan J (1984) The stracathro approach to the hip. J Bone Joint Surg Br 66:30–31

Milch H (1941) The pelvic support osteotomy. J Bone Joint Surg 23:581–595

Milch H (1947) Osteotomy of the long bones. Charles C Thomas, Springfield

Milch H (1955) The resection-angulation operation for hip-joint disabilities. J Bone Joint Surg Am 37A:699–717

Milch H (1989) The classic: the pelvic support osteotomy. Clin Orthop 249:4–11

Müller ME (1984) Intertrochanteric osteotomy: indication, preoperative planning, technique. In: Schatzker J (ed) The intertrochanteric osteotomy. Springer, Berlin Heidelberg New York, pp 25–66

Nishio A (1984) Recent achievements in hip surgery. Kyushu University, Fukuoka

Rab GT (1999) The geometry of slipped capital femoral epiphysis: implications for movement, impingement, and corrective osteotomy. J Pediatr Orthop 19:419–424

Rab GT, DeNatale JS, Herrmann LR (1982) Three-dimensional finite element analysis of Legg-Calvé-Perthes disease. J Pediatr Orthop 2:39–44

Samchukov ML, Birch JG (1992) Pelvic support femoral reconstruction using the method of Ilizarov: a case report. Bull Hosp Joint Dis 52:7–11

Tachdjian MO (1994) Atlas of pediatric orthopaedic surgery. WB Saunders, Philadelphia, pp 454–457

Wagner H (1978) Femoral osteotomies for congenital hip dislocation. In: Weil UH (ed) Progress in orthopedic surgery: acetabular dysplasia and skeletal dysplasia in childhood, vol 2. Springer, Berlin Heidelberg New York, p 85

第 20 章　有关生长骨骺板的考虑

肢体不等长（LLD）

如同在第 10 章、第 12 章中描述的那样，双侧下肢长度不相等是畸形成分之一，可以描述为过长（+）或者过短（−）。长度不相等可以是单独的畸形（单纯 LLD），也可以伴随有成角、旋转和移位畸形。另外对于生长期的儿童，时间就是第四维畸形要素，随着时间推移，与大多数重要的临床病理异常一起，LLD 逐渐增大。

预测 LLD

Shapiro（1982）描述了儿童 LLD 的进展具有 5 种类型（图 20-1），但是对骨骼成熟期 LLD 的预测只能运用于 Shapiro 1 型，也就是按比例进展类型。LLD 进展类型中从 2 型到 5 型都具有加速期或者减速期，因此无法精确预测。由于大多数先天性和发育性的 LLD 按照 1 型按比例进展，可以预测骨骼成熟期的 LLD。

目前预测 LLD 的方法都是根据 Anderson 等（1964）发表的纵向资料，这些资料按照年龄的排列，包括男女儿童从 1 岁到骨骼成熟期的股骨和胫骨的长度。

对于在出生时就存在的 LLD 病例（例如：先天性短股骨、腓侧半肢畸形、单侧萎缩和单侧肥大等），通过观察发现，直到骨骼成熟期，生长抑制的百分比保持一致，据此可以确定短缩侧下肢的预测长度（Amstutz 1969，1972；Hootnick 等 1977；Koman 等 1982；Pappas 1983；Ring

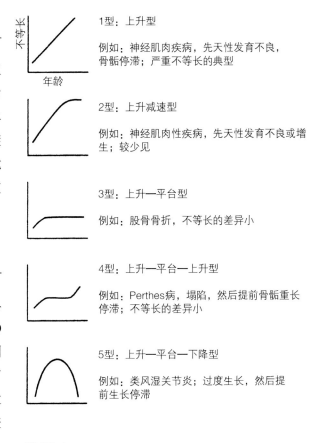

1型：上升型

例如：神经肌肉疾病，先天性发育不良，骨骺停滞；严重不等长的典型

2型：上升减速型

例如：神经肌肉性疾病，先天性发育不良或增生；较少见

3型：上升—平台型

例如：股骨骨折，不等长的差异小

4型：上升—平台—上升型

例如：Perthes病，塌陷，然后提前骨骺重长停滞；不等长的差异小

5型：上升—平台—下降型

例如：类风湿关节炎；过度生长，然后提前生长停滞

图 20-1

Shapiro LLD 类型。1 型是线性类型，而 2 型到 5 型具有加速或者减速期间。1 型是唯一可以预测的类型。

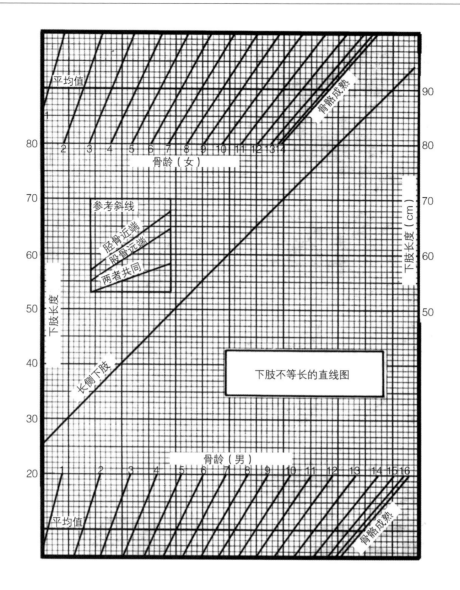

图 20-2

Moseley 直线图，用于预测 LLD。

1959；Wood 等 1965）。Amstutz（1969，1972）和 Hootnick 等（1977）提出一种方法，将短侧下肢长度和长侧下肢长度的比率乘以骨骼成熟期的长侧下肢长度，可以计算出骨骼成熟期的短侧下肢长度；然后将预测的骨骼成熟期长侧下肢的长度，减去预测的短侧下肢的长度，可以计算出骨骼成熟期的预测 LLD。为了确定骨骼成熟期长侧下肢的长度，目前将长侧股骨和胫骨的长度与 Anderson 等（1964）发表的资料相比较，根据儿童目前的年龄和性别，确定患者的适当百分数（Amstutz 1969，1972），然后从 Anderson 等的表格和图表中，记录这些百分比的人群在骨骼成熟期的股骨和胫骨正常预测长度。

预测骨骼成熟期 LLD 更为普遍的方法是

Moseley 直线图（Moseley 1977，1978）（图 20-2）。Moseley 也使用 Anderson 等的正常下肢生长资料，画成图表后，这些资料并不呈直线性分布。Moseley 的重要贡献是，通过沿 x 轴转化这些数据的点，将其改变成为带有 45° 角斜度的直线，在 x 轴上以比值改变年龄刻度之间的距离。因此，在 Moseley 直线图上，年龄并非是线性分布。为了精确预测 LLD，Moseley 法至少需要 2 ~ 3 个时间点，最好至少间隔 1 年获取。

Amstutz 和 Moseley 方法耗费时间，并且容易混淆。每种方法均无法用于 0 岁期儿童，而

表 20-1a　Anderson 资料用于计算乘数值。1 ~ 18 岁男性股骨和胫骨长度的测量值

序号	年龄	均值	σ_d	分布				
				σ_m	$+2\sigma_d$	$+1\sigma_d$	$-1\sigma_d$	$-2\sigma_d$
股骨								
21	1	14.48	0.628	0.077	15.74	15.11	13.85	13.22
57	2	18.15	0.874	0.107	19.02	19.02	17.28	16.40
65	3	21.09	1.031	0.126	23.15	22.12	20.06	19.03
66	4	23.65	1.197	0.146	26.04	24.85	22.45	21.26
66	5	25.92	1.342	0.164	28.60	27.26	24.58	23.24
67	6	28.09	1.506	0.184	31.10	29.60	26.58	25.08
67	7	30.25	1.682	0.205	33.61	31.93	28.57	26.89
67	8	32.28	1.807	0.221	35.89	34.09	30.47	28.67
67	9	34.36	1.933	0.236	38.23	36.29	32.43	30.49
67	10	36.29	2.057	0.251	40.40	38.35	34.23	32.18
67	11	38.16	2.237	0.276	42.63	40.40	35.92	33.69
67	12	40.12	2.447	0.299	45.01	42.57	37.67	35.23
67	13	42.17	2.765	0.338	47.70	44.95	39.40	36.64
67	14	44.18	2.809	0.343	49.80	46.99	41.37	38.56
67	15	45.69	2.512	0.307	50.71	48.20	43.19	40.67
67	16	46.66	2.244	0.274	51.15	48.90	44.42	42.17
67	17	47.07	2.051	0.251	51.17	49.12	45.02	42.97
67	18	47.23	1.958	0.239	51.15	49.19	45.27	43.31
胫骨								
61	1	11.00	0.620	0.074	12.84	12.22	10.98	10.36
67	2	14.54	0.809	0.099	16.16	15.35	13.73	12.92
67	3	16.79	0.935	0.114	18.66	17.72	15.86	14.92
67	4	18.67	1.091	0.133	20.85	19.76	17.58	16.49
67	5	20.46	1.247	0.152	22.95	21.71	19.21	17.97
67	6	22.12	1.418	0.173	24.96	23.54	20.87	19.46
67	7	23.76	1.632	0.199	27.02	25.39	22.13	20.50
67	8	25.38	1.778	0.217	28.94	27.16	23.60	21.82
67	9	26.99	1.961	0.240	30.91	28.95	25.02	23.06
67	10	28.53	2.113	0.258	32.76	30.64	26.42	24.30
67	11	30.10	2.301	0.281	34.70	32.40	27.80	25.50
67	12	31.75	2.536	0.310	36.82	34.29	29.21	26.68
67	13	33.49	2.833	0.346	39.16	36.32	30.66	27.82
67	14	35.18	2.865	0.350	40.91	38.04	32.32	29.45
67	15	36.38	2.616	0.320	41.61	39.00	33.76	31.15
67	16	37.04	2.412	0.295	41.86	39.45	34.63	32.22
67	17	37.22	2.316	0.283	41.85	39.54	34.90	32.59
67	18	37.29	2.254	0.275	41.80	39.54	35.04	32.78

此时许多先天性问题正处于初诊期（Sabharwal 2000）；这些方法的最大限制可能在于需要确定百分率和患者的骨龄。对于大于 9 岁的儿童，Anderson 和 Green 推荐使用骨龄而不是年龄（Anderson 和 Green 1948；Anderson 等 1963；Green 和 Anderson 1947，1957）。考虑到这些限制，我们提出了一种替代方法，简化了预测骨骼成熟期 LLD 的方法（Paley 2000）。

乘数法

如同 Anderson 和 Green 的系统一样，乘数法也以 Anderson 等（1964）发表的数据为基础（表 20-1）。Anderson 等在最初报道这些资料时，包括不同年龄男女儿童的股骨和胫骨长度的均值范围：均值 ±1 个标准差，和均值 ±2 个标准差（这些对应 5%、33%、50%、67%、95%）。对于每个百分率组，我们将骨骼成熟期男女儿童股骨和胫骨

表 20-1b　Anderson 资料用于计算乘数值。1 ~ 18 岁男性股骨和胫骨长度的测量值

序号	年龄	均值	σ_d	分布				
				σ_m	$+2\sigma_d$	$+1\sigma_d$	$-1\sigma_d$	$-2\sigma_d$
股骨								
30	1	14.81	0.673	0.082	16.16	15.48	14.14	13.46
52	2	18.23	0.888	0.109	20.01	19.12	17.34	16.45
63	3	21.29	1.100	0.134	23.49	22.39	20.19	19.09
66	4	23.92	1.339	0.164	26.60	25.26	22.58	21.24
66	5	26.32	1.437	0.176	29.19	27.76	24.88	23.45
66	6	28.52	1.616	0.197	31.75	30.14	26.90	25.29
67	7	30.60	1.827	0.223	34.25	32.43	28.77	26.95
67	8	32.72	1.936	0.236	36.59	34.66	30.78	28.85
67	9	34.71	2.117	0.259	38.94	36.83	32.59	30.48
67	10	36.72	2.300	0.281	41.32	39.02	34.42	32.12
67	11	38.81	2.468	0.302	43.75	41.28	36.34	33.87
67	12	40.74	2.507	0.306	45.75	43.25	38.23	35.73
67	13	42.31	2.428	0.310	47.17	44.74	39.88	37.45
67	14	43.14	2.269	0.277	47.68	45.41	40.87	38.60
67	15	43.47	2.197	0.277	47.86	45.67	41.27	39.08
67	16	43.58	2.193	0.268	47.97	45.77	41.39	39.19
67	17	43.60	2.192	0.268	47.98	45.79	41.41	39.22
67	18	43.63	2.195	0.269	48.02	45.82	41.44	39.24
胫骨								
61	1	11.57	0.646	0.082	12.86	12.22	10.92	10.28
67	2	14.51	0.739	0.090	15.99	15.25	13.77	13.03
67	3	16.81	0.893	0.109	18.60	17.70	15.92	15.02
67	4	18.86	1.144	0.140	21.15	20.00	17.72	16.57
67	5	20.77	1.300	0.159	23.37	22.07	19.47	18.17
67	6	22.53	1.458	0.178	25.45	23.99	21.07	19.61
67	7	24.22	1.640	0.200	27.50	25.86	22.58	20.94
67	8	25.89	1.786	0.218	29.46	27.68	24.10	22.32
67	9	27.56	1.993	0.243	31.55	29.55	25.57	23.57
67	10	29.28	2.193	0.259	33.67	31.47	27.09	24.89
67	11	31.00	2.384	0.291	35.77	33.38	28.62	26.23
67	12	32.61	2.424	0.296	37.46	35.03	30.19	27.76
67	13	33.83	2.374	0.290	38.58	36.20	31.46	29.08
67	14	34.43	2.228	0.272	38.89	36.66	32.20	29.97
67	15	34.59	2.173	0.265	38.94	36.76	32.42	30.24
67	16	34.63	2.151	0.263	38.93	36.78	32.48	30.33
67	17	34.65	2.158	0.264	38.97	36.81	32.49	30.33
67	18	34.65	2.161	0.264	38.97	36.81	32.49	30.33

的长度（L_m）除以从 1 岁到骨骼成熟期每年的股骨或者胫骨的相应长度（L），这样每个资料点就从 Anderson 等的长度资料转变成为骨骼成熟期长度的乘数（M）；M= L_m/L；反之，股骨和胫骨的目前长度乘以年龄特异的乘数，可以计算出骨骼成熟期骨骼的长度：LM= L_m（表 20-2）。

Anderson 等的资料开始于 1 岁，为了将乘数法扩展到 0 岁期，我们将相同的原则运用于 Maresh 所报道的资料中（1955，1970），Maresh 在放射片上测量从出生到骨骼成熟期的股骨和胫骨长度，由于源于 Maresh 资料的乘数实际上与 Anderson 和 Green 的资料相同，因此我们在计算 0 岁期乘数时采用 Maresh 资料。

其他生长数据库

除了 Anderson 等（1963，1964）发表的 2 个

表 20-2a　各个百分数组的男性儿童的股骨乘数值							
乘数							
年龄（岁）	均值	+2SD	+1SD	−1SD	−2 SD	平均	变异性 ±
0	5.09	5.06	5.14	5.14	5.22	5.13	0.08
1	3.26	3.25	3.30	3.27	3.28	3.27	0.03
2	2.60	2.57	2.62	2.62	2.64	2.61	0.04
3	2.24	2.21	2.26	2.26	2.28	2.25	0.03
4	2.00	1.96	2.01	2.02	2.04	2.00	0.04
5	1.82	1.79	1.83	1.84	1.86	1.83	0.03
6	1.68	1.64	1.69	1.70	1.73	1.69	0.04
7	1.56	1.52	1.56	1.58	1.61	1.57	0.05
8	1.46	1.43	1.46	1.49	1.51	1.47	0.04
9	1.37	1.34	1.38	1.40	1.42	1.38	0.04
10	1.30	1.27	1.30	1.32	1.35	1.31	0.04
I1	1.24	1.20	1.24	1.26	1.29	1.24	0.05
12	1.18	1.14	1.17	1.20	1.23	1.18	0.05
13	1.12	1.07	1.11	1.15	1.18	1.13	0.06
14	1.07	1.03	1.06	1.09	1.12	1.08	0.03
15	1.03	1.01	1.04	1.05	1.06	1.04	0.03
16	1.01	1.00	1.02	1.02	1.03	1.02	0.02
17	1.00	1.00	1.02	1.01	1.01	1.01	0.01
18	1.00	1.00	1.01	1.00	1.00	1.00	0.00

表 20-2b　各个百分数组的男性儿童的股骨乘数值							
乘数							
年龄（岁）	均值	+2SD	+1SD	−1SD	−2 SD	平均	变异性 ±
0.0	5.04	4.98	5.01	5.07	5.08	5.04	0.05
1.0	3.21	3.26	3.24	3.19	3.16	3.21	0.05
2.0	2.56	2.59	2.58	2.55	2.54	2.56	0.03
3.0	2.22	2.24	2.23	2.21	2.20	2.22	0.02
4.0	2.00	2.01	2.00	1.99	1.99	2.00	0.01
5.0	1.82	1.82	1.82	1.82	1.82	1.82	0.00
6.0	1.69	1.68	1.68	1.68	1.68	1.68	0.01
7.0	1.57	1.55	1.56	1.58	1.60	1.57	0.02
8.0	1.47	1.45	1.46	1.48	1.50	1.47	0.03
9.0	1.38	1.35	1.37	1.40	1.42	1.38	0.04
10.0	1.31	1.28	1.29	1.33	1.35	1.31	0.04
11.0	1.24	1.21	1.22	1.26	1.29	1.24	0.04
12.0	1.17	1.14	1.15	1.20	1.23	1.18	0.03
13.0	1.11	1.07	1.09	1.14	1.18	1.12	0.06
14.0	1.06	1.02	1.04	1.08	1.11	1.06	0.04
15.0	1.03	1.01	1.01	1.04	1.05	1.03	0.02
16.0	1.01	1.00	1.00	1.01	1.02	1.01	0.01
17.0	1.00	1.00	1.00	1.00	1.01	1.00	0.00
18.0	1.00	1.00	1.00	1.00	1.00	1.00	0.00

表 20-2c　各个百分数组的男性儿童的股骨乘数值

乘数							
年龄（岁）	均值	+2SD	+1SD	−1SD	−2 SD	平均	变异性 ±
0	4.64	4.71	4.63	4.60	4.56	4.63	0.04
1	2.94	2.97	2.96	2.93	2.91	2.94	0.03
2	2.39	2.40	2.40	2.39	2.38	2.39	0.01
3	2.05	2.04	2.05	2.05	2.05	2.05	0.01
4	1.82	1.81	1.81	1.83	1.85	1.82	0.02
5	1.66	1.65	1.65	1.66	1.67	1.66	0.01
6	1.53	1.51	1.52	1.54	1.55	1.53	0.02
7	1.42	1.40	1.41	1.44	1.45	1.43	0.03
8	1.33	1.31	1.32	1.35	1.36	1.33	0.03
9	1.26	1.23	1.24	1.27	1.29	1.26	0.03
10	1.19	1.16	1.17	1.20	1.22	1.19	0.03
11	1.12	1.10	1.11	1.14	1.16	1.13	0.03
12	1.07	1.05	1.06	1.08	1.10	1.07	0.03
13	1.03	1.02	1.02	1.04	1.05	1.03	0.02
14	1.00	1.00	1.00	1.00	1.00	1.00	0.00
15	1.00	1.00	1.00	1.00	1.00	1.00	0.00
16	1.00	1.00	1.00	1.00	1.00	1.00	0.00

表 20-2d　各个百分数组的男性儿童的股骨乘数值

乘数							
年龄（岁）	均值	+2SD	+1SD	−1SD	−2 SD	平均	变异性 ±
0	4.76	4.58	4.54	4.58	4.67	4.63	0.11
1	2.99	3.03	3.01	2.98	2.95	2.99	0.04
2	2.39	2.44	2.41	2.36	2.33	2.39	0.06
3	2.06	2.10	2.08	2.04	2.02	2.06	0.04
4	1.84	1.84	1.84	1.83	1.83	1.84	0.01
5	1.67	1.67	1.67	1.67	1.67	1.67	0.00
6	1.54	1.53	1.53	1.54	1.55	1.54	0.01
7	1.43	1.42	1.42	1.44	1.45	1.43	0.02
8	1.34	1.32	1.33	1.35	1.36	1.34	0.02
9	1.26	1.24	1.25	1.27	1.29	1.26	0.03
10	1.18	1.16	1.17	1.20	1.22	1.19	0.03
11	1.12	1.09	1.10	1.14	1.16	1.13	0.04
12	1.06	1.04	1.05	1.08	1.09	1.06	0.03
13	1.02	1.01	1.02	1.03	1.04	1.03	0.02
14	1.00	1.00	1.00	1.00	1.00	1.00	0.00
15	1.00	1.00	1.00	1.00	1.00	1.00	0.00
16	1.00	1.00	1.00	1.00	1.00	1.00	0.00

表 20-3 男女儿童的下肢乘数表

男童				女童			
年龄（岁＋月）	乘数	年龄（岁＋月）	乘数	年龄（岁＋月）	乘数	年龄（岁＋月）	乘数
出生	5.080	7+6	1.520	出生	4.630	7+6	1.370
0+3	4.550	8+0	1.470	0+3	4.155	8+0	1.330
0+6	4.050	8+6	1.420	0+6	3.725	8+6	1.290
0+9	3.600	9+0	1.380	0+9	3.300	9+0	1.260
1+0	3.240	9+6	1.340	1+0	2.970	9+6	1.220
1+3	2.975	10+0	1.310	1+3	2.750	10+0	1.190
1+6	2.825	10+6	1.280	1+6	2.600	10+6	1.160
1+9	2.700	11+0	1.240	1+9	2.490	11+0	1.130
2+0	2.590	11+6	1.220	2+0	2.390	11+6	1.100
2+3	2.480	12+0	1.180	2+3	2.295	12+0	1.070
2+6	2.385	12+6	1.160	2+6	2.200	12+6	1.050
2+9	2.300	13+0	1.130	2+9	2.125	13+0	1.030
3+0	2.230	13+6	1.100	3+0	2.050	13+6	1.010
3+6	2.110	14+0	1.080	3+6	1.925	14+0	1.000
4+0	2.000	14+6	1.060	4+0	1.830		
4+6	1.890	15+0	1.040	4+6	1.740		
5+0	1.820	15+6	1.020	5+0	1.660		
5+6	1.740	16+0	1.010	5+6	1.580		
6+0	1.670	16+6	1.010	6+0	1.510		
6+6	1.620	17+0	1.000	6+6	1.460		
7+0	1.570			7+0	1.430		

数据库，我们发现其他还有 19 个有关儿童股骨、胫骨和（或）下肢长度测量的数据库（Armelagos 等 1972；Beumer 等 1997；Cheng 等 1996；Hoppa 1992；Johnston 1962；Low 和 Kung 1985；Maresh 1955；Meredith 1939；Meredith 和 Goldstein 1952；Miles 和 Bulman 1994；Saunders 和 Hoppa 1993；Snyder 等 1977；Steyn 和 Henneberg 1996；Stloukal 和 Hanáková 1978；Sundick 1978；Y'Edynak 1976）。我们根据这些资料，采用同样的方法计算年龄特异和性别特异的乘数。在我们分析的 21 个数据库中，11 个根据活体儿童下肢的放射学测量或者临床测量，10 个根据儿童骨骼标本的人类学测量。确定人类学资料的年龄依据齿龄，人类学研究包括 100 ~ 5000 年的骨骼标本。从正常儿童临床和放射学资料计算出的各个乘数之间的差异几乎微乎其微。尽管从人类学数据库计算出的各个乘数之间存在某些差异，但是微不足道，因此这些结果证实下肢生长的乘数与种族、国籍和年代无关。

男女儿童乘数之间的关系

男女儿童的乘数值之间存在明显差异（图 20-3 和表 20-3），代表乘数与年龄之比的弧线形态，在男性儿童与女性儿童之间相似。从出生到 13 岁，以每一年龄组男性儿童的乘数除以女性儿童的乘数，比率约为 1.09。13.6 岁的男性儿童的乘数为 1.09，假如用 17 岁的男性儿童的股骨和胫骨长度代替 13.6 岁时的长度来计算乘数，所得到的乘数值等于每个年龄组女性儿童的乘数值（男性儿童 13.6 岁时的股骨和胫骨长度分别除以男性儿童从出生到 13.6 岁的股骨和胫骨长度），这意味着男女儿童的乘数之间存在差异的唯一原因，是男性儿童的生长期长于女性儿童约 2.4 年，还揭示在 13.6 岁以下，男女儿童的生长类型相似。男女儿童乘数之间的关系，可用于从资料库中男女儿童骨骼长度的测量值中，分析股骨和胫骨长度的乘数。

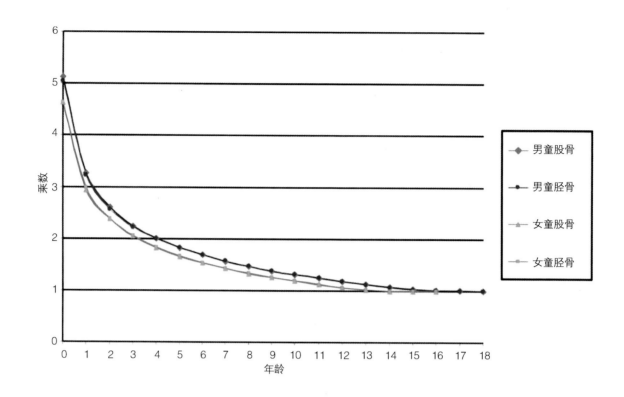

图 20-3

男女儿童股骨和胫骨的平均乘数值的比较。

乘数的扩大运用

通过在坐标图上标绘年龄与乘数之比，可以图示某个百分率群体的乘数资料。但是，我们发现相同性别的各种百分率人群组的图表基本相同，原因是各个年龄组的乘数变化微小，尽管乘数在出生时较大，并随着年龄增长而变小；而且胫骨的乘数基本与股骨以及股骨加上胫骨（也是同性）的乘数基本相同。由于胫骨和股骨的乘数基本相同，我们取胫骨和股骨乘数的平均值，代表男女儿童整个下肢的乘数。每个年龄组的股骨乘数和男女儿童的百分率与各个胫骨乘数基本相同（平均变异性，±0.008；最大变异性，±0.05）（图 20-1 和表 20-2）。正如下两节中讨论的那样，这些乘数可在临床上用于计算相关信息，例如预测 LLD 和生长持续时间。将乘数资料罗列于表格

中比图表形式更加有用（表 20-3）。

LLD 的预测公式

公式的推导过程记录在附录 1 中，必要时可以进一步研究 Paley 等（2000）的文章。

预测骨骼成熟期的先天性 LLD（Δm），可以通过年龄特异性乘数（M）和目前 LLD（Δ）进行计算。

$$\Delta m = M\Delta$$

举例：7 岁男孩，先天性短股骨，LLD 为 6.3 cm，7 岁男孩的乘数为 1.57，因此预测骨骼成熟期的 LLD 为 $\Delta m = M\Delta = 1.57 \times 6.3 \text{ cm} = 9.9 \text{ cm}$。

对于出生后发育性双下肢不等长的病例，使用剩余生长乘数法预测骨骼成熟期的 LLD

对于出生后发育性双下肢不等长的病例（Ollier 病、脊髓灰质炎和生长停滞），短侧下肢的生长速率相对于长侧下肢的生长速率是固定的。由于短侧下肢的生长长度要慢于长侧下肢，

因此 LLD 加大。按照正常生长类型，双侧下肢的生长速率随年龄按比例改变，短侧下肢的生长抑制与长侧下肢相比保持固定。为了预测骨骼成熟期的 LLD，需要知道抑制（I）程度，剩余生长长度（G）以及目前的 LLD（Δ）。通过在同样的时间间隔中，短侧下肢生长长度与长侧下肢长度的比例可以计算出抑制程度，需要从生长迟缓开始后分别 2 次测量下肢长度。抑制的定义是在同一时间间隔内，短侧下肢的生长长度（S-S′）除以长侧下肢的生长长度（L-L′），再减去 1。S′和 L′分别代表短侧下肢和长侧下肢的长度，分别从以前的放射片上测量，最好是在目前放射片以前至少 6 个或者 12 个月拍摄的，而且必须是在生长延缓的日期之后摄取的放射片，使用同样的放射学技术和放大率，S 和 L 代表短侧下肢和长侧下肢的长度，分别从目前的放射片上测量。

骨骼成熟期的发育性 LLD 的公式如下：

$$\Delta m=\Delta+I \times G$$

式中 $I=1-(S-S′)/(L-L′)$，$G=L(M-1)$

因此，最终的等式如下：

$$\Delta m=\Delta+[1-(S-S′)/(L-L′)] \times L(M-1)$$

举例：8 岁女童，3 年前因创伤引起股骨远端生长停滞而发生 LLD，目前 LLD 为 2.7 cm。目前正常侧股骨长度（L）为 28 cm，1 年前正常侧股骨长度（L′）是 26 cm；目前短侧股骨长度是 25.3 cm，1 年前短侧股骨长度（L′）是 24.4 cm。8 岁时女童的乘数是 1.33，正常侧股骨的剩余生长为 $G=L(M-1)=28(1.33-1)=9.2$ cm，正常侧股骨在前一年中的生长长度为 $(L-L′)=28-16=2$ cm，短侧股骨在前一年中的生长长度为 $(S-S′)=25.3-24.4=0.9$ cm。因此，可计算出抑制 $I=1-(S-S′)/(L-L′)=1-(0.9)/(2)=0.55$，剩余生长的差异 $\Delta g=I \times G=0.55 \times 9.2=5.1$，因此，预计总的 LLD 为 $\Delta m=\Delta+\Delta g=2.7+5.1=7.8$ cm。

公式的临床验证：为了验证乘数法的临床有效性，我们分别使用 Moseley 法和乘数公式进行预测，对我们具有长期生长资料的 2 组患者进行比较。第 1 组接受骨骺融合术后双侧下肢长度相等，第 2 组接受下肢延长术。对于接受骨骺融合术的患者，Moseley 法和乘数法的相关系数是 0.93；在下肢延长组中，乘数法与 Moseley 法相比较，相关系数是 0.98。我们的资料揭示乘数法至少同 Moseley 法一样精确。

股骨远端和胫骨近端占总骨骼生长的百分比

通过公式 $G=L(M-1)$ 可以计算出整根骨骼的剩余生长能力，但是计算出近端或者远端骨骺特异的剩余生长能力用途更多。Anderson 等（1963）采用 Harris 生长停止线研究上端和下端骨骺的相对作用，确定股骨远端骨骺占股骨总生长能力的 71%，而胫骨近端骨骺占胫骨总生长能力的 57%。将股骨的剩余生长长度乘以 0.71 可以计算出股骨远端骨骺的剩余生长长度；将胫骨的剩余生长长度乘以 0.57 可以计算出胫骨近端骨骺的剩余生长长度。该公式可用于计算骨骺融合时间（附录 2），骨骺融合时间也可通过 Menelaus 法（Westh 和 Menelaus 1981）计算，但是我们认为乘数法的精确性更高。

使用乘数法计算骨骺融合的时间

为了计算股骨和胫骨骨骺的融合时间，必须确定每根骨骼所期望的矫形数量（ε），整个矫形 ε 在股骨骨骺融合术中只能来源于股骨远端骨骺的融合，在胫骨融合术中只能来源于胫骨近端的融合。由骨骺融合术引起的生长缺失数量（ε）为 $\kappa_F=71\%$ 整个股骨的剩余生长长度，$\kappa_T=57\%$ 整个胫骨的剩余生长长度，$\kappa_{F+T}=67\%$ 整个股骨和胫骨的总共剩余生长长度。通过演算得出下列公式，可用于计算骨骺融合时的整个骨骼（包括近端和远端骨骺）的剩余生长长度的数量（G_ε）：

$$G_\varepsilon=\varepsilon/\kappa$$

$$G_\varepsilon=\varepsilon/0.71（股骨）；G_\varepsilon=\varepsilon/0.57（胫骨）；$$

$$G_\varepsilon=\varepsilon/0.67（股骨和胫骨）$$

可以轻易地计算出在骨骼成熟期股骨或者胫骨的纵向长度，公式如下：

$$L_m = LM$$

此式中 L 为目前股骨和胫骨的纵向长度，M 为目前年龄的乘数。从骨骼成熟期的长度中减去剩余生长长度 G_e，其差（$L_m - G_e$）就是在所期望骨骺融合术年龄（$L_m - G = L_e$）的股骨或者胫骨的实际长度（$L\varepsilon$），替换后我们还可以改写如下：

$$L_e = LM - \varepsilon/\kappa$$

将等式中 L_e 用 L 替换，可以计算出在骨骺融合术年龄的乘数 M_e：$L_m = L_e M_e$，$M_e = L_m / L_e$。替换 L_m 和 L_e，M_e 的等式可改写成为 $M_e = L_m / L_e = LM / (L_m - G_e) = LM / (LM - \varepsilon/\kappa)$。现在可以在乘数表中查找 M_e 值，确定与该乘数值相符合的年龄。计算骨骺融合术的时间决定于所期望的矫形数量。

举例： 7 岁女童，预计骨骼成熟期股骨长度的差异为 5 cm，目前股骨长度（L）为 28 cm，当前年龄的女童乘数（M）为 1.43，通过骨骺融合术所期望的矫形数量是 $\varepsilon = 5$ cm；$\kappa_F = 0.71$，在骨骺融合术年龄的乘数是 $M_e = (28 \times 1.43) / (28 \times 1.43 - 5/0.71) = 1.21$。女童 10 岁时的乘数是 1.19，在 9 岁 6 个月的乘数是 1.22，因此施行骨骺融合术的年龄为上述 2 个年龄之间的 1/3，也就是 9 岁 8 个月的时候。

与畸形相关的生长骺板的考虑

将一组人口的特殊资料，普遍用于其他人群，因此预测 LLD 或者骨骺融合术的任何方法都会引起批评和争议。例如，Anderson 等（1964）发表的资料经常受到批评，因为测量值来自 20 世纪上半叶的波士顿儿童，爱尔兰人种后裔，每人的一侧下肢存在脊髓灰质炎瘫痪，来自这些资料的乘数是否适用于出生于 21 世纪，营养状态良好，身体健康的亚裔儿童？为了问答该问题，我们对能够得到的人群生长资料反复计算乘数值，分析中的 21 个数据库来自不同时代，

不同大陆，具有不同的测量均值；放射片数据库包括放射片上的骨骼长度；临床数据库包括表面测量，例如站立位和坐位高度；人类学数据库包括直接测量骨骼长度，根据牙齿的成熟程度估算年龄，这些分析细节发表于 Paley 等（2000）的文章中。我们发现所有不同数据库的结果具有不可思议的一致性，换而言之，无论人群的民族、种族和时代（可追溯到 3000BCE）和社会经济阶层，计算出的各个年龄组的乘数相同，揭示乘数是生物学常数，进一步证实了其临床有效性。在各个百分率组之间，乘数并无显著改变，只有性别和年龄是乘数的重要改变因素。

Shapiro 1 型生长类型可按照以下情况再次进行分类：LLD 源于宫内，或者在出生时就存在（1a 型）（例如：先天性短股骨、腓侧半肢畸形、单侧萎缩和单侧肥大）；LLD 发生发展于出生后（1b 型）（例如：Ollier 病、脊髓灰质炎和生长停滞）。在这 2 种亚型中，由于短侧下肢受到恒定的抑制，生长速度慢于长侧下肢，因此在肢体出现长度不等的日期之后，长度差异按比例进行性发展。在 Shapiro 1 型生长类型中，短侧下肢的生长速度与长侧下肢生长速度的比率持续无改变，1 减去该比率之差，以百分数表示，称为生长抑制。在 Shapiro 1 型生长类型中，与长侧下肢相比较，短侧下肢受到恒定的生长抑制。只有受到恒定抑制的患者才可以使用 Amstutz、Moseley 和 Anderson 等的方法预测 LLD，也就是使用乘数公式的适应证。

从理论上而言，在数年中多次测量可以更加精确地预测 LLD，可以在单一图上标绘多个资料点。Moseley 法是一种优秀的方法，可以发现生长加速期和减速期，确定是否属于 Shapiro 2 型到 5 型，据信该 4 型的过程无法预测，这个过程可以在年龄相对于下肢长度的任何图表上完成（Eastwood 和 Cole 1995）。经常面临的临床问题是，患者缺乏以前的放射片，或者由于患者年幼，以前的放射片数量较少，而家属却希望能够预测骨骼成熟期的 LLD，医生也需要这些信息制

订长期的治疗策略。乘数法是一种简单快捷的早期预测方法，其精确性随着儿童的年龄增大而增高，我们的临床研究资料证实乘数法与 Moseley 法相似，对于进行延长的患者，精确性无差异；对于接受骨骺融合术的患者，与 Moseley 法相比较，乘数法在预测中可能较少发生错误。乘数资料简洁紧凑，可以缩小到卡片上以备查阅，在先天性和发育性病例中，我们使用这种卡片以及各种 LLD 的计算公式，确定骨骺融合的时间。

如何处理骨龄和年龄之间的差别仍然是未解之题，对于年龄较大的儿童似乎更加明显。Anderson 等（1963）建议对于从 9 岁到骨骼成熟期的女性儿童，以及从 12 岁到骨骼成熟期的男性儿童，使用骨龄代替年龄。最近对荷兰儿童的研究显示，骨龄和年龄之间到晚期才有差异（女孩 13 岁，男孩 14 岁）。Little 等（1996）比较了 8 种不同的 LLD 预测方法，其中包括 Anderson 等和 Moseley 的资料，在各种预测方法中使用骨龄和使用年龄相比较，无比较精确者。Cundy 等（1988）报告由 4 位放射学医师评定，在确定骨龄时存在差异达 2 年或者超过 10%。乘数来源于 Anderson 等的年龄资料，Moseley 直线图来源于相同的年龄资料，Moseley 将骨龄指定为年龄轴，可能更加适用于青少年，但是对于低龄儿童，年龄和骨龄之间差异小，确定骨龄困难。应该牢记人群具有相同的平均年龄和平均骨龄，这也是 Moseley 指定骨龄为直线图坐标的理论基础，也是 Greulich 和 Pyle（1959）的前提（Moseley 直线图并非来源于 Anderson 等的剩余生长资料，其中包括骨龄）。Anderson 和 Green（1948）以及 Anderson 等（1963）推荐对于大于 9 岁的儿童使用骨龄，以减少数据的标准差。为了遵守可接受的标准，我们建议对于 10 岁和以上的儿童使用骨龄。

乘数也可用于预测骨骼成熟度和身高的生长剩余长度、脊柱的长度、足部的长度和上肢的长度，这些领域目前尚处于研究之中。

相对于畸形的骨骺问题

畸形的原因

畸形具有三种原因：先天性、发育性和获得性。先天性畸形发生于宫内发育不良或者缺陷，先天性成角畸形通常无进展，原因是存在骨骺的发育不良，并不是骺板；与之相反，先天性 LLD 呈进行性发展。发育性成角畸形与骺板的生长存在差别有关，因此，在儿童期随着时间的推移呈现进行性发展，在骨骺闭合后不会发展。获得性成角畸形或者起源于创伤，或者起源于医源性，获得性畸形通常是静止的，不会发展。某些畸形可以是以上各种的混合，例如：股骨远端骨骺骨折可以产生骨端的获得性畸形，假如在该损伤后发展成为部分生长停滞，将形成发育性成角畸形。先天性和发育性畸形可以引起成角、旋转和长度畸形，但是不会引起移位畸形，移位畸形继发于骨折或者截骨术引起的骨端移位（在第 8 章中已对移位畸形进行详细讨论）。

发育性成角畸形

发育性成角畸形的最佳模型是部分生长停滞（图 20-4），我们已经分析了在放射片上的部分生长停滞引起的成角畸形，生长停滞点与在等分线上的闭合楔形点相一致，这可以解释为什么与 PAA、DAA、PMA 和 DMA 线 的 交 点（CORA）位于骨干上，而不是位于生长骺板上。经过该点的等分线通过生长停滞部位的连接点，该发现进一步证实了解剖轴和机械轴计划的有效性。

对于持续性纵轴生长和成角改变，合并部分生长停滞的病例，等分线并不与骨骼相交于骨干，而是相交于骨骺线的凹侧伸展处（图 20-4）。

相反，儿童的代偿性生长差异（骨折后、后内侧弓或者前外侧弓的近端畸形），将 CORA 保持在骨骺的最慢生长点上，同时保持纵向生长，而且不改变下肢的机械轴（图 20-5a）。这种内环境稳定的发生原因可能是骨骺生长差异（Heuter-

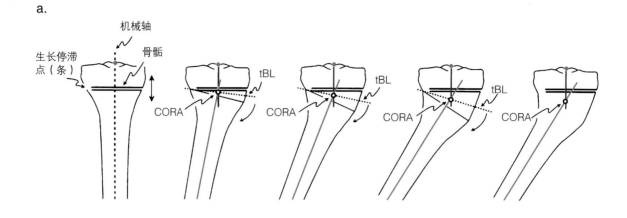

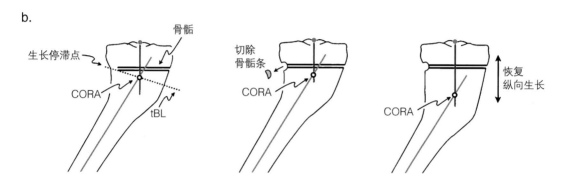

图 20-4　a，b

a　近端胫骨骨骺内侧缘生长停滞。内侧缘生长停滞起到限制点或者结合点的作用。假定该点的生长为 0，在对侧面骨骺的生长正常，又假定从生长停滞点到发育正常侧，从 0 到正常之间各点的生长速率呈线性改变，将会引起胫骨的进行性成角畸形。开始时胫骨的机械轴为直线，随着胫骨出现畸形，引起原始机械轴出现断裂，近端和远端肢体的机械轴断裂后相交于骨骺的远端，该交点就是畸形的 CORA。随着继续生长，该交点向远端移位，因此在生长停滞后，CORA 远离骨骺板。

b　假如切除周缘部分的骨骺条，骨骼的生长将不受到限制，恢复纵向生长。由于纵向生长沿 PMA 线发生，CORA 向远端移位，将原来位于干骺端部位的成角节段，向远端移入骨干部位。

图 20-5　a，b　▶

a　固定性内翻成角，伴随前外侧弓，通过胫骨近端的持续性外翻改变，得到平衡。近端成角为代偿性成角，由骨骺生长存在差异引起。由于该畸形的顶点仍旧与生长骺板相毗邻，并不随纵轴生长向远端移位，肯定混合存在有骨骺生长差异和皮质骨的重塑（Karaharji 等 1976）。

b　在正常股骨中，沿机械轴进行正常生长，由于解剖轴与机械轴不同，可以预计随着纵向生长，解剖轴与机械轴的交点向近端移位（上图）。正常的向心性重塑过程阻止其发生（下图）。

a.

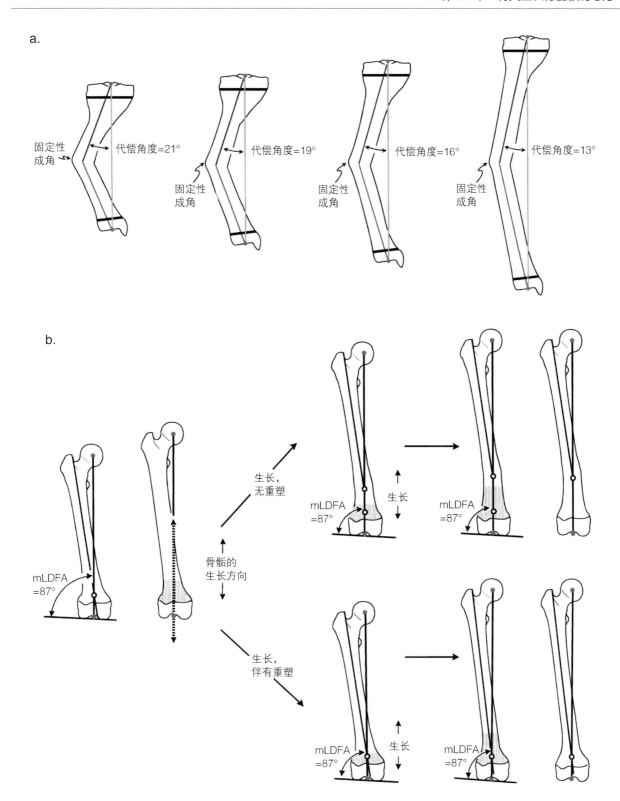

b.

Volkmann 定律）和 Wolff 定律相结合，吸收凹侧的骨质，增加凸侧的骨质。相同的机制还可以发生在生长过程中，相对于股骨干保持股骨远端正常解剖值，原因是股骨远端骨骺垂直于解剖轴，并非机械轴（图 20-5b）。

成角畸形：通过半骨骺融合术进行逐渐矫正

半骨骺骑缝钉用于儿童膝关节成角矫形的术前计划

本书主要关注下肢长骨的成角畸形分析，以及矫正这些畸形的截骨术计划，对于生长期儿童，还有另外的方法：骨骺骑缝钉固定（Zuege 等 1979）。截骨术的侵入性相对较大，愈合需要耗费时间和固定；半骨骺骑缝钉技术创伤较小，并且不需要内固定或者外固定（除了骑缝钉）。可以施行永久性或者暂时性半骨骺融合术，前者可使用 Phemister 骨挡，后者可使用可去除的骑缝钉。在过去，半骨骺骑缝钉只限制用于骨骼接近成熟的儿童，认为生长抑制为不可逆，因此对于幼童会发生过度矫正，但是资料显示，6 岁的幼童也可以接受半骨骺骑缝钉技术，假如在 4 年内去除骑缝钉，并不具有永久性生长停滞的高度风险（Mielke 和 Stevens 1996）。

早期骑缝钉质地脆弱，暴露于估计达 450psi 的生长力量之下容易损坏，Blount（1971）设计出牢固的 Vitallium 骑缝钉，内置有嵌条，可以防止断裂，广泛得到运用。在生长的张力下，即使加强型嵌条也会发生某种程度的弯曲，引起变形，证据有在齿部发生延伸。骑缝钉的工作原理是在骑缝钉的部位产生"连接点"或者限制点，该部位无生长，但是在生长骺板的边缘保持正常生长。成角矫形速度是 2 种变量的函数：骨骺的生长速度（股骨快于胫骨），以及从骑缝钉到生长骺板远侧角的距离，该距离越短，发生成角矫形就越快。实际上，当生长速度相同时，宽度较

宽的生长骺板比宽度较窄的生长骺板改变较慢，据认为宽度较宽的生长骺板具有较大的改变半径，因此不像宽度较窄的生长骺板那样"灵活"。如果在去除骑缝钉后可发生反弹（恢复到畸形的位置），可以再次采用骑缝钉治疗。

半骨骺骑缝钉只适用于骨骼未成熟的病例，并具有充分的剩余预测生长范围，能够进行所期望的成角矫形。试图矫正大于 25° 的成角畸形可能并非适合，因为必须长时间保留骑缝钉才能取得大角度的矫形，担心由此会引起永久性生长停滞。年龄的下限尚不清楚，由于干骺端的软骨学特性，在年幼儿童中（小于 5 岁）中要取得满意的骑缝钉固定，在技术上存在困难。

半骨骺骑缝钉禁用于骨骺闭合或者接近闭合的病例，因为无效。在某些病例中，医师选择在接近骨骺成熟区儿童施行骑缝钉固定，以获取部分矫形，并计划在将来施行最后的（角度较小的）截骨术。手术可能出现的问题有：骑缝钉自发从骨骼中移位，继发于生长的骑缝钉断裂，骑缝钉突起引起症状，最终必须去除；在骨骼成熟前进行矫形必须去除；由于复发必须再次置入骑缝钉；可能发生不可逆的生长停滞。

骑缝钉治疗范围包括膝关节和踝关节周围的成角畸形，尽管大多数适应证是治疗冠状面的成角（内翻 - 外翻），也可以在矢状面上或者在非解剖斜面上置入骑缝钉，来矫正矢状面或者斜面的畸形。需要在术前使用平片进行细致的放射片分析（如同在第 3 章中所述），计算畸形的 CORA、平面、方向和程度。CORA 应该接近于骨骺，因为此处是半骨骺骑缝钉进行成角矫形之处。

随之而来的问题是骑缝钉的固定时间，从概念出发来确定，可假设在骑缝钉固定后，将会形成三角形的新骨。该三角形的长边或者弦就是骨骺的宽度，三角形的基底就是在骑缝钉存留期间预期的骨骺正常生长数量，该三角形最小的锐角，位于骑缝钉一侧，应该是所期望的成角矫形数量。采用简单三角几何分析法，输入不同的骺

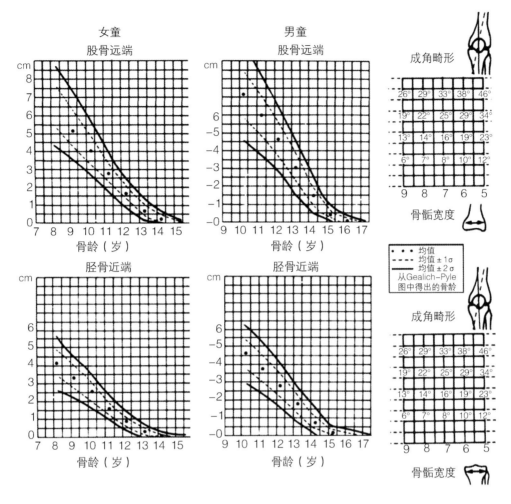

图 20-6

根据 Green-Anderson 的剩余生长表，制订的成角畸形相对于剩余生长表，用于确定部分骨骺融合术的最佳时机。

板宽度和所期望的矫形，可以得出三角形的基底值（需要从骨皮质远侧的骨骼生长毫米数，得出所期望的矫形数量）。

假如手术医师已知每个年龄组的骨骺剩余生长数量，可以建立三角几何等式计算出答案。为了简化，Bowen 等（1985，1992）创造出列线图

表，用图表展示这些信息（图 20-6），可以从图表中读出特定患者的百分比以及特定骨骺宽度的预测成角矫形数量，根据 Anderson 剩余生长资料（Anderson 等 1963），因此需要知道患者的剩余生长百分比，因为该数据可以影响剩余生长的数量。Bowen 等发明的列线图表可以告知手术医师，何时应该施行手术，可以在骨骼成熟期完全矫正畸形（避免过度矫形）。但是最近的经验提示最好治疗低龄儿童，甚至小于 3.5 岁，并且计划去除骑缝钉，该方案会引发出不同的计算问题，例如，（大约）什么时候应该去除骑缝钉。我们运用乘数法解决半骺板融合术的问题，有关半骺板融合术时间通常涉及两个问题：何时施行半骺板融合术，既可以在骨骼成熟时取得所期望的矫形，又不需要去除骑缝钉？假如选择低龄儿童施行骑缝钉固定，并且计划在矫形成功后去除骑缝钉，应该去除骑缝钉时的年龄是多少？

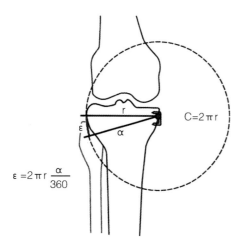

$$\varepsilon=2\pi r\frac{\alpha}{360}$$

$$C=2\pi r$$

图 20-7

图解使用部分骨骺融合术矫正成角的理论，直到完成矫形，患者仍旧能够保持生长。图中显示胫骨近端内侧骨骺的部分骨骺融合术。

乘数法用于计算半骺板骑缝钉进行成角矫形的时间

对在成角矫形过程中三角形新骨形成进行几何学分析，从中推导得出本公式。位于骑缝钉基底的结合点是圆心，弦或者圆周的一部分就是新生骨（图 20-7）。

$$\varepsilon=2\pi r（\alpha/360）$$

由于 $2\pi/360$ 为常数，可以简化为 $1/57$，因此，

$\varepsilon=r\alpha/57$ $\varepsilon=$ 取得矫正所需要的骨骺生长长度

$r=$ 骨骺的宽度

$\alpha=$ 成角畸形的度数

由于整个矫形（ε）只来源于骨骼的两个生长骺板中之一，整个胫骨或者股骨的剩余生长数量可以表述为 ε/κ，式中股骨的 $\kappa=0.71$，胫骨的 $\kappa=0.57$。

我们需要计算出骨骼成熟期股骨或者胫骨的长度（$L_m=LM$），然后股骨减去长度 $\varepsilon/0.71$，胫骨减去长度 $\varepsilon/0.57$，其差（$L_m-\varepsilon_g$）就是在所期望年龄的骨骺融合术（$L_m-\varepsilon_g=L_\varepsilon$）股骨或者胫骨的长度。

用 L 替换等式中的 L_ε，可以计算出 M_ε，也

就是骨骺融合术年龄时的乘数。

$$L_m=L_\varepsilon M_\varepsilon$$

$$M_\varepsilon=L_m/L_\varepsilon$$

可以从乘数表中查阅 M_ε 值，确定与该乘数值相一致的年龄，可以从数学上表述如下：

$$M_\varepsilon=L_m/L_\varepsilon=L_1M_1/L_1M_1-（\varepsilon/\kappa）$$

式中 $L_1=$ 目前的骨骼长度，$M_1=$ 目前的乘数，$\varepsilon=2\pi r（\alpha/360）$，因此最终的等式如下：

$$M_\varepsilon=L_1M_1/L_1M_1-[（r\alpha/57）/\kappa]$$

乘数法用于计算低龄儿童何时去除半骺板骑缝钉

除了采用骑缝钉固定取得完全矫正，并正好与骨骼成熟时间相一致的方式之外，也可在早期置入骑缝钉进行矫形，并计划去除骑缝钉，恢复进一步纵向生长。乘数法可用于预测去除骑缝钉的时间，该计算根据下列假设推出：

$$L_1M_1=L_2M_2$$

式中 $L_1=$ 目前的骨骼长度，$M_1=$ 目前的乘数，$L_2=$ 去除骑缝钉时的骨骼长度，$M_2=$ 去除骑缝钉时的乘数。

从以前的计算中，可得下列结果：

$$L_2=L_1+\varepsilon/\kappa$$

式中 $\varepsilon=r\alpha/57$

$$L_1M_1=L_2M_2$$

并且 $M_2=L_1M_1/L_2=L_1M_1/[L_1+（\varepsilon/\kappa）]$

并且 $M_2=L_1M_1/[L_1+（r\alpha/57）/\kappa]$

计算出乘数 M_2 后，只要查阅乘数表，就可以简单得出相应的年龄，给手术医师和患者家属提供计划去除骑缝钉的时间表，此外还应包括系列放射片随访。

在施行半骺板骑缝钉的术中有多个技术要点（图 20-8），应该减小切口，顾及美观；应该沿 Langer 线，X 线监视至关重要；应该使用止血带。切开筋膜组织，翻转肌肉组织，仔细保护骨膜组织，不可损伤软骨膜环。使用 X 线监视装置，而不是广泛分离，确定骨骺板。股骨选

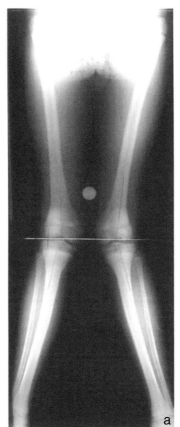
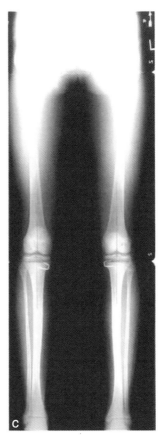
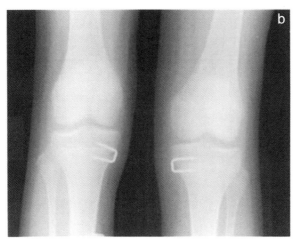

图 20-8　a ~ c
临床病例显示双侧股骨远端和胫骨近端半骨骺骑缝钉技术治疗膝外翻。
a　术前放射片。
b　术后放射片。
c　随访时的放射片。

择 5/8 英寸的骑缝钉，胫骨选择 3/8 英寸的骑缝钉，部分植入，经侧位检查证实，骑缝钉必须位于矢状面中央治疗纯冠状面畸形（图 20-9），位置满意后，打入骑缝钉，但是将横杆保留在离表面约 1 cm 处，避免挤压软骨周围环（图 20-10）。以后在去除骑缝钉时，在软骨膜环周围使用相同的技术，避免引起损伤。对于大于 8 岁的儿童，Mielk 和 Stevens（1986）建议使用 2 个骑缝钉。术后处理包括立即恢复活动范围和进行性负重，4 周后恢复全面活动，每隔 3 ~ 4 个月进行随访，摄取放射片，观察对线情况，监测矫形过程，随访直到骨骼成熟。

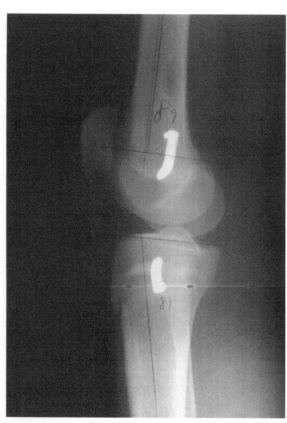

图 20-9

半骨骺骑缝钉术后的放射片，显示骑缝钉位于侧位片上中央的位置，可以防止出现矢状面畸形。

图 20-10　a ~ c　▼

继发于肾性骨营养不良性膝外翻的临床病例，该患者最终接受肾移植。术前存在严重外翻，无法在同一张放射片内包容双侧下肢，因此显示两张放射片。

a　右侧下肢。
b　左侧下肢。
c　最终结果，双侧下肢能够包容在同一张放射片内。

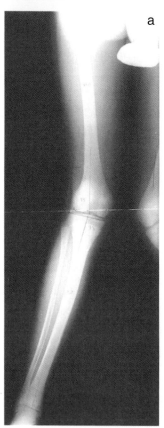

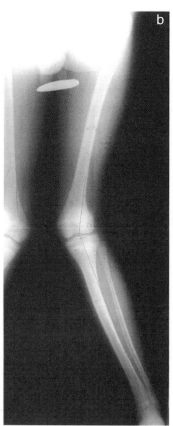

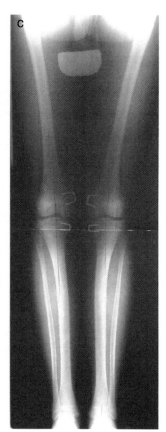

附录 1

公式的推导

使用乘数法预测先天性下肢不等长病例的骨骼成熟期 LLD。 将目前长侧下肢的长度（L）乘以目前年龄的成熟乘数（M），可以预测长侧下肢骨骼成熟期的长度（L_m）。由于每个百分比组的乘数相同，不需要查阅 Anderson 表（1964），也不需要确定患者的百分比组。

根据定义，M= L_m/L，据此，L_m=ML。

正如 Amstutz（1969，1972）所提出的那样，先天性缺陷的病例，在整个生长过程中，短侧下肢和长侧下肢的比率保持恒定。使用 Amstutz 方法，将目前短侧下肢长度（S）与目前长侧下肢长度（L）的比率，乘以骨骼成熟期长侧下肢的预测长度（L_m），可以计算出骨骼成熟期短侧下肢的长度（S_m）。

对于先天性畸形，S_m/L_m =S/L，

因此，S_m=L_m×S/L，

用 L_m=ML 替代，得出 S_m=ML×S/L，

因此，S_m=MS。

然后将骨骼成熟期长侧下肢长度减去短侧下肢长度，可以计算出骨骼成熟期的 LLD（Δ_m）。

Δ_m= L_m－S_m

用 L_m =ML 替代，得出 S_m=MS，Δ_m=ML-MS。

Δ_m=M（L-S）

由于 Δ= L–S，Δ_m=MΔ。

只需要知道年龄特异的乘数（M）和目前的 LLD（Δ），就可以计算出预测骨骼成熟期先天性 LLD。

使用乘数剩余生长方法对于出生后发育性肢体不等长预测骨骼成熟期的 LLD。 在出生后发育性肢体不等长的病例中（例如：Ollier 病、脊髓灰质炎和生长停滞），短侧下肢的生长率相对于长侧下肢的生长率是固定的，由于短侧下肢生长要慢于长侧下肢生长，因此 LLD 增加。按照正常生长类型，双侧下肢的生长速度随着年龄按比例发生改变。短侧下肢的生长抑制与长侧下肢相比保持固定。为了预测骨骼成熟期的 LLD，需要知道抑制（I）程度、剩余生长的数量（G）以及目前的 LLD（Δ），可以从相同的时间间隔中，从短侧下肢生长与长侧下肢生长的比率计算出抑制。在生长障碍开始后，需要分别 2 次测量下肢的长度，计算抑制。抑制的定义是，先将在相同时间间隔内短侧下肢的间隔生长数量（S-S'）除以长侧下肢的间隔生长数量（L-L'），再用 1 减去该值。

I=1-（S-S'）/（L-L'）。

S' 和 L' 分别是短侧和长侧下肢的长度，从以前的放射片上测量，最好在目前的放射片以前 6 ~ 12 个月摄取，必须在生长障碍的日期以后摄取，使用相同的放射学技术和放大率。S 和 L 分别是短侧和长侧下肢的长度，在目前的放射片上测量。

接下来需要计算从目前到骨骼成熟期的剩余生长数量（G）。

已知 G= L_m-L，

用 L_m=LM 替代，G=LM-L（M-1），

因此，正常长侧下肢的剩余生长 G=L（M–1）。

从目前到骨骼成熟期将会发生的另外 LLD 数量（Δ_g= 剩余生长 LLD）为抑制乘以剩余生长。

Δ_g=I×G

将以上推导的有关公式分别替代 I 和 G。

Δ_g=［1-（S-S'）/（L-L'）］×L（M-1）。

出生后发育性肢体不等长预测骨骼成熟期的 LLD 就是目前 LLD（Δ）加上剩余生长差异（Δ_g）。

Δ_m=Δ+Δ_g

采用以上的公式替代 Δ_g，可以得出预测骨骼成熟期 LLD（Δ_m）的公式。

Δ_m=Δ+ I × G

出生前（先天性）LLD 公式。 可用于先天性短股骨、腓侧半肢畸形、单侧肥大和单侧萎缩。

Δ_m=Δ× M

出生后（发育性）LLD 公式。 可用于 Ollier

病、脊髓灰质炎和生长停滞，也可用于先天性不等长。

$$\Delta_m = \Delta + I \times G$$

剩余生长 $= G = L(M-1)$，

生长抑制 $= I = 1-(S-S')/(L-L')$。

骨骼成熟期的长度。可用于股骨、胫骨、股骨加上胫骨，或者下肢的长度，包括足的高度；短侧下肢和长侧下肢同样能使用。

$$L_m = L \times M$$

骨骺融合术的时间

1. 决定　$\varepsilon =$ 通过骨骺融合术所期望的矫形数量

2. 计算　$M_\varepsilon =$ 骨骺融合术时的乘数
   $$= LM/(LM - \varepsilon/\kappa)$$

使用目前的 L 和 M

股骨选择 $\kappa = 0.71$

胫骨选择 $\kappa = 0.57$

股骨 + 胫骨选择 $\kappa = 0.67$

3. 确定　$A\varepsilon =$ 骨骺融合时的年龄
   $A\varepsilon =$ 在乘数表中与 $M\varepsilon$ 相对应的年龄

附录 2

Pritchett（1992）注意到，在每个年龄段中来源于股骨远端和胫骨近端的生长之间的比例并非相同，根据他的资料，7 ~ 14 岁的女性儿童，来源于股骨远端骨骺生长的比例分别占 60% ~ 90%；7 ~ 16 岁的男性儿童，来源于股骨远端骨骺生长的比例分别占 55% ~ 90%；对于女性儿童，来源于胫骨近端的生长从 9 岁时占 50% 改变到 14 岁时占 80%；对于男性儿童，来源于胫骨近端的生长从 10 岁时占 50% 改变到 16 岁时占 80%。对于股骨，无论是女童还是男童每年增长约 4%；对于胫骨，男性儿童每年减少 5%，女性儿童每年减少 6%。因此，股骨远端占 71%，胫骨近端占 57%，该比例一成不变的

说法，过于简单化，是引起骨骺融合术的预测变化性很大和出现错误的原因之一（Green 和 Anderson 1957；Lampe 等 1992；Porat 等 1991；Timperlake 等 1991）。为了简化运用 Pritchett 的概念，我们推导出简单的等式，可以描述直到骨骼成熟期的所有平均生长百分数，从股骨远端或者胫骨近端骨骺，包括男女儿童。

到骨骼成熟期之前，相对于整个骨骼的平均生长百分比（Paley 2001）

股骨远端

男性儿童 >7 岁：（2A+59）%

女性儿童 >7 岁：（2A+62）%

胫骨近端

男性儿童 >10 岁：（2.5A+40）%

女性儿童 >9 岁：（3A+38）%

（A = 年龄）

举例：12 岁男性儿童的股骨远端预期以（[2 × 12] +59）% = 83% 的剩余平均生长率生长。使用乘数方法，83% 乘以 $G = L(M-1)$。与之相比，Anderson 等（1963）的股骨远端的平均生长为 71%。因此与 Pritchett（1992）的残余生长相比，Anderson 法过低地估计了股骨远端的剩余生长。这两种方法在剩余生长百分比方面的最大差异在接近骨骼成熟期，最小差异在计算时最小的年龄。例如，两种方法之间，在全部生长率中股骨远端的百分数的差异为在 7 岁时为 2%（Pritchett 法为 73%，Anderson 法为 71%），而在 16 岁时为 20%（Pritchett 法为 91%，Anderson 法为 71%）。由于随着年龄的增长，剩余生长的数量减小，所计算的剩余生长的差别微小。因此，当 Pritchett 法和 Anderson 法的差别最大，剩余生长的数量最小，当这两种方法的差别最小时，剩余生长的数量最大。而且，骨骺融合术只推荐用于 LLD 大于 5 cm 病例，因此，使用 Anderson 等估计值面临的错误限制在所有的实际病例中运用。

参考文献

Amstutz HC (1969) The morphology, natural history and treatment of proximal femoral focal deficiencies. In: Aitken GT (ed) Proximal femoral focal deficiency: a congenital anomaly. National Academy of Sciences, Washington, pp 50–76

Amstutz HC (1972) Natural history and treatment of congenital absence of the fibula. J Bone Joint Surg Am 54:1349

Anderson M, Green WT (1948) Lengths of the femur and the tibia: Norms derived from orthoroentgenograms of children from five years of age until epiphyseal closure. Am J Dis Child 75:279–290

Anderson M, Green WT, Messner MB (1963) Growth and predictions of growth in the lower extremities. J Bone Joint Surg Am 45:1–14

Anderson MS, Messner MB, Green WT (1964) Distribution of lengths of the normal femur and tibia in children from one to eighteen years of age. J Bone Joint Surg Am 46:1197–1202

Armelagos GJ, Mielke JH, Owen KH, VanGerven DP, Dewey JR, Mahler PE (1972) Bone growth and development in prehistoric populations from Sundanese Nubia. J Hum Evol 1:89–119

Beumer A, Lampe HIH, Swierstra BA, Diepstraten AFM, Mulder PGH (1997) The straight line graph in limb length inequality: a new design based on 182 Dutch children. Acta Orthop Scand 68:355–360

Blount W (1971) A mature look at epiphyseal stapling. Clin Orthop 77:158–163

Bowen JR, Leahey JL, Zhang ZH, MacEwen GD (1985) Partial epiphysiodesis at the knee to correct angular deformity. Clin Orthop 198:184–190

Bowen JR, Torres RR, Forlin E (1992) Partial epiphysiodesis to address genu varum or genu valgum. J Pediatr Orthop 12:359–364

Cheng JCY, Leung SSF, Lau J (1996) Anthropometric measurements and body proportions among Chinese children. Clin Orthop Rel Res 323:22–30

Cundy P, Paterson D, Morris L, Foster B (1988) Skeletal age estimation in leg length discrepancy. J Pediatr Orthop 8:513–515

Eastwood DM, Cole WG (1995) A graphic method for timing the correction of leg-length discrepancy. J Bone Joint Surg Br 77:743–747

Green WT, Anderson M (1947) Experiences with epiphyseal arrest in correcting discrepancies in length of the lower extremities in infantile paralysis: a method of predicting the effect. J Bone Joint Surg Am 29:659–675

Green WT, Anderson M (1957) Epiphyseal arrest for the correction of discrepancies in length of the lower extremities. J Bone Joint Surg Am 39:853–872

Greulich WW, Pyle SI (1959) Radiographic atlas of the skeletal development of the hand and wrist. Stanford University Press, Stanford

Hootnick D, Boyd NA, Fixsen JA, Lloyd-Roberts GC (1977) The natural history and management of congenital short tibia with dysplasia or absence of the fibula. J Bone Joint Surg Br 59:267–271

Hoppa RD (1992) Evaluating human skeletal growth: an Anglo-Saxon example. Int J Osteoarch 2:275–288

Johnston FE (1962) Growth of the long bones of infants and young children at Indian Knoll. Am J Phys Anthropol 20:249–254

Karaharju EO, Ryöppy SA, Mäkinen RJ (1976) Remodelling by asymmetrical epiphysial growth: an experimental study in dogs. J Bone Joint Surg Br 58:122–126

Koman LA, Meyer LC, Warren FH (1982) Proximal femoral focal deficiency: natural history and treatment. Clin Orthop 162:135–143

Lampe HIH, Swierstra BA, Diepstraten FM (1992) Timing of physiodesis in limb length inequality: the straight line graph applied in 30 patients. Acta Orthop Scand 63:672–674

Little DG, Nigo L, Aiona MD (1996) Deficiencies of current methods for the timing of epiphysiodesis. J Pediatr Orthop 16:173–179

Low WD, Kung LS (1985) Linear growth of the tibia in Chinese children. Z Morphol Anthropol 75:327–330

Maresh MM (1955) Linear growth of long bones of extremities from infancy through adolescence. Am J Dis Child 89:725–742

Maresh MM (1970) Measurements from roentgenograms. In: McCammon RW (ed) Human growth and development. Charles C Thomas, Springfield, pp 157–181

Meredith HV (1939) Length of head and neck, trunk and lower extremities on Iowa City children aged seven to seventeen years. Child Dev 10:129

Meredith HV, Goldstein MS (1952) Studies on the body size of North American children of Mexican ancestry. Child Dev 23:91–110

Mielke CH, Stevens PM (1996) Hemiepiphyseal stapling for knee deformities in children younger than 10 years: a preliminary report. J Pediatr Orthop 16:423–429

Miles AEW, Bulman JS (1994) Growth curves of immature bones from a Scottish island population of sixteenth to mid-nineteenth century: limb-bone diaphyses and some bones of the hand and foot. Int J Osteoarch 4:121–136

Moseley CF (1977) A straight-line graph for leg-length discrepancies. J Bone Joint Surg Am 59:174–179

Moseley CF (1978) A straight line graph for leg length discrepancies. Clin Orthop 136:33–40

Paley D, Bhave A, Herzenberg JE, Bowen JR (2000) Multiplier method for predicting limb-length discrepancy. J Bone Joint Surg Am 82:1432–1446

Paley D, Herzenberg JE, Bhave A (2001) Multiplier method of predicting limb length discrepancy (letter). J Bone Joint Surg Am (in press)

Pappas AM (1983) Congenital abnormalities of the femur and related lower extremity malformations: classification and treatment. J Pediatr Orthop 3:45–60

Porat S, Peyser A, Robin GC (1991) Equalization of lower limbs by epiphysiodesis: Results of treatment. J Pediatr Orthop 11:442–448

Pritchett JW (1992) Longitudinal growth and growth-plate activity in the lower extremity. Clin Orthop 275:274–279

Ring PA (1959) Congenital short femur. J Bone Joint Surg Br 41:73–79

Sabharwal S, Paley D, Bhave A, Herzenberg JE (2000) Growth patterns after lengthening of congenitally short lower limbs in young children. J Pediatr Orthop 20:137–145

Saunders SR, Hoppa RD (1993) Growth deficit in survivors and non-survivors: biological mortality bias in subadult skeletal samples. Yearbook Phys Anthropol 36:127–151

Shapiro F (1982) Developmental patterns in lower-extremity length discrepancies. J Bone Joint Surg Am 64:639–651

Snyder RG, Schneider LW, Owings CL, Reynolds HM, Golomb DH, Schork, MA (1977) Anthropometry in infants, children and youths to age eighteen. Society of Automotive Engineers, Inc. Product Safety Design, SP450. Highway Safety Research Institute, University of Michigan, Warrendale

Steyn M, Henneberg M (1996) Skeletal growth of children from the Iron Age site at K2 (South Africa). Am J Phys Anthropol 100:389–396

Stloukal M, Hanáková H (1978) Die Länge der Längsknochen altslawischer Belvökerungen. Unter besonderer Berücksichtigung von Wachstumfragen. Homo 29:53–69

Sundick RI (1978) Human skeletal growth and age determination. Homo 29:228–249

Timperlake RW, Bowen JR, Guille JT, Choi IH (1991) Prospective evaluation of fifty-three consecutive percutaneous epiphysiodeses of the distal femur and proximal tibia and fibula. J Pediatr Orthop 11:350–357

Westh RN, Menelaus MB (1981) A simple calculation for the timing of epiphyseal arrest: a further report. J Bone Joint Surg Br 63:117–119

Wood WL, Zlotsky N, Westin GW (1965) Congenital absence of the fibula. J Bone Joint Surg Am 47:1159–1169

Y'Edynak G (1976) Long bone growth in Western Eskimo and Aleut skeletons. Am J Phys Anthropol 45:569–574

Zuege R, Kempken TG, Blount WP (1979) Epiphyseal stapling for angular deformity at the knee. J Bone Joint Surg Am 61:320–329

第 21 章 有关步态的考虑

本章涉及下肢畸形对步态的影响（图 21-1），包括试图减小步态异常的代偿机制，以及这些代偿机制失败后的结果。病理性步态异常可由多种肌肉骨骼系统疾病和神经系统疾病引起，但主要原因并不多：包括畸形、疼痛、肌力减弱以及神经肌肉控制的改变。本文主要涉及由畸形引起的病理性步态异常，较少涉及疼痛和肌力减弱方面。神经肌肉控制的作用将在第 22 章中讨论。

与下肢畸形有关的步态考虑

下肢畸形可引起髋关节、膝关节、踝关节和足部关节的对线异常和（或）关节走行异常（Paley 和 Tetsworth 1992；Paley 等 1994；Riegger-Krugh 和 Keyso 1996），对步态产生的影响是牺牲关节活动度、关节位置固定和关节载荷异常。

牺牲关节活动度

对骨骼畸形的代偿是以牺牲相邻关节的活动度为代价的。例如，胫骨远端 20° 前弓畸形需要通过耗费所有的踝关节背屈功能来代偿，才能在步态中取得直立位（图 21-2）。在步态中，踝关节必须背屈 10°，才能将身体重心推进到静止的足部（Perry 1974；Sutherland 等 1994）（图 21-3）。当踝关节背屈用于代偿胫骨远端前弓畸形时，对步

图 21-1

在正常步态中，双侧下肢的步幅相等，时间距离参数对称。步态周期定义是从足跟着地到同侧下肢的足跟再次着地。每个步态周期可以区分为摆动相和支撑负重着地相。每侧下肢在步态周期中支撑相占 62%，摆动相占 38%。而步态周期中 62% 支撑相又可进一步分为初期和末期，各占 12% 的双侧支撑相，每侧下肢的单腿支撑相占步态周期的 38%。在该间期中髋关节、膝关节和踝关节承受最大载荷。

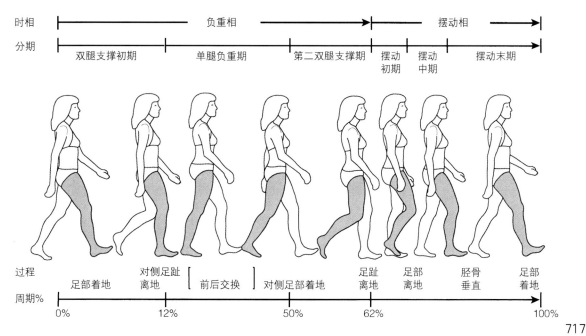

时相	负重相		摆动相		
分期	双腿支撑初期	单腿负重期	第二双腿支撑期	摆动初期	摆动中期	摆动末期

过程	足部着地	对侧足趾离地	前后交换	对侧足部着地	足趾离地	足部离地	胫骨垂直	足部着地
周期%	0%	12%		50%	62%			100%

717

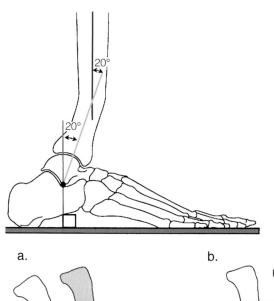

图 21-2

胫骨远端 20° 前弓畸形，通过耗费所有的背屈功能得到代偿，致足部直立。胫骨远端关节面的前唇与距骨颈密切接触，限制了进一步背屈，这样对可得到的代偿形成限制。

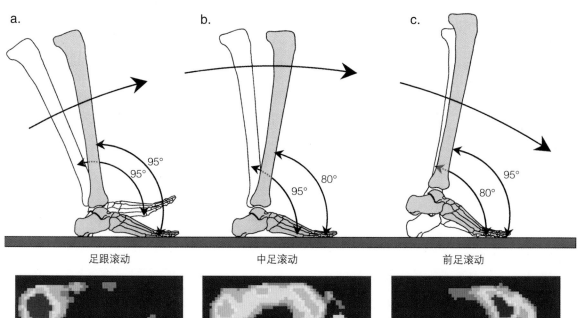

a. 足跟滚动   b. 中足滚动   c. 前足滚动

图 21-3 a ~ c

在支撑负重相中足部和踝关节的正常摇滚作用，采用 F- 扫描研究，足部压力保持一致。

a 足跟摇滚作用。功能是接受载荷，吸收冲击。在该摇滚作用中，背屈肌在控制下偏心收缩，将足部降低至地面，足部与胫骨呈 95°。

b 中足摇滚作用。足部平坦，胫骨向前移位形成背屈，这样可以使身体在静止的足上向前推进，在第二摇滚作用结束时，足部与胫骨呈 80°。

c 前足摇滚作用。体重移动到前足，该时相的功能是推动下肢进入摆动相。在开始时足部与胫骨呈 80°，在第三摇滚作用结束时，足部与胫骨改变为呈 95°。

态的影响结果是正常对侧的步幅减小，以及同侧膝关节出现过伸（图 21-4）。

关节的位置固定

骨性畸形可以表现为固定性关节畸形。例如，胫骨近端前弓畸形可表现为膝关节屈曲畸形，由于膝关节过伸受到限制，无法代偿胫骨近端的前弓（图 21-5），可以阻止在启动初期足跟着地，引起在启动初期足面着地，并且步幅减小（图 21-6）。

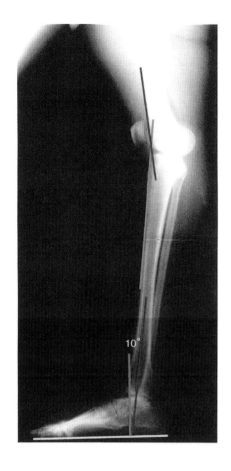

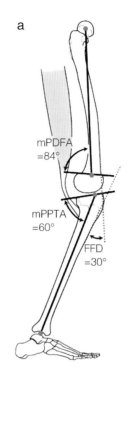

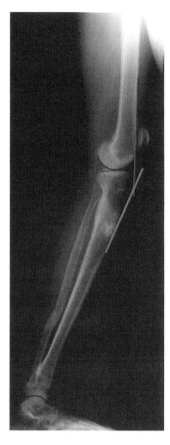

图 21-4

模仿支撑负重相中期的侧位片，患者女性，36 岁，足内翻畸形和 10° 的马蹄挛缩。以马蹄畸形行走数年，引起代偿性膝关节过伸畸形。

图 21-5　a，b

a 显著的膝关节屈曲挛缩，实际上是胫骨近端的前弓畸形。由于缺乏膝关节的过伸，患者无法代偿胫骨近端的前弓。

b 患者 50 岁，侧位片显示膝关节的最大伸展度。胫骨近端前弓畸形引起膝关节的屈曲畸形。

图 21-6

在支撑负重相初期，膝关节的伸直异常（FFD），会加大所承受的载荷，此时足部扁平，而不是用足跟触地。膝关节的伸直异常会引起受累侧的步幅减小。

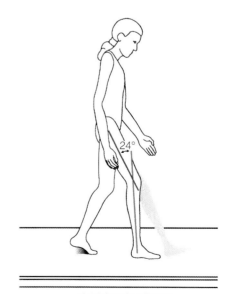

右侧膝关节屈曲畸形

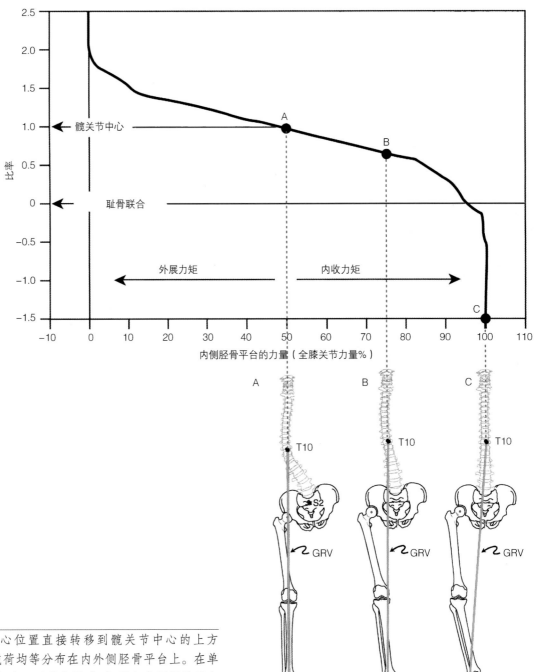

图 21-7

上半身的重心位置直接转移到髋关节中心的上方（A），形成载荷均等分布在内外侧胫骨平台上。在单腿支撑负重相中，正常位置（B）引起内侧胫骨平台接受平均75%的载荷，胫骨内翻畸形（C）引起内侧胫骨接受100%的载荷。

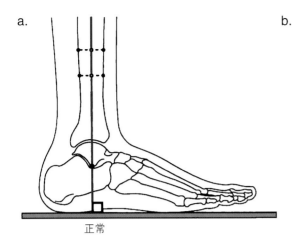

正常

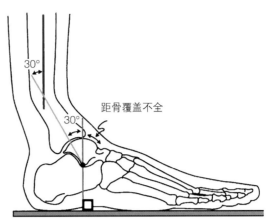

距骨覆盖不全

关节载荷异常

地面反作用力（GRV）是当体重传递到足部，地面作用于足部的净作用力。当 GRV 通过位于特定平面上某个关节的中心，力量平均分布于关节中心的每一侧（图 21-7a）。骨性畸形可以将 GRV 从关节中心转移，使作用于关节中心一侧的压力增加（Maquet 1984；Pauwels 1980）。例如，GRV 位于内翻膝关节中心的越内侧，内收肌的杠杆力臂就越大，内侧间室的载荷也就越大（Schipplein 和 Andriacchi 1991）（图 21-7c），长期压力增高会引起进行性关节软骨退变（Radin 等 1991；Reinman 1973；Wu 等 1990）。

当骨性畸形以牺牲关节活动度而受到相邻关节的代偿时，也可发生关节载荷异常。例如，胫骨远端后弓畸形得到踝关节跖屈的代偿，取得足部直立（图 21-8），出现距骨穹顶部覆盖不全。即使后弓只有 5°，只要得到跖屈代偿，就会减少 30% 的胫距关节接触面积（Radin 等 1991；Ting 等 1987；Wagner 等 1984）。接触面积减少导致负重区域减小，而承受的载荷数量不变，因此关节软骨的单位面积上应力增加，可引起机械性软骨退变和关节病。

图 21-8　a，b

a　显示正常踝关节的对线作为对比。

b　胫骨远端 30° 后弓畸形，可通过使用 30° 的跖屈活动度进行代偿，取得足部直立，引起距骨穹顶部的覆盖不全，载荷集中于胫距关节的前方，最终引起踝关节炎。

代偿机制

骨性对线异常的患者能够本能地使用代偿机制，这些机制包括数个目标：试图促使步态形态正常化，提供稳定的支撑基座，促使身体在空间中移动，尽可能少地减少能量消耗，以及减少关节载荷。

在每次发挥代偿机制时，有所得，必然就会有所失。例如，固定性踝关节马蹄畸形，由膝关节过伸代偿，可引起胫距关节前方撞击，导致疼痛、半月板撕裂甚至关节退变（图 21-9）。膝关节过伸属于动力性畸形。

使用代偿机制可引起相邻关节发生继发性动力性畸形。当分析步态时，必须区分原发性畸形和继发性代偿畸形。继发性动力性畸形、原发性畸形，或者两者混合均能引起症状。

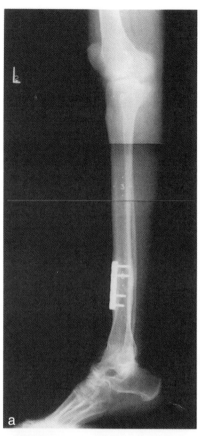

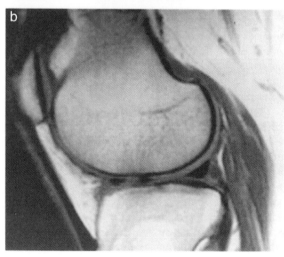

图 21-9 a，b

患者 51 岁，踝关节融合于马蹄位，侧位片（a）和 MRI（b）。21 年以该体位行走，由于膝关节处于过伸位，引起半月板前方退行性改变，可于 b 图中 MRI 上观察到。患者主诉膝前疼痛。

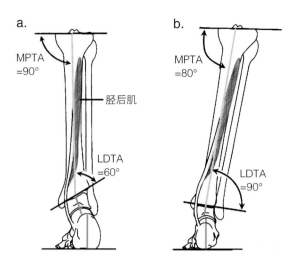

图 21-10 a，b

a 胫骨远端外翻，通过胫后肌，得到跟骨内翻的代偿，可引起小腿中部疲劳性疼痛。

b 胫后肌过度使用的其他原因为胫骨内翻，得到跟骨外翻的代偿。胫后肌的作用是限制跟骨外翻。

冠状面对线异常

胫骨远端内翻或外翻畸形

畸形的严重程度和距下关节的活动范围决定步态异常状态，当畸形的程度超过所具有的距下关节活动范围，就会形成步态异常。在行走中，距下关节试图将足跟保持于中立位，内翻的患者将外翻其后足，这样对足部周围的肌肉组织提出更高的要求。例如，对于胫骨远端外翻畸形的患者，由于要保持后足的内翻，经常主诉胫后肌疲劳和疼痛（图 21-10a）；由于相同的原因，膝内翻的患者经常主诉类似的疼痛，因为胫后肌必须限制跟骨外翻的程度（图 21-10b 和图 21-11a 和 b）。胫骨内翻的患者，即使只有轻度畸形，也主诉使用足部的外侧缘行走（Morscher 1985；Ting 等 1987；Zucman 和 Maurer 1969）（图 21-11c 和 d）；而胫骨外翻的患者，只有在严重畸形时，才主诉采用足跟的内侧缘行走，其原因是距下关节的内翻活动范围大于外翻活动范围。

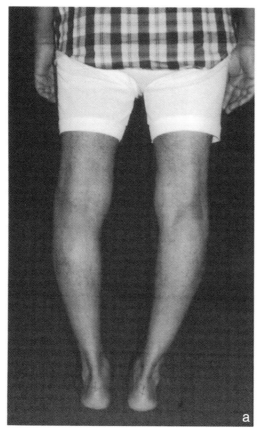

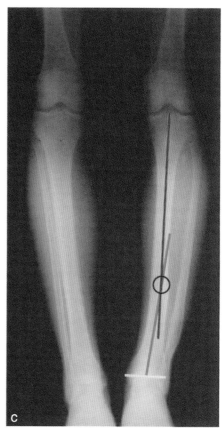

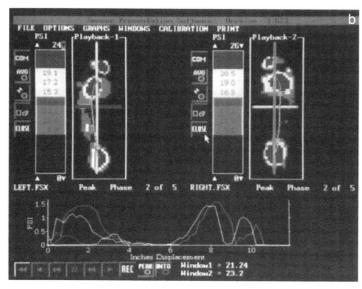

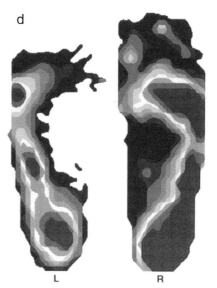

图 21-11　a ~ d

a 患者男性，40 岁，双侧胫骨内翻畸形，如足底压力图（见 b 图）所示，由于胫后肌腱试图保持足跟的代偿性外翻，载荷过大，畸形引起胫骨内侧疼痛。

b c 图所示患者的足底压力图，显示足跟部中央的载荷，以及前足内翻的载荷。

c 患者 19 岁，创伤后胫骨远端轻度内翻畸形以及部分可活动的距下关节。距下关节代偿不当，引起足部的内翻载荷。

d c 图所示患者的足底压力图，显示足跟部存在内翻载荷，足部的外侧载荷向外侧移位于压力线的中央。右侧为正常。

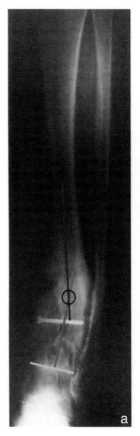

b.

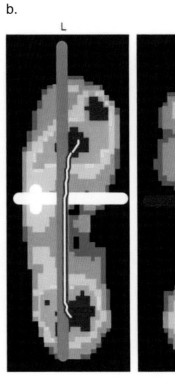
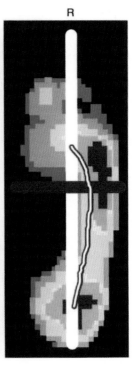

图 21-12　a，b

a　患者 48 岁，左侧胫骨的前后位片，创伤后胫骨远端内翻畸形，伴随距下关节强直，导致依赖足部的外侧缘行走，如图 b 所示。

b　同一患者的足底压力图。可以观察到在支撑负重相中，足跟外侧和第五跖骨头承受载荷。

假如存在距下关节强直或者活动范围异常，无法代偿对线异常和关节走行异常，取决于患者存在外翻畸形还是内翻畸形，分别主诉使用足部的内侧缘或者外侧缘行走（图 21-12）；患者还会通过前足的旋前或者旋后，试图代偿冠状面上的对线异常。胫骨远端外翻畸形的患者，在无法得到完全代偿时，通过前足旋后代偿（图 21-13）；胫骨远端内翻畸形的患者，在无法完全代偿时，可由前足旋前代偿（图 21-14）。当存在足跟部内翻或者外翻畸形，代偿不全时，通过前足的旋前或者旋后可以重新确立足部的三点支撑（足跟、外侧缘和第一跖骨头），增加支撑的基底（图 12-15）。前足旋后可引起足弓变平，足部变为更加坚硬，因此失去部分吸收冲击的能力。第一跖趾关节试图通过屈曲踇趾来代偿，类似于在背侧囊肿中观察到的现象；前足旋前可引起内侧纵弓加深，跖趾关节过伸和第一排跗骨的跖屈。前足长期过度旋前的患者逐渐形成跖筋膜、屈肌以及外展踇长肌和伸踇短肌的紧张。

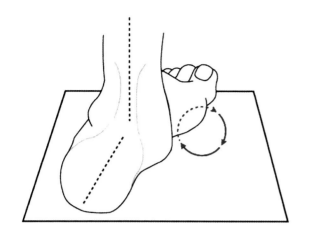

图 21-13
足跟外翻得到足部旋后的代偿，促使足部变平和变坚硬，吸收冲击的能力下降。

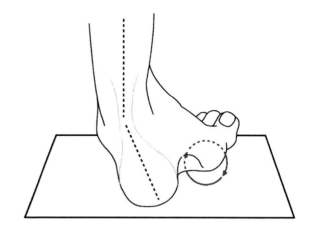

图 21-14
足跟内翻得到足部旋前的代偿，增强吸收冲击的能力，并加深足弓。在代偿中，第一跖骨头的载荷增加。

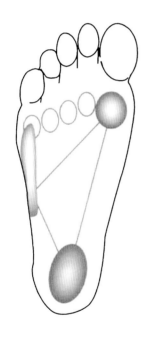

图 21-15
在支撑负重相中，压力的"三点"载荷图像，显示为足跟、足的外侧缘以及第 5 跖骨、第一跖骨头。当从外侧观察时，正常足部的这些压力区域位于同一平面内。

当足部处于内翻或者外翻位时，可以旋转下肢来保持稳定性。在后足内翻，不伴有旋转的情况下，GRV 通过踝关节的内侧，引起作用于踝关节的内收肌力矩，需要通过外旋肌来获得对抗平衡。外旋整个下肢将 GRV 移位于踝关节中心，可减小外旋肌所需要的做功；与之相似，后足外翻的患者，将下肢内旋，产生内收力臂，减少内收肌的做功。

膝关节内翻畸形

当双侧下肢分开站立，与骨盆等宽，处于"稍息位"时，每侧膝关节承受约为 43% 的体重，其余 7% 为膝关节以下腿部的重量。在双腿站立时，下肢的机械轴和 GRV 为一条直线，体重在内外侧间室中均匀分布；在单腿站立时，最终的 GRV 位于膝关节中心的内侧，指向位于 T_{10} 的上半身重心（Harrington 1983；Johnson 等 1980）（图 21-16）［包括四肢的整个身体的重心位于 S_2 水平；所谓的"行走单位"或者躯干，不包括下肢，占体重的 70%，其重心位于 T_{10} 水平（Elfman 1954）；由于对侧肢体具有摆动相动量，将其排除在外］。为了在单腿站立时促使机械轴和 GRV 成为一条直线，中心需要转移到髋关节

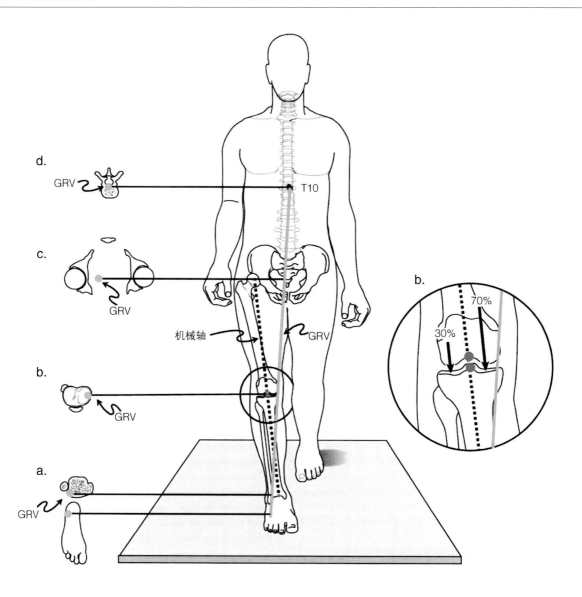

图 21-16

在冠状面上，单腿着地相中，10% 的步态周期（初始阶段）的 GRV 位置。a，位于踝关节中心的外侧；b，位于膝关节中心的内侧；c，位于 S_2 椎体的稍内侧；d，位于 T_{10} 椎体。

上方，这样需要明显的外倾，使得步态效率下降，极度消耗能量（图 21-17）。采用模拟单腿着地相，Hsu 等（1990）估计内侧关节间隙承受平均（75±12）% SD 由膝关节产生的总体重（图 21-7 和图 21-8）。有关评估膝关节受到载荷的研究报告根据 GRV 和下肢动力学计算出的载荷估计值，并不能代表在内外侧间室内的真正测量值。

当 GRV 位于内侧时，围绕对线正常的膝关节产生内收肌力臂，在最初 10% ~ 15% 的着地相中，内收肌力臂达到最大值（Pollo 等 1994），此时，膝关节处于 15° ~ 20° 屈曲位，对侧足部恰好离开地面。膝关节对线正常时，在着地相中，62% ~ 79% 的载荷通过膝关节的内侧间室，21% ~ 38% 通过外侧间室（Hsu 等 1990）；在着

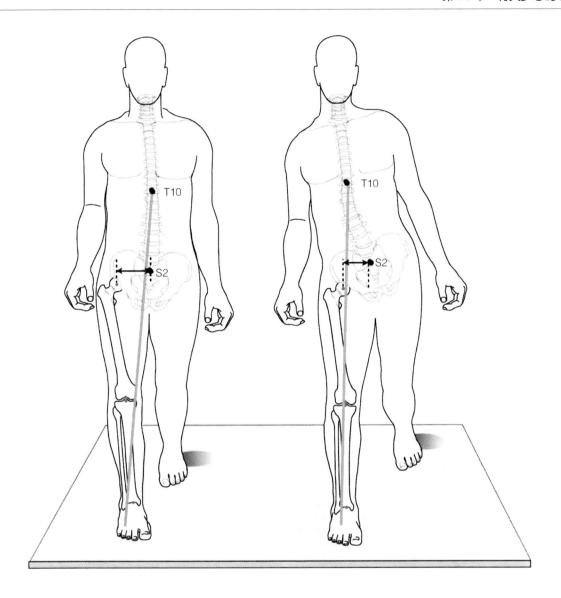

图 21-17

尽管重心位于 S_2，T_{10} 代表上部躯体的重心。在步态中，上部躯体认为是"行走单位"，占总体重的 70%。改变 T_{10} 的位置会影响 GRV 的方向，尽管 S_1 的位置无明显改变。

图 21-18

当膝关节对线正常时，胫股机械角为 1°，膝关节内侧平台接受 68% 的载荷。6° 的内翻时，接受 100% 的内侧载荷。

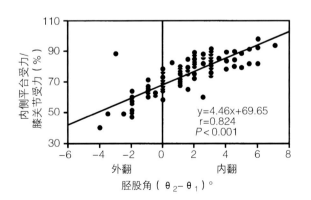

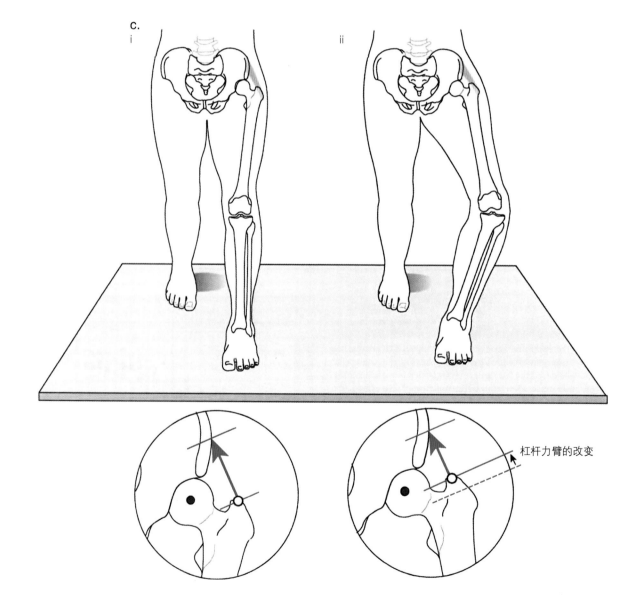

图 21-19　a ~ c

a　在对线正常的膝关节中，胫骨平台中心和股骨髁中心相距 4 mm。

b　在内翻的膝关节中，在失去内侧软骨之后，发生外侧结构的牵伸、内侧点接触以及胫骨半脱位。

c　严重膝内翻畸形是 Trendelenburg 步态的一种骨盆外原因。i，在着地相中，正常的股骨内收。ii，对于严重的膝内翻畸形，引起股骨外翻，这样将缩短臀中肌的长度。臀中肌的长度 - 张力关系改变引起 Trendelenburg 步态。

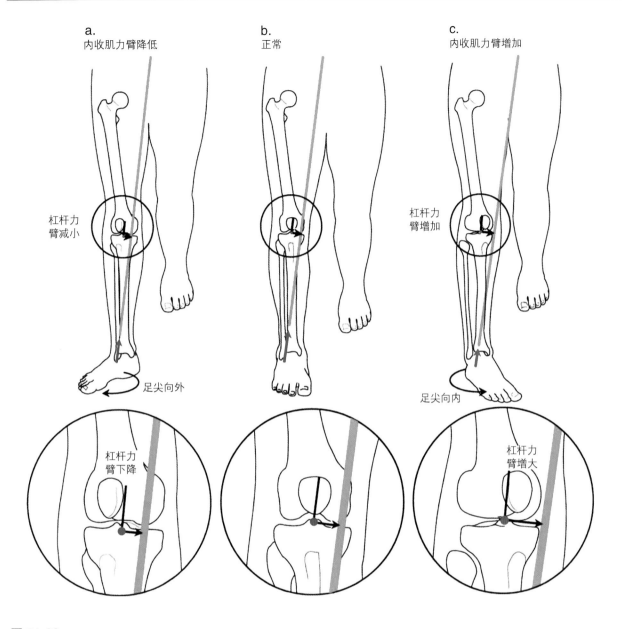

图 21-20　a ~ c

a　足尖向外步态，通过利用下肢的过度外旋，使 GRV 更加接近膝关节中心，这样减少内收肌的力臂。减少内收肌的力臂可以按比例减少内侧间室的载荷。

b　显示正常步态作为比较。

c　足尖向内步态，伴有下肢的内旋，将 GRV 从膝关节中心移开，增加内收肌的力臂。增加内收肌的力臂可以按比例增加内侧间室的载荷。

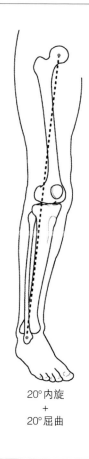

20°内旋
+
20°屈曲

图 21-21
膝关节屈曲伴有内旋，从冠状面上观察，形成明显的外翻畸形。

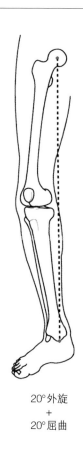

20°外旋
+
20°屈曲

图 21-22
膝关节屈曲伴有外旋，从冠状面上观察，形成明显的内翻畸形。

地相中，6°的内翻可使通过内侧间室的载荷增加至 100%（Hsu 等 1990）。随着膝关节内翻的不断增加，会引起内收肌力臂的进行性增加、内侧点接触和载荷的增加，外侧抬起，外侧胫骨半脱位，剪切力明显增加（图 21-19b）。

膝关节内翻的患者通过以下数种机制减小内收肌力臂：（a）外旋；（b）足部旋前；（c）同侧躯体倾斜；（d）降低行走速度。整个下肢外旋或者足部旋前将原始 GRV 移向外侧，因此更加接近于膝关节中心，从而减少内收肌力臂（图21-20a）。膝内翻伴随内旋，可以将原始 GRV 内移，进一步增加内收肌力臂（Andrew 等 1996；Andriacchi 1994；Wang 等 1990）（图 21-20c）。Andriacchi（1994）所发表的步态分析结果与 Krackow 等（1990）所设计的理论预测模型相矛盾，Krackow 等所设计的模型考虑膝关节屈曲和旋转的冠状面轮廓（当膝关节屈曲 15°～20°时，

产生最大载荷）；内旋合并屈曲，表现为外翻力臂（图 21-21），外旋合并屈曲，表现为内翻力臂（图 21-22）。

躯干向外侧倾斜将上部躯干的重心移动到支撑足的上方（图 21-23a）。假如重心位于 S$_2$ 水平，几乎无法取得足够的倾斜，来将重心移动到受累侧。如上所述，上部躯干重心位于 T$_{10}$ 水平，使得将重心转移到受累侧具有现实可能性，这样可以减少内收肌力臂和内侧间室压力载荷的数量（图 21-24 和图 21-25）。降低行走速度也可减小膝关节中心周围的角度加速度，并且对减小内收肌力臂具有直接的影响。

足部旋前是另一种机制，能够将 GRV 移向外侧，减少内收肌力臂，因此可降低关节内侧的载荷。在治疗内翻性膝关节病时，使用 0.25 英寸的外侧足跟楔形垫，将足部旋前，其临床效果（Sasaki 和 Yasuda 1987）进一步支持 Andriacchi

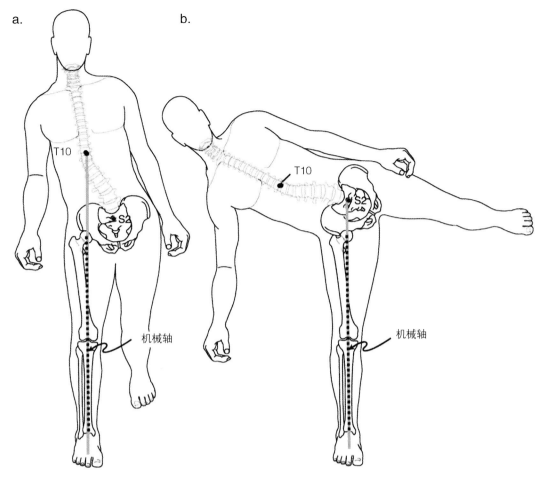

图 21-23　a，b

a　为了将上部躯体的重心定位于髋关节的上方，必须将躯干略向外侧倾斜，使载荷在内外侧胫骨平台上平均分布。

b　假如 S2 已经位于髋关节的上方，必须加大躯干的倾斜度，才能产生相同的作用。

（1994）发表的结果。限制足跟楔形垫取得成功的因素是存在距下关节外翻。在正常步态中，初期需要 4° 的距下关节外翻。膝关节内翻的患者必须使用部分外翻，才能够在站立时保持足跟处于中立位。对于某些患者，由于缺乏距下关节的活动度，无法产生进一步外翻以适应足跟楔形垫。

由于 LCL 松弛出现内翻畸形和外侧间隙变宽抬起时，患者试图通过股四头肌和腘绳肌的共同收缩，尤其是阔筋膜张肌的收缩，来闭合或者使得关节线接近（Burstein 1984），这样会明显加大关节的反作用力（Burstein 和 Wright 1994），

可能与提早发生膝关节的退变有关。

对于存在 MOCA 的膝关节内翻，治疗目标是通过将 GRV 移近膝关节中心，减小内收肌的力臂。胫骨高位外翻截骨（HTO）并不能减小所有患者的内收肌力臂，尽管已经施行胫骨外翻截骨术，但仍然保持高度的内收肌力臂。与接受 HTO 并具有较低的内收肌力臂相比较，较高的内收肌力臂与结果不佳和膝关节存活率下降相一致（Prodromos 等 1985）。与减小内收肌力臂显著相关的因素，其中之一是足部外旋行进角。如上所述，外旋是对内翻对线异常的代偿。HTO 术后 LCL 松弛也与疗效不佳相关（Myrnerts 1980），尽管骨骼对线已恢复，LCL 松弛将增加动力性内翻畸形。最重要因素可能是阔筋膜张肌的保护性力量，这已得到客观评估。两组患者的 MAD、LCL 张力、足部行进角度和扭曲轮廓的改变相同，但是阔筋膜张肌的力量不同，膝关节周围的内收肌力臂就不同（Lu 和 O'Connor 1996）。对于

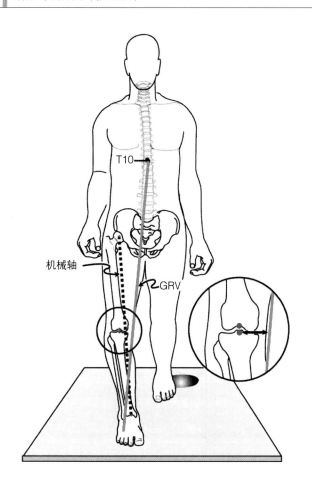

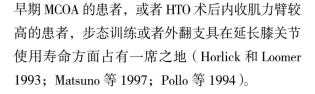

图 21-24

在膝关节内翻时，GRV 进一步远离膝关节中心，增加内收肌力臂。

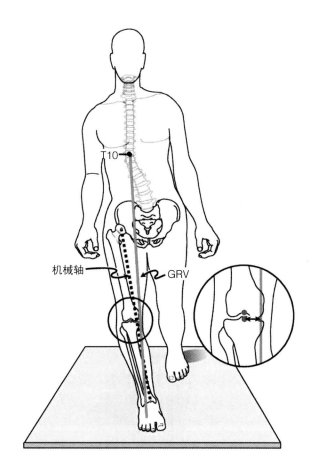

图 21-25

躯干向外侧倾斜，将 GRV 靠近膝关节的中心，因此减小内收肌力臂。

早期 MCOA 的患者，或者 HTO 术后内收肌力臂较高的患者，步态训练或者外翻支具在延长膝关节使用寿命方面占有一席之地（Horlick 和 Loomer 1993；Matsuno 等 1997；Pollo 等 1994）。

膝关节外翻畸形

在单腿站立时，假如膝关节对线正常，外侧胫骨平台只承受 30% 的载荷，因此外翻对线异常，尤其是轻度畸形，并不会引起膝关节外侧间室载荷过大。不像内翻畸形，当畸形超过 5°时，可引起内侧间室增加 100% 的载荷，重度外翻畸形才会出现以外侧间室的载荷为主。我们知道，轻度外翻畸形很少由于力学原因引起膝关节外侧

间室关节炎，这些结果支持步态分析资料。即使存在 8°的股骨胫骨机械轴外翻对线，主要载荷仍位于内侧间室（Harrington 1983）。只有在畸形超过 20°的情况下，压力中心才完全转移到外侧间室（图 21-26b）。胫骨外翻比胫骨内翻更加容易代偿，原因是距下关节的内翻大于外翻，下肢内旋和距下关节内翻有助于代偿胫骨的外翻。

在考虑膝关节周围冠状面畸形时，必须还要考虑关节线的倾斜。膝关节线倾斜于地面，可以来源于股骨外翻合并胫骨内翻，或者股骨内翻合并胫骨外翻，两种畸形都可以互相均衡，并不产生 MAD。股骨外翻合并胫骨内翻可在关节中产生剪切力，该畸形显示与进行性退行性关

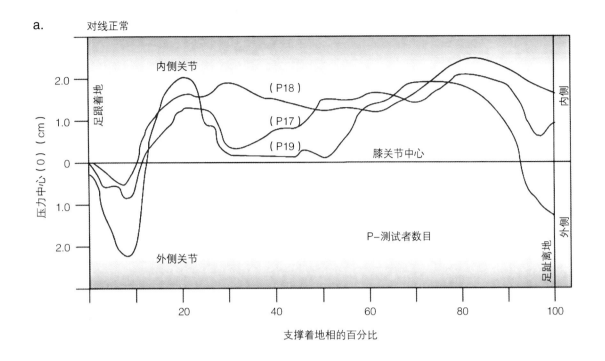

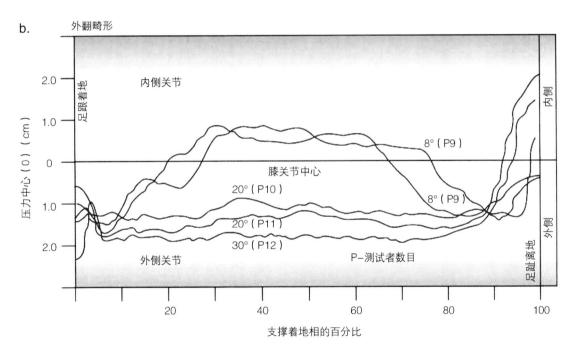

图 21-26 a，b

a 在行走中，大多数成年人的压力中心位于内侧
间室。

b 当存在重度外翻畸形（>20°）时，压力中心移至
外侧间室。

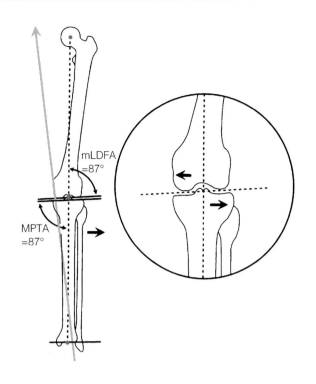

病和胫骨近端外侧半脱位有关，尽管 MAD 的数量很小（Cooke 等 1989）。由于 GRV 正常位于内侧，在正常膝关节中，围绕膝关节的扭矩试图将胫骨近端相对于股骨发生外侧移位（图 21-27）。股骨远端外翻合并胫骨近端内翻可引起关节线倾斜。此时，外侧半脱位的力量大幅度增加（图 21-28a）；在股骨远端内翻合并胫骨近端外翻的病例中，关节倾斜可增加稳定性，抵抗外侧半脱位的力量（图 21-28b）。当存在股骨外翻合并胫骨内翻时，我们在临床中观察到存在明显的退行性改变，支持这些步态研究资料。由于股骨远端内翻和胫骨近端外翻引起膝关节线倾斜的患者，似乎不会发生骨关节炎。

图 21-27

在正常倾斜的膝关节中（mLDFA=87°，MPTA=87°），胫骨近端存在外旋，足部存在内旋。

图 21-28　a，b

a　假如由于股骨远端外翻和胫骨近端内翻，膝关节向外侧倾斜，即使 MAD 正常，存在胫骨近端向外侧半脱位的倾向。

b　假如由于股骨远端内翻和胫骨近端外翻，膝关节存在内侧倾斜，当 MAD 正常时，由于股骨内侧倾斜和胫骨外侧倾斜互相对抗，剪切力互相平衡。

a.

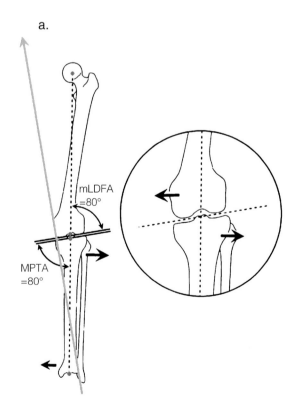

b.

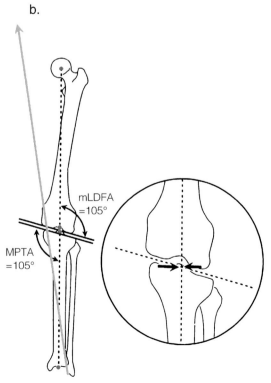

股骨近端内翻或者外翻畸形

只要下肢相对于骨盆不存在内收或者外展，髋关节内翻或者外翻畸形可以得到良好的耐受。髋关节内收和外展的活动范围颇大，可以代偿大多数股骨近端的冠状面畸形。髋外翻可以通过髋关节内收代偿，髋内翻可以通过髋关节外翻代偿。髋外翻引起股骨头覆盖不全，而髋内翻可以增加覆盖率，两种畸形都会引起髋臼的载荷方向改变，在存在骨质变软的情况下，髋内翻可引起髋臼中心性凸入（例如：骨软化，成骨不全，骨质疏松，Paget 病，纤维性结构不良）（Bombelli 等 1984；Maistrelli 等 1986），原因是髋臼载荷的合力比正常位于内侧（图 21-29），由于压力集中，可以引起早期退行性关节病。当髋外翻不伴有半脱位时，引起股骨头向外侧半脱位，并向近端移位（图 21-30）。只要患者的神经肌肉系统正常，不伴有半脱位的髋外翻，不会影响步态。由于髋外翻时大粗隆向内侧移位，神经肌肉控制异常的患者可以发展形成摇摆步态和 Trendenlenburg 步态（见第 22 章）。髋内翻升高大粗隆，即臀中肌附着点，改变臀中肌的长度和张力关系，极大地减弱肌力。在某些患者中引起过早出现疲劳，出现迟发性 Trendenlenburg 征（在单腿站立后 30 秒出现 Trendenlenburg 征）。在每天早上开始时，未显示行走存在异常，在肌肉疲劳后，出现摇摆步态（代偿），最终出现 Trendenlenburg 步态（失代偿）。在单腿站立时，骨盆稳定性并不是臀中肌的特有功能，某些实验研究提示阔筋膜张肌和髂胫束与臀中肌相连，起到张力带的作用（Fetto 和 Austin 1994）。在某些臀中肌减弱的病例中，髂胫束紧张有益，原因是它可以掩盖摇摆步态（Perry 1992）。

髋关节的固定性外展（图 21-31a 和 b）或者内收（图 21-32）畸形，可以通过骨盆倾斜，以及对侧髋关节分别进行内收或者外展，来获得代偿。假如骨盆保持双侧相等的位置（水平位），固定性外展（图 21-32a）将会引起一侧下肢伸向侧方，处于非负重位；固定性内收（图 21-33）伴随骨盆处

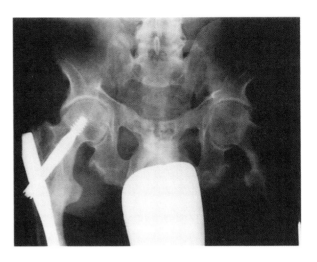

图 21-29

患者男性，30 岁，由维生素 D 抵抗型佝偻病引起左侧髋内翻的前后位片。髋内翻引起内侧方向的力量增加，在骨质疏松的情况下，例如佝偻病，可引起股骨头向中央突入。

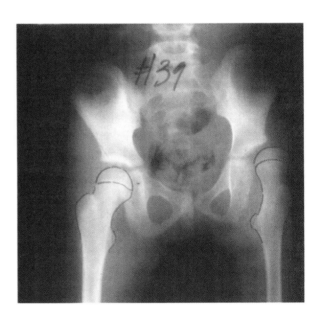

图 21-30

患者女性，9 岁，严重髋外翻的骨盆前后位片，股骨头处于半脱位。

于水平位时，在站立位，一侧下肢与另一侧下肢发生撞击（图 21-32）。因此，骨盆倾斜是一种自发性代偿机制，代偿骨盆的冠状面固定性畸形。假如保持脊柱与骨盆垂直，骨盆倾斜将使脊柱失去平衡，头部偏向另一侧（图 21-34），为了代偿骨盆倾斜，脊柱弯曲，保持头部的中心位于骨盆上方。由于髋关节外展（图 21-31c）或者内

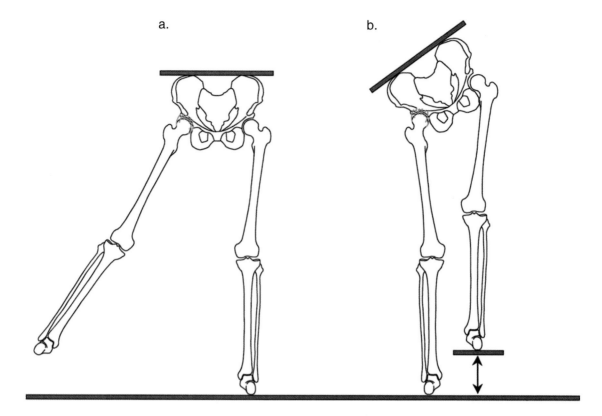

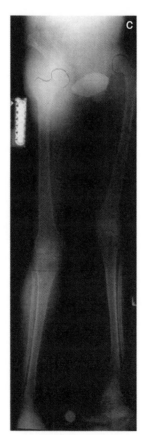

图 21-31 a ~ c

a 如图所示固定性髋外展。

b 固定性髋外展通过同侧骨盆降低得到代偿，形成同侧变长。

c 由于右侧髋关节的外展挛缩引起明显 LLD。由于脊髓灰质炎，左侧下肢短缩 4 cm，来源于假性和真性的 LLD，LLD 总共为 8 cm。

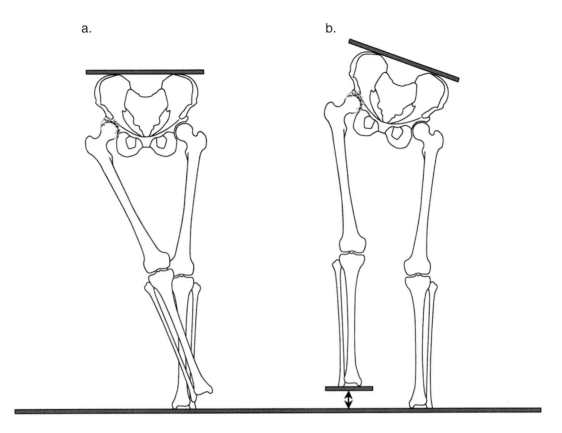

图 21-32 a, b

a 如图所示固定性髋内收。

b 固定性髋内收通过抬高同侧骨盆得到代偿，形成
同侧短缩。

图 21-33 ▶

患者男性，15 岁，右侧髋关节软骨溶解症引起固定性
髋内收畸形的前后位片。抬高同侧骨盆后可以直立，
右侧存在 4 cm 的 LLD。

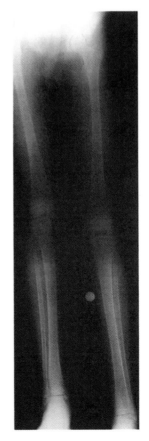

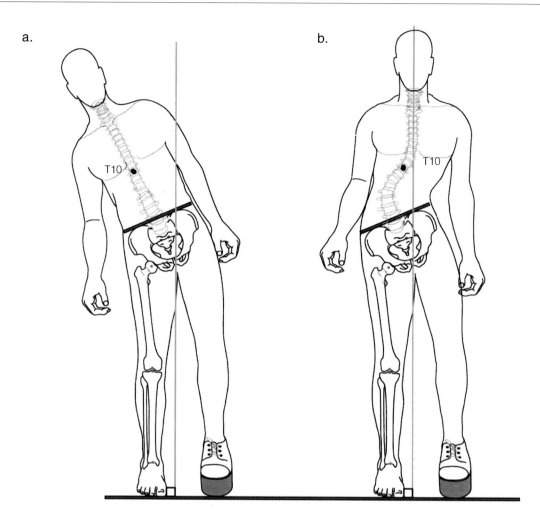

图 21-34　a，b

a　当缺乏脊柱侧弯代偿时，由 LLD 产生骨盆倾斜，引起躯干倾斜。

b　当存在脊柱侧弯代偿时，在倾斜的骨盆上方，躯干保持垂直。

收（图 21-33）畸形不仅产生骨盆倾斜，还产生明显的 LLD，外展侧显示变长（图 21-31b），内收侧显示变短（图 21-32b 和图 21-33），代偿这种类型的 LLD 需要通过内收侧的马蹄畸形，和（或）外展侧膝关节的屈曲。

矢状面畸形

在正常步态中的足跟着地相初期，矢状面 GRV 的位置（图 21-35）通过踝关节后方、膝关节和髋关节前方，在髋关节周围形成屈曲力矩，通过臀大肌和腘绳肌的收缩得到平衡。在载荷反应期（接受体重时相），GRV 通过踝关节前方、膝关节后方，并且通过髋关节，GRV 处于膝关节后方的位置产生屈曲力矩，通过股四头肌的作用得到平衡。在支撑相中期，GRV 位于膝关节和踝关节的前方、髋关节后方，由于 GRV 位于踝关节前方，产生跖屈力矩，通过腓肠肌的背屈作用得到平衡。受到控制的腓肠肌偏心作用还可阻止胫骨在静止足部上的向前移动，这样会保持膝关节中心位于 GRV 的后方，因此围绕膝关节产生伸展力矩，不需要股四头肌的作用就保持膝

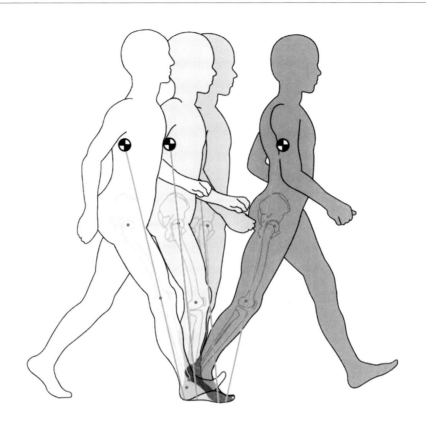

关节的稳定。在支撑相末期，GRV 位于膝关节前方、髋关节后方，有助于伸直髋关节，这样对于对侧取得适当的步幅长度必不可少，并且有助于屈曲膝关节，为摆动相作准备。在支撑相末期，伸直髋关节非常关键，髋关节伸直可以对髋关节的前方结构产生被动弹性张力，弹性张力增高有助于将足从地面上提起，而不需要腓肠肌的作用。在终末期缺乏髋关节的伸直，会引起对腓肠肌的需求增加，从而导致疲劳。

　　骨性畸形可形成矢状面上关节位置异常：髋关节和膝关节过伸和屈曲畸形、踝关节马蹄畸形。这些不正常的关节位置限制 GRV 的正常移动，使其无法移动到相对于髋关节、膝关节和踝关节效率最高、能量最为节省的位置上。对这些畸形进行代偿，在站立时保持关节的稳定性，是通过超时的肌肉作用和（或）通过上身的运动移动负重线取得的。

踝关节马蹄畸形

　　在站立时，踝关节和足部关节提供稳定性，

图 21-35

在整个支撑负重相中，GRV 的部位和方向不断改变，引起关节周围的角度加速度，并通过联动的肌肉调节作用，和韧带以及关节囊所产生的张力得到平衡。当存在骨性畸形时，GRV 发生移位，打破系统的平衡，必须增加肌肉活动和（或）增加由软组织产生的张力才能恢复平衡。

　　在支撑相中期，促使身体在静止的足上向前推进，因此，由马蹄畸形引起的步态异常，发生于支撑负重相中最引人注目。踝关节马蹄畸形产生过早的前足载荷和去载荷，以及缩短对侧下肢的步幅，引起行走速度下降。

　　马蹄畸形的代偿机制包括膝关节过伸（见图 21-4）、髋关节屈曲、躯干前倾以及在支撑相中期整个下肢外旋。在支撑相末期，骨盆旋向摆动腿，改善该侧的迈步长度（图 21-36）。在摆动相中，髋关节和膝关节屈曲增加，帮助足部离开地面，形成所谓的"高抬腿步态"（图 21-37）。

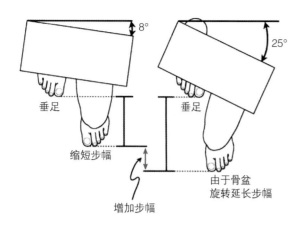

图 21-36

通过干涉支撑负重相中第二摇滚作用（通过在静止的足上，背屈胫骨，向前移动身体），马蹄畸形减小对侧步幅。通过增加骨盆的旋转来代偿，达到增加对侧步幅的目的。

图 21-38 ▶

图示左侧 5°马蹄和 15°膝关节屈曲畸形患者，通过将双手置于前方，试图将重心移向前方，帮助稳定膝关节。注意站立位膝关节的屈曲度数大大超过 15°。

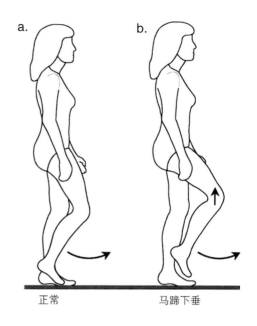

图 21-37 a，b

a 在正常行走过程中，当摆动的足部经过静止腿部时，蹬趾只离开地面 1 cm。

b 马蹄畸形的患者必须增加膝关节和髋关节的屈曲，在摆动相中帮助足部离开地面。

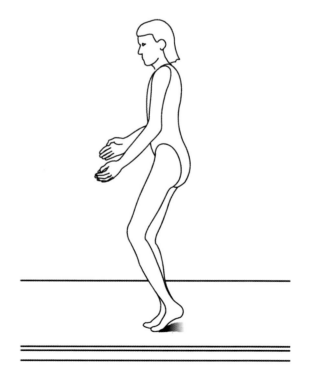

即使患者的背屈达到 5°（Perre 1992），也可以观察到功能性马蹄畸形。背屈的限制影响在支撑负重相第二摇滚期中身体在静止足上的推进。假如膝关节具有屈曲畸形成分，会加重功能性马蹄，因为膝关节屈曲畸形可短缩下肢，而足部马蹄形态可延长下肢，这种患者倾向于用足尖-足尖的方式行走。在某种程度上，前进依赖于躯干的移动和骨盆旋转的增加。当畸形超过某种程度后，以足尖-足尖的方式行走比足跟-足尖的方式更加方便（图 21-38）。某些患者还将整个下肢外旋，在对侧足接触地面之前，减少足部抬起的数量（图 21-39 和图 21-40）。在着地相中的马蹄畸形，还存在提前抬起前足和第一跖趾关节过伸的现象（图 21-41）。

当胫骨远端前弓骨性畸形大于 20°时，引起马蹄畸形，胫骨前方对距骨颈将产生前方撞击

a.

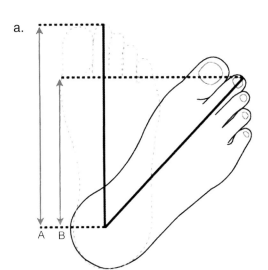

b.

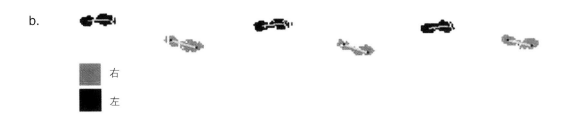

右

左

图 21-39　a，b

a　在支撑负重相中期，下肢外旋减少需要离开地面的步幅（从 A 下降到 B），帮助身体在空间中前进，并且改善正常对侧的步幅。

b　踝关节融合术后外旋代偿的临床病例。GAITRite 图测量显示正常对侧的步幅正常，步幅对称。

图 21-40

左侧下肢 15°的踝关节马蹄畸形，合并中足强直，通过外旋 40°和外展 8°进行部分代偿，改善右侧的步幅。

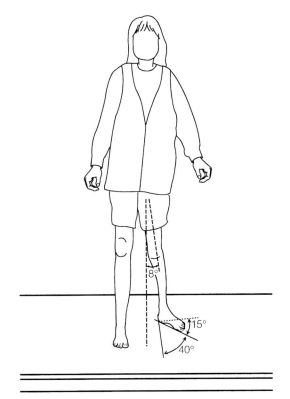

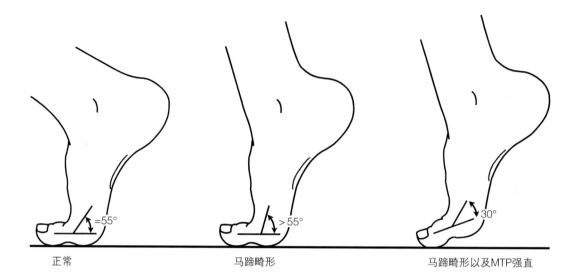

| 正常 | 马蹄畸形 | 马蹄畸形以及MTP强直 |

图 21-41

第一跖趾关节（MTP）正常伸展度数为 55°，踝关节强直或者马蹄畸形的患者，利用该活动度促使站立的下肢在地面保持更长时间。MTP 强直的患者将主诉第一跖骨疼痛。

图 21-42　a，b

a　胫骨远端的前弓畸形测得值为 30°，通过背屈部分代偿，引起 10° 马蹄畸形。注意胫骨远端前方与距骨颈发生撞击。

b　患者女性，39 岁，内翻足继发畸形，踝关节处于最大背屈位，胫骨远端侧位片。胫骨远端前弓畸形在着地相中期引起撞击性疼痛，使用足跟楔形垫和摇椅状鞋底后疼痛缓解。

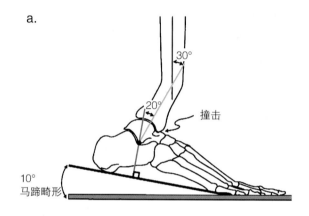

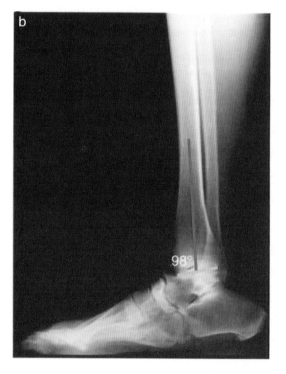

（图 21-42），引发疼痛。在马蹄畸形小于 5° 时，患者最好在行走时将足跟抬起 2 cm，抬起足跟的作用是减小围绕踝关节周围背屈力矩的影响，以及帮助向前推进。圆弧状鞋底是减少踝关节应力的另一种有效方法，有助于在中期的前进。当存在有 LLD 时，马蹄畸形是对 LLD 的代偿；与之相似，在无 LLD 时，马蹄畸形产生同侧下肢延长，显著延长使得来源于马蹄畸形的异常步态更加复杂化。来源于 LLD 的步态异常将在本章中"有关下肢长度的考虑"一节中加以讨论。

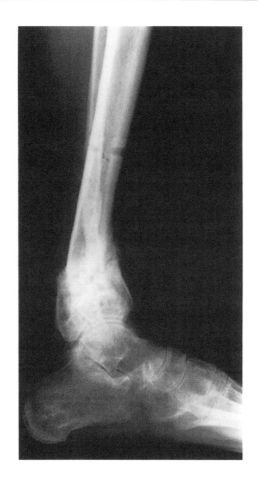

图 21-43

患者男性，36 岁，左侧胫骨远端和足部的站立位侧位片。胫骨远端后弓畸形愈合，使用跖屈进行代偿，足部取得直立位，引起距骨顶部覆盖不全。

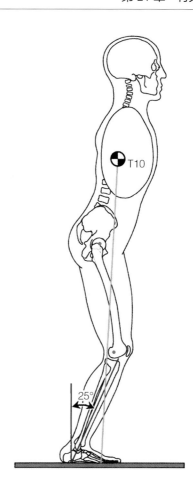

图 21-44

固定性背屈或者跟行足畸形，在着地相中期，通过膝关节屈曲代偿，取得足跟 - 足尖步态。注意 GRV（绿线）位于膝关节的后方，在着地相中期，引起膝关节周围的屈曲力矩。

踝关节过度背屈或者跟骨畸形

对于胫骨远端后弓畸形的患者，伴有踝关节过度背屈畸形或者跟骨畸形时无法行走，其原因是需要使用跖屈活动度进行代偿（正常跖屈活动范围为 50°）。这样无法全面覆盖距骨顶部，并减少胫距关节的接触面积（图 21-8 和图 21-43），可引起胫距关节的压力增高和集中。晚期关节退变是胫骨远端后弓畸形的常见后果，只有在当畸形超过跖屈的活动范围时，胫骨远端后弓畸形才会引起跟骨步态。

在支撑负重相初期到中期的过程中，过度背屈畸形迫使膝关节快速屈曲。在步态正常时，足部落地与膝关节屈曲的比例为 2∶1（足部落地 2次，膝关节屈曲只有 1 次）。当存在跟骨畸形时，膝关节屈曲更快，在支撑负重相中膝关节屈曲是跟骨畸形的原发代偿机制（图 21-44）。在缺乏膝关节屈曲时，跟骨畸形引起更加明显的跛行，而且对侧下肢步幅缩短。在支撑负重相中期，为了适应跟骨固定，加快膝关节屈曲和保持屈曲，只能通过股四头肌控制。对于股四头肌减弱（例如：脊髓灰质炎后遗症），或者存在固定性背屈畸形的患者，凭借膝关节过伸取得站立位的稳定性。

腓肠肌肌力减弱，伴随胫骨前方肌肉结构无对抗的过度作用，是踝关节过度背屈畸形和跟行足畸形的最常见原因。在着地相的中期，腓肠肌肌力减弱引起胫骨在静止的足上过度前行，将 GRV

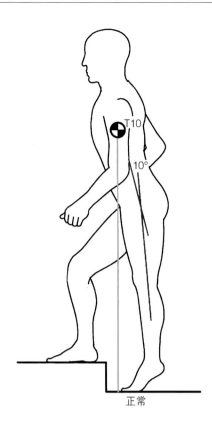
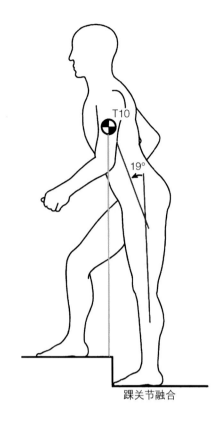

正常

踝关节融合

移向膝关节的后方（Gage 等 1996）（图 21-44），产生膝关节屈曲力矩，必须由股四头肌控制。

　　马蹄畸形比背屈挛缩更加容易耐受。马蹄畸形增加膝关节周围的伸展力矩，跟骨畸形产生屈曲力矩。膝关节周围的伸展力矩有助于稳定膝关节；屈曲力矩产生不稳定，必须由股四头肌的作用对抗平衡。在着地相中，5°以上（某些病例为10°）的马蹄畸形提供膝关节的稳定，在治疗由股四头肌减弱（例如：脊髓灰质炎后遗症）引起的矢状面膝关节不稳定时，必须牢记这一点。在这些患者中治疗马蹄畸形可能引起膝关节不稳定。跟行足步态引起膝关节周围的屈曲力矩，导致对股四头肌的需求增加，增加行走的能量耗费。

踝关节融合畸形

　　踝关节融合的最佳位置是足部处于中立位到轻度背屈位，足跟处于中立位到轻度外翻位以及10°外旋位（Bresler 等 1993；Buck 等 1987）。融合于马蹄位将引起距下关节和中足关节发生退行性改变，引起跖痛和步态不良。当踝关节融合于合理的位置上时，患者平地行走功能良好，但是

图 21-45

后侧下肢的踝关节已经融合，无法跖屈，而跖屈在上楼时必不可少。缺乏跖屈必须通过躯干向前方过度倾斜得到代偿，将重心定位于支撑腿的上方。

在上下坡和上下楼时出现功能问题（图 21-45 和图 21-46），后者的需求大于平地行走，而且代偿机制不充分。踝关节融合后的步态效率只比正常小 8%，而髋关节融合后的效率下降 32%，而且踝关节融合后患者的氧气消耗量正常，而髋关节融合后则明显增加（Watera 等 1988）。

　　大多数由踝关节融合引起的步态异常发生于支撑负重相中期和末期，这些步态异常的患者耗费最大的膝关节伸直度数，距下关节和距舟关节背屈，过度伸展跖跗（中足）关节，在末期还将跖趾关节过度伸展（图 21-41）。距下关节的背屈和跖跗关节的伸展保持下肢较长时间站立于地面上，促使正常侧取得适当的步幅。距下关节或者跖跗关节存在强直时，通过减少融合侧的站立

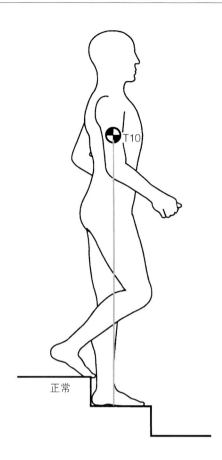 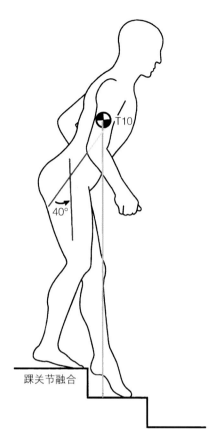

图 21-46

后侧下肢的踝关节已经融合，下楼时情况。缺乏踝关节背屈，通过正常对侧的前足处于马蹄位接受体重，同时躯干向前方倾斜，得到代偿。

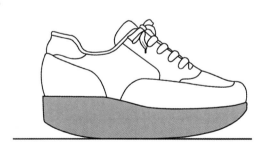

图 21-47

矫正性摇椅状鞋底，足跟和前足处呈斜坡状。该型摇椅状鞋底在 5° 以上的马蹄畸形以及踝关节融合的患者中发挥的作用最为强大。

时间，以及正常侧迈步时间和长度，影响步态。当足部的其他关节缺乏活动度时，踝关节固定的患者外旋其下肢，减少必须着地的足部长度，帮助向前推进身体。

对于踝关节融合的患者，足部的活动性是身体向前推进的关键，这些关节的应力明显增高，某些患者主诉中足部位疼痛。神经性足病的患者行踝关节融合后，由于存在大量应力，可发展成为中足完全分解退变（Ouzounian 和 Kleiger 1991）。对于某些踝关节融合患者，圆弧状鞋底是减小作用于中足应力的有效方法（图 21-47），还可增加对侧下肢的步幅。

踝关节融合的患者，处于跖屈位时，通过 Chopart 关节（跗横关节）和 Lisfranc 关节（跖跗关节）的跖屈，能够耐受高达 3 cm 的鞋跟，当然并不推荐踝关节融合患者的鞋跟高度超过 3 cm。踝关节融合用于明显马蹄位的患者，减少中足应力的唯一方法是在鞋内使用楔形鞋垫，调节畸形，必须联合使用合适的鞋垫或者对侧同时使用楔形鞋垫，使由楔形形成的 LLD 相等（图 21-48）。

a.

b.

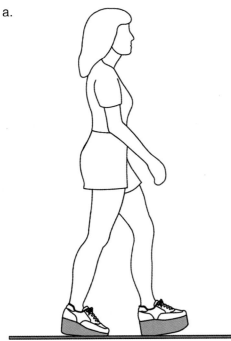
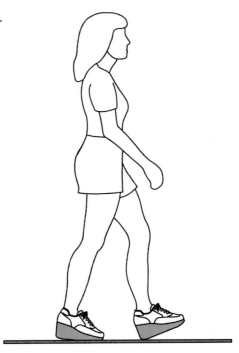

图 21-48　a，b

踝关节融合于明显马蹄位，通过使用楔形鞋垫调节，
通过在对侧使用增厚鞋底（a）或者楔形鞋垫（b），
同侧下肢明显延长。

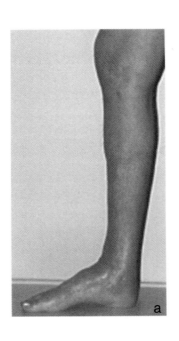

足部前方移位

足部前方移位畸形通常属于医源性，产生
于胫骨远端背屈截骨术后以及踝关节马蹄矫形术
后畸形愈合，对步态的影响不尽相同，取决于踝
关节的活动范围。在具有踝关节活动度的患者中
（图 21-49a），前方移位代表足部提前着地（图
21-49b），足部与地面接触较快，而不是通过足
部背屈肌的偏心作用，在调控下将足部逐渐落
下。在支撑负重相中期，必须在长于正常的足部
上方身体推进，通过膝关节过度伸展，足部提前
抬起，或者整个下肢外旋，来缩短足部的外显长
度，才能够完成。可采用骨盆旋转来改善对侧的
步幅。

对于踝关节强直伴有前方移位的患者（图
21-50 和图 18-18b，c），足部所有的摇滚发生于

图 21-49　a，b

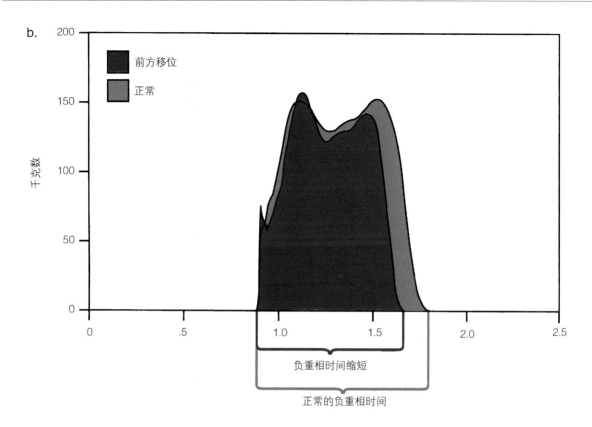

b.

负重相时间缩短

正常的负重相时间

图 21-49 a，b

a 足部向前方移位，保留踝关节的活动，在摆动相中足部需要离开地面的程度增加。

b 初始载荷迅速，并且足部提前抬起，引起受累侧站立时间缩短，最终减少正常对侧的迈步时间和距离。

足跟。由于踝关节缺乏活动度，患者无法在静止的足上推进身体。以足跟的载荷为主（图 21-51 和图 18-18d），受累侧站立时间明显缩短，未受累侧的步幅减小。代偿包括下肢外旋、膝关节后弓以及骨盆旋转，最终结果是明显降低行走速度。关键是在施行踝关节融合时，要避免发生前方移位，最好是使足部发生后方移位和外旋（图 18-38a ～ c）。尤其是对于足部关节强直的患者，足部的后方移位和外旋会缩短足部所需要着地的时间，增加步态的效率。

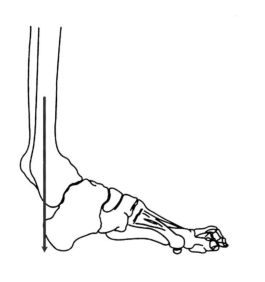

图 21-50

踝上截骨术后发生足部前方移位，踝关节强直，只有 5° 的活动范围。

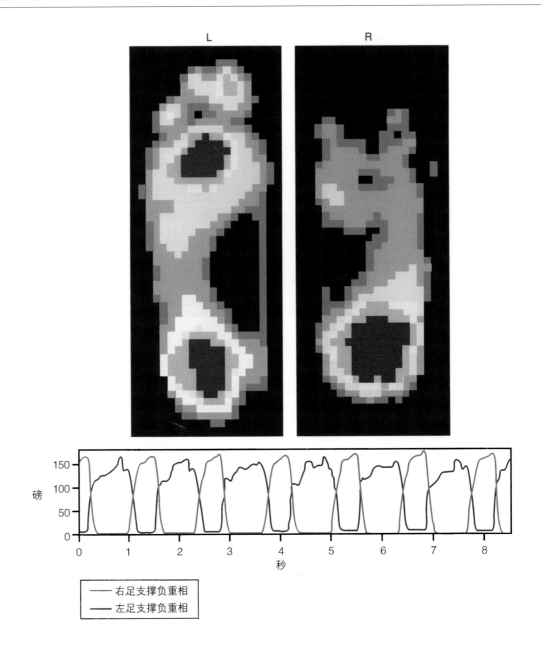

图 21-51

图 21-50 所示患者的足底压力图，显示足部前方移位，以及踝关节强直（上图）。GRV 的力量与时间图显示右侧的站立时间明显缩短（下图）。

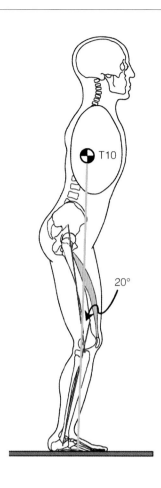

图 21-52

膝关节的固定屈曲畸形，在着地相中期，通过踝关节
的背屈代偿，取得足部直立位。注意 GRV 通过膝关
节的后方，在膝关节周围引起屈曲力矩，股四头肌作
用得到平衡。这会引起股四头肌疲劳。

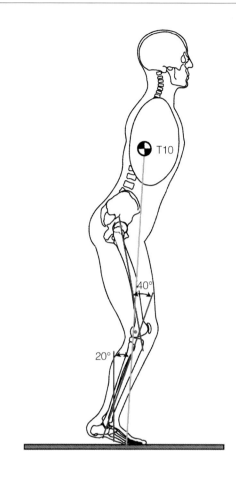

图 21-53

膝关节 FFD 测量值为 40°，通过 20° 的背屈和髋关节
屈曲代偿，使体重线位于膝关节线的前方，尽管只有
20° 的背屈，导致使用足尖行走。

膝关节固定性屈曲畸形（FFD）

膝关节无法完全伸直，可源于股骨远端和
胫骨近端的前弓畸形、关节囊挛缩或者腘绳肌紧
张。膝关节屈曲畸形的程度不同，对步态的影响
也就不同。在 5°～15° 内的膝关节屈曲畸形，无
法取得初始载荷的改变和适当的足跟接触。在
支撑负重相中期，膝关节无法伸直可由髋关节
屈曲和躯干前倾部分代偿，引起对侧的步幅变
短。在双侧畸形的病例中，踝关节背屈用于保
持足部处于直立位（图 21-52）。从理论上来说，
膝关节固定屈曲畸形（FFD）超过 20° 时，将耗
尽并超出取得足部直立位所需要的踝关节背屈
（图 21-53）。当合并有膝关节 FFD 引起 LLD 时，

会导致马蹄畸形以及足尖-足尖的步态。双侧膝
关节的 FFD 大于 20° 以及踝关节强直的患者，无
法以足尖-足尖的步态行走，取而代之，愿意采
用髋关节屈曲，并联合躯干前倾的方式。在支撑
负重相中，可以使足部平放于地面上，但是增加
臀大肌在步态中的作用力（图 21-54）。

有关膝关节 FFD 考虑的非常关键之点是股
四头肌的力量。在正常步态中，踝关节跖屈肌在
膝关节周围产生伸展力矩，将 GRV 定位于膝关
节的前方，在支撑负重相中期提供膝关节的稳定
性，而不需要股四头肌的作用。当存在膝关节屈
曲畸形时，GRV 总是位于膝关节的后方，对膝
关节产生屈曲力矩，必须由股四头肌所产生的伸

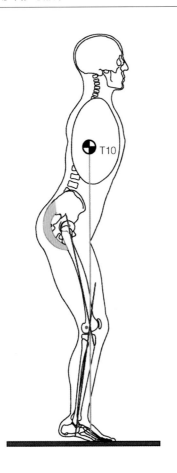

图 21-54
踝关节强直伴有膝关节的 FFD，代偿来自髋关节，引起臀大肌的做功载荷显著增加。

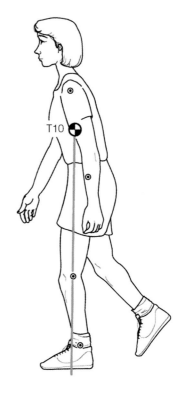

图 21-55
膝关节存在 FFD 和股四头肌肌力减弱时，在第一跖趾关节（MTP）支撑负重相中期，除了将躯干前倾外，患者还使用腓肠肌和髋关节的伸肌，将身体重力线定位于膝关节的前方，寻求矢状面的稳定性。

图 21-56 ▶
膝关节 FFD，伴有股四头肌、髋关节伸肌和腓肠肌的肌力减弱，如同在脊髓灰质炎后遗症中所观察到一样，可引起残疾步态。在支撑负重相中采用明显向前屈曲位（将身体重力线定位于膝关节的前方），以寻求稳定。

展力矩平衡。FFD 伴有缺乏背屈和 / 或股四头肌肌力减弱，将会引起残疾，这些患者别无他法，只能将躯干重度前倾，保持 GRV 位于膝关节前方，寻求着地相的稳定性（图 21-55 和图 21-56）。其他需要重点考虑的是髌股关节疼痛，在整个支撑负重相中，膝关节保持于屈曲位，股四头肌持续作用，增加了髌股关节的压力（Norkin 和 Levangie 1992），可引起膝前疼痛和髌股关节炎。

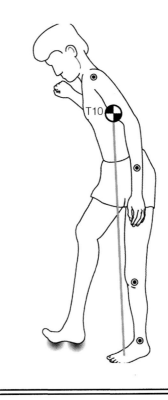

膝关节脊髓灰质炎后遗症畸形

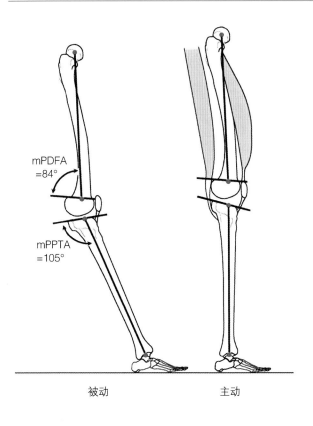

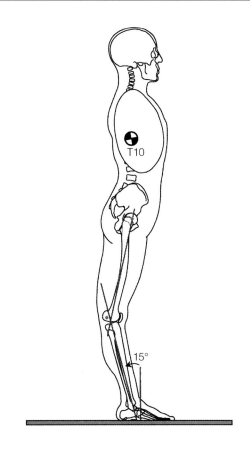

图 21-57

胫骨近端后弓在步态中并不引起后弓畸形，因为对于大多数人，在步态中膝关节并非完全伸直（正常膝关节在足跟着地相中为屈曲 5°；在 10% 的步态周期中为 20°；在摆动期中膝关节的最大屈曲度为 68°）。

图 21-58

膝关节后弓畸形通过相等数量的跖屈代偿，取得足部处于直立位。

膝关节后弓畸形

　　膝关节后弓畸形可源于股骨远端、胫骨近端的后弓畸形或者膝关节松弛。不像 FFD，后弓畸形通常不引起步态异常，在正常步态周期中，膝关节并不完全伸直（膝关节的最大伸展约为膝关节屈曲 5°）。膝关节伸直受腘绳肌和股四头肌协同作用的控制，后弓畸形的患者在足跟着地相中膝关节仍旧屈曲 5° 行走，在初始期预期屈曲高达 20°（图 21-57）。只有在肌力减弱的情况下，问题才会显现。伴有腘绳肌肌力减弱的患者，在初期显示存在膝关节后弓。股四头肌肌力减弱的患者，利用后弓来帮助稳定膝关节，由于惧怕不

稳定，在初期膝关节无屈曲，在站立时，假如膝关节屈曲，只有通过踝关节跖屈才能取得足部直立位（图 21-58）。

髋关节屈曲畸形

　　髋关节屈曲畸形的最常见原因是髂腰肌紧张和 / 或关节囊挛缩，骨性屈曲畸形可以是另一个原因。在髋关节屈曲 30° 时，关节内的静态压力最小，关节炎患者倾向于采取这样的屈曲位，结果引起固定性屈曲挛缩。髋关节屈曲畸形的影响取决于年龄（Perry 1992），儿童具有腰椎高度活动性，可以轻易地适应高达 40° 的髋关节

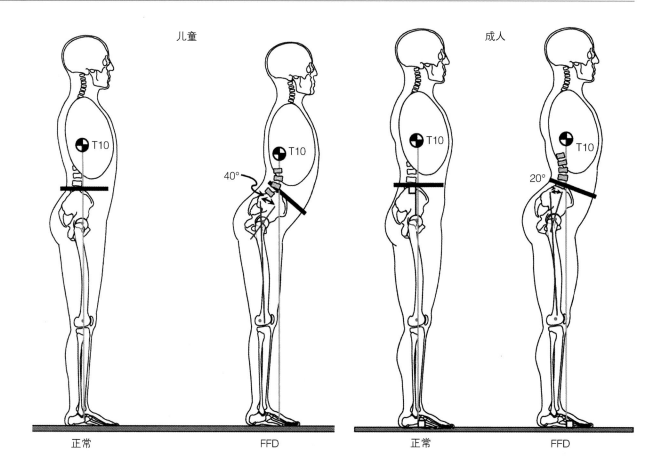

图 21-59

儿童可以耐受严重的髋关节屈曲畸形，原因是脊柱的柔韧性好，能够产生高度前凸。

图 21-60

与儿童相比，成年人只能耐受程度较小的髋关节 FFD，在成年人中，下腰疼痛是髋关节 FFD 的常见结果。

屈曲畸形（图 21-59），这种代偿性腰椎前凸可减少髋关节伸肌做功；在成年人中，20° 以内的屈曲畸形可通过腰椎过度前凸而轻易地耐受（图 21-60），大于 20° 的屈曲畸形还可以通过膝关节屈曲和踝关节背屈得到代偿（图 21-61）。在某些重度髋关节屈曲挛缩的病例中，髋关节和膝关节的屈曲位置再加上以前足行走，该姿势容易被误认为是马蹄畸形。假如测量胫骨和足部之间的实际角度，可以发现在着地相中期足部处于背屈位（图 21-62）。大多数由髋关节屈曲畸形引起的步态异常，发生于着地相中期到晚期，此时需要伸展髋关节。由于在着地相终末期中，髋关节伸展不适当，对侧将减小步幅。

髋关节融合

在支撑负重相中期，正常步态的髋关节屈曲 25°；在支撑负重相末期，髋关节伸展 10°；在摆动相中期，屈曲髋关节，使足部适当地离开地面，伸展髋关节帮助对侧取得适当的步幅。髋关节融合术的理想位置是屈曲 30°，不影响足部离开地面，方便坐下。缺乏伸展可以引起正常对侧的步幅减小，经常可观察到骨盆增加向对侧旋转，以增加未受累侧的步幅。髋关节融合于屈曲位还可引起腰椎的前凸过大。在支撑负重相中，患者代偿保持上半身位于支撑腿的上方。常规还将髋关节融合于 5° 的外展，这样可以防止在支撑负重相中对侧骨盆正常发生 4°～7° 的逐渐下垂，有助于足部落于地面上而不需要躯干过度运

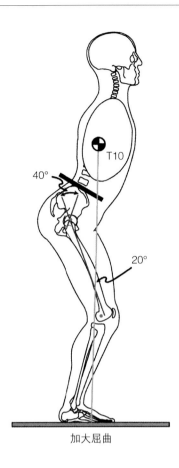

加大屈曲

图 21-61

对于腰椎活动度消失的患者，通过加大屈曲来代偿髋关节的 FFD（膝关节屈曲和踝关节背屈）。

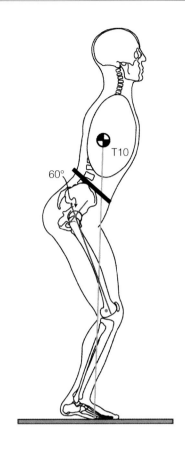

图 21-62

当髋关节的 FFD 超过代偿范围时，尽管踝关节背屈达到最大，仍使用足尖行走。存在固定性马蹄畸形，无法使用足尖行走的患者，应避免治疗马蹄畸形。

动。在步态中，由于融合后失去这种骨盆逐渐下垂，引起躯干过度活动，增加氧耗量。尽管髋关节融合患者的行走速度并不慢于踝关节融合的患者（Waters 等 1988），髋关节融合患者的能量消耗明显较高，原因是对代偿机制要求增高以及重心移位较高。

旋转对线异常

内旋或者外旋畸形可发生于股骨和（或）胫骨，胫骨或者股骨旋转异常的影响可以互相叠加或者抵消（图 21-63）。通过髋关节外旋代偿单纯内旋畸形，通过髋关节内旋代偿单纯外旋畸形。当膝关节处于 90° 屈曲位时，胫骨相对于股骨的内旋或者外旋达到最大，但是在支撑负重相中，膝关节处于屈曲 20° 位（当膝关节锁扣于完全伸直位时，只能发生约 3° 的胫骨内旋），并非是有效的代偿机制，因此膝关节的旋转活动无法代偿胫骨或者股骨的扭转。

髋关节的正常旋转活动范围是 70° ~ 90°，

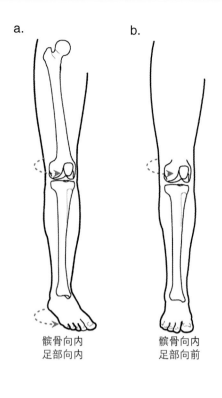

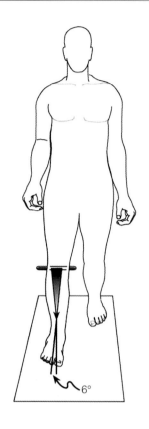

图 21-63　a，b

a　股骨内旋畸形，同时胫骨扭转无异常，引起足尖向内步态。

b　股骨内旋畸形，得到胫骨外旋的代偿。

图 21-64

在正常步态中，足部前进角度为外旋 6°～7°，膝关节轴垂直于前进方向。

从内旋到外旋的相对数量每个个体存在差异。髋关节的旋转活动可以代偿胫骨旋转畸形，取决于在胫骨扭转畸形相反的方向上，可得到的髋关节活动范围。髋关节旋转也可代偿股骨扭转畸形，假如扭转畸形超过髋关节的代偿活动范围，将会影响患者的足部前进角度。在正常步态中，平均足部前进角度为外旋 6°～7°，旋转异常超过某种程度，无法代偿近端的旋转异常，就无法达到 6°～7°的足部前进角度，患者行走时足尖向内或者向外。为了取得正常的步态，关键是保持正常的足部前进角度，其次是保持膝关节的轴线方向正常。在行走过程中，膝关节的轴线方向大约垂直于前进方向（图 21-64）；在步态中，足部前进角度的重要性要高于膝关节的轴线走行方向；在跑动中，膝关节的走行方向更为重要。股

骨头和股骨颈旋转的重要性最小，原因是在髋关节旋转的任何位置上，都能够发生髋关节的屈伸。在站立时或者长时间行走后，髋关节的旋转位置至关重要，原因是舒适和能量消耗。在内旋时髋关节囊紧张，在外旋时松弛，为了代偿股骨外旋，长期保持髋关节于内旋位，会引起不舒适的感觉。外旋髋关节代偿股骨的内旋畸形比较容易耐受。

旋转畸形的其他代偿机制是骨盆旋转，在代偿性骨盆旋转中，脊柱必须向相反的方向旋转，保持肩部向前。这对于代偿股骨外旋畸形用途最大，可以代替或者附加在髋关节内旋畸形之上，在步态中保持受累侧髋关节朝向前方。这通常可以在创伤后扭转性畸形愈合的病例中观察到，形成特征性步态，对于检查者并不明显，但是患者

可以确实感受到。

髋关节或者骨盆旋转主要用于代偿股骨扭转畸形。髋关节在代偿胫骨扭转时将产生膝关节轴线方向异常。在该活动中足部前进角度最为重要，膝关节指向与胫骨扭转相反的方向，而与髋关节代偿活动的方向相同。在其他活动中，膝关节轴线的方向最为关键，当膝关节轴线方向与步态前进方向保持垂直时，足部前进角度会发生改变。

足部也可以代偿胫骨扭转，胫骨外旋通过足跟跖屈得到代偿，并伴有前足内收和旋后；胫骨内旋通过足跟内翻得到代偿，并伴有前足外展和旋前，这些代偿机制试图保持足尖指向前方。各种代偿性扭转发生于儿童，股骨内旋（前倾）与胫骨外旋和后足外翻有关；股骨外旋（后倾）与胫骨内旋和后足内翻有关。

有资料显示双侧轻度胫骨内侧扭转的儿童，行走时垂直 GRV 的峰值较高（Chang 1988；Fuchs 和 Staheli 1996），垂直 GRV 的峰值与重心向上移动成正比。因此，在跑步运动中，存在轻度双侧胫骨内侧扭转的儿童可以比正常儿童取得更好的成绩。内侧扭转可以使下肢加长，因此在终末期中需要腓肠肌做更大的功。此外，足尖轻度向内旋使跖趾关节垂直于前进线。因此，踇屈肌在辅助腓肠肌方面，作用更加有效。

当扭转畸形与膝关节屈曲畸形并存时，假如以髋关节旋转进行代偿，会产生明显的膝关节内翻或者外翻（Krackow 等 1990）。内旋伴随膝关节屈曲畸形显示为膝关节外翻，而外旋伴随膝关节屈曲畸形显示为膝关节内翻。股骨的扭转畸形可加重膝股关节炎（Eckhoff 1994），股骨外旋畸形与 MCOA 相关，股骨内侧扭转增加外侧面压力，引起膝前痛和髌股关节炎。

股骨内旋畸形（前倾）或者髋关节外旋畸形，产生股骨颈明显外翻和股骨头覆盖不全；某些研究提示股骨内侧扭转与髋关节骨关节炎具有因果关系（Lu 和 O'Connor 1996）。股骨外旋畸形或者髋关节内旋畸形增加股骨头的覆盖率。

有关下肢长度的考虑

在正常步态中，能量保护是通过减小重心的偏移来实现的。在正常成年人中，整个身体的正常重心纵向偏移约为 5 cm（Inman 等 1994），当存在有 LLD 时，假如不使用代偿机制促使步态中的 LLD 相等，重心的纵向偏移可以增加到 10 cm，可引起行走时能量消耗增加。LLD 患者本能地使用代偿机制，促使双侧下肢的长度相等，主要使用 3 种代偿机制：（a）短侧踝关节马蹄下垂；（b）骨盆倾斜，降低短侧骨盆；（c）长侧膝关节屈曲。

使用代偿机制会形成跛行，称为"短腿步态"，以下列因素为特征：（a）短侧站立时间缩短；（b）短侧步幅减小；（c）频率（步数/分钟）加快；（d）行走速度下降。

痛性跛行（疼痛步态）的患者也表现为速度、频率和站立时间的下降。但是，不同于源自 LLD 的跛行，步幅缩短位于未受累的无痛侧。

LLD 大于 4～5 cm 的患者，尽管使用代偿机制，仍将出现引人注目的跛行。无法使用代偿机制的患者，LLD 小于 1.5～2 cm 时所产生的跛行不易察觉，对 LLD 的代偿能力取决于下列因素：

短侧踇屈肌的力量。短侧的踇屈肌力量变弱防止短侧在承受体重时发生马蹄姿态，并限制患者的代偿能力。

短侧踇屈活动范围受限。不允许踝关节采取马蹄姿态。

长侧耐受膝关节屈曲姿势的能力。在支撑负重相中，长侧下肢处于膝关节屈曲位，引起髌股关节的反作用力增加，髌股关节炎的患者将无法耐受。这在重度 LLD 的老年患者中非常常见。随着这些患者年龄增长，长侧髌股关节将发生显著的关节炎，此时由于无法将膝关节屈曲作为代偿机制，故增加残疾的风险。

长侧股四头肌力量。当膝关节处于屈曲位时，GRV 位于膝关节中心的后方，必须增加股四头肌的作用来平衡，才能在单腿站立时保持膝关节的稳定。在长侧的股四头肌肌力减弱（例如：脊髓灰质炎后遗症）时，由于害怕摔倒，无法承受膝关节屈曲位置。

骨盆倾斜。骨盆倾向于短侧时，必须同时出现短侧髋关节外展以及长侧髋关节内收（图21-65）。一侧或者双侧髋关节存在关节炎和强直，无法采用骨盆倾斜作为代偿。短侧髋关节内收位挛缩或者畸形，将干扰这种代偿机制。

脊柱的柔软性。如果骨盆倾向于短侧，需要适当的脊柱柔软性，才能形成代偿性脊柱侧弯。既往行手术矫正脊柱侧弯，并伴有固定性骨盆倾斜时，使骨盆倾斜无法作为代偿机制。

LLD患者使用代偿机制后，出现的净作用是步态不对称，如同分析短侧和长侧GRV的差异一样（Kaufman等1996）（图21-66）。与之相反，正常步态是对称的（Cahalan等1992）。通过肢体延长使LLD相等，将恢复对称性（Bhave等1999）（图21-67）。LLD对步态的影响似乎是可逆的。

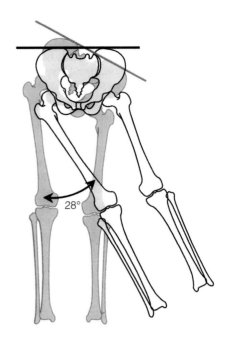

图 21-65

采用骨盆倾斜代偿LLD，必须具有一定活动范围，使得短侧下肢能够外展，长侧下肢能够内收。

图 21-66 ▼

LLD患者的短侧站立时间缩短，直接增加LLD的长度。

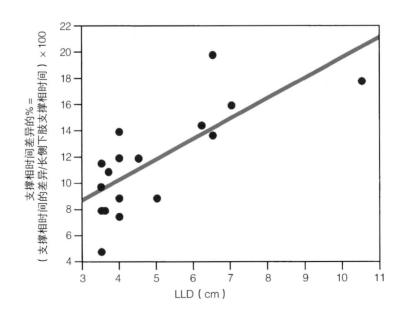

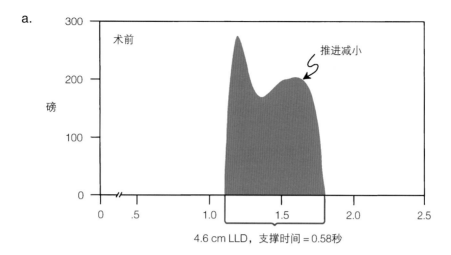

4.6 cm LLD，支撑时间 = 0.58秒

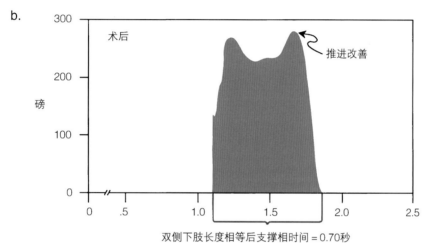

双侧下肢长度相等后支撑相时间 = 0.70秒

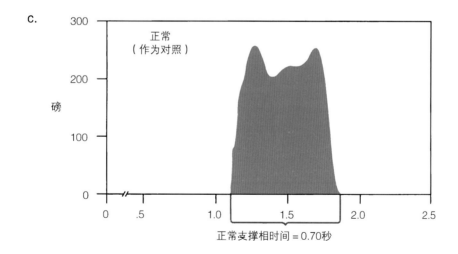

正常支撑相时间 = 0.70秒

图 21-67　a ~ c

地面纵向反作用矢量：力量与时间图。

a　4.6 cm LLD 患者，术前短侧支撑负重相时间和推进缩短。

b　延长后支撑负重相时间和推进延长。

c　显示正常步态作为对比。

参考文献

Andrews M, Noyes FR, Hewett TE, Andriacchi TP (1996) Lower limb alignment and foot angle are related to stance phase knee adduction in normal subjects: a critical analysis of the reliability of gait analysis data. J Orthop Res 14:289–295

Andriacchi TP (1994) Dynamics of knee malalignment. Orthop Clin North Am 25:395–403

Bhave A, Paley D, Herzenberg JE (1999) Improvement in gait parameters after lengthening for the treatment of limb-length discrepancy. J Bone Joint Surg Am 81:529–534

Bombelli R, Santore RF, Poss R (1984) Mechanics of the normal and osteoarthritic hip: a new perspective. Clin Orthop 182:69–78

Bresler F, Mole D, Blum A, Rio B, Schmitt D (1993) Arthrodesis of the ankle joint: Effect of the position of the arthrodesis on the foot: apropos of a series of 50 cases reviewed with an average follow-up of 9 years [in French]. Rev Chir Orthop Reparatrice Appar Mot 79:643–649

Buck P, Morrey BF, Chao EY (1987) The optimum position of arthrodesis of the ankle: a gait study of the knee and ankle. J Bone Joint Surg Am 69:1052–1062

Burstein AH (1984) Biomechanics of the knee joint. In: Insall IN (ed) Surgery of the knee. Churchill Livingstone, New York, pp 21–39

Burstein AH, Wright TM (1994) Stability in normal and abnormal joints. In: Fundamentals of orthopedic biomechanics. Williams & Wilkins, Baltimore, pp 63–93

Cahalan TD, King L, Chao EYS (1992) Symmetry of the vertical ground reaction force in normals. Proc European Symposium on Clinical Gait Analysis. Zurich, April 1–3

Chang FM(1988) Gait analysis and intoeing. Instr Course Lect 37:107–108

Cooke TDV, Pichora D, Siu D, Scudmore RA, Bryant JT (1989) Surgical implications of varus deformity of the knee with obliquity of joint surfaces: J Bone Joint Surg Br 71:560–565

Eckhoff DG (1994) Effect of limb malrotation on malalignment and osteoarthritis. Orthop Clin North Am 25:405–414

Elfman H (1954) The functional structure of the lower limb. In Klopsteg PE, Wilson PD (eds) Human limbs and their substitutes. New York, McGraw-Hill, pp 411–436

Fetto JF, Austin KS (1994) A missing link in the evolution of THR: "discovery" of the lateral femur. Orthopedics 17:347–351

Fuchs R, Staheli LT (1996) Sprinting and intoeing. J Pediatr Orthop 16:489–491

Gage JR, DeLuca PA, Renshaw TS (1996) Gait analysis: principle and application with emphasis on its use in cerebral palsy. Instr Course Lect 45:491–507

Harrington IJ (1983) Static and dynamic loading patterns in knee joint with deformities. J Bone Joint Surg Am 65:247–259

Horlick SG, Loomer RL (1993) Valgus bracing for medial gonarthrosis. Clin J Sports Med 3:251–255

Hsu RW, Himeno S, Coventry MB, Chao EYS (1990) Normal axial alignment of the lower extremity and load-bearing distribution at the knee. Clin Orthop 255:215–227

Inman VT, Ralston HJ, Todd F(1994) Human locomotion. In: Rose J, Gamble JG (eds) Human walking. Williams & Wilkins, Baltimore, pp 1–22

Johnson F, Leitl S, Waugh W (1980) The distribution of load across the knee: a comparison of static and dynamic measurements. J Bone Joint Surg Br 62:346–349

Kaufman KR, Miller LS, Sutherland DH (1996) Gait asymmetry in patients with limb-length inequality. J Pediatr Orthop 16:144–150

Krackow KA, Pepe CL, Galloway E (1990) A mathematical analysis of the effect of flexion and rotation on apparent varus/valgus alignment at the knee. Orthopedics 13:861–868

Lu TW, O'Connor JJ (1996) Lines of action and moment arms of the major force-bearing structures crossing the human knee joint: comparison between theory and experiment. J Anat 189:575–585

Maistrelli G, Gerundini M, Bombelli R (1986) The inclination of the weight bearing surface in the hip joint: the clinical significance of abnormal force. Orthop Rev 15:271–279

Maquet PGJ (1984) Biomechanis of the knee, with application to the pathogenesis and the surgical treatment of osteoarthritis, 2nd edn. Springer, Berlin Heidelberg New York

Matsuno H, Kadowaki KM, Tsuji H (1997) Generation II knee bracing for severe medial compartment osteoarthritis of the knee. Arch Phys Med Rehabil 78:745–749

Morscher E (1985) Pathophysiology of of posttraumatic deformities of the lower extremities. In: Hierholzer G, Muller KH (eds) Corrective osteotomies of the lower extremity after trauma. Springer, Berlin Heidelberg New York, pp 3–8

Myrnerts R (1980) Failure of the correction of varus deformity obtained by high tibial osteotomy. Acta Orthop Scand 51:569–573

Norkin CC, Levangie PK (1992) The knee complex. In: Joint structure & function. F.A. Davis, Philadelphia, pp 337–378

Ouzounian T, Kleiger B (1991) Arthrodesis in the foot and ankle. In: Jahss MH (ed) Disorders of foot and ankle, vol 3. WB Saunders, Philadelphia

Paley D, Tetsworth K (1992) Mechanical axis deviation of the lower limb limbs: Preoperative planning of multiapical frontal plane angular and bowing deformities of the femur and tibia. Clin Orthop 280:65–71

Paley D, Herzenberg JE, Tetsworth K, McKie J, Bhave A (1994) Deformity planning for frontal and sagittal plane corrective osteotomies. Orthop Clin North Am 25:425–465

Pauwels F (1980) Biomechanics of the locomotor apparatus. Springer, Berlin Heidelberg New York

Perry J (1974) Kineasiology of lower extremity bracing. Clin Orthop 102:18–31

Perry J (1992) Ankle gait deviations. In: Gait analyis: normal and pathological function. SLACK Inc., Thorofare, pp 185–222

Perry J (1992) Hip gait deviations. In: Gait analyis: normal and pathological function. SLACK Inc., Thorofare, pp 245–264

Pollo FE, Otis JC, Wickiewicz TL, Warren RF (1994) Biomechanical analysis of valgus bracing for the osteoarthritic knee. Presented at 1st North American Clinical Gait Lab Conference, Portland, April 9

Prodromos CC, Andriacchi TP, Galante JO (1985) A relationship between gait and clinical changes following high tibial osteotomy. J Bone Joint Surg Am 67:1188–1194

Radin EL, Burr DB, Caterson B, Fyhrie D, Brown TD, Boyd RD (1991) Mechanical determinants of osteoarthrosis. Semin Arthritis Rheum 21[Suppl 2]:12–21

Reimann I (1973) Experimental osteoarthrosis of the knee in rabbits induced by alteration of the load bearing. Acta Orthop Scand 44:496–504

Riegger-Krugh C, Keysor JJ (1996) Skeletal malalignments of the lower quarter: Correlated and compensatory motions and postures. J Orthop Sports Phys Ther 23:164–170

Sasaki T, Yasuda K (1987) Clinical evaluation of the treatment of osteoarthritic knees using a newly designed wedged insole. Clin Orthop 221:181–187

Schipplein OD, Andriacchi TP (1991) Interaction between active and passive knee stabilizers during level walking. J Orthop Res 9:113–119

Sutherland DH, Kaufman KR, Moitoza JR (1994) Kinematics of normal human walking. In: Rose J, Gamble JG (eds) Human walking. Williams & Wilkins, Baltimore, pp 23–44

Tarr RR, Resnick CT, Wagner KS, Sarmiento A (1985) Changes in tibiotalar joint contact areas following experimentaly induced tibial angular deformities. Clin Orthop 199:72–80

Ting AJ, Tarr RR, Sarmiento A, Wagner K, Resnick C (1987) The role of subtalar joint motion and ankle contact pressure changes from angular deformities of the tibia. Foot Ankle 7:290–299

Wagner KS, Tarr RR, Resnick C, Sarmiento A (1984) The effect of simulated tibial deformities on the ankle joint during the gait cycle. Foot Ankle 5:131–141

Wang JW, Kuo KN, Andriacchi TP, Galante JO (1990) The influence of walking mechanics and time on the results of proximal tibial osteotomy. J Bone Joint Surg Am 72:905–909

Waters RL, Barnes G, Husserl T, Silver L, Liss R (1988) Comparable energy expenditure after arthrodesis of the hip and ankle. J Bone Joint Surg Am 70:1032–1037

Wu DD, Burr DB, Boyd RD, Radin EL (1990) Bone and cartilage changes following experimental varus or valgus tibial angulation. J Orthop Res 8:572–585

Zucman J, Maurer P (1969) Two-level fractures of the tibia: results in thirty-six cases treated by blind nailing. J Bone Joint Surg Br 51:686–693

第22章 有关动力性畸形和杠杆力臂的考虑

到目前为止，本书主要集中于下肢的静力性畸形：骨性畸形和关节挛缩。与之相比，动力性畸形与关节位置、肌肉功能和杠杆力臂长度有关。假如不治疗，由于会发生继发性骨性畸形，或者发生固定性关节挛缩，动力性畸形可转变为静力性畸形。

动力性畸形的例子有功能性马蹄畸形，发生于需要施加向上的力量和足部背屈的时间要大于单腿站立的时间时。在静态检查时足部可以背屈，但是在单腿站立时，由于痉挛促使足部保持于马蹄位，无法背屈。动力性畸形的另一个例子是股骨前倾和髋内翻。在上述两个例子中，由于骨性畸形，外展肌杠杆力臂缩短，导致外展肌失去功能，这种类型的畸形可以分类为杠杆力臂长度的畸形。

尽管存在多种动力性畸形，尤其是在神经肌肉疾病之中，但是全面讨论动力性畸形（例如：源于脑瘫的动力性畸形）已经超出本书的范畴。本章的内容主要集中于杠杆力臂的畸形，这是理解动力性畸形的基础。Gage（1991）合成了名词"杠杆力臂功能丧失"，用于描述脑瘫儿童行走引起的骨科畸形，涉及载荷、作用力和支点之间正常杠杆作用关系的改变。杠杆力臂功能丧失特指由于骨性或者位置性畸形，内部和（或）外部的杠杆力臂发生改变。在本章中，我们认为杠杆力臂功能丧失是来源于杠杆力臂畸形的临床情况，杠杆力臂畸形不仅伴发于神经肌肉系统疾病，也可发生于神经系统正常的患者。

骨科医师逐渐认识杠杆力臂功能丧失的地位和重要性。在早期，倾向于认为肌肉是发动机，但是却遗忘了缺乏附着于肌肉的骨骼杠杆力的帮助，动力就无从谈起。一旦骨科医师开始认识到力矩能够产生动力，就会自觉地密切关注力矩的另一半——杠杆作用。

尽管几乎无法增加肌肉所产生的力量，经常只要简单地纠正杠杆力臂功能丧失，就可以增加作用于关节的力矩。只要能够辨认出杠杆力臂功能丧失，通常可以进行纠正。例如，严重足外翻导致可恢复的杠杆力臂功能丧失，只要通过使用适当的足部支具治疗。长骨的扭转畸形可以通过去旋转截骨术矫正，通过 Ilizarov（1989a，1989b）和其他人（De bastiani 等 1987）引入的技术可以容易地处理 LLD 和骨骼不愈合。所需之事通常只有确定病情，一旦确认存在杠杆力臂功能丧失，矫形问题通常直接明了。为了理解这些概念，需要了解杠杆系统的机械力学。

杠杆系统

所有的杠杆系统具有的基本要素：支点、载荷、作用力和杠杆本身（图 22-1）。支点是一个固定点，围绕其发生旋转运动；载荷和作用力就是作用于杠杆系统的力量；杠杆本身是载荷和作用力作用的物体，总而言之，骨骼形成杠杆系统，骨节段的重量、地面的反作用力和运动的惯性力量组成载荷；主动和被动的肌肉力量提供作用力；关节作为支点。

有 3 种类型的杠杆系统。第一种类型是作用力和载荷在支点的两侧（图 22-1a），该型杠杆

a.

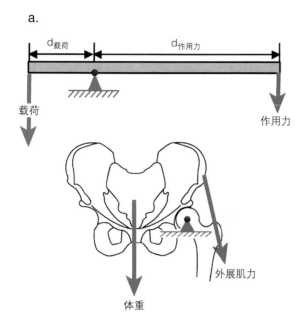

图 22-1 a ~ c
杠杆系统的 3 种类型。

a   第一种杠杆系统的支点位于中间，载荷和作用力位于相对侧。第一种杠杆系统的常见例子是跷跷板，生物力学的例子是处于单腿支撑的骨盆。载荷是体重；作用力是髋关节外展肌力量，支点为髋关节。第一种类型杠杆系统的机械力学优势为大于或者小于 1，因此具有广泛的潜在功能。

b   第二种杠杆系统的支点位于一端，载荷位于中间，作用力位于杠杆的另一端。第二种类型杠杆系统的日常例子就是独轮车，生物力学例子就是处于足尖着地的足部，距骨头充当支点，载荷是体重，作用力是小腿三头肌的力量。第二种类型杠杆系统的生物力学优势是小量的作用力就可以支撑大量的载荷。F，力量；W，重量。

c   第三种杠杆系统的支点位于一端，作用力位于中间，载荷位于另一端。第三种类型杠杆系统的常见例子是鱼杆。在体内，桡骨作为杠杆系统支撑手中的载荷，支点是肘关节，肱二头肌施加作用力。本型杠杆系统的生物力学优势是速度（例如：投球，撒鱼饵，或者用锤子砸钉），但是速度是以消耗相对较大的作用力作为代价的。

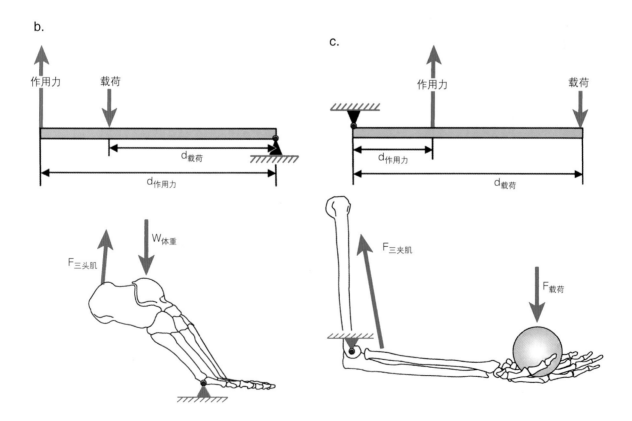

系统通常简称为"跷跷板"，在跷跷板型杠杆系统处于平衡状态时，某个物体的重量（载荷）乘以该物体与支点之间的距离（力臂），等于另一个物体的重量（作用力）乘以该物体与支点之间的距离（力臂）。该型杠杆系统实例是处于单腿支撑的骨盆，体重是载荷；髋关节外展肌力就是作用力，主要来源于臀中肌；髋关节可以视为支点。第一型杠杆系统从概念上容易理解，但只是体内 3 种杠杆系统的其中之一。

在第二种杠杆系统中，支点位于一端，载荷位于中间，作用力位于杠杆的另一端（图 22-1b），第二种类型杠杆系统的日常例子就是独轮车，生物力学例子就是处于足尖着地时的足部，此处载荷是作用于踝关节的体重，小腿三头肌的力量就是作用力，足部可以视为支点。

在第三种杠杆系统中，支点位于一端，作用力与支点相邻，载荷位于杠杆的另一端（图 22-1c）。第三种类型杠杆系统的贴切例子可以在前臂观察到，此处，肱二头肌作用于桡骨，支撑手中的重物，支点位于肘关节。总而言之，由骨骼、关节和肌肉组成的骨骼系统，存在有上述 3 种杠杆系统的组合。

机械学优势

杠杆系统的机械学优势（MA）是载荷和作用力的比率：

MA= 载荷 / 作用力

该比率又可以用载荷和作用力的相对杠杆臂（d）来表述：

MA=$d_{作用力}$/$d_{载荷}$。

在第一种类型杠杆系统中，机械学优势可以大于 1、等于 1 或者小于 1；在第二种杠杆系统中，机械学优势永远大于 1，原因是作用力的力臂总是大于载荷的力臂，第二种杠杆系统可用于移动较大的载荷，相对较慢，作用力较小；在第三种杠杆系统中，机械学优势永远小于 1，原因是作用力接近支点，而载荷在杠杆的一端，第三

种杠杆系统需要耗费大量作用力，但是可以产生快速的运动。

机械能是力量和该力量移动距离的乘积，所有纯粹的机械杠杆系统能够保存能量，也就是说，载荷所做的机械功等于作用力所做的机械功。由于身体是生物力学系统，在杠杆系统的工作过程中，涉及额外的代谢能量，这意味着消耗的能量要大于产生的能量。效率是指所产生的功除以消耗的能量所得到的百分比，在行走时人体的效率通常约为 25% ~ 30%。没有产生身体动能（位移）或者势能（增高）的能量转化成为热能。机械功率是指系统施加或者消耗能量的比例，肌肉力量及其收缩速度的乘积就是肌肉所释放的机械功率。当考虑人体中杠杆系统的作用力量，以及理解杠杆力臂功能丧失的原因和治疗时，应该牢记这些力学原则。

力矩和运动

单纯研究运动的科学称为运动学，研究与这些运动有关的力量的科学称为动力学，这两个学科相加组成力学。力学的基本定律是力量均等等式，均等的概念是理解如何发生骨骼运动的关键。

任何运动可以分解为位移成分和旋转成分，牛顿第二运动定律表明：作用在某个物体上的力量（F）等于该物体的质量（m）乘以其加速度（a）：

F=ma。

针对某个物体的牛顿第二运动定律，可以推而广之，运用于某个物体系统，例如类似于刚体的骨骼。此时，身体的净力量等于身体的质量乘以质量中心的加速度，决定身体的位移。

为了确定身体的旋转运动，需要满足其他定律，这些定律可以总结为：作用于身体质量的中心的总力矩与身体的旋转 / 角度加速度成比例：

M=Iα。

比例常数称为转动惯量，是质量在体内分布的测量值。角度，或者旋转加速度以符号 α 表示，M 为作用于身体的净力矩。力矩就是以某个

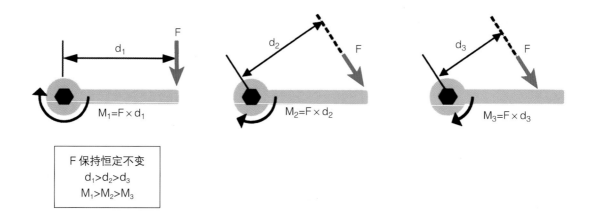

图 22-2

力矩和杠杆力臂。力矩等于力量和杠杆力臂的乘积，杠杆力臂就是力量和旋转轴之间的垂直距离，施加力的位置或者方向发生改变，可引起力矩改变。为了产生最大的力矩，力量应该垂直于杠杆。

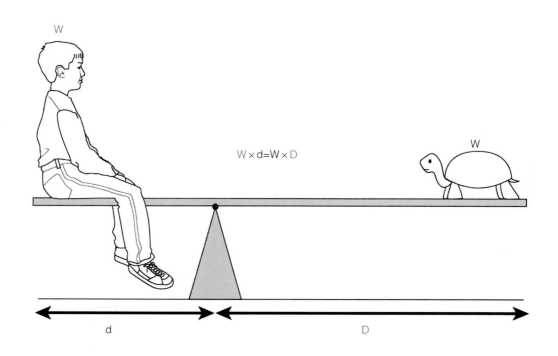

图 22-3

两个不同体重的游戏者，只要重者的体重（W）乘以其与支点之间的距离（d），相等于轻者的体重（w）乘以其与支点之间的距离（D），跷跷板就可以达到平衡。当其中一个游戏者蹬地时，就是旋转跷跷板，此时此游戏者的实际体重（载荷）减小，由于另一个游戏者的体重（作用力）并未改变，力矩失去平衡，系统由静态转变成为动态，存在有角度加速度，与时间求积分，可得出角速度，此处就是跷跷板的运动。

距离作用的力量所产生的旋转作用。力矩的大小就是力量（以牛顿为测量单位）乘以杠杆力臂的长度（以米为测量单位）。因此力矩的单位是牛顿 - 米。在上述 2 个等式中可以观察到力矩就是旋转力量的代名词，惯性力矩就是旋转质量的代名词。

力矩的方向取决于力量的相对方向，以及它作用的旋转中心。简单的例子就是使用扳手拧紧螺栓。对扳手的手柄末端施力后，螺栓发生旋转，旋转的方向取决于施加力量的方向，力矩的大小取决于施加于扳手力量的大小、扳手手柄长度和施加力量的角度（图 22-2）。

将该例子转变成为两端平衡的跷跷板，可以更好地理解上述等式（图 22-3），认定每个游戏者的体重（力量）和与支点之间的距离（杠杆力臂）的乘积相等，用力学术语可以将该说法总结为"作用于跷跷板的总力矩为 0"。这意味着上述等式的左侧（M）为 0，又意味着不存在角度加速度 α，此处跷跷板不发生旋转。

当某个游戏者蹬地时，跷跷板发生旋转，此时该游戏者的实际体重（载荷）减小，由于另一个游戏者的体重（作用力）无改变，力矩失去平衡，此时系统由静态转变为动态。存在角度加速度，与时间求积分后，得出角速度，跷跷板发生运动，角度加速度的大小等于失去平衡的总力矩除以跷跷板和游戏者的转动惯量（参见上述等式）。

身体所产生的运动方式基本相似。在静止姿势中，所有的加速度为 0，地面反作用力直接通过身体的质量中心，每个关节周围的力矩为 0，意味着由地面反作用力和身体节段所产生的外在力矩，与由肌肉、肌腱和韧带所产生的内在力矩恰好相等。通过改变肌肉的活动水平，力矩失去平衡，可以引发运动。失去平衡的力矩可以引起身体各个节段的角度加速度，身体开始运动。

使用现代运动捕捉系统可以测量身体的旋转和移位运动。地面的外在反作用力可通过力量平板测量，以相当的精度估算出各个节段的质量分布。无法直接测量内在力矩，但是只要对于每个身体节段同时使用上述 2 个等式，可以通过计算得出。

富余现象

在杠杆力臂功能丧失中，伴随的每块肌肉作用是主要关心点。有许多有关涉及肌肉力量以及所作用的杠杆讨论，但是得到关节内在力矩的估算值，要确定每块肌肉的力量并不充分。有多个肌肉和韧带跨越体内的同一个关节，由这些结构所产生的未知力量值，超过由运动支配定律所产生的数学等式值，这种情况称为富余现象（redundancy）。在人造结构中的富余现象，经常用于增加力量和稳定性。多余系统并非具有单一结果，换而言之，不同数量的肌肉力量结合可产生相同数量的关节总力矩。

为了进一步理解这种非特异性，再次考察跷跷板实例。假设杠杆系统处于平衡状态，想象有一名体重 200N（约 20 kg）的儿童，坐在枢轴左侧 2 m 处，在支点产生 400 N-m 的力矩，相当于作用于关节的外在力矩。在右侧，想象有 2 名儿童分别坐在距中心 1 m 和 2 m 处，这些儿童的体重相当于支撑关节的肌肉力量。可以计算出每个儿童的体重？答案是否定的。例如，可以将一名体重 200 N 的儿童安排在 1 m 处，以及将一名体重 100 N 的儿童安排在 2 m 处（400 N-m 作用力）；或者可以将一名体重 100 N 的儿童安排在 1 m 处，以及将一名体重 150 N 的儿童安排在 2 m 处（400 N-m 作用力），存在多种答案，在作用力侧的 2 名儿童体重相当于接受载荷关节的未知肌肉力量。可以计算出关节力臂和每块肌肉的杠杆力臂，但是单凭这些信息无法求出确定的肌肉力量值。

为了计算出单块肌肉的力量值，需要采用某些方法，能够推断出每块肌肉所贡献力量的比例。目前有许多针对该内容的研究（Anderson 和 Pandy 1999；Davy 和 Audu 1987；Pedotti 等 1978；Tsirakos 等 1997），这些工作通常是创建肌肉的几何学和生理学模型，利用数学最优化方案，估算在运动中单块肌肉的力量。为了达到目的，必须知道每块肌肉的起点、止点和包裹点（滑车点），以及横截面面积、纤维类型、羽状角和其他解剖学及生理学参数。关于骨骼的信息，需要精确估计关节中心，还需要知道各个骨骼的转距，目前所采用的技术远非完美，但是从研究中不断得出的结果鼓舞人心。

在本章的后续部分中，笔者采用简单的图解形式，描述体内的状况。在上述简单的杠杆系统概念中，载荷来源于地面反作用力的外在力矩，身体各个节段的重量，以及由于身体运动所产生的惯性条件。假设只有单块肌肉力量和已知长度的内在杠杆系统，产生作用力，尽管明显属于简单化，但是我们仍可以深入研究导致杠杆力臂功能丧失的自然病史。

正常功能

简介

杠杆力臂功能丧失是一种疾病，可以影响运动的所有方面。步态是最重要的骨骼系统的运动之一，并且已经得到广泛深入的研究。在病理性步态中，包含有杠杆力臂功能丧失的不良影响的许多实例。因此，本节主要集中于杠杆系统和步态。

在正常步态中，肌肉活动和韧带力量产生内在力矩，与地面反作用力和惯性所产生的外在力矩相一致。假如力矩相等，不存在加速度，运动保持稳定状态，该稳定状态可以是静止状态，或者是动态均衡。假如当以内在力矩或者外在力矩为主时，系统的状态发生改变。简单的例子就是步态从静止状态开始启动，从现实生活中，这些动态改变持续发生，贯穿于任何运动中，需要精密、复杂的运动控制系统。

正常的运动取决于该控制系统，除了大体和局部的运动控制之外（软件），骨骼系统的运动还需要机械结构（硬件）。该硬件由适当的力量组成，通过适当长度和方向的坚强杠杆作用于稳定的关节。该机械系统的部分或者全部遭到破坏，就是杠杆力臂功能丧失的关键之点。

踝关节的机械力学：第一滚动

为了更好地理解正常步态中，肌肉和杠杆力臂如何发挥功能，需要考虑踝关节和足部的正常功能。在站立相中，踝关节的作用可采用 3 个滚动来描述（Perry 1974）（见图 21-3）。第一滚动开始于足跟接触初期，延续通过载荷反应期。在正常步态，足部是杠杆，该滚动的支点是足跟，载荷是作用于踝关节的体重，作用力是胫骨前方肌肉的力量。足跟向后方突出形成针对体重的杠杆力臂，等于整个足部长度的 25%。载荷（体重）的即时效应是引起足部围绕足跟（支点）进行旋转，将远端部分向地面旋转。参阅图 22-1b，可以认识到属于第二型杠杆系统的实例。

足跟周围体重的外在力矩，当在控制下偏心收缩时，由胫骨前方肌肉（胫前肌、踇长伸肌和第三腓骨肌）的内在力矩对抗。该收缩阻碍足部的快速旋转，引起在控制下保持将足部的距面着地的位置。偏心（延长）收缩通常伴随降低速度。因此第一滚动的目的是吸收冲击（例如：在接触初期减少身体的惯性），并且是必不可少的。原因是当身体从中期的顶点下降到载荷反应期的低点过程中，身体被重力加速。

踝关节的机械力学：第二滚动

当足部的整个距面与地面接触时，宣告站立中期开始，足部仍旧是杠杆，但是踝关节作为支点，地面反作用力为载荷，作用力是小腿三头肌的力量。此时，地面反作用力通过踝关节中心的前方，形成外在的背屈力臂，必须由踝关节跖屈肌对抗。这种抑制主要来源于小腿肌肉的缓慢偏心收缩，后期由腓肠肌和踇长屈肌对抗。在正常第二滚动中，在静止的足部，胫骨移向前方，是第一型杠杆系统的实例。支点就是踝关节，载荷是地面反作用力，作用力是踝关节跖屈肌产生的力量。

第二滚动的目的就是控制地面反作用力的位置相对于其上关节的位置。膝关节处于完全伸直位时稳定，通过保持地面反作用力的作用线位于膝关节前方，无须股四头肌的作用就能够保持稳

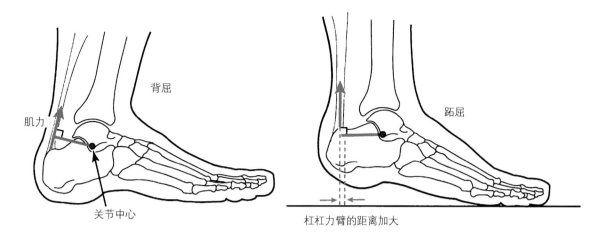

图 22-4

保持关节力矩的生物力学机制。当踝关节跖屈时，小腿三头肌缩短，肌肉的效应变弱。与此同时，肌肉组的踝关节跖屈杠杆力臂增加，可有效地增强肌肉力量。因此产生较大的踝关节屈曲力臂，用于在第三滚动中的推移。

定性。与之相似，假如地面反作用力位于髋关节的后方，髋关节可以保持于伸直位，这是通过前方的髂股（Bigelow）韧带保持髋关节处于伸直位稳定的结果。内在跖屈力矩，和由正常第二滚动引起的外在膝关节伸直力矩相结合，经常称为跖屈 - 膝关节伸展联合（Gage 1991）。

踝关节的机械力学：第三滚动

在着地相的末期，跖屈肌的混合作用使胫骨停止前进，驱使足部杠杆系统的支点前移到距骨头，足跟从地面上抬起。然后足部再次成为第二型杠杆系统，作用力（小腿三头肌）位于近端，载荷（体重）位于中间，支点（距骨头）位于另一端（图 22-4）。跖屈肌的作用从偏心收缩改变为同心收缩。在正常情况下，肌肉的同心收缩产生加速度。假如了解到最初的两个滚动产生的减速必须通过第三滚动产生的加速来平衡，对这种加速的需要是显而易见的。加速产生在终末期末尾的踝关节力矩高峰，然后在摆动前期的末尾，迅速下降到 0。

力量的产生和代偿

肌肉产生力量的能力取决于肌肉的长度、收缩速度以及活动水平。为了调节肌肉产生力量的特性，骨骼提供某种代偿机制。

第一种代偿机制是当肌肉缩短和变弱时，延长肌肉的杠杆力臂。由于力矩的大小是力量乘以距离，该机制的结果是使肌肉所产生的力矩基本保持不变。例如，踝关节相对于小腿三头肌的关系就是如此。当踝关节跖屈时，小腿三头肌缩短，但是踝关节周围的跖屈力矩增加（图 22-4）。杠杆力臂来源于肌肉力量的作用线和部位的改变。

其他常见的机制是肌肉通过 2 个关节时，通过同时和相对的关节运动，保持有利的肌肉休息长度的能力。例如腘绳肌在从坐下到站立的过程中，长度变化很小，其原因是髋关节和膝关节同时屈曲，腘绳肌在髋关节中延长，在膝关节中缩短。

尽管在正常情况下，这些机制具有明显优点，但骨骼和神经肌肉系统的病理改变可以将这些优点转化成为实质性的妨碍。这在分析蹲伏步态时尤为明显。

病理学功能

在诸如脑瘫等神经肌肉疾病中，肌肉力量

和地面反作用力均非适宜，这些不足之处引起肌肉挛缩、身体节段的位置不佳、选择性运动控制能力差和骨骼的杠杆力臂异常。关于杠杆力臂，存在 5 种不同的畸形类型：（a）杠杆力臂缩短；（b）杠杆力臂柔软；（c）杠杆力臂旋转异常；（d）轴点或者作用点异常，（e）位置性杠杆力臂功能丧失。除了神经肌肉疾病之外，其他原因，例如创伤，也可以产生这些畸形。对于每种类型的杠杆力臂功能丧失的治疗将在本节的末尾部分简短地进行讨论。

杠杆力臂缩短

杠杆力臂缩短的例子包括病理学异常，例如中足截肢、长骨骨折愈合后明显短缩、髋短缩和髋外翻。理解后者较为困难，必须牢记有效的杠杆力臂就是从旋转中心（髋关节中心）到肌肉作用线的垂直距离（图 22-5）。由于力矩定义为力量乘以垂直距离，短缩的杠杆力臂作用就是，以杠杆力臂缩短的实际比例，减小内在力矩（作用力）。假如不发生姿势性代偿，就需要增加髋关节外展肌的力量，因为体重作为外在力矩（载荷）无法改变。外展肌经常无法满足该需求，经常可以观察到调整姿势，例如摇摆步态就是在冠状面上发生过度摇摆为特征。通过将上部躯干移动到处于着地相肢体的上方，体重靠近支点，因此载荷减小（图 22-6）；假如移动躯干无法充分代偿，在单腿站立时可以观察到骨盆下垂（Trendenlenburg 征）。

对于杠杆力臂缩短功能丧失，有的可以治疗，有的无法治疗。例如，大部分中足截肢的患者，缺乏有效的方法来恢复足部的正常长度，假如是创伤后或者先天性原因，并非由糖尿病或者血管性疾病引起的截肢，可考虑进行足部延长（图 22-7）。但是在髋关节，由髋短缩引起的外展肌功能不足，对于儿童患者可通过大粗隆骨骺融合术处理（Gage 和 Cary 1980），和 / 或对于骨骼成熟的患者，可通过大粗隆的外侧移位来处理，诸如 Wagner（1978）和 Morscher（Hasler 和

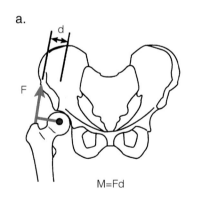
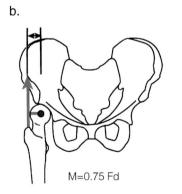
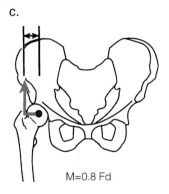

a.　　M=Fd　　　　　b.　　M=0.75 Fd　　　　　c.　　M=0.8 Fd

图 22-5　a ~ c

a　图示作用于正常髋关节的外展力矩。杠杆力臂 d 就是从髋关节中心到外展肌的垂直距离，髋关节周围所产生的力矩等于肌肉力量乘以杠杆的长度，在本例中所产生的力矩为 Fd。F，力量；M，力矩。

b　图示过度外翻的髋关节。在本例中，通过外翻作用，使臀中肌的止点更加接近髋关节中心，杠杆力臂缩短 25%，结果是即使肌肉力量不变，力矩减少 25%。

c　图示髋短缩的影响，可发生于成年人的骨折，或者生长期儿童的股骨头骨骺缺血性坏死。股骨颈缩短的影响也促使臀中肌的止点接近髋关节中心（本例中为 20%）。结果，尽管肌肉力量正常，力矩减少到 80%。

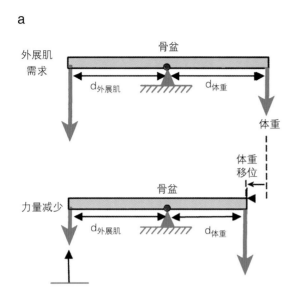

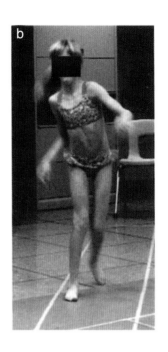

图 22-6　a，b

髋关节外展杠杆短缩的步态代偿。a，假如体重（载荷）的位置无改变，对髋关节外展肌需要更大的力量。假如无法增添该作用力，将会出现代偿姿势，以减小外在力量的杠杆力臂，由此减小对髋关节外展肌的需求。摇摆步态就是这种代偿的实例。b，照片中女孩在单腿站立时存在摇摆和骨盆下垂（Trendelenburg 征）。

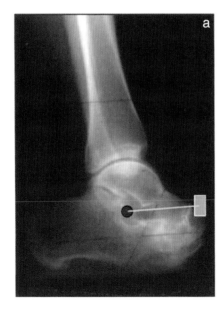

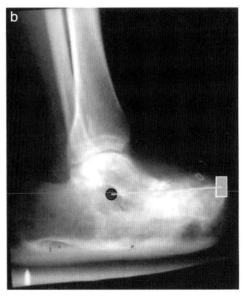

图 22-7　a，b

a　创伤后中足截肢。距骨处于跖屈位，胫前肌腱移位固定于舟骨上，在放射片上标明杠杆力臂的长度。

b　通过牵拉生成新骨，延长足部，在放射片中显示胫骨前方的杠杆力臂增加。

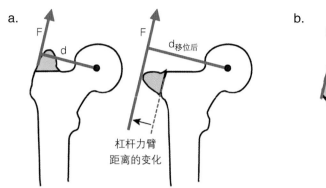

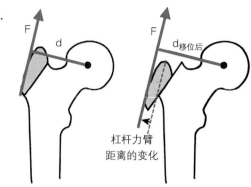

图 22-8　a，b

a　图示大粗隆移位，大粗隆行水平截骨，然后移位到股骨干的外侧面，具有延长髋关节外展肌杠杆力臂的作用。假设肌肉力量无改变，外展力矩将增加外展肌杠杆力臂延长的百分比。这是一种在髋短缩中最佳的大粗隆移位方法。F，力量。

b　假如大粗隆截骨术存在角度，大粗隆的移位向远端大于向外侧，外展肌紧张，但是杠杆力臂长度的增加百分比远小于图 a 中所示。由于外展力矩的增加值与杠杆力臂的长度成正比，外展力矩的改善数量也小得多。这是高龄儿童髋关节内翻截骨术后大粗隆移位的最佳方法，原因在于此时的目标是紧缩髋关节外展肌，而不是延长杠杆力臂。

Morscher 1999）法的股骨颈延长术也可考虑使用，详见第 19 章。关键之处在于截骨后大粗隆的位置，外展肌止点应该向外侧移位，而不是向远端移位，或者外展肌杠杆力臂得不到延长（图 22-8a）。由髋外翻引起的杠杆力臂功能丧失，可通过内翻截骨术，将 NSA 恢复正常，因此可以增加股骨颈长度的横向成分。但是，其副作用就是将臀小肌的止点接近其起始点（减小股骨颈长度的轴向成分）。因此可产生肌肉的功能不足。对于低龄儿童，可自行矫正，或者施行大粗隆骨骺融合术；对于高龄儿童，需要施行大粗隆向远端移位术（图 22-9b），恢复臀肌的功能长度（见第 19 章）。

柔软性杠杆力臂

可以将柔软性杠杆力臂相关的问题比喻为试图使用橡胶棍撬起石头。机体中的例子就是柔软性足外翻或者纤维愈合（图 22-9），此时柔软性杠杆能够显著减少力矩，原因是随着力量的增加，杠杆自身弯曲，因此杠杆力臂缩短。柔软性足外翻在痉挛性双侧瘫痪中极其常见，是摇摆步态的重要原因之一，因为它可以引起本章中前述的正常跖屈 - 膝关节伸展联合的实质性消失。

对于这种类型的杠杆力臂功能丧失的治疗通常具有可能性，对于柔软性足外翻的病例，外侧柱延长（Mosca 1995），加上距舟关节囊紧缩，通常已经足够。但是对于脑瘫的儿童患者，由于存在肌肉不平衡，通常还需要附加适当的足部支具，或者距下关节融合术。假如柔软性杠杆力臂功能丧失继发于长骨的纤维愈合（例如：先天性胫骨假关节形成），治疗可以获得骨性愈合，或者是选用适当的支具或者假肢。

杠杆力臂旋转异常

在体内，杠杆旋转异常的最常见例子是长骨的扭转畸形。在脑瘫病例中，由于胎儿期的股骨前倾未能得到重塑，结果在生长中发生股骨扭转和（或）骨骼重塑畸形，而在痉挛性双侧瘫痪中，通常引起胫骨外旋。为了了解这种类型的杠杆力臂功能丧失，必须观察它的横截面。

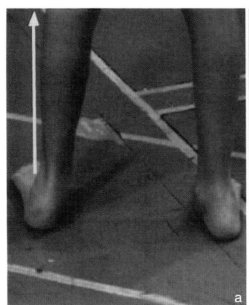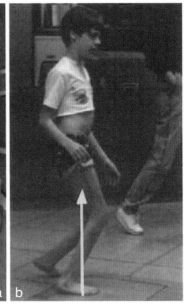

图 22-9 a，b

柔软性杠杆力臂，柔软性足外翻。举例：患者男性，痉挛性双侧瘫痪和严重足外翻的临床照片。

a 在终末期，足跟正常移动进入相对内翻位，当围绕在距骨头周围的跖筋膜紧张时，足弓升高。这些过程使得足部强硬，成为推移期的优秀杠杆。当存在足外翻时，在整个站立相中，后足处于外翻位，前足处于外展和旋后位，此时足部相对于膝关节轴外旋，中足存在过度运动，意味着杠杆力臂不仅方向异常（不在前进的平面上），还是柔软的，就像一根橡胶制成的撬棍。

b 从侧面观察，很明显不会产生跖屈 - 膝关节伸展联合，原因是地面的反作用力总是位于膝关节轴的后方。这意味着保持下肢处于伸直位的任务完全依靠髋关节和膝关节伸肌。遗憾的是，对于成年人，这 2 个肌肉组无法提供足够的力量来承担这些负担，所以不断产生摇摆步态。

图 22-10 描绘了胫骨外旋的影响，在矢状面上，可观察到地面反作用力的膝关节伸展杠杆力臂的相对长度已经下降；在水平面上，可以观察到足部旋转异常。从该观点出发，可以观察到在踝关节 / 膝关节周围引导出外翻和外旋力矩。在创伤的病例中，由于扭转性畸形愈合，非常容易出现这种情况。

旋转异常的杠杆可以产生两种效应：（a）减小原发性或预期力矩；（b）引入继发性力矩。关键是牢记外在力矩和内在力矩均可受到影响。在股骨存在前倾时，影响由步态中髋关节和膝关节的相对位置所决定。例如，假如存在 45° 的过度前倾，以膝关节指向前方的方式行走，臀小肌止点相对于髋关节中心也相应外旋 45°，这样将减小臀小肌的外展杠杆力臂，并且引入大约相等角度的伸展力矩（图 22-11）。

关键是要认识到，在肌肉力量值无改变时，可以引入继发性力矩和减小原发性力矩。因此，长度适当的杠杆可引起病理异常，原因仅仅是走行方向不正确。生长期骨骼具有可塑性，按照作用于其上的应力而重塑。随着时间的推移和生长的继续，旋转异常杠杆力臂功能丧失的影响，在儿童中可进一步引起下肢长骨的畸形。

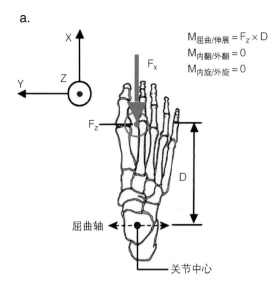

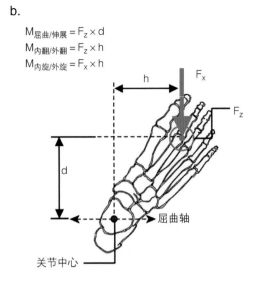

图 22-10　a, b

旋转异常的杠杆力臂，胫骨外旋。

a　旋转异常的杠杆力臂最常发生于下肢的长骨（股骨前倾，胫骨扭转）。显示正常解剖和对线。注意伸展力矩 $F_z \times D$ 的相对长度，以及内翻-外翻和旋转力矩均为 0。

b　胫骨外旋引起地面的反作用力移向正常位置的后方和外侧，具有缩短伸展力矩的杠杆力臂的作用，这意味着膝关节的伸展力矩减小。此外，引入外翻和外旋力矩，在足部、胫骨和膝关节将产生外翻和外旋力量。对于生长期儿童，这些异常力量长期作用，将会产生足部的跖屈外翻，进一步发生胫骨外旋和膝外翻。

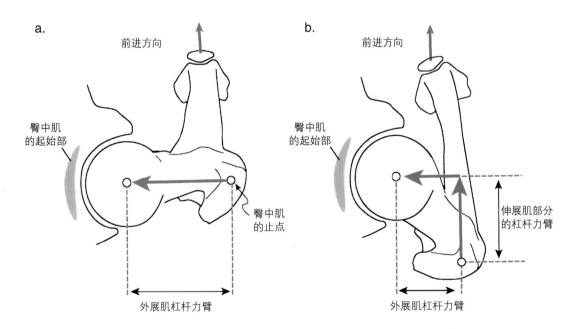

图 22-11　a, b

a　如同胫骨扭转在足部形成杠杆力臂功能丧失一样，股骨前倾会产生髋关节的杠杆力臂功能丧失。本图描绘正常髋关节的横截面解剖，臀中肌止点指向髋关节的外侧，该肌肉所产生的力矩只能是外展，伸展力矩和外旋力矩的合力为 0。

b　图示存在严重股骨前倾。通过整个下肢的内旋，能够中和部分前倾，但是无法被下肢内旋中和的部分，将臀中肌的止点移向后方。其结果是减小臀中肌的外展力矩，并引出正常不存在的髋关节伸展和内旋力矩。

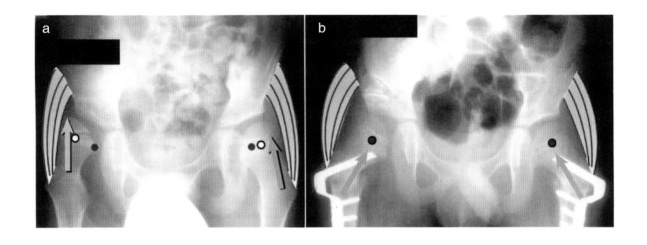

图 22-12 a, b

a 支点不稳定，髋关节半脱位。髋关节半脱位或者脱位是支点不稳定的影响的贴切例子。在图示中可以观察到，由于左侧髋关节不稳定并向外侧移位，髋关节外展肌的收缩不会产生外展，而是引起股骨向上移位。对侧存在早期外侧半脱位，支点稳定，外展肌力量具有内侧成分，但是由于髋外翻和前倾而减小。

b 在股骨内翻去旋转和骨盆覆盖截骨术后，右侧髋关节得到复位，外展肌力量恢复方向。在左侧只行股骨内翻去旋转截骨术，防止半脱位。

对于旋转异常杠杆力臂的治疗是明确的，必须手术矫正旋转异常，或者通过截骨术和内固定即时矫正，或者通过 Ilizarov 架逐步矫正。

支点不稳定

支点不稳定的贴切例子就是髋关节半脱位或者脱位（图 22-12）。此时即使存在适当的力量和杠杆，也无法产生有效的杠杆力矩。由于髋关节处于脱位状态，因此无法提供稳定的支点，正常的髋关节外展肌无法产生外展，而是产生股骨头向上半脱位。柔软性杠杆系统和支点不稳定的影响具有某些相似的成分，但是内在原因存在实质性差别。

治疗取决于关节的完整性和疾病持续的时间。例如，脑瘫儿童的髋关节半脱位或者脱位，通常需要进行开放性矫正，同时施行适当的股骨和髋臼截骨术；对于成人患者，还可采用全髋关节置换术。

位置异常

位置性杠杆力臂功能丧失的概念不容易理解，最贴切的例子之一就是所观察到的摇摆步态对腘绳肌近端和远端杠杆力臂的影响。在正常直立步态中，在站立相的上半期，腘绳肌起着髋关节伸肌的作用（图 22-13a）。由于远端关节（膝关节）处于锁扣状态，早期通过股直肌的作用，晚期通过跖屈 - 膝关节伸直的联合作用，使其成为可能。因此，腘绳肌的向心作用可以增大髋关节的伸展，而不需要屈曲膝关节。

但是，在摇摆步态中情况变化巨大（图 22-13b），由于地面的反作用力位于膝关节的后方，跖屈 - 膝关节伸直联合不再起作用。此时在膝关节产生强力的外在屈曲力矩，必须由股四头肌对抗。而且，此时地面的反作用力不仅通过髋关节的前方，还在髋关节产生外在屈曲力矩。

摇摆步态所产生的髋关节屈曲力矩，必须由髋关节伸肌（臀大肌和腘绳肌）对抗，但是髋关节和膝关节的屈曲姿势已经改变腘绳肌的相对近端和远端杠杆力臂。当髋关节和膝关节屈曲加大时（步态更加摇摆），两个关节的杠杆力臂长度增加。但是，膝关节杠杆力臂的增加速率大于髋关节，此时髋关节和膝关节的腘绳肌杠杆比率移向膝关节屈曲，远离髋关节伸展。因此，腘绳肌

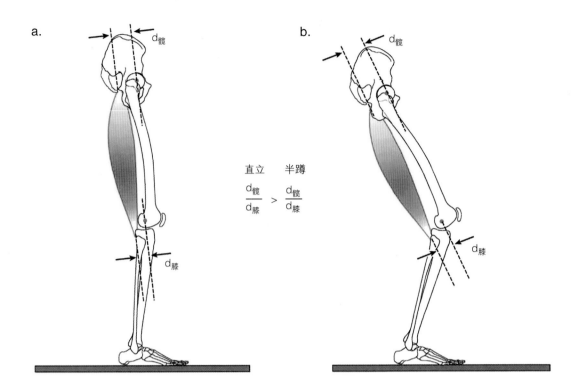

图 22-13 a, b

位置性杠杆力臂功能丧失，摇摆步态。

a 在直立姿势中，腘绳肌对髋关节的伸展杠杆力臂明显超过对膝关节的屈曲杠杆力臂。

b 开始摇摆时，膝关节屈曲杠杆力臂增加，而同时髋关节的杠杆力臂并无过多的改变，髋关节屈曲杠杆与膝关节屈曲杠杆的比率下降，使得腘绳肌相对强于膝关节屈肌。增加股直肌有助于伸展膝关节，但遗憾的是，该块肌肉也是有力的髋关节屈肌，因此对于腘绳肌伸展髋关节提出更高的要求，然后才产生膝关节进一步屈曲。这种恶性循环通常使步态陷入更加摇摆状态。需要较大的膝关节伸展力量，膝关节疼痛加上能量消耗增加，经常导致无法行走。

成为效率较低的髋关节屈肌，效率较高的膝关节屈肌。这进一步增加膝关节的屈曲力矩，由此增加对股四头肌的力量需求，而股四头肌的作用是试图防止膝关节完全屈曲。

这种情况具有 2 种后果：（a）增加髌股关节的压力；（b）寻求股直肌的协助。但是，股直肌通过两个关节，除了是膝关节伸肌之外，同时也是强力的髋关节屈肌。因此，髋关节需要更大的伸展力矩，来对抗倒下而成为屈曲。假如随后增加髋关节和（或）膝关节的屈曲，地面反作用力更加远离髋关节和膝关节，因此可增加每个关节的外在杠杆力臂。然后，发展成为恶性循环，髋关节和膝关节屈曲力矩进行性增大，同时伸展力量进行性变为异常。最终，髌股关节的压力增加，引起膝关节疼痛，或增加肌力需求，使得无法行走。

由于有多种病因，位置性杠杆力臂功能丧失的治疗非常复杂。例如，在诸如脑瘫之类的神经肌肉疾病中，疾病通常继发于下列相关问题：平衡，失去选择性运动控制，以及在本章中前面叙述的引起杠杆力臂功能丧失的某些原因。在麻痹性疾病中，如脊髓脊膜膨出或者脊髓灰质炎，问题通常来源于远端的小腿三头肌变弱，随后在站立中期，产生不适当的跖屈 - 膝关节伸展耦合。但是，原发性杠杆力臂功能丧失，例如严重的足外翻或者胫骨外旋，也可引起不当的力矩，在站立中期保持膝关节伸直。总而言之，成功的治疗依赖于对病理改变具有正确的理解，关键是牢记这是一种特殊类型的杠杆力臂功能丧失，经常来源于在本章中前述的某些其他类型的杠杆力臂功能丧失。

总而言之，在摇摆步态中存在下列多种异常：（a）失去跖屈 - 膝关节伸展耦合，或者由于杠杆力臂功能丧失（足外翻和 / 或胫骨外旋），或者由于小腿三头肌功能不全（小腿三头肌过长和 / 或过弱）；（b）继发性髋关节和膝关节屈肌挛缩；（c）髋关节和膝关节的单关节伸肌过长（臀大肌和股直肌）（通过髋关节、膝关节和踝关节的双关节肌肉，可发生挛缩，或者长度正常，但是通常不会过长）；（d）随着时间的推移，最后发生膝关节后关节囊的挛缩。

在神经肌肉性疾病中，例如脑瘫，需要分析疾病的原因，纠正那些可治疗的病理异常。畸形的矫正原则如下：（a）纠正骨骼对线异常，包括股骨前倾、胫骨扭转和（或）足部异常；（b）延长过短的肌肉（包括腰大肌、腘绳肌和（或）腓肠肌）；（c）恢复过长的肌肉的张力，例如比目鱼肌、股直肌和臀肌。对于肌肉，延长容易缩短困难，因此后者的目标难以达到。

在试图改善摇摆步态的功能时，最好以手术矫正杠杆力臂功能丧失作为开端，适当地延长挛缩的肌肉结构。手术恢复后，通常使用适当的支具，例如地面反作用型踝关节 - 足部支具。对于具有剩余纵向生长的儿童，还需要积极和系统地进行髋关节伸肌和股四头肌的力量训练。但是对于成人，还需要施行髌腱抬高术，恢复股四头肌的张力。对于患有神经肌肉性疾病的成人，通常持续存在髋关节伸肌变弱，此时除了使用 Lofstrand 拐杖，使躯干获得适当的支撑之外，别无他法。

参考文献

Anderson FC, Pandy MG (1999) Static and dynamic optimization solutions for gait are practically equivalent. Presented at the 23rd Annual meeting of the American Society of Biomechanics, Pittsburgh, October 21–23

Davy DT, Audu ML (1987) A dynamic optimization technique for predicting muscle forces in the swing phase of gait. J Biomech 20:187–201

De Bastiani G, Aldegheri R, Renzi-Brivio L, Trivella G (1987) Limb lengthening by callus distraction (callotasis). J Pediatr Orthop 7:129–134

Gage JR (1991) Gait analysis in cerebral palsy. MacKeith Press, London, pp 61–100

Gage JR, Cary JM (1980) The effects of trochanteric epiphysiodesis on growth of the proximal end of the femur following necrosis of the capital femoral epiphysis. J Bone Joint Surg Am 62:785–794

Hasler CC, Morscher EW (1999) Femoral neck lengthening osteotomy after growth disturbance of the proximal femur. J Pediatr Orthop B 8:271–275

Ilizarov GA (1989a) The tension-stress effect on the genesis and growth of tissues I: The influence of stability of fixation and soft-tissue preservation. Clin Orthop 238:249–281

Ilizarov GA (1989b) The tension-stress effect on the genesis and growth of tissues. II: The influence of the rate and frequency of distraction. Clin Orthop 239:263–285

Mosca VS (1995) Calcaneal lengthening for valgus deformity of the hindfoot: results in children who had severe, symptomatic flatfoot and skewfoot. J Bone Joint Surg Am 77:500–512

Pedotti A, Krishnan VV, Stark L (1978) Optimization of muscle-force sequencing in human locomotion. Math Biosci 38:57–76

Perry J (1974) Kinesiology of lower extremity bracing. Clin Orthop 102:18–31

Tsirakos D, Baltzopoulos V, Bartlett R (1997) Inverse optimization: functional and physiological considerations related to the force-sharing problem. Crit Rev Biomed Eng 25:371–407

Wagner H (1978) Femoral osteotomies for congenital hip dislocation. In: Weil UH (ed) Progress in orthopedic surgery: acetabular dysplasia and skeletal dysplasia in childhood, vol 2. Springer, Berlin Heidelberg New York, p 85

第23章　TKR 和 THR 相关的对线异常

需要进行膝关节或者髋关节关节置换手术的患者，经常存在下肢畸形，通常需要在假体植入过程中，对标准截骨和软组织松解进行调整。大多数病例可得到处理，某些畸形需要附加截骨术和软组织手术。本章主要关注人工关节置换术恢复对线时所需要的术前和术中计划及对策。理解全膝关节置换术（TKR）和全髋关节置换术（THR）的正常对线参数是所有深入讨论的基础，其中许多原则由 Hungerford（1995）和 Krsckow（1990）提出，并在多篇文献中论述。

与 TKR 相关的正常对线和异常对线的比较

在 TKR 病例中，需要分别考虑骨骼对线和韧带平衡，但是，如同在第 14～16 章中讨论的那样，骨骼对线和韧带平衡互相关联。对线正常的全膝关节置换术可以遗留韧带不平衡（图 23-1）；而对线异常的膝关节可具有良好的韧带平衡（图 23-2）。为了避免出现上述错误，在所有病例中，必须确保韧带平衡和骨骼对线。

诸多问题可引起膝关节置换术失败，包括感染、假体问题、无菌性松动和对线异常。对线异常是目前为止最常见的失败原因，可引起骨骼和韧带承受过度的载荷，导致非对称性的骨缺失、假体磨损和骨折以及韧带不稳定（图 23-3）。

在人工全膝关节置换术后，下肢的机械轴应该通过冠状面上的膝关节假体中心。在全膝关节置换术的术前计划中有 2 种方案：解剖方案

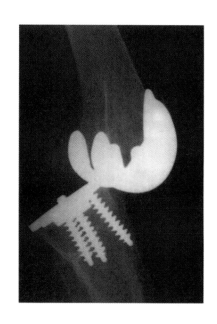

图 23-1

侧位片显示膝关节置换术后，骨骼对线良好，但是遗留韧带不平衡，最终引起脱位。

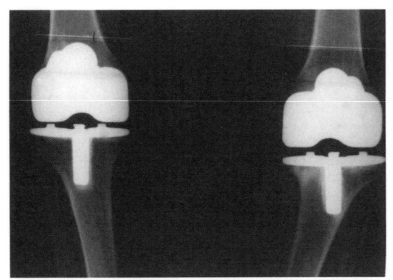

图 23-2

双侧膝关节置换术后的前后位片。右侧膝关节取得良好的平衡和对线，尽管左侧膝关节取得良好的平衡，但是存在 15° 的内翻对线异常。

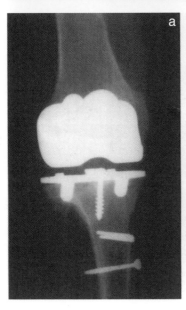
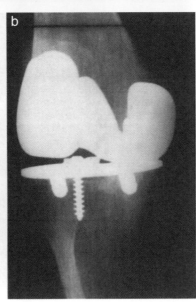

图 23-3 a，b

放射片显示由对线异常引起的各种情况。

a 胫骨近端截骨术后膝关节置换术的前后位片。由于外侧干骺端被截短，胫骨假体基座安放在薄层骨骼上，外侧固定栓穿透骨骼，引起骨骼承受过度载荷。

b 膝关节置换术的前后位片，内翻对线异常，由于承受过度载荷和磨损，引起聚乙烯丢失。

和经典方案。其中的不同之处在于关节线的走行方向应该垂直于机械轴线还是垂直于纵向轴（当下肢处于"立正"的姿势，双足并拢，与在单腿站立时下肢具有 3° 的内收相一致）。在解剖方案中，当处于步态中着地相时，股骨和胫骨假体的关节线平行于地面。要达到此目的，以 3° 内翻进行胫骨截骨（MPTA=87°），并以 9° 外翻进行股骨截骨（aLDFA=81°，mLDFA=87°）（图 23-4a）。在经典方案中，植入假体后关节线垂直于机械轴，垂直于股骨机械轴进行股骨远端截骨（aLDFA=84°，mLDFA=90°），与股骨干轴通常相差 6°，垂直于胫骨干轴进行胫骨截骨（在胫骨

近端为 0°）（MPTA=90°）（图 23-4b）。在上述两种方案中，能够取得相同的解剖胫股角（6°）和机械胫股角（0°），但是关节线的走行方向略微不同。两种对线方案在 10 年随访中均取得超过 95% 的临床和放射学成功率，因此无法知晓哪种方案更加具有临床优势。本章中所罗列的骨骼对线和韧带平衡的原则，应该广而用之，并非拘泥于使用某个对线方案。

在矢状面上，安装假体的目标是使膝关节能够完全伸直，而且无过伸和固定性屈曲畸形（FFD）。为了达到该目的，股骨远端的截骨应该垂直于股骨远端 1/3，前后方向上的截骨应该平

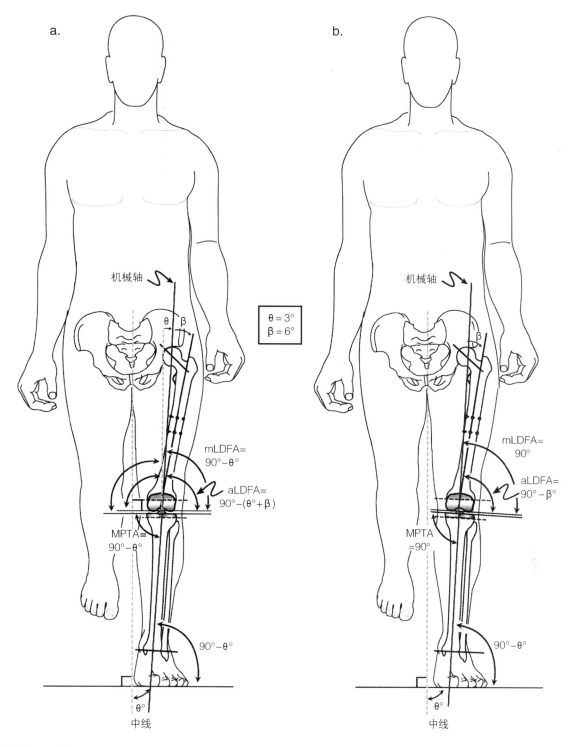

图 23-4　a，b

解剖和经典对线方案。下肢处于步态中的单腿站立相。

a　解剖对线方案。股骨远端截骨取外翻 9°（aLDFA= 81°），胫骨截骨取内翻 3°（MPTA=87°）。

b　经典对线方案。股骨远端截骨垂直于股骨机械轴（mLDFA=90°），等于取 6° 外翻股骨截骨（aLDFA=84°），胫骨截骨垂直于胫骨干轴线（MPTA=90°）。

行于股骨远端 1/3，并且垂直于股骨远端的截骨面。胫骨近端的截骨方向与胫骨解剖轴之间的关系，依据不同的假体设计而不同。胫骨近端截骨的后倾通常界于 3°～6°之间，取决于特定的假体工具，而且，许多胫骨假体的聚乙烯衬垫附带有 3°～6°的后倾。假如聚乙烯衬垫表面倾斜度可标记为关节线，PPTA 随着不同的假体产品在 80°～90°之间变动。关键是了解每种特定假体的正常角度，从而能够评估置换术后矢状面上 FFD 或者过伸畸形。

对于所有的 TKR 病例，在关节线方向正确的前提下，正确的对线需要将膝关节假体以下肢机械轴为中心。对于大多数 TKR 病例，随着关节炎病程导致关节内软骨和软骨下骨丧失，骨骼或者软组织畸形的严重性会变小。这些畸形的顶点（CORAs）位于关节线上，与某种程度的侧副韧带挛缩和（或）松弛并存。在大多数情况下，采用上述对线方案中的一种，安放股骨和胫骨假体之后，即可恢复膝关节的对线，能够矫正畸形，并且形成稳定的软组织或者韧带。本章的后续部分主要涉及严重的韧带和骨骼畸形。

有关使用保留后交叉韧带，还是后交叉韧带替代假体仍存在争议。使用两种设计类型的假体中长期成功率均达到 95%。在本章中的原则通常不包含限制性假体。

固定性软组织畸形的处理

固定性畸形或者软组织挛缩的处理称为"韧带平衡"。大多数韧带平衡涉及在畸形凹侧的软组织松解。例如，对于固定性内翻畸形，膝关节内侧（畸形凹侧）的软组织结构挛缩，而膝关节外侧（凸侧）的结构伸长，此时进行软组织平衡需要松解紧张的内侧结构。韧带平衡的其他解决方法包括加强松弛侧的结构（通常 <5% 的例数），或者松解和加强联合施行，目标通常是尽可能将限制性最小的假体运用于特定畸形。依赖假体取得韧带平衡并不是理想的长期解决方法，全限制性假体，例如旋转铰链假体，只应该用于韧带缺损的极端病例（图 23-5）。

临床评估

在 TKR 手术中，为了在术前确定施行软组织平衡的需要，应对患者进行临床检查，评估松弛度、挛缩和侧副韧带的完整性。假如存在对线异常，对膝关节施加应力，确定能否矫正到正常对线，也就是采用"应力"试验，采用该技术，纵向牵拉小腿（胫骨），绷紧关节，由于侧副韧带已被绷紧，可以判定是可纠正性畸形还是固定性畸形。

放射学评估

从负重位和应力位片上可以评估韧带的状态。在应力位片上开口超过 15°说明存在侧副韧带功能不全（图 23-6）；摄取全长站立位片是评估对线的最佳方法，放射片显示半脱位和关节线汇聚，原因有关节内软骨和骨的缺失以及韧带松弛。全长片还可发现成角和移位畸形，在以膝关节为中心的短放射片中容易遗漏。在评估韧带功能时，单腿站立位全长片与双下肢站立全长片相比，在某些时候更有益处（见图 3-7）。

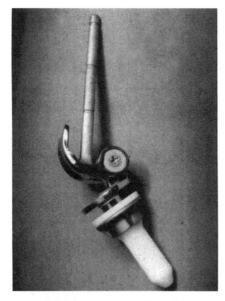

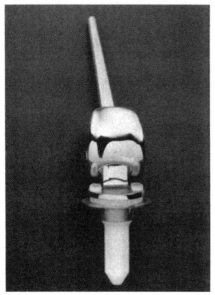

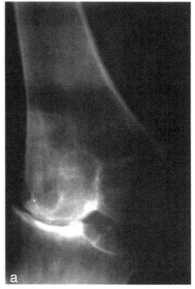

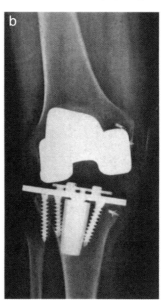

图 23-5

完全限制性铰链型假体的双面观。假体的股骨部分和胫骨部分连接在一起。这类假体只应该用于最严重的骨与软组织缺失情况下。

图 23-6　a，b

应力下膝关节放射学检查确定韧带的功能。

a　关节置换术前的膝关节外翻应力位片，显示 MCL 功能不全。

b　膝关节置换翻修术前的膝关节外翻应力位片，显示存在明显的 MCL 功能不全。

术中假体的放置和对线异常的后果

在 TKR 术中，安装假体时必须对线良好，为了理解这个问题的实质，手术医师必须弄清变量的问题。全膝关节假体的每个部件都存在有 6 个方向的自由度（内翻／外翻，屈曲／伸直，内旋／外旋，内侧／外侧移位，偏近端／偏远端，前方／后方移位），每个方向上的自由度存在有 3 种对线结果。例如，冠状面的 3 种结果分别是外翻、内翻和中立位对线，假如不考虑在 6 个方向自由度中异常变化的程度（例如：内翻畸形 2°、4° 或者 6°），每个部件都存在有 18 种可能的对线结果（6×3）；包括全膝关节假体的所有 3 个部件（股骨、胫骨和髌骨），计算出全膝关节假体安装存在 5832（18×18×18）种不同的组合。该分析是为了突出在膝关节置换术中取得正确对线的困难性。

表 23-1 总结了每种特定的术中对线异常所产生的某些后果，更加详细的讨论已超出本章的范畴。在一篇文献中，将 30 例 TKR 手术成功病例与 30 例失败病例进行比较，未发现在失败组与对照组之间存在单一的放射学对线异常参数

表 23-1　膝关节置换假体对线异常总结表

对线异常	后果
股骨假体	
内翻位放置	聚乙烯和韧带承受过度载荷
外翻位放置	聚乙烯和韧带承受过度载荷
过伸	膝关节过伸，髁间窝撞击
过屈	伸直度数下降，聚乙烯承受过度载荷
内旋	髌骨半脱位或者脱位
外旋	伸肌力量下降
前方移位	固定屈曲挛缩，或者假如减少聚乙烯的厚度，那么屈曲不稳定
后方移位	髁间窝撞击；屈曲时紧张，伸直时松弛
内侧移位	内侧副韧带撕裂，髌骨不稳定
外侧移位	通常无异常，可能出现侧副韧带撕裂
近端移位	伸直时松弛或者屈曲时紧张（取决于聚乙烯的厚度）
远端移位	屈曲时紧张或者伸直时松弛（取决于聚乙烯的厚度）
胫骨假体	
内旋	髌骨不稳定
外旋	无异常
内翻移位	聚乙烯承受过度载荷，外翻过度载荷，髌骨半脱位
过屈	伸直不稳定或者屈曲挛缩（取决于聚乙烯的厚度）
过伸	屈曲时紧张，伸直时松弛
内侧	内侧副韧带撞击，髌骨半脱位
外侧	无异常
近端	屈曲时紧张，伸直时松弛
远端	屈曲，伸直时松弛
前方	后交叉韧带紧张，型号变小
后方	型号变小
髌骨假体	
外侧	髌骨半脱位，脱位
内侧	无异常
前方	骨折
后方	膝关节屈曲度数下降
过屈，过伸	骨折
内旋／外旋	轨迹异常
近端	高位髌骨，不稳定
远端	低位髌骨，屈曲度数下降

（Mont 等 1995），但是在失败组中混合性异常参数要明显高于对照组，最糟糕的组合有股骨假体安装于过度屈曲位，同时胫骨假体安装于过度伸直位。值得注意的是，某些对线异常的组合可以互相抵消。例如，在膝关节置换术中，将股骨假体安放于可允许范围内的内翻位，与胫骨假体处于外翻位，相处良好，但是如果方向相反（股骨假体外翻，胫骨假体内翻），将会产生灾难性的后果（Mont 等 1995）。这个结果与第 13 章中膝关节对线异常的好类型和坏类型相一致。

内翻畸形

轻度内翻畸形可通过切除内侧骨赘以及有限的软组织松解进行处理。对于更严重的内翻畸形，与无畸形的膝关节一样，也可取得优异的结果（Sculco 1997；Karchalios 等 1994；Faris 等 1992）。例如，在一项研究中，27 例存在严重内翻畸形（>20°）的膝关节置换术，与 40 例无畸形的膝关节置换术进行配对比较研究，结果相同（Teeny 等 1991）。永远不要将软组织进行横向松解，而是以骨膜下滑动的方式在骨骼上进行分离。

在内侧需要处理的结构包括内侧骨赘，后方和内侧关节囊，深部和表浅 MCL，鹅足和半膜肌肌腱。

对于各种结构的松解顺序或者组合尚无统一的观点，笔者建议在所有的初次人工膝关节置换术中，围绕膝关节的内侧进行松解直到后方关节囊，然后在试模复位后用手指探查，再次松解任何紧张的结构。

在内侧的松解已经达到最大程度，并且无法继续松解受损的韧带，或者存在移位问题时，需要进行外侧韧带的紧缩。例如，胫骨半脱位的病例，同时伴有内侧广泛剥离，或者内侧韧带功能不全。恢复外侧韧带稳定性的方法包括外侧副韧带向远端或者近端移位，在向远端移位时，常用的方法是将腓骨头及其附着的侧副韧带向远端移位；替代方法是将 LCL 的起始部游离，然后在近端重新固定。

外翻畸形

对于外翻畸形，超过 95% 的软组织平衡只涉及外侧结构的松解，不需要内侧紧缩。同样，对于需要松解的各种外侧结构的顺序或者组合也无统一的观点，包括骨赘、髂胫束、外侧和后方关节囊、LCL、腘肌腱、腓肠肌外侧头和腓神经管。

可以将 LCL 形成网眼状，取得合适的长度。偶尔需要将 MCL 移位，牢固地缝合于胫骨上。MCL 移位可以是近端也可以是远端，取决于手术医师的选择。当即时矫正中到重度外翻畸形时，建议施行腓神经松解术（见图 10-17）。

严重外翻畸形全膝关节置换术的结果接近于无畸形对照组（Faris 等 1992；Karchalios 等 1994）。在一项研究中（Krackow 等 1991），81 侧外翻膝关节行全膝关节置换术，与 40 侧无畸形对照组进行配对比较研究，外翻膝关节组的优良率为 90%，略低于对照组 97% 的结果，但是具有可比性。在另一项研究中（Healy 等 1998），严重畸形采用 MCL 近端移位和髂胫束松解，所有 11 例患者均取得优秀结果。

屈曲畸形和挛缩

小于 20°～25° 的屈曲畸形通常可以在术中处理，增加部分股骨远端的截骨量（增加 2～5 mm），以及修整胫骨近端的骨赘能够提供帮助。必须明确截骨存在限度，股骨的截骨受到侧副韧带起始部位的限制，胫骨截骨受到胫骨结节水平的限制。

其他结构可以在术中加以松解，包括后关节囊以及相关的后方骨赘和游离体。当需要进入膝关节后关节囊时，可以抬高腓肠肌和腘绳肌的起始部，并伸入扁平血管钳。对于大于 30° 的内翻畸形，可在术前使用系列石膏，在数周内将畸形减小到 30° 以内；对于难治性或者严重的畸形，可使用外固定器，逐渐牵拉屈曲挛缩畸形。必须注意在矫正屈曲挛缩的同时，不要发生胫骨相对于股骨的移位。对于重度畸形还可采用其他方法，Krackow（1990）报道需要行二期手术，初期手术先行后内侧和后外侧松解术，然后使用系列石膏。为了防止挛缩复发，无论何时行软组织松解治疗屈曲挛缩，在康复阶段膝关节必须置于支具内处于伸直位。

应该强调矫正严重畸形（>40°）时很少试图一次完成。在一组报告中（Lu 等 1999）37 例平均 78°（范围 60°～100°）的屈曲挛缩，作者通过采用广泛软组织松解（后关节囊，后交叉韧带，腘绳肌和腓肠肌，双侧侧副韧带的骨膜下分离），以及增大股骨和胫骨的截骨量，在术后能够矫正到平均 7°（范围 0°～15°）。尽管得到矫正，但是严重并发症的发生率为 27%，包括 3 例腓神经麻痹，1 例血管并发症，6 例切口愈合问题和 1 例深部感染。

在 TKR 术后也可发生屈曲挛缩畸形，原因可能是假体处于屈曲位安装，或者是关节挛缩。对于前者，可采用伸直截骨术矫正膝关节的屈曲挛缩畸形，通常在股骨施行，使用股骨髁上髓内针固定（图 23-7 和图 23-8）。对于假体位置良好的膝关节屈曲挛缩，可采用外固定器，所有固定针位于关节囊外，避免引发感染。即使使用带柄的假体，也可在置入固定针时避免接触假体柄，多数采用 LON 针方法（图 23-9 和图 11-28）。

后弓畸形

无论是在全膝关节置换术前还是在术后，后弓畸形罕见。这些畸形或者来源于术前存在松弛或骨骼畸形，或者来源于截骨未垂直于股骨远端和胫骨近端，和（或）术中软组织平衡处理不恰当，后关节囊和侧副韧带变薄也可影响畸形。在一项报告中（Krackow 和 Weiss 1990），报道 4 例成功的病例，矫正骨骼畸形，将股骨端一侧或者双侧的侧副韧带向后方移位，在膝关节伸直时恢复这些韧带的正常张力。

按照畸形的位置，手术处理包括附加截骨术，或者在股骨远端或者胫骨近端进行代偿性截骨。假如在置换术后出现畸形，矫形时需要去除假体，或者翻修股骨和（或）胫骨端截骨，在矢状面上安放假体的方向正确。此外，在与软组织松弛相关的畸形中，应该将软组织（后关节囊、侧副韧带）重叠缝合固定。

腓神经麻痹和手术松解

在即时矫正软组织和骨骼的外翻和屈曲对线异常时，腓神经存在受到牵拉和手术损伤的风险，术后腓神经麻痹的发生率可高达 15%（Asp 和 Rand 1990；Engelbrecht 等 1976；Mont 等 1996；Rose 等 1982）。关键是要辨别存在发生损伤较高危险性的病例，考虑在 TKR 术中进行预防性腓神经减压术，并不需要像在许多膝关节重建教科书中推荐的那样，进行广泛的分离。如同在第 10 章中所述，行 3 cm 小切口，在腓骨颈的束缚处松解腓神经。

腓神经麻痹能够自发性缓解，时间从数周到数年，促使某些作者提倡非手术治疗（Engelbrecht 等 1976；Rose 等 1982）。在一组 31 例手术减压的报告中，在损伤后 2 个月内并未恢复的 4 级或者 5 级麻痹（中度以上的运动和感觉缺失）中，减压后 30 例（97%）得到实质性的改善（Mont 等 1996）。Herbert 等（1996）建议对于所有的术后腓神经损伤立即进行减压，可以防止由于紧张的腓管周围筋膜条索造成的继发性神经损伤，Herbert 等还发现神经恢复时间与减压延误时间直接相关。

假如在术后早期就发现腓神经麻痹，最初的治疗包括松解所有的加压包扎和将膝关节处于屈曲位。假如发现血肿进行性扩大，应该及时探查，进行减压和引流。

韧带平衡后的试验性复位

对于复杂 TKR 手术，最初应该处于屈曲位时进行试验性复位，进行适当的内侧或外侧松

图 23-7　a，b

a　患者女性，40 岁，既往有髌骨切除史，在初次 TKR 术后，侧位片显示膝关节存在 FFD。

b　行股骨髁上截骨术，采用带有弯曲的逆向髓内针（IMN）固定。IMN 弯曲处的顶点指向后方，将股骨远端过伸，这样膝关节处于完全伸直位。

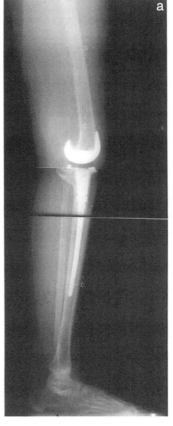
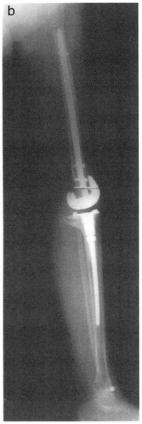

图 23-8　a，b

a　侧位片显示膝关节存在 FFD，原因是存在股骨远端前弓和胫骨外旋畸形。这些畸形是 TKR 周围骨折的结果，已行内固定。

b　并未更换金属固定物，采用圆形穹顶状截骨术，去除截骨部位近端的螺钉，并进行更换，将股骨远端伸直。采用与上述螺钉和截骨术的同样策略，将胫骨内旋。该膝关节既往已将髌骨切除，现在取得完全伸直。

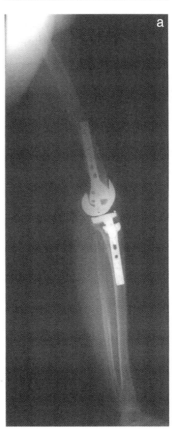
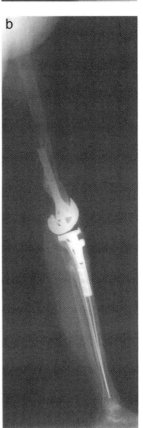

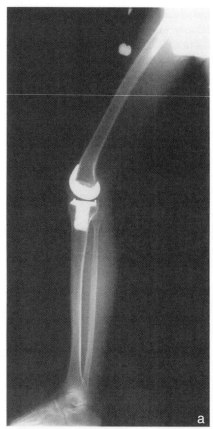
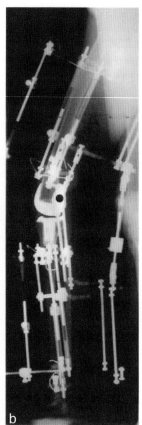
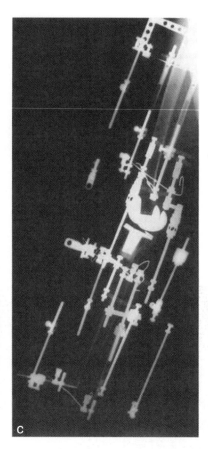
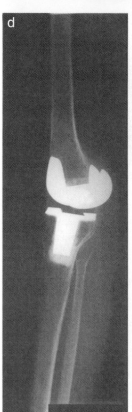
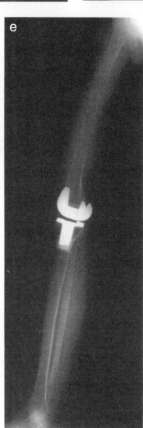

图 23-9　a ~ e

a　TKR 术后固定性膝关节屈曲挛缩的侧位片，尽管既往已行软组织松解术，仍未解决膝关节的屈曲挛缩，接受髌骨切除术。

b　使用 Ilizarov 装置，铰链位于膝关节假体的旋转中心，逐渐牵伸膝关节。

c　故意将膝关节过伸，以取得全面矫形。

d　在去除 Ilizarov 装置时，可发现存在过伸。

e　1 年后，患者膝关节仍保持完全伸直。

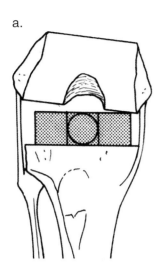 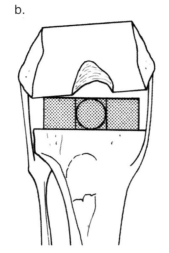 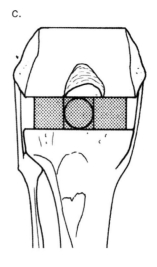

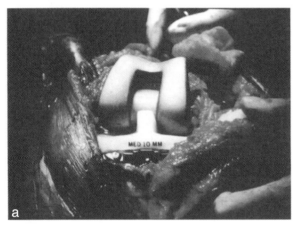

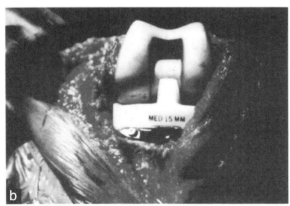

图 23-10　a ~ c

处于屈曲位时平衡膝关节韧带。

a　膝关节处于屈曲位时 LCL 松弛。

b　膝关节处于屈曲位时 MCL 松弛。

c　膝关节处于屈曲位时取得良好的平衡。

解，直到膝关节处于屈曲位时似乎已经取得平衡（图 23-10）。由于改变胫骨衬垫的厚度，将会影响屈曲位和伸直位的稳定性，因此应该先在屈曲位进行试验；而改变股骨远端的厚度只影响伸直位的稳定性，因此当膝关节在屈曲位获得平衡后，在 TKR 平衡中 9 种可能的对线结果减少到只有 3 种简单的可能性，9 种对线结果包括屈曲位 3 种（太松、太紧、适当）乘以伸直位 3 种（太松、太紧、适当），通过改变胫骨衬垫，在屈曲位取得正常，只剩下伸直位 3 种可能的结果。伸直膝关节，稳定性正常时，手术结束；如果稳定性过紧，需要在股骨远端切除更多的骨骼；或者稳定性过松，增大股骨远端假体型号可得到改善（图 23-11）。

软组织平衡原则的总结

1. 理解对线异常的后果；

2. 术前对畸形进行临床和放射学评估；

3. 超过 95% 的韧带平衡需要松解；

4. 不到 5% 的平衡需要增大或者改换限制性假体；

图 23-11　a，b

a　在试模复位中，膝关节处于屈曲位，使用 10 mm 胫骨衬垫，可观察到内侧和外侧均存在松弛。

b　在屈曲位时，使用较厚的衬垫（15 mm），促使屈曲位内侧和外侧得到稳定。

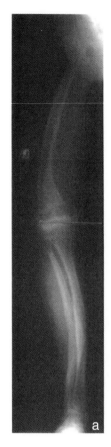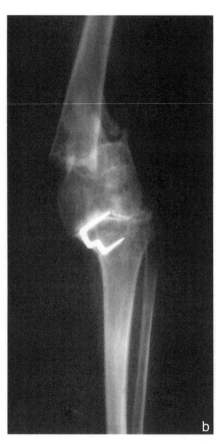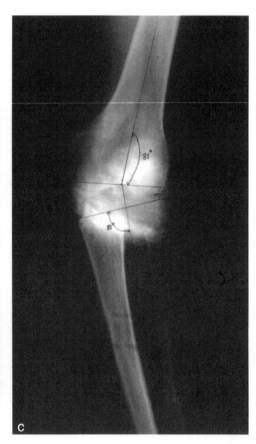

5. 很少使用完全限制性假体；

6. 在试验性复位中，先检查屈曲位的稳定性。

关节外骨性畸形

关节炎的病变过程可引起成角畸形，它的顶点（CORA）位于关节的水平。患者偶尔会在股骨干和（或）胫骨干存在其他骨性畸形，称为关节外畸形，其中包括创伤后畸形、代谢性骨病，如 Paget 病、先天性和发育性骨骼畸形，以及既往截骨手术引起的医源性畸形（图 23-12）。

畸形的程度和水平决定畸形对膝关节置换术的影响。为了纠正关节外畸形，进行代偿性截骨（尤其是位于胫骨侧）将会影响韧带平衡，畸形越严重，对膝关节置换术的影响就越大。同样，CORA 越接近于膝关节，对膝关节的影响就越大。位于髋关节或者踝关节周围的成角畸形，对膝关节的对线和方向影响较小（图 23-13）。根据畸形到膝关节的距离，畸形程度对膝关节的影

图 23-12 a ~ c

各种关节外骨骼对线异常。

a 佝偻病引起的股骨和胫骨的弓形畸形，伴有广泛的关节病变。

b 股骨骨折后成角和移位畸形，以及胫骨 HTO 后畸形，伴有广泛的膝关节病变。

c HTO 后畸形愈合。

响存在直接几何学关系。假如位于股骨中段水平（50% 处）存在 10° 的骨干成角，将使膝关节走行方向改变 5°；在离膝关节 20% 处存在 10° 的骨干成角，将使膝关节走行方向改变 8°；在离膝关节 80% 处存在同样的骨干成角，将使膝关节走行方向只改变 2°。

假如通过膝关节截骨来矫正关节外畸形，尽管机械轴的对线可恢复到中立位，但可引起继发性移位畸形以及关节走行方向异常，而且采用关节内截骨矫正关节外畸形，可引起韧带不平衡。采用内侧过度截骨治疗股骨外翻畸形（图 23-14a），可引起膝关节伸直时 MCL 松弛；采用外侧

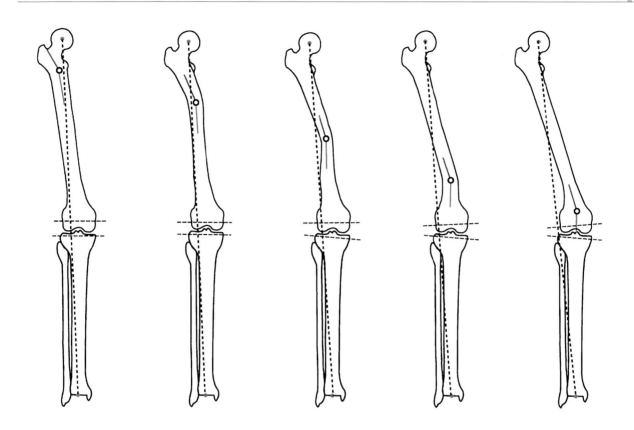

图 23-13

股骨上不同水平的成角产生不同程度的对线异常。成角越接近膝关节，MAD 就越大，对膝关节走行方向异常的影响也就越大。CORA 越接近于膝关节，关节内矫形所需要的截骨量就越大。

过度截骨治疗股骨内翻畸形（图 23-14b）尚可接受。原因是阔筋膜张肌和伸肌装置可代偿膝关节伸直时的 MCL 松弛。由于关节外的内外翻畸形并不影响股骨后髁的截骨，屈曲时的稳定性无变化，因此膝关节会出现伸直位不稳定而屈曲位稳定的现象。胫骨外翻畸形需要内侧过度截骨，胫骨内翻畸形需要外侧过度截骨（图 23-14c 和 d），这些胫骨近端的斜向截骨将会引起韧带非对称性延长，这在膝关节屈曲位和伸直位时均存在。对于任何股骨或者胫骨畸形，外侧过度截骨较内侧过度截骨容易接受。在股骨或者胫骨截骨治疗较近端的畸形时，还分别会引起髋关节或者

踝关节的走行方向异常（图 23-14）。

治疗方法的选择总结如下：

1. 标准关节矫形；

2. 关节内矫形，并行韧带重建；

3. 同时行截骨术和人工关节置换术；

4. 先行截骨术，然后行人工关节置换术，分二期进行；

5. 高度限制性假体。

一期行截骨术矫正对线，然后二期行关节置换术，与一期同时施行这两个手术相比，具有多个突出优点。首先，通过恢复对线，可缓解关节炎症状，存在股骨和胫骨的外翻畸形时尤为明显，因此可延缓关节置换术的需求，通常在多年后才出现需要手术的症状（图 11-17 和图 16-28）。在计划截骨术种类和选择固定物时，关键是要考虑未来的人工关节置换术，例如股骨的逆行 FAN 颇具吸引力，因为其侵入性小，手术切口不干扰关节置换术的切口，又因为采用逆行置入方式，金属固定物容易从膝关节中取出。二期手术的第二个优点是，不同于在一期手术中需

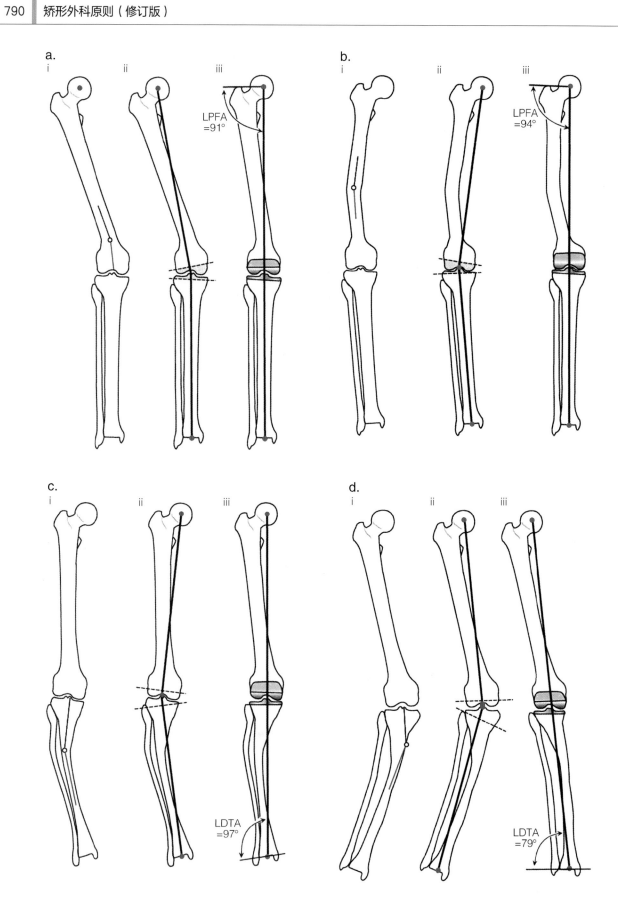

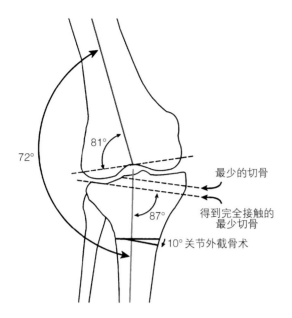

图 23-15

恢复胫骨外翻的对线，关节内和关节外截骨术的比较。为了矫正畸形，关节内截骨需要切除过多的骨质，将损害 MCL 的稳定性。在膝关节置换术前或术中应该选择关节外截骨术。

◀　**图 23-14　a ~ d**

在人工全膝关节置换术中，关节内截骨必须补偿关节外骨性畸形。截骨垂直于每个骨骼的机械轴，尽管不存在 MAD，股骨截骨后髋关节走行方向异常，胫骨截骨踝关节走行方向异常（注意最后的 LPFA 和 mLDFA）。

a　股骨外翻畸形，需要在股骨内侧过度截骨（ⅰ），在恢复对线和关节置换术后（ⅲ），计划行楔形截骨（ⅱ）。

b　股骨内翻畸形，需要在股骨外侧过度截骨（ⅰ），在恢复对线和关节置换术后（ⅲ），计划行楔形截骨（ⅱ）。

c　胫骨外翻畸形，需要在胫骨内侧过度截骨（ⅰ），在恢复对线和关节置换术后（ⅲ），计划行楔形截骨（ⅱ）。

d　胫骨内翻畸形，需要在胫骨外侧过度截骨（ⅰ），在恢复对线和关节置换术后（ⅲ），计划行楔形截骨（ⅱ）。

图 23-16　a，b ▶

a　术前放射片显示佝偻病引起股骨明显的内翻畸形，并伴有严重的膝关节炎。

b　在膝关节置换术中，采用股骨远端截骨术和内固定，矫正关节外畸形。

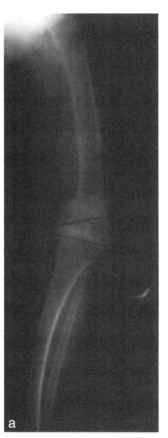

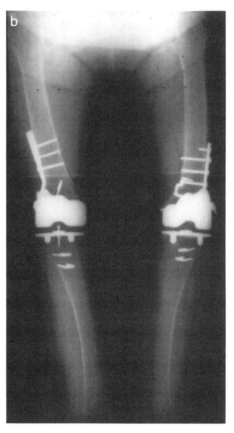

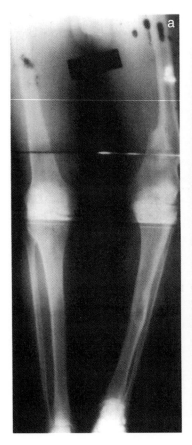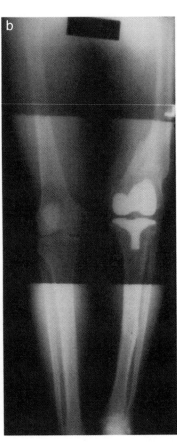

图 23-17　a，b

a　股骨畸形愈合，伴有严重的膝关节炎。

b　采用关节内截骨矫正关节外畸形。

要顾及矫形的水平和程度，可以近乎完美地矫正畸形。

无论使用何种方法，都必须作出术前计划，决定所有 CORA 的水平以及畸形的复杂性；用模板测量膝关节，确定标准的术中矫形是否充分；或者为了补偿畸形是否需要切除过多的骨质；以及由于截骨术原则 3，是否会残留过多的继发性畸形。显然，完全矫正畸形需要遵循截骨术原则 1 或 2，对大多数病例，意味着采用截骨术原则 1，也就是在 CORA 水平上矫正畸形（图 23-15 到图 23-17）。

HTO 失败后的全膝关节置换术

在接受胫骨近端截骨术治疗的 MCOA 患者中，许多患者最终仍然需要施行 TKR 手术。在这些病例中约有 80% 的患者并无特殊困难，可以顺利地施行膝关节置换术。由于可以预期某些患者会在关节置换术中出现困难，需要特殊的考虑，应该甄别这些患者以及必须加以考虑的特殊因素，确保取得最佳结果。即便如此，有数位作者报告 HTO 术后的 TKR 结果无法令人满意，5 ~ 7 年随访的失败率为 20% ~ 36%（Mont 等 1994a；Katz 等 1987；Windsor 等 1988）。

术前评估

临床评估

HTO 术后全膝关节置换术结果的影响因素包括截骨术后疼痛无缓解，在截骨术前有多次手术史，腓神经麻痹，反射性交感神经营养不良症，以及具有劳工保险补偿者，所有这些因素在术前评估中应该加以审视。此外，还需要评估其他临床因素，包括既往手术切口部位、活动度的要求、侧副韧带的完整性以及旋转畸形。

　　HTO 术后的旋转畸形可以说是在转行 TKR 手术时最具挑战性的问题。例如，假如远端节段愈合于外旋畸形位，将实际上加大 Q 角，对于严重的患者需要在术中加以处理，施行胫骨结节内移手术，以便在全膝关节置换术后能够取得适当的髌骨轨迹。

放射学评估

　　可使用放射学评估确定 HTO 失败后的全膝关节置换术可能面临的潜在性问题，包括存在的金属固定物是否妨碍胫骨假体，不愈合必须在关节置换术前采用手术治疗，胫骨节段是否存在缺血性坏死，低位髌骨会引起暴露困难，并可能需要施行股四头肌成形术或者胫骨结节抬高术，以及胫骨外侧干骺端截短后可引起胫骨假体安放困难。

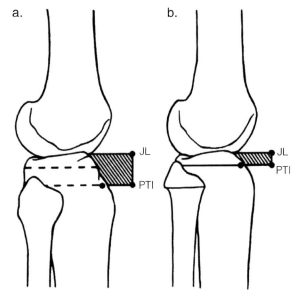

图 23-18　a，b

a　外侧闭合楔形截骨术，缩短髌腱止点（PTI）和闭合楔形 HTO 术后的关节线（JL）之间的距离。
b　髌腱止点移向近端。

胫骨近端截骨术后 TKR 的相关问题

　　在胫骨近端截骨术后，可能存在多种对线异常，必须在术前放射片上仔细分析，如前所述，在临床和放射学检查中可发现胫骨远端存在旋转畸形；此外，处理内翻或者外翻畸形的方法也不同于处理关节炎相关畸形时所采用的方法。例如，在继发于骨性关节炎的外翻畸形典型病例中，股骨和胫骨都参与畸形的形成，然而在 HTO 术后的外翻畸形中，畸形几乎都在胫骨上，并且可由行截骨术的原始 MCOA 引起的内翻畸形中得到代偿。当术前使用模板测量时，手术医师必须注意畸形的部位，认识到在行股骨截骨之后，膝关节处于更加外翻位，胫骨截骨必须进一步过度矫正。如同在关节外畸形中那样，术前应使用模板画出这些截骨线。对于严重的外翻畸形，在行膝关节置换术的同时，或者作为分期手术的一部分，需要在胫骨结节下方施行辅助性截骨术。

　　由于截骨术后瘢痕形成，胫骨近端骨膜下暴露存在困难；由于既往的瘢痕和低位髌骨限制髌骨翻转，因此暴露关节腔经常较困难。低位髌骨是在胫骨结节近端施行闭合楔形截骨术的结果，减少了髌腱止点到胫骨关节线之间的距离（图 23-18）。需要行外侧支持带松解术，假如暴露仍然存在困难，需要采用近端股四头肌成形术或者胫骨结节截骨术进行暴露。

　　这些患者可能面临韧带不平衡问题，对于某些病例，手术医师必须准备行韧带移位，可以避免使用高度限制性假体。Krackow 和 Holtgrewe（1990）报道采用复杂的韧带重建技术治疗这些患者，联合施行后交叉韧带和 MCL 移位。

　　骨性对线异常的处理同关节外畸形一样，如前所述，在处理严重旋转畸形时，需要行胫骨结节内移术。对于严重关节外畸形，在行人工全膝关节置换术之前，需要施行第二次截骨术。其他方法包括，目前出现带柄的胫骨假体，以及柄部偏置的假体，使得一期施行截骨和关节置换术具有可能性（图 23-19）。

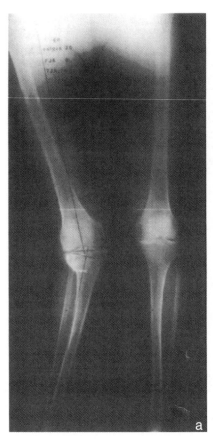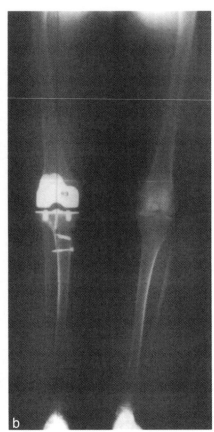

图 23-19　a，b

a　失败的胫骨外翻闭合楔形截骨术，过度矫正，外侧间室外翻塌陷。

b　在 TKR 术后，下肢对线良好，注意胫骨假体向外侧安放。（Reproduced with permission[Mont et al. 1994a].）

股骨近端畸形和全髋关节置换术

　　最常见的股骨畸形是前倾增大，其他需要施行髋关节置换术的相关畸形包括发育性髋关节发育不良、幼年性类风湿关节炎、代谢性骨病，截骨术后医源性改变以及创伤性畸形（图 23-20）。

　　主要决策集中于是否需要专门处理股骨或者定制假体。例如，对于发育性髋关节发育不良的前倾，股骨近端旋转可高达 80°（图 23-21）。由于股骨的内外侧径小于前后径，又由于存在严重的扭转畸形，几乎无法使用标准假体。此外，由于大粗隆从外侧旋向后方，外展肌的杠杆力臂变弱；过度前倾容易发生假体或者大粗隆的后方撞击，可以引起脱位。可以采用定制假体解决某些问题，但是仍旧保留由肢体异常旋转造成的外展机制下降的问题。其他解决方案是采用组合性柄（Cameron 1993），能够不改变干骺端的填

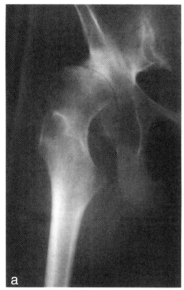

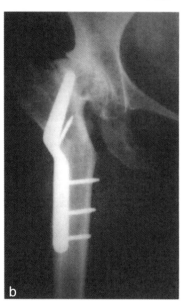

图 23-20　a，b

a　发育性髋关节发育不良引起的髋关节过度外翻和前倾，并伴有退行性病变。

b　截骨术后的外翻畸形以及内固定。

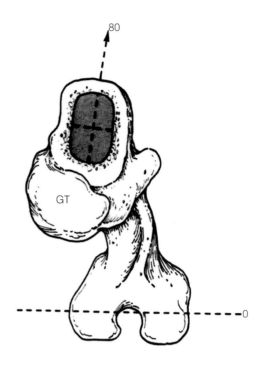

图 23-21

切除股骨头和股骨颈之后，显示股骨带有明显前倾，大粗隆（GT）位于极度后方的位置，由于失去杠杆力臂，引起髋关节的外展肌功能下降（见第 22 章）。正常情况下髓腔直径在内外侧较宽，目前指向前后方，使得放入假体发生困难。

充，单独调节前倾角度。优良的解决方法是在安放标准髋关节假体之前，先施行股骨近端截骨术（Glassman 等 1987；Holtgrewe 和 Hungerford 1989）。由于截骨部位位于骨干，愈合迅速，效果满意，股骨近端直径得到改善，可植入标准假体，外展肌的力臂也得到改善。

Holtgrewe 和 Hungerford（1989）建议当股骨近端前倾角大于 45° 时，采用截骨矫形术，并报道了 9 例患者在初次或者翻修全髋关节置换术中，联合使用股骨截骨术治疗，取得优异的结果。

因此，截骨术的优点包括由于不需要使用定制假体，降低费用，能够矫正骨性畸形以及术中的灵活机动性。缺点包括愈合时间延长（3 ~ 4 个月），在骨骼愈合前存在大腿疼痛（图 23-22）。

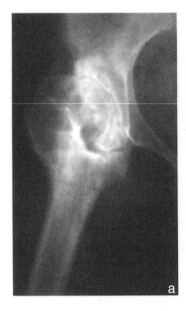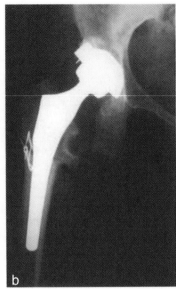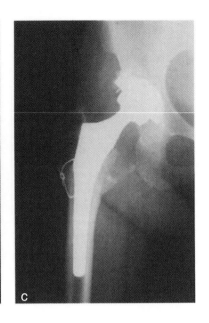

图 23-22　a ~ c

a 髋关节发育不良，截骨术后，显示计划行楔形切除去旋转截骨术。

b 施行全髋关节置换术，伴有股骨近端截骨术，用假体柄固定。

c 截骨部位愈合后的放射片。

术前计划

临床检查

物理检查能够确定屈曲挛缩和其他畸形的程度，有助于确定是否在术中需要施行辅助性肌肉松解术。有关松解髋关节周围软组织的报道较少见，但是松解髋关节周围软组织挛缩是防止假性而非真性 LLD 的基础（Longjohn 和 Dorr 1998；Ranawat 和 Rodriguez 1997）。此时即使双侧下肢的长度完全相等，由于髋关节周围的外展挛缩引起骨盆倾斜，患者仍感觉到手术侧髋关节过长。随着软组织从挛缩的位置上逐渐延伸，可以自行矫正；但是这些挛缩也可永久存留。因此在术中尽可能地施行适当的肌肉松解，当髋关节的屈曲、外展或者外旋畸形超过20°时，通常必须施行软组织松解。

放射学检查

前后位和穿床位侧位片可用于确定骨骼畸形的程度，偶尔需要使用CT扫描，精确测量前倾和其他畸形的度数。CT指导下三维重建可用于复杂畸形，在术前可使用模型确定适当的截骨部位。对于成角畸形的病例，需要在术前使用模板，确定畸形的程度和需要去除楔形形态，保证正确安放假体。

当髋关节存在明显短缩时，提示需要进行软组织松解，恢复长度，避免术后挛缩。在术中可以获得2 cm的长度，而无过度的危险性，即时延长超过该数值可引发坐骨神经或者腓神经的损伤。为了达到双侧下肢等长，需要施行股骨短缩，但不应该在股骨颈部施行，因其降低正常关节张力，有发生脱位的可能性。

软组织平衡

在术中放入假体后如果发现活动范围受限，提示需要进行软组织松解。髋关节必须能够完全伸直，否则有两个结构过于紧张：前关节囊和髂腰肌肌腱。切开关节囊并非难事，但要仔细止血；应触摸髂腰肌肌腱，假如发现张力太高即行松解。

髋关节内收应该达到约 30°，假如小于该度数，应该触摸髂胫束，假如紧张，必须进行某种程度的松解。将髂胫束松解成网眼状，充分牵拉延长，检查髋关节具有足够的内收。对于外展受限的病例，应该采用开放性，而不是经皮的，经单独的切口进行内收肌松解术。

骨性畸形的矫形

已经讨论了旋转畸形的矫形，目标是股骨前倾角恢复到 15°，同时恢复髋关节的外展肌结构。在轻度畸形中，可使用标准柄，可能需要切断大粗隆，术后重新定位，改善外展肌的功能。治疗严重畸形的其他方法包括使用组合柄，可以不改变干骺端的填充，单独调节前倾角度，以及使用定制假体。对于严重畸形，可施行粗隆下旋转截骨术，在截骨后转动需要矫正的角度，然后根据皮质骨的完整性，使用钢丝和（或）钢板固定（图 23-22）。

必须对所有的股骨畸形进行评估，需要使用定制假体，或组合假体，或通过股骨截骨后能够置入标准假体。对于存在成角畸形的患者，在畸形的顶点施行截骨术，在术前使用模板决定楔形的形态，可使用长柄假体稳定截骨部位。

参考文献

Asp JPL, Rand JA (1990) Peroneal nerve palsy after total knee arthroplasty. Clin Orthop 261:233–237

Cameron HU (1993) The 3- to 6-year results of a modular noncemented low-bending stiffness hip implant: a preliminary study. J Arthroplasty 8:239–243

Engelbrecht E, Siegel A, Rottger J, Buchholz HW (1976) Statistics of total knee replacement: partial and total knee replacement, design St. George: a review of a 4-year observation. Clin Orthop 120:54–64

Faris PM, Herbst SA, Ritter MA, Keating EM (1992) The effect of preoperative knee deformity on the initial results of cruciate-retaining total knee arthroplasty. J Arthroplasty 7:527–530

Glassman AH (1998) Complex primary femoral replacement. In: Callaghan JJ, Rosenberg AG, Rubash HE (eds) The adult hip. Philadelphia Lippincott-Raven

Glassman AH, Engh CA, Bobyn JD (1987) Proximal femoral osteotomy as an adjunct in cementless revision total hip arthroplasty. J Arthroplasty 2:47–63

Healy WL, Iorio R, Lemos DW (1998) Medial reconstruction during total knee arthroplasty for severe valgus deformities. Clin Orthop 356:161–169

Herbert A, Paley D, Herzenberg JE (1996) Nerve injury as a complication of limb lengthening. Presented at the 6th Annual Meeting of ASAMI-North America, Atlanta, February

Holtgrewe JL, Hungerford DS (1989) Primary and revision total hip replacement without cement and with associated femoral osteotomy. J Bone Joint Surg Am 71:1487–1495

Hungerford DS (1995) Alignment in total knee replacement. Instr Course Lect 44:455–468

Karachalios T, Sarangi PP, Newman JH(1994) Severe varus and valgus deformities treated by total knee arthroplasty. J Bone Joint Surg Br 76:938–942

Katz MM, Hungerford DS, Krackow KA, Lennox DW (1987) Results of total knee arthroplasty after failed proximal tibial osteotomy for osteoarthritis. J Bone Joint Surg Am 69:225–233

Krackow KA (1990) The technique of total knee arthroplasty. C.V. Mosby, St. Louis

Krackow KA, Holtgrewe JL (1990) Experience with a new technique for managing severely overcorrected valgus high tibial osteotomy at total knee arthroplasty. Clin Orthop 258:213–224

Krackow KA, Weiss AP (1990) Recurvatum deformity complicating performance of total knee arthroplasty: a brief note. J Bone Joint Surg Am 72:268–271

Krackow KA, Jones MM, Teeny SM, Hungerford DS (1991) Primary total knee arthroplasty in patients with fixed valgus deformities. Clin Orthop 273:9–18

Krackow KA, Maar DC, Mont MA, Carroll C IV (1993) Surgical decompression for peroneal nerve palsy after total knee arthroplasty. Clin Orthop 292:223–228

Longjohn D, Dorr LD (1998) Soft tissue balance of the hip. J Arthroplasty 13:97–100

Lu H, Mow CS, Lin J (1999) Total knee arthroplasty in the presence of severe flexion contracture: a report of 37 cases. J Arthroplasty 14:775–780

Mont MA, Alexander N, Krackow KA, Hungerford DS(1994a) Total knee arthroplasty after failed high tibial osteotomy. Orthop Clin North Am 25:515–525

Mont MA, Antonaides S, Krackow KA, Hungerford DS (1994b) Total knee arthroplasty after failed high tibial osteotomy: a comparison with a matched group. Clin Orthop 299:125–130

Mont MA, Fairbank AC, Yammamoto V, Krackow KA, Hungerford DS (1995) Radiographic characterization of aseptically loosened cementless total knee replacement. Clin Orthop 321:73–78

Mont MA, Dellon AL, Chen F, Hungerford MW, Krackow KA, Hungerford DS (1996) The operative treatment of peroneal nerve palsy. J Bone Joint Surg Am 78:863–886

Ranawat CS, Rodriguez JA (1997) Functional leg-length inequality following total hip arthroplasty. J Arthroplasty 12:359–364

Rose HA, Hood RW, Otis JC, Ranawat CS, Insall JN (1982) Peroneal-nerve palsy following total knee arthroplasty: a review of The Hospital for Special Surgery experience. J Bone Joint Surg Am 64:347–351

Sculco TP (1997) Complex reconstructions in total knee arthroplasty: anterior and posterior soft-tissue contracture. Am J Knee Surg 10:28–35

Teeny SM, Krackow KA, Hungerford DS, Jones M (1991) Primary total knee arthroplasty in patients with severe varus deformity: a comparison study. Clin Orthop 273:19–31

Windsor RE, Insall JN, Vince KG (1988) Technical considerations of total knee arthroplasty after proximal tibial osteotomy. J Bone Joint Surg Am 70:547–555

Wolff AM, Hungerford DS, Pepe CL (1991) The effect of extra-articular varus and valgus deformity on total knee arthroplasty. Clin Orthop 271:35–51

测量及标准值

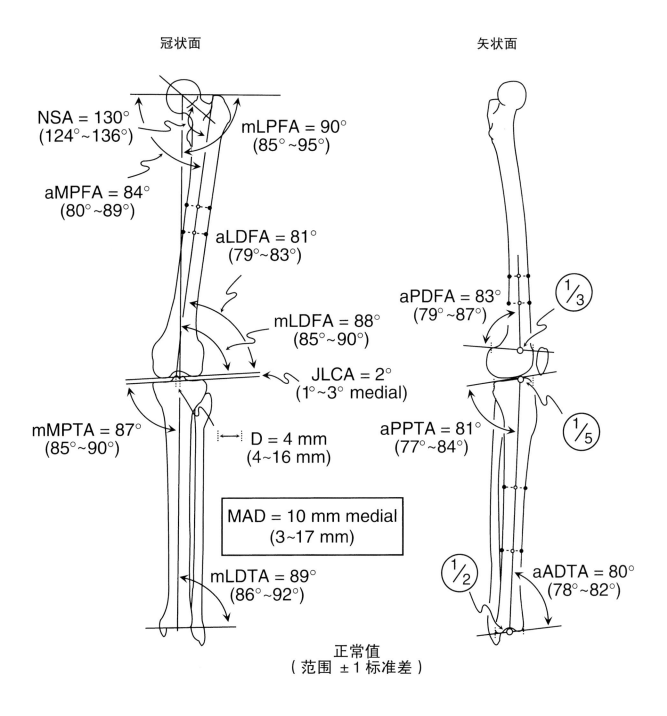

冠状面

矢状面

NSA = 130°
(124°~136°)

mLPFA = 90°
(85°~95°)

aMPFA = 84°
(80°~89°)

aLDFA = 81°
(79°~83°)

aPDFA = 83°
(79°~87°)

mLDFA = 88°
(85°~90°)

JLCA = 2°
(1°~3° medial)

mMPTA = 87°
(85°~90°)

D = 4 mm
(4~16 mm)

aPPTA = 81°
(77°~84°)

MAD = 10 mm medial
(3~17 mm)

mLDTA = 89°
(86°~92°)

aADTA = 80°
(78°~82°)

正常值
（范围 ±1 标准差）

一、冠状面对线异常和关节走行方向异常（第1、2章）

关节走行方向线

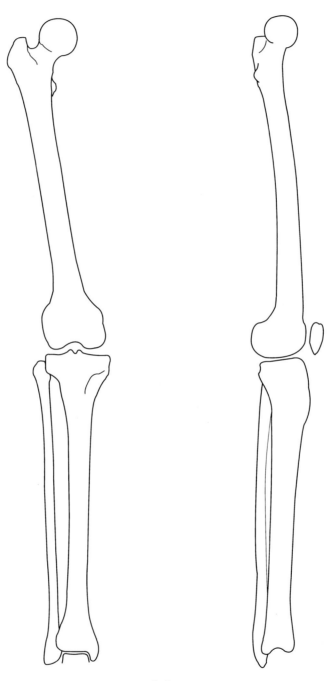

1-6a

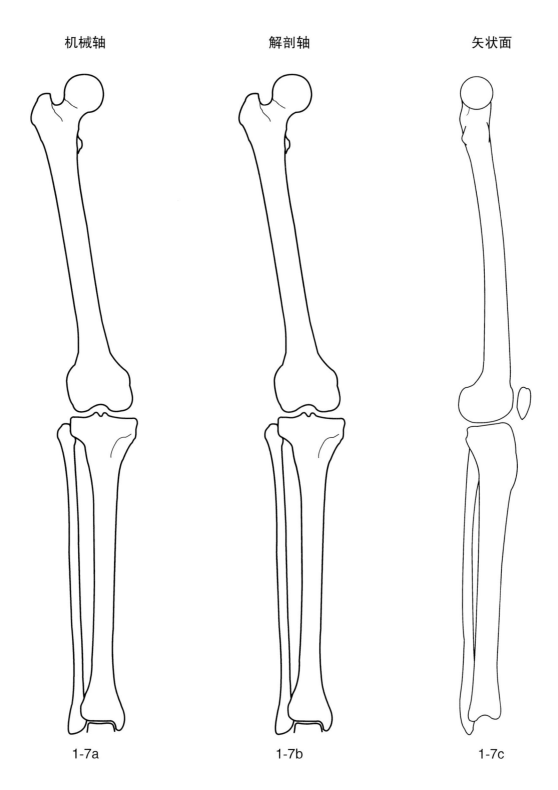

机械轴 解剖轴 矢状面

1-7a 1-7b 1-7c

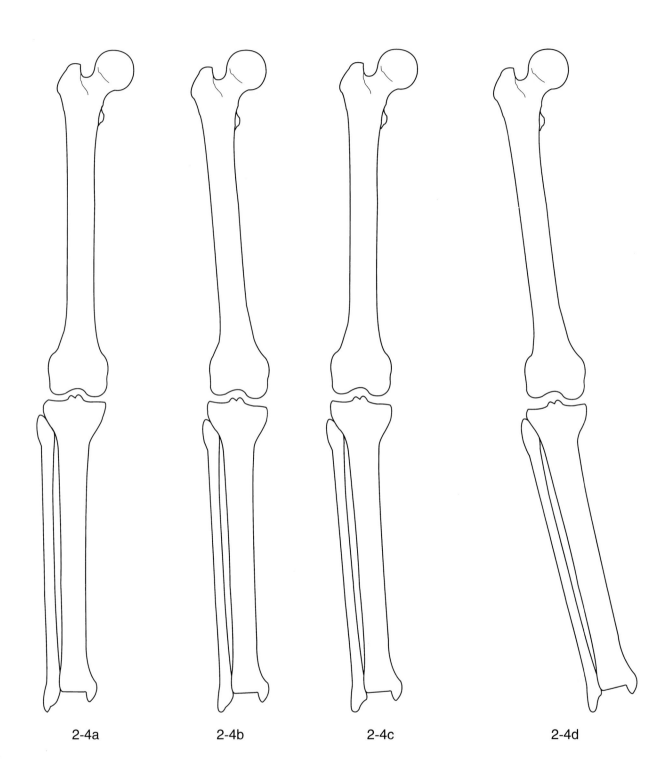

2-4a   2-4b   2-4c   2-4d

二、胫骨单顶点畸形术前计划（第 4 章）

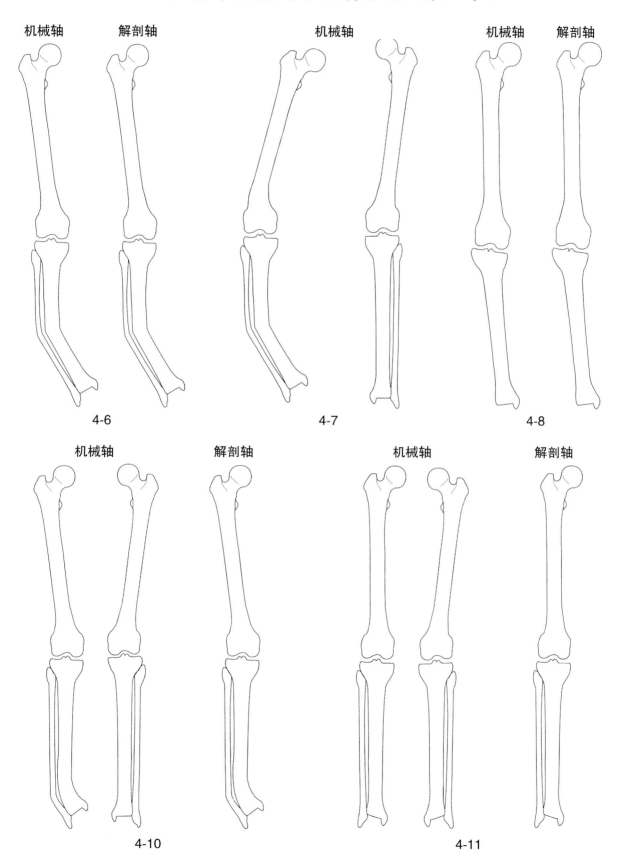

机械轴　解剖轴　机械轴　机械轴　解剖轴

4-6　　　　　4-7　　　　　4-8

机械轴　解剖轴　机械轴　解剖轴

4-10　　　　　　4-11

三、胫骨多顶点畸形术前计划（第4章）

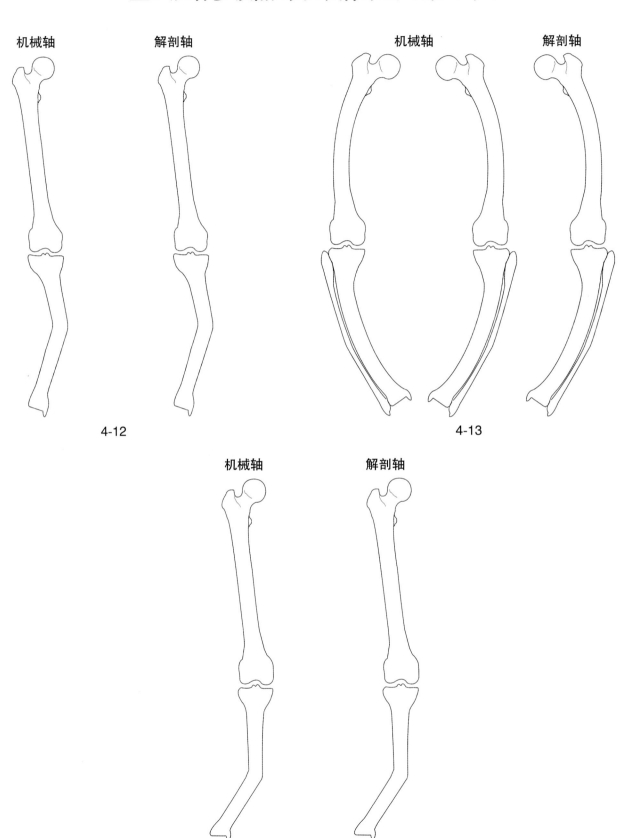

机械轴　　解剖轴

4-12

机械轴　　解剖轴

4-13

机械轴　　解剖轴

4-14

四、股骨单顶点畸形术前计划（第 4 章）

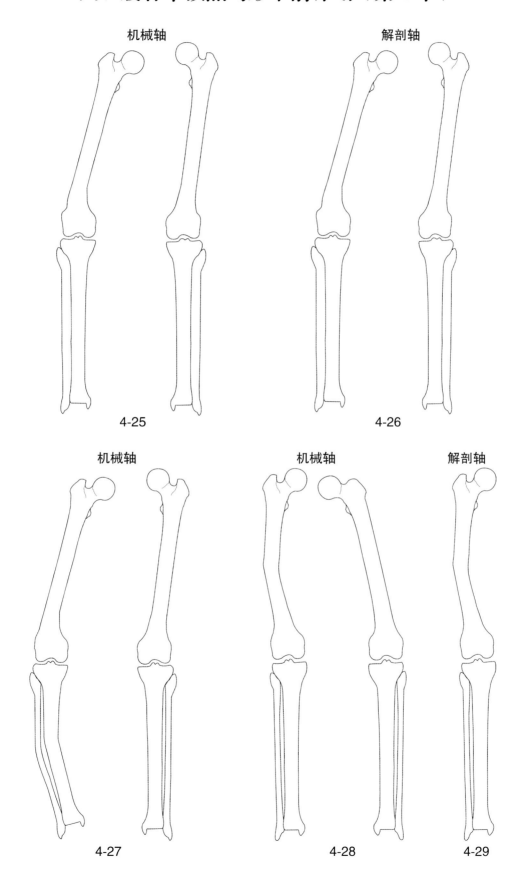

机械轴   解剖轴

4-25   4-26

机械轴   机械轴   解剖轴

4-27   4-28   4-29

五、股骨多顶点畸形术前计划（第 4 章）

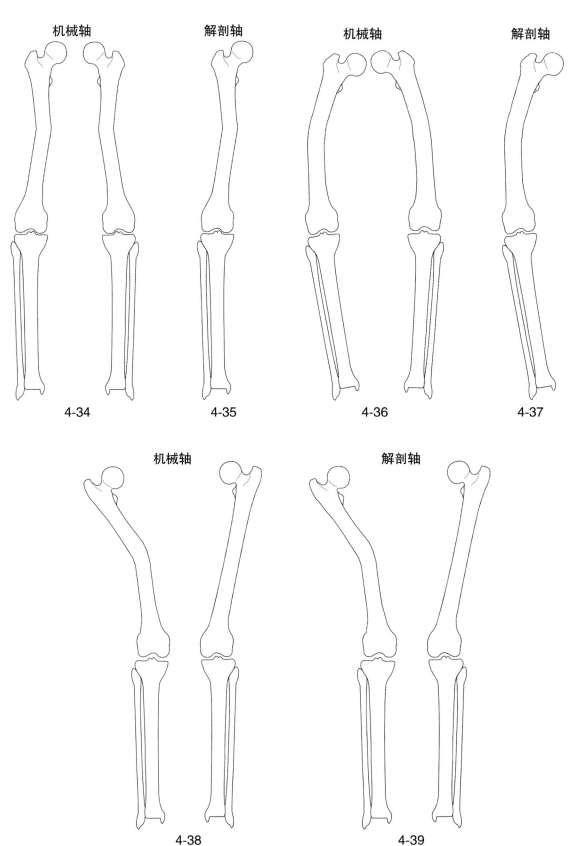

机械轴　　　　　解剖轴　　　　　　机械轴　　　　　解剖轴

4-34　　　　　4-35　　　　　4-36　　　　　4-37

机械轴　　　　　　　　解剖轴

4-38　　　　　　　　　4-39

六、截骨术的概念和恢复冠状面对线（第5章）

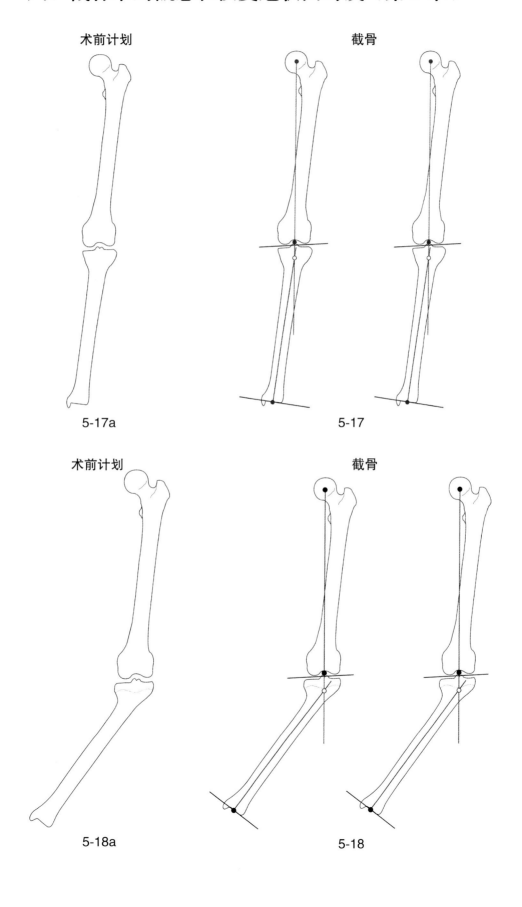

术前计划

截骨

5-17a

5-17

术前计划

截骨

5-18a

5-18

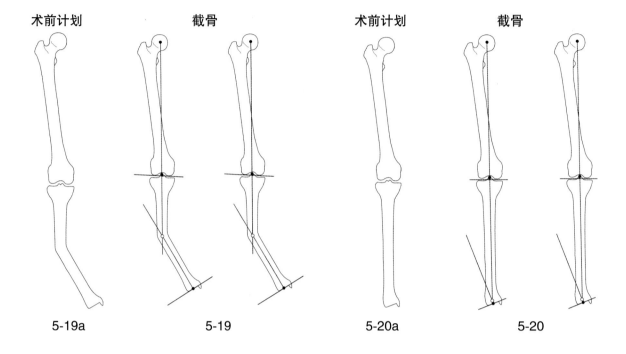

术前计划　　　　　　截骨　　　　　　　术前计划　　　　　　截骨

5-19a　　　　　　　5-19　　　　　　　5-20a　　　　　　　5-20

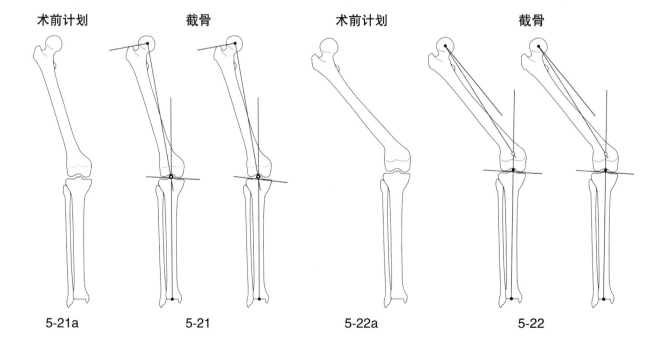

术前计划　　　　　　截骨　　　　　　　术前计划　　　　　　截骨

5-21a　　　　　　　5-21　　　　　　　5-22a　　　　　　　5-22

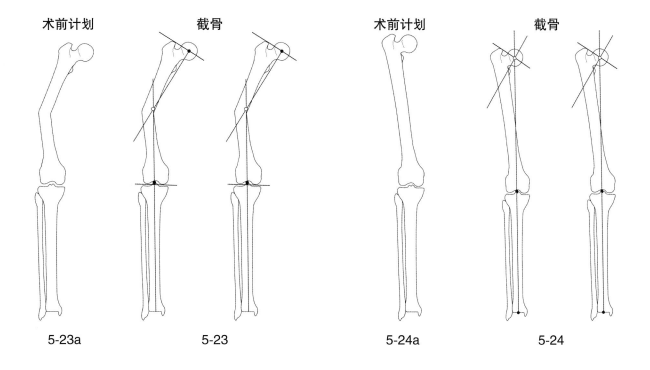

术前计划　　截骨　　　　　　　术前计划　　截骨

5-23a　　　　5-23　　　　　　　5-24a　　　　5-24

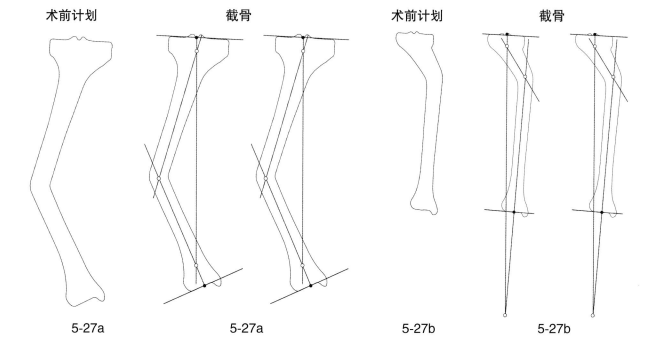

术前计划　　截骨　　　　　　　术前计划　　截骨

5-27a　　　　5-27a　　　　　　　5-27b　　　　5-27b

术前计划　　　　　　　　　截骨

5-27c　　　　　　　　　　　5-27c

截骨

术前计划　　　a：真性 CORA　　b：改变后 COAR　　c：改变后 CORA

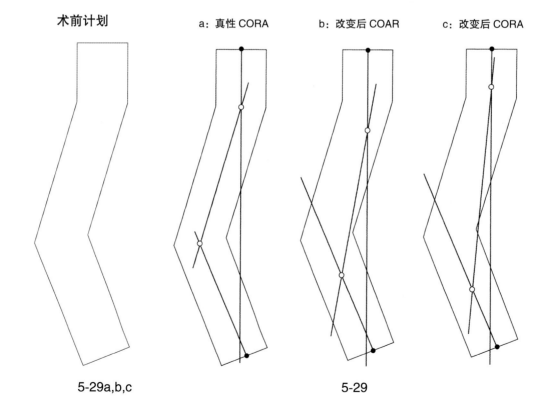

5-29a,b,c　　　　　　　　　5-29

术前计划

截骨

a：单处截骨解决方案　　　b：多处截骨解决方案

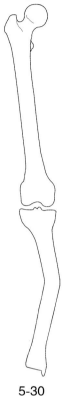 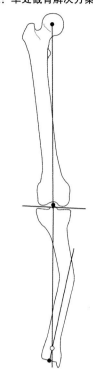 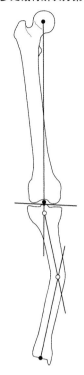

5-30　　　　　　　　　　　　　　　5-30

术前计划

截骨

a：单处截骨解决方案　　　b：多处截骨解决方案

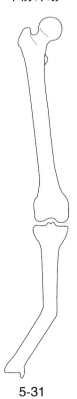 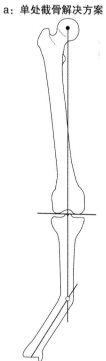 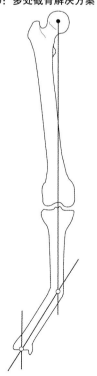

5-31　　　　　　　　　　　　　　　5-31

术前计划

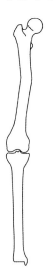

5-32

截骨

a：单处截骨解决方案

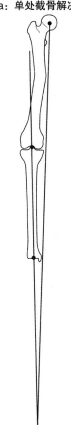

5-32

b：多处截骨解决方案

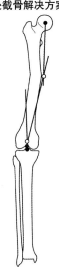

术前计划

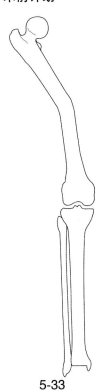

5-33

截骨

a：单处截骨解决方案

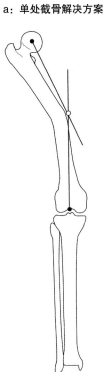

b：多处截骨解决方案

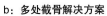
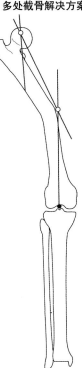

5-33

七、矢状面畸形（第6章）

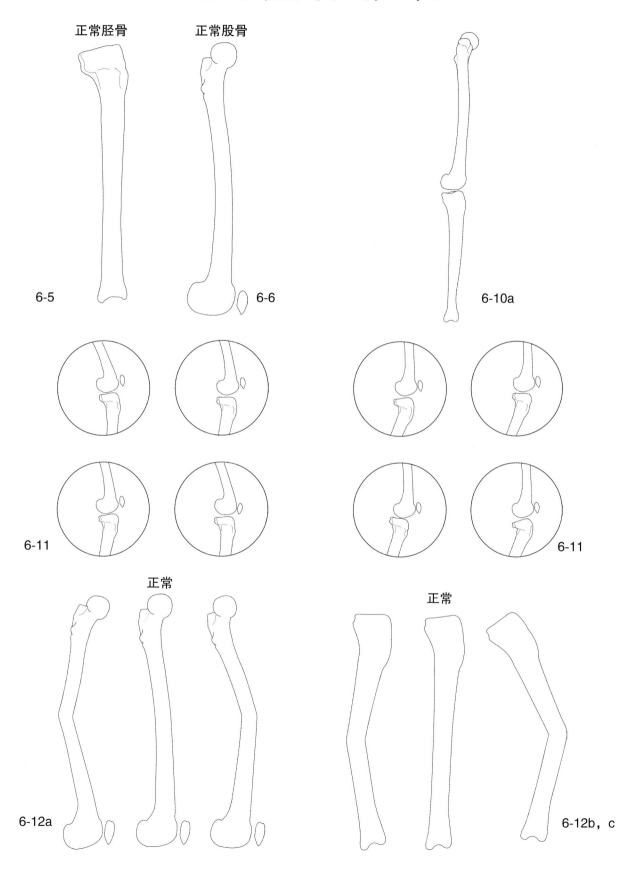

正常胫骨　　　正常股骨

6-5　　　6-6　　　6-10a

6-11　　　6-11

正常

正常

6-12a　　　6-12b，c

术前计划　　　　截骨

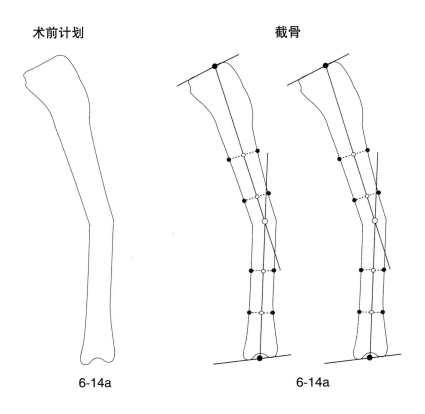

6-14a　　　　　　　6-14a

术前计划　　截骨　　　术前计划　　截骨

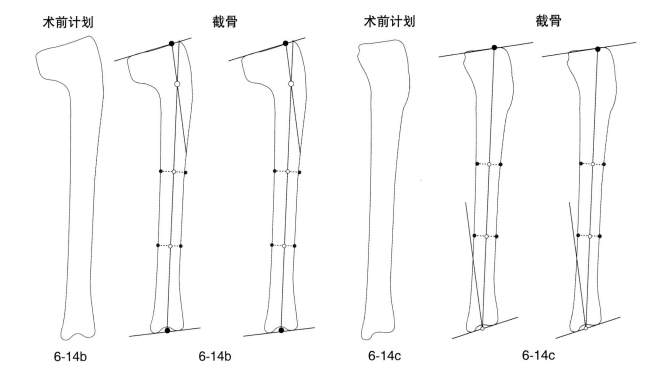

6-14b　　　　6-14b　　　6-14c　　　　6-14c

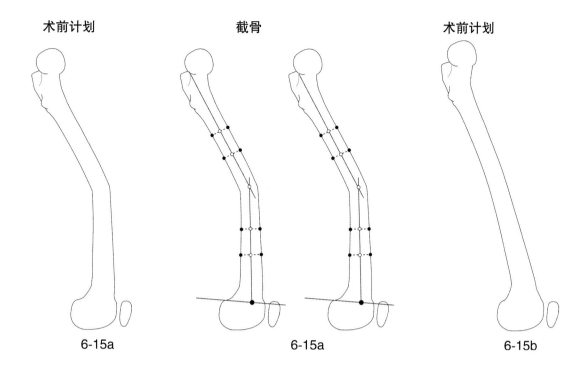

术前计划   截骨   术前计划

6-15a   6-15a   6-15b

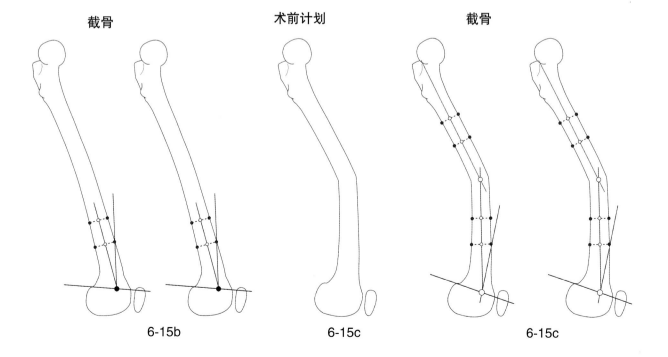

截骨   术前计划   截骨

6-15b   6-15c   6-15c

八、斜面畸形（第7章）

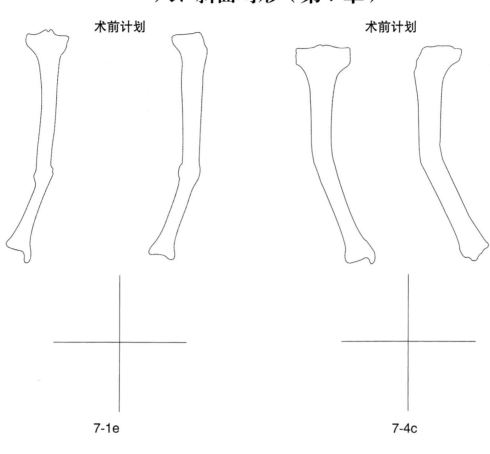

术前计划　　　　　　　　　　　　术前计划

7-1e　　　　　　　　　　　　7-4c

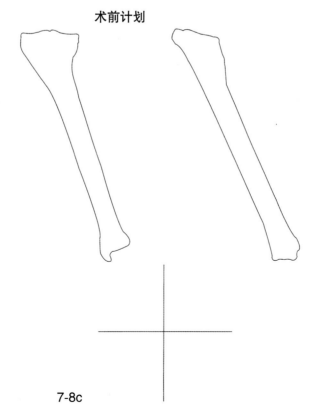

术前计划

7-8c

九、移位和成角 – 移位畸形（第8章）

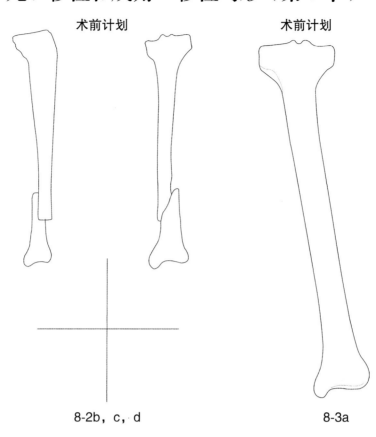

术前计划　　　　　　　　　　　术前计划

8-2b，c，d　　　　　　　　　　8-3a

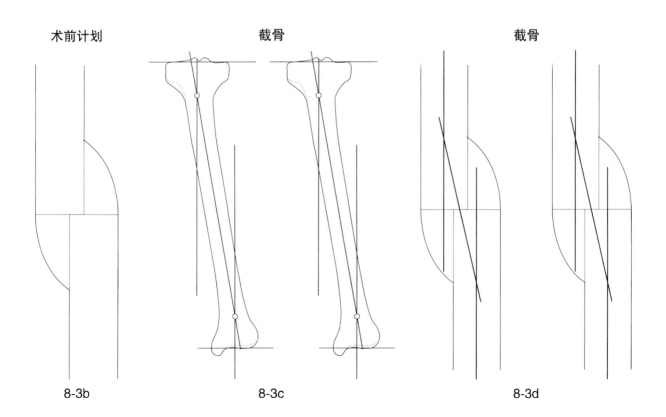

术前计划　　　　　　　　截骨　　　　　　　　　　截骨

8-3b　　　　　　　　8-3c　　　　　　　　　　8-3d

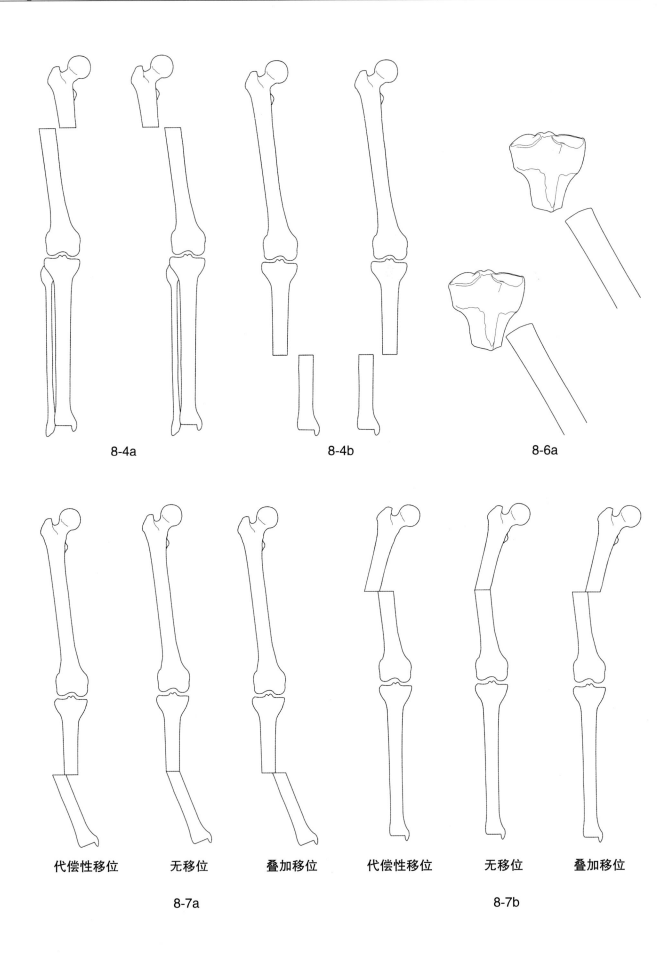

8-4a

8-4b

8-6a

| 代偿性移位 | 无移位 | 叠加移位 | 代偿性移位 | 无移位 | 叠加移位 |

8-7a   8-7b

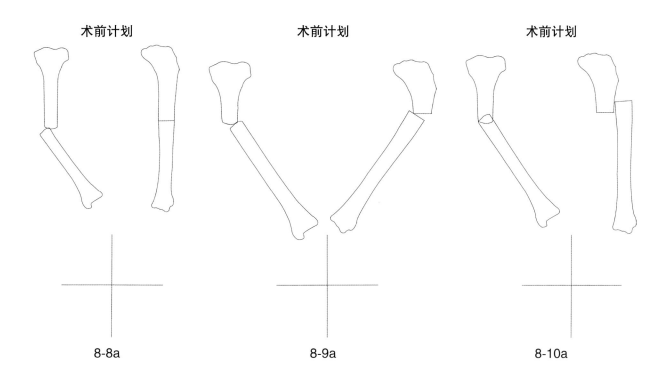

术前计划

术前计划

术前计划

8-8a

8-9a

8-10a

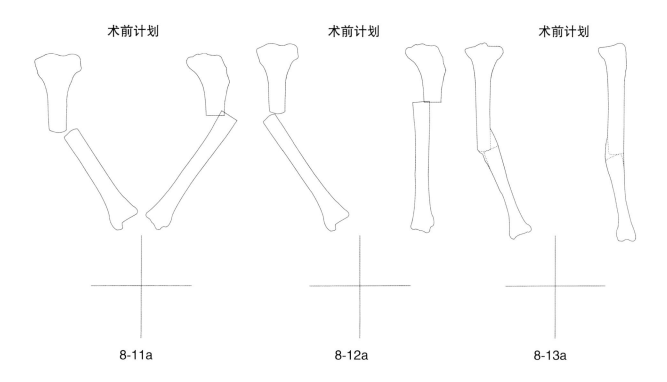

术前计划

术前计划

术前计划

8-11a

8-12a

8-13a

十、旋转和成角－旋转畸形（第9章）

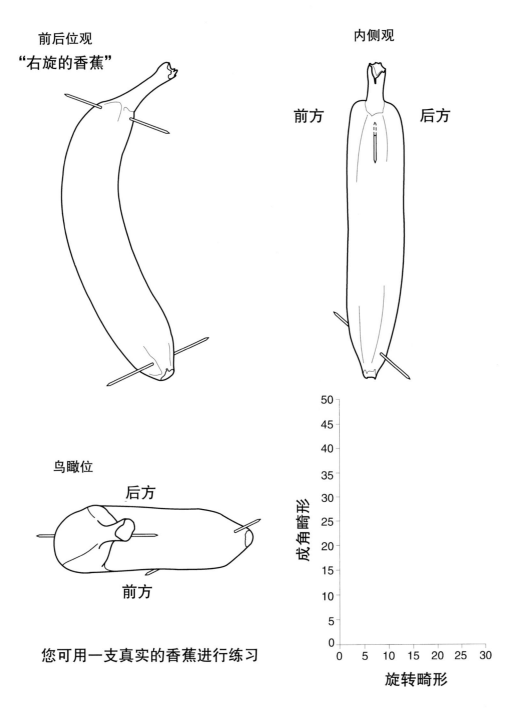

前后位观
"右旋的香蕉"

内侧观

前方　　后方

鸟瞰位

后方

前方

您可用一支真实的香蕉进行练习

9-13

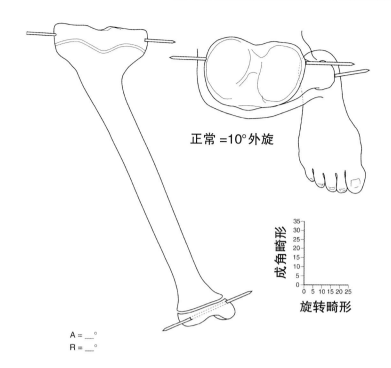

正常 =10° 外旋

成角畸形

35
30
25
20
15
10
5
0 5 10 15 20 25

旋转畸形

A = ___°
R = ___°

轴线倾斜度数
（近似值）
= arctan $^R/_A$
= arctan ___°/___°
= ___°

轴线倾斜度数
（类似的近似值）
Axis = ($^R/_A$) 50
= (___°/___°) 50
= ___°

截骨线倾斜度数
（近似值）
= arctan $^A/_R$
= arctan ___°/___°
= ___°

9-14a

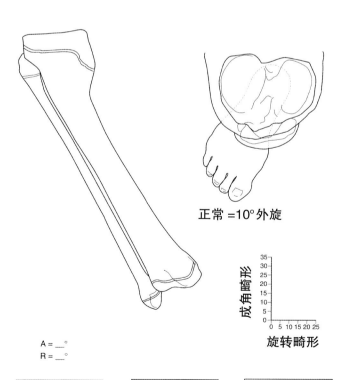

正常 =10° 外旋

成角畸形

35
30
25
20
15
10
5
0 5 10 15 20 25

旋转畸形

A = ___°
R = ___°

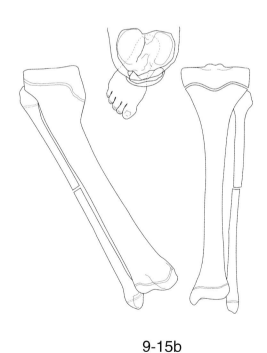

9-15b

轴线倾斜度数
（近似值）
= arctan $^R/_A$
= arctan ___°/___°
= ___°

轴线倾斜度数
（类似的近似值）
Axis = ($^R/_A$) 50
= (___°/___°) 50
= ___°

截骨线倾斜度数
（近似值）
= arctan $^A/_R$
= arctan ___°/___°
= ___°

9-15a

十一、有关长度的考虑（第10章）

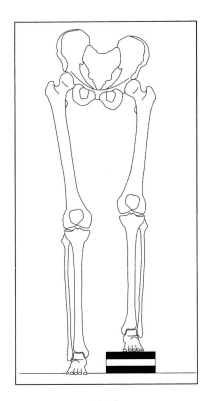

10-4a

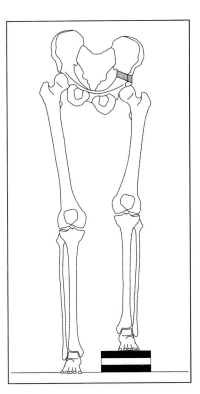

10-5a

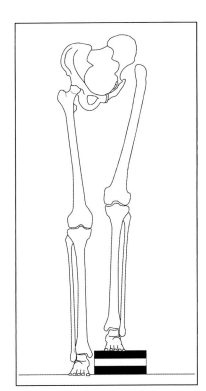

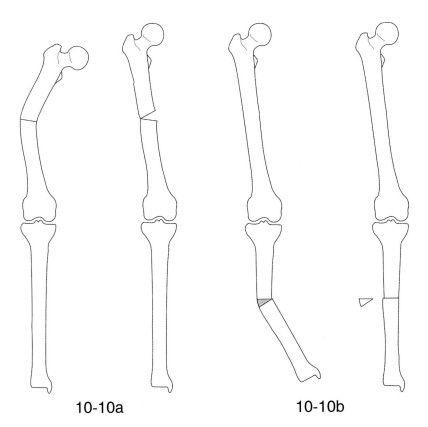

10-10a　　　　　10-10b

十二、采用外固定装置进行截骨矫形

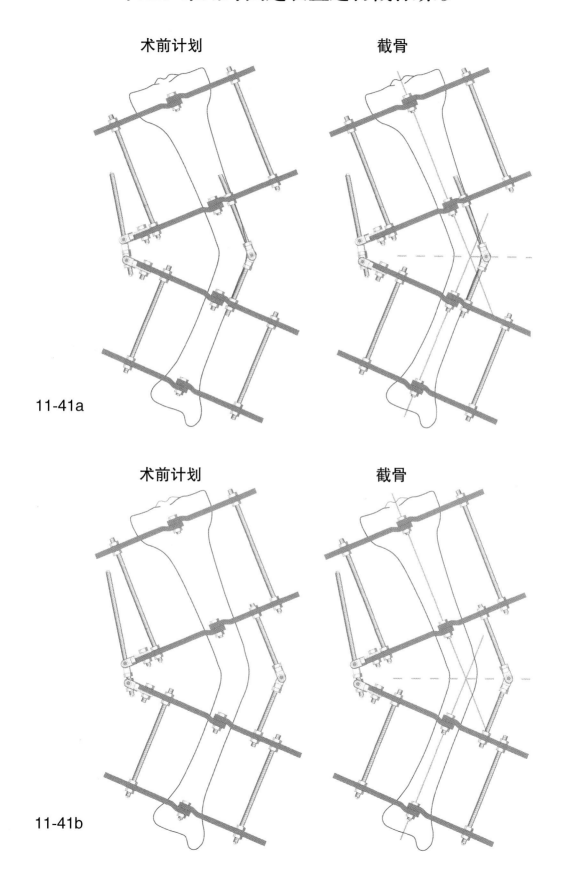

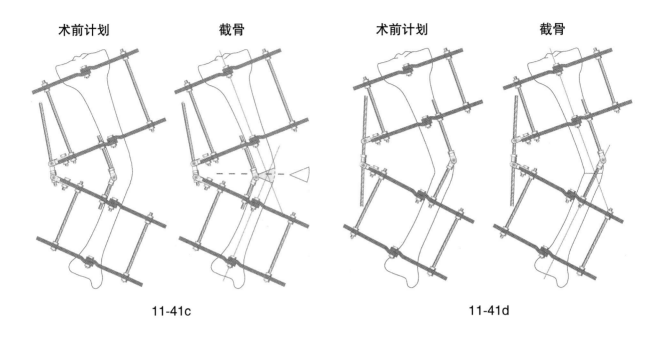

术前计划　截骨

术前计划　截骨

11-41c

11-41d

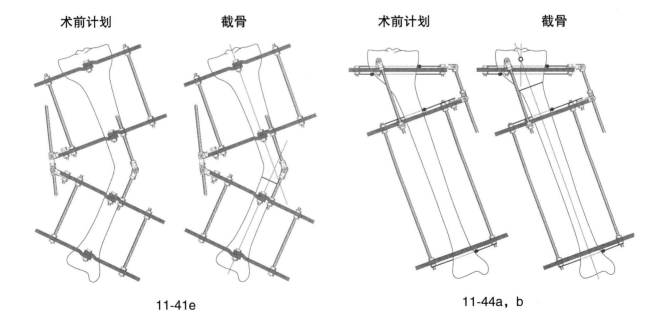

术前计划　截骨

术前计划　截骨

11-41e

11-44a，b

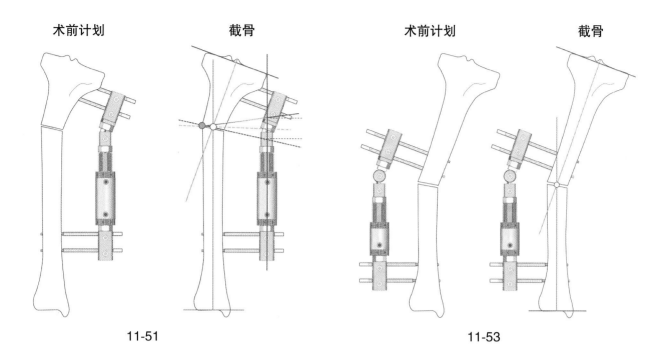

术前计划　　　截骨　　　　　　术前计划　　　截骨

11-51　　　　　　　　　　　　11-53

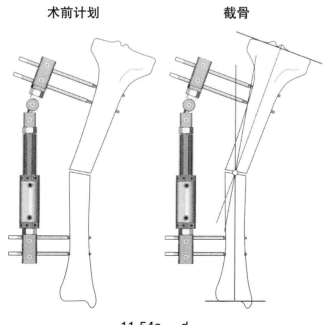

术前计划　　　截骨

11-54a ~ d

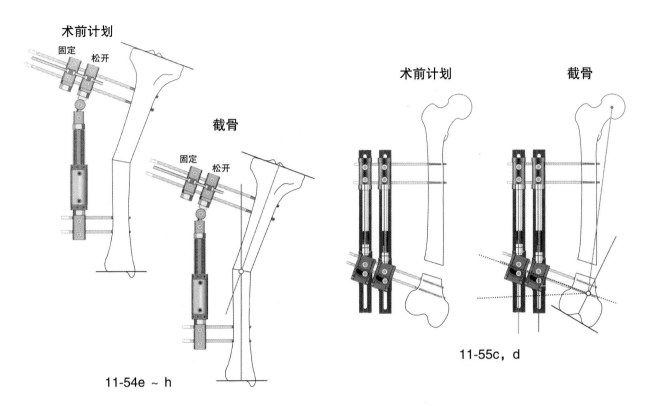

术前计划

固定　松开

截骨

固定　松开

术前计划　　　　截骨

11-54e ~ h

11-55c，d

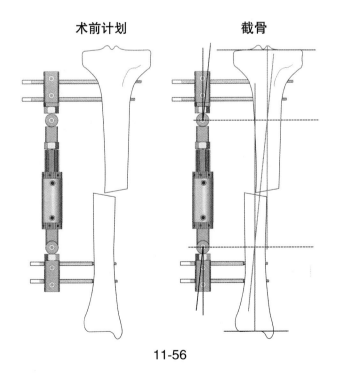

术前计划　　　　截骨

11-56

十三、源于膝关节线畸形的对线异常（第 15 章）

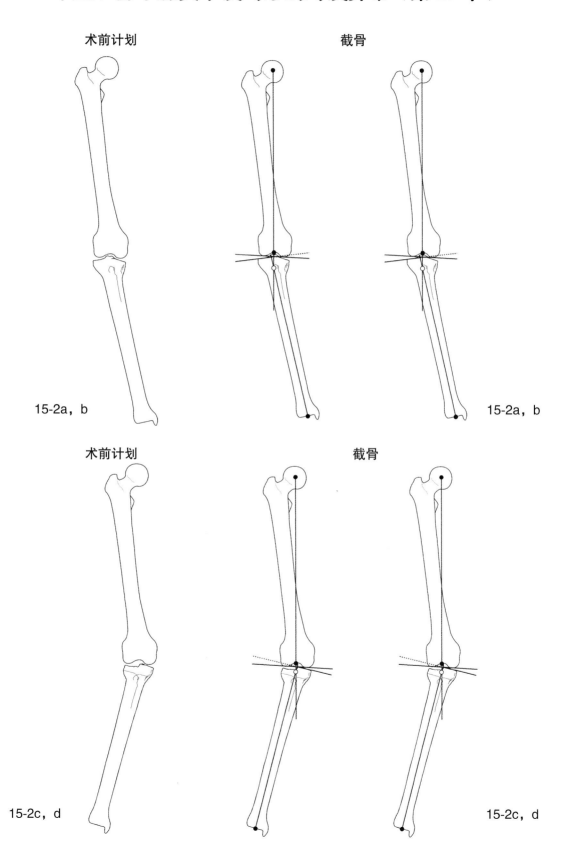

术前计划　　　　　　截骨

15-2a，b　　　　　　　15-2a，b

术前计划　　　　　　截骨

15-2c，d　　　　　　　15-2c，d

十四、恢复膝关节单间室骨关节炎的对线（第16章）

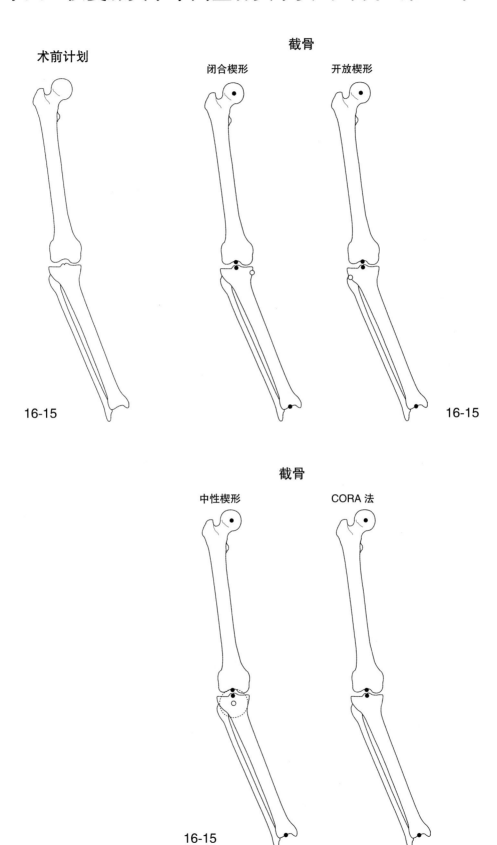

术前计划

截骨

闭合楔形　　　　开放楔形

16-15　　　　　　　　　　　　16-15

截骨

中性楔形　　　　CORA 法

16-15

十五、有关膝关节矢状面的考虑（第17章）

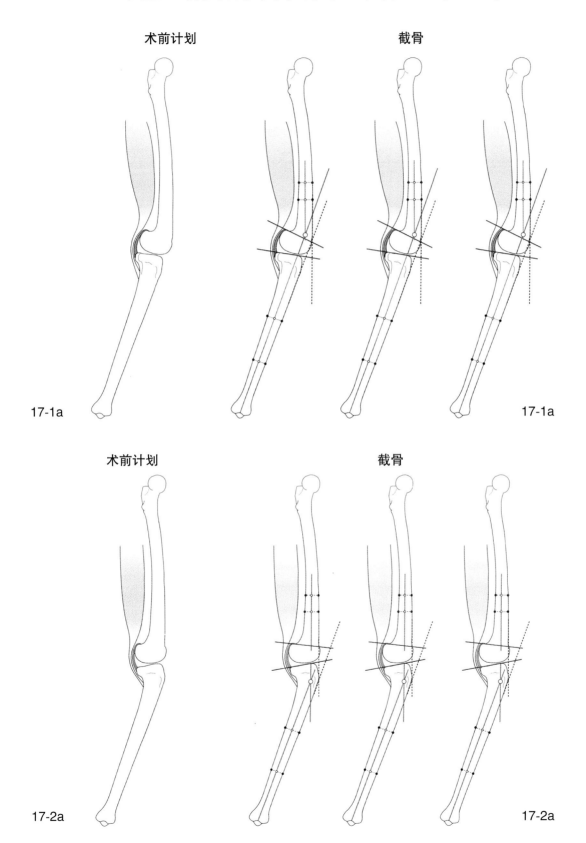

术前计划　　　　　　　　　截骨

17-1a　　　　　　　　　　　　　　　　17-1a

术前计划　　　　　　　　　截骨

17-2a　　　　　　　　　　　　　　　　17-2a

术前计划

截骨

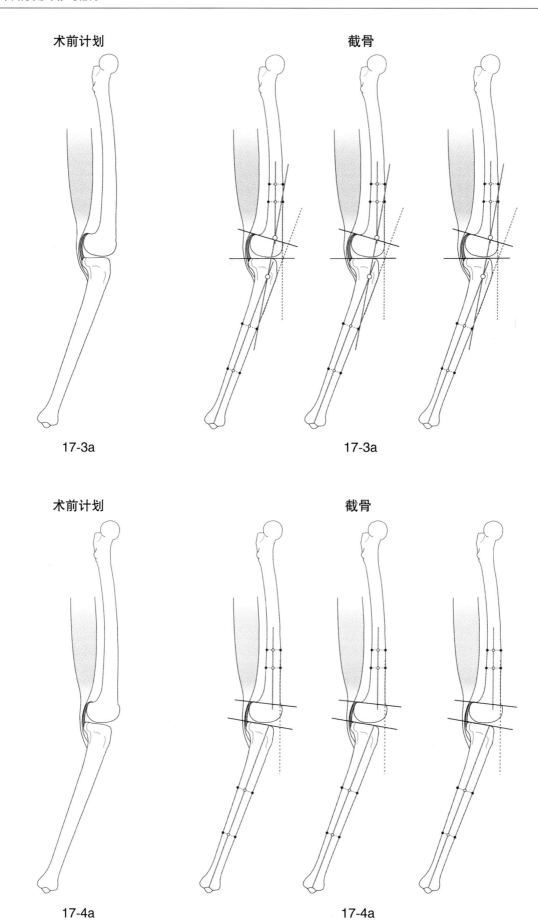

17-3a

17-3a

术前计划

截骨

17-4a

17-4a

术前计划 截骨

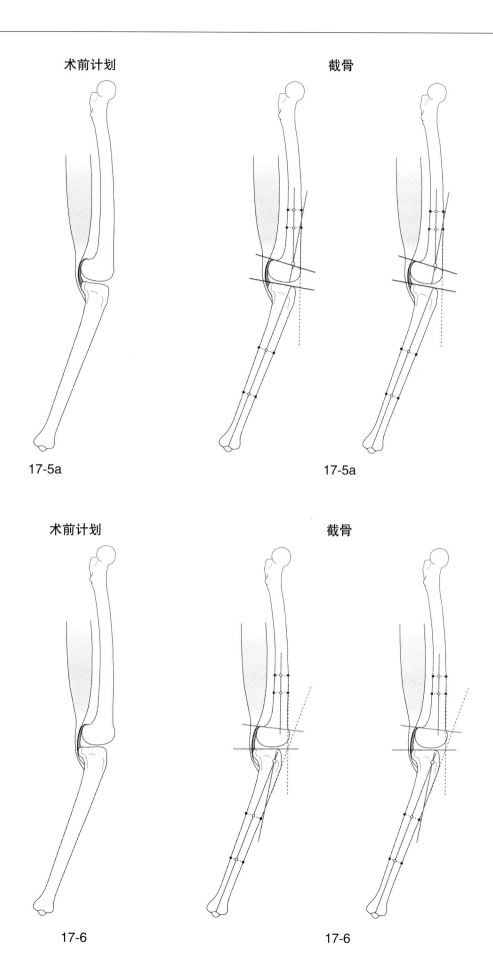

17-5a 17-5a

术前计划 截骨

17-6 17-6

术前计划

截骨

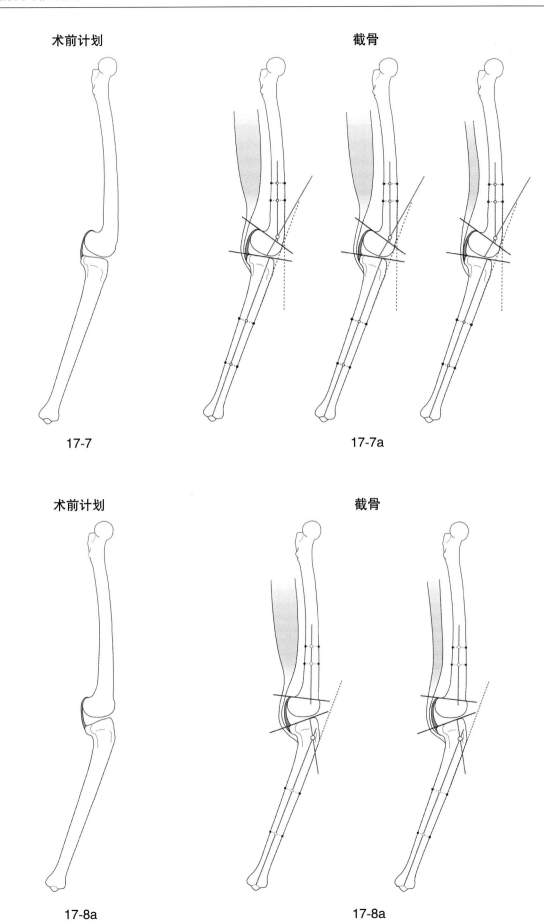

17-7

17-7a

术前计划

截骨

17-8a

17-8a

术前计划   截骨   术前计划

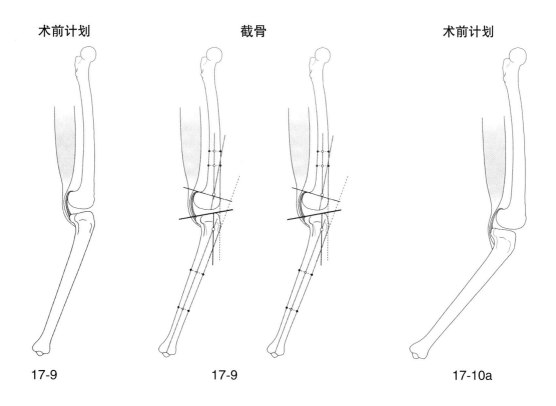

17-9   17-9   17-10a

截骨   术前计划   截骨

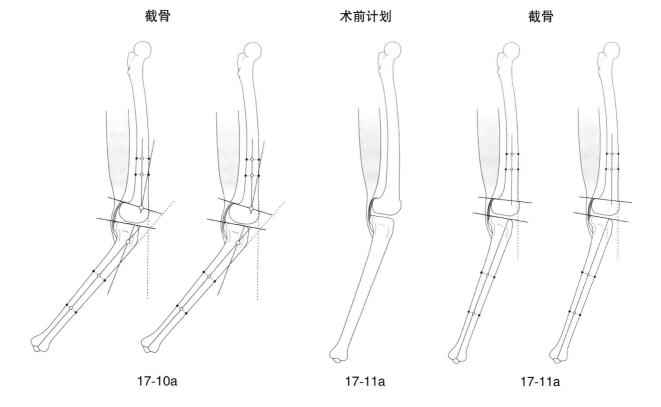

17-10a   17-11a   17-11a

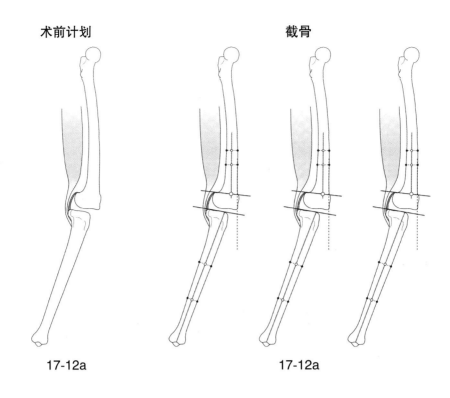

术前计划　　　　　　截骨

17-12a　　　　　　　17-12a

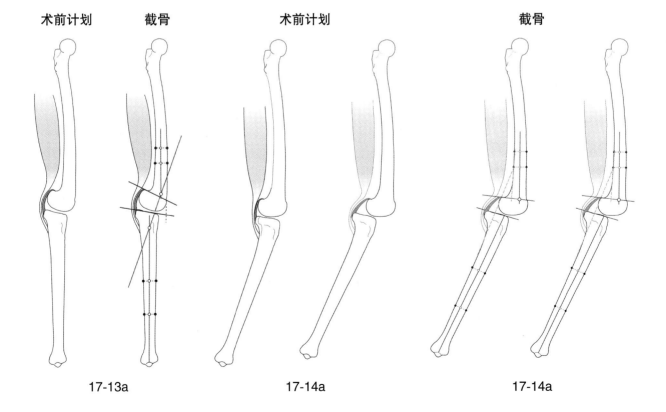

术前计划　截骨　　　术前计划　　　　截骨

17-13a　　　　　　17-14a　　　　　17-14a

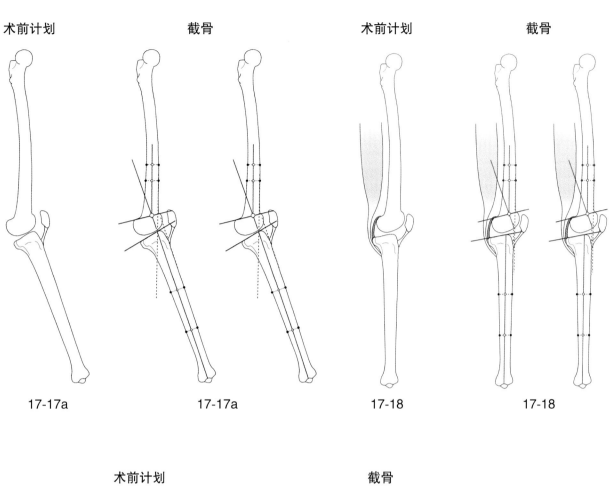

术前计划	截骨		术前计划	截骨	
17-17a	17-17a		17-18	17-18	

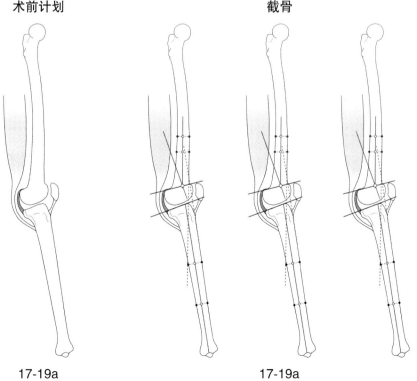

术前计划	截骨
17-19a	17-19a

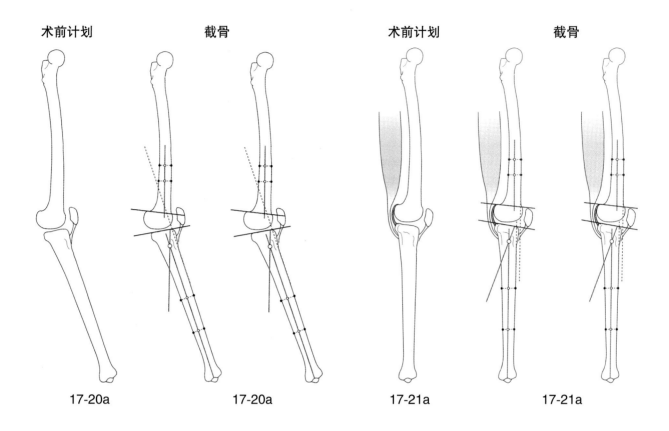

术前计划   截骨   术前计划   截骨

17-20a   17-20a   17-21a   17-21a

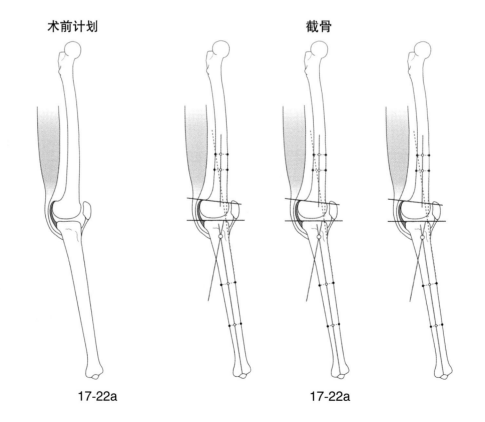

术前计划   截骨

17-22a   17-22a

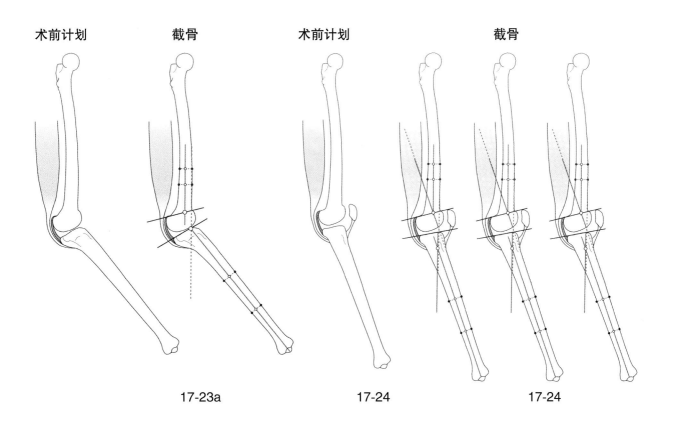

术前计划　　　　截骨　　　　　　术前计划　　　　　　　截骨

17-23a　　　　　　　　　17-24　　　　　　　17-24

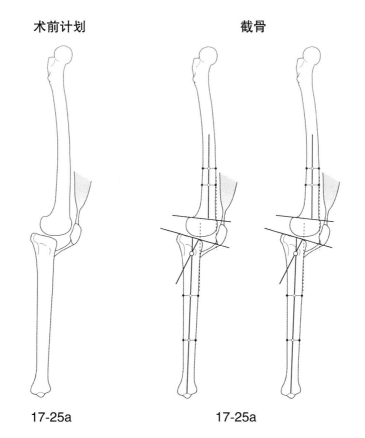

术前计划　　　　　截骨

17-25a　　　　　　17-25a

十六、有关踝关节和足部的考虑（第 18 章）

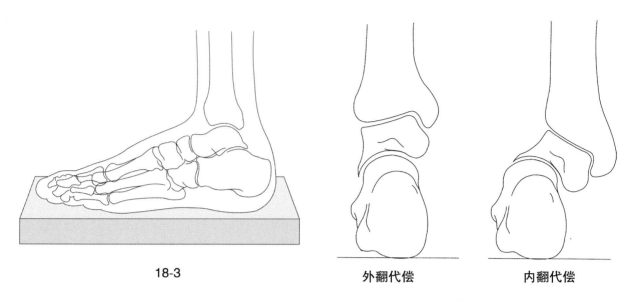

18-3

外翻代偿　　内翻代偿

18-5a，b

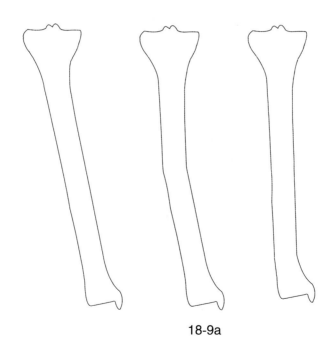

18-9a

术前计划　　　　　　　　术前计划

截骨　　　　　　　　　　截骨

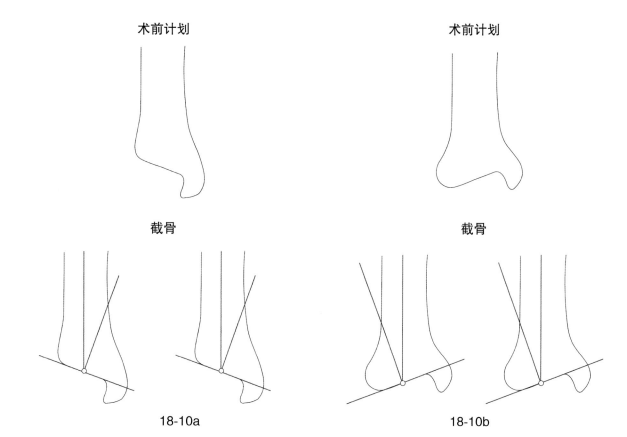

18-10a　　　　　　　　　18-10b

术前计划

截骨

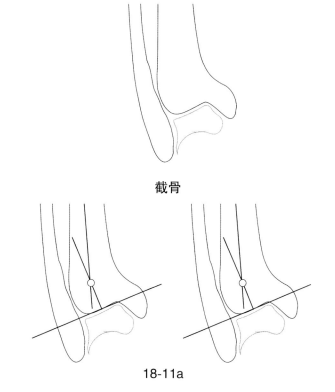

18-11a

术前计划

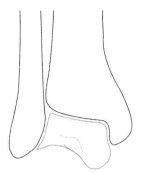

术前计划

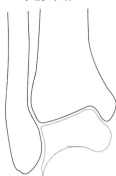

截骨

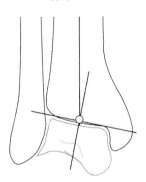

18-11b i

截骨

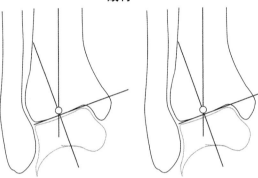

18-11b ii

术前计划

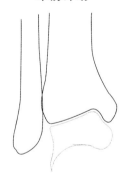

截骨

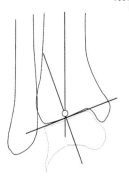

18-11c i

术前计划

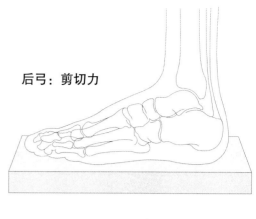

后弓：剪切力

截骨

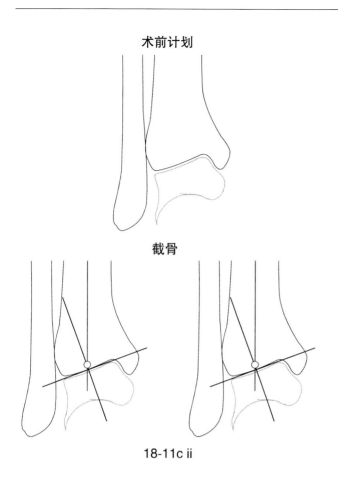

前弓：撞击

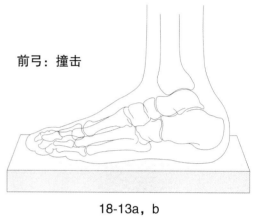

18-11c ii

18-13a，b

术前计划

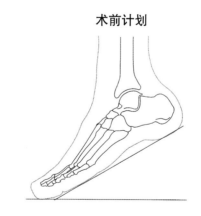

截骨

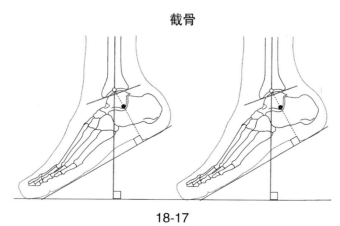

18-17

术前计划

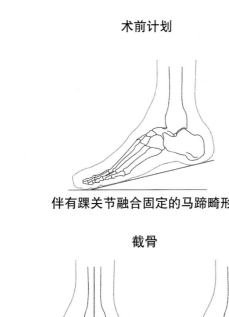

伴有踝关节融合固定的马蹄畸形

术前计划

伴有距骨顶部扁平的马蹄畸形

截骨

截骨

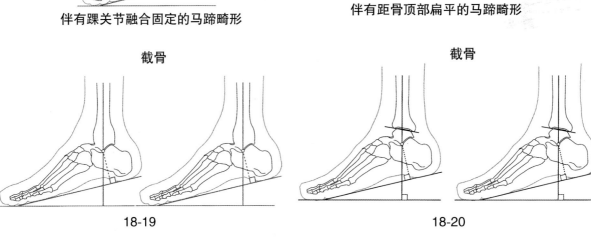

18-19

18-20

术前计划

最大应力下外翻

术前计划

应力外翻

截骨

截骨

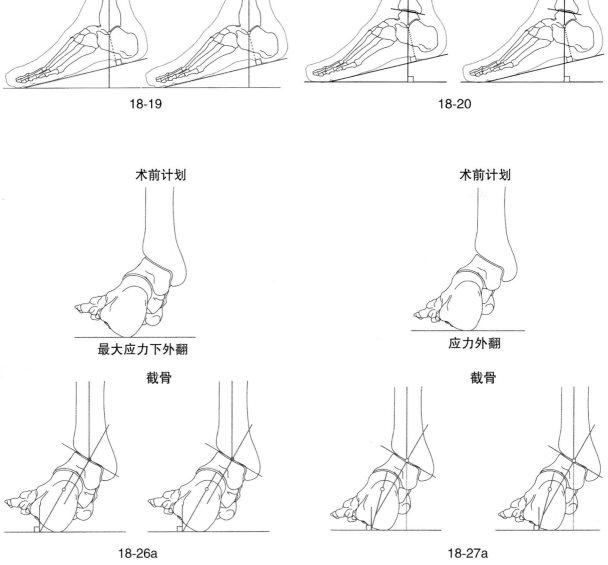

18-26a

18-27a

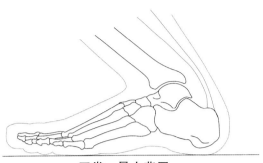

正常：最大背屈

18-29a

术前计划

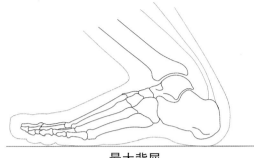

最大背屈

截骨

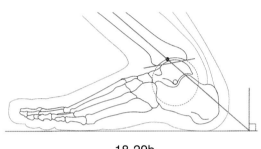

18-29b

术前计划

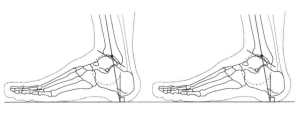

最大背屈

截骨

18-31

术前计划

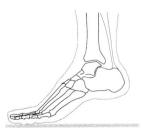

a. 20°马蹄挛缩畸形

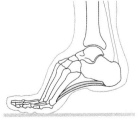

b. 胫骨远端跖屈畸形

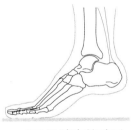

c. 20°马蹄挛缩畸形
伴有距骨顶部扁平

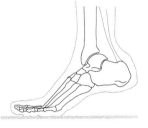

d. 前足马蹄（弓形足）

18-58

十七、有关髋关节的考虑（第19章）

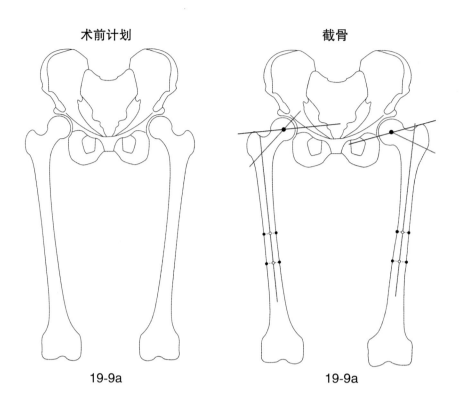

术前计划

截骨

19-9a

19-9a

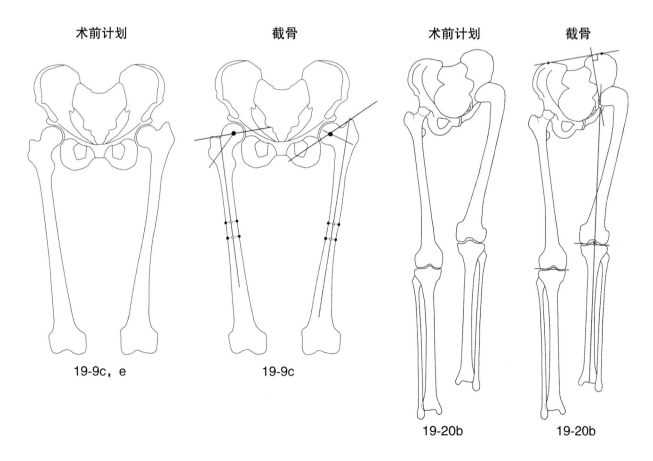

术前计划

截骨

术前计划

截骨

19-9c, e

19-9c

19-20b

19-20b

十八、练习题

问题 1

- 男孩，4 岁 9 个月
- 诊断：先天性股骨缺如
- LLD（下肢不等长）= 6.8 cm

问题：预测成年后 LLD 是多少？

_____

_____

_____

_____

问题 2

- 男孩，7 岁 2 个月
- 诊断：Ollier 病
- 下肢长度：

    6 岁 + 2: 短侧 = 48.5 cm；长侧 = 52 cm

    7 岁 + 2: 短侧 = 50 cm；长侧 = 55 cm

问题：预测成年后 LLD 是多少？

_____

_____

_____

_____

问题 3

- 男孩，9 岁 0 个月
- 诊断：半身肥大症
- LLD = 3 cm
- 身高 125 cm
- 短侧股骨 = 26.5 cm；长侧股骨 = 29.5 cm

问题：如果采用股骨远端骨骺阻滞术来均衡下肢长度，成年后的身高是多少？

_____

_____

_____

_____

问题 4

- 男孩，6 岁 7 个月
- 诊断：左侧腓骨缺如
- LLD = 3 cm
- 右侧胫骨 = 24 cm；左侧胫骨 = 21 cm

问题：为了取得成年后下肢等长，施行右侧胫骨近端骨骺融合术的正确年龄是多少？

_____

_____

_____

_____

问题 5

- 男孩，7 岁 8 个月
- 诊断：左侧股骨远端生长停滞
- 右侧股骨 = 33.4 cm；右侧胫骨 = 27.2 cm
- 左侧股骨 = 30.8 cm；左侧胫骨 = 27.2 cm
- 在损伤时右侧股骨 + 胫骨的长度 = 53.4 cm

问题：

（1）预测成年后 LLD 是多少？

（2）什么年龄施行骨骺阻滞术可取得 5 cm 的骨骺阻滞？

（3）预测骨骺阻滞术后残余的 LLD 是多少？

_____

_____

_____

问题 6

- 女孩，9 岁 6 个月
- LLD = 3.5 cm
- 诊断：右腓骨缺如
- 左侧股骨 = 35.5 cm；左侧胫骨 = 32.3 cm

问题：联合施行股骨和胫骨骨骺阻滞术的正确年龄是多少？

_____

_____

_____

问题 7

- 女孩，12 岁
- 诊断：先天性短股骨
- 在 4 岁时曾延长 4 cm
- 短侧股骨 = 21 cm；长侧股骨 = 25.5 cm（4 岁）
- 短侧股骨 = 38.3 cm；长侧股骨 = 39.2 cm（10 岁）
- 短侧股骨 = 41.9 cm；长侧股骨 = 43.6 cm（12 岁）

问题：

（1）预测成年后的 LLD 是多少？

（2）在延长术后，股骨是否能够以预期的速度生长？

_____

_____

_____

问题 1 答案

1. $\Delta_M = \Delta M$ CFD- 使用先天性发育公式

2. $M_{4+6} = 1.89$；$M_{5+0} = 1.82$；差值 = 0.07，因此

   $M_{4+9} = 1.89 - (0.07/2) = 1.855$

3. $\Delta_M = 6.8 \text{ cm} \times 1.855 = 12.6 \text{ cm}$

4. 成年后 LLD = $\Delta_M = 12.6 \text{ cm}$

问题 2 答案

1. $\Delta_M = \Delta + IG$ Ollier 病 = 发育性疾病

2. 目前 $\Delta = 55 - 50 = 5 \text{ cm}$

3. $M_{7+0} = 1.57$；$M_{7+6} = 1.52$；差值 = 0.05/6 月 = 0.017/2 月

   $M_{7+2} = 1.57 - 0.017 = 1.553$

4. $I = 1 - \dfrac{S_2 - S_1}{L_2 - L_1} = 1 - \dfrac{50 - 48.5}{55 - 52} = 1 - \dfrac{1.5}{3} = 0.5$

5. $G = L (M - 1) = 55 \times (1.553 - 1) = 30.4 \text{ cm}$

6. $\Delta_M = \Delta + IG = 5 \text{ cm} + 0.5 \times 30.4 \text{ cm} = 20.2 \text{ cm}$

7. 成年后 LLD = $\Delta_M = 20.2 \text{ cm}$

问题 3 答案

1. $M_{身高 -9} = 1.322$；$M_{LL-9} = 1.38$

2. 身高$_M$ = 身高 × $M_{身高}$ = $125 \text{ cm} \times 1.322 = 165.25 \text{ cm}$

3. $\Delta_M = \Delta M = 3.0 \text{ cm} \times 1.38 = 4.1 \text{ cm}$

4. 身高$_M$ − Δ_M = $165.25 - 4.1 = 161.15 \text{ cm}$

   = $(161.15 + 2.54)$ 英寸 = 63.44 英寸

5. 骨骺融合后的身高 = 63.44 英寸

问题 4 答案

1. $M_{6+6} = 1.62$；$M_{7+0} = 1.57$；差值 = 0.05/6 月 $M_{6+7} = 1.61$

2. 骨骺阻滞术的目标 = $\varepsilon = LLD_m = \Delta M = 3 \times 1.61 = 4.83$

3. $K_{胫骨近端} = 0.57$

4. $M_\varepsilon = LM/(LM - \varepsilon/K) =$

   $= \dfrac{(24 \times 1.61)}{(24 \times 1.61) - (4.83 \text{ cm}/0.57)} = \dfrac{38.64}{38.64 - 8.47}$

   $= \dfrac{38.64}{30.17} = 1.28$

   $M_\varepsilon = 1.123$

   $M_{10+6} = 1.28$

5. A_ε = 胫骨骨骺融合的年龄 = 10 岁 + 6 个月

问题 5 答案

1. $M_{7+6} = 1.52$；$M_8 = 1.47.05/6$ 月 $M_{7+8} = 1.50$

2. $\Delta_M = D + IG$ 生长停滞 = 发育性畸形

3. $\Delta = 33.4 - 30.8 = 2.6 \text{ cm}$

4. $I = 1 - \dfrac{S_2 - S_1}{L_2 - L_1} = 1 - \dfrac{58 - 53.4}{60.6 - 53.4} = 1 - \dfrac{4.6}{7.2} = 0.36$

5. $G = L (M - 1) = 60.6 (1.5 - 1) = 30.3$

6. $\Delta_M = \Delta + IG = 2.6 + 0.36 \times 30.3 = 13.5 \text{ cm}$

7. $M_\varepsilon = LM/(LM - \varepsilon/K) = 33.4 \times 1.5/(33.4 \times 1.5 - 5.0/0.71)$

   $= 50.1/(50.1 - 7.04) = 1.16$ $M_{12+6} = 1.16$

8. $A_\varepsilon = 12$ 岁 6 个月可取得 5 cm 的骨骺阻滞

9. 骨骺阻滞术后残留的 LLD = $13.5 - 5 = 8.5 \text{ cm}$

问题 6 答案

1. $M_{9+0} = 1.26$；$M_{9+6} = 1.22$ 差值 = 0.04/6 月

2. $M_{9+2} = 1.246$；$\Delta = 3.5 \text{ cm}$

3. $\Delta_M = \Delta M = 1.246 \times 3.5 = 4.4 \text{ cm} = \varepsilon$

4. $M_\varepsilon = LM/(LM - \varepsilon/K)$ $K_{股骨远端 + 胫骨近端} = 0.67$

5. $LM = (35.5 + 32.3) 1.246 = 84.5$ $\varepsilon/K = 4.4/0.67 = 6.57$

6. $M_\varepsilon 84.5/(84.5 - 6.57) = 1$

   $M_{11+6} = 1.10$；$M_{12+0} = 1.07$；差值 = 0.03/6 月 = 0.005/ 月

   $M_{11+10} = 1.08$

7. 股骨和胫骨联合骨骺阻滞术的年龄 = $A_\varepsilon = 11$ 岁 10 个月

问题 7 答案

1. 肢体延长前 $\Delta_M = \Delta_4 M_4 = 4.5 \text{ cm} \times 1.83 = 8.2 \text{ cm}$

2. 肢体延长后 $\Delta_M = \Delta + IG$

3. $I = 1 - \dfrac{S_2 - S_1}{L_2 - L_1} = 1 - \dfrac{41.9 - 38.3}{43.6 - 39.2} = 1 - \dfrac{3.6}{4.4} = 0.18$

   $G_{12} = L (M_{12} - 1) = 43.6 (1.07 - 1) = 3.05$

4. $\Delta_M = \Delta_{12} + IG_{12} = 1.7 + 0.18 \times 3.05 = 2.25 \text{ cm}$

   成年后 LLD = $\Delta_M = 2.25 \text{ cm}$

5. 不能够，原因是

   $\Delta_M = 4 \text{ cm}$（延长）+ 2.25 cm（预期生长）+ S

   $\Delta_M = 6.25 \text{ cm}$

   真正的 $\Delta_M = 8.2 \text{ cm}$，所以 $\Delta_M = 4 \text{ cm} + 2.25 \text{ cm} + S$（生长刺激）

   $S = \approx 2 \text{ cm}$

增值服务使用说明

▢ 在使用本书增值服务之前，请您刮开下方二维码，使用  微信扫码激活。

* 温馨提示：每个激活二维码只能绑定一个微信号。

00497

本书激活二维码

L1-1u

Dror Paley 修订版序

L2-1u

练习册